普通高等教育案例版系列教材

供护理学类专业使用
案例版

# 外科护理学

主　编　徐　红　吴　丹
副主编　王　瑞　高　文　曾　琨
编　委　（按姓氏笔画排序）

卜淑娟（广东医科大学附属医院）

王文杰［十堰市太和医院（湖北医药学院
　　　　附属医院）］

王　芳（广东医科大学护理学院）

王　瑞（广东药科大学护理学院）

史铁英（大连医科大学附属第一医院）

刘秀秀（九江学院护理学院）

李青文（沈阳医学院护理学院）

李桂玲（齐齐哈尔医学院护理学院）

李　颖（广东医科大学护理学院）

杨君一（沈阳医学院附属第二医院）

吴　丹（九江学院护理学院）

吴　颖（齐齐哈尔医学院附属第一医院）

吴丽娟（广东医科大学护理学院）

张兰娥（潍坊医学院护理学院）

陈少秀［十堰市太和医院（湖北医药学院
　　　　附属医院）］

陈晓霞（肇庆医学高等专科学校护理系）

林　田（广东药科大学护理学院）

林　英（牡丹江医学院护理学院）

罗　凤（重庆医科大学附属第一医院）

周文娟（华中科技大学同济医学院附属协
　　　　和医院）

敖　兵（广东医科大学附属医院）

夏杰琼（海南医学院国际护理学院）

徐　红（广东医科大学护理学院）

高　文（沈阳医学院附属中心医院）

曹建华（北京积水潭医院）

崔秀梅（广东医科大学附属医院）

盘瑞兰（东莞市人民医院）

韩　冰（北京积水潭医院）

曾　琨（广东医科大学附属东莞市第八人
　　　　民医院）

谢　卫（九江学院附属医院）

科学出版社
北　京

# 郑 重 声 明

为顺应教学改革潮流和改进现有的教学模式，适应目前高等医学院校的教育现状，提高医学教育质量，培养具有创新精神和创新能力的医学人才，科学出版社在充分调研的基础上，首创案例与教学内容相结合的编写形式，组织编写了案例版系列教材。案例教学在医学教育中，是培养高素质、创新型和实用型医学人才的有效途径。

案例版教材版权所有，其内容和引用案例的编写模式受法律保护，一切抄袭、模仿和盗版等侵权行为及不正当竞争行为，将被追究法律责任。

**图书在版编目（CIP）数据**

外科护理学 / 徐红，吴丹主编.—北京：科学出版社，2019.8

ISBN 978-7-03-059675-8

Ⅰ．①外… Ⅱ．①徐… ②吴… Ⅲ．①外科学–护理学–医学院校–教材 Ⅳ．①R473.6

中国版本图书馆 CIP 数据核字(2018)第 273138 号

责任编辑：李 植 胡治国 / 责任校对：郭瑞芝
责任印制：李 彤 / 封面设计：陈 敬

**科 学 出 版 社** 出版
北京东黄城根北街 16 号
邮政编码：100717
http://www.sciencep.com

**北京凌奇印刷有限责任公司** 印刷
科学出版社发行 各地新华书店经销

\*

2019 年 8 月第 一 版 开本：787×1092 1/16
2022 年 7 月第三次印刷 印张：49
字数：1 330 000
**定价：150.00 元**
（如有印装质量问题，我社负责调换）

# 前　言

　　外科护理学是护理学的一大分支，它包含了医学基础理论、外科学基础理论和护理学基础理论，是针对外科疾患进行整体护理的一门应用性学科。随着现代外科学的发展，现代护理理念的逐步改变，人们对自身健康认识水平不断提高，对从事外科护理专业者的要求越来越高，不仅要求其掌握本专业的知识，还要求其熟悉人文社科类知识，为病人提供身体、心理及社会的护理，真正地实现"整体护理"。

　　本教材以案例导入的方式，根据对外科病人手术前后护理及操作要点结合我国护理教育和实践的现状，以人的健康为中心、以整体护理为方向、以护理程序为框架，按护理评估、常见护理诊断/问题、护理目标、护理措施、护理评价的护理知识和健康教育进行编写。主要特色是在每节中都有相应的典型案例及相关护理问题，可培养学生的综合分析、临床思考和批判性思维能力，对不同疾病病人的护理内容的叙述有轻重、详略之别。

　　本教材共六十章，在编写上，我们力求概括性、实用性和前瞻性，在介绍相关基础知识和基本理论的同时，将最新的内容或成果呈现出来，增强其可读性、实践性，是一本比较全面、能涵盖外科专科护理各方面知识的实用教材。

　　为有利于外科护理学的教与学，本教材同时配有配套教辅，内含重点内容精要和不同类型的习题。

　　本教材的编写者来自全国的大学、医学院和护理学院等，多数为教学和临床一线的中青年护理或医学领域的专家，具有一定的代表性。为保证教材内容的"新、精、准"，主编和编写者尽最大努力，反复斟酌、修改，但限于编写者水平，仍难免欠缺之处，也许会有不少疏漏，我们真诚期望专家、同行以及广大读者予以批评和指正。

　　本教材在编写过程中得到了各级领导的关心和大力支持；书中部分医疗内容、护理内容及插图参考了国内各种版本的《外科学》和《外科护理学》等教材，谨在此深表谢意！

徐　红　吴　丹

2019 年 4 月

# 目　　录

# 第一章 绪 论

【学习目标】

**识记** 外科护理学的概念。

**理解** ①外科学、外科护理学的发展概况；②外科护理学的研究范畴；③外科护士应具备的素质。

**运用** 应用外科护理学的学习方法学习本课程。

## 第一节 外科护理学的发展

护理学是医学科学的重要组成部分，是以自然科学和社会科学理论为基础，研究维护、促进、恢复人类健康的护理理论、知识、技能及其发展规律的综合性应用科学。随着社会的发展、科学技术的进步、人民生活水平的提高和对健康需求的增加，护理学已逐渐发展成为医学科学中一门具有独特功能的专门学科。外科护理学是护理学的重要组成部分，包含了医学基础理论、外科学基础理论、护理学基础理论和技术操作，其中涉及了护理心理学、护理伦理学、社会学等人文学科的知识。

过去外科护理的重点是手术后病人，近十年来逐步扩大到围手术期病人，即围绕手术前期、手术期及手术后期三个阶段病人出现的身心问题，进行针对性护理。对病人关心的健康问题进行讲解，对术后可能发生的并发症进行预防和处理，有效地提高了手术病人的护理质量。

外科重症监护室的出现与发展，给外科护理带来了质的飞跃，由于重症病人集中，精密监测设备集中，要求护理人员不但要严密观察病人的病情与生命体征的变化，还要根据各种监测数据及病人的心理反应，做出综合判断；不但要熟练地掌握各种基础护理技术，还要娴熟地配合医师进行复苏抢救；不但要掌握与病人的沟通技巧，还要了解维持病人生命的各种机器的性能和使用方法。外科护理专业范围的扩大，对护理人员的知识结构、专业素质提出了新的要求。

19世纪50年代，克里米亚战争爆发，现代护理学创始人弗洛伦斯·南丁格尔在前线医院看护伤病员的过程中成功应用清洁、消毒、换药、包扎伤口、改善休养环境等护理手段，注重伤病员的心理调节、营养补充，使伤病员病死率从42%降至2.2%，充分证实了护理工作在外科疾病病人治疗过程中的独立地位和意义，由此建立了护理学，并延伸出外科护理学。如果说，南丁格尔在克里米亚战争中为伤员包扎、换药，注意医院的清洁消毒，关心伤员的营养等是现代外科护理学的开端，那么，外科护理学新的理论和技术的不断完善，得益于外科学的蓬勃发展。

我国外科护理学的发展与外科学的发展相辅相成、密不可分。1958年首例大面积烧伤病人的抢救成功，20世纪60年代初器官移植的实施，1963年世界首例断指再植获得成功等，既体现了外科学的发展，也是外科护理学发展的结果。

任何一次手术的成功都离不开外科护士的配合，任何一个病人的痊愈都离不开外科护士的护理工作。在半个世纪之前，人们还十分畏惧手术，因为那时进行手术的危险性非常大，尤其对婴幼儿和老弱者更是如此。外科护理学的发展减轻了手术的副作用，特别是较为系统的术前、术后护理减少了术后并发症的发生，使手术死亡率逐渐降低。现在，外科护士不但要为病人提供全身心的整体护理，而且要运用所学的专业知识，观察病情变化，及时反映，有针对性地采用相应的护理措施，降低并发症的发生率，以达到早期发现、早期诊断、早期治疗的目的。护士认真做好记录，为医生制订和修改治疗方案提供临床依据。有了合格的围手术期护理，使外科医生得以不断扩大手术适应证。现在心血管外科、显微外科、器官移植等蓬勃发展，是与外科护理学分不开的。

现代外科学在原有基础上拓展了新的领域，如心血管外科、微创技术、机器人等。人工材料与脏器的应用为外科学的发展提供了新条件，救治了许多以前无法治疗或治愈的病人。

微创技术的快速发展，将传统手术操作的创伤降低到最小程度。手术机器人和机器人护士的应用，为医务人员提供了机械化帮助，提高了手术的操控性、精确性和稳定性，节省了人力资源、降低了感染风险。在现代外科学广度和深度得到快速发展的同时，现代护理观也随之迅猛发展。另外，现代外科学的发展、新的医学模式和现代护理观的确立，使外科护理学在一定的理论基础上不断走向更专、更细、更深的层次，发展日益完善。

# 第二节　外科护理学的范畴

外科护理学的研究对象是患有创伤、感染、肿瘤、畸形、梗阻及结石、功能障碍等的外科病人。研究的内容包括如何配合医生对这些病人进行治疗；如何根据病人的身心、社会、文化等需要，以健康为中心，以人的护理程序为框架，提供优质的个体化整体护理，以达到去除病灶、预防残障、促进康复的目的。

外科疾病按病因大致可分为以下五类。

**1.** 致病的微生物或寄生虫侵袭人体，导致组织、器官被损害，发生坏死和脓肿，这类局限的感染病灶适宜于手术治疗，如坏疽阑尾的切除、肝脓肿的切开引流等。

**2.** 由暴力或其他致伤因子引起的人体组织破坏，如内脏破裂、骨折、烧伤等，多需要手术或其他外科处理，以修复组织和恢复功能。

**3.** 绝大多数的肿瘤需要手术处理。对良性肿瘤，切除具有良好的疗效；对恶性肿瘤，手术能达到根治、延长生存时间或者缓解症状的效果。

**4.** 先天性畸形，如唇裂腭裂、先天性心脏病、肛管直肠闭锁等，均需施行手术治疗。后天性畸形，如烧伤后瘢痕挛缩，也多需手术修复，以恢复功能和改善外观。

**5.** 其他性质的疾病，常见的有器官梗阻，如肠梗阻、尿路梗阻等；血液循环障碍，如下肢静脉曲张、门静脉高压症等；结石形成，如胆石症、尿路结石等；内分泌功能失常，如甲状腺功能亢进症等，也常需手术治疗予以纠正。

在现代医学模式和现代护理观指导下，外科护士和外科医生一起，对外科病人的创伤、感染、肿瘤、畸形、梗阻、结石等进行治疗，并根据不同病人的身心、社会、文化等需要，以人的健康为中心，以护理程序为框架，提供优质的个体化整体护理。外科护士的工作范畴：向病人和健康人提供有关疾病预防、治疗、护理和康复的咨询指导；协助病人接受各种诊断性检查、各种手术或非手术治疗；评估并满足病人的基本需要；预防并发症、指导康复训练以预防残障；开展科学研究工作，促进护理理论和实践的发展。

# 第三节　外科护理学的学习方法

外科护理学是护理专业的一门专业主干必修课程，是阐述和研究对外科病人进行整体护理的临床护理学科，是护理专业学生学习外科临床护理理论、技能和日后从事外科临床护理工作的基础，也是为满足个体、社区和社会基本需要所必须具备的临床知识和技能。其内容包括外科学及外科护理学的基本理论、基本知识、基本技能，阐述外科常见病和多发病的发生及发展规律、临床表现、处理原则及护理。

随着外科领域的不断拓展、计算机的广泛应用，有关生命科学新技术的不断引入、医学分子生物学和基因研究的不断深入，外科学和外科护理学的发展迎来了新的机遇，也面临着新的挑战。作为外科护士，不仅要热爱护理学专业，秉承全心全意为人类健康服务的思想，更要努力提高自身素质，着眼本学科的发展趋势，与时俱进，加强国际交流与合作，学习先进的技术和理论，发展成功的专科护理模式，承担起时代赋予的重任，为外科护理学的发展做出应有的贡献。

### （一）树立良好职业思想

学习外科护理学是为了掌握外科护理学的基本理论和技能，更好地为人类健康服务。作为外科护士，不仅要学习和掌握本学科相关的知识与技能，将其用于实践，还必须树立良好的职业思想，树立正确的人生观和价值观——为人类健康服务。职业思想是护士社会价值和理想价值的具体体现，要与护士的职业劳动紧密结合。为人类健康服务需要有正确的思想指导和实质性内容，即在全心全意为病人服务的思想指导下，在实践中运用知识、奉献爱心。学习外科学的根本问题、首要问题，仍是为人的健康服务的问题。要经常想到，医生、护士是在做人的工作，只有良好的医德、医风，才能发挥医术的作用。如果外科护士医疗思想不端正，工作粗疏，就会给病人带来痛苦，甚至严重地损害病人的健康。只有学习目的明确、有学习欲望和乐于为护理事业无私奉献者，才能心甘情愿地付出精力并学好外科护理学。只有当一个人所学的知识为人所需、为人所用时，才能真正体现知识的价值。

### （二）应用现代观指导学习

现代护理学理论包括4个基本性概念：人、环境、健康、护理。人是生理、心理、社会、精神、文化等多方面因素的统一体。世界卫生组织（WHO）将健康定义为，健康不仅是身体没有疾病和缺陷，还要有完整的心理状态和良好的社会适应能力。1980年美国护士学会指出：护理是诊断和处理人类对现存的或潜在的健康问题的反应，护理的宗旨就是帮助病人适应和改善内外环境的压力，以达到最佳的健康状态。

1977年美国的恩格尔（G. L. Engel）提出的生物–心理–社会医学模式，丰富了护理的内涵、拓宽了护士的职能，护士不仅要帮助和护理病人，还需提供健康教育和指导服务。因此，护士是护理的提供者、决策者、管理者、沟通者和研究者，也是教育者。护士具有这种特殊地位和职能，将病人看作生理、心理、社会、文化、精神的有机统一体，不仅为病人提供舒适的医疗护理环境，更为病人提供温馨的心理环境，有助于与病人建立良好的信任关系，调动病人的信心与积极性，主动地参与护理过程，提高医疗护理质量。护理是护士与病人共同参与的互动过程，护理的目的是增强病人的应对和适应能力，提高其参与能力，满足其合理需要，使其达到最佳健康状态。例如，外科病人手术前会存在种种顾虑，外科护士通过与病人建立信任关系，通过观察、沟通交流等，了解其术前主要的需求，有针对性地讲解有关疾病与手术的相关知识，消除其焦虑情绪，增强其信心，使其从被动接受护理转向主动参与和配合护理。手术后的护理重点转向病人的病情观察、伤口护理、营养支持、心理护理、疼痛管理和并发症的预防等；对即将出院的病人，则应积极对其健康问题进行指导和宣教，以促进病人康复。

新的诊疗技术对外科护理提出了新的要求，如各种诊断前的准备、解释及护理；检验标本的采集、留取要求及送检等，都是外科护理面临的新课题。外科老年病人的围手术期护理、外科护士的专科训练、手术病人心理护理等；手术指征拓展，颅脑、心脏、纵隔、肝等传统的手术禁区被打开，护理技术水平也相应要求更高；外科手术器械的更新换代，电刀、激光、冷冻、冷凝技术进入手术领域，传统的穿针、引线、切开、缝合被部分代替；外科的许多敷料、引流袋等物品都由反复性使用变为一次性使用；外科监护由单一发展到集中管理病人，又步入精密监测设备与专门受训人员相结合阶段，由收治病人的单一化发展到综合化、复杂化，要求护理人员知识面扩大，专业技术娴熟，护理也要一专多能。目前除综合重症监护室（ICU）外，各类外科 ICU 也相继出现，如心脏外科监护病房、神经外科监护病房、烧伤重症监护病房等。

随着时代的进步，康复护理将成为护理工作中重要的工作内容。康复护理除包括一般基础护理内容外，还应用各种专门的护理技术，对病人进行残余功能的训练，努力挖掘残疾者心理上、躯体上的自立能力，为回归社会做准备。

总而言之，外科护士在护理实践中，应始终以人为本，以现代护理理念为指导，以护理程序为框架，收集和分析资料，明确病人现有的和潜在的护理问题，采用有效的护理措施并评价其效果，最终达到帮助病人解决健康问题的目的。

### （三）坚持理论联系实践

外科护理学是一门实践性很强、为人类健康服务的应用性学科。因此，学习外科护理学必须遵循理论与实践相结合的原则。一方面要掌握好理论知识；另一方面必须参加实践，多学习、多动手、多观察，也就是说，书上的知识是不能代替实践的。要善于分析实践中所遇到的各种问题，不断通过自己的独立思考，把感性认识和理性知识紧密地结合起来，从而提高外科护士发现问题、分析问题和解决问题的能力。只有将书中知识与临床护理实践灵活结合，才能通过微小的病情变化看到疾病的本质。此外，学习外科护理学还应结合临床病例，使学习内容生动形象地展示，进一步印证、强化书中知识。只有这样，才能更加牢固地掌握所学知识，才能更有助于解决护理实践中的一系列问题。外科护士应审时度势，具体情况具体分析，根据病人病情的变化及时采取相应的护理措施。例如，外科病人手术后，局部解剖关系和生理功能发生了变化，术后的护理问题也相应发生了改变，护理重点及护理的首要问题自然也随之转移。又如，同一疾病由于病人身心的差异性，病人的护理问题也可能迥然不同。这些都提示外科护士必须综合运用所学的解剖、生理、病理、生化和外科学知识，结合病人年龄、性别、社会文化背景、性格心理特点、工作性质等，发现和分析病人的护理问题，有针对性地制订护理计划和实施护理措施，充分进行循证护理。作为护士，还必须具备整体观念，将病人看作一个整体的人。在护理实践中，不能只看到局部问题，"头痛医头，脚痛医脚"，还要注意由局部问题导致的全身反应，严密观察，加强护理，及时评价护理效果。通过自己独立思考，将临床经验与理论知识、操作技能紧密结合，提高发现问题、分析问题和解决问题的能力，以不断拓展自己的知识，提高业务水平，更好地贯彻整体护理观念。

### （四）熟悉外科护理的特点

外科病人急症多、抢救多、病情重，变化复杂，伴随着身体的整体反应，微小的病情变化也不能忽视。因此，外科护士必须要掌握好理论知识，能透过细微之处看到本质，用心观察，早发现，早处理。外科病房的特点是外科医生在手术室的时间长，在病房的时间相对较短；而外科护士每天工作在病人身边，随时能观察到病人的症状及体征。节奏快、突击性强，操作护理治疗多及工作强度大是外科工作的特点。当发生工伤、交通事故或突发事件时，短时间内可能有大批伤员送达并需立即治疗和护理。因此，要求外科护士针对不同的疾病、不同病人可能发生的病情进行仔细观察，发现问题后独立思考、当机立断、及时反应并做简单处理，预防并发症发生。外科病人住院期间大多有不同程度的心理负担，难以适应角色的转变。因此外科护士要学会沟通与交流技巧，学会观察，了解病人的心理问题，到病人身边，利用理论知识结合病情做好心理护理，引导病人正视现实，提高信心，努力配合治疗与护理，学会自我照顾与康复训练方法。

# 第四节　外科护士应具备的素质

"素质"是心理学上的一个专门术语，指人的一种较稳定的心理特征。其解释可分为先天与后天两个方面。先天素质指人的机体与生俱来的某些特点和原有基础，后天素质主要指通过不断地培养、教育、自我修养、自我磨炼而获得的一系列知识技能、行为习惯、文化涵养、品质特点的综合。医学的发展、科学技术的进步、现代护理理念的更新、各学科间的相互渗透交叉，使外科护理学的内涵得到更广阔的延伸和发展。外科疾病复杂多变，有突发性或病情演变急、危、重等特点。这些特点对外科护士的综合素养提出了更高的要求。作为一名护士，应努力学习，最大限度地发挥学习的积极性和主动性，为病人、为社会提供高质量的服务。"三分治疗，七分护理"指出了护理工作在外科病人治疗和康复过程中的重要作用。外科护理学的发展也期待着涌现出一批具有良好自身素质和专业素质,具备护理教学和护理科研能力,成为人类健康的治疗者、传播者和管理者,具备不断开拓创新、勇于探索精神的专科护士。

### (一)护士的思想品德素质

**1. 政治思想素质** 热爱祖国、热爱人民、热爱护理事业,对护理事业有坚定的信念、深厚的情感。

**2. 职业道德素质** 具有高尚的情操、崇高的护理道德、诚实的品格和较高的慎独修养;具有高度的社会责任感和同情心。

护士是人们心目中的白衣天使,肩负救死扶伤、促进人类健康的神圣职责,这就要求护士具备崇高的道德素质和无私的奉献精神。作为外科护士,还要有高尚的护理职业风范,敬业爱岗,充分认识到护理工作的重要性,具备全心全意为病人服务的思想,热爱病人的生命,保护病人的生命,用崇高的职业道德和高度的责任心完成护士的神圣使命。

### (二)护士的科学文化素质

随着时代的发展和社会文化的进步,护理对象对护理服务的要求越来越高,"以人为本、人文关怀"成为现代护理的主题。要全面提高护理质量,就必须在护理工作中坚持"以人为本"的核心理念,尊重病人、关心病人、理解病人,让病人感受到人文关怀和医学抚慰生命的善意,感觉到医务人员全心全意为病人服务的诚意。因此,要求外科护士仪表文雅大方,举止端庄稳重,服装整洁美观,待人彬彬有礼,对病人具有爱心、耐心、细心、诚心、责任心与同情心,在护理工作中关注病人在生理、心理、社会等各方面对健康问题的反应和对护理的需求,真正做到"以人为本",使护士成为病人心目中名副其实的白衣天使。

**1. 基础文化知识** 掌握相应的数、理、化、语文、外语及计算机应用知识,是深入理解医学、护理学理论的必备条件。

**2. 人文科学及社会科学知识** 心理学、伦理学、哲学、美学、政治经济学、社会学、法学、统计学等。

### (三)护士的专业素质

外科护士必须具备护理工作所需的基本理论知识和基本技能。除此之外,还须掌握一定的外科护理专业知识,如外科常见病的防治知识、外科护理知识及外科急、危、重症救护知识等。外科护士要将所学知识融会贯通,培养自己细致的观察力和敏锐的判断力。学会建立评判性思维方式和应用护理程序为病人提供整体护理。善于运用语言及非语言表达方式,与病人及其家属进行有效沟通。通过对病人的正确评估,及时发现病人现存的、潜在的生理或心理问题,并协同医师进行有效处理,为病人提供个性化的护理。

随着护理专业的高速发展,护理的专业人才技能逐渐提高,各专业逐渐成就了一批批的专科护士。专科护士(clinical nurse specialist,CNS)是指在某一特殊或者专门的护理领域具有较高水平和专长的专家型临床护士。从 1954 年开始,美国专科护士的培养逐渐定位于硕士以上水平的教育,并扩展到临床的许多专业,包括 ICU 护理、急救护理、糖尿病护理、瘘口护理、癌症护理、临终护理、感染控制等各领域,其目的是为临床培养高质量的专科护士,提高临床护理实践水平。美国已经在 200 多个专科领域培养了 10 万余名专科护士,这些高素质的护理人才在医疗机构、社区保健、家庭护理以及护理科研等方面发挥着非常重要的作用。加拿大、英国 20 世纪 60 年代开始实施专科护士培养制度,但与美国所不同的是它们对专科护士的培训并非全部定位于硕士学历教育,而是根据专科特点,设置包括理论、实践、研究等方面的专科教育课程进行培训。1993 年,日本护理协会成立了专科护士认定制度委员会,并开始在 ICU 护理、糖尿病护理、感染管理、癌症护理、社区护理、精神护理等 13 个护理专科领域培养专科护士。1992 年我国香港成立了 13 个护理专家组,开发了 21 个专科护理领域;2003 年在抗击重症急性呼吸综合征(SARS)时期,我国香港仅感控护士就有 53 人。利用专科护士在某一领域的知识、专长和技术,为患者和社会人群提供护理服务，并为患者提供相应的教育，促进康复和提高自我护理的能力。专科护士除对其他护理人员提供专科领域的信息和建议，指导和帮助其他护理人员提高对患者的护理质量，开展本专科领域的护理研究，并将研究的结果应用于本专业领域外，还参加相应的管理委员会，参与护理质量、护理效果的考核评价工作和成本效益的核算工作等。

护士的科研能力也是业务素质的一项重要内容。护理学的发展需要护理科研的支撑和推动。护理学理论的构建，护理技术、方法的改进，护理设备的更新，护理管理模式的建立等，都有赖于护理工作者去探索规律、总结经验，推动外科护理学的不断发展。因此，外科护士要认真钻研业务，不断开拓创新，善于在实践中发现问题、思考问题、解决问题，逐步培养和不断提高科研能力。

## （四）心理素质

护士应具有良好的心境，乐观、开朗、稳定的情绪，宽容豁达和较强的自控能力。心理素质是一个人行为的内在驱动力。护理工作的特点要求护士具有良好的心理素质，善于调节自己的情绪，始终保持一种平和的心态，并且以良好的心境影响病人。体现在护士对病人的耐心、爱心、责任心、诚意和善意，尊重病人的人格，且慎言守密。外科护士可通过情景模拟训练，培养沉着冷静、处变不惊的心理素质，以促进护理质量的提高，最大限度地服务于病人。

## （五）身体素质

外科护理工作有急诊多、工作量大、病人病情急且变化快、突发事件应变多等特点。如果外科护士不具备强健的体魄、过硬的心理素质和应急能力、开朗的性格和饱满的精神状态，就难以保证有效、及时地参与抢救和护理工作，满足病人的身心护理需求。护士应具有健康的体魄、充沛的精力、整洁大方的仪表、端庄稳重的举止，具有良好的耐受力、敏捷的反应力和始终如一的工作热情。

随着现代医学科学的进步，医学模式与护理理念的转变，各种新理论、新技术、新设备不断应用于临床，护理工作的范畴在不断扩大，外科护理学的职能也在不断拓宽。外科护士必须具有良好的综合素质，不断拓展知识领域、与时俱进，努力使自己成为既具有临床护理、护理教学和护理科研能力，又不断开拓进取、勇于探索的专科护士。

（徐　红）

# 第二章　水、电解质、酸碱平衡失调病人的护理

**【学习目标】**

**识记**　①体液的组成、含量及分布；②等渗性缺水、高渗性缺水、低渗性缺水、水中毒、低钾血症、高钾血症、代谢性酸中毒、呼吸性酸中毒、代谢性碱中毒、呼吸性碱中毒的概念和病因。

**理解**　①概括等渗性缺水、高渗性缺水、低渗性缺水的病理生理改变、临床表现、辅助检查和处理原则；②概括代谢性酸中毒、呼吸性酸中毒、代谢性碱中毒、呼吸性碱中毒的病理生理改变、临床表现、辅助检查和处理原则；③比较低钾血症、高钾血症的临床表现、辅助检查和处理原则。

**运用**　运用护理程序对水、电解质及酸碱平衡失调病人实施整体护理。

## 第一节　概　　述

正常的体液容量、渗透压、电解质含量和酸碱度是维持机体正常代谢、内环境稳定及各器官系统生理功能的基本保证。禁食、创伤、感染、手术及其他外科疾病均可导致水、电解质和酸碱平衡失调，甚至危害生命。及时识别并积极配合医生纠正各种水、电解质和酸碱平衡失调是外科临床护理工作的重要内容之一。

## 一、体液的组成、含量及分布

体液主要由水、电解质、低分子有机化合物和蛋白质等组成。体液总量与性别、年龄和体脂含量有关。肌肉含水量较多，占其重量的75%～80%，而脂肪含水量占其重量不足10%。成年男性体液总量约占体重的60%，女性因体脂含量高，体液总量约占体重的50%；小儿脂肪较少，体液总量占体重比例较高，婴幼儿可高达70%～80%。随着年龄的增长，肌肉组织逐渐被脂肪取代，体液含量逐渐减少；同时，对水分丧失的代偿能力也逐渐下降。

体液可分为细胞内液和细胞外液。细胞内液大部分存在于骨骼肌内，男性约占体重的40%，女性约占体重的35%。细胞外液男性、女性均占体重的20%，分为血浆（5%）和组织间液（15%）。绝大部分组织液可迅速与血管内液体或细胞内液进行交换并取得平衡，在维持水、电解质平衡方面具有重要作用，又称为功能性细胞外液。另有一小部分组织间液在维持体液平衡方面的作用甚小，被称为无功能性细胞外液，如脑脊液、胸腔液、心包液、消化液、腹腔液、关节液等。但是，有些无功能性细胞外液的变化仍可导致体液平衡的显著失调，如消化液的大量丢失。

细胞内、外液所含离子成分不同，但阴、阳离子数总和相等。细胞内液中的主要阳离子是 $K^+$ 和 $Mg^{2+}$，主要阴离子是 $HPO_4^{2-}$ 和蛋白质。细胞外液中的主要阳离子是 $Na^+$，主要阴离子是 $Cl^-$、$HCO_3^-$ 和蛋白质。细胞内、外液的渗透压相等，为正常血浆渗透压（290～310mmol/L）。

## 二、体液平衡及调节

### （一）水和钠的平衡

水和钠的平衡密切相关，共同影响细胞外液的渗透压和容量。正常成人每日需水量为2000～

2500ml，机体每日水的摄入和排出处于动态平衡（表2-1）。

**表 2-1　正常人体每日水分摄入量和排出量**

| 水的摄入 | | 水的排出 | | 说明 |
|---|---|---|---|---|
| 途径 | 量（ml） | 途径 | 量（ml） | |
| 饮水 | 1600 | 肾脏排尿 | 1500 | |
| 食物含水 | 700 | 皮肤蒸发 | 500 | 发热时，体温每增高1℃，每日水分丧失增加3~5ml/kg |
| 代谢氧化生水 | 200 | 呼吸蒸发 | 300 | 气管切开时，每日失水800~1200ml |
| | | 粪便 | 200 | |
| 合计 | 2500 | 合计 | 2500 | |

### （二）体液平衡的调节

人体体液平衡主要由神经–内分泌系统调节。其中，血容量的恢复和维持由肾素–血管紧张素–醛固酮系统调节；渗透压的恢复和维持则通过下丘脑–神经垂体–抗利尿激素系统的调节来完成。这两个系统共同作用于肾脏，调节水和钠等电解质的吸收和排泄，从而达到维持体液平衡、保持内环境稳定的目的。

**1. 下丘脑–神经垂体–抗利尿激素系统的调节**　机体失水时，细胞外液渗透压增高，一方面，可刺激下丘脑外侧的口渴中枢引起口渴反应，促使机体主动增加饮水；另一方面，刺激垂体后叶的抗利尿激素（antidiuretic hormone，ADH）分泌增加，作用于肾远曲小管和集合管上皮细胞，使肾对水的重吸收增加，尿量减少，从而起到降低细胞外液渗透压的作用。反之，口渴反射被抑制，ADH分泌减少，使肾脏对水的重吸收减少。ADH的分泌对体内水的变化反应很敏感，当血浆渗透压较正常值有上下2%的变化时，ADH的分泌就会出现上述相应变化。此外，当血容量减少或平均动脉压下降≥10%时，也可刺激ADH的分泌，使水、钠重吸收增加，以恢复细胞外液量。

**2. 肾素–血管紧张素–醛固酮系统的调节**　当细胞外液（尤其是血容量）减少时，血压下降，不仅可刺激肾入球小动脉壁压力感受器，引起肾小球滤过率下降，使远曲小管内 $Na^+$ 减少，还可兴奋交感神经。上述均可刺激肾小球旁细胞分泌更多肾素。肾素催化血管紧张素原转化为血管紧张素 I ，继而再转化为血管紧张素 II ，刺激肾上腺皮质分泌更多醛固酮，从而促进远曲小管和集合管对 $Na^+$ 的重吸收和 $K^+$、$H^+$ 的排出。随着 $Na^+$ 重吸收的增加，$Cl^-$ 和水的重吸收也增加，从而使细胞外液量增加，恢复血容量。反之，则抑制肾素的释放，使醛固酮的分泌减少，从而抑制钠和水的重吸收。

当体液平衡失调时，通常维持渗透压优先于维持血容量；但对机体而言，血容量的维持更为重要。当血容量锐减同时伴血浆渗透压降低时，前者对ADH分泌的促进作用远强于后者对ADH分泌的抑制作用。

## 三、酸碱平衡及调节

机体正常的生理代谢活动必须在一个酸碱度适宜的体液环境中进行。虽然人体在代谢过程中不断产生酸性或碱性物质，也会经常摄入各种酸性或碱性食物，但是机体可通过多方面的调节，使体液中的 $H^+$ 浓度保持在很小的变化范围内，从而使动脉血浆 pH 保持在 7.35~7.45 的正常范围内。机体对酸碱的调节主要通过以下几个方面进行。

**1. 血液缓冲系统**　以 $HCO_3^-/H_2CO_3$ 最为重要，正常血液中 $HCO_3^-$ 的浓度为24mmol/L，$H_2CO_3$ 的浓度为1.2mmol/L，根据酸碱平衡公式，正常动脉血的 pH 为 7.40。只要 $HCO_3^-/H_2CO_3$ 保持在 20：1，血浆 pH 便可维持在 7.40。

**2. 肺的呼吸调节**　肺主要通过调节 $CO_2$ 的排出量来维持酸碱平衡。肺增加 $CO_2$ 排出量，可降低动脉血二氧化碳分压（$PaCO_2$），并调节血浆 $H_2CO_3$ 浓度，从而使血浆 pH 维持在 7.40。当机体出现呼吸功能异常，不仅可引起酸碱平衡紊乱，还会影响其对酸碱平衡紊乱的代偿能力。

**3. 肾的排泄调节**　肾主要通过改变排出固定酸的量及保留碱性物质的量来维持血浆 $HCO_3^-$ 浓度，使血浆 pH 维持在 7.40。肾功能异常时，可引起酸碱平衡紊乱，并影响其对酸碱平衡的正常调节。肾调节酸碱平衡的机制：①$Na^+$-$H^+$ 交换，排 $H^+$；②$HCO_3^-$ 重吸收，增加碱储备；③产 $NH_3$，并与 $H^+$ 结合成 $NH_4^+$，排 $H^+$；④尿的酸化，排 $H^+$。

# 四、体液平衡失调的防治原则

**1.** 尽快去除病因，减少和控制体液的继续丧失，或补偿自身调节能力。

**2.** 根据体液代谢和酸碱失衡的类型及程度，制订补液计划。

原则上，缺什么，补什么；缺多少，补多少。各种补液计算公式仅作为参考。液体疗法的基本步骤如下。

（1）估计补液总量：包括每日生理需要量、已丧失量和继续丧失量 3 部分。

1）每日生理需要量：指机体维持正常生理活动每天需要的液体量，包括每天的排出量、生理情况下呼吸和皮肤蒸发的水分。一般成人每日生理需要量为 2000～2500ml，也可按以下公式估算：体重的第 1 个 $10kg\times100ml/(kg\cdot d)$+体重的第 2 个 $10kg\times50ml/(kg\cdot d)$+其余体重 $\times20ml/(kg\cdot d)$。应注意，65 岁以上或心脏疾病病人，实际补液量应少于上述计算所得量；婴儿及儿童的体液量与体重之比高于成人，每千克体重所需水量也较大。生理需要量一般以 5%～10% 葡萄糖溶液 1500ml，加上生理盐水 500ml 和 10% 氯化钾溶液 30ml 补给。

2）已丧失量（也称累积丧失量）：指在制订补液计划前已经丢失的液体量。一般根据病史、临床表现和辅助检查结果估计，也可根据公式估算。估算量通常分 2 日补给，即当天先补 1/2 量，其余 1/2 量第 2 日酌情补给。已丧失量补给的种类和量取决于体液失衡的类型和程度，具体参见本章第二节。

3）继续丧失量（也称额外丧失量）：指机体在治疗过程中除日常生理活动外继续丢失的液体量，包括外在性失液和内在性失液。前者包括呕吐、腹泻、大量出汗或排尿、各种引流液的量等，一般丢失多少补多少，临床多根据病人前一日实际丧失的量补给。后者包括腹（胸）腔或胃肠道积液等，虽症状严重但并不出现体重减轻，补液量应根据病情变化估计。

（2）确定补液种类：主要根据体液失衡的类型和丧失体液的性质选择。等渗性缺水应选择等渗盐水（0.9% 氯化钠溶液）或平衡盐液；高渗性缺水选择低渗盐水（0.45% 氯化钠溶液）或 5% 葡萄糖溶液；低渗性缺水选择高渗盐水（3%～10% 氯化钠溶液）或等渗盐水；丧失汗液应选择低渗盐水；丧失胃液应选择生理盐水；丧失小肠液应选择平衡盐液。出现休克时应先补足血容量，以改善微循环和组织灌注，可输入晶体液（如复方乳酸氯化钠溶液、等渗盐水等）和胶体液（如羟乙基淀粉、右旋糖酐和血浆等）。

（3）选择补液途径：临床常用的有经周围静脉置管、经中心静脉置管及经外周中心静脉置管（PICC）3 种。应根据补液种类、补液速度、补液时间和病情急缓综合考虑。当治疗时间较短、补液量较少时可选择周围静脉穿刺；当需要快速大量补液、液体渗透压较高或周围静脉穿刺困难时，应选择中心静脉置管；需长期补液且液体渗透压较高或有明显刺激时，应选择 PICC。

（4）安排补液顺序：一般按照"先盐后糖、先晶后胶、见尿补钾"的原则。具体依病情而定。

（5）控制补液速度：主要根据病人的缺水程度和有效循环血量情况而定。一般按照"先快后慢、量出为入、分批补给，随时调整"的原则。即先快速补充血容量，改善微循环；然后以较慢的速度维持，以防补液过多、过快而产生急性肺水肿或急性心力衰竭等并发症。

**3.** 存在多种失调时，应综合考虑，根据轻重缓急依次纠正。首先处理循环血容量不足、缺氧及严重的酸碱失衡和低钾血症等。

**4.** 密切观察病情变化，边治疗边调整方案。

**5.** 难以短时间去除引起体液失衡的原因时，应在治疗的同时做好预防。

# 第二节　水和钠代谢紊乱

**案例 2-1**

患者，女性，26 岁，因右下腹阵发性绞痛、腹胀、频繁呕吐 3 天急诊入院。患者 2 年前因"结核性腹膜炎"在当地医院接受抗结核治疗，之后好转。近一个半月以来，脐周及右下腹持续性隐痛，3 天前出现阵发性绞痛并持续加重，进食、进水可引起呕吐，伴腹胀和尿量减少。

体格检查：T 37.0℃，P 106 次/分，R 28 次/分，BP 85/68mmHg。神志清楚，面色苍白，脉搏细速，眼窝内陷，痛苦面容，低音呻吟，强迫体位。腹部可见肠型及蠕动波，肠鸣音亢进，可闻及气过水音，腹肌稍紧张，右侧腹部触及有压痛包块。

实验室检查：Hb 160g/L，RBC $6.2×10^{12}$/L，WBC $8.7×10^9$/L。血清 $K^+$ 2.4mmol/L，血清 $Na^+$140mmol/L。尿比重 1.030。

**问题：**

1. 该患者存在何种类型的水、钠代谢紊乱？导致上述水、钠代谢紊乱的原因是什么？

2. 该患者应如何处理？

3. 该患者存在哪些护理问题？应如何护理？

$Na^+$是细胞外液最重要的阳离子，主要生理功能是维持细胞外液的渗透压和神经肌肉的兴奋性。正常血清 $Na^+$浓度为 135～145mmol/L。

水和钠关系密切，缺水和缺钠常同时存在，并相互影响。水和钠代谢紊乱主要包括等渗性缺水、低渗性缺水、高渗性缺水和水中毒 4 种类型。

## 一、等渗性缺水

等渗性缺水（isotonic dehydration）是指水和钠等比例丢失，血清 $Na^+$和细胞外液渗透压在正常范围。等渗性缺水是外科病人最易发生的缺水类型，因可引起细胞外液量（包括循环血量）的迅速减少，又称急性或混合性缺水。

【**病因**】

**1. 消化液急性丧失**　频繁大量呕吐、严重腹泻、肠外瘘等。

**2. 体液丧失在感染区或软组织内**　弥漫性腹膜炎、急性肠梗阻等。

**3. 大面积烧伤早期**　大量体液经创面迅速外渗。

【**病理生理**】

细胞外液减少和血压下降，既可通过多种途径兴奋肾素-血管紧张素-醛固酮系统，引起醛固酮分泌增加，促进肾对 $Na^+$ 和水重吸收增加，还可引起 ADH 分泌增多，上述机制均可通过减少尿量而代偿性地使细胞外液量增多。因细胞外液渗透压正常，细胞内液一般不发生变化。若持续丢失，细胞内液可逐渐外移，随细胞外液一起丧失，最终导致细胞内缺水。

【**临床表现**】

病人可出现恶心、呕吐、厌食、乏力、少尿等症状，无口渴。查体可见口舌干燥、眼窝凹陷、皮肤干燥及弹性降低等缺水征象。若短期内体液丧失量达体重的 5%时，病人可出现心率增快、脉搏细速、血压不稳或下降、肢端湿冷等血容量不足的表现；若体液继续丧失，达体重的 6%～7%时，可出现明显的休克表现。休克的微循环障碍可导致大量酸性代谢产物产生和积聚，病人常伴有代谢性酸中毒。若丢失的体液以胃液为主，则伴有代谢性碱中毒。

【辅助检查】

血液浓缩，红细胞计数、血红蛋白和血细胞比容均明显增高。血清 $Na^+$、$Cl^-$ 一般无明显变化；尿比重增高。动脉血气分析可明确是否伴有酸碱平衡失调。

【处理原则】

**1. 积极治疗原发病，阻止水和钠继续丢失。**

**2. 补充血容量**

（1）液体选择：静脉滴注平衡盐溶液或等渗盐水，以尽快恢复血容量。因前者电解质含量与血浆相似，常作为首选。目前常用的平衡盐溶液有乳酸钠和复方氯化钠的混合液（1.86%乳酸钠溶液和复方氯化钠溶液比为 1∶2）、碳酸氢钠和等渗盐水的混合液（1.25%碳酸氢钠溶液和等渗盐水比为1∶2）。等渗盐水中 $Cl^-$ 含量（154mmol/L）高于血清 $Cl^-$ 含量（103mmol/L），大量快速输入可引起高氯性酸中毒。

（2）补液量计算：当出现循环血容量不足症状时，提示细胞外液丧失量已达体重的 5%，应快速静脉滴注上述溶液约 3000ml（按体重 60kg 计算），以恢复血容量；当血容量不足表现不明显时，一般给予上述量的 1/2～2/3（1500～2000ml），以补水、补钠。此外还需补给每日生理需水量 2000ml 和氯化钠 4.5g。

**3. 纠正伴随的酸碱失衡和其他电解质紊乱。**

# 二、低渗性缺水

低渗性缺水（hypotonic dehydration）也称慢性或继发性缺水，是指水和钠同时丢失，但失钠多于失水，血清 $Na^+$ 和细胞外液渗透压均低于正常范围。

【病因】

**1. 消化液慢性持续丢失**　反复呕吐、持续胃肠减压或慢性肠梗阻等，大量钠随消化液丢失。

**2. 大创面的慢性渗液**　大面积烧伤后期创面的长期渗液等。

**3. 治疗不当**　使用氯噻酮、依他尼酸等排钠利尿剂时未补钠；治疗等渗性缺水时补水过多而未补钠等。

【病理生理】

当细胞外液渗透压降低时，机体可通过减少 ADH 分泌，使肾小管重吸收水分减少，尿量排出增多，以提高细胞外液渗透压，但是这种代偿可进一步减少细胞外液。为部分补偿血容量，细胞间液进入血液循环。当循环血容量明显减少时，机体将优先保持和恢复血容量，表现为肾素-血管紧张素-醛固酮系统兴奋，远曲小管对钠和水的重吸收增加；ADH 分泌增加，水重吸收增加，尿量减少。若血容量持续减少，超过机体的代偿能力时将出现休克。严重缺钠时，细胞外液可向细胞内液转移，引起细胞肿胀和细胞内低渗状态，从而影响酶的活性。脑组织对此改变最为敏感，可出现进行性加重的意识障碍。

【临床表现】

病人一般无口渴，常有恶心、呕吐、头晕、视物模糊、软弱无力、站起时易晕倒等症状。严重时可出现神志淡漠、肌痉挛性抽痛、腱反射减弱、昏迷等表现。

**1. 轻度缺钠**　血清 $Na^+$＜135mmol/L。病人感疲乏、头晕、手足麻木。尿量增多，尿中 $Na^+$ 减少。

**2. 中度缺钠**　血清 $Na^+$＜130mmol/L。除上述症状外，病人还伴恶心、呕吐、脉搏细速、视物模糊、血压不稳或下降、脉压减小、浅静脉塌陷、站立性晕倒。尿量减少，尿中几乎不含 $Na^+$ 和 $Cl^-$。

**3. 重度缺钠** 血清 $Na^+<120mmol/L$。病人神志不清，肌痉挛性抽痛，腱反射减弱或消失；木僵，甚至昏迷。常发生休克。

**【辅助检查】**

红细胞计数、血红蛋白量、血细胞比容及血尿素氮值均增高；血清 $Na^+<135mmol/L$；尿比重 $<1.010$，尿 $Na^+$ 和 $Cl^-$ 明显减低。

**【处理原则】**

**1.** 积极处理原发病。

**2. 纠正细胞外液低渗状态和补充血容量** 可静脉滴注含盐溶液或高渗盐水。轻、中度缺钠者，一般补充 5% 葡萄糖盐水。重度缺钠出现休克者，应先补足血容量，再输入 5% 氯化钠溶液，进一步恢复细胞外液量和渗透压，减轻细胞水肿。补钠量可按以下公式计算：需补钠量（mmol）=［血清 $Na^+$ 正常值（mmol/L）–血清 $Na^+$ 测得值（mmol/L）］×体重（kg）×0.6（女性为 0.5），之后再根据 17mmol 的 $Na^+$ 相当于 1g 钠盐进行折算。上述量应平均分 2 日补给，并每日加补正常需要钠盐量 4.5g。

# 三、高渗性缺水

高渗性缺水（hypertonic dehydration）又称原发性缺水，指水和钠同时丢失，但缺水多于缺钠，血清 $Na^+$ 和细胞外液渗透压高于正常范围。

**【病因】**

**1. 水分摄入不足** 吞咽困难，禁食、危重病人给水不足，经鼻胃管或空肠造瘘管给予高浓度肠内营养液等。

**2. 水分丧失过多** 大面积烧伤暴露疗法、大面积开放性损伤创面蒸发大量水分，高热大量出汗（汗中含氯化钠 0.25%）、糖尿病病人血糖未控制导致的高渗性利尿等。

**3. 治疗不当** 因治疗需要，静脉反复注入甘露醇、高渗性葡萄糖或鼻饲高蛋白饮食时，水补充不够。

**【病理生理】**

一方面，细胞外液渗透压增高时，可刺激视丘下部的口渴中枢，病人因口渴而主动增加饮水，以降低细胞外液渗透压。另一方面，高渗状态可引起 ADH 分泌增多，使肾小管对水的再吸收增加，尿量减少，从而使细胞外液的渗透压降低并恢复其容量。当循环血量显著减少时，可引起醛固酮分泌增加，加强对钠和水的重吸收，以维持血容量。严重缺水时，细胞内液向细胞外液转移，导致细胞内、外液量都有减少。

**【临床表现】**

**1. 轻度缺水** 缺水量占体重的 2%～4%。除口渴外，病人无其他临床症状。

**2. 中度缺水** 缺水量占体重的 4%～6%。病人极度口渴、烦躁、乏力；唇舌干燥、眼窝凹陷、皮肤松弛；尿少，尿比重增高。

**3. 重度缺水** 缺水量超过体重的 6%。除上述症状外，病人还可出现脑功能障碍，表现为躁狂、幻觉、谵妄，甚至昏迷等。

**【辅助检查】**

红细胞计数、血红蛋白量、血细胞比容均轻度升高；血清 $Na^+>150mmol/L$；尿比重增高。

**【处理原则】**

**1.** 去除病因，防止体液继续丢失。

**2. 补充水分和低渗盐水** 鼓励病人饮水或口服液体，不能口服者可经静脉补充 5% 葡萄糖溶液或 0.45% 氯化钠溶液。补液量估算方法：先根据临床表现估计失水量占体重的百分比（轻度缺水补液量为体重的 2%～4%，中度为 4%～6%，重度为 6% 以上），再按每丧失体重的 1% 补液 400～500ml 计算。上述补液量一般分 2 日补给，且每日加补生理需水量 2000ml。

高渗性缺水时，血清 $Na^+$ 增高是因血液浓缩引起，机体钠实际是缺乏的。因此，应密切监测全身情况和血清 $Na^+$ 浓度，适当补钠，以防出现继发性低钠血症。

# 四、水 中 毒

水中毒（water intoxication）又称稀释性低钠血症。由于机体摄入或输入过多的水，致使水分在体内潴留，引起血浆渗透压下降和循环血量增多，临床少见。

【病因】

**1.** 肾功能不全，排尿能力下降。

**2.** 各种原因引起的 ADH 分泌过多。

**3.** 机体摄水过多或静脉补液过多。

【病理生理】

循环血量增多可抑制醛固酮分泌，使远曲小管和集合管对 $Na^+$ 重吸收减少，尿中排 $Na^+$ 增加，使血清 $Na^+$ 降低更明显。细胞外液量增加、渗透压下降时，水可由细胞外液向细胞内转移，使细胞内液量增加、渗透压降低。

【临床表现】

**1. 急性水中毒** 主要表现为因脑细胞肿胀和脑组织水肿导致的一系列神经、精神症状，如头痛、嗜睡、躁动、谵妄、惊厥甚至昏迷，严重者可发生脑疝，并出现相应的神经定位体征。

**2. 慢性水中毒** 临床表现多被原发病的症状掩盖。病人可出现软弱无力、恶心、呕吐、嗜睡等症状；体重增加、皮肤苍白湿润，一般无凹陷性水肿。

【辅助检查】

红细胞计数、血红蛋白量、血细胞比容、血浆蛋白量及血浆渗透压均降低，平均红细胞容积增加，平均血红蛋白浓度降低。

【处理原则】

**1. 有效预防** 疼痛、失血、休克、创伤、大手术等因素均可导致 ADH 分泌过多，为该类病人输液治疗时应注意控制速度和量；对急性肾功能不全和慢性心力衰竭的病人应严格限制水的摄入量，以预防水中毒的发生。

**2. 诊断后处理** 立即停止水分摄入，如大量低渗液或清水洗胃、灌肠等。轻者可自行排水纠正，严重者需静脉注射渗透性利尿剂（如 20% 甘露醇）或袢利尿剂（如呋塞米、依他尼酸等），以减轻脑细胞水肿和增加水分的排出。也可静脉滴注 5% 氯化钠溶液，迅速纠正细胞外液低渗状态和减轻脑细胞肿胀。

# 五、水、钠代谢紊乱

【护理】

（一）护理评估

**1. 健康史**

（1）一般资料：包括年龄、性别、体重和生活习惯等。①年龄、性别：老年人由于器官功能衰退、新陈代谢减慢，且常伴有多种慢性病和各类药物服用史，其体液含量和对失水的代偿能力均明显下降；婴幼儿需水量较成人大，这两类人群易发生体液失衡。②体重：体重的变化是评估体液失衡的良好指标；怀疑或明确有体液失衡时，应每日评估体重变化，若体重在短时间内迅速减轻，多提示有水、钠缺失；当体液严重缺乏，但体重无明显变化时，应注意检查体液是否转移至第三间隙。③生活习惯：包括近期饮食、液体摄入及运动等情况。

（2）既往史：重点评估病人是否存在导致体液失衡的原因和危险因素。①是否患有易引起体液失衡的疾病，如糖尿病、肝肾疾病、心力衰竭、肠梗阻、消化道瘘、大面积烧伤等；②是否存在容易诱发体液失衡的症状，如呕吐、腹泻、出血、大量出汗等；③近期是否有接受容易诱发体液失衡的治疗，如使用利尿剂、类固醇激素或强效泻药，胃肠减压，透析，放疗等；④液体治疗的情况，包括输液的量、液体的种类、治疗效果等。

**2. 身体状况**

（1）体液失衡的症状和体征：①生命体征是否平稳，病人有无心率加快、脉搏细速、血压不稳或降低等血容量不足的表现。②有无口渴及严重程度。③神经、精神症状，有无乏力，是否清醒、意识障碍程度、有无谵妄等精神异常，有无神经反射异常等。若病人神志淡漠、精神变差，甚至出现嗜睡、昏睡、昏迷等意识障碍，常提示严重体液不足。④皮肤黏膜情况，有无皮肤皲裂、脱屑、干燥及弹性下降，有无皮肤水肿、胸腔积液、腹水，有无眼窝凹陷，等。若口腔内颊黏膜或齿龈线区出现干燥，提示有体液不足。⑤手部静脉充盈情况，手部静脉充盈时间正常为 3～5 秒，超过 5 秒，提示体液严重不足。

（2）液体出入量：入量包括所有摄入的液体量，如饮食、管饲和静脉输液量等。出量包括呕吐量、汗液量、尿量、粪便量，呼吸道、创面、瘘管、引流管等处的引流量、穿刺放液量及呼吸蒸发的液体量等。其中，尿量是反映微循环灌注的重要指标，而尿比重的变化对判断少尿的原因是由肾衰竭所致还是由体液缺乏所致有重要参考价值，尤其是对大手术后病人和危重症病人。评估出量时应注意：①体温每升高 1℃，可自皮肤丧失低渗液 3～5ml/kg，成人体温达 40℃时，需多补 600～1000ml 液体；②出汗湿透 1 套衣裤时约丧失体液 1000ml（约含钠 2.5g）；③气管切开病人每日经呼吸道蒸发的水分为 800～1200ml。

（3）辅助检查：包括血常规、尿常规、血细胞比容；血清 $Na^+$、$Cl^-$、$K^+$、$Ca^{2+}$、$Mg^{2+}$ 等；肝肾功能、血糖等生化指标；动脉血 pH、$HCO_3^-$、$PaCO_2$、二氧化碳结合力（$CO_2CP$）等血气指标；中心静脉压（CVP）、肺毛细血管楔压等血流动力学指标等。必要时做血、尿渗透压测定。

**3. 心理-社会状况**　　重点评估病人和家属对水、钠代谢紊乱的发生原因、临床表现、防治措施等知识的认识和重视程度、心理反应及承受能力。

## （二）常见护理诊断/问题

**1. 体液不足**　与频繁呕吐、严重腹泻、高热、持续胃肠减压、肠梗阻、腹膜炎、大面积烧伤等原因致体液急慢性丧失过多或摄入不足等有关。

**2. 体液过多**　与水分摄入过多、排出不足或脏器功能不全有关。

**3. 活动无耐力**　与体液不足或伴随的钠、钾等电解质紊乱有关。

**4. 有受伤的危险**　与水、钠代谢紊乱导致的感觉异常、意识障碍、直立性低血压有关。

**5. 有皮肤黏膜完整性受损的危险**　与体液缺乏不足引起的皮肤黏膜干燥、弹性降低或体液过多引起的水肿有关。

**6. 营养失调：低于机体需要量**　与禁食、呕吐、腹泻等摄入量减少和代谢增加有关。

**7. 知识缺乏**　缺乏水、钠代谢紊乱防治的相关知识。

**8. 潜在并发症**　电解质紊乱、酸碱平衡失调、直立性低血压、肺水肿、颅内压增高、脑疝、休克等。

## （三）护理目标

**1. 病人体液量恢复平衡，无缺水的症状和体征。**

**2.** 病人体液量恢复平衡，无水中毒的症状和体征。

**3.** 病人活动耐力逐渐增加，逐渐生活自理。

**4.** 病人对受伤危险的认知程度增加，能采取有效措施预防。

**5.** 病人皮肤黏膜完整。

**6.** 病人体重逐渐增加，血清总蛋白、白蛋白值恢复正常。

**7.** 病人能理解缺水的症状和体征，熟悉如何预防和避免，能配合医护人员积极治疗。

**8.** 病人未出现并发症，或并发症发生后被及时发现，并得到积极处理。

**（四）护理措施**

**1. 维持充足的体液量**

（1）控制或去除病因：对合并有体液失衡危险因素和诱因的病人采取有效预防措施或遵医嘱积极处理原发病，以减少体液的丢失，防止病情加剧。

（2）准确实施液体疗法：鼓励病人多摄取水分或遵医嘱静脉补充液体，补液时严格遵循定量、定性和定时的原则。①定量：补液总量包括生理需要量、已经损失量和继续损失量3部分；②定性：根据体液失衡的类型和丧失体液的性质选择液体，已出现休克时应先补足血容量；③定时：每日及单位时间内的补液量及速度取决于体液丧失的量、速度及脏器功能状态。若各脏器代偿功能良好，应按先快后慢的原则，且总输入量分次完成。

（3）准确记录24小时液体出入量：准确记录病人每日的饮食、饮水量和静脉补液量、大小便量、呕吐物和引流液量等，监测体重变化，以指导调整补液方案。

（4）病情监测和疗效观察：补液过程中应严密观察病情变化和治疗效果，作为制订和调整治疗计划的依据，包括：①生命体征改善情况；②精神状态和意识障碍恢复情况；③口渴、皮肤弹性下降、眼窝内陷等缺水征象的恢复程度；④血常规、尿常规、血清电解质、血生化检查及CVP等指标的变化趋势。通常每8～12小时监测一次。需静脉快速大量补液时应密切监测心率、CVP等血流动力学指标，以防循环负荷过重，导致心力衰竭和肺水肿，尤其是年老、心脏和肾功能不佳者。当病人出现颈静脉怒张、呼吸困难、肺部听诊啰音等循环负荷过重表现时，应立即减缓输液速度并通知医生和配合处理。

**2. 纠正体液量过多** 水中毒的病人应：①严格限制水的摄入，每日摄水量在700～1000ml或以下；②遵医嘱给予高渗溶液静脉滴注；③严密观察病人的生命体征、意识状态，准确测量和记录体重、出入液量等病情变化，以及时评估脑水肿或肺水肿进展程度。

**3. 减少受伤害的危险**

（1）观察并正确评估病人的精神和意识状态，加强疲乏无力、意识障碍、抽搐发作病人的安全防护措施，包括：①移去环境中的危险物品、减少意外受伤的可能；②双侧加上床栏，防止病人坠床；③适当约束肢体并告知原因，以免发生意外；④病情危重时严格卧床休息，加强监护。

（2）定时监测血压，告知血压偏低或不稳定的病人和家属，坐起或下床时动作宜缓慢，以免因直立性低血压或眩晕而跌倒受伤。

**4. 逐渐增加活动耐力** 过度虚弱、精神异常、意识障碍等重症病人应卧床休息，待病情稳定、意识清醒时应逐渐增加活动量，并尽早下床，以免长期卧床致失用性肌萎缩，同时也可增强病人治疗的信心。应根据病人的耐受程度，与病人及家属共同制订循序渐进的活动计划，之后再根据病人肌张力的改善程度，逐步调整活动内容、时间、形式和幅度。

**5. 维持皮肤黏膜完整性** 保持皮肤清洁，定时擦洗、少用肥皂，以免过于干燥。协助虚弱或意识不清的病人定时翻身或床上被动运动，以减少骨隆突处长期受压。每日观察并记录皮肤黏膜情况，一旦出现发红、触痛甚至紫红、水疱等压疮表现，及时处理。

**6. 口腔护理** 指导病人养成良好的卫生习惯，饭后漱口，早晚刷牙，以保持清洁口腔，预防感染。鼓励病人饮水，保持口腔清洁湿润；避免口腔黏膜干燥、损伤。不能饮水者，鼓励漱口，必要时润唇。接受氧气治疗或使用呼吸机者,应维持足够的湿化状态。已发生口腔黏膜炎症和溃疡时,应加强口腔护理。

**7. 并发症的观察和护理** 密切观察病人有无低钾血症、休克、颅内压增高等并发症的表现,一旦发现应及时通知医生,并配合抢救和处理。昏迷病人床旁备好吸痰用物,防止因咳嗽、吞咽反射消失、胃肠蠕动减少致胃液反流引起误吸而导致吸入性肺炎的发生。

### （五）护理评价

**1.** 病人体液量是否恢复平衡,生命体征是否稳定,皮肤弹性、口唇黏膜是否恢复正常。

**2.** 病人活动耐力是否逐渐增加,生活是否能够自理。

**3.** 病人是否能正确认识受伤的危险,是否发生意外伤害。

**4.** 病人皮肤黏膜是否完整。

**5.** 病人食欲有无恢复,体重有无增加,营养状况是否得到改善。

**6.** 病人对疾病的认知是否得到提高,能否叙述水、钠代谢紊乱的防治措施,能否积极配合治疗。

**7.** 病人是否发生并发症,或发生后是否得到及时处理。

### 【健康教育】

**1. 疾病预防指导** ①从事高温环境作业者和进行高强度体育活动者,大量出汗时应及时补充水分,最好饮用含盐饮料;②老年人易引起体液失衡,服用利尿剂等药物时应密切观察药物副作用、准确记录每日液体出入量。

**2. 疾病知识指导** 向病人介绍可能导致体液失衡的原因、危险因素和临床表现,提高其对防治知识的认知,出现缺水的征象时应及时就医及正确补充水分。

# 第三节　其他电解质代谢异常

## 一、钾代谢异常

**案例 2-2**

　　患者,男性,28 岁,因反复头晕、头痛,肌无力,加重伴恶心、呕吐 1 天入院。患者 1 天前连续在高温环境下户外工作 6 小时,大量出汗,之后出现头痛、头晕、疲乏、虚弱、恶心及呕吐,现场经降温、休息、饮水和服用藿香正气水处理后稍有好转,未行后续诊疗。

　　体格检查:T 38.1℃,P 96 次/分,R 30 次/分,BP 138/88mmHg。神志清楚,略有烦躁。心音正常,心率 95 次/分,节律整齐,可闻及期前收缩 6 次/分,未闻及心脏杂音和心包摩擦音。四肢间歇性抽搐,每次持续数分钟。

　　辅助检查:血常规示 Hb 160g/L,RBC $6.2×10^{12}$/L,WBC $12.5×10^9$/L。血气分析:pH 7.50,$PaO_2$ 92mmHg,$PaCO_2$ 40mmHg,[$HCO_3^-$] 30mmol/L。血清电解质,血清 $K^+$ 2.7mmol/L,血清 $Na^+$ 148mmol/L,血清 $Cl^-$ 100mmol/L,血清 $Ca^{2+}$ 2.5mmol/L。心电图:ST 段下降,Q-T 间期延长,P 波增高。

　　**问题:**

　　1. 该患者存在哪种类型的电解质紊乱?

　　2. 该患者应如何处理?

　　3. 该患者存在哪些护理问题?应如何护理和进行健康教育?

钾是人体重要的无机阳离子,人体内 98%的钾分布于细胞内,2%分布在细胞外液。钾的主要生理功能：参与和维持细胞的正常代谢、维持细胞内液的渗透压和酸碱平衡、维持神经肌肉兴奋性、维持心肌正常功能等。正常血清 $K^+$ 为 3.5～5.5mmol/L。钾代谢异常包括低钾血症和高钾血症，前者多见。

# 低钾血症（hypokalemia）

血清 $K^+$ <3.5mmol/L。

## 【病因】

**1. 钾摄入不足** 因治疗需长期禁食者、因消化道梗阻或昏迷长期不能进食者，经静脉补液或营养时钾盐补充不足。

**2. 钾丢失过多** ①经消化道丢失：严重腹泻、频繁呕吐，持续胃肠减压、肠瘘等，钾随消化液大量丢失。②经肾丢失：长期应用呋塞米、依他尼酸等排钾利尿剂，洋地黄类药物；急性肾衰竭多尿期，肾小管性酸中毒；代谢性碱中毒；醛固酮增多症及体内镁缺失等。③经皮肤丢失：大量出汗。

**3. $K^+$ 移至细胞内** 如大量输入葡萄糖和胰岛素、肠外营养、碱中毒或低钾性周期麻痹等。

## 【临床表现】

**1. 神经肌肉症状** 肌无力是最早最突出的表现，多由四肢肌肉开始，逐渐延及躯干和呼吸肌，病人可表现为四肢酸软无力、眼睑下垂、吞咽困难，可出现软瘫、腱反射减弱或消失。累及胃肠道平滑肌时，病人可出现厌食、恶心、呕吐、腹胀和便秘等肠蠕动减慢表现，甚至肠麻痹。严重者累及呼吸肌，可出现呼吸困难或窒息。中枢神经系统有抑郁、嗜睡、定向力障碍及精神紊乱等症状。

**2. 心脏功能异常** 低钾可致心肌的应激性减低，病人可出现各种心律失常和传导阻滞。轻者有窦性心动过速，房性或室性期前收缩，房室传导阻滞；重者可发生阵发性房性或室性心动过速，甚至心室纤颤、猝死。

**3. 代谢性碱中毒** 病人可出现头晕、躁动、昏迷、口周及手足麻木、手足抽搐等碱中毒表现。发生机制：血清 $K^+$ 浓度降低，$K^+$ 从细胞内移出，细胞外 $Na^+$ 和 $H^+$ 进入细胞内（每 3 个 $K^+$ 与 2 个 $Na^+$、1 个 $H^+$ 交换）；肾远曲小管 $Na^+$、$K^+$ 交换减少，$Na^+$、$H^+$ 交换增加，使 $H^+$ 排出增多，上述两个途径均可使细胞外液 $H^+$ 浓度下降。此时，尿液呈酸性，称为反常酸性尿。

应注意，当病人伴有严重细胞外液减少时，上述低钾血症的表现并不明显，当缺水被纠正后，血清 $K^+$ 浓度可进一步下降，才出现缺钾的症状。

## 【辅助检查】

**1. 实验室检查** 血清 $K^+$ <3.5mmol/L，血清 $Na^+$ 正常或减低；血浆 pH 正常或增高；尿钾浓度降低，尿 pH 呈酸性。

**2. 心电图检查** 典型心电图改变为早期出现 T 波降低、变平或倒置，随后出现 ST 段降低、Q-T 间期延长和 U 波。

## 【处理原则】

**1. 病因治疗** 严重低钾血症应先补充钾盐；慢性低钾血症者，只要血清 $K^+$ 不低于 3mmol/L，则可先查找和去除病因，以减少或终止钾的继续丧失。

**2. 补充钾盐**

（1）常用制剂：首选 10%氯化钾溶液，既可补钾，还可减轻低钾性碱中毒。

（2）补充途径：原则上首选口服，最为方便、直接和安全。但由于外科病人常无法经口服用，故多经静脉补充，尤其重症病人，可使血清 $K^+$ 水平迅速增高。

（3）补充方法：分次补给、边治疗边观察，需 3～5 日。

（4）静脉补钾原则：①见尿补钾，因肾功能不良可影响 $K^+$ 排出，每小时尿量大于 40ml 或每日尿量大于 500ml 方可补钾；尿量小于 1ml/（kg·d），应给予利尿剂。②缓慢滴注或使用微量泵深静脉、中心静脉泵入，禁止高浓度含钾溶液直接静脉推注，以免血清 $K^+$ 突然升高致心搏骤停。③控制浓度和速度，浓度不宜超过 40mmol/L（以每克氯化钾含钾 13.4mmol 计算，相当于氯化钾 3g）；速度不宜超过 20mmol/h。④控制总量，一般每日补钾总量为 40~80mmol。

**3. 纠正其他电解质代谢紊乱和酸碱平衡失调**　低钾常同时合并低钙和低镁，为避免补钾后出现手足搐搦，应同时补钙和镁。

## 高钾血症（hyperkalemia）

血清 $K^+$＞5.5mmol/L。

### 【病因】

**1. 摄入过多**　如服用过多含钾食物或药物，静脉输注氯化钾过多、过快，输入大量库存血等。

**2. 排出障碍**　如肾功能减退或衰竭，长期大量应用螺内酯、氨苯蝶啶等保钾利尿剂，盐皮质激素分泌不足等。

**3. 细胞内 $K^+$ 移至细胞外**　如严重组织损伤和坏死（如挤压综合征、大面积烧伤）、溶血，严重脱水、休克及酸中毒等。也可见于应用盐酸精氨酸或赖氨酸治疗肝性脑病和代谢性碱中毒时。

### 【临床表现】

**1. 神经肌肉症状**　多无特异性，病人可表现为四肢及口周麻木感、乏力、腹胀和腹泻、肌肉酸疼、烦躁、神志淡漠等。严重时（血清 $K^+$＞7mmol/L）可出现肢体苍白、湿冷、青紫或低血压等微循环障碍，软瘫、窒息或意识障碍。

**2. 心脏功能异常**　高钾时抑制心肌功能，使张力减低，病人可表现为心音减弱、心动过缓、传导阻滞或室性异位节律，如室性心动过速、室性期前收缩、心室扑动、心室纤颤等，甚至心搏骤停于舒张期。

**3. 其他表现**　如恶心、呕吐、腹痛，不同程度氮质血症和代谢性酸中毒等。

### 【辅助检查】

**1. 实验室检查**　血清 $K^+$＞5.5mmol/L，血清 $Na^+$ 正常或增高；血浆 pH 正常或减低；尿钾浓度增高，尿呈碱性。肾功能不全时可有不同程度的血尿素氮和血肌酐水平增高。

**2. 心电图检查**　典型心电图改变为早期 T 波高尖，P 波波幅下降、Q—T 间期延长；随着血清 $K^+$ 浓度的进一步升高，出现 QRS 波增宽、幅度下降，P—R 间期延长，P 波形态逐渐消失，严重时 QRS 波群与 T 波融合呈正弦状波，出现心室扑动或心室纤颤，甚至心脏停搏。

### 【处理原则】

**1. 病因治疗**　积极治疗原发病和改善肾功能。

**2. 停止摄钾**　停止摄入一切含钾的食物、药物，避免输入库存血。

**3. 降低血清 $K^+$ 浓度**

（1）输注碱性溶液：一般先以 5%碳酸氢钠溶液 60~100ml 静脉注射，再以 100~200ml 静脉滴注维持。既可起到稀释、使 $K^+$ 移入细胞内和促进尿 $K^+$ 排出的作用，还可纠正酸中毒。

（2）输注葡萄糖溶液和胰岛素：以 25%葡萄糖溶液 100~200ml 加胰岛素 5~10U 静脉滴注，可使细胞外液中的 $K^+$ 随葡萄糖转化为糖原的过程转移入细胞内，必要时每 3~4 小时重复用药。肾功能不全需限制输液者，可用 10%葡萄糖酸钙溶液 100ml+11.2%乳酸钠溶液 50ml+25%葡萄糖溶液 400ml，加入胰岛素 20U，24 小时缓慢静脉滴注。

（3）应用阳离子交换树脂：口服可促进消化道排 $K^+$，一般 4 次/日，15g/次。也可加入 10%葡萄糖溶液 200ml 中做保留灌肠。

（4）其他：静脉推注呋塞米等排钾利尿剂。严重高钾血症或上述治疗无效时，可行透析治疗。

**4. 对抗心律失常** 以 10%葡萄糖酸钙溶液 20ml 加等量 25%葡萄糖溶液缓慢静脉推注,可对抗 $K^+$对心肌的毒性作用。此外,注射阿托品对心脏传导阻滞有一定的作用。

## 钾代谢异常病人的护理

### 【护理】

### （一）护理评估

**1. 健康史** 评估病人是否存在引起钾代谢异常的病因和危险因素。

**2. 身体状况** 评估病人是否有钾代谢异常的临床表现,了解血清 $K^+$、$Na^+$等电解质的浓度、心电图结果及肾功能等,判断病人钾代谢异常的严重程度。

**3. 心理–社会状况** 评估病人和家属对钾代谢异常发生原因和防治知识的认识程度、心理状态和接受能力,家庭和社会支持来源,等。

### （二）常见护理诊断/问题

**1. 活动无耐力** 与钾代谢异常引起的肌无力、软瘫、眩晕等有关。

**2. 知识缺乏** 缺乏钾代谢异常的防治知识。

**3. 有受伤的危险** 与钾代谢异常引起的四肢无力、眩晕和意识障碍有关。

**4. 心排出量减少** 与心律不齐有关。

**5. 营养失调致血清 $K^+$低于机体需要量** 与低血钾导致的恶心、呕吐或麻痹性肠梗阻有关。

**6. 疼痛** 与 $K^+$对局部组织和血管的刺激作用有关。

**7. 腹泻** 与高血钾引起的肌肉应激性增强有关。

**8. 潜在并发症** 麻痹性肠梗阻、代谢性碱中毒、心律失常、呼吸肌麻痹、心搏骤停等。

### （三）护理措施

**1. 恢复血清 $K^+$水平**

（1）对低钾血症者：①遵医嘱予以止吐、止泻等治疗,以减少钾继续丢失；②鼓励和指导病人多进食肉类、牛奶、香蕉、橘子汁、番茄汁等含钾丰富的食物；③遵医嘱口服或静脉补钾,以提高血清 $K^+$水平。

（2）对高钾血症者：①指导病人停用含钾药物,避免进食含钾量高的食物和药物；②遵医嘱用药,促使钾移入细胞内或促进钾排泄,以降低血清 $K^+$水平；③透析病人做好透析前后的护理,参见《内科护理学》相关章节。

**2. 减少受伤的危险** 参见本章第二节。

**3. 用药护理**

（1）低钾血症

1）口服钾盐时为避免胃肠道刺激和咸涩感,可在饭后与果汁或牛奶搭配同服,并注意观察病人有无恶心、呕吐等胃黏膜刺激表现。轻者可对症处理,重者遵医嘱改用其他途径补钾。

2）静脉补钾时应注意：①严格遵循补钾的原则。②$K^+$对局部组织和血管具有明显刺激,静脉输注时易引起疼痛,应选择粗大的深静脉或使用留置针,以减少局部刺激；避免同一部位或同一静脉反复穿刺,以免引起静脉炎；保护好输液的肢体,注意检查是否有渗漏或脱管；疼痛明显时可热敷,必要时局部涂硝酸甘油,以缓解疼痛；高浓度补钾时应选择中心静脉导管穿刺,并使用微量泵泵入。③补钾的通道严禁推注其他药物,以免瞬间血清 $K^+$浓度过高引起心搏骤停。④输注过程中密切监测尿量、血清 $K^+$浓度、心电图变化等,观察肢体的肌力、呼吸困难等症状是否改善,为补钾提供参考和指导。

（2）高钾血症：口服离子交换树脂可导致便秘,应注意观察；为防止便秘、粪块堵塞,可同时口服山梨醇或甘露醇导泻。

**4. 病情观察**

（1）对有血清 $K^+$异常危险的病人,应注意观察是否有疲乏、食欲不振、四肢软弱无力、意识

障碍等血清 $K^+$ 异常的表现，监测心电图是否有异常。

（2）对已发生血清 $K^+$ 异常的病人：①在加强生命体征观察的同时，严密监测血清 $K^+$、心率、心律、心电图等指标的变化，准确记录 24 小时出入量，以了解病情变化和治疗效果。②严重血 $K^+$ 异常时可发生致命性的心律失常，应设专人监护，密切注意心电图有无 Q—T 间期延长、T 波高耸、P 波消失、QRS 波增宽、心率减慢的危险情况。③低钾血症者，尿量的监测可帮助了解肾功能状态，为补钾时机提供正确参考；严重低血钾时注意观察腹痛、腹胀、呕吐及肠蠕动等表现及变化情况，及时发现和处理肠麻痹甚至麻痹性肠梗阻。④高钾血症者，可因平滑肌过度活动出现腹泻，应注意观察腹泻的次数、量及大便的性状。

**5. 加强基础护理** 急性期卧床休息，加强生活护理，协助洗漱、进食及大小便，做好安全管理，避免跌伤、烫伤。无力自行翻身者，应每隔 2～4 小时协助其翻身 1 次，经常按摩软瘫肢体和受压部位，防止压疮发生。

**6. 并发症的预防和急救** 如备好除颤仪、开口器、气管插管、简易呼吸器等抢救用物，一旦发生心律失常应立即通知医师，积极协助治疗；若出现心搏骤停，立即行心肺复苏。

**7. 心理护理** 突发的四肢麻痹无力、严重时出现的心律失常均可使病人出现恐惧、焦虑等情绪。应对清醒的病人或家属做好心理护理，通过有效的交流和沟通，了解其心理状态，并选择适当的方法对其进行心理辅导；应用通俗易懂的语言告知发病的原因和危险因素、治疗目的、方法和注意事项、预期治疗结果等。

【健康教育】

**1. 低钾血症** ①注意预防劳累、剧烈运动、腹泻、上呼吸道感染、饮酒和饱餐等诱因，防止复发；大量出汗后，应适当饮用果汁或运动饮料，防止血清 $K^+$ 过分降低；②长期禁食者、长期控制饮食者或近期有呕吐、腹泻、胃肠道引流者，应及时补钾；③使用洋地黄或利尿剂药物治疗时，应密切监测血清 $K^+$ 变化，防止血清 $K^+$ 过低引起洋地黄中毒；④一旦发现有胸闷、四肢麻木等症状，应立即入院就医。

**2. 高钾血症** 慢性肾功能不全或长期使用保钾利尿剂者：①限制或避免进食香蕉、橘子、坚果等含钾高的食物；需食用时可做减钾处理，如蔬菜开水略煮后再炒，水果温水浸泡、削皮后再食等；②禁用或慎用青霉素钾盐、氯化钾及部分含钾高的中药等药物；③需输血时，尽可能输注新鲜血；④按时透析；⑤定期复查，监测血清 $K^+$ 浓度。

# 二、钙代谢异常

人体内 99% 的钙以磷酸钙和碳酸钙形式储存在骨骼中，细胞外液中钙含量很少，其中约有 45% 为离子化钙，它们具有维持神经肌肉稳定性的作用。正常血清 $Ca^{2+}$ 为 2.25～2.75mmol/L，钙代谢异常可分为低钙血症和高钙血症，前者多见。

## 低钙血症（hypocalcemia）

血清 $Ca^{2+}$ < 2.25mmol/L。

【病因】

甲状旁腺功能减退、降钙素分泌亢进、高磷酸血症、维生素 D 缺乏、肾衰竭、急性重症胰腺炎、坏死性筋膜炎、消化道瘘、血清蛋白水平下降等。

【临床表现】

血清 $Ca^{2+}$ 浓度降低可导致神经肌肉兴奋性增强。病人主要表现为口周和指（趾）尖麻木及针刺感、肌肉抽动、手足抽搐、腱反射亢进、Chvostek 征阳性（以一尖锐物品叩敲颜面部肌肉或耳前的面神经处，引起同侧唇、鼻子和眼睛抽搐）、Trousseau 征阳性（将止血带绑于上臂，充气加压持续 3 分钟，病人手指及手腕出现痉挛）。

【辅助检查】

血清 $Ca^{2+}$ ＜2.25mmol/L，一般血清 $Ca^{2+}$ ＜2.0mmol/L 有诊断意义。可伴有高血磷、甲状旁腺激素水平减低、肾功能异常、尿钙减低等。心电图可有 Q—T 间期延长，有时可出现心动过速。

【处理原则】

**1. 处理原发病** 如纠正维生素 D 缺乏、低镁血症、碱中毒和高磷血症等。

**2. 补充钙剂** 以消除手足抽搐等症状。可用 10%葡萄糖酸钙溶液 10～20ml 或 5%氯化钙溶液 10ml 静脉缓慢推注；必要时 8～12 小时后重复。甲状旁腺功能受损和有维生素 D 缺乏者，应同时补充维生素 D。

## 高钙血症（hypercalcemia）

血清 $Ca^{2+}$ ＞2.75 mmol/L。

【病因】

最常见的原因为甲状旁腺功能亢进和恶性肿瘤骨转移。其他见于维生素 D 过量中毒、甲状腺功能亢进、肾功能不全、长期使用噻嗪类利尿剂、肢端肥大症、嗜铬细胞瘤、长期制动等。

【临床表现】

**1. 神经肌肉及精神症状** 轻者有乏力、倦怠、软弱、淡漠等症状，重者表现为肌无力、腱反射减弱、易激动、言语障碍、定向力障碍等，甚至出现木僵和行为异常等精神症状。当血清 $Ca^{2+}$ ＞3.75mmol/L 时，病人可出现谵妄、惊厥，甚至昏迷等高钙危象表现。

**2. 心血管症状** 可引起高血压和各种心律失常，如室性期前收缩、房室传导阻滞等。

**3. 消化系统症状** 食欲减退、恶心、呕吐、腹痛、便秘等，严重者可出现麻痹性肠梗阻。高血钙可刺激胃泌素和胃酸分泌，引起消化性溃疡。钙异位沉积于胰腺管，可刺激胰酶大量分泌，引起急性胰腺炎。

**4. 泌尿系统症状** 高血钙可致肾小管损害、肾浓缩功能下降，引起口渴、多尿、多饮，以及水、电解质和酸碱失衡。钙沉积于肾实质可引起间质性肾炎、泌尿系感染或结石。高钙危象时可出现严重脱水、循环衰竭和氮质血症，如不及时抢救，病人可死于肾衰竭和循环衰竭。

**5. 其他** 钙异位沉积于血管壁、角膜、关节周围和软骨等处，可分别引起肌肉萎缩、角膜病和关节功能障碍；高血钙激活凝血因子可造成广泛性血栓形成。

【辅助检查】

血清 $Ca^{2+}$ ＞2.75mmol/L；可伴血清甲状旁腺激素水平升高、尿钙增高等。心电图可见 Q—T 间期缩短，ST-T 改变、出现 U 波。影像学检查可帮助了解骨病的性质及程度，同时还可确定有无转移性肿瘤等。

【处理原则】

**1. 去除病因** 如停用导致高血钙的药物、甲状旁腺功能亢进行手术切除等。

**2. 促进钙排泄** 包括扩容、利尿及应用依地酸钙钠、类固醇或硫酸钠等药物。噻嗪类利尿剂可减少肾脏钙的排泄，加重高血钙，应禁用。

**3. 减少或抑制骨重吸收** 双膦酸盐可抑制破骨细胞的活性，降低血清 $Ca^{2+}$ 浓度，减轻骨痛，抑制肿瘤在骨组织中的浸润。降钙素可促进尿钙排出和抗骨质吸收，与双膦酸盐合用可迅速、有效地降低血清 $Ca^{2+}$ 浓度。

**4. 其他** 糖皮质激素可抑制肠钙吸收、增加尿钙排泄，可用于治疗血液系统肿瘤导致的高血钙。肾功能不全者，可使用低钙或无钙透析液进行透析。

## 钙代谢异常病人的护理

### 【护理措施】

**1. 病情观察** 密切观察病人有无血清 $Ca^{2+}$ 异常的临床征象，如低钙血症病人面部或手足部的针刺、麻木感甚至痛性痉挛发作；高钙血症病人易激动、言语障碍、定向力障碍、谵妄、惊厥等精神症状。动态监测生命体征、血清 $Ca^{2+}$ 的变化；给予心电监护，注意有无心率、心律及心电波形的改变，发现异常，及时通知医师并配合处理。

**2. 饮食护理**

（1）高钙血症：采取低钙饮食、多饮水，降低血清 $Ca^{2+}$ 水平。鼓励多食粗纤维食物，利于排便和减少胃肠道对钙的吸收；便秘严重者，给予导泻或灌肠。

（2）低钙血症：减少和控制含磷较高食物的摄入，因钙、磷比例失调会加重缺钙的症状。避免咖啡因、浓茶、碳酸饮料的摄入。口服钙剂易引起便秘，应指导多进食富含纤维素的蔬菜、水果等，保持大便通畅。

**3. 用药护理**

（1）低钙血症：①口服补钙，空腹效果最好，多饮水，增加尿量，减少泌尿系结石的形成，同服维生素 D 时，不可与绿叶蔬菜一起，以免形成钙螯合物而减少钙的吸收。②静脉补钙，钙剂血清浓度维持时间短暂，为避免多次输注时反复静脉穿刺造成痛苦，宜行浅静脉留置针穿刺。静脉注射速度宜慢，一般 10~15 分钟完成，以免引起血压过低或心律不齐、心搏骤停等危险；静脉滴注时尽量用输液泵调节速度，输注前后用生理盐水冲洗；输注过程中加强巡视，观察有无头晕、头痛、出汗、全身无力、心悸、恶心、呕吐等不适症状；观察穿刺部位，严防钙剂外渗引起组织坏死。

（2）高钙血症：①大量快速输注生理盐水扩容、利尿、促进钙排泄时，应密切观察有无肺水肿及心力衰竭发生，及时调节输液速度，必要时监测血流动力学变化。②依地酸钙钠有肾毒性，使用时应注意监测肾功能。③使用双膦酸盐，如唑来膦酸时，应注意观察有无发热、寒战、骨痛、关节痛等药物副作用，一般无须特殊护理，症状可在 24~48 小时自行消退。④降钙素的主要副作用为恶心和呕吐、关节痛、头晕和轻微面部潮红等，使用时应做好观察。

**4. 心理护理** 重症病人由于出现手足痉挛性抽搐、周身疼痛或精神行为异常的表现，再加上需卧床制动，常伴有焦虑、恐惧、悲观、不耐烦及不合作等心理。护士应给予有针对性的心理疏导，消除恐慌等负性心理；耐心解释发病原因、治疗和护理措施，提高其对疾病的认识；并请家属尽可能多地陪在病人身边，以稳定其情绪，树立其战胜疾病的信心。

### 【健康教育】

**1. 低钙血症** ①适当锻炼，每天一定时间的日照，合理营养可有效预防低钙血症，必要时适量补充钙剂。②口服钙剂作用虽慢但持久，应经常监测血清 $Ca^{2+}$，调整用量。③严重低钙血症会累及呼吸肌，应加强呼吸频率和节律的观察，做好气管切开的准备，以防窒息发生。

**2. 高钙血症** ①有高钙血症危险的病人，应限制钙剂和维生素 D 的摄取；卧床者应尽早活动，避免骨质脱钙。②扩充血容量可使血清 $Ca^{2+}$ 稀释，增加尿钙排泄。③高钙血症危象时，病人常意识不清、谵妄，应严格卧床休息，护士加强巡视，必要时专人陪护，以免出现危险。④因钙盐沉积于皮肤引起瘙痒时，应穿棉质衣服，减少对皮肤的刺激；勿抓挠，必要时予以炉甘石洗剂涂抹止痒。⑤降钙素的后续作用较大，应定期监测血清 $Ca^{2+}$ 浓度，当血清 $Ca^{2+}$ 值降至 2.75mmol/L 左右时，停止使用。

# 三、镁代谢异常

体内约 60%的镁存在于骨骼中，其余几乎都在骨骼肌和其他组织器官的细胞内，细胞外液中仅有不到 1%的镁。镁在控制神经活动，传递神经肌肉的兴奋性，维持肌肉收缩、心脏激动性及血管张力等方面具有重要作用。正常血清 $Mg^{2+}$ 为 0.75~1.25mmol/L。镁代谢异常包括低镁血症和高镁血症。

# 低镁血症（hypomagnesemia）

血清 $Mg^{2+}$<0.75mmol/L。

## 【病因】

**1. 镁摄入不足** 如胃肠道手术后禁食、危重症、长期营养不良或过度消耗病人，静脉营养时未及时补镁；哺乳期或妊娠期妇女、婴幼儿需求量增加，但镁摄入不足等。

**2. 镁丢失过多** ①经胃肠道丢失：见于严重腹泻、小肠大部分切除、吸收不良综合征、肠瘘，胰腺炎，肠道各种炎症，长期呕吐、腹泻、胃肠减压等。②经肾丢失：见于长期使用利尿剂、洋地黄类药物，肾小管功能障碍，酒精中毒，高钙血症，醛固酮增多，甲状旁腺功能亢进等。

**3. 镁分布异常** 细胞外液中镁转移至细胞内，见于营养不良恢复期合成代谢增强、碱中毒等。

## 【临床表现】

**1. 神经肌肉、精神症状** 病人主要表现为肌纤维震颤、手足搐搦，肌肉痉挛，腱反射亢进，检查可有 Chvostek 征和 Trousseau 征阳性。镁对中枢神经系统具有抑制作用，血清 $Mg^{2+}$浓度降低时抑制作用减弱，病人可出现紧张不安、焦虑、易激动等症状，严重时有癫痫发作、神志错乱，甚至惊厥或昏迷。

**2. 心脏功能异常** 可表现为频发房性或室性期前收缩、心动过速、心室纤颤等心律失常，后者可致猝死。

**3. 其他** 如钾和钙缺乏的表现；糖耐量异常、高三酰甘油和高胆固醇血症等代谢异常；长期缺镁还可引起骨质疏松和骨质软化。

## 【辅助检查】

**1. 实验室检查** 血清 $Mg^{2+}$浓度下降，<0.5mmol/L 有诊断意义，常伴血清 $K^+$和血清 $Ca^{2+}$降低。

**2. 镁负荷试验** 静脉注射氯化镁或硫酸镁 0.25mmol/kg 后，收集 24 小时尿。正常者镁注入量的 90%很快从尿中排出；而镁缺乏者的尿镁很少，注入量的 40%～80%被保留于体内。阳性具有诊断价值。

**3. 心电图检查** 可见 P—R 间期延长，QRS 波增宽、Q—T 间期延长，ST 段下移，T 波增宽、低平或倒置，U 波。

## 【处理原则】

**1. 治疗原发病。**

**2. 补充镁剂** 轻中度病人可用门冬氨酸钾镁溶液 50ml 加入液体中静脉滴注或片剂口服。严重者，尤其合并惊厥、意识障碍及心律失常时应紧急处理，可以氯化镁或硫酸镁溶液 1mmol/（kg·d）静脉滴注。完全纠正镁缺乏需要较长时间，症状消失后应继续补充镁剂 1～3 周。

**3. 纠正水、电解质和酸碱代谢紊乱** 补水；兼顾补钾和补钙等。

# 高镁血症（hypermagnesemia）

血清 $Mg^{2+}$>1.25mmol/L。

## 【病因】

**1. 肾排泄减少** 主要见于肾功能不全，还可见于严重低钠血症、糖尿病酮症酸中毒、甲状腺功能减退或肾上腺皮质激素功能减退等内分泌疾病。

**2. 镁摄入过多** 见于长期口服含镁药物（如氧化镁）或应用硫酸镁治疗先兆子痫或子痫的过程中用量过大。也可见于透析时透析液中含镁量过大，超过了肾脏对镁的负荷。

**3. 组织大量破坏** 见于大面积烧伤、严重创伤、骨骼溶解时，大量 $Mg^{2+}$进入血液。此外，严重细胞外液不足或酸中毒时，细胞内 $Mg^{2+}$可向细胞外转移。

## 【临床表现】

早期症状轻且无特异性，表现为食欲不振、恶心、呕吐、皮肤潮红，头痛、头晕等，常被忽略。血清 $Mg^{2+}>2mmol/L$ 时，可出现以下神经肌肉症状及循环系统的表现：腱反射减低或消失、软弱无力、肌张力减弱甚至软瘫，呼吸肌麻痹时可出现呼吸衰竭；血管扩张，血压下降，皮肤潮红。当血清 $Mg^{2+}>6mmol/L$ 时，可发生严重的中枢神经抑制，出现麻醉状态、木僵或昏迷。高镁还可直接作用于窦房结使心率减慢，严重者可发生心脏传导障碍，甚至心搏骤停。

## 【辅助检查】

**1. 实验室检查** 血清 $Mg^{2+}>1.25mmol/L$ 有诊断意义。常伴血清 $K^+$ 升高。

**2. 心电图** 血清 $Mg^{2+}>3.2mmol/L$ 时可见 P—R 间期延长，QRS 波增宽和 Q—T 间期延长。因常伴高钾血症，故可出现高尖 T 波。

**3. 其他** 24 小时尿镁排出量检测可帮助鉴别病因；B 超检查可及早发现肾脏器质性病变。

## 【处理原则】

**1. 停用含镁的药物**，治疗原发病。

**2. 降低血镁浓度** 肾功能正常者可适当补液，以纠正脱水、增加肾小球滤过量，加速镁的排出；还可在此基础上使用呋塞米、利尿酸钠等排钠利尿剂，肾功能不全时应透析。

**3. 对症处理** 10%葡萄糖酸钙溶液 10～20ml（或 5%氯化钙溶液 5～10ml）静脉缓推，可对抗镁对心脏和肌肉系统的抑制作用。呼吸抑制时给予呼吸支持和氧气吸入。积极纠正酸中毒和缺水，根据需要给予升压、抗心律失常治疗等。

### 镁代谢异常病人的护理

## 【护理措施】

**1. 病情观察** 密切监测血清 $Mg^{2+}$ 浓度变化、镁代谢异常的临床表现、生命体征、意识状态，以及心电图、血清 $K^+$、血清 $Ca^{2+}$、血气分析等检查指标，一旦发现异常，及时通知医师并配合处理。

**2. 应用镁剂的护理** ①注射多用 10%硫酸镁溶液，不可用 25%～50%硫酸镁溶液。②肌内注射时应做深部缓慢注射，并经常更换注射部位，以防局部形成硬结而影响疗效或加重病人不适；给药速度应缓慢，以免产生灼热和面部潮红。③大剂量硫酸镁静脉滴注时应使用输液泵严格控制速度和量；并定期检查膝腱反射，密切观察病人的呼吸、血压、尿量等。若膝腱反射明显减弱或消失，呼吸次数<14 次/分，尿量<25ml/h 或 600ml/d，应立即停药，防止镁过量中毒；如有过量中毒可遵医嘱用葡萄糖酸钙拮抗。

## 【健康教育】

**1. 低镁血症** 完全纠正镁缺乏需要较长时间，再加之镁缺乏可引起神经系统和肌肉功能亢进，病人易出现精神紧张、激动、烦躁，应加强鼓励和安慰，帮助病人调整情绪，正确面对疾病。

**2. 高镁血症** 由于肾脏对镁的调节能力强大，高镁血症在临床上并不常见，但在肾功能障碍或大量应用镁剂时，如不注意监测血清 $Mg^{2+}$ 浓度，可造成严重后果。因此，对于肾功能减退者应指导其定期监测血清 $Mg^{2+}$ 浓度，以防发生高镁血症。

# 四、磷代谢异常

人体内约 85%的磷存在于骨骼中，其余以有机磷脂形式存在于软组织中，细胞外液中含量很少。磷是核酸及磷脂的基本成分，是高能磷酸键的成分之一，还是某些凝血因子的成分；参与蛋白质的磷酸化过程、细胞膜的组成及维持酸碱平衡等。正常血清磷浓度为 0.96～1.62mmol/L。磷代谢异常包括低磷血症与高磷血症。

## 低磷血症（hypophosphatemia）

血清无机磷浓度低于 0.96mmol/L。

### 【病因】

**1. 磷摄入过少** 如长期禁食、进食障碍、长期经静脉营养或胃肠途径未补充含磷制剂或营养物质。

**2. 磷丢失过多或吸收障碍** ①经消化道丢失：见于呕吐、慢性腹泻、吸收不良综合征、消化道瘘，长期应用氧化铝、氢氧化镁或碳酸铝等抗酸剂，维生素 D 缺乏等。②经肾丢失：见于长期应用利尿剂、肾小管酸性中毒、维生素 D 缺乏、甲状旁腺功能亢进症、酸中毒等。

**3. 磷移至细胞内** 如大量输入葡萄糖和胰岛素、呼吸性碱中毒、长期肠外营养等。

**4. 其他** 严重烧伤或感染、酒精中毒等。

### 【临床表现】

病人可有头晕、厌食、肌无力等神经肌肉症状，但因缺乏特异性常被忽视。重者可有抽搐、精神错乱、昏迷甚至呼吸肌无力而危及生命。心血管系统受累可表现为血管张力下降、低血压、心排出量降低、心力衰竭等。此外，低血磷时还可因红细胞合成 2,3-二磷酸甘油酸及 ATP 减少使携氧能力减退，导致组织缺氧，甚至出现溶血。

### 【辅助检查】

血清无机磷低于正常，常伴血清 $Ca^{2+}$ 升高。

### 【处理原则】

积极治疗原发病，对甲状旁腺功能亢进者，手术治疗可纠正。病因难以短时去除时，如长期禁食经静脉营养者，应每日常规补充磷 10mmol（10%甘油磷酸钠溶液 10ml），以预防低磷血症。严重低磷血症者，每日补充甘油酸钠 20～30ml。

### 【护理措施】

了解血清磷的动态变化，遵医嘱补磷；鼓励病人进食含磷丰富的食物，如蛋黄、牛奶、香菇、紫菜等。

## 高磷血症（hyperphosphatemia）

血清无机磷浓度高于 1.62mmol/L。

### 【病因】

**1. 磷摄入或吸收过多** 如含磷制剂（如磷酸钾）或维生素 D 服用过量。

**2. 磷排泄障碍** 如肾衰竭、甲状旁腺功能减退等。

**3. 磷移至细胞外** 各种原因引起的细胞破坏，如高热、中毒等引起的代谢性酸中毒；恶性肿瘤（如淋巴瘤、白血病）化疗等。

### 【临床表现】

高磷血症的症状很轻或无症状，严重时主要为原发病的表现及继发的低钙血症表现，还可因异位钙化出现肾功能受损。

### 【辅助检查】

血清无机磷高于正常，常伴血清 $Ca^{2+}$ 降低。

### 【处理原则】

一经诊断，应积极处理原发疾病，加快磷的排泄，如应用利尿剂或服用能与磷结合的抗酸剂（如氢氧化铝凝胶）；同时针对低钙血症进行处理。肾衰竭时，可行透析治疗。

**【护理措施】**

限制饮食中磷的摄入；指导病人磷结合剂应与食物同服，不宜空腹服用，观察药物的不良反应；对透析病人的护理。

# 第四节 酸碱平衡失调

**案例 2-3**

患者，男性，67 岁，因左下叶肺癌入院。入院后行左肺下叶切除术，术后 1 天合并胸腔积液和肺炎、肺不张。

体格检查：T 37.1℃，P 92 次/分，R 14 次/分，BP 140/88mmHg。胸闷、气促、呼吸困难，头痛、发绀和谵妄。

辅助检查：血气结果示 pH 7.24，$PaO_2$ 42mmHg，$PaCO_2$ 67mmHg，[$HCO_3^-$] 25mmol/L。

**问题：**

1. 此患者是否存在酸碱平衡失调？是哪一种类型？

2. 此患者应如何处理？

3. 此患者存在哪些护理问题？请为本病例患者制订护理计划。

许多外科疾病可导致酸碱平衡失调，但机体可通过多种途径的代偿减轻紊乱，使血液 pH 尽可能维持在 7.35～7.45。原发性酸碱平衡失调可分为代谢性酸中毒、代谢性碱中毒、呼吸性酸中毒和呼吸性碱中毒 4 种类型。有时可同时存在 2 种或以上酸碱平衡失调，称为混合型酸碱平衡失调。

## 一、代谢性酸中毒

代谢性酸中毒（metabolic acidosis）由酸性物质产生过多或 $HCO_3^-$ 丢失过多引起，是临床最常见的酸碱平衡失调类型。

**【病因】**

**1. 酸性物质产生过多** 见于各种原因引起的缺血、缺氧或组织低灌注，使细胞内无氧酵解增加而产生大量乳酸和丙酮酸，导致乳酸性酸中毒，如严重损伤、腹膜炎、高热或休克等，在外科较为常见。也可见于糖尿病或长期不能进食者，因体内脂肪分解过多，形成大量酮体，导致酮症酸中毒。而抽搐、心搏骤停等也可引起体内有机酸形成过多，导致代谢性酸中毒。

**2. 酸性物质摄入过多** 见于应用氯化铵、盐酸精氨酸或盐酸等药物治疗时输入过多，使血浆中 $Cl^-$ 增多、$HCO_3^-$ 减少。

**3. 碱性物质丢失过多** 见于腹泻、胆瘘、肠瘘或胰瘘等，大量 $HCO_3^-$ 随碱性消化液的丢失而过多排出。

**4. 肾 $HCO_3^-$ 重吸收减少** 肾小球滤过功能下降、肾小管功能障碍或应用碳酸酐酶抑制剂（如乙酰唑胺）可使内生性 $H^+$ 排出减少和（或）$HCO_3^-$ 重吸收减少，引起酸中毒。

**【病理生理】**

当各种原因引起体内 $HCO_3^-$ 减少，血浆中 $H_2CO_3$ 相对增多时，机体可通过肺和肾进行代偿性调节。一方面，体内 $H^+$ 浓度升高可刺激呼吸中枢，使呼吸加深加快，加速排出 $CO_2$，使动脉血 $PaCO_2$ 降低，$HCO_3^-/H_2CO_3$ 的值重新接近 20∶1，从而维持血浆 pH 在正常范围。另一方面，肾小管上皮细胞的碳酸酐酶和谷氨酰胺酶活性增加，促进 $H^+$ 和 $NH_3$ 的生成，$H^+$ 和 $NH_3$ 可形成 $NH_4^+$ 后排出，从而使 $H^+$ 排出增多。此外，代偿性的 $NaHCO_3$ 重吸收也增加。但上述代偿有限，若病因持续存在，超过机体的代偿能力，即可引起失代偿性代谢性酸中毒。

**【临床表现】**

轻度代谢性酸中毒的表现常被原发病症状掩盖。中重度病人最突出的表现为代偿性呼吸加深、加快，频率可高达 40~50 次/分，且呼出气体有酮味。其他表现有恶心、呕吐、食欲不振、面色潮红、心率加快、血压下降；疲乏、眩晕、感觉迟钝、烦躁不安、嗜睡甚至昏迷；对称性肌张力减弱、腱反射减弱或消失等。因代谢性酸中毒可降低心肌收缩力和周围血管对儿茶酚胺的敏感性，故病人易发生心律不齐、急性肾功能不全和休克，一旦发生很难纠正。此外，病人常伴有低钾和缺水的表现。

**【辅助检查】**

**1. 动脉血气分析** ①代偿期：血浆 pH 正常，$HCO_3^-$（正常值 22~27mmol/L）、碱剩余（BE）和 $PaCO_2$（正常值 35~45mmol/L）有一定程度降低；②失代偿期：血浆 pH<7.35，血浆 $HCO_3^-$ 降低，$PaCO_2$ 正常。

**2. 二氧化碳结合力（$CO_2CP$）** 呈不同程度下降（正常值 25mmol/L）。

**3. 血清电解质** 可伴血清 $K^+$ 升高。

**4. 其他** 根据病因、临床表现选择疾病诊疗的相关检查，如血常规、尿常规，肝、肾功能，B 超、X 线检查等。

**【处理原则】**

**1. 病因治疗** 积极处理原发病是治疗的首要措施，包括纠正循环障碍、改善组织灌注、控制感染等。由于机体具有一定的酸碱平衡调节能力，轻度酸中毒病人（$HCO_3^-$ 在 16~18mmol/L）在消除病因和补液、纠正缺水后，常可自行纠正，无须碱剂治疗。

**2. 纠正酸中毒** 重症病人（$HCO_3^-$<10mmol/L）应立即补液和使用碱剂。常用 5%碳酸氢钠溶液，根据酸中毒的严重程度，首次可补给 100~250ml，用后 2~4 小时复查动脉血气分析及血清电解质，并调整治疗方案。纠酸不易过快、过多，一般使血 $HCO_3^-$ 维持在 8~10mmol/L、pH 维持在 7.2~7.25 即可，此时心肌收缩力对儿茶酚胺的反应性多可恢复，大大减少了心律失常的发生。

**3. 纠正继发的电解质紊乱** 由于酸中毒时 $Ca^{2+}$ 增多，即使病人有低钙血症，也可不出现手足抽搐；但酸中毒纠正后，$Ca^{2+}$ 减少，病人即可出现手足抽搐，应及时静脉注射葡萄糖酸钙。过快纠正酸中毒可使大量 $K^+$ 移到细胞内，引起低钾血症，故应注意观察并补钾。

## 二、代谢性碱中毒

代谢性碱中毒（metabolic alkalosis）由体内 $H^+$ 丢失过多或 $HCO_3^-$ 增多引起。

**【病因】**

**1. 胃液丢失过多** 系外科病人代谢性碱中毒最常见的原因，见于严重呕吐、长期胃肠减压等。大量 $H^+$ 丢失使肠液中 $HCO_3^-$ 不能被中和而重吸收入血；大量 $Cl^-$ 丢失使近曲小管的 $Cl^-$ 减少，为维持离子平衡而代偿性地重吸收 $HCO_3^-$ 增加，上述作用均可使血浆 $HCO_3^-$ 增高，导致碱中毒。胃液丢失同时伴有 $Na^+$ 和 $K^+$ 丢失，为了代偿，$K^+$ 和 $Na^+$、$H^+$ 和 $Na^+$ 交换增加，可引起低钾血症并加重碱中毒。

**2. 碱性物质摄入过多** 见于长期服用碱性药物或大量输注库存血，后者所含抗凝剂入血后可转化为 $HCO_3^-$。

**3. 低钾血症** 钾缺乏时，细胞内 $K^+$ 向细胞外转移，$H^+$ 和 $Na^+$ 则进入细胞，导致细胞外碱中毒。同时，由于血容量不足，机体为了保存 $Na^+$，经远曲小管排出 $H^+$ 及 $K^+$ 增多，$HCO_3^-$ 重吸收也增加，可加重碱中毒及低钾血症，此时可出现反常酸性尿。

**4. 应用利尿剂** 呋塞米、依他尼酸等利尿剂可抑制近曲肾小管对 $Na^+$ 和 $Cl^-$ 的重吸收，但不影

响远曲小管内 $Na^+$ 和 $H^+$ 的交换。因此，大量的 $Cl^-$ 随尿液排出，而 $Na^+$ 和 $HCO_3^-$ 重吸收增多，导致低氯性碱中毒。

## 【病理生理】

代谢性碱中毒时，血浆 $H^+$ 浓度下降，可抑制呼吸中枢，使呼吸变浅、变慢，$CO_2$ 排出减少，$PaCO_2$ 升高，$HCO_3^-/H_2CO_3$ 的值接近 $20:1$。同时，肾小管上皮细胞中的碳酸酐酶和谷氨酰胺酶活性降低，使 $H^+$ 排出和 $NH_3$ 生成减少，同时 $HCO_3^-$ 重吸收减少，经尿排出增多，使血浆 $HCO_3^-$ 减少。

## 【临床表现】

轻者常无明显表现，有时可有呼吸变浅、变慢，或谵妄、精神错乱或嗜睡等精神异常。严重者可因脑或其他器官代谢障碍而出现昏迷。病人常伴低钾和缺水的表现。

## 【辅助检查】

**1. 动脉血气分析** ①代偿期：血浆 pH 在正常范围，但 $HCO_3^-$ 和 BE 均呈一定程度增高；②失代偿期：血浆 pH$>7.35$，$HCO_3^-$ 明显增高，$PaCO_2$ 正常或代偿性增高。

**2. 血清电解质** 可伴血清 $K^+$、$Cl^-$ 降低。

## 【处理原则】

**1.** 积极治疗原发病，解除病因。

**2. 纠正碱中毒** 代谢性碱中毒时，由于氧合血红蛋白解离曲线左移，使氧不易从氧合血红蛋白中释放，尽管病人的血氧饱和度正常，组织仍处于缺氧状态，故应积极纠正。纠正速度一般不宜过快，不要求完全纠正。胃液丧失所致者，可输入等渗盐水或葡萄糖盐水；必要时可应用盐酸精氨酸，既可补充 $Cl^-$，又可中和过多的 $HCO_3^-$。严重者（pH$>7.65$，血浆 $HCO_3^-$ 为 $45\sim50mmol/L$），可以稀盐酸（浓度为 $0.15mmol/L$）经中心静脉缓慢滴注。治疗过程中每 $4\sim6$ 小时重复监测血气分析及血电解质，及时调整治疗方案。

**3. 纠正低钾血症** 代谢性碱中毒多伴低钾血症，应积极补钾。且纠正低钾后有利于加速碱中毒的纠正。

# 三、呼吸性酸中毒

呼吸性酸中毒（respiratory acidosis）是因肺泡通气及换气功能减弱，不能充分排出体内生成的 $CO_2$，致血液中 $PaCO_2$ 增高引起的。

## 【病因】

凡能引起肺泡通气不足或换气功能障碍的疾病或情况均可致呼吸性酸中毒。

**1. 肺泡通气功能障碍** 外科常见于全麻过深、镇静剂过量、颅内压增高、高位脊髓损伤等引起的呼吸中枢抑制；严重胸壁损伤、气胸、胸腔积液、术后切口疼痛、明显腹胀等引起的胸廓活动受限；各种原因引起的呼吸道阻塞、呼吸肌麻痹、心搏骤停等。

**2. 肺泡换气功能障碍或通气-血流比值失调** 慢性阻塞性肺疾病、肺炎、肺不张或肺组织广泛纤维化等，可使 $CO_2$ 潴留，引起高碳酸血症。合并这些慢性肺部疾病者，术后更容易发生呼吸性酸中毒。

**3. 其他** 如呼吸机使用不当、腹腔镜手术等。

## 【病理生理】

呼吸性酸中毒时，机体可通过血液中的缓冲系统和肾进行代偿调节，但这些代偿能力均有限。血液中 $H_2CO_3$ 与 $Na_2HPO_4$ 结合，形成 $NaHCO_3$ 和 $NaH_2PO_4$，后者从尿中排出，使血液中的 $H_2CO_3$ 减少、$HCO_3^-$ 增多。肾脏的代偿机制：肾小管上皮细胞中的碳酸酐酶和谷氨酰胺酶活性增高，使

$H^+$ 和 $NH_3$ 生成增加。一方面 $H^+$ 和 $NH_3$ 形成 $NH_4^+$ 后排出，另一方面 $H^+$ 与 $Na^+$ 交换增加，从而使 $H^+$ 排出增多和 $NaHCO_3$ 重吸收增加。

【临床表现】

主要表现为胸闷、气促、呼吸困难、发绀、头痛、躁动不安等缺氧症状。严重者可伴血压下降，甚至谵妄、昏迷等意识障碍。严重脑缺氧可引起脑水肿、脑疝，甚至呼吸骤停。病人可因严重酸中毒所致的高钾血症，出现突发性心室纤颤。

【辅助检查】

急性酸中毒时，血浆 pH 降低、$PaCO_2$ 增高，血浆 $HCO_3^-$ 可正常或轻微增高。慢性时 pH 下降不明显，$PaCO_2$ 和血浆 $HCO_3^-$ 增高。常伴血清 $K^+$ 增高。

【处理原则】

**1. 治疗原发病**　包括控制感染、扩张小支气管、促进痰液排出等。

**2. 改善通气**　因机体对呼吸性酸中毒的代偿能力较差，且病人合并缺氧，应尽快改善通气功能，如解除呼吸道梗阻、使用呼吸兴奋剂等，必要时行气管插管或气管切开辅助呼吸。若因呼吸机使用不当致呼吸性酸中毒，应调整呼吸机参数，以保证有效的通气量和促使潴留体内的 $CO_2$ 排出，一般将吸入氧浓度调节为 60%～70%。严重酸中毒者可适当使用氨丁三醇（THAM），既可增加 $HCO_3^-$ 浓度，又可降低 $PaCO_2$。

**3.** 纠正高钾血症，预防心室纤颤。

# 四、呼吸性碱中毒

呼吸性碱中毒（respiratory alkalosis）是由肺泡通气过度、体内 $CO_2$ 排出过多导致血液中 $PaCO_2$ 降低引起的。

【病因】

凡引起过度通气的因素均可导致呼吸性碱中毒，如癔症、高热、疼痛、严重创伤或感染、中枢神经系统疾病、低氧血症、肝衰竭、呼吸机过度通气等。

【病理生理】

$PaCO_2$ 降低可抑制呼吸中枢，使呼吸变浅、变慢，$CO_2$ 排出减少，血中 $H_2CO_3$ 代偿性增高。这种代偿可导致机体缺氧，故难以维持。肾脏则通过减少肾小管上皮细胞分泌 $H^+$ 及 $HCO_3^-$ 的重吸收，使 $HCO_3^-$ 代偿性降低，从而使血浆 pH 维持在正常范围。

【临床表现】

主要表现为呼吸急促，头痛、头晕等症状。由于血清游离钙降低，病人可出现口周和手足麻木及针刺感、肌震颤，甚至手足抽搐、腱反射亢进，常伴心率加快。$PaCO_2$ 降低可引起脑血管痉挛，病人可出现惊厥或昏迷。

【辅助检查】

**1. 动脉血气分析**　血浆 pH 增高、$PaCO_2$ 和 $HCO_3^-$ 下降。

**2. 血清电解质**　常伴血清钙降低。

【处理原则】

积极治疗原发病的同时对症治疗。可用纸袋罩住口鼻呼吸，增加呼吸道无效腔，减少 $CO_2$ 的呼出；或让病人吸入含 5% $CO_2$ 的氧气，提高血液 $PaCO_2$。呼吸机管理不当者，应调整呼吸频率和潮气量；精神性通气过度者，可用镇静剂。危重病人或中枢神经系统病变所致的呼吸急促，可用药物阻断其自主呼吸，使用呼吸机辅助呼吸。伴低钙手足抽搐者可适当补充钙剂。

# 五、酸碱平衡失调

## 【护理】

### （一）护理评估

**1. 健康史**　有无以下引起酸碱平衡失调的原因和危险因素：导致酸碱失衡的基础疾病，如腹泻、肠梗阻、肠瘘、高热、严重感染、休克、幽门梗阻、持续胃肠减压等；过量应用利尿剂或碱性药物；钾代谢紊乱；手术史和既往类似发作史；精神紧张等。

**2. 身体状况**　①是否存在以下酸碱平衡失调的临床表现：呼吸节律和频率异常、呼气带有烂苹果味；心率和心律异常、血压下降等心血管系统表现；皮肤、黏膜发绀；头痛、头晕、谵妄、嗜睡、意识模糊、昏迷，手足抽搐、麻木、疼痛和腱反射亢进等神经、精神症状等。②是否伴有水和电解质紊乱的表现。③查看动脉血气分析和血清电解质等检查结果。

**3. 心理-社会状况**　酸碱平衡失调常由各种严重基础疾病引起，且起病较急，病人及其家属容易紧张、焦虑甚至恐惧。护士应重点评估病人及家属对疾病及其伴随症状的认知程度、心理反应和承受能力。

### （二）常见护理诊断/问题

**1. 低效性呼吸型态**　与酸碱平衡失调引起的呼吸过快过深、不规则呼吸或呼吸困难，以及颅内压增高、呼吸道梗阻、呼吸机管理不当等因素有关。

**2. 意识障碍**　与缺氧、酸中毒、碱中毒抑制脑组织的代谢活动有关。

**3. 有受伤害的危险**　与酸碱平衡失调所致神经、精神障碍等有关。

**4. 潜在并发生**　休克、水和电解质紊乱、心律失常、呼吸衰竭等。

### （三）护理目标

**1.** 病人呼吸频率及节律恢复正常。

**2.** 病人无意识障碍。

**3.** 病人未受伤。

**4.** 病人未发生并发症，或并发症得到及时发现和控制。

### （四）护理措施

**1. 病情观察**　密切观察病人生命体征、意识状况及原发疾病的病情变化，及时查验动脉血气分析和血清电解质等检查结果；重症病人行心电监护；准确记录 24 小时液体出入量。如果病人出现烦躁不安、焦虑、恐惧、嗜睡、意识模糊等提示病情危重。

**2. 维持正常的气体交换型态**

（1）密切监测并记录病人的呼吸频率、节律、深度、呼吸肌运动情况，评估呼吸困难的程度，出现异常及时通知医生并配合处理。

（2）持续低流量给氧，以防浓度过高降低呼吸中枢对缺氧的敏感性及导致呼吸性碱中毒。

（3）保持呼吸道通畅，改善通气状况。①体位：条件许可时协助病人取半坐卧位，增加膈肌活动幅度，利于呼吸。②促进排痰：训练病人深呼吸和有效咳嗽的方法和技巧，协助定时翻身叩背。气道分泌物多者给予雾化吸入，以湿化痰液，必要时行体位引流。③指导高碳酸血症病人缩唇式呼吸，不仅有利于促进 $CO_2$ 排出，还可帮助增加气道内压力，防止呼气时气道塌陷，有利于肺泡内 $CO_2$ 的弥散，从而改善通气状况。④教会呼吸性碱中毒病人使用纸袋呼吸，以增加无效腔气量，减少 $CO_2$ 的呼出。⑤其他：遵医嘱建立人工气道、行呼吸机辅助呼吸、调节呼吸机参数等，并做好相关护理。

**3. 用药护理**

（1）碳酸氢钠：①5%碳酸氢钠为高渗液，经周围静脉注射时，应严防药液外渗，以免造成组织坏死。若注射局部出现疼痛、肿胀，应立即更换注射部位，局部可用50%硫酸镁溶液湿热敷。②控制输液速度和量，过快输入可导致高钠血症，过量可致容量过多及代谢性碱中毒。另外，$HCO_3^-$还有抑制心脏作用，可加重酸血症。③密切观察临床表现，遵医嘱每4～6小时复查动脉血气分析等指标，当症状改善、尿量足够、$CO_2CP > 18mmol/L$ 时停用。

（2）盐酸：应经中心静脉注射，以免渗漏引起软组织坏死；输注速度不宜过快（一般以25～50ml/h为宜），以免造成溶血等不良反应。

（3）盐酸精氨酸：输注速度不宜过快，以免导致沿静脉行走处疼痛、局部发红，并引起面部潮红、流涎、呕吐等副作用。同时注意密切监测心电图和血清$K^+$变化，以免引起高钾血症。

（4）氨丁三醇：注射时密切观察病人的呼吸情况，以免剂量过大、注射过快抑制呼吸。

**4. 口腔护理、减少受伤害的危险等。**

## （五）护理评价

**1.** 病人呼吸频率及节律是否恢复正常。

**2.** 病人是否出现意识障碍。

**3.** 病人是否受伤。

**4.** 病人是否发生并发症，或并发症是否及时处理。

## 【健康教育】

**1.** 代谢性酸中毒病人，应指导病人养成良好的卫生习惯，经常用漱口液清洁口腔，避免口腔黏膜干燥、损伤。

**2.** 移去环境中的危险物品，减少意外受伤的可能。

（王　瑞）

# 第三章　外科营养支持病人的护理

## 【学习目标】

**识记**　①营养风险、肠内营养、肠外营养的定义；②肠内营养、肠外营养的适应证；③外科病人的代谢变化。

**理解**　①营养风险筛查和营养状态评定的方法、营养不良的分类；②肠内营养、肠外营养的营养制剂、喂养途径和方式。

**运用**　能对外科病人进行营养状况的评定，并对实施肠内营养、肠外营养的病人进行整体护理。

## 第一节　概　　述

营养是指机体摄取、消化、吸收和利用食物中的营养物质以维持生命活动的综合过程。合理的营养能够保证人体正常发育，维持生命与健康，提高机体的抵抗力和免疫能力，适应各种环境下的机体需要，对疾病的预防和治疗起着重要作用。由于受疾病引起的进食不足或疾病与手术引起的机体代谢亢进等的影响，外科病人的营养状况往往较差，常需给予适当的营养支持。

### 一、外科病人的代谢变化

手术、创伤、感染时，机体通过神经-内分泌系统发生系列应激反应，表现为交感神经系统兴奋，胰岛素分泌减少，肾上腺素、去甲肾上腺素、胰高糖素、促肾上腺皮质激素、肾上腺皮质激素及抗利尿激素等分泌增加，使机体营养素处于分解代谢增强、合成代谢降低的状态。代谢的主要特点是高血糖伴胰岛素抵抗；蛋白质分解加速；脂肪分解明显增加；水、电解质及酸碱平衡紊乱；静息能量消耗增加；微量元素、维生素代谢紊乱。外科营养支持的目的是改善或维持机体器官、组织及细胞的代谢与功能，促进病人康复。

### 二、营养风险筛查和营养状态评定

#### （一）营养风险筛查

2002 年，欧洲学者提出营养风险（nutritional risk）的概念，认为营养风险是指因营养因素对病人结局，如感染相关并发症和住院日等发生负面影响的风险，不仅仅是发生营养不良的风险。欧洲肠内肠外营养学会（European Society for Parenteral and Enteral Nutrition，ESPEN）对营养风险的定义是指"现存的或潜在的营养和代谢状况所导致的疾病或手术后出现相关的临床结局的可能性"，并建议常规进行营养风险筛查。

ESPEN 认为，营养风险筛查是发现病人是否存在营养问题和是否需要进一步进行全面营养评估的过程。通过筛查，若发现病人存在营养风险，即可制订营养支持计划；若病人存在营养风险但不能实施营养计划和不能确定病人是否存在营养风险时，需进一步进行营养评估。住院病人应在入院后 24 小时内进行营养风险筛查。目前有多个筛选工具，如主观全面评估法（subjective global assessment，SGA）、营养不良通用筛选工具（malnutrition universal screening tool，MUST）、微型营养评定法（mini nutritional assessment，MNA）及营养风险筛查工具 2002（nutritional risk screening tool 2002，NRS2002）等。

**1. 主观全面评定法（SGA）** 是美国肠外肠内营养学会推荐的临床营养状况评估工具。其特点是以详细的病史与临床检查为基础，省略人体测量和生化检查。但 SGA 作为营养风险筛查工具有一定局限性，如 SGA 更多反映的是疾病状况，而非营养状况；SGA 不适用于区分轻度营养不足，侧重反映慢性或已存在的营养不足，不能及时反映病人营养状况的变化。

**2. 营养不良通用筛查工具（MUST）** 由英国肠外肠内营养协会多学科营养不良咨询小组开发，适用于不同医疗机构的营养风险筛查工具，适合不同专业人员使用，如护士、医师、营养师、社会工作者和学生等。该工具主要用于蛋白质–热量营养不良及其风险的筛查，包括三方面评估内容：①体重指数（BMI）；②体重减轻者；③疾病导致进食量减少的病人。通过三部分评分得出总分，分为低风险、中等风险和高风险。该工具的优点在于容易使用和快速，一般可在 3～5 分钟内完成，并适用于所有的住院病人。MUST 是新近发展的营养风险筛查工具，需进一步的研究证明其预测性和有效性。

**3. 微型营养评定法（MNA）** 评定内容包括人体测量、整体评定、膳食问卷和主观评定等。根据上述各项评分标准计分并相加，可进行营养不良和营养风险的评估。MNA 快速、简单、易操作，一般需要 10 分钟即可完成，主要用于老年病人的营养评估。该工具既可用于有营养不良风险的病人，也可用于已发生营养不良的住院病人。

**4. 营养风险筛查工具 2002（NRS2002）** 是 ESPEN 于 2002 年提出，并推荐使用的营养筛查工具。该工具由 3 部分评分构成：疾病评分、营养状况评分和年龄调整评分（若病人年龄≥70 岁，加 1 分），3 部分评分之和为总评分（表 3-1）。总评分为 0～7 分。若 NRS2002 的评分≥3 分，可确定病人存在营养不良风险。NRS2002 突出的优点在于能预测营养不良的风险，并能前瞻性地动态判断病人营养状态变化，便于及时反馈病人的营养状况，并为调整营养支持方案提供证据。中华医学会肠外肠内营养学分会推荐 NRS2002 为住院病人营养风险评定的首选工具。

**表 3-1 营养风险筛查工具 2002 评估**

| 疾病状态/评分 | 分数 |
| --- | --- |
| 骨盆骨折、慢性病病人合并以下疾病：肝硬化、慢性阻塞性肺疾病、长期血液透析、糖尿病、肿瘤 | 1 |
| 腹部重大手术、脑卒中、重症肺炎、血液系统肿瘤 | 2 |
| 颅脑损伤、骨髓抑制、ICU 病人（APACHE＞10 分） | 3 |
| 合计 | |
| 营养状况指标（单选）/评分 | |
| 正常营养状态 | 0 |
| 3 个月内体重减轻＞5%或最近 1 周进食量（与需要量相比）减少 20%～50% | 1 |
| 2 个月内体重减轻＞5%或 BMI 为 18.5～20.5kg/m$^2$ 或最近 1 周进食量（与需要量相比）减少 50%～75% | 2 |
| 1 个月内体重减轻＞5%（或 3 个月内减轻＞15%）或 BMI＜18.5kg/m$^2$（或血清白蛋白＜35g/L）或最近 1 周进食量（与需要量相比）减少 70%～100% | 3 |
| 合计 | |
| 年龄≥70 岁加 1 分 | 1 |
| 营养风险筛查总分（疾病评分+营养状况评分+年龄调整评分） | |

## （二）营养状态评定

**1. 临床检查** 了解病人有无慢性消耗性疾病、手术创伤、感染等应激状态，注意进食量、体重变化，评估是否有恶心、呕吐、腹泻等消化道症状，通过对病人的皮肤、毛发、指甲、骨骼和肌肉等方面的评估初步确定病人的营养状况。

表 3-2 体重变化的判定标准

| 时间 | 中度体重丧失 | 重度体重丧失 |
|---|---|---|
| 1 周 | 1%～2% | >2% |
| 1 个月 | 5% | >5% |
| 3 个月 | 7.5% | >7.5% |
| 6 个月 | 10% | >10% |

**2. 人体测量** 是评价人体营养状况的主要方法之一，可以反映病人的营养状况，发现营养不良，尤其是蛋白质-能量营养不良，并评价营养治疗的效果。

（1）体重：是人体测量资料中最基础的数据，也是临床常用的营养状况评价指标。体重可以反映长或短时间内营养状况的变化。短期的体重变化主要反映体液平衡的改变，较长期的体重变化则代表组织重量的变化。

1）实测体重：测量出病人的身高、体重，然后按体重指数公式计算出标准体重，并计算实测体重占标准体重的百分数。百分数在 ±10% 之内为正常范围，增加 10%～20% 为过重，超过 20% 为肥胖，减少 10%～20% 为消瘦，低于 20% 为明显消瘦。

2）体重变化：是体重改变的幅度与速度综合的评价指标，它可以更好地反映机体能量与蛋白质代谢的改变，提示是否存在蛋白质-能量营养不良。计算公式：体重改变（%）=[平时体重（kg）-实测体重（kg）]÷平时体重（kg）×100%。体重变化的判定标准见表 3-2。

体重减少是营养不良最重要的指标之一，但应结合内脏功能的测定指标。当短期内体重减少超过 10%，同时血浆白蛋白<30g/L 时，可判定病人存在严重的蛋白质-能量营养不良。

（2）体重指数（body mass index，BMI）：BMI= 体重（kg）/身高$^2$（m$^2$），是衡量人体胖瘦程度及是否存在蛋白质-能量营养不良的可靠指标。中国成人 BMI 正常参考值为 18.5kg/m$^2$≤BMI<24kg/m$^2$，BMI<18.5kg/m$^2$ 为消瘦，BMI≥24kg/m$^2$ 为超重。

（3）人体组成测定：包括脂肪组织的测量、无脂肪组织的测量，临床常用的方法包括皮褶厚度测定、上臂围测定等。

1）皮褶厚度测定：可以测定皮下脂肪的含量。临床常见的检测部位有肱三头肌皮褶厚度（TSF）和肩胛下皮褶厚度（SSF）。皮褶厚度的正常值没有统一的标准，只能将某次人群测定的平均值作为参考值（或理想值），测量误差较大，与临床诊断无确定关系，临床意义不大。

2）上臂围（MAC）测定：MAC 是测量骨骼肌含量的指标，可以反映机体蛋白质、能量的储存和消耗程度，与皮褶厚度测量结果合用可以反映机体的构成情况。MAC 操作简便，尤其适用于不能测量体重的病人。我国只有成人 MAC 的参考值：男性平均为 27.5cm、女性为 25.8 cm。如测量值大于参考值的 90% 为营养正常；80%～90% 时，为轻度营养不良；60%～80% 时，为中度营养不良；<60% 时，为重度营养不良。

**3. 实验室检查** 是借助生理、生化实验手段评价营养状况的临床常用方法，还可以用于营养治疗效果的评价。

（1）血浆蛋白：临床常用血清白蛋白（ALB）、前白蛋白（PA）、转铁蛋白（TFN）、视黄醇结合蛋白（RBP）来判断病人的营养状况。其中血清白蛋白主要用于评价机体较长时期内的蛋白质营养状况，不宜用于评价短期营养治疗的效果。前白蛋白半衰期较短，能够较敏感地反映近期蛋白质营养状况，但不宜作为高应激状态下的营养评价指标。

（2）氮平衡实验：动态反映体内蛋白质的平衡情况，在正常口服饮食情况下，氮平衡=摄入氮[静脉输入氮量或口服蛋白质（g）/6.25]-排出氮（尿中尿素氮+4g）。若氮的摄入量大于排出量为正氮平衡；反之为负氮平衡，常见于慢性消耗性疾病、创伤或手术。

（3）免疫功能指标：临床常用的免疫功能测定主要有总淋巴细胞计数（TLC）和迟发型皮肤超敏试验（DCH）2 种方法。由于免疫指标都易受到多种因素，如疾病、药物等的影响，因此在营养评价时缺乏特异性，还需结合其他检测才能做出正确的判读。

### （三）营养不良的分类

营养不良（malnutrition）是因蛋白质、能量及其他营养素缺乏或过度，影响机体功能乃至临床结局，临床根据蛋白质或能量缺乏种类分为 3 种类型，且各有不同特点。

**1. 消瘦型营养不良**（marasmus）　由于蛋白质和能量摄入不足，肌肉组织和皮下脂肪被消耗。临床表现为体重下降、消瘦，人体测量值较低，血浆蛋白指标基本正常。

**2. 低蛋白型营养不良**（kwashiorkor）　由于机体分解代谢增加、营养摄入不足致血清白蛋白、转铁蛋白测定值下降，总淋巴细胞计数及皮肤超敏试验结果异常。临床表现为血浆蛋白质水平降低和（或）组织水肿，病人体重下降不明显。

**3. 混合型营养不良**（marasmus kwashiorkor）　又称蛋白质能量缺乏型，是长期营养不良发展的结果，兼有以上两种类型的临床特征。

# 三、营养物质需要量

准确的能量供给和营养物质供给与外科病人尤其是危重病人的预后直接相关。进行营养支持前，需确认外科病人每日需要的热能和营养素需要量。

**1. 能量需要量的确定**　临床上最常用的机体能量消耗测定方法是间接测热法，测定机体在单位时间内所消耗的氧量和产生的二氧化碳量，即可计算出机体在该时间内的产热即能量消耗。现代能量代谢测量装置（又称代谢车）一般由氧气分析仪、二氧化碳分析仪、体积测量仪和微型计算机组成。

由于设备或条件的限制，临床实践中并非所有单位或部门均能实际测量病人的静息能量消耗以指导临床营养的实施，因此也可以通过估算的方法来进行实际能量需要量（actual energy expenditure，AEE）的确定。AEE 以基础能量消耗（basal energy expenditure，BEE）为基础，并用身体活动系数（AF）、手术损伤因素（IF）和体温因素（TF）加以调整，其计算公式为 AEE=BEE×AF×IF×TF。

临床上 BEE 的计算以 Harris-Bendeict 公式作为经典的计算公式，其中 $W$ 为体重，以 kg 计；$H$ 为身高，以 cm 计；$A$ 为年龄：

$$男：BEE=66.5+13.7\times W+5.0\times H-6.8\times A$$
$$女：BEE=65.5+9.56\times W+1.85\times H-4.68\times A$$

AF 为活动因素，其中完全卧床、卧床加活动、正常活动的系数分别为 1.1、1.2 和 1.3。IF 为手术损伤因素，其中中等手术系数为 1.1，脓毒血症系数为 1.3，腹膜炎系数为 1.4。TF 为体温因素，正常体温系数为 1.0，每升高 1℃，系数分别增加 0.1。

**2. 营养素需要量的确定**　营养素中的供能物质是蛋白质、脂肪与碳水化合物，其供能各占总能量的一定比例。正常状态下，碳水化合物（60%）与脂肪（25%）提供主要热量，蛋白质（15%）作为人体合成代谢原料，仅提供少量热量，热氮比为（125～150）kcal∶1g。应激状态下，蛋白质（25%）和脂肪（30%）供能增加，碳水化合物（45%）供能减少，应增加蛋白质的供给对机体给予营养支持。

# 第二节　肠 内 营 养

**案例 3-1**

患者，男性，34 岁，因胃癌根治术后 28 天，反复进食后呕吐 15 天入院。

患者因胃体癌行胃切除+食管空肠 Roux-Y 吻合术，术后恢复良好，术后 11 天康复出院。出院时患者可以进食半流饮食，15 天前无明显诱因下出现进食后呕吐。

体格检查：T 37.0℃，P 96 次/分，R 20 次/分，BP 120/72mmHg。患者呕吐物为食物，无宿食、无苦味；呕吐出现在进食后约 15 分钟，呕吐时无腹部不适和腹痛，无心悸、出汗、头晕等不适；近 1 个月体重下降约 5kg。

辅助检查：血常规示 Hb 80g/L，血生化示 TP 59g/L，ALB 30g/L，其余实验室检查正常。

**问题：**

1. 为了维持患者的能量供给，需要为其进行哪种营养支持治疗？

2. 此患者可以输注哪些营养液？

3. 此患者可以采用哪种喂养途径和喂养方式？

肠内营养（enteral nutrition，EN）是指用口服或管饲喂养的方法经病人胃肠道提供人体代谢所必需的营养物质的一种临床营养支持方法。当肠功能存在（完好或部分功能）且能安全使用时，就应尽量选用经胃肠营养支持。肠内营养具有节省费用、使用方便、容易监护、并发症少等优点。膳食的直接刺激有助于促进胃肠运动及消化道激素和酶的分泌，维护肠黏膜屏障功能；肠内营养能使营养物质经肠道吸收入肝，在肝内合成机体所需的各种成分，且可发挥肝脏的解毒作用，符合生理状态。

【肠内营养的适应证】

凡需要营养支持治疗的病人，其胃肠道功能又允许，均为胃肠内营养的适应证。预计 3 天内不能完全经口摄食的病人均应接受肠内营养。主要包括：

**1.** 不能经口摄食或不足，而具备胃肠道功能者。

**2.** 禁忌经口摄食者。

**3.** 短肠综合征病人与胃肠外营养联合使用。

**4.** 胃瘘、肠瘘。

**5.** 重症胰腺炎。

**6.** 胃肠道手术前营养补充。

【肠内营养制剂】

根据其组成，肠内营养制剂分为要素型、非要素型、组件型及疾病专用型（特殊配方型）4 类。选择时应考虑病人的年龄、疾病种类、消化吸收功能、喂养途径及耐受力等，必要时调整配方。

**1. 要素型制剂** 又称为化学组成明确膳，其中氮源主要是氨基酸和（或）部分短肽，碳水化合物为单糖、双糖或低聚糖，脂肪多采用含亚油酸较高的植物油，矿物质和维生素等均为要素或接近要素形式。其具有营养全面，无须消化即可直接吸收或接近直接吸收，成分明确，不含残渣或残渣极少，不含乳糖等特点，但也存在渗透压偏高，易引起腹泻和口感较差等缺点。

**2. 非要素型制剂** 以整蛋白或蛋白质游离物为氮源，渗透压接近等渗，口感好，口服或管饲均可，使用方便，耐受性强，适于胃肠道功能较好的病人。某些配方还含有谷氨酰胺、膳食纤维等以维持肠道黏膜正常结构和功能。

**3. 组件型制剂** 组件膳又称不完全膳食，是仅以某种或某类营养素为主的经肠营养膳食。它可对完全膳食进行补充或强化，以弥补完全膳食在适应个体差异方面的不足；亦可采用 2 种或 2 种以上的组件膳构成组件配方，以满足病人的特殊需要。组件膳主要包括蛋白质组件、脂肪组件、糖类组件、维生素组件和矿物质组件。

**4. 疾病专用型制剂** 是为某些器官或疾病专门设计的，可以满足特殊情况下代谢异常、代谢障碍和营养素需要量的改变。其包括肝病专用配方、肾病专用配方、胃肠道功能不全配方、应激和免疫调节配方、肺病配方和糖尿病配方等。

【喂养途径和喂养方式】

**1. 喂养途径** 肠内营养的喂养途径取决于疾病本身、喂养时间长短、精神状态及胃肠道功能等，可采取口服或管饲两种途径。多数病人因经口摄入受限或不足而采用管饲，有经鼻置管和造瘘管两种输注途径。

（1）鼻胃管或鼻肠管：经鼻置喂养管进行肠内营养简单易行，是临床上使用最多的方法，适用于短期（<3周）营养支持的病人。鼻胃管的优点在于胃的容纳量大，对营养制剂的渗透浓度不敏感；缺点在于有食物反流及吸入至气管的危险，如产生这种情况，宜用鼻肠管喂养或空肠造瘘。

（2）胃及空肠造瘘管：经造瘘途径进行肠内营养适用于长期营养支持的病人，可采用手术或经皮内镜辅助放置胃及空肠造瘘管。胃及空肠造瘘途径具有喂养管可长期放置，病人可同时经口摄食、机体及心理负担较小，活动方便等特点。

**2. 喂养方式**

（1）按时分次给予：适用于喂养管尖端位于胃内和胃肠功能良好者。将配好的肠内营养液用注射器分次缓慢注入，每次100~300ml，在10~20分钟内完成，每次间隔2~3小时，每日6~8次。此方式的优点在于不受连续输注的约束，类似于正常膳食的间隔，病人有较多时间的自由活动，但易引起胃肠道反应如腹胀、腹泻、恶心等。

（2）间隙重力滴注：将配制的营养液置于管喂容器内，经输注管与喂养管相连，借助重力缓缓滴注，每次250~500ml，在2~3小时内完成，两次间隔2~3小时，每日4~6次。此种方式的优点是比连续输注有更多活动时间，类似于正常膳食的间隔时间，多数病人可耐受，所以较为常用。

（3）连续输注：装置与间隙重力滴注相同，使用输注泵，持续12~24小时输注。适用于危重、十二指肠、空肠近端或空肠造口喂养的病人。胃内连续输注时，体积、浓度与速率必须从低值逐渐升高至为病人所能耐受。逐渐增加速率或浓度，但不能两者同时增加。小肠内连续输注时，浓度不宜过高，速率由40~60ml/h开始，以后增至80ml/h，待3~5天后可达100~125ml/h，再逐渐增加浓度。一般达到能满足营养素及可耐受的浓度、速率与体积，常需7~10天。

【护理】

**（一）护理评估**

**1. 健康史**

（1）疾病和相关因素：了解病人意识状况、年龄、近期饮食情况，如饮食习惯和食欲有无改变，有无厌食、呕吐等；是否因检查或治疗而需禁食及禁食的天数。有无额外体液丢失；是否存在消化道梗阻、出血、黑便、严重腹泻或因腹部手术等而不能经胃肠道摄食的疾病或因素。

（2）既往史：了解近期或既往有无消化系统手术史，较大的创伤、烧伤，严重感染或慢性消耗性疾病，如结核、癌症等。

**2. 身体状况**　评估病人有无腹部胀痛、恶心、呕吐、腹泻等症状，有无压痛、反跳痛和肌紧张等腹膜炎体征；了解肠鸣音、胃肠蠕动情况；评估生命体征是否平稳，有无休克、脱水或水肿征象；了解体重、体重指数、血浆白蛋白、细胞免疫功能等检查结果，评估病人营养状况及对肠内营养支持治疗的耐受程度。

**3. 心理-社会状况**　与病人沟通、交流，了解其思想状态，评估病人及家属对营养支持重要性和必要性的认识程度，对营养支持的接受程度和对营养支持费用的承受能力。

**（二）常见护理诊断/问题**

**1. 有胃肠动力失调的危险**　与不能经口摄食、管饲、病人不耐受等有关。

**2. 有误吸的危险**　与管饲速度太快、一次量过多，病人意识障碍、咽反射消失，鼻饲管脱出，鼻饲液误入气管等因素有关。

**3. 有皮肤完整性受损的危险**　与喂养管长期留置有关。

**4. 潜在并发症**　感染。

**5. 知识缺乏**　缺乏管饲操作方法及注意事项等相关知识。

**（三）预期目标**

**1. 病人接受肠内营养期间未出现腹胀或腹泻，各项营养指标开始改善。**

**2.** 病人未发生误吸或发生误吸的危险性降低。

**3.** 病人未发生黏膜、皮肤的损伤。

**4.** 病人未发生由于营养液及其输入装置因素所致的感染，或感染得到及时发现和处理。

**5.** 病人或家属能接受管饲法，能主动参与并于出院前学会管饲操作。

### （四）护理措施

**1. 提高胃肠道耐受性，减低胃肠道不良反应**

（1）输注环节的管理：输注开始时采用低浓度、低剂量、低速度，之后逐渐增加浓度、剂量和速度。①经胃管给予：开始即可用全浓度，速度约 50ml/h，每日给予 50～100ml，3～4 日内逐渐增加速度至 100ml/h，达到总需要量 2000ml；②经肠管给予：先用 1/4～1/2 全浓度（即等渗液），速度宜为 25～50ml/h，从 500～1000ml/d 开始，逐日增加输注速度和营养液浓度，5～7 日达到病人能耐受的总需要量。在输注时，使用专用输注泵可以严格控制输注速度。保持适宜输注温度，以 38～40℃为宜。过冷会刺激胃肠道，引起胃痉挛、腹痛、腹泻，过烫则灼伤胃肠道黏膜。室温较低时使用恒温加热器。

（2）防止营养液污染：营养液应现配现用，配制时遵守无菌操作原则，并置于封闭容器中，避免污染和变质导致腹泻发生。暂不用时置于 4℃冰箱保存，24 小时内用完；每日更换输注用品。

（3）密切观察：注意有无腹泻、腹胀、恶心、呕吐等胃肠道不耐受症状。便秘者可增加膳食纤维的补充。若对乳糖不耐受，应改用无乳糖配方营养制剂。

（4）支持治疗：伴有低蛋白血症者，如血浆白蛋白<25g/L 者，应向医师说明，及时予以补充白蛋白或血浆等，以减轻肠黏膜组织水肿导致的腹泻。

**2. 预防误吸的发生**

（1）喂养管的选择和管理：①选择管径适宜的喂养管，管径越粗，对食管下端括约肌的扩张作用越大，发生胃内容物反流的机会也越大；②妥善固定喂养管，经鼻置管者，应将喂养管用胶布固定于面颊部，经造瘘置管的用丝线将喂养管缝合固定于腹部皮肤上；③输注前确定喂养管位置是否正确，在进行肠内营养时，首次置管需明确喂养管的位置。此外，还应将置管进入鼻腔和腹部皮肤之处做好标记，在每次输注前或每日定时检查喂养管有无移位。

（2）安置合适体位：在进行肠内营养时，应采取头抬高 30°～45°的半卧位，有助于防止营养液反流和误吸。

（3）严密观察：注意观察病人有无胃潴留、呼吸急促、呛咳等情况。若病人突然出现呛咳、呼吸急促或咳出类似营养液的痰液时，应高度怀疑有误吸可能，立即暂停输注，鼓励和刺激病人咳嗽，排出吸入物和分泌物，必要时经鼻导管或气管镜清除误吸物。

（4）喂养管内残留量的监测和管理：每次输注营养液前及连续输注过程中，每隔 4 小时密切监测胃或肠内潴留量，如胃内潴留量＞100ml、小肠内潴留量＞200ml，应予注意减量或停用，或遵医嘱应用促胃肠动力药物，以防营养液潴留引起反流和误吸。

**3. 保护鼻咽部、食管黏膜及造瘘口周围皮肤** 留置鼻导管者注意清除鼻咽部分泌物，保持鼻开口通畅，应每日用润滑油膏湿润鼻腔黏膜；胃、空肠造瘘口经常换药，保持周缘皮肤清洁干燥。

**4. 感染并发症的护理**

（1）吸入性肺炎：喂养管进入食管、胃内容物反流及喂养管错置入气管内，均可引起营养液误吸入气管，发生吸入性肺炎。确保喂养管的位置正确，防止胃内容物潴留及反流是预防吸入性肺炎的重要措施。

（2）腹腔感染：可由造瘘管滑入腹腔、造瘘管中营养液外流入腹腔引起，与导管移位有关。若病人突然出现腹痛、造瘘管周围渗出或腹腔引流管引流出类似营养液的液体，应怀疑喂养管移位，导致营养液进入游离腹腔。出现该情况，应立即停止输注并报告医师，尽快清除或引流出渗漏的营养液。遵医嘱应用抗生素，避免继发性感染或腹腔脓肿。

**5. 其他护理措施**

（1）保持喂养管通畅：①病人翻身、床上活动时防止压迫、折叠、扭曲、拉扯喂养管；②每日在输注营养液前后、经喂养管给药后、连续管饲过程中，每4～6小时均应用少量温生理盐水冲洗管腔，以防管腔堵塞；③喂养管通常只用于营养液的输注，如需注入药物务必参考药物说明书，药物经研碎、溶解后再注入，避免与营养液混合而凝结成块附着在管壁或堵塞管腔；④一旦发生堵管，立即用温开水反复脉冲式冲管并回抽，如果无法保持通畅，需要更换喂养管。

（2）监测病人代谢变化：注意监测血糖或尿糖，记录液体出入量，监测电解质变化，定期监测肝、肾功能，动态评价肠内营养支持效果和安全性，必要时调整营养液的配方，调整营养支持方案。

**（五）护理评价**

**1.** 病人是否发生胃肠道不良反应，各项营养指标是否逐渐改善。

**2.** 病人是否发生误吸现象。

**3.** 病人是否发生黏膜、皮肤的损伤。

**4.** 病人是否发生由于营养液及其输入装置因素所致的感染，或感染是否得到及时发现和处理。

**5.** 病人或家属是否能接受管饲法，是否于出院前学会管饲操作护理。

**【健康教育】**

**1.** 向病人讲述胃肠内营养液与普通饮食的区别及进行胃肠内营养治疗的必要性和重要性。

**2.** 条件允许的情况下，鼓励病人逐步恢复经口饮食；在疾病康复过程中根据所患疾病具体情况指导合理均衡饮食。

**3.** 定期随访，监测家庭肠内营养支持的效果。

# 第三节　肠外营养

**案例 3-2**

　　患者，男性，57岁，因肠系膜肿瘤入院，行肿瘤切除术后1周。

　　患者入院后，行肠系膜肿瘤及近段空肠切除术时，因肠系膜上动脉破裂而行肠系膜上动脉吻合术，血管吻合后发现血管内血栓形成，行取栓术后肠管血运仍不满意。术后24小时，为了解肠管是否成活再次剖腹探查，术中发现除十二指肠外全部小肠及右半结肠已缺血坏死，遂行全小肠及右半结肠切除，十二指肠横结肠吻合术。

　　体格检查：T 37.0℃，P 86次/分，R 20次/分，BP 140/82mmHg。患者神志清楚，精神差，心肺检查无明显异常。

　　辅助检查：血常规示 Hb 82g/L，血生化示 TP 60g/L，ALB 30g/L，其余实验室检查正常。

**问题：**

　　1. 为了维持患者的能量供给，需要给其进行哪种营养支持治疗？

　　2. 此患者可以输注哪些营养液进行肠外营养？

　　3. 此患者在进行肠外营养过程中，需要监测哪些并发症的发生？

肠外营养（parenteral nutrition，PN）也称人工胃肠，指通过静脉途径提供病人所需的全部营养要素的营养支持方式，包括糖类、必需和非必需氨基酸（蛋白质）、脂肪、电解质、维生素和微量元素。肠外营养分为完全肠外营养和部分补充肠外营养。

**【肠外营养的适应证】**

肠外营养的基本适应证是胃肠道功能障碍或衰竭者，也包括需要家庭肠外营养支持者。

### （一）肠外营养疗效显著的强适应证

**1. 胃肠道梗阻。**

**2. 胃肠道吸收功能障碍** ①短肠综合征：广泛小肠切除＞70%；②小肠疾病：免疫系统疾病、肠缺血、多发肠瘘；③放射性肠炎；④严重腹泻、顽固性呕吐＞7 天。

**3. 重症胰腺炎** 先输液抢救休克或多器官功能障碍综合征（multiple organ dysfunction syndrome，MODS），待生命体征平稳后，若肠麻痹未消除、无法完全耐受肠内营养，则属肠外营养适应证。

**4. 高分解代谢状态** 大面积烧伤、严重复合伤、感染等。

**5. 严重营养不良** 蛋白质–能量营养不良常伴胃肠功能障碍，无法耐受肠内营养。

### （二）肠外营养支持有效的适应证

**1. 大手术、创伤的围手术期** 严重营养不良者需在术前进行营养支持 7~10 天，预计大手术后 5~7 天胃肠功能不能恢复者，应于术后 48 小时内开始肠外营养支持，直至病人有充足的肠内营养或进食量。

**2. 肠外瘘** 肠外营养支持可减少胃肠液分泌及瘘的流量，有利于控制感染、改善营养状况、提高治愈率、降低手术并发症和死亡率。

**3. 炎性肠道疾病** Crohn 病、溃疡性结肠炎、肠结核等病人处于病变活动期或并发腹腔脓肿、肠瘘、肠道梗阻及出血等，肠外营养是重要的治疗手段。可缓解症状、改善营养，使肠道休息，利于肠黏膜修复。

**4. 严重营养不良的肿瘤病人** 对于体重丢失≥10%（平时体重）的病人，应于术前 7~10 天进行肠外或肠内营养支持，直至术后改用肠内营养或恢复进食。

**5. 重要脏器功能不全** ①肝功能不全；②肾功能不全；③心、肺功能不全；④炎性粘连性肠梗阻。

### 【肠外营养剂的成分】

**1. 葡萄糖** 是胃肠外营养的主要供能物质，机体各器官、组织都能利用葡萄糖。葡萄糖溶液的制备方便、价格便宜，至今仍是胃肠外营养最常用的能量物质。

**2. 脂肪乳剂** 现在临床上已把脂肪乳剂作为仅次于葡萄糖的常用能源物质。目前用于胃肠外营养的脂肪乳剂以大豆油或红花油为原料，经磷脂酰胆碱（卵磷脂）乳化而成。乳剂中的脂肪微粒与天然乳糜相同，物理性状稳定，安全无毒。

**3. 复方氨基酸溶液** 是由人工合成的结晶左旋氨基酸，根据临床需要，以不同模式配制而成。具有高纯度、含氨量低、副作用少和几乎全部可被利用于蛋白质合成等优点，是肠外营养的唯一供氮物质。复方氨基酸分为平衡型及特殊型两类。平衡型氨基酸溶液含必需氨基酸 8 种及非必需氨基酸 10 种左右，适合大多数病人机体代谢的需要。特殊型氨基酸根据不同疾病代谢的需要，其配方有所不同。

**4. 电解质** 胃肠外营养电解质的补充主要包括钾、钠、氯、钙、镁及磷。临床制剂为 10%氯化钾、10%氯化钠、10%葡萄糖酸钙、25%硫酸镁及甘油磷酸钠等。

**5. 维生素** 胃肠外营养维生素制剂分为水溶性和脂溶性两大类，目前商品制剂为水溶性维生素和脂溶性维生素针剂，每支制剂基本能够满足人体需要量。

**6. 微量元素** 含铜、铁、锰、锌、铬及碘等微量元素。商品制剂为复方针剂，每支可满足人体每日正常需要量。

**7. 生长激素** 目前制剂均为基因重组方法生产，为促进合成代谢，可在肠外营养的同时加用基因重组人生长激素，对重症者有显著价值。亦可应用于烧伤、肠瘘等疾病，对促进伤口愈合有一定效果。

## 【输注途径和输注方式】

### （一）输注途径

输注途径的选择应根据病人的病情需要、营养液的配方及医院护理条件等情况综合考虑，包括周围静脉和中心静脉两种途径。

**1. 经周围静脉肠外营养支持**（peripheral parenteral nutrition，PPN） 营养素直接进入体循环，但不是 24 小时持续不断，较符合正常生理状态，使各种营养素在体内能接近正常地进行代谢和储存，可减轻肝脏的负担。使用的制剂一般以等渗溶液为宜。适用于用量小、肠外营养支持治疗不超过 2 周的病人。由于制剂剂型的限制，难以长期单独使用和满足机体的各种需要。

**2. 经中心静脉肠外营养支持**（central parenteral nutrition，CPN） 可持续或间歇进行。由于中心静脉血流量大，能稀释各种高渗溶液，制剂选择的回旋余地也大，适用于长期、营养素需要量较多及营养液渗透压较高（超过 900mmol/L）的病人。目前中心静脉穿刺置管包括经锁骨下静脉或经颈内静脉穿刺置管入上腔静脉途径，以及经外周置入中心静脉导管（peripherally inserted central catheter，PICC）途径，需有严格的技术与物质条件。

### （二）输注方式

**1. 全营养混合液**（total nutrients admixture，TNA）**输注** 全营养混合液用严格的无菌技术，按一定的顺序，将人体每日需要的各种营养素配制混匀在静脉输液袋中。通常这种静脉营养输液袋的容量是 3000ml。特殊疾病营养液的组成应根据疾病代谢的情况有所调整。其优点是减少营养液的污染、减轻护理工作量及降低代谢性并发症的发生。临床已有将全营养混合液制成两腔或三腔袋的产品，腔内分装氨基酸、葡萄糖和脂肪乳剂，有隔膜将各成分分开，临用前用手加压即可撕开隔膜，使各成分立即混合。

**2. 单瓶输入** 胃肠外营养也可以单瓶营养液的方式输入。但由于各营养素非同步输入，不利于所供营养素的有效利用。单瓶输入应避免单独输注氨基酸溶液，可将氨基酸溶液、葡萄糖溶液与脂肪乳剂经三通混合后输入体内，这样有利于机体利用氨基酸合成蛋白质、葡萄糖，提供能量。

## 【护理】

### （一）护理评估

参照本章肠内营养护理评估内容。

### （二）护理诊断

**1. 营养失调：低于机体需要量** 与机体代谢亢进、胃肠功能紊乱致消化吸收障碍等因素有关。

**2. 进食模式的改变** 与疾病原因不能经口进食而采用完全胃肠外营养有关。

**3. 潜在并发症**

（1）置管相关并发症：与置管操作不当、导管移位、错位有关。

（2）感染：与各种有创操作如中心静脉置管、营养不良引起机体抵抗力低下、全静脉营养液放置和输液时间过久等因素有关。

（3）代谢性并发症：与长期输注营养液导致机体代谢发生改变有关。

（4）肝功能损害：与过量葡萄糖输入、高剂量脂肪应用、长期大量使用氨基酸制剂有关。

（5）血栓性静脉炎：与长期输注营养液导致血管内皮受损，或留置导管对血管壁的摩擦刺激有关。

### （三）预期目标

**1.** 病人各项营养指标逐渐改善。

**2.** 病人能够适应进食模式的改变。

**3.** 未发生置管相关并发症、感染、代谢性并发症、肝功能损害和血栓性静脉炎等，或发生上述并发症后得到及时发现和处理。

### （四）护理措施

**1. 营养液的合理输注**

（1）严密监测水、电解质的平衡，对于发生水、电解质紊乱的情况，应先予以纠正后再输注全营养混合液。

（2）在进行完全胃肠外营养时，应注意输液速度的控制。开始输注葡萄糖、脂肪乳剂及复方氨基酸时应先慢，待机体适应后再逐渐加快。

**2. 定期营养状况监测** 开始输注前3日，每日监测血清电解质、血糖水平，3日后视情况每周测1～2次。监测血清白蛋白、转铁蛋白、前白蛋白、淋巴细胞计数等营养指标，肝肾功能每1～2周测定1次，每周测量体重。

**3. 并发症的护理**

（1）置管相关并发症：这类并发症多与置管操作不当、导管移位、错位有关。可能会出现穿刺部位的血管、神经损伤、胸导管损伤，空气栓塞，气胸，导管移位或堵塞等。置管相关并发症重在预防，因此必须做好以下导管护理措施。①掌握静脉导管留置技术，遵循静脉治疗临床实践指南规范。②妥善固定静脉导管，防止导管扭曲、移位，确保输注装置、接头紧密连接；如发生导管移位、错位，可引起液体渗漏，应立即拔管、停止输液及进一步处理。③在静脉穿刺置管、输液、更换输液瓶（袋）、冲管及导管拔除过程中，应严格遵守操作流程，防止空气进入血液。④注意保持管腔的通畅，在应用不相溶的药物或液体前、后采用脉冲式冲管，确保导管畅通，如果导管堵塞不能再通，应拔除或更换导管。

（2）感染：包括穿刺部位局部感染、导管性感染（导管性脓毒血症）和肠源性感染。病人表现为发热、寒战，局部穿刺部位红肿、渗出等。感染的预防：①导管处皮肤护理，每日消毒穿刺创口，必要时更换局部敷料，局部以碘伏消毒。皮肤切口周缘可涂以红霉素软膏或莫匹罗星（百多邦）软膏预防局部感染的发生。②规范配制和使用全肠外营养混合液，配制过程由专人负责，在层流环境、按无菌操作技术要求进行；配制过程符合规定的程序，按医嘱将各种营养素均匀混合，添加电解质、微量元素等时注意配伍禁忌，保证混合液中营养素的理化性质保持在正常状态；若由于其他情况未能马上使用，应放置于冰箱4℃保存，输注前0.5～1小时取出置室温下复温后再输，24小时内必须输注完毕。营养液中一般不加入如抗生素等治疗用药。③导管性脓毒血症的处理，怀疑出现导管性脓毒血症者，应做营养液细菌培养及血培养；更换输液袋及输液管；观察8小时后仍不退热者，拔除静脉导管，导管尖端送培养；24小时后仍不退热者，遵医嘱用抗生素。④肠源性感染，由于肠道长期缺少食物的刺激及体内谷氨酰胺缺乏可使肠屏障功能减退，导致肠内细菌、内毒素移位，引起肠源性感染。因此，当病人胃肠功能恢复时，应尽早开始肠内营养。

（3）代谢性并发症

1）高血糖：当给予的葡萄糖过多或过快，超越机体能耐受的限度时可发生高血糖。应根据每日所需葡萄糖总量调节其摄入速度，开始阶段应控制在每小时0.5g/kg以内，并测定血糖和尿糖。在机体产生适应后，逐步增加至每小时1～1.2g/kg。若葡萄糖总量较大，超越机体自然耐受的限度，则需加用外源胰岛素协助调节。

2）低血糖：在进行胃肠外营养时，由于内源性或外源性胰岛素的作用，若突然停用含糖溶液，有可能导致血糖急骤下降，发生低血糖性昏迷，甚至死亡。因此，在胃肠外营养的实施中，切忌突然换用无糖溶液。

3）高渗性非酮性昏迷：常因高血糖未及时发现和控制，以致大量利尿而脱水，最后昏迷。由于糖代谢无障碍，不存在酮血症。处理：以纠正脱水为主，降低血糖为辅，有别于糖尿病酮性昏迷的处理。治疗：可给予大量低渗盐水纠正高渗透压状态，同时加用适量的胰岛素。

4）电解质紊乱：在胃肠减压、肠瘘时，可发生电解质大量丢失，如不增加电解质的补充量，易发生血清电解质紊乱。临床上低磷、低钾血症较常见，应加强监测。

5）必需脂肪酸缺乏：长期胃肠外营养时若不补充脂肪乳剂或补充不足，可发生必需脂肪酸缺乏症，病人表现为皮肤干燥、脱屑、脱发及伤口愈合延迟。在长期进行胃肠外营养治疗时，补充足量的脂肪乳剂可预防必需脂肪酸缺乏。

（4）肝功能损害：过量葡萄糖输入、高剂量脂肪应用、长期大量地使用氨基酸制剂等，都可造成肝损害，病人表现为转氨酶和碱性磷酸酶升高，出现黄疸。长期全营养混合液治疗，可因消化道缺乏食物刺激，胆汁分泌减少，容易形成胆囊结石。肠内营养是预防和治疗肝脏损伤最有效的措施，一旦出现肝功能异常和胆汁淤积应设法改用肠内营养。

（5）血栓性静脉炎：多发生于经周围静脉进行肠外营养支持时。由于外周静脉管径细小，血流缓慢，输入的高渗营养液不能得到有效稀释，导致血管内皮受损，或者留置的导管对血管壁的摩擦刺激引起损伤，而导致血栓性静脉炎的发生。具体表现为局部红肿、疼痛，可触及痛性索状硬条或串珠样结节等。一般经过局部湿热敷、更换输液部位或外涂经皮吸收的抗凝消炎软膏后可逐渐消退。

### （五）护理评价

**1.** 病人各项营养指标是否逐渐改善。

**2.** 病人是否能够适应进食模式的改变。

**3.** 病人是否发生置管相关并发症、感染、代谢性并发症、肝功能损害和血栓性静脉炎等，或发生上述并发症后能否及时发现和处理。

### 【健康教育】

**1.** 告知病人及家属合理输注营养液及控制输注速度的重要性，不能自行调节速度；告知保护静脉导管的方法。

**2.** 在病人胃肠功能恢复或允许摄食情况下，鼓励病人经口摄食或行肠内营养。

**3.** 制订饮食计划，指导均衡营养，定期到医院复诊。

（林　田）

# 第四章　外科休克病人的护理

【学习目标】

识记　①休克、低血容量性休克、感染性休克的定义；②失血性休克和创伤性休克的护理措施；③感染性休克的护理措施。

理解　①休克的病理生理；②失血性休克和创伤性休克的处理原则；③感染性休克的病理生理和处理原则。

运用　能运用护理程序对失血性休克、创伤性休克、感染性休克病人进行护理。

# 第一节　概　　述

休克（shock）是指机体在各种有害因素侵袭下，引起的以有效循环血容量锐减致组织血液灌注不足、细胞代谢紊乱受损、微循环障碍为特点的病理过程。休克是人体对有效循环血量锐减的反应，是组织血液灌流不足所引起的代谢障碍和细胞受损的病理过程，可因各种疾病或损伤引起。

【病因与分类】

根据引发休克的原因不同，常把休克分为以下几种。

**1. 低血容量性休克**　因血容量锐减所引起，在各类休克中最为常见。因血液丢失引起的称失血性休克；因液体急剧减少引起的称失液性休克，如大面积烧伤、严重腹泻、呕吐、肠梗阻等。

**2. 感染性休克**　多继发于以释放内毒素的革兰氏阴性杆菌为主的感染，如败血症、急性重症胆管炎、绞窄性肠梗阻、急性腹膜炎等。

**3. 心源性休克**　是由急性心肌梗死、严重心律失常、心脏压塞、肺动脉栓塞等引起的有效循环血量锐减所致。

**4. 神经源性休克**　是由剧烈刺激引起强烈的神经反射性血管扩张，周围阻力锐减，有效循环血量相对不足所致。

**5. 过敏性休克**　某些物质和药物、异体蛋白等，可使人体发生过敏反应致全身血管骤然扩张，引起休克。

低血容量性休克和感染性休克是外科常见的两种休克。失血性休克和创伤性休克都与血容量的急剧减少直接相关，故同属于低血容量性休克。

【病理生理】

各种休克共同的病理生理基础：有效循环血量锐减。所谓有效循环血量，是指单位时间内通过心血管系统进行循环的血量，但不包括储存于肝、脾和淋巴血窦或停滞于毛细血管中的血量。有效循环血量依赖充足的血容量、有效的心排出量和良好的周围血管张力，其中任何一个因素的改变超过人体的代偿限度时，即可导致休克发生。在休克的发生和发展中，上述三个因素常常均被累及，相互影响。微循环障碍是大多数休克发生的共同基础。根据微循环改变特点，一般将休克病程分为三期：代偿期、失代偿期、难治期。

**（一）微循环机制**

**1. 休克代偿期或微循环缺血期**　当循环血量锐减时，组织灌注不足和细胞缺氧，刺激主动脉弓和颈动脉窦的压力感受器，引起血管舒缩中枢和交感神经-肾上腺髓质系统兴奋，释放大量的儿茶酚胺及肾素-血管紧张素，并选择性收缩外周和内脏小血管、微血管的平滑肌，使循环血量重新分布，保证心、脑等重要器官的有效灌注；同时毛细血管前括约肌强烈收缩，动静脉短路和直接通道开放，而真毛细血管网内血流减少，血管内压力降低，血管外液体进入血管内，血容量在一定程度上得到补偿。故微循环收缩期，就是休克的代偿期。

**2. 休克失代偿期、休克期或微循环淤血期**　缺血、缺氧期产生的酸性物质（如乳酸、丙酮酸等）聚积，组胺等血管活性物质释放，毛细血管前括约肌舒张，而毛细血管后小静脉对酸中毒的耐受性较大，仍处于收缩状态，导致大量血液滞留在毛细管网内，使循环血量进一步减少。毛细血管网内的静水压增高、通透性增加，水分和小分子外渗，血液浓缩，心排出量进一步降低，血压下降，表示已进入休克失代偿期。

**3. 休克难治期或微循环衰竭期**　血液滞留在微循环内，红细胞和血小板容易发生凝集，形成微血栓，使血液灌流停止，出现弥散性血管内凝血，加重组织细胞缺氧，使细胞内的溶酶体膜破裂，造成细胞自溶和死亡，引起多器官功能不全或多器官功能衰竭。同时，弥散性血管内凝血消耗了大量的凝血因子，且激活了纤维蛋白溶解系统，导致严重出血倾向。

### （二）代谢变化

**1. 能量代谢障碍**　休克初期，由于交感肾上腺髓质系统兴奋，儿茶酚胺、高血糖素释放增多，血糖升高，能量生成增加。随着休克的发展，由于组织缺血、缺氧，糖有氧氧化障碍，机体能量严重不足。此外，休克引起的应激状态使儿茶酚胺和肾上腺皮质激素明显升高，引起以下反应：①促进糖异生，抑制糖降解，导致血糖水平升高。②抑制蛋白质合成、促进蛋白质分解，为机体提供能量和合成急性期反应蛋白的原料。③脂肪分解代谢明显增强，成为机体获取能量的重要来源。

**2. 代谢性酸中毒**　因缺血、缺氧，糖代谢停留在无氧酵解阶段，乳酸堆积产生乳酸血症，而导致代谢性酸中毒。细胞缺氧，ATP 生成明显减少，使细胞膜上的钠泵运转功能失常，导致细胞内钾外移引起高钾血症。

### （三）炎症介质释放和细胞损伤

机体在严重损伤、感染时，可释放大量炎性介质，包括白介素、肿瘤坏死因子、集落刺激因子、干扰素和一氧化氮等，形成"瀑布样"级联放大反应。

由于组织缺氧，细胞受损和能量不足，细胞内外之间离子运转发生障碍，$Na^+$ 移入细胞内，$K^+$ 移出细胞外，造成血清 $K^+$ 升高，血清 $Na^+$ 下降。水随钠进入细胞内，使细胞外液体减少，细胞发生肿胀甚至死亡。同时，缺氧和酸中毒可使溶酶体膜破裂，溶酶被释出，破坏细胞的蛋白质、核酸、多糖体及细胞器，引起细胞自溶和组织损伤，进一步加重休克。

### （四）重要脏器的继发性损害

由于微循环障碍的持续存在和发展，内脏器官的部分组织可因严重的缺血、缺氧而发生细胞的变性、坏死和出血而引起内脏器官功能衰竭。若同时或短时间内相继出现 2 个或 2 个以上的器官系统的功能障碍，称为多器官功能障碍综合征（multiple organ dysfunction syndrome，MODS），是造成休克死亡的主要原因。内脏器官继发性损伤的发生与休克的原因和休克持续时间的长短有密切的关系。容易受损的脏器包括肾、肝、胃肠道、肺、心、脑、肾上腺和胰腺等，既可为单脏器性受损，也可为多脏器性受损；既可在休克未纠正时发生，也可在休克症状已经好转之后出现。其中，肾、肺、心功能的衰竭是最为常见的休克致死原因。

**1. 肾**　是休克时最先、最易受损的器官。由于肾的微小动脉富含 α 受体，所以在休克的早期就使肾小球前微动脉痉挛，肾血流量减少，肾小球滤过率降低；若休克继续发展，还因抗利尿激素和醛固酮的分泌增加，使水和钠的重吸收增加，尿量更加减少。当休克进一步发展，肾内血流发生重新分布，使髓质中动-静脉短路大量开放，而肾皮质血流大为减少，结果使肾皮质内肾小管上皮变性坏死，引起急性肾衰竭，病人表现为少尿或无尿。

**2. 肺**　休克引起 MODS 时最易累及的器官。弥散性血管内凝血造成肺部微循环血栓栓塞，缺氧使毛细血管内皮细胞和肺泡上皮细胞受损。血管壁通透性增加，血浆内高分子蛋白质自血管内大量渗出，造成肺间质性水肿，之后造成肺泡内水肿。肺泡上皮细胞受损后，肺泡表面活性物质生成减少，使肺泡内液–气界面张力升高，促使肺泡萎陷，造成肺不张。休克时，萎陷的肺泡不能通气，而一部分通气尚好的肺泡又缺少良好的血液灌注，以致通气与灌注比例失调，无效腔通气和静脉混合血增加，使低氧血症更为严重，临床上病人表现为进行性呼吸困难、动脉血氧分压进行性下降，称为急性呼吸窘迫综合征（acute respiratory distress syndrome，ARDS）。一旦发生 ARDS，后果极为严重，死亡率高达 40%左右。

**3. 心** 由于冠状动脉的平滑肌以 β 受体占优势，故在休克的早期尽管血液中的儿茶酚胺浓度大大增加，但使其收缩的作用却不明显，故心肌受到保护。但当休克加重使动脉舒张压也明显下降时，就可因冠状动脉的灌注量减少而产生心肌的缺血和缺氧，进而使心肌受损。此外，严重休克时的低氧血症、代谢性酸中毒、高血钾、内毒素和因溶酶体破裂所产生的心肌抑制因子等，也可损害心肌；心肌微循环内血栓可引起心肌局灶性坏死。这都造成心力减弱，心收缩力降低，进而发展为心力衰竭。

**4. 脑** 脑组织毛细血管灌注不足，血管壁通透性升高，血浆外渗，发生脑水肿，使颅内压增高，甚至导致脑疝。

**5. 肝** 休克时内脏血管很早发生痉挛，肝血流量减少，引起肝缺血、缺氧、血液淤滞，肝血管窦和中央静脉内微血栓形成，引起肝小叶中心坏死，肝代谢和解毒功能下降，导致肝衰竭。

**6. 胃肠道** 也是最容易受损的器官之一，当胃肠道缺血、缺氧，胃肠道黏膜因持续性的缺血、缺氧而发生糜烂、出血或应激性溃疡（stress ulcer）。同时胃肠道黏膜的屏障结构和功能受到破坏，肠道通透性增加、肠道细菌和毒素移位、释放大量炎性介质等，是促使休克向不可逆发展的重要原因之一，并成为多器官功能不全的启动因素。

**【临床表现】**

按照休克的发病过程，其临床表现分为休克代偿期和休克抑制期（表 4-1）。

**表 4-1 不同时期休克的临床表现**

| 分期 | 程度 | 临床表现 | | | | | | | |
| --- | --- | --- | --- | --- | --- | --- | --- | --- | --- |
| | | 神志 | 口渴 | 皮肤黏膜 | | 脉搏 | 血压 | 周围循环 | 尿量 | 估计失血量占全身血容量（成人） |
| | | | | 色泽 | 温度 | | | | | |
| 休克代偿期 | 轻度 | 清楚，伴有痛苦，精神紧张 | + | 开始苍白 | 正常或发凉 | 100次/分以下，有力 | 正常或脉压稍减小 | 正常 | 正常 | 20%以下（800ml 以下） |
| 休克抑制期 | 中度 | 清楚，表情淡漠 | ++ | 苍白 | 发冷 | 100~120 次/分 | 收缩压 90～70mmHg，脉压小 | 浅表静脉塌陷，毛细血管充盈迟缓 | 尿少 | 20%～40%（800～1600ml） |
| | 重度 | 意识模糊或昏迷 | +++ 无主诉 | 苍白，显著肢端青紫 | 冰冷 | 细而弱或摸不清 | 收缩压 < 90mmHg 或测不到 | 上述体征加重 | 尿少或无尿 | >40%（>1600ml） |

**1. 休克代偿期** 亦称休克早期。当血容量丢失尚未超过全身血容量的 20%时，或相当于成人（60kg）丢失全血 800ml 时，由于人体的代偿反应，病人的中枢神经系统兴奋性提高，交感神经活动增加，表现为精神紧张或烦躁不安、面色苍白，心率加快，脉率约 100 次/分，呼吸加快；动脉收缩压变化不大，但舒张压可升高，使脉压变小（<30mmHg）；尿量减少，尿比重增加。这些表现相当于微循环收缩期的表现，如处理及时，休克可较快好转。如处理不当，则病情继续发展，进入休克抑制期。

**2. 休克抑制期** 亦称休克期。此期病人表情淡漠、反应迟钝，甚至出现意识模糊或昏迷。皮肤黏膜发绀、四肢冰冷、脉搏细速、呼吸浅促、血压进行性下降。严重者表现为脉搏和血压无法测知，呼吸微弱而不规则，心音弱，无尿，体温低于正常。若皮肤、黏膜出现瘀点、瘀斑，或出现鼻腔、牙龈、内脏出血等，则提示并发弥散性血管内凝血。若出现进行性呼吸困难、烦躁、发绀，给予吸氧仍不能改善时，则提示并发 ARDS。病人常因继发 MODS 而死亡。

【辅助检查】

**1. 实验室检查**

（1）血、尿、便常规：①血常规，红细胞计数、血红蛋白降低提示失血；血细胞比容增高提示血浆丢失；白细胞计数和中性粒细胞比值升高提示感染。②尿常规，尿比重增高提示血液浓缩或血容量不足。③大便常规，大便隐血试验阳性或黑便提示消化系统出血。

（2）血生化：检测肝肾功能、血糖、血清电解质等，了解病人是否有肝功能损害和肾功能损害或是否合并 MODS。

（3）弥散性血管内凝血（DIC）的检查：包括消耗性凝血障碍和纤维蛋白溶解系统亢进两方面：前者有血小板计数、凝血酶原时间、纤维蛋白原、白陶土凝血活酶时间等；后者包括纤维蛋白降解产物（FDP）、凝血酶时间、血浆鱼精蛋白副凝试验（3P）和优球蛋白溶解试验等。当血小板计数 $<80\times10^9$/L、血浆纤维蛋白原$<15$g/L 或呈进行性下降、凝血酶原时间较正常延长 3 秒以上、3P（血浆鱼精蛋白副凝固）试验阳性、血涂片中破碎红细胞超过 2% 时，提示 DIC。

（4）动脉血气分析：动脉血氧分压（$PaO_2$）反映血液携氧状态，其正常值为 80～100mmHg。若 $PaO_2<60$mmHg、吸入纯氧后仍无改善，提示 ARDS。二氧化碳分压（$PaCO_2$）是反映通气和换气功能的指标，正常值为 36～44mmHg，可作为呼吸性酸中毒或碱中毒的判断依据。pH 反映内脏或局部组织的灌流状态，对休克具有早期预警意义，与低血容量休克病人的预后具有相关性。

（5）动脉血乳酸盐：正常值为 1～1.5mmol/L，反映细胞缺氧程度，可用于休克的早期诊断（＞2mmol），也可用于判断预后。血乳酸的水平持续时间与低血容量休克病人的预后密切相关，持续高水平的血乳酸（＞4mmol/L）预示病人的预后不佳。

（6）胃肠黏膜 pH 测定：胃肠道黏膜屏障由于其特殊的生理功能和结构特点，在组织缺血缺氧的情况下，很容易造成胃肠道黏膜屏障受损，测定胃肠黏膜内 pH，可反映组织缺血、缺氧的情况，有助于隐匿型代偿性休克的诊断。

**2. 血流动力学监测**

（1）中心静脉压（CVP）：代表了右心房或者胸腔段腔静脉内压力的变化，在反映全身血容量及心功能状况方面一般比动脉早，正常值为 5～12cmH$_2$O。休克扩容时，常以 CVP 作为调整输液速度及输液量的指标。CVP＜5cmH$_2$O，提示血容量不足；CVP＞15cmH$_2$O，提示心功能不全；CVP＞20cmH$_2$O 时，提示存在充血性心力衰竭。

（2）肺毛细血管楔压（PCWP）：应用 Swan-Ganz 漂浮导管测肺动脉压（PAP）和肺毛细血管楔压（PCWP），反映肺静脉、左心房和左心室功能状态。正常值为 6～15mmHg，低于正常值提示血容量不足（较 CVP 敏感），高于正常值提示肺循环阻力增加。如发现 PCWP 增高，即使 CVP 正常，也应限制输液量，以免发生肺水肿。此外，通过 Swan-Ganz 漂浮导管还可获得混合静脉血标本进行血气分析，以判断预后。

（3）心排出量（cardiac output，CO）和心脏指数（cardiac index，CI）：CO=心率×每搏排血量，正常成人 CO 值为 4～6L/min，应用 Swan-Ganz 漂浮导管由热稀释法测得。单位体表面积的 CO 为 CI，成人正常值为 2.5～3.5L/（min·m$^2$）。

**3. 影像学检查** X 线、超声、电子计算机断层扫描（CT）、磁共振（MRI）等检查有助于了解创伤、脏器损伤、感染等情况，及时发现原发疾病。

**4. 诊断性穿刺** 疑有腹内脏器损伤者，可行诊断性腹腔穿刺；疑有异位妊娠破裂导致出血者，可行阴道后穹穿刺。

## 【处理原则】

外科休克是临床急危重症中最常见的危重综合征之一，因此在处理时必须采取紧急的综合性措施。

**1. 急救处理**

（1）现场救护：包括创伤的现场救护措施，如损伤处止血、包扎、固定、制动等。

（2）保持呼吸道通畅：松开领扣，清除呼吸道异物或分泌物，使头部后仰，保持气道通畅。早期经鼻导管或面罩给氧，必要时行气管插管或气管切开，予以呼吸机辅助呼吸。

**2. 补充血容量**　是纠正组织低灌注和缺氧的关键。建立静脉通路，输液时先采用晶体液和人工胶体液复苏，必要时成分输血。

**3. 病因治疗**　休克的病因治疗是治疗各类休克的根本措施。如某些低血容量性休克的补容治疗；某些失血性休克的输血和（或）药物止血或手术止血治疗，有时均能起到立竿见影的效果。病因及时得到了控制，休克也易较快地得到纠正。

**4. 纠正酸碱平衡失调**　休克时的有效循环量减少可导致组织灌注不足，产生代谢性酸中毒，其严重程度与创伤的严重性及休克持续时间相关。快速发生的代谢性酸中毒可能引起严重的低血压、心律失常和死亡。临床上使用碳酸氢钠能短暂改善休克时的酸中毒，但不主张常规使用。代谢性酸中毒的处理应着眼于病因处理、容量复苏等干预治疗，在组织灌注恢复过程中酸中毒状态可逐步纠正，过度的血液碱化使氧解离曲线左移，不利于组织供氧。

**5. 血管活性药物的应用**

（1）血管收缩剂：常用的血管收缩剂有去甲肾上腺素、多巴胺、间羟胺等。其中多巴胺最常用，多巴胺是体内合成肾上腺素的前体，具有 β 受体激动作用，也有一定 α 受体激动作用，能增强心肌收缩力，增加心排出量，对外周血管有轻度收缩作用，对内脏血管（肾、肠系膜、冠状动脉）有扩张作用，增加血流量。小剂量多巴胺可增加心肌收缩力和增加心排出量，并扩张胃肠道和肾等内脏器官的血管；大剂量则使血管收缩，外周阻力升高。

（2）血管扩张剂：分为两类。α 受体阻滞剂，如酚妥拉明、酚苄明等；抗胆碱能药物，如阿托品、山莨菪碱等。

（3）强心剂：可以增强心肌收缩力、减慢心率。常用毛花苷（西地兰）。

**6. 治疗 DIC，改善微循环**　对诊断明确的 DIC，早期可用肝素抗凝，用量为 10mg/kg，每 6 小时 1 次。DIC 晚期，纤维蛋白溶解系统亢进，则使用抗纤溶药物，如氨甲苯酸、氨基己酸，以及抗血小板黏附和聚集的药物，如阿司匹林、双嘧达莫（潘生丁）和低分子右旋糖酐。

**7. 皮质类固醇激素的使用**　皮质类固醇激素能抑制体内多种炎性介质的释放、稳定溶血酶体膜、减轻细胞损害。临床常用氢化可的松、地塞米松或甲基泼尼松龙缓慢静脉注射。应用时注意早期、足量，至多用 48 小时，密切观察胃液颜色、量及性质，观察有无急性胃黏膜病变的发生和免疫抑制等并发症。

## 【护理】

### （一）护理评估

**1. 健康史**　了解引起休克的各种原因，如有无大量失血、失液、严重烧伤等引起血容量锐减的因素。大血管破裂、严重烧伤和挤压伤常引起血浆大量丢失。

**2. 身体状况**　通过对症状体征、辅助检查、重要器官功能的评估了解休克的严重程度。

（1）全身状况：①神志、表情有无改变，如休克早期，病人表现为烦躁、激动，若渐转为表情冷漠、模糊，甚至昏迷，提示缺氧加重。②皮肤温度与色泽，皮肤、口唇黏膜有无苍白、发绀，四肢皮肤是否湿冷。③体温变化，休克时通常体温偏低，感染性休克时可高于正常。④脉搏细弱而快速，是休克早期的表现，严重休克时脉搏扪不到。⑤呼吸的频率、节律、深浅度是否正常，呼吸异常的程度视休克的严重程度和酸碱平衡紊乱的不同而异。⑥血压是否逐渐低于正常，且脉压变小。⑦颈静脉及外周静脉萎陷，提示血容量不足。⑧尿量测定，留置导尿管连续观察排尿变化，若每小时不到20~30ml，提示肾血流不足，肾功能趋于衰竭。

（2）局部状况：有无局部组织器官严重感染或损伤、出血。如观察腹部损伤者有无腹膜刺激征和移动性浊音。

（3）辅助检查：协助医师做好实验室检查、各种穿刺术及必要的特殊检查，如各种化验、中心静脉压、动脉血气分析、X线透视、超声波检查等。

**3. 心理与社会状况**　评估病人和家属心理状况，了解病人及家属的情绪反应；评估病人及家属对疾病、治疗和预后的认知情况及心理承受能力。

### （二）常见护理诊断/问题

**1. 体液不足**　与大量失血、失液有关。

**2. 组织灌注量改变**　与大量失血引起循环血量不足所致的重要脏器及外周组织血流减少有关。

**3. 气体交换受损**　与心排出量减少、组织缺氧、呼吸状态改变有关。

**4. 有体温失调的危险**　与感染或组织灌注不良有关。

**5. 有感染的危险**　与外伤有关。

**6. 有受伤的危险**　与意识丧失有关。

### （三）护理目标

**1.** 病人体液维持平衡，血容量回升，血压回升，休克得到控制。

**2.** 病人有效循环血量恢复，组织灌流不足得到改善。

**3.** 病人呼吸道保持通畅、呼吸平稳，血气分析结果维持在正常范围内。

**4.** 病人体温维持正常。

**5.** 病人未发生感染或感染发生后被及时发现并处理。

**6.** 病人未发生压疮和意外受伤。

### （四）护理措施

**1. 补充血容量的护理**

（1）迅速建立两个以上的静脉通道：其中一路保证扩容，快速输液，必要时需做静脉切开或深静脉插管；另一路保证各种药物按时按量地滴入，以及时纠正循环血容量不足。休克病人突出的问题是有效循环血量的锐减而导致组织灌注不足等一系列病理变化，故补充血容量是治疗休克的首要措施，尤其是严重失血性休克的早期。因此，快速建立有效的静脉通道，是抢救外科休克的关键性措施。

（2）合理补液，进行液体复苏

1）补液种类：可以选择晶体溶液（如生理盐水和等张平衡盐溶液）和胶体溶液（如白蛋白和人工胶体液）。在一般情况下，先快速输入扩容作用迅速的晶体溶液，输注晶体液后会进行血管内外再分布，约有25%存留在血管内，而其余75%则分布于血管外间隙。后输入扩容作用持久的胶体溶液，临床上休克复苏治疗中应用的胶体液主要有羟乙基淀粉（HES）和白蛋白。HES是人工合成的胶体溶液，不同类型制剂的主要成分是不同分子质量的支链淀粉。输注1L HES能够使循环容量增加700~1000ml。白蛋白是一种天然的血浆蛋白质，在正常人体构成了血浆胶体渗透压的75%~80%，白蛋白的分子质量为66~69kDa。作为天然胶体，白蛋白构成正常血浆中维持容量与胶体渗透压的主要成分，因此在容量复苏过程中常被选择用于液体复苏。但白蛋白价格昂贵，并有传播血源性疾病的潜在风险。目前临床应用的人工胶体还包括明胶和右旋糖酐，都可以达到容量复苏的目的。

2）速度和量：根据病人的心肺功能、动脉血压及中心静脉压等进行综合分析，合理安排及调整补液的速度和量。一般来说，心功能好的病人，循环血量变化 1000ml 时，中心静脉压可随着变化 $7cmH_2O$。当动脉压较低，中心静脉压也低，提示循环血量不足，应继续补液，以增加心排出量。如动脉压较低，而中心静脉压偏高，提示补液量过多或有心功能不全。此时如再继续补液，必将增加心肺负荷，导致心力衰竭或肺水肿的发生。补液同时注意病人有无咳嗽、咳血性泡沫痰或颈静脉怒张，随时警惕肺水肿、急性左心衰的发生。中心静脉压与补液的关系见表 4-2。

**表 4-2　中心静脉压与补液的关系**

| 中心静脉压 | 血压 | 原因 | 处理原则 |
| --- | --- | --- | --- |
| 低 | 低 | 血容量严重不足 | 快速补液 |
| 低 | 正常 | 血容量不足 | 适当补液 |
| 高 | 低 | 心功能不全或血容量相对过多 | 给强心药、舒张血管、纠正酸中毒 |
| 高 | 正常 | 容量血管过度收缩 | 舒张血管 |
| 正常 | 低 | 心功能不全或血容量不足 | 补液试验* |

*取等渗盐水 250ml 在 5～10 分钟内经静脉滴注。若血压升高而中心静脉压不变，提示血容量不足；若血压不变而中心静脉压升高 3～5cmH₂O，提示心功能不全。

3）病情观察：监测病人的生命体征、意识、面色、肢端温度及色泽、中心静脉压、尿量及尿比重等指标的变化，以判断补液效果。每隔 15～30 分钟测量生命体征 1 次并做记录，情况稳定后可改为每小时 1 次。①血压：血压降低是休克的主要表现之一。通常认为收缩压＜70mmHg、脉压＜20mmHg 是休克存在的表现。注意脉压，脉压越低，说明血管痉挛程度越严重；脉压逐步恢复正常，说明血管痉挛开始解除。②呼吸：休克病人呼吸急促，要注意咳嗽及血性泡沫样痰，警惕肺水肿及心力衰竭的出现。当病人有进行性呼吸困难、发绀，虽经过辅助呼吸给氧，仍不能提高血氧分压时，是因肺微循环障碍而发生了急性呼吸衰竭（休克肺），这是休克病人死亡的主要原因。③体温：休克病人大多体温偏低，但感染性休克可有高热。④脉率：脉率的变化多出现在血压变化之前。可计算休克指数，休克指数为脉率/收缩压（mmHg）。休克指数为 0.5 表示无休克；休克指数 1.0～1.5 为有休克；休克指数＞2.0 为严重休克。⑤尿量：休克时，尿量的多少可以反映血流灌注的良好与否，是观察休克变化简便而有效的指标，休克病人应在严格无菌条件下留置导尿管，以便观察每小时尿量，在正常肾功能条件下，成人每小时尿量要超过 30ml。

4）记录液体出入量：认真记录出入量，对输入液体的种类、数量、丢失体液量及性状均应详细记录，以供治疗参考。

**2. 改善组织灌流量的护理**

（1）取休克卧位：平卧，头部、躯干抬高 20°～30°，以利呼吸。双下肢抬高 15°～20°，以利下肢静脉回流。

（2）用药护理

1）缩血管药物的使用：病人若脉搏细速、四肢发冷、出冷汗、尿量减少，应停止使用缩血管药物，以免加重主要器官功能损害。

2）扩血管药物的使用：在血容量补足的情况下，方可使用扩血管药物，使用时应密切监测血压的变化以防血压骤然下降。使用后期，有短暂的血压下降，但脉压增高、皮肤红润、四肢转暖、尿量增多、血压逐渐回升，均表明微循环及组织灌注改善，病情好转。

3）根据病情可联合使用缩血管药和扩血管药：尤其在休克早期或轻型休克，小剂量使用，既能强心、增加心排出量，又能减轻血管收缩，改善组织灌流。

4）在用药时应以小剂量、慢速度、低浓度开始，逐渐达到理想的治疗水平。当生命体征平稳后，仍然要逐渐降低浓度或减少剂量，减低速度，直到撤除，以减轻药物的不良反应。

5）在静脉滴注时，必须严密观察生命体征和病情变化，以便调整药物的剂量、浓度及速度。严防药物溢漏于静脉以免引起皮下组织坏死。

**3. 促进气体交换的护理** 休克病人因循环血量减少使肺的灌流不足，肺泡缺氧、肺泡表面活性物质减少而出现肺不张，气体交换发生障碍，最后可导致休克肺的发生。为防止肺部并发症的发生，应采取以下护理措施。

（1）保持气道通畅

1）翻身、拍背帮助痰液的排出。

2）雾化吸入，以达到稀释痰液的目的。

（2）给氧：提高肺静脉血氧浓度，改善组织缺氧。

（3）在病情允许的情况下，鼓励病人深呼吸，协助双上肢活动以利肺的扩张，增加肺泡气体交换量。

（4）若病人出现呼吸困难，应及早使用呼吸机辅助呼吸。

**4. 保持正常体温的护理** 休克病人往往出现体温下降、畏寒，需要保暖，如外界温度过低，应设法提高室温。维持室温在 20℃左右或加被保暖，但不要给休克病人做任何形式的局部体表加温。在血流灌注不足的情况下，加温可提高局部的新陈代谢，细胞需氧量增加，加剧了血供不足的矛盾；也可使皮肤血管扩张，破坏机体的调节作用对纠正休克不利。但是，在合并颅脑损伤的病人使用控制性降温，可降低病死率，促进神经功能的恢复。

**5. 预防感染的护理** 休克时由于循环血量的锐减，不但引起组织器官灌流不足，更使免疫防御功能下降，因此，预防感染十分重要。

（1）各项诊疗用品必须严格消毒，并按照无菌技术规程进行操作。

（2）做好一切管道护理，防止逆行性感染的发生。

（3）抗生素的使用：遵循医嘱，正确使用抗生素，保持 24 小时有效血药浓度。

**6. 预防压疮和意外受伤的护理**

（1）做好皮肤护理：经常更换病人体位，协助翻身，防止压疮。

（2）烦躁或神志不清的病人，应加床边护栏以防坠床，必要时可用约束带固定四肢，以防止病人自行将输液管道或其他引流管拔出。

**7. 心理护理** 休克的强烈刺激，抢救措施繁多而紧急，加之仪器的使用，易使病人感到自己病情危重、面临死亡而产生恐惧、焦虑、紧张、烦躁不安。如果亲属的承受能力、应变能力随之下降，将严重影响与医护人员的配合而影响疗效，因此应加强心理护理。

（1）应积极主动配合医师，认真、准确无误地执行医嘱。

（2）保持安静、整洁舒适的环境，保证病人休息，减少噪声对病人的刺激。

（3）医护人员保持镇静的工作态度，忙而不乱、快而有序地进行抢救工作，才能稳定病人和家属的情绪，取得他们的信赖和配合。

（4）做好家属心理护理：应将病人病情的危险性、治疗、护理方案，期望及预后告诉他们，在让他们心中有数的同时，使其协助医护人员做好病人的心理支持。

（5）待病情稳定后，及时做好安慰和解释工作，指导病人配合治疗及护理，调动其主观能动性，树立战胜疾病的信心。

**（五）护理评价**

**1.** 病人体液是否维持平衡，血容量是否回升，休克是否得到控制。

**2.** 病人有效循环血量是否恢复，组织灌流不足是否得到改善。

**3.** 病人呼吸道是否保持通畅、呼吸平稳，血气分析结果是否维持在正常范围。

**4.** 病人体温是否维持正常。

5. 病人是否发生感染或感染发生后被及时发现并处理。

6. 病人是否发生压疮或意外受伤。

【健康教育】

**1.** 加强自我保护，避免受到损伤和其他意外伤害。

**2.** 受到损伤后有活动性出血者应立即就地包扎、止血，同时搬运病人时应保持病人体位的平稳，避免机体继续损伤。

# 第二节　低血容量性休克

**案例 4-1**

　　患者，男性，34 岁，因腹部刀刺伤 2 小时入院。

　　体格检查：T 36.0℃，P 115 次/分，R 28 次/分，BP 80/60mmHg，面色苍白，皮肤湿冷，呼吸浅快，左下腹见一长约 2cm 的刀口。

　　辅助检查：RBC $3.5×10^{12}$/L，Hb 80g/L，血细胞比容 30%，WBC $9×10^9$/L，CVP $3cmH_2O$，X 线提示膈下游离气体，诊断性腹腔穿刺抽出不凝血液 20ml。

**问题：**

　　1. 此患者首先考虑的诊断是什么？

　　2. 患者处于休克的哪个时期，判断依据是什么？

　　3. 请你为本病例患者制订护理计划。

　　低血容量性休克（hypovolemic shock）是外科病人最常见的休克类型，是指各种原因引起的循环容量丢失而导致的有效循环血量与心排出量减少、组织灌注不足、细胞代谢紊乱和功能受损的病理生理过程，包括失血性休克和创伤性休克。

# 一、失血性休克

【病因】

　　临床上常见于消化道溃疡、食管静脉曲张破裂、动脉瘤破裂出血、异位妊娠破裂出血、产后大出血等疾病引起的急性大失血等。通常快速失血量超过总血量的 20%时，即可发生休克。

【处理原则】

　　在病因治疗的基础上，补充血容量的同时积极控制出血。

**1. 病因治疗**　尽快纠正引起血容量丢失的病因是治疗低血容量休克的基本措施。对于出血部位明确的失血性休克病人，早期进行手术止血非常必要。对于存在失血性休克又无法确定出血部位的病人，进一步评估很重要。只有早期发现、早期诊断才能早期进行处理。

**2. 补充血容量**　是纠正组织低灌注和缺氧的关键。根据血压和脉率变化估计失血量。建立静脉通路，输液时先采用晶体液和人工胶体液复苏，必要时成分输血。近来有研究发现，对未有效控制的活动性出血引起的失血性休克，采用限制性液体复苏可提高早期生存率。限制性液体复苏，亦称低血压性液体复苏或延迟液体复苏，是指通过控制液体输注的速度和液体量，使机体血压维持在较低水平，直至彻底止血。其目的是寻求复苏平衡点，既可以适当恢复组织血流灌注，又不扰乱机体的代偿机制和内环境，提高抢救成功率。

**3. 止血**　应迅速采取止血措施如止血带止血、包扎止血、纤维内镜止血、三腔二囊管止血等控制病人的活动性出血。对于由于实质性脏器破裂或大血管破裂等导致的大出血，应在快速补充血容量的同时做好术前准备，及早进行手术止血。

**【护理措施】**

**1.** 迅速建立静脉通道,如外周静脉萎陷,可做深静脉插管。一般情况下需要建立双通道,一条用于补液,另一条用于使用血管活性药物等。

**2.** 合理安排补液的种类、量及速度,若病人血压恢复正常并能保持稳定,表明失血量较小且已不再继续出血;若病人血红蛋白浓度>100g/L、血细胞比容>30%,不必输血;低于以上标准,则可根据病人血压、脉率、中心静脉压及血细胞比容等指标考虑输注血液制品。

**3.** 严密观察病人的意识和精神状态、生命体征、尿量、皮肤状况。

**4.** 需要紧急进行手术止血时,做好术前准备。

**5.** 其他护理措施详见本章第一节概述。

# 二、创伤性休克

创伤性休克是机体遭受暴力作用后,发生了重要脏器损伤、严重出血等情况,使病人有效循环血量锐减、微循环灌注不足,以及创伤后的剧烈疼痛、恐惧等多种因素综合形成的机体代偿失调的综合征。创伤性休克的病因、病理比单纯的失血性休克更加复杂。

**【病因】**

创伤性休克多由严重外伤引起,如交通事故伤、机器损伤、高空坠落伤、大面积撕脱伤、严重烧伤、挤压伤或大手术等。

**【病理生理】**

创伤可以引发一系列的病理生理改变,其基本变化是存在体液分布不均。周围血管可以扩张,心排血功能可以正常,甚至会有代偿性增高,但组织灌注压不足。

创伤性休克可以伴有因失血和失液造成的低容量性休克。其中包括化学介质、损伤因子、氧自由基、毒性物质的作用及神经内分泌的变化,使微血管的通透性增高,造成渗出,是血管损伤渗出引起的低容量性休克。创伤性休克虽然是低容量性休克,但却与失血引起的低容量性休克有所不同。创伤性休克伴有大量的体液丢失,并在血管外间隙有大量的体液被隔离,更多地激活炎性介质,并且会发展成为急性炎症反应综合征(systemic inflammatory response syndrome,SIRS)。

**【处理原则】**

**1. 急救处理** 对严重创伤的院前急救处理,重点在于保护呼吸道通畅,止住活动性的外出血,最大限度地限制病人活动,做好伤肢外固定和补充血容量预防严重伤引起的低血容量休克。

(1)保持呼吸道通畅及充分供氧:危重病人有呼吸困难者需立即进行气管插管或气管切开,$PaCO_2 \geq 8.0kPa$(60mmHg)时应开始进行机械呼吸,必要时维持 $PaO_2 > 9.3kPa$(70mmHg),但不超过 13.3kPa(100mmHg)。

(2)迅速止血:对开放出血伤口加压包扎止血;有骨折的做好伤肢外固定,骨盆严重骨折出血者急诊行手法整复固定并尽早使用抗休克裤;对活动性大出血或体内重要脏器破裂所致的大出血如出血速度快,在积极抗休克的同时,紧急手术;如果出血不严重,应在血容量基本补足、血压上升到 10.7～12.0kPa(80～90mmHg)、休克基本纠正后进行手术。

**2. 早期液体复苏** 早期、快速、足量扩容是抢救创伤性休克成功的关键。使用留置穿刺针,建立两条以上的静脉通道,以便快速大量输液。输液速度原则上在第一个 30 分钟快速输平衡盐液 1000～1500ml,右旋糖酐 70(中分子右旋糖酐)500ml;或用输液泵加快输液,如休克缓解,可减慢速度,否则可再快速注入 1000ml 平衡盐液。输液时可将血红蛋白维持在 50～60g/L(5～6g/dl),血细胞比容保持在 0.20～0.25。休克恢复后,血红蛋白可以保持在 110～130g/L(11～13g/dl),血细胞比容为 35%～45%,有利于多器官功能障碍的恢复。

**3. 镇静、镇痛** 创伤后剧烈的疼痛可加重应激反应，应酌情使用镇静、镇痛药。

**4. 手术治疗** 紧急情况下，对出血性休克病人的抢救性外科手术是起决定性使用的治疗措施，是休克复苏不可分割的一部分。

**5. 预防感染** 尽早使用抗生素，预防感染的发生。

【护理措施】

**1. 急救护理** 分清轻重缓急，优先处理危及生命的问题，注意保持呼吸道通畅，迅速控制明显的外出血，妥善固定受伤肢体，采取休克体位以增加回心血量。需急诊手术者，积极做好术前准备。

**2. 心理护理** 意外创伤、疼痛、失血刺激使病人遭受生理、心理双重打击，护士应仪表端庄、镇定自若、忙而不乱、快而有序地完成各项操作，对不良心理进行干预，给病人及家属安全感。

**3. 疼痛护理** 对疼痛剧烈的病人及时予以镇痛处理。存在呼吸障碍者禁用吗啡，以免呼吸受到抑制。

**4.** 其他护理措施详见本章第一节。

# 第三节 感染性休克

案例 4-2

患者，男性，58 岁，发作性右上腹疼痛 12 年，寒战、高热伴皮肤黄染 1 天。患者 12 年前开始出现右上腹疼痛，多于进食油腻食物后发生，经 B 超证实为胆囊结石，曾进行排石治疗。近半年腹痛发作频繁，伴有寒战、发热。昨日夜间上腹痛再次发作，伴有寒战、高热。晨起发现皮肤巩膜黄染，急诊入院。

体格检查：T 40℃，P 126 次/分，R 26 次/分，BP 68/50mmHg。神志淡漠，皮肤巩膜黄染，腹部稍胀，未见肠形和肠蠕动波，右上腹及剑突下压痛，轻度肌紧张及反跳痛，右肋缘下可触及一囊性包块，墨菲征（+），肠鸣音 4 次/分。

辅助检查：WBC $29.8×10^9$/L，RBC $3.5×10^{12}$/L，Hb 96g/L，中性粒细胞 86%；总胆红素 31μmol/L，直接胆红素 25μmol/L。

问题：

1. 此患者首先考虑的诊断是什么，处于疾病的哪个时期？
2. 还需要进行哪些进一步的检查？
3. 此患者被诊断为感染性休克的依据是什么？
4. 本例患者有哪些护理问题？

感染性休克（septic shock）也称败血症性休克或中毒性休克，是由病原微生物及其毒素在人体引起的一种微循环障碍状态，致组织缺氧、代谢紊乱、细胞损害甚至多器官功能衰竭（MOF）。严重感染导致低血压持续存在，经充分的液体复苏难以纠正的急性循环衰竭，可迅速导致严重组织器官功能损伤，主要死亡原因为多器官功能衰竭，病死率平均高达 42.9%，早期识别并启动治疗可降低严重感染和感染性休克的病死率。

【病因】

**1. 病原菌** 引起感染性休克的病原菌有细菌、病毒、立克次体、螺旋体、真菌及寄生虫等。其中以革兰氏阴性菌多见，约占 1/3，如脑膜炎双球菌、大肠杆菌、铜绿假单胞菌，及克雷伯菌属、类杆菌属中的细菌等。亦可见于革兰氏阳性菌，如肺炎球菌、金黄色葡萄球菌、链球菌及梭状芽孢杆菌等。流行性出血热病毒也极易引起感染性休克，立克次体、螺旋体、真菌、寄生虫则较少见。

**2. 宿主因素** 原有慢性基础性疾病，如肝硬化、糖尿病、恶性肿瘤、白血病、烧伤、器官移植及长期接受肾上腺皮质激素等免疫抑制剂、抗代谢药物、细菌毒类药物和放射治疗，或留置导尿管或静脉导管者可诱发感染性休克。因此本病较多见于医院内感染病人，老年人、婴幼儿、分娩妇女、大手术后体力恢复较差者尤易发生。

**3. 特殊类型的感染性休克** 中毒性休克综合征（toxic shock syndrome，TSS）是由细菌毒素引起的严重症候群。最初报道的 TSS 是由金黄色葡萄球菌所致，近年来发现类似症候群也可由链球菌引起。

【病理生理】

感染性休克致病原因为病原微生物感染，临床上表现为以早期全身炎症反应综合征（SIRS）、代偿性抗炎反应综合征（compensatory anti-inflammatory response syndrome，CARS）为特征的一系列病理生理学变化，最终导致微循环改变和器官功能障碍。感染性休克的发病机制极为复杂。当机体抵抗力降低时，侵入机体或体内正常寄居的病原得以大量繁殖，释放其毒性产物，并以其为动因激活人体体液和细胞介导的反应系统，产生各种炎性介质和生物活性物质，从而引起机体一系列病理生理变化，使血流动力学发生急剧变化，导致循环衰竭。

由于病理生理变化的特点，感染性休克可出现两种不同的类型，即低动力型和高动力型（表4-3），但以低动力型为多见。在低动力型中，血管反应以收缩为主，出现皮肤苍白、湿冷，甚至有发绀、尿少或无尿等出现，故又称此种类型为冷休克。在高动力型中，血管反应以扩张为主，故皮肤温暖、干燥、色红，尿量不减，此种类型又称为暖休克。

表 4-3 感染性休克的两种类型

| 临床表现 | 冷休克（低动力型） | 暖休克（高动力型） |
| --- | --- | --- |
| 神志 | 淡漠或嗜睡 | 清醒 |
| 皮肤色泽 | 苍白、发绀或花斑样发绀 | 淡红或潮红 |
| 皮肤温度 | 湿冷或冷汗 | 比较温暖、干燥 |
| 毛细血管充盈时间 | 延长 | 1～2 秒 |
| 脉搏 | 细速 | 慢、搏动清楚 |
| 脉压（mmHg） | < 30 | >30 |
| 尿量（每小时） | <25ml | >30ml |

【临床表现】

感染性休克的临床分期：根据休克发展进程，可将感染性休克分为三期。

**1. 休克早期** 病人呈现寒战、高热，个别严重病人体温下降。多数病人由于应激产生大量儿茶酚胺而出现交感神经兴奋症状，如神志清楚但烦躁、焦虑或神情紧张；血压正常或稍偏低，但脉压小；脉搏细速，呼吸深而快；面色苍白，皮肤湿冷，眼底检查可见动脉痉挛，唇指轻度发绀；尿量减少。

部分病人，特别是革兰氏阳性菌感染所致的休克病人，初期可表现为暖休克：四肢温暖、皮肤干燥、肢端色泽稍红、手背静脉充盈、心率快、心音有力。但由于血液大量从开放动静脉短路通过而使微循环灌注不良，故组织仍处于缺氧状态，有一定程度酸中毒。血压偏低，尿量减少。

**2. 休克中期** 组织缺氧加重、毛细血管扩张、微循环淤滞，回心血量和心搏出量降低，无氧代谢增加。临床表现为病人烦躁不安或嗜睡、意识不清，脉搏细速，血压下降，收缩压低于 80mmHg（10.7kPa），或较基础血压下降 20%～30%，脉压小于 20 mmHg（2.7kPa），心率增快，心音低钝，呼吸浅快；皮肤湿冷、发绀，常见明显花斑，表浅静脉萎陷，抽取的血液极易凝固；尿量进一步减少，甚至无尿。

**3. 休克晚期** 可出现 DIC 和多器官功能衰竭。

（1）DIC 表现为顽固性低血压和皮肤、黏膜、内脏等部位广泛出血。

（2）急性心功能不全：呼吸突然增快，发绀；心率增快，心音低钝，常有奔马律。心电图示心肌缺血和传导阻滞等心律失常。若病人心率不快或相对缓脉，但出现面色灰暗，肢端发绀，常提示将发生急性心功能不全。

（3）急性肾衰竭：尿量明显减少或无尿，尿比重固定。血尿素氮和肌酐升高，尿钠排泄增多，血清 $K^+$ 增高。

（4）呼吸窘迫综合征：表现为进行性呼吸困难和发绀，吸氧不能缓解，继而呼吸节律慢而不规则，肺底可闻细湿啰音，胸片示斑点状阴影或毛玻璃样病变。血气分析动脉血氧分压（$PaO_2$）<60mmHg（8.0kPa），严重者 $PaO_2$<50mmHg（6.7kPa），或氧合指数（$PaO_2/FiO_2$）≤200。

（5）其他：肝衰竭引起肝昏迷、黄疸、消化道出血等。脑功能障碍可致昏迷、一过性抽搐、肢体瘫痪、瞳孔、呼吸改变等。

上述分期基本上包括绝大多数病人的临床过程，但感染性休克是一个严重、动态的病理过程，其临床表现随病理进展而有所不同。

同时，感染性休克由于细菌毒素不同，临床表现可能有所不同。①在革兰氏阴性杆菌内毒素休克时常表现为末梢血管痉挛、四肢厥冷、皮肤潮湿、血压下降、心排出量降低和酸中毒等低排高阻型休克，若不及时纠正可发展为冷休克，这可能与 α 受体兴奋过度有关。②革兰氏阳性球菌多引起外毒素性休克，部分病人可表现为外周血管扩张、四肢末端温暖、心排出量正常或增加、外周阻力降低的高排低阻型休克，其发生可能与 $β_2$ 受体兴奋及服用组胺等舒血管物质有关。

【实验室和其他辅助检查】

**1. 血常规** 白细胞计数大多增高，在 $10×10^9$～$30×10^9$，中性粒细胞增多伴核左移，也有部分病人可出现白细胞总数低下。血细胞比容和血红蛋白增高，提示血液浓缩。晚期血小板下降，凝血时间延长，提示发生 DIC。

**2. 病原学检查** 根据原发感染部位的不同，在使用抗菌药物前应选择性采集血、尿、粪、痰、脑脊液、体腔液体、皮肤瘀点和瘀斑穿刺液或感染灶分泌物等标本进行病原菌的分离培养（包括厌氧培养），培养出的致病菌应做药敏试验以指导选择抗菌药物。败血症病人在 24 小时内应采血 2～3 次，每次至少 10ml，以提高培养的阳性率。

【处理原则】

感染性休克的治疗首先应快速评估并稳定病人的生命体征，尽早经验性使用抗菌药物，同时积极确定病原菌，并基于对病人病理生理学状态的分析及器官功能障碍的评估，改善机体的炎症状态和器官功能，防止感染性休克向 MODS 发展。治疗过程中应注重个体化因素，而不能固守于程序化的标准治疗。

**1. 控制感染** 在控制感染源的基础上，推荐在感染性休克确诊后尽早开始（1 小时内）静脉使用有效的抗菌药物治疗。推荐初始经验性抗感染治疗应包括可以覆盖所有可能的致病微生物[细菌和（或）真菌或病毒]的一种或多种药物，并保证充分的组织渗透浓度。建议应用经验性联合用药治疗中性粒细胞减少的严重感染和难治性多重耐药菌病人。对有呼吸衰竭和感染性休克的严重感染病人，建议应用广谱 β-内酰胺类联合氨基糖苷或氟喹诺酮类药物控制铜绿假单胞菌。同样建议应用 β-内酰胺类联合大环内酯类药物治疗肺炎链球菌感染的感染性休克病人。选择抗菌药物时，应以杀菌药物为主，目的是快速控制 SIRS，遏制感染性休克的病理生理学进展。对感染性休克病人，建议经验性联合治疗不超过 5 天。一旦病原菌的药敏确定，结合病人临床情况降级到最恰当的单药治疗。但是，对铜绿假单胞菌感染及部分心内膜炎，以及存在无法清除的感染病灶时，应延长抗菌药物联合使用的时间。

**2. 抗休克治疗**

（1）补充血容量：有效循环血量的不足是感染性休克的主要问题。故扩容治疗是抗休克的根本手段。扩容所用溶液应包括胶体液和晶体液。各种合理组合才能维持机体内环境的恒定。补充血容量时，先宜输注平衡盐溶液，再配合输注适当的胶体液（血浆或全血等），以恢复足够的循环血量，中心静脉压的监测应列为常规。为保证正常的心脏充盈压、动脉血氧含量和较理想的血黏度，将血红蛋白浓度调节至 100g/L，血细胞比容 30%～35%为最佳状态。感染性休克病人常有心、肾功能受损，应警惕因输液过多而导致的不良后果。

（2）纠正酸中毒：根本措施在于改善组织的低灌注状态。缓冲碱主要起治标作用，且血容量不足时，缓冲碱的效能亦难以充分发挥。纠正酸中毒可增强心肌收缩力、恢复血管对血管活性药物的反应性，并防止 DIC 的发生。

（3）血管活性药物的应用：严重感染与感染性休克的初始治疗应为液体复苏，即便在容量复苏的同时，亦可考虑合并血管活性药物和（或）正性肌力药物以提高和保持组织器官的灌注压。必要时还应辅以应用低剂量的糖皮质激素。感染性休克血压下降，临床多采用多巴胺和间羟胺。多巴胺是体内合成肾上腺素的前体，具有 β 受体激动作用，也有一定 α 受体激动作用，能增强心肌收缩力，增加心排出量，对外周血管有轻度收缩，对内脏血管（肾、肠系膜、冠状动脉）有扩张作用，增加血流量。能使神经末梢储存型去甲肾上腺素释放，血管收缩能增加心脏收缩。多巴酚丁胺能增加心肌收缩力，增加心排出量，在感染性休克心功能不全时使用有较高效应。去甲肾上腺素虽升压效果显著，但使微循环障碍进一步加剧，所以新近提出血管收缩药与血管扩张药联合使用。由于感染性休克合并血管痉挛，故主张加用血管扩张药是合理的，它不仅能解除微动脉痉挛，而且能降低心脏前后负荷，解除支气管痉挛，有利于通气改善及恢复有效循环血量与组织灌注，使组织代谢酸性产物进入血液循环，达到消除休克的目的。

（4）维护重要脏器的功能：应用强心药物，可维持呼吸功能，防止 ARDS 的发生，维护肾功能，防止脑水肿和 DIC。

**3. 免疫调节及炎性控制治疗**　发生严重感染时，皮质醇水平下降，下丘脑-垂体-肾上腺轴激活，同时，受体对激素的敏感程度升高，这有助于改善机体代谢和微循环状况，从而对器官起到保护作用。但是，若过量给予外源性糖皮质激素，作用于垂体的糖皮质激素受体，会引起下丘脑-垂体-肾上腺轴负反馈抑制。对感染性休克病人，如果充分的液体复苏和血管活性药能恢复血流动力学稳定，不建议静脉注射糖皮质激素。如未达目标，在排除存在持续免疫抑制的情况下建议静脉注射糖皮质激素。

**【护理措施】**

**1. 正确采集标本**　在使用抗生素前进行细菌学标本的采集，并及时送检。已知局部感染病灶者，可采集局部分泌物或穿刺抽取脓液进行细菌培养。全身脓毒血症者，在寒战、高热发作时采集血标本，细菌检出率更高。

**2. 用药监护**

（1）应用抗生素：尽早处理原发感染灶。对未确定病原菌者，可根据临床判断联合使用广谱抗生素，再根据药物敏感试验结果调整为敏感而较窄谱的抗生素。严格按时间要求输入抗生素。

（2）纠正酸碱失衡：感染性休克的病人，常有不同程度的酸中毒，应予以纠正。轻度酸中毒者，在补足血容量后即可缓解症状。严重酸中毒者，经静脉输入碳酸氢钠纠正酸中毒，再根据血气分析结果补充用量。

（3）糖皮质激素：能抑制体内多种炎性介质的释放、稳定溶血酶体膜、减轻细胞损害。临床常用氢化可的松、地塞米松或甲基泼尼松龙缓慢静脉注射。应用时注意早期、足量，至多用 48 小时，密切观察胃液颜色、量及性质，观察有无急性胃黏膜病变的发生和免疫抑制等并发症。

**3. 全身炎症反应综合征的监测和护理**　保持血氧饱和度在 92%以上，给予鼻导管吸氧，必要时给予机械辅助通气。在护理中还要注意对组织灌注不良的观察，可以通过对意识状态、皮肤温度、末梢循环、血压、脉率和尿量的观察判断是否达到有效的组织灌注。

**4. 基础护理** 暖休克高热时体温可升至 40℃以上，应予以物理降温，应用冰帽置于头部，冰袋放于腋下、腹股沟等处降温，可用4℃等渗盐水 100ml 灌肠；必要时采用药物降温；调控室内温度。口腔护理 2 次/日，预防口腔黏膜病变；每 2 小时更换体位，预防压疮发生；加强各种管道护理，预防相关并发症的发生。

**5. 心理护理** 加强与病人及其家庭成员的沟通：及时向病人及家属通报病情，做好病人及其家属的心理护理，使他们对该病有所了解，便于配合治疗和护理。

## 【健康教育】

**1.** 感染的高危人群：应对病人和家属做好预防策略的指导，如良好的卫生习惯、平衡膳食、做好皮肤和口腔的护理等。

**2.** 指导病人及家属正确测量体温。

**3.** 病人有发热等感染症状时，应及时去医院就诊。

（林　田）

# 第五章  麻醉病人的护理

【学习目标】

**识记**  ①麻醉、局部麻醉、椎管内麻醉、蛛网膜下腔阻滞、硬膜外阻滞、全身麻醉、吸入麻醉、静脉麻醉、基础麻醉、复合麻醉的概念；②常用麻醉前药物的种类及使用目的；③常用麻醉的主要并发症。

**理解**  ①不同麻醉方式的特点；②局麻药物的毒性反应和过敏反应；③常见麻醉的主要并发症出现的原因。

**运用**  ①运用所学知识，为麻醉前病人提供健康指导；②识别麻醉病人出现的并发症，并提出相关处理措施；③运用所学知识，为麻醉期间及麻醉恢复期病人提供整体护理。

## 第一节  概    述

麻醉学是专门研究麻醉和麻醉药物的一门医学学科。随着医学发展，麻醉学已由单一为手术病人提供无痛发展为包括临床麻醉、急救复苏、重症监测和疼痛治疗等多个领域的临床学科。

临床麻醉（anesthesia）是指用药物或其他方法使病人全身或局部感觉暂时消失，消除疼痛，为手术治疗或其他医疗检查创造良好条件的技术。汉代名医华佗发明"麻沸散"并应用于手术，氧化亚氮（$N_2O$）运用于牙科手术，Morton 在美国麻省总医院（MGH）成功演示了乙醚麻醉，揭开了近代麻醉学的开端。

麻醉护理学是一门新兴学科，是麻醉学和护理学结合的交叉学科。随着麻醉学科地不断发展，我国部分三级医院也有了专门麻醉护士队伍。但大部分医院，尤其是基层医院，麻醉护理仍多由手术室护士承担。目前，我国麻醉护士的工作主要侧重于麻醉前、中、后的护理与配合，物品及药品的管理，麻醉复苏期间的护理，麻醉设备的保养，等。

## 第二节  麻醉前工作

麻醉药和麻醉方法都可影响病人生理状态的稳定性，手术创伤和失血可使病人生理功能处于应激状态。为了保障手术病人在围手术期的安全，增强对手术和麻醉的耐受能力，避免和减少围手术期的并发症，应认真做好麻醉前的病情评估和准备工作。

【麻醉前评估】

**1. 评估目的**  确保麻醉和手术中的安全，减少围手术期并发症的发生率和病死率。

**2. 评估内容**

（1）一般项目：血压、呼吸、脉搏、体温、体重、疼痛评分、皮肤黏膜、精神状况；药物使用情况，如治疗用药史、有无长期应用安眠药史、有无麻醉药品成瘾、既往手术麻醉史及药物过敏史；有无烟酒嗜好及程度。

（2）辅助检查：了解心电图、血常规、尿常规、大便常规、血电解质、肝功能、肾功能、凝血全套、人类免疫缺陷病毒（HIV）等检查结果；全麻病人需拍胸片；特殊病情需完成相应特殊检查。

（3）病人对麻醉和手术的耐受力：根据国际通用的美国麻醉医师协会（ASA）病情分类法进行评估，判断病人对手术和麻醉的耐受力，同时为护士协助麻醉病人安全度过麻醉期提供依据。其具体分类如下。

第Ⅰ级：病人的心、肺、肝、肾和中枢神经系统功能正常，发育、营养良好，能耐受麻醉和手术。

第Ⅱ级：病人的心、肺、肝、肾等实质器官虽然有轻度病变，但代偿健全，对一般麻醉和手术的耐受仍无大碍。

第Ⅲ级：病人的心、肺、肝、肾等实质器官病变严重，功能减损，虽在代偿范围内，但对施行麻醉和手术仍有顾虑。

第Ⅳ级：病人的心、肺、肝、肾等实质器官病变严重，功能代偿不全，威胁生命安全，施行麻醉和手术均有危险。

第Ⅴ级：病人病情危重，随时有死亡的威胁，麻醉和手术异常危险。

第Ⅵ级：确诊为脑死亡。

**【麻醉前准备】**

**（一）病人准备**

**1. 心理准备** 手术是一种有创伤性的治疗方法，病人对术中的麻醉方法是陌生的。手术前病人会产生不同程度的紧张、焦虑，甚至恐惧感，这些心理变化会影响整个围手术期的康复。通过关心、鼓励、沟通、耐心倾听和解答病人的问题，缓解病人的思想顾虑，取得病人的理解、信任和合作。有心理障碍者，请心理医生会诊。

**2. 胃肠道准备** 麻醉前应常规排空胃，以避免手术中或手术后发生胃内容物的反流、呕吐或误吸。正常胃排空时间是 4～6 小时，成年人术前禁食 8～10 小时、禁水 4 小时，如果食物摄入量过多，胃排空时间延长，可适当延长禁食时间；新生儿、婴幼儿禁食（奶）4～8 小时，禁水 2～3小时。急症手术病人也应充分考虑胃排空的问题。

**3. 身体准备** 麻醉前应改善病人的营养状态，纠正水、电解质和酸碱平衡紊乱，治疗合并的慢性病，如高血压、冠心病和糖尿病等。

**（二）麻醉设备、用具和药品准备**

为使麻醉和手术顺利进行，必须提前准备好麻醉机、急救设备、监测设备、药品并核对。

**（三）知情同意**

术前麻醉医生应向病人和（或）家属说明麻醉方式和注意事项，可能出现的麻醉意外和并发症，并签署麻醉知情同意书。

**（四）麻醉前用药**

**1. 目的**

（1）使病人情绪稳定，减少恐惧和缓解焦虑。

（2）抑制唾液及呼吸道分泌物，保持气道通畅，防止术后肺部并发症。

（3）减少一些麻醉药的副作用，消除一些不利的反射，特别是迷走神经反射。

（4）提高痛阈，减轻原发疾病或麻醉前有创操作引起的疼痛，并能增强麻醉镇痛效果。

**2. 常用药物** 应根据麻醉方法和病情选择用药的种类、剂量、给药途径和时间。

（1）镇静药和催眠药：具有镇静、催眠、抗焦虑及抗惊厥作用，对局麻药的毒性反应也有一定的预防作用。①巴比妥类：苯巴比妥钠（鲁米那），成人肌内注射剂量为 0.1～0.2g；②苯二氮䓬类：地西泮（安定），成人口服或静脉注射剂量为 5～10mg。

（2）镇痛药：具有镇静及镇痛作用，与全身麻醉药有协同作用，可以减少麻醉药用量。椎管内麻醉时作为辅助用药，能减轻内脏牵拉反应。常用药物有吗啡，成人肌内注射剂量为 10mg；哌替啶，成人肌内注射剂量为 25～50mg。吗啡对呼吸有抑制作用，老人和小儿慎用，孕产妇禁用。

（3）抗胆碱能药：能阻断 M 胆碱能受体，抑制腺体分泌，减少呼吸道和口腔分泌物，解除平滑肌痉挛及迷走神经兴奋对心脏的抑制作用。常用药物有阿托品，成人肌内注射剂量为 0.5mg；东莨菪碱，成人肌内注射剂量为 0.3mg。阿托品有增快心率的作用，故甲状腺功能亢进病人术前禁用。

（4）抗组胺药：可以拮抗或阻滞组胺释放。$H_1$ 受体阻滞剂作用于平滑肌和血管，解除其痉挛。常用药物有异丙嗪，肌内注射剂量为 12.5～25mg。

# 第三节　局部麻醉

局部麻醉（local anesthesia）简称局麻，是用局麻药暂时阻断某些周围神经的冲动传导，使麻醉作用局限于这些神经所支配区域的方法。局麻具有操作容易、安全有效、经济简便、并发症较少、术中病人清醒、术后恢复迅速等优点，在临床上广泛使用。适用于部位较表浅、局限的手术。

【常用局麻药】

按局麻药的化学结构不同，可分为两大类：酯类局麻药和酰胺类局麻药。

**1. 酯类局麻药**　该类局麻药被胆碱酯酶代谢为对氨基苯甲酸；发生变态反应的风险较高。

（1）普鲁卡因（又称奴佛卡因）：是一种起效快、时效短（25～30 分钟）、效能低、黏膜穿透力差的常用局麻药。适用局部浸润麻醉，不用于表面麻醉和硬膜外阻滞。成人一次限量为 1g。

（2）丁卡因（又称地卡因）：是一种起效慢、时效长（2～5 小时）、效能高、黏膜穿透力强的局麻药。适用于表面麻醉、神经阻滞、蛛网膜下腔阻滞及硬膜外阻滞，一般不用于局部浸润麻醉。其对运动神经阻滞效果强，感觉神经阻滞效果弱。成人一次限量：表面麻醉 40mg，神经阻滞 80mg。

**2. 酰胺类局麻药**　由酰胺酶分解，比酯类局麻药水解代谢慢。

（1）利多卡因（又称赛洛卡因）：是一种中等时效（0.5～2 小时）、中等效能、黏膜穿透力和组织弥散性能好的局麻药。可用于各种麻醉，但使用浓度和剂量不同。成人一次限量：表面麻醉 100mg，神经阻滞和局部浸润麻醉 400mg。

（2）布比卡因（又称丁吡卡因）：是一种中/慢速起效、时效长、效能强的局麻药。适用于神经阻滞、蛛网膜下腔阻滞、硬膜外阻滞，因其与血浆蛋白结合率高，穿透胎盘的量少，较适用于分娩镇痛。需注意的是该药使用的最大剂量为 3mg/kg，成人一次限量 150mg，超量有心脏毒性。

（3）罗哌卡因：是一种新的酰胺类局麻药，作用强度类似布比卡因，但其心脏毒性较低。多用于神经阻滞和硬膜外阻滞。因其与血浆蛋白结合率高，适用于分娩镇痛和硬膜外镇痛。成人一次限量 150mg。

【局部麻醉方法】

局部麻醉的方法有表面麻醉、局部浸润麻醉、区域阻滞麻醉、神经阻滞（臂丛阻滞和颈丛阻滞）麻醉。

**1. 表面麻醉**　指将渗透性能强的局麻药在黏膜表面喷雾、涂敷或滴入，使其透过黏膜而阻滞黏膜下的神经末梢，产生麻醉作用的方法。常用于眼、鼻、咽喉、气管、尿道等处的浅表手术及内镜检查。眼科手术用滴入法；鼻腔、口腔手术用喷雾法或棉片贴敷法；咽喉和气管用喷雾法；尿道和膀胱用灌入法。

**2. 局部浸润麻醉** 指将局麻药注射于手术区域的组织内，阻滞神经末梢而达到麻醉作用的方法。其基本方法为沿手术切口线，自浅入深进针，分层注射局麻药，逐层阻滞组织中的神经末梢（图 5-1）。麻醉过程中应注意每次注药前应回抽，以防药液注入血管；药液中含肾上腺素浓度 $2.5\sim5\mu g/ml$，可减缓局麻药的吸收、延长作用时间。注药后应待数分钟再切开组织，以免药液外流影响麻醉效果。

**3. 区域阻滞麻醉** 指在手术区四周和底部注射局麻药，阻滞通往手术区域的所有神经纤维而起到麻醉作用的方法。常用于囊肿切除、肿块活组织检查等。其优点是能避免穿刺病理组织，不会使手术区的局部解剖因注药难以辨认。操作要点与局部浸润麻醉相同，所用局麻药浓度稍高于局部浸润麻醉，但低于神经阻滞麻醉（图 5-2）。

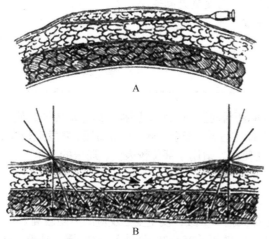

图 5-1 局部浸润麻醉操作方法
A. 皮下浸润；B. 穿刺针深入皮下、肌肉、筋膜等层浸润

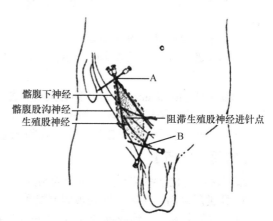

图 5-2 腹股沟疝修补术区域阻滞方法
A. 髂前上棘内侧阻滞髂腹下神经和髂腹股沟神经；B. 在腹股沟浅环阻滞精索

**4. 神经阻滞麻醉** 指将局麻药注入神经干、丛、节周围，暂时阻断该神经的传导功能，使受该神经支配的区域产生麻醉作用的方法。神经阻滞麻醉的适应证主要取决于手术范围、手术时间、病人的精神状态和合作程度。只要阻滞的区域和时间能满足手术的要求，神经阻滞麻醉可单独应用或作为其他麻醉方法的辅助手段。穿刺部位有感染、肿瘤、严重畸形及对局麻药过敏者，应禁忌采用神经阻滞麻醉。常用方法有颈丛神经阻滞、臂丛神经阻滞等。

## 【护理】

### （一）护理评估

**1. 麻醉前评估**

（1）健康史：病人的年龄、性别、性格特征、职业、既往麻醉史与手术史、药物使用情况等。

（2）身体状况：①心、肺、肾和脑等重要脏器功能情况；②水、电解质和酸碱平衡情况；③穿刺部位皮肤有无感染等。

**2. 麻醉中评估** 麻醉期间生命体征是否平稳；术中是否发生局麻药物的毒性反应或过敏反应等。

**3. 麻醉后评估** 麻醉方式；麻醉药种类和用量；病人的生命体征；术后有无麻醉并发症；感

觉是否恢复；等。

### （二）常见护理诊断/问题

**1. 焦虑、恐惧** 与担心麻醉安全性和手术等有关。

**2. 潜在并发症** 局麻药毒性反应、局麻药过敏反应。

**3. 疼痛** 与麻醉效果欠佳有关。

### （三）护理目标

**1.** 病人焦虑、恐惧情绪减轻或消失。

**2.** 病人未出现并发症或发生的并发症被及时发现和处理。

**3.** 病人术中无疼痛。

### （四）护理措施

**1. 麻醉前和麻醉中的护理**

（1）告知麻醉相关知识并签署麻醉同意书。予以适当的心理护理，针对病人及家属顾虑的问题做耐心解释，缓解病人的焦虑和恐惧。

（2）毒性反应的观察、预防和护理：局麻药吸收入血后，当血药浓度超过一定阈值时，会引起局麻药全身毒性反应。其反应程度取决于血药浓度。早期有口唇麻木、眩晕、多语、耳鸣等，随着中毒的加深，出现言语不清、精神错乱、肌肉颤动、惊厥、发绀、心率及血压下降、心律失常、昏迷、呼吸心跳停止等。

使用小剂量局麻药后即出现毒性反应症状者，称为高敏反应。导致毒性反应的常见原因：①一次用药量超过病人的耐受量；②误注入血管内；③注药部位血供丰富，药物吸收过快；④病人体质衰弱，对局麻药耐受性降低等。预防措施：①注射前抽回血，避免局麻药注入血管内；②一次用药不超过限量，对体质衰弱者及血液循环丰富的注药部位予以酌减用量；③无禁忌证者加入适量肾上腺素；④麻醉前给予巴比妥类或苯二氮䓬类药物，提高毒性阈值；⑤加强观察，及时发现和处理。毒性反应的处理参见本章硬膜外阻滞病人的相关护理内容。

（3）过敏反应的观察、预防和护理：临床上酯类局麻药过敏多见，酰胺类局麻药过敏极罕见。病人表现为在使用很少量局麻药后即出现荨麻疹、咽喉水肿、支气管痉挛、低血压和血管神经性水肿等，严重者可危及生命。预防、观察和护理措施：①对于有酯类局麻药过敏史者，宜选用酰胺类局麻药。②加强观察，注意麻醉过程中病人有无呼吸困难、低血压和荨麻疹等过敏反应的表现。③病人一旦发生过敏反应，立即停药，保持呼吸道通畅、吸氧；遵医嘱注射肾上腺素，同时给予糖皮质激素和抗组胺药物。

（4）对于在锁骨上和肋间进针行阻滞者，需观察有无气胸并发症的发生。

**2. 局麻术后护理** 局麻药对机体影响小，一般无须特殊护理。术后有轻微的头晕时，进行防跌倒评估，嘱病人至少休息30分钟、症状缓解或消失后方可离开，不可驾车。告知病人若有不适，即刻就诊。

### （五）护理评价

**1.** 病人焦虑是否减轻，情绪是否稳定。

**2.** 病人是否出现麻醉并发症，如出现是否及时发现并处理。

**3.** 病人术中是否发生疼痛。

### 【健康教育】

**1. 麻醉前** 指导病人缓解紧张和焦虑的方法，鼓励病人倾诉。用图片或视频让病人了解麻醉和手术的全过程。给病人讲解配合麻醉和手术的方法。

**2. 麻醉中** 密切观察病人有无麻醉药物毒性反应、过敏反应发生，及时发现和配合处理。

**3. 麻醉后** 对部分术后局部伤口疼痛的病人，教会其缓解疼痛的方法。

# 第四节 椎管内麻醉

椎管有两个可用于麻醉的腔隙，即蛛网膜下腔和硬脊膜外隙。将局麻药注入椎管内的蛛网膜下腔或硬脊膜外隙，脊神经根受到阻滞或暂时麻痹使该脊神经所支配的相应区域产生麻醉作用，统称为椎管内麻醉（intrathecal anesthesia）。局麻药注入蛛网膜下腔产生的阻滞作用，称为蛛网膜下腔阻滞，又称脊椎麻醉（spinal anesthesia）或腰麻；局麻药注入硬脊膜外隙所产生的阻滞作用称为硬脊膜外隙阻滞（epidural block）或硬膜外阻滞；将蛛网膜下腔阻滞和硬膜外阻滞两种技术同时应用以增强麻醉效果，称腰-硬联合阻滞（combined spinal-epidural block，CSE）。实施椎管内麻醉时，病人意识清醒，镇痛效果确切，肌肉松弛良好，但对生理功能有一定影响，腹部手术时不能完全消除内脏牵拉反应。

## 【椎管内麻醉的解剖基础】

**1. 脊柱和椎管** 正常脊柱有颈（C）、胸（T）、腰（L）、骶（S）四个生理弯曲，颈曲和腰曲向前突，胸曲和骶曲向后突。病人仰卧时，$C_3$ 和 $L_3$ 处于最高位，$T_5$ 和 $S_4$ 处于最低位。这一生理弯曲对蛛网膜下腔内局麻药液的移动有重要影响，是通过改变病人体位来调节阻滞平面的重要解剖基础。脊椎由前方的椎体和后方的椎弓组成，中间为椎孔，所有椎孔连接在一起形成椎管，供脊神经通过。

**2. 韧带** 相邻两节椎骨的椎弓由三条韧带相互连接，从内向外的顺序是：黄韧带、棘间韧带及棘上韧带。黄韧带组织致密坚韧，针尖穿过时有阻力，穿过后有落空感。椎管内麻醉时，穿刺针经皮肤、皮下组织、棘上韧带、棘间韧带和黄韧带即进入硬脊膜外隙，若再穿过硬脊膜和蛛网膜，则进入蛛网膜下腔（图5-3）。

**3. 脊髓、脊膜和腔隙** 椎管内有脊髓，脊髓有三层被膜。成人脊髓下端通常终止于 $L_1$ 椎体下缘或 $L_2$ 椎体上缘；新生儿在 $L_3$ 椎体下缘，并随年龄增长而上移。因此，成人腰椎穿刺部位应选择 $L_2$ 以下腰椎间隙，而儿童应在 $L_3$ 以下腰椎间隙，以免损伤脊髓（图5-4）。脊髓被膜由内至外分别为软脊膜、蛛网膜和硬脊膜。硬脊膜由坚韧的结缔组织形成，其血供较少，穿刺后不易愈合。软脊膜和蛛网膜之间的腔隙为蛛网膜下腔，内有脑脊液。硬脊膜与椎管内壁（黄韧带和骨膜）之间的腔隙称硬脊膜外隙，内有脂肪、结缔组织、血管及淋巴管。硬脊膜与蛛网膜之间的潜在腔隙为硬脊膜下隙。

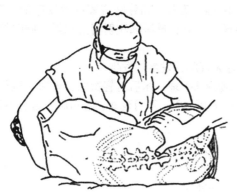

图5-3 脊椎穿刺层次横断面

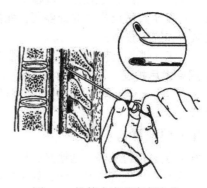

图5-4 椎管内麻醉穿刺定位

**4. 脊神经** 共有31对，包括8对颈（C）神经、12对胸（T）神经、5对腰（L）神经、5对骶（S）神经和1对尾（$C_0$）神经。每条脊神经由前、后根合并而成，后根司感觉，前根司运动。神经纤维分为无髓鞘和有髓鞘两种，前者包括自主神经纤维和多数感觉神经纤维，后者包括运动神经纤维。

**【椎管内生理与麻醉的机制】**

**1. 脑脊液** 透明澄清，成人总容积为 120～150ml，其中蛛网膜下腔的容积仅有 25～30ml。脑脊液在蛛网膜下腔阻滞时可起稀释和扩散局麻药的作用。

**2. 麻醉药的作用部位** 椎管内麻醉的主要作用部位是脊神经根。由于蛛网膜下腔内有脑脊液，麻醉药注入后即被稀释，且脊神经根在其内裸露，易被局麻药阻滞。

**3. 麻醉平面** 指感觉神经被阻滞后，用针刺法测定所得的皮肤痛觉消失的范围。交感神经阻滞可减轻内脏牵拉反应，感觉神经阻滞可阻断皮肤和肌组织的疼痛传导，运动神经阻滞则可产生肌肉松弛。由于不同类型的神经对局麻药的敏感性不同，如交感神经纤维最先且最易被阻滞，感觉神经纤维次之，运动神经纤维最晚被阻滞。因此，临床上出现神经阻滞在空间上存在一定差异，即交感神经纤维阻滞较感觉神经阻滞高2～4个神经节段，运动神经阻滞较感觉神经阻滞低1～4个节段。

**4. 椎管内麻醉对生理的影响**

（1）应激反应：机体受到创伤、手术等伤害性刺激后，可出现以交感神经兴奋、垂体肾上腺皮质激素分泌增多为主的一系列神经内分泌反应，并引起机体各种功能和代谢改变。椎管内的阻滞能有效地阻断手术区的恶性刺激，从而降低手术引起的内分泌及代谢的变化，对降低围手术期病人死亡率有重大意义。椎管内阻滞对脐以下手术操作引起的应激反应较好。

（2）对呼吸的影响：椎管内阻滞可因松弛呼吸肌而影响呼吸功能。其影响程度取决于麻醉平面的高度，尤其是运动神经阻滞范围。胸脊神经阻滞可引起肋间肌大部分或全部麻痹而致胸式呼吸减弱或消失；若膈神经也被阻滞，则可引起膈肌麻痹，腹式呼吸减弱或消失而致通气不足，甚至呼吸停止。

（3）对心血管的影响：①血压下降，椎管内麻醉时，由于交感神经被阻滞而引起小动脉舒张、静脉扩张，造成外周血管阻力降低，静脉系统血容量增加，回心血量、心排出量下降而导致低血压。其发生率和血压下降幅度取决于麻醉平面及病人全身情况，术前准备不充分、已有低血容量、动脉粥样硬化或心功能不全、麻醉平面高、阻滞范围广者更易出现血压下降。②心率减慢，交感神经阻滞后，迷走神经兴奋性增强，可引起心率减慢。

（4）对胃肠道的影响：由于交感神经被阻滞，迷走神经兴奋性增强，兴奋胃肠平滑肌，使胃肠蠕动增强，容易产生恶心、呕吐。此外，胃肠道的血流增加，有利于胃肠手术后伤口愈合。

（5）对肾脏的影响：肾功能有较好的生理储备，椎管内麻醉时虽然肾血流减少，但没有临床意义。腰骶段的交感神经阻滞后，尿道括约肌收缩，而逼尿肌松弛，可产生尿潴留。

# 一、蛛网膜下腔阻滞

**【适应证】**

蛛网膜下腔阻滞适用于持续 2～3 小时以内的下腹部、盆腔、下肢和肛门会阴部手术。

**【禁忌证】**

禁用于中枢神经系统疾病；脊柱畸形、外伤或结核；休克、败血症；靠近穿刺部位皮肤感染；严重心脏病、凝血功能障碍；精神病或小儿等不合作者；等。老年、妊娠和高血压等病人要严格控制用药剂量和阻滞平面。

**【常用药物】**

**1. 麻醉药** 包括普鲁卡因、丁卡因、布比卡因、利多卡因等。其作用时间取决于脂溶性及蛋白质结合力。上述药物的作用时间从短至长依次为：普鲁卡因、利多卡因、布比卡因、丁卡因。故短时间的手术可选择普鲁卡因，中等时间的手术（如疝修补术及下肢截肢术）常选择利多卡因，而长时间的手术（膝或髋关节置换术及下肢血管手术）可用布比卡因、丁卡因。

**2. 血管收缩药** 包括麻黄碱、肾上腺素及苯肾上腺素（新福林）。血管收缩药可减少局麻药被血管吸收，使更多的局麻药物浸润至神经中，从而使麻醉时间延长。

## 【护理】

### （一）护理评估

**1. 麻醉前评估**

（1）健康史：①一般资料，病人的年龄、性别、性格特征、职业、饮食习惯等。②个人史，有无特殊嗜好（如烟、酒）和药物成瘾史等。③既往疾病史，有无中枢神经系统、心血管和呼吸系统等疾病史；有无静脉炎；有无腰椎畸形、受损或腰椎间盘突出症；有无蛛网膜下腔阻滞禁忌证；有无高血压及低血压史；等。④既往手术、麻醉史，包括手术类型、术中及术后情况、麻醉方法、麻醉药种类等。⑤用药史，包括药名、剂量、方法、时间及用药后不良反应；有无麻醉药物或其他药物过敏史；等。⑥家族史，家族成员中有无过敏性疾病及其他疾病史。

（2）身体状况：腰穿拟穿刺部位皮肤有无破损或感染病灶，脊柱有无畸形等。有无血容量不足；有无皮肤、黏膜出血；有无心功能不全；高血压病人的血压控制情况。对有腰椎畸形、受损或腰椎间盘突出症病史者，了解其 CT 或 MRI 的检查结果。

（3）心理-社会状况：病人及家属对麻醉方式、麻醉前准备、麻醉中护理配合和麻醉后康复知识的认知程度；是否存在焦虑或恐惧等不良情绪反应及所担心的问题；家庭和单位等对病人的身心支持程度；等。

**2. 麻醉后评估**

（1）术中情况：麻醉方式、麻醉药种类和用量；术中失血量、输血量和补液量；术中病人有无发生血压下降、恶心、呕吐、心动过缓，甚至呼吸、心搏骤停等蛛网膜下腔阻滞并发症。

（2）术后情况：病人的意识状态、生命体征；感觉是否恢复；有无麻醉后并发症的征象；腰穿部位有无异常渗血及感染等征象。血尿常规、血生化检查、血气分析、重要脏器功能等检查结果有无异常。评估病人对麻醉后不适的认知及情绪反应，家属对麻醉后相关知识的认知状况。

### （二）常见护理诊断/问题

**1. 焦虑/恐惧** 与对手术室环境陌生、担心麻醉安全性和手术等有关。

**2. 潜在并发症** 血压下降及心率减慢、呼吸抑制、恶心呕吐、蛛网膜下腔阻滞后头痛、尿潴留等。

**3. 疼痛** 与手术创伤和麻醉药物的作用消失有关。

### （三）护理目标

**1.** 病人能说出应对焦虑、恐惧心理的措施，或自述焦虑、恐惧情绪减轻或消失。

**2.** 病人无并发症发生或发生的并发症被及时发现和处理。

**3.** 病人疼痛缓解或减轻，舒适感增加。

### （四）护理措施

**1. 麻醉前护理**

（1）术前访视与心理护理：术前访视对减少病人对手术的恐惧、保证手术和麻醉的顺利实施、确保手术的成功起着关键作用。手术室护士应于术前以宣传手册、录像、示教和指导相结合等多种形式向病人介绍手术室的环境、设备、麻醉方式、麻醉体位、简单的手术过程、术前的注意事项等，解除病人及家属的疑问、思想顾虑，帮助病人以良好的心态迎接手术。病房护士应结合病人的疑问给予适当的心理护理，关心病人。

（2）完善病人的术前准备：按医嘱完成各项术前准备。对术前已存在高血压、低血压及血容量不足等病人，注意有效控制血压、补足血容量。

**2. 麻醉中护理** 重点是监测生命体征的变化，同时应加强如下主要并发症的预防、观察和护理。

（1）血压下降或心率减慢：蛛网膜下腔阻滞平面超过 $T_4$ 后，常出现血压下降，多于注药后 15～30 分钟发生，同时伴心率缓慢，严重者可因脑供血不足而出现恶心、呕吐、面色苍白、躁动不安等症状。血压下降主要因脊神经阻滞后麻醉区域血管扩张，回心血量减少、心排出量减少所致。血压下降的程度，主要取决于阻滞平面的高低，平面越高，阻滞范围越广，发生血管扩张的范围越大，血压下降越明显。同时，合并心血管功能代偿状态差、高血压、血容量不足或酸中毒者，更易发生低血压。心率缓慢是由于交感神经部分被阻滞，迷走神经呈相对亢进所致。①预防：术前有效控制血压，补足血容量，完善各项术前准备；术中密切观察病人血压及心率变化。②处理：血压下降者，应加快补液速度以补充血容量，如无效，按医嘱注射麻黄碱以收缩血管，提升血压；心动过缓者，可按医嘱静脉注射阿托品。

（2）呼吸抑制：因胸段脊神经阻滞引起肋间肌麻痹，或因麻醉平面过高致呼吸中枢缺血、缺氧而引起呼吸抑制。病人表现为胸式呼吸微弱，腹式呼吸增强，严重时潮气量减少，咳嗽无力，不能发声，甚至发绀。若发生全脊髓麻醉，病人可出现呼吸停止、血压下降甚至心脏停搏。①预防：密切观察病人的生命体征、面色变化，注意有无呼吸抑制。②处理：呼吸功能不全者，立即予以有效吸氧或面罩下给氧辅助呼吸；呼吸停止者，立即施行气管内插管和人工呼吸；呼吸心搏骤停者，立即进行心肺脑复苏。

（3）恶心、呕吐：常见原因有麻醉平面过高，引起低血压和呼吸抑制，导致脑缺氧而兴奋呕吐中枢；迷走神经亢进，致胃肠蠕动增强；手术腹腔内脏受到牵拉，反射性引起恶心、呕吐；病人对术中辅助用药较敏感。①预防：麻醉前应用阿托品，以降低迷走神经兴奋性；麻醉过程中密切观察病人有无恶心、呕吐反应；②处理：积极寻找原因，采取针对性治疗措施，如提升血压、吸氧、暂停腹腔内脏的牵拉等。若仍不能制止呕吐，按医嘱予以止吐药物，及时清理呕吐物，防止误吸发生。

**3. 麻醉后护理**　监测生命体征的变化，同时应加强术后并发症的预防、观察和护理，缓解和消除术后疼痛等不适。

（1）术后常见并发症的观察和护理

1）头痛：发生的主要原因为硬脊膜和蛛网膜血供较差，穿刺孔不易愈合，脑脊液外漏致颅内压降低和颅内血管扩张而引起血管性疼痛，常出现于麻醉后 2～7 天，年轻女性多见。其特点是抬头或坐立时加重，平卧后减轻或消失。约半数病人的头痛在 4 天内消失，一般不超过 1 周。为预防头痛的发生，术后常规采取去枕平卧 4～6 小时。对发生头痛者，予以平卧休息，按医嘱给予镇痛剂或安定类药物，或采取针灸或腹带捆绑腹部。严重者可于硬脊膜外隙注入生理盐水、5% 葡萄糖液或右旋糖酐。

2）尿潴留：因支配膀胱的 $S_2$、$S_3$、$S_4$ 副交感神经纤维很细，且对局麻药很敏感，被阻滞后恢复较迟，病人术后切口疼痛及不习惯卧床排尿等原因可导致膀胱过度充盈，发生尿潴留。因此，术后应积极鼓励病人及时排尿；若排尿困难，可予以热敷膀胱区或针刺足三里、三阴交等穴位，也可按医嘱给副交感神经兴奋药（如卡巴胆碱）促进排尿。若上述措施无效，应予以留置导尿管。

（2）缓解或减轻切口疼痛：术后疼痛是机体对疾病本身及手术造成的组织损伤的一种保护性反应，病人不仅会经历不愉快的情感体验，并且会产生一系列生理和心理反应。完善、积极、有效的术后镇痛（post-operative analgesia）对提高手术后病人的生活质量、减少术后并发症有着重要作用。术后镇痛有传统镇痛、硬膜外镇痛和病人自控镇痛三种。护理要点：①疼痛观察，监测和记录术后病人的生命体征变化，评估病人的病情、年龄、性别和体重，以及当前疼痛的强度、部位、性质和持续时间等，连续性地评价镇痛效果。未达到舒适目标或疼痛评分超过中度（5～6 分），应报告医生，根据病情及用药效果合理调整镇痛方法或药物配方。②镇痛导管护理：术后和转送过程中应妥善固定，防止留置导管的脱出、脱落及反折；做好标记，明确区分镇痛管道和静脉输液管道。镇痛结束后，拔出导管时应注意检查导管的长度及完整性，防止导管残留于病人体内。③用药护理：用标签清晰标明自控镇痛的药物成分和剂量、使用时间和途径，告知病人及家属自控镇痛的目的、方法及使用的注意事项。协助诊治镇痛药物可能出现的并发症，发现异常应立即停用镇痛泵，同时请麻醉科会诊。若遇呼吸抑制、心搏骤停的紧急情况,应立即就地抢救,同时请麻醉科会诊参与抢救。

### （五）护理评价

**1.** 病人焦虑是否减轻,情绪是否稳定。

**2.** 是否出现麻醉并发症,如出现是否及时发现并处理。

**3.** 病人疼痛是否缓解,舒适感是否增加。

### 【健康教育】

少数蛛网膜下腔阻滞后头痛病人在出院时头痛仍未缓解,无须过分焦虑,注意休息后能自行缓解。

## 二、硬膜外阻滞

### 【适应证】

**1. 外科手术**　可用于除头部以外的任何手术,但从安全角度考虑,硬膜外阻滞主要用于横膈以下的各种腹部、腰部和下肢手术。

（1）中位硬膜外阻滞:穿刺部位在 $T_6 \sim T_{12}$,阻滞中、下段胸神经。常用于腹壁手术。

（2）低位硬膜外阻滞:穿刺部位在腰部各棘突间隙,阻滞腰神经。用于下肢及盆腔手术。

（3）骶管阻滞:经骶裂孔进行穿刺,阻滞骶神经。适用于肛门及会阴部手术。

**2. 镇痛**　包括产科镇痛、术后镇痛及一些慢性疼痛的镇痛等。

### 【禁忌证】

硬膜外阻滞禁忌证与蛛网膜下腔阻滞相似,包括穿刺部位皮肤感染、凝血机制障碍、休克、脊柱结核或严重畸形、中枢神经系统疾病等。

### 【常用药物】

常用的麻醉药有利多卡因、丁卡因及布比卡因,近年来也用罗哌卡因。一般用 1.5%～2% 利多卡因,5～8 分钟即可发挥作用,作用维持时间为 1 小时左右。丁卡因常用浓度为 0.25%～0.33%,10～20 分钟起效,维持时间 1.5～2 小时。布比卡因常用浓度为 0.5%～0.75%,7～10 分钟起效,可维持 2～3 小时。罗哌卡因常用浓度为 0.75%。

### 【护理】

### （一）护理评估

参见蛛网膜下腔阻滞部分的护理评估内容。

### （二）常见护理诊断/问题

**1. 焦虑/恐惧**　与对手术室环境陌生、担心麻醉安全性和手术等有关。

**2. 潜在并发症**　全脊髓麻醉、局麻药毒性反应、血压下降、呼吸抑制、恶心呕吐、神经损伤、硬膜外血肿、硬膜外脓肿等。

**3. 疼痛**　与手术创伤和麻醉药物的作用消失有关。

### （三）护理目标

**1.** 病人能说出应对焦虑、恐惧心理的措施,或自述焦虑、恐惧情绪减轻或消失。

**2.** 病人无并发症发生或发生的并发症被及时发现和处理。

**3.** 病人疼痛缓解或减轻,舒适感增加。

### （四）护理措施

**1. 麻醉前护理**　参见蛛网膜下腔阻滞的麻醉前护理内容。

**2. 麻醉中护理** 监测生命体征的变化，同时应加强如下主要并发症的预防、观察和护理。

（1）全脊髓麻醉：是硬膜外麻醉最危险的并发症，是由于硬膜外麻醉所用局麻药大部分或全部误注入蛛网膜下腔，使全部脊神经被阻滞的现象。病人可在注药后几分钟内发生呼吸困难、血压下降、意识模糊或消失，继而呼吸停止，若处理不及时，可迅速出现心搏骤停。①预防：严格遵守操作规程，穿刺时仔细谨慎，避免穿破硬膜；导管置入硬膜外腔后，应回吸无脑脊液，并先注入试验剂量，确定未误入蛛网膜下腔，方可继续给药或注入全量局麻药；改变体位后若需再次注药，仍应先注入试验剂量。②处理：一旦发生全脊髓麻醉，立即行面罩加压给氧，并积极配合医师紧急行心肺脑复苏；加速输液速度，按医嘱给予升压药，维持循环功能。

（2）局麻药毒性反应：硬膜外腔内有丰富的静脉丛，对局麻药吸收很快；导管可误入血管内，将局麻药直接注入血管内；导管损伤血管也可加快局麻药的吸收，而引起不同程度的局麻药毒性反应。一次用药剂量超过限量，也可导致毒性反应的发生。一旦发生应：①立即停止给药；②面罩给氧，保持呼吸道通畅，必要时行气管内插管和人工呼吸；③轻度兴奋者，可静脉注射地西泮或咪达唑仑（咪唑安定）；④惊厥发生时应静脉注射硫喷妥钠，若惊厥仍未控制，可静脉注射琥珀胆碱，但应备有复苏设备；⑤出现循环抑制时，应快速有效地补充血容量，同时根据具体情况酌情使用血管活性药物以维持血流动力学的稳定；⑥发生呼吸、心搏骤停者，应立即进行心肺脑复苏。

（3）血压下降：主要因交感神经阻滞使阻力血管和容量血管扩张而致。尤其上腹部手术时，因胸腰段交感神经阻滞范围较广，并可阻滞心交感神经引起心动过缓，更易发生低血压。其特点是血压下降出现较晚，幅度较小。其观察、处理和护理参见蛛网膜下腔阻滞部分的相关内容。

（4）呼吸抑制：硬膜外阻滞可影响肋间肌和膈肌运动而致呼吸储备功能降低。当阻滞平面低于 $T_8$ 时，呼吸功能基本正常；若达 $T_2$ 以上时，则通气功能明显降低。通过降低用药浓度，减轻对运动神经的阻滞，可以减轻局麻药对呼吸的抑制作用。其临床表现、观察和护理措施参见蛛网膜下腔阻滞部分的相关内容。

（5）恶心、呕吐：参见蛛网膜下腔阻滞部分的相关内容。

**3. 麻醉后护理**

（1）体位：硬膜外阻滞病人术后即可睡软枕平卧休息，观察 6 小时，生命体征平稳后即可采取半卧位。

（2）并发症的观察与护理

1）神经损伤：其主要原因包括，①穿刺针直接损伤神经；②导管质硬而损伤脊神经根或脊髓；③局麻药神经毒性，表现为局部感觉或（和）运动障碍，并与神经分布有关。在穿刺或置管时，如病人有电击样异感并向肢体放射，说明已触及神经。异感持续时间长者，说明损伤严重，应放弃阻滞麻醉，一般予以对症治疗，数周或数月后可自愈。

2）硬膜外血肿：发生率为 2%～6%，血肿形成引起截瘫的发生率为 1：20 000。凝血功能障碍或应用抗凝药物者容易发生。病人表现为麻醉后麻醉作用持久不退，或消退后再次出现肌无力、截瘫等。一旦发现血肿压迫征兆，应及时报告医师并做好术前准备，争取在血肿形成后 8 小时内进行椎板切开减压术，清除血肿、解除压迫。若超过 24 小时，一般很难恢复。

3）硬膜外脓肿：因无菌操作不严格或穿刺针经过感染组织，引起硬膜外腔感染并逐渐形成脓肿。病人表现为脊髓和神经根受刺激和压迫的症状，如放射性疼痛、肌无力和截瘫，并伴感染征象。一旦明确为硬膜外脓肿，应按医嘱应用大剂量抗生素，并积极做好术前准备，尽早行椎板切开引流术。

（3）缓解或减轻切口疼痛：参见蛛网膜下腔阻滞部分的相关内容。

## （五）护理评价

**1.** 病人焦虑是否减轻，情绪是否稳定。

**2.** 病人是否出现麻醉并发症，如出现是否及时发现并处理。

**3.** 病人疼痛是否缓解，舒适感是否增加。

【健康教育】

对部分术后伤口疼痛的病人，教会其缓解疼痛的方法。

# 第五节　全身麻醉

**案例 5-2**

患者，男性，55 岁。因咳嗽、咳痰、气促、痰中带血 4 个月余，加重 1 周入院。

患者于 4 个月前无明显诱因出现咳嗽，呈阵发性，咳中量白色黏痰，偶带少量血丝，无畏寒发热。1 周前咳嗽加剧，伴胸闷气促和左上胸背部疼痛。发病以来患者饮食少、营养差、睡眠差、大小便正常。既往吸烟 40 年，戒烟 10 年。

体格检查：T 36.4℃，P 84 次/分，R 25 次/分，BP 148/95mmHg。左锁骨上淋巴结可触及 2 枚大小约 1cm×2cm 的肿大淋巴结，质硬，有压痛。双肺呼吸音低，无啰音。无声音嘶哑。

辅助检查：胸部 CT 示左上肺团块；纤维支气管镜显示左总支气管距隆突 2.5cm 处被新生物部分堵塞；胸腔穿刺后胸腔积液病理示腺癌。

诊断为"右肺上叶肺癌"。拟行手术治疗。

**问题：**

1. 此患者首选哪种麻醉方式？

2. 麻醉前应从哪些方面对该病例患者进行护理评估？

3. 此患者在麻醉恢复期间观察时，突然出现呼吸困难和鼾声，检查发现尚未完全清醒、$SpO_2$ 为 87%，分析此患者可能出现了哪种并发症？应如何处理？

全身麻醉（general anesthesia）是麻醉药经呼吸道吸入或经静脉、肌内注射进入人体内，作用于中枢神经系统并抑制其功能，表现为神志丧失、全身痛觉消失、遗忘、反射抑制和一定程度的肌肉松弛的麻醉方法。因麻醉药物对中枢神经的可控、可逆，也无时间限制，病人清醒后不留任何后遗症，且较局麻和椎管内阻滞麻醉更舒适和安全，故适用于身体各部位手术。全身麻醉是目前临床麻醉最常用的方法。

【分类】

按麻醉药进入体内的途径不同分为吸入麻醉和静脉麻醉。

**1. 吸入麻醉（inhalation anesthesia）** 是将气体或挥发性液体麻醉药物经呼吸道吸入而起到全身麻醉作用的方法。由于麻醉药经肺通气进入体内和排出，故麻醉深度的调节较其他麻醉方法更容易。吸入麻醉在临床麻醉中应用最广泛。

**2. 静脉麻醉（intravenous anesthesia）** 是将麻醉药物注入静脉，通过血液循环作用于中枢神经系统而产生全身麻醉作用的麻醉方法。优点是诱导迅速，无诱导兴奋期，对呼吸道无刺激，无环境污染，麻醉苏醒期较平稳；缺点是麻醉深度不易调节，容易产生快速耐药，无肌松作用，长时间用药后可产生体内药物蓄积和苏醒延迟。

【全身麻醉的用药】

全身麻醉的用药包括吸入麻醉药、静脉麻醉药、肌肉松弛药和麻醉性镇痛（辅助）用药。

**1. 吸入麻醉药（inhalation anesthetic）** 指经呼吸道吸入进入人体内产生全身麻醉作用的药物。常用麻醉药物：氧化亚氮（笑气，$N_2O$）、恩氟烷[安氟醚、异氟烷（异氟醚）、七氟烷（七氟醚]、地氟烷（地氟醚）、氟烷。

**2. 静脉麻醉药（intravenous anesthetics）** 指经静脉进入体内，通过血液循环作用于中枢神经系统而产生全身麻醉作用的药物。其优点为诱导快，对呼吸道无刺激，无环境污染。常用麻醉药：硫喷妥钠、氯胺酮、丙泊酚（普鲁泊福，异丙酚）、依托咪酯（乙咪酯）、羟丁酸钠。

**3. 肌肉松弛药（muscle relaxants）** 为作用于神经-肌肉接头使骨骼肌完全松弛以便进行外科手术的一类药物。无镇静、镇痛作用，可引起心血管和自主神经系统不良反应。主要用于临床麻醉诱导时便于气管插管及外科手术时维持良好的肌肉松弛；在 ICU 危重病人治疗时，用于消除病人自发呼吸与呼吸机之间的对抗，有利于肺通气，此外还用于治疗某些痉挛性疾病。常用肌松药：琥珀胆碱、筒箭毒碱、泮库溴铵、维库溴铵、阿曲库铵等。

**【全身麻醉的方法】**

**1. 全身麻醉的诱导（induction of anesthesia）** 指病人接受全身麻醉药后，由清醒状态到神志消失，并进入全身麻醉状态后进行气管内插管的阶段。常用的方法是吸入诱导法和静脉诱导法。

**2. 全身麻醉的维持** 全身麻醉维持期的主要任务是维持适当的麻醉深度以满足手术的要求，同时加强对病人的管理，保证循环和呼吸等生理功能的稳定。

（1）吸入麻醉的维持：指经呼吸道吸入一定浓度的吸入麻醉药，以维持适当的麻醉深度。当前最常用的是气管内插管后密闭式吸入麻醉（图 5-5）。

（2）静脉麻醉的维持：指全身麻醉诱导后，采用单次、分次或连续注入的方法，经静脉给药维持适当麻醉深度和达到稳定的麻醉状态。目前，单一的静脉全麻仅适用于全身麻醉诱导和短小手术，而对复杂或时间较长的手术，多选择复合全身麻醉。

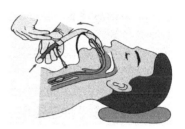

图 5-5 气管内插管

（3）复合全身麻醉：指两种或两种以上的全麻药或（和）方法复合应用，彼此取长补短，达到最佳临床麻醉效果。根据给药的途径不同，复合全身麻醉可大致分为全静脉麻醉和静脉与吸入麻醉复合的静吸复合麻醉。

**3. 全身麻醉深度的判断** 传统的麻醉深度是根据肌肉张力的变化来判断的，其代表是乙醚吸入麻醉分期。随着现代麻醉使用了静脉药和肌松药，现在的麻醉深度常根据呼吸、血压、心率来判断，有条件的可监测脑电图等。临床上通常将麻醉深度分为浅麻醉期、手术麻醉期和深麻醉期，其判断标准见表 5-1。

表 5-1 通用临床麻醉深度判断标准

| 麻醉分期 | 呼吸 | 循环 | 眼征 | 其他 |
|---|---|---|---|---|
| 浅麻醉期 | 不规则 | 血压↑ | 睫毛反射（−） | 吞咽反射（+） |
| | 呛咳 | 心率↑ | 眼球运动（+） | 出汗 |
| | 气道阻力↑ | | 眼睑反射（+） | 分泌物↑ |
| | 喉痉挛 | | 流泪 | 刺激时体动 |
| 手术麻醉期 | 规律 | 血压稍低但稳定 | 眼睑反射（−） | 刺激时无体动 |
| | 气道阻力↓ | 手术刺激无改变 | 眼球固定中央 | 黏膜分泌物消失 |
| 深麻醉期 | 膈肌呼吸 | 血压↓ | 对光反射（−） | |
| | 呼吸↑ | | 瞳孔散大 | |

**【护理】**

**（一）护理评估**

**1. 麻醉前评估**

（1）健康史：病人的一般资料、个人史、既往病史、既往手术和麻醉、家族史等评估内容参见蛛网膜下腔阻滞的护理评估。另外，还需评估病人有无影响完成气管内插管的因素，如颌关节活动受限、下颌畸形或颈椎病等。

（2）身体状况：包括有无牙齿缺少或松动、是否安有义齿。意识和精神状态、生命体征是否正常；有无营养不良、发热、脱水及体重降低；有无皮肤、黏膜出血及水肿等征象。了解血、尿、粪常规及血生化检查，血气分析、心电图、影像学等检查结果，以评估有无重要脏器功能不全、凝血机制障碍及贫血、低蛋白血症等异常。

（3）心理-社会状况：病人及家属对全身麻醉相关知识如麻醉前准备、麻醉中配合、麻醉后康复等的认识程度等。

**2. 麻醉中评估** 评估麻醉方式、麻醉药种类和用量；术中失血量、输血量和补液量；术中有无反流与误吸、呼吸道梗阻、低氧血症、血压异常等并发症发生，如有，进行了哪些抢救和处理，效果如何等。

**3. 麻醉后评估** 除评估上述麻醉期间的情况外，还应评估术后：①病人的意识状态、血压、心率和体温等生命体征是否平稳；②心电图及血氧饱和度是否正常；③基本生理反射是否存在；④感觉是否恢复；⑤有无麻醉后并发症征象；⑥血、尿、粪常规及血生化检查，血气分析，重要脏器功能等检查结果有无异常改变；⑦病人对麻醉和术后不适（如恶心、呕吐、切口疼痛等）的认识、对术后不适或并发症的情绪反应等。

### （二）常见护理诊断/问题

**1. 焦虑和恐惧** 与对手术室环境陌生、担心麻醉安全性和手术等有关。

**2. 知识缺乏** 缺乏有关麻醉前和麻醉后须注意和配合的知识。

**3. 潜在并发症** 恶心、呕吐、窒息、麻醉药过敏、麻醉意外、呼吸道梗阻、低氧血症、低血压、高血压、心律失常、心搏骤停、坠积性肺炎等。

**4. 有受伤的可能** 与病人麻醉后未完全清醒或感觉未完全恢复有关。

**5. 疼痛** 与手术创伤和麻醉药物作用消失有关。

### （三）护理目标

**1.** 病人能说出应对焦虑、恐惧心理的措施，或自述焦虑、恐惧情绪减轻或消失。

**2.** 病人了解并能复述有关麻醉须知方面的知识。

**3.** 病人无并发症发生或发生的并发症被及时发现和处理。

**4.** 病人未发生意外伤害。

**5.** 病人疼痛缓解或减轻，舒适感增加。

### （四）护理措施

**1. 麻醉前护理**

（1）术前访视与心理护理：参见蛛网膜下腔阻滞部分的相关内容。

（2）告知病人有关麻醉须知和配合方面的知识。

（3）完善术前准备：①病人准备，如择期手术前应常规排空胃，以避免围手术期发生胃内容物的反流、呕吐或误吸，以及由此而导致的窒息和吸入性肺炎；指导病人学会有效咳嗽、咳痰；术前已存在高血压、低血压及血容量不足等的病人，注意有效控制血压、补足血容量等，以提高手术耐受。可参见第七章"手术前后病人的护理"的相关内容。②物品准备：手术室护士应根据手术方式、麻醉类型和病人病情等准备麻醉物品、麻醉药品、抢救器械及药物等，以保证一旦病人出现麻醉意外时抢救所需。

**2. 麻醉中护理** 麻醉与手术过程中，密切监测病人的意识、生命体征、心电图、血气分析指标等，一旦发现异常，及时配合医生处理。同时，应加强如下主要并发症的观察与护理。

（1）呼吸道梗阻：以声门为界，呼吸道梗阻分为上呼吸道梗阻和下呼吸道梗阻。

1）上呼吸道梗阻：常因舌后坠、口腔分泌物或异物、喉头水肿等引起机械性梗阻。病人主要表现为呼吸困难。不完全梗阻者表现为呼吸困难及鼾声；完全梗阻者则有鼻翼扇动和三凹征。护理措施：①密切监测呼吸变化。②对舌后坠者应托起其下颌、将头后仰，置入口咽或鼻咽通气管。③清除咽喉部分泌物和异物，解除梗阻。④对轻度喉头水肿者，可按医嘱经静脉注射皮质激素或雾化吸入肾上腺素；对重症者，应配合医师立即行气管切开并护理。

2）下呼吸道梗阻：常因插管位置异常、气道阻塞、支气管痉挛、反流与误吸所致。轻者无明显症状，仅能在肺部听到啰音。重者可表现为呼吸困难、潮气量降低、气道阻力增高、缺氧发绀、心率增快和血压降低。护理措施：①密切监测；②注意避免病人因变换体位而引起气管导管扭折；③及时清除呼吸道分泌物和吸入物。

（2）低氧血症（hypoxemia）：当病人吸入空气时 $SpO_2$ < 90%、$PaO_2$ < 60mmHg，或吸入纯氧时 $PaO_2$ < 90mmHg 即为低氧血症。常因麻醉机故障、插管位置异常、呼吸道梗阻、吸入性麻醉药（如氧化亚氮）所致弥散性缺氧、误吸、肺不张等引起。病人表现为呼吸急促、发绀、烦躁不安、心动过速、心律失常和血压升高等。护理措施：①密切监测；②若病人出现低氧血症，予以有效吸氧，必要时配合医师行机械通气治疗和护理，并按医嘱予以对因及对症处理。

（3）低血压：当麻醉病人的收缩压下降超过基础值的 30% 或绝对值 < 80mmHg 时，即为低血压。常因麻醉过深引起血管扩张、术中脏器牵拉引起迷走神经反射、术中失血过多等。临床表现为少尿或代谢性酸中毒，严重者可出现心肌缺血、中枢神经功能障碍等。护理措施：①密切监测；②一旦发现病人低血压，应根据手术刺激的强度调整麻醉深度，并根据失血量快速补充血容量，必要时遵医嘱应用血管收缩药，以维持血压；③因术中牵拉反射引起低血压者，应及时解除刺激，必要时静脉注射阿托品。

（4）高血压：麻醉期间舒张压 > 100mmHg 或收缩压高于基础值的 30%，是全身麻醉中最常见的并发症。常见原因包括原发病变，如原发性高血压、颅内压增高等；手术、麻醉操作，如气管插管等刺激引起的心血管反应；麻醉浅、镇痛药用量不足；药物如氯胺酮所致的血压升高。护理措施：①完善高血压病人的术前护理；②密切监测血压变化；③对因麻醉过浅或镇痛剂用量不足所致高血压者，术中根据手术刺激的程度调节麻醉深度和镇痛剂用量，对于顽固性高血压者，应按医嘱应用降压药和其他心血管药物。

（5）心律失常：麻醉过浅可致窦性心动过速；低血容量、贫血及缺氧可引起心率增快；手术牵拉内脏或心眼反射可刺激迷走神经反射引起心动过缓，严重者可出现心搏骤停，此为全身麻醉中最严重的并发症。房性期前收缩多与并发心、肺疾病有关，频发房性期前收缩者有发生心房颤动的可能。护理措施：①密切监测心律。②祛除诱因、病因，因麻醉过浅引起的窦性心动过速可通过适当加深麻醉得以缓解；由低血容量、贫血及缺氧引起的心率增快，应针对病因，按医嘱补充血容量、输血和吸氧等；对心、肺并发症引起的频发房性期前收缩病人，应按医嘱予以毛花苷 C（西地兰）治疗；对因手术牵拉内脏或心眼反射引起的心动过缓甚至心搏骤停，应立即停止手术，静脉注射阿托品，并迅速予以心肺复苏术。

**3. 麻醉恢复期的护理** 麻醉恢复是指病人从麻醉状态逐渐苏醒的过程。麻醉恢复期间病人的神志未完全清醒，呼吸、循环功能尚不稳定，将其置于麻醉恢复室（post-anesthesia care unit, PACU），并给予精心护理，可以为病人提供良好的苏醒条件，有效地减少麻醉后的并发症，提高麻醉的质量与安全性。

（1）专人护理：麻醉苏醒前设专人护理，持续心电监护直至病人完全清醒、呼吸和循环功能稳定。

（2）病情监测：麻醉恢复期间应密切监测心电图、血压、呼吸频率和 $SpO_2$，每 5～15 分钟记录一次，直至完全病人恢复；至少测定和记录一次体温；动态评估瞳孔、眼睑反射及对呼唤的反应程度，以判断意识状态，明确麻醉苏醒进展；注意观察病人的皮肤和口唇黏膜的颜色、周围毛细血管床的反应；评估伤口敷料渗血、渗液情况，各引流管引流情况等。

全麻病人苏醒进展的评估可采用麻醉后评分法，临床常用的有两种：Steward 苏醒评分表

（表 5-2）和 Aldrete 评分表（表 5-3）。不能用上述评分表者，达到以下标准，可转回病房：①神志清醒，有定向力，问题回答正确；②呼吸平稳，能深呼吸及咳嗽，$SpO_2 > 95\%$；③血压及脉搏稳定30 分钟以上，心电图无严重的心律失常和心肌缺血改变。

表 5-2  Steward 苏醒评分表

| 项目 | 结果 | 得分 |
|---|---|---|
| 清醒程度 | 完全清醒 | 2 |
| | 对刺激有反应 | 1 |
| | 对刺激无反应 | 0 |
| 呼吸通畅程度 | 可按医师吩咐咳嗽 | 2 |
| | 无支持下可自主维持呼吸道通畅 | 1 |
| | 呼吸道予以支持 | 0 |
| 肢体活动程度 | 肢体能做有意识的活动 | 2 |
| | 肢体无意识活动 | 1 |
| | 肢体无活动 | 0 |

注：总分 6 分，评分 ≥4 分，考虑转出 PACU。

表 5-3  Aldrete 评分表

| 项目 | 结果 | 得分 |
|---|---|---|
| 活动力 | 按指令移动四肢 | 2 |
| | 按指令移动两个肢体 | 1 |
| | 无法按指令移动肢体 | 0 |
| 呼吸 | 能深呼吸和随意咳嗽 | 2 |
| | 呼吸困难 | 1 |
| | 呼吸暂停 | 0 |
| 循环 | 全身血压波动幅度超过麻醉前水平的 20% | 2 |
| | 全身血压波动幅度为麻醉前水平的 20%～49% | 1 |
| | 全身血压波动幅度超过麻醉前水平的 50% | 0 |
| 意识 | 完全清醒 | 2 |
| | 可唤醒 | 1 |
| | 无反应 | 0 |
| $SpO_2$ | 呼吸室内空气下 >92% | 2 |
| | 辅助给氧下维持 >90% | 1 |
| | 即使辅助给氧仍 <90% | 0 |

注：总分 10 分，评分 >9 分，考虑转出 PACU。

（3）保持呼吸道通畅

1）常规吸氧。

2）预防和解除呼吸道梗阻，防止窒息：麻醉未清醒时取平卧位，头偏向一侧；及时清除口咽部分泌物；发生呕吐时，立即清理口腔、反复吸引等。

3）拔出气管导管：除意识障碍病人需带气管插管外，大多数病人常规在意识清醒、自主呼吸良好后可拔出导管，之后根据病情需要送回普通病房或重症监护室（ICU）。气管导管的拔出时机：①病人意识和肌力恢复，能根据指令可进行睁眼、开口、舌外伸、握手等动作，上肢可抬高>10秒。②反射活跃，出现吞咽反射；咽喉反射恢复，表现为经气管吸痰时，出现呛咳及欲将插管吐出。③自主呼吸恢复良好，无呼吸困难；潮气量>5ml/kg，肺活量>15ml/kg，呼吸频率为15次/分左右，最大吸气负压为−25cmH$_2$O，PaCO$_2$<45mmHg，吸空气时PaO$_2$>60mmHg，吸纯氧时PaO$_2$>300mmHg。④鼻腔、口腔及气管内无分泌物。

（4）维持循环功能的稳定：病人未清醒前，血压易波动。血容量不足、静脉回流障碍等因素可引起低血压；术后疼痛、尿潴留、低氧血症等因素可引起高血压。麻醉恢复期间应严密监测，及时发现血压异常，配合医生处理。

（5）防止意外伤害：病人苏醒过程中常可出现躁动不安或幻觉，应注意适当防护，必要时加以约束，防止病人发生坠床、碰撞及不自觉地拔出输液或引流管、气管插管、监测管等意外伤害。明显躁动者应通知医生，查找是否存在内出血、换气不足等原因，及时处理。

（6）其他：如提高室温，注意保暖；注意变化体位，保持肢体良好位置，防止受压；保持输液和引流通畅，根据血压、中心静脉压等指标调整输液（血）速度，准确记录输液（血）量和引流情况等。

**4. 全麻后苏醒延迟的处理** 全麻用药的残余作用和麻醉过深均可引起苏醒延迟，麻醉期间发生的并发症，如电解质紊乱、低体温、血糖异常等也可引起病人意识障碍。处理首先应维持循环稳定、通气功能正常和充分给氧；长时间不苏醒者应进一步检查原因，进行针对性治疗。

**（五）护理评价**

**1.** 病人焦虑是否减轻，情绪是否稳定。

**2.** 病人是否了解并能复述有关麻醉的相关知识。

**3.** 病人是否发生麻醉并发症，并发症是否得到及时发现或处理。

**4.** 病人是否发生意外坠床或其他伤害。

**5.** 病人疼痛是否缓解，舒适感是否增加。

**【健康教育】**

对术后仍存在严重疼痛、需带自控镇痛泵的病人，教会其对镇痛泵的自我管理和护理。

（王 芳）

# 第六章 手术室护理工作与管理

【学习目标】

**识记** ①手术室布局和设计要求；②手术室环境清洁和消毒方法及手术室分区管理；③手术室护士的职责要求；④常用手术体位及适用范围。

**理解** ①比较不同级别洁净手术室的洁净标准和适用范围；②理解手术室的相关制度。

**运用** ①手术人员准备的三大操作：外科手消毒、穿无菌手术衣、戴无菌手套；②手术中的无菌操作原则；③为手术病人摆放手术体位；④无菌器械桌的准备，识别常用手术器械名称和用途；⑤识别手术仪器的使用和保养。

手术室是病人进行手术诊治和抢救的场所，是医院的重要技术和仪器设备部门，随着临床医学科学的迅猛发展，外科手术实现了跨时代的飞跃，显微技术、腔镜技术、器官移植、微创手术不断发展，新器械、新仪器层出不穷，手术室建设布局日新月异，对手术室管理和护理提出了更高要求，手术室护理是保证病人安全、高效和顺利完成手术的重要环节。因此，要求手术室护士具有爱岗敬业的思想、严谨的工作作风、娴熟的技术和科学的管理能力并默契配合，才能完成手术治疗和抢救病人的任务。目前手术室护士更趋于专业化，手术室专科护士的培养是我国手术室护理实践发展的策略和方向。

# 第一节 手术室的建筑设计与管理

手术室包括手术区（又称手术部和限制区）和非手术区两部分，手术部又分手术间和辅助间两部分。手术部根据不同的内部装修、设备及空调系统，可将手术室分为普通手术室和洁净手术室。手术室的大小、数量、净化级别要视医院的规模而定，手术间与手术科室床位比为 1：（20～25），手术间的面积一般为 30～40m²，特殊手术间，如体外循环、脏器移植手术间约为 60m²。

## 一、普通手术室的位置和要求

手术室应有较好的无菌条件，宜设置在安静、清洁，与手术科室、ICU、病理科、血库、供应室相邻的地方。一般设在低层建筑的中上层或顶层，高层建筑的 3～4 层，有专用电梯往返中心供应部。楼层以东西向延伸为好，主要手术间应窗向北侧，因北侧光线稳定，可避免阳光直射，南侧作为小手术间或辅助用房。

## 二、洁净手术室

洁净手术室应用空气净化技术，通过建立科学的人流、物流及严格的分区管理，最终达到控制微粒污染、保证手术病人生命安全的目的。

### （一）洁净手术部的净化技术

通过初、中、高级三级过滤来控制室内的尘埃含量，采用不同气流方式和换气次数达到不同级别的净化效果。

**1. 乱流型** 流线不平行、流速不均匀、方向不单一而且有交叉回旋气流。

**2. 层流型** 分垂直层流和水平层流：流线平衡、流速均匀、方向单一，由于垂力作用，菌尘微粒容易沉降在水平表面，而很难在垂直面上聚集，故垂直面容易保持洁净，目前我国手术室多采用垂直层流型，垂直向下送风，两侧墙下部回风。

#### （二）净化级别

空气洁净的程度是以含尘浓度来衡量的，含尘浓度越高洁净度越低；反则越高。根据每立方米中粒径≥0.5μm空气灰尘粒数多少将手术室分为100级、1000级、10 000级、100 000级4种。

**1. 100级** 粒径≥0.5μm尘粒数0.35个/L（10个/ft³）至3.5个/L（100个/ft³）。

**2. 1000级** 粒径≥0.5μm尘粒数3.5个/L（100个/ft³）至35个/L（1000个/ft³）。

**3. 10 000级** 粒径≥0.5μm尘粒数35个/L（1000个/ft³）至350个/L（10 000个/ft³）。

**4. 10 0000级** 粒径≥0.5μm尘粒数350个/L（10 000个/ft³）至3500个/L（100 000个/ft³）。

（注：ft³是英尺，1ft³ =0.0283m³）

#### （三）洁净手术室的应用

**1. 100级（特别洁净手术室）** 适用于心脏外科、器官移植、关节置换、神经外科、全身烧伤的手术间。

**2. 1000级（标准洁净）** 适用于整形外科、骨外科、眼科、甲乳外科、肝胰脾等Ⅰ类切口手术的手术间。

**3. 10 000级（一般洁净）** 适用于胸外科、妇产科、泌尿外科、耳鼻咽喉、普外科等Ⅱ类切口手术的手术间、无菌物品间、刷手间等。

**4. 100 000级（准洁净）** 适用于门诊、急诊、感染手术的手术间，走廊、麻醉恢复室等。

## 三、手术间的建筑设施和配备

手术间的门宜宽大，设前、后门，最好采用自动感应门而不用弹簧门；窗户要大（层流手术间一般为无窗），利于采光，关闭严密；墙角呈弧形，墙壁、天花光滑无孔隙、防火、防潮、易清洁；地面应光滑无孔隙、易清洗。室内应有隔音、空调、净化装置，以防手术间相互干扰并保持空气洁净。

手术室还应配备两路供电系统以保证不因意外停电而影响手术，各种管道、挂钩、电源电线都应以隐蔽方式安装在墙内或天花板上，最大限度地减少地面物品。墙壁上设有足够电源插座，插座应有防水、防火装置，手术间内光线要均匀、柔和，近乎自然光线，室温恒定在20~24℃，相对湿度为40%~60%。

现代化手术室应设有中心吸引、中心供氧、中心压缩空气和闭路电视、教学系统、数据通信系统（对讲、群呼等功能系统）。

手术间设备力求简单、实用，避免堆积过多，基本设备有多功能手术床、无影灯、器械车、麻醉机、监护仪、麻醉桌、转椅、高频电刀、超声刀、计时钟、温湿度表、升降台、输液架、脚踏板、污物桶、体位垫，特殊手术间还有显微镜、X线机、体外循环机、腹腔镜等。

## 四、辅助间的设置和要求

**1. 刷手间** 设有自动出水龙头（可调温），配备洗手液、消毒液、无菌小方巾或纸巾或干手机、消毒毛刷、计时钟。

**2. 无菌物品间** 存放无菌手术器械包、敷料包，一次性手术用品。室内物品架应距墙壁5cm，离房顶50cm，离地面20cm，安装有空气净化装置。

**3. 药品间** 各种常用药品、急救药品、外用药品、消毒液等，备有冰箱存放冷藏物品。

**4. 麻醉准备室** 备有各种插管用具、导管、呼吸囊、急救箱等。

**5. 灭菌室** 小型消毒灭菌锅,作为术中临时器械灭菌的补充。低温等离子灭菌器,满足内镜接台手术器材的周转。原则上手术器械、物品的包装准备、灭菌等应实施归口管理,统一由供应室负责。

**6. 洗涤间** 设有多个水池(供器械浸泡、清洗、漂洗用),配备软毛刷、清洗剂、高压水枪、气枪,有一次性物品初步处理回收器,有多个挂钩悬挂抹布、拖把等。

**7. 其他辅助室** 器械准备室、敷料准备室(归供应室集中处理可取消)、污物室、麻醉恢复室、办公室、会议室、医生休息室、餐饮室、标本室、石膏室、资料室、值班室、更衣室、换鞋室、手术病人和家属等候休息室、室内和室外更换车停放室、库房等。

# 五、出入口及流线的设置

医务人员、手术病人、手术用品(器械、敷料)进出手术室必须受到严格控制,并采取适宜的隔离程序。国内洁净手术室的流线有:

**1. 内走道** 医务人员、病人、清洁物品的供应流线。

**2. 外走道** 术后器械、敷料的污物流线。

手术室设有三个出入口,包括病人出入口、医务人员出入口、污物出口,做到洁污分流,避免交叉感染。

# 六、手术室管理

## (一)分区管理

手术室分为三个区。

**1. 非限制区** 设在最外侧,包括接收病人区、家属等候室、换鞋室、更衣室及休息室。

**2. 半限制区** 设在中间,包括办公室、物品准备间、通向限制区的走廊(该区实际是由非限制区进入限制区的过渡区域)。

**3. 限制区** 即无菌区,设在最内侧,包括手术间、洗手间、无菌物品存放间、药品室,非手术人员或非在岗人员禁止进入限制区内,此区内的一切人员及其活动都要严格遵守无菌原则。

接受病人处应保持安静,核对病人及病历无误后,病人换乘手术室平车,被接入手术间。工作人员进入手术室首先换鞋,更换手术室专用手术衣裤,戴好口罩、帽子。

## (二)制度管理

制度是工作法则,是处理各项工作的准则,是评价工作质量的依据,是防止差错事故和保证病人手术安全的重要措施。因此,建立健全的各项安全管理制度,明确各类人员工作职责,以病人为中心,保证病人围术期各项工作顺利进行。

**1. 手术室消毒隔离管理制度** 除手术室人员及当天手术人员外,其余与手术无关人员不得擅自进入手术室;进入手术室必须遵守手术室的着装要求,并严格遵守各项规章制度和无菌操作规程,防止术后感染的发生;无菌手术与有菌手术严格分开,同手术间接台手术先安排无菌手术后安排污染或感染手术;所有人在无菌区内或周围区域均要注意维持无菌区的完整性。

**2. 手术安全核查制度** 手术安全核查由手术者、麻醉医师、手术室护士三方共同完成,分别在麻醉实施前、手术开始前、手术结束后病人离开手术室前,对病人身份和手术部位等内容进行核查,确保手术病人、部位、术式和用物的正确。

**3. 手术标本管理制度** 规范标本的保存、登记、送检等流程,防止标本出错。

**4. 手术体位安全管理** 为手术病人安置合适的手术体位,防止因体位不当造成手术病人皮肤、神经、肢体的损伤。

**5. 手术物品清点制度**　洗手护士与巡回护士共同做好物品清点工作，预防手术用物遗留病人体内，确保病人安全。

**6. 突发事件应对制度**　制订并完善突发事件的应急预案和处理流程，快速有效应对意外事件。

## （三）清洁与消毒

手术室各区域必须保证清洁、整齐，严格分开使用各类洁具。手术室每日清洁 3 次，空气消毒每天 2 次。手术前 1 小时开启净化空调系统，手术间每台手术结束后应及时清理污物、敷料、杂物，用清洁抹布擦拭物体表面，地面采用湿式清扫。每日清洁回风口、室内鞋；每周清洁过滤网、鞋柜及手术室门、窗、墙壁等；每月对物体表面及空气进行生物微粒监测。感染手术、HIV、HB$_S$Ag 阳性病人手术建议使用一次性物品，手术后用消毒液擦拭物体表面和清洁地面，特异性感染手术按烈性传染病处理。

# 第二节　手术室物品的应用与管理

## 一、布类用品

手术布类是用来建立无菌区和铺盖手术野四周皮肤的屏障材料。布类宜选择细柔、厚实的棉布缝制，颜色为绿色或蓝色，各医院常用布类的种类和规格基本相同，但名称不一样，以下介绍常用的布类。

**1. 手术衣**　规格分大、中、小号，袖口有松紧，胸前襟为双层，后右叶加宽包绕整个后背，折叠时衣面向里，领子在最外侧，取用时不可污染无菌面，包好高压灭菌。

**2. 洗手衣裤**　进入限制区参加手术的工作人员的服装。

**3. 手术单**　有剖腹单（直孔）、剖胸单（左右斜孔）、剖颅单（圆孔）、腹会阴单（双孔单）、小孔巾、治疗巾、中单、台布（双层）、包布（双层）等，手术单均有不同规格及折叠方法，根据手术需要组合包装成手术包，如开腹包、开胸包、开颅包、甲状腺包、四肢包等，采用高压蒸汽灭菌，存放于无菌柜内备用，过期应重新灭菌。

目前，一次性无纺布制作的手术衣及布单广泛应用于临床，不用清洗、折叠，出厂已包装和灭菌，减少了大量人力、物力，有效预防了交叉感染，尤其是感染严重的 HB$_S$Ag 阳性、梅毒、HIV 等手术，用后直接装入医用垃圾袋密闭送焚烧处理。

## 二、敷料类

敷料类主要是指纱布类和棉花类，采用吸水性强的脱脂纱布、脱脂棉花制作，用于手术中拭血、止血、包扎等。

**1. 纱布类**　包括各种规格的纱布垫、纱布块、纱布条、纱布球、绷带。干纱布垫用于遮盖切口两侧保护皮肤，盐水纱布垫用于保护内脏防损伤及干燥，纱布块用于各种手术拭血。纱布球用于分离组织和拭血，纱布条用于耳、鼻腔内手术及深部伤口填塞，绷带用于包扎或填塞深部伤口。

**2. 棉花类**　包括棉垫、棉球、带线棉片、五官科棉片，棉垫用于术后伤口包扎，带线棉片用于颅脑、脊髓手术吸血及手术保护组织，五官科棉片用于鼻黏膜表面麻醉及耳、鼻腔手术止血、拭血。

以上敷料可包成小包或放于敷料包内高压灭菌后供手术使用，目前有无菌成品供应。

# 三、引 流 物

引流物种类很多,应根据手术部位、深浅及引流量和性质,选择合适的引流物,常用引流物有:

**1. 橡皮片引流** 用于浅表引流。

**2. 纱条引流** 包括凡士林纱条、碘仿纱条,用于表浅或感染伤口的引流。

**3. 管类引流** 包括硅胶引流管、乳胶引流管、双套管、T 形管、蕈形管、导尿管、胸腔引流管、猪尾巴管、双 J 导管、脑室腹腔引流管和负压引流球等。乳胶引流管广泛用于体腔手术引流。以上引流物均可独立包装,环氧乙烷灭菌或高压灭菌。目前有无菌成品供应。

# 四、器 械 类

手术器械是外科手术操作的必备工具,多选用碳钢材料镀铬或锡制成,手术器械种类多、用途广,可分为基本器械和专科特殊器械两大类,而基本器械是一切手术操作的基础。

**1. 基本手术器械**

(1)手术刀:用于切割和解剖组织,由刀柄、刀片构成。刀柄有长、短之分和 7、4、3 三种型号,刀片有圆刀、尖刀、镰状刀片和双面刀片(眼科)。

(2)手术剪:用于剪开组织、缝线或材料,主要分组织剪(弯)、线剪(直)、骨剪、钢丝剪,有长、短、直、弯、尖、钝、薄刃、厚刃之分。

(3)手术镊:用于夹持、辅助解剖及缝合组织,分有齿、无齿两类,有长、短、粗、细之分,根据用途、形状不同有不同命名,如组织镊、血管镊、整形镊、枪状镊等。

(4)血管钳:又称止血钳(分离钳),用于分离、钳夹组织和止血,有直、弯、全齿、半齿之分。

(5)持针器:用于夹持缝针、协助缝合及打结。

(6)牵引器及拉钩:用于组织、脏器扩开,暴露术野,方便操作,如胸、腹牵开器,各种形状、大小拉钩。

(7)吸引器:有直、弯两种,分单管吸引器及套管吸引器,主要用于吸除术野血液、体液,使术野清晰。

**2. 专科特殊器械及仪器设备**

(1)专科用的器械:眼科、骨科、口腔科、耳鼻咽喉科、心外科、血管外科及腔镜器械。

(2)吻合器类:食管、胃、直肠和血管吻合器。

(3)设备:高频电刀、超声刀、氩气刀、PK 刀、螺旋水刀、射频消融仪、术中神经检测仪、电钻、超声吸引器,超声乳化仪、玻切仪、C 臂 X 线机、显微镜、激光机、自体血液回收机、电脑气压止血器、手术导航系统、充气升温机、内镜(腹腔镜、胸腔镜、关节镜、膀胱镜、输尿管镜、胆道镜、鼻内镜、宫腔镜、脑室镜等)、达·芬奇手术机器人。

(4)器械设备管理:专人负责管理,严格按操作规程处理,定位放置,定期检查、保养和维修,每次使用前后要检查各部件是否齐全,连接处是否松动,性能是否良好,术后器械处理要干净、干燥并上油,锐利、精细器械要分开单独处理。各种器械、仪器首选高压灭菌,对不能耐热、耐高温的物品首选环氧乙烷气体灭菌,无条件可选用 2%戊二醛浸泡 10 小时,对不能灭菌的设备可套上无菌保护套,术者按无菌套进行细节操作,如手术显微镜、C 臂 X 线机等。

# 五、缝 合 材 料

手术室目前使用的缝线、缝针都有成品供应直接使用。

**1. 缝针** 分三角针和圆针两类,三角针用于缝合皮肤或韧带等坚韧组织;圆针对组织的损伤小，用于缝合血管、神经、脏器、肌肉等软组织。两类缝针均有弯、直两类，大小、粗细、型号不同，可根据缝合组织类型选择合适的型号。弯针有一定的弧形，临床最常用。

**2. 缝线** 外科手术缝合线简称缝线，用于各种组织缝扎止血、组织对合、牵引、残腔闭缩及管道固定等，根据缝线的组织特性分为可吸收缝线和不可吸收缝线两大类。缝线粗细以号码标明，常用有 1～10 号线，号码越大表示缝线越粗，细线则以 0 表明，0 数越多，缝线越细。

（1）不可吸收缝线：是指不能被组织酶消化的缝线，由天然材料或合成材料（聚合物）制成，如丝线、尼龙线、金属线、聚酯线（涤纶线）等。丝线是平时手术最常用的缝线，其特性是质地柔软、打结牢、不易滑脱、拉力大、价廉、不被吸收、组织反应大。

（2）可吸收缝线：是指可被酶消化或被组织液水解的缝线，也有天然和合成两种。天然缝线有羊肠线，分平制和络制两种，用羊肠黏膜下层组织制成的胶原蛋白缝合线，6～10 天可被组织吸收，组织反应轻微，常用于子宫、膀胱、输尿管、胆道等黏膜、肌层的缝合，络制羊肠线是经络盐处理，可减慢吸收速度，组织反应较小，10～20 天吸收。化学合成线由高聚物制成，具有组织反应小、扩张力强、质地平滑、易打结、使用方便（针线一体）、缝合后不用拆线等优点，但价格较贵，如 PDS、DG、VIC、倒刺线。

**3. 一次性皮肤缝合器。**

## 六、高值耗材

**1. 吻合器类及缝合器** 如圆形吻合器、直线缝合器、直线切割缝合器、钉仓、腔内直线切割缝合器等，根据不同手术部位选择相应的型号。

**2. 化疗泵** 有腹腔、动脉、静脉三种类型，用于建立化疗通道。

**3. 止血类** 止血纱布、生物蛋白胶、瞬时止血粉、骨蜡等。

**4. 其他** 防粘连剂，人工血管、人工晶体、人工关节、人工骨、心脏瓣膜（生物或机械）、连发钛夹钳等。高值耗材专人专库管理，每天清点，核对使用情况并与收费单相吻合，以防遗漏或丢失，取出未用应及时归还。

# 第三节 病人准备

## 一、一般准备

手术病人须提前送达手术室，手术室护士根据通知单、手术安排表和病历仔细核对病人姓名、性别、年龄、病区、床号、住院号、诊断、手术名称、手术部位、病房所带物品及药品等，协助病人戴好帽子，用室内平车将病人接入已安排好的室间，进行心理护理，关心、安慰病人，减轻其焦虑、恐惧等心理。

## 二、麻醉配合

麻醉可使病人全身或机体一部分暂时失去感觉，麻醉对病人影响很大，诱导期易出现躁动、血压下降、喉痉挛、缺氧、窒息等并发症，因此，先给病人建立静脉通道，有利于静脉给药和补充能量，连接负压吸引装置，安置麻醉体位，在床旁看护，密切观察麻醉过程，随时配合麻醉医生处理麻醉过程中出现的各种情况，以避免或减少麻醉并发症的发生。

# 三、手术体位准备

手术体位是指病人术中采取的卧位，是根据手术部位及手术方式决定的，正确的手术体位，可获得良好的术野暴露，便于医生操作，缩短手术时间；反之，则可造成手术操作困难。因此，必须熟练掌握手术体位的安置，为手术顺利进行做好准备。

体位安置是利用手术床的转动和附件的支撑，应用多种规格形状的保护垫及固定带将病人保持一定的位式，必要时由手术医生或麻醉医生共同配合完成。

**1. 手术体位安置的原则**

（1）病人感觉安全、舒适。

（2）充分暴露术野，便于手术操作。

（3）保持呼吸道通畅，呼吸运动不受限制。

（4）上肢外展不超过 90°，避免损伤臂丛神经。

（5）肢体及关节托垫要稳妥，不能悬空。

（6）病人皮肤不能与金属直接接触。

（7）固定牢靠，不易移动，避免血管神经受压、肌肉损伤及压疮等并发症的发生。

**2. 手术体位安置的注意事项**

（1）执行体位摆放的原则。

（2）摆放体位前要核对手术部位，特别是左、右侧手术。

（3）术后要检查受压部位情况，发现有压疮则给予相应处理，并做好记录，交班。

**3. 常见的体位及安置方法**

（1）仰卧位：是最常见的体位，包括水平仰卧位、垂头仰卧位、侧头仰卧位、上肢外展平卧位。

1）水平仰卧位：适用于胸、腹部、下肢等手术，病人仰卧于手术床上，头部垫一薄枕头，双上肢自然放于身体两侧，中单固定，双下肢伸直，膝下和足跟处用软垫保护，约束带轻轻固定膝部。肝、胆、脾手术将手术切口对准手术床腰桥摇高 12～15cm，使术野充分暴露，前列腺摘除、子宫癌切除等盆腔手术于臀下垫一软垫抬高局部，以利于手术操作（图 6-1）。

2）垂头仰卧位（颈仰卧位）：适用于甲状腺切除、颈前路术、腭裂修补、全麻扁桃体、气管/食管异物取出等手术。病人平卧，肩下垫一肩垫（平肩峰），抬高肩部 20°，头后仰，颈下垫一小圆枕，防止颈悬空，头两侧置小沙袋固定，头部避免晃动，术中保持颈部正中延伸位，利于操作，其余同水平仰卧位（图 6-2）。

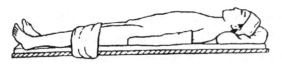

图 6-1 水平仰卧位

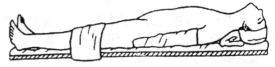

图 6-2 垂头仰卧位

3）侧头仰卧位：适用于耳部、颈面部、侧颈部、头部手术。病人仰卧、患侧在上，健侧头下垫一头圈，避免压伤耳部，肩下垫一薄软垫，头转向对侧，其余同水平仰卧位。

4）上肢外展平卧位：适用于上肢、乳腺手术。病人平卧，上肢外展置于托手架（桌）上，外展不得超过 90°，以免损伤臂丛神经，其余同水平仰卧位（图 6-3）。

（2）侧卧位

1）一般侧卧位：适用于肺、食管、侧胸壁手术。病人侧卧位 90°，两手臂向前平行伸开，放于双层托手架固定或抱软枕于头面前方，腋下侧距腋窝约 10cm 处垫一宽软垫，防止腋窝部血管和神经受压，暴露术野，髋部两侧骨盆用固定器固定，上腿屈曲 90°，下腿伸直，两腿之间夹一大软垫，约束带固定髋部和膝部（图 6-4）。

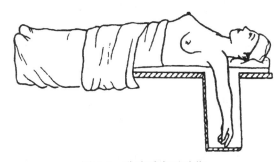

图 6-3　乳腺手术平卧位

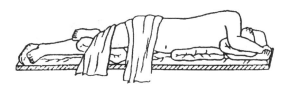

图 6-4　一般侧卧位

2）肾手术侧卧位：适用于肾、输尿管上段手术。方法同上，不同处是腋下垫一腋垫，肾区对准腰桥升高 12～15cm，上腿伸直，下腿屈曲 90°（图 6-5）。

3）髋部手术侧卧位：适用于人工髋关节置换、股骨头无菌性坏死、股骨干骨折复位等手术。方法同上，不同处是骨盆两侧各垫一长沙袋固定，胸背部两侧各上肩托挡板一个，保持身体稳定，两腿之间夹一大软枕，约束带将大软枕与下腿一并固定（图 6-6）。

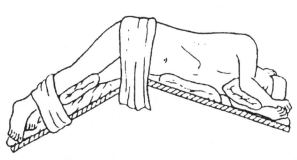

图 6-5　肾手术侧卧位

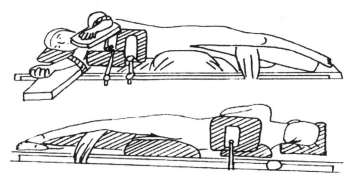

图 6-6　髋部手术侧卧位

（3）俯卧位：适用于颅后窝、颈椎后路、脊柱后入路、骶尾部、背部手术。病人俯卧，头转向一侧或支撑于头架上，胸部垫一大软垫，髂嵴两侧各垫一方垫，使胸腹部呈悬空状，保证呼吸不受限制，双上肢平放身体两侧，中单固定或自然弯曲置于头两侧，束带固定，双足部垫一大软垫，使踝关节自然弯曲下垂，防止足背过伸（图 6-7、图 6-8）。

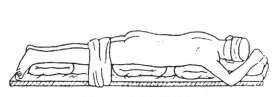

图 6-7　后背部俯卧位

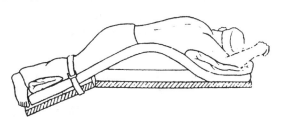

图 6-8　腰椎手术俯卧位

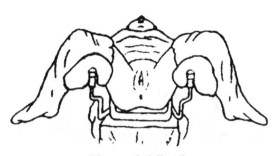

图 6-9　膀胱截石位

（4）膀胱截石位：适用于肛门、尿道、会阴部、阴道等手术。病人仰卧，臀部齐对手术床下端 1/3 交界可折处，一侧手置于身旁中单固定，另一侧手臂固定于托手架上供静脉输液，两腿置于两侧腿架上，高度以病人腘窝的自然弯曲下垂为准，两腿宽度为生理跨度 45°，取下或摇下手术床尾，将手术床后仰 15°，便于手术操作（图 6-9）。

（5）半坐卧位：适用于鼻中隔矫正、鼻息肉摘除、局麻扁桃体手术。病人躺在手术床上，将床头摇高 75°，床尾摇低 45°，整个手术床后仰 15°，使病人屈膝半坐在手术床上，双下肢自然置于床尾板上，中单固定。

## 四、手术区皮肤消毒

皮肤表面常有各种微生物包括暂居菌群和常居菌群，特别是当术前备皮不慎损伤皮肤时，更易造成暂居菌寄居而繁殖成为术后切口感染的因素之一。皮肤消毒的目的主要是杀灭暂居菌，最大限度地杀灭或减少常居菌，避免术后感染。皮肤消毒是由手消毒后未穿手术衣的手术人员（第一助手）对病人手术区皮肤进行消毒，手术区消毒范围一般不小于切口周围 15cm 的区域，目前临床上用 0.5%碘伏消毒手术区 2～3 遍，但对于无菌程度要求高的手术（骨科）仍主张用 2%～3%碘酊涂擦皮肤，待干后用乙醇溶液擦拭 2 遍，供皮区皮肤用乙醇溶液擦拭 2～3 遍，黏膜、伤口消毒用 0.02%～0.05%碘伏冲洗消毒。手术区皮肤消毒原则是以切口为中心，向四周扩展涂擦（自内向外，从上到下），若为感染伤口或肛门区消毒，则由外向内，已接触边缘的消毒纱球不得返回中央涂擦。

## 五、铺无菌巾

手术区消毒后铺无菌巾，目的是除显露手术切口所需的最小皮肤区外，其他部位均需予以遮盖，手术切口周围要遮盖 4～6 层，边缘最少遮盖 2 层，以避免手术中污染，无菌巾要保持干燥。

**1. 铺无菌巾原则**

（1）铺无菌巾由器械护士和手术医生共同完成。

（2）器械护士应穿好手术衣，戴无菌手套，手术医生双手消毒后未穿手术衣、未戴手套，直接铺第 1 层切口单；双手重新消毒穿好手术衣、戴手套，再铺其他无菌单。

（3）无菌单一经放下不要移动，必须移动时只能由内向外移，不得由外向内移。

（4）无菌单悬垂至床缘≥30cm。

（5）严格遵循铺巾顺序：原则上从相对干净到较干净、由远侧到近侧的方向遮盖。

**2. 腹部手术铺巾法**

（1）器械护士递治疗巾：折边对向医生，依次铺盖切口下方、对侧、上方，第 4 块治疗巾折边向自己并递给医生，铺盖切口同侧。

（2）铺大中单：2 块于切口向上外翻遮盖上身及头部，向下外翻遮盖下身及托盘，注意保护双手不被污染。

（3）铺大孔单：切口处箭头向上，遮盖全身、头架、托盘，在手术区的皮肤上粘贴无菌塑料薄膜。

# 第四节　手术中的无菌原则

术中无菌技术是整个手术无菌术的核心，是预防切口感染和保证病人安全的关键，也是影响手术成功的重要因素，所以参加手术人员必须充分认识其重要性。

**（一）无菌桌的准备**

无菌桌是利用无菌器械包或敷料包的包布，或无菌布单在器械桌上建立的，器械桌结构要简单、实用、轻便、可推动、易清洁，一般分大、中、小三种型号，根据手术用物多少选择不同型号。

**1. 无菌桌的建立**

（1）术前由洗手护士或巡回护士用干净的抹布擦拭器械车，保持清洁、干燥。

（2）将手术器械包或敷料包放于桌上，用手打开双层包布的外层，只能接触包布的外面，由里向外展开，手臂不得跨越无菌区。

（3）用无菌持物钳打开双层包布的内层，先两侧、对侧，最后打开近侧，无菌桌四周边缘无菌布单下垂≥30cm。

（4）器械护士穿好无菌手术衣和戴好无菌手套后，将器械按使用先后分类摆放（图6-10）。

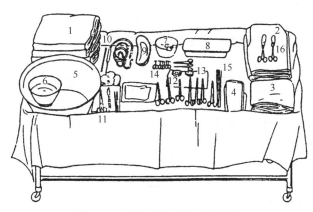

图 6-10 无菌桌无菌物品的摆放

1. 手术衣；2.手术单；3. 治疗巾；4. 纱垫；5. 大盆；6. 治疗碗；7. 酒精碗；8. 标本盘；9. 弯盘；10. 吸引管；11. 刀剪镊；12. 针盒；13. 针持和线剪；14. 布巾钳；15. 平镊和血管钳；16. 消毒钳

**2. 无菌桌的使用原则**

（1）备用的无菌桌有效时间4小时。

（2）无菌桌边缘平面以下视为非无菌区，双手不得扶持边缘。

（3）凡下垂到桌缘以下的物品视为污染，不能再用。

（4）手术开始后，无菌桌仅对一个病人是无菌，对另一个病人则是污染。

（5）保持无菌桌的清洁、整齐、干燥、分类摆放用品，及时清理术野周围器械。

**（二）手术中的无菌原则**

（1）明确无菌区、无菌物品、非无菌区的概念：穿好无菌手术衣和戴好无菌手套后双手应保持在胸前，肩部以下、腰部以上区域及两侧腋前线、器械台面和术野平面以上均为无菌区。手术人员的手、臂应肘部内收，不可高举过肩，也不可下垂过腰和交叉放于腋下，也不能扶持无菌桌的边缘，凡下坠于手术野平面以下的器械、敷料、缝线等无菌物品视为污染，不可再取回使用。

（2）保持无菌物品的无菌状态：无菌区内的所有物品都必须是无菌的，手术中如果手套破损或触及有菌物品，应立即更换；前臂或肘部受污染，应更换手术衣或加穿无菌袖套；无菌区的布单被水或血浸湿，应加盖无菌布单；无菌物品一经取出，虽未使用，亦不能放回无菌容器内，必须重新灭菌后才能使用；无菌包打开后虽未被污染，超过24小时亦不可再用；软包装的无菌溶液打开后，应一次用完不保留；瓶装溶液未用完时，应注明开启时间，超过2小时不可再用；未经消毒的手不可跨越无菌区。

（3）正确传递物品和调换位置：器械物品应从手术人员胸前传递，禁止从背后或头顶传递，术者也不能随意伸臂横过手术区取器械，手术人员应面向无菌区；同侧人员需对调位置时，应先退后一步，转过身、背对背转至另一位置。

（4）保护切口：切开皮肤前应先用乙醇溶液消毒皮肤切口一次（已贴无菌薄膜除外），切皮后应更换手术刀和手术垫，铺皮肤切口保护巾；缝合皮肤切口前，应先用生理盐水冲洗切口，洗净手套血迹，去除皮肤切口保护巾或手术薄膜，再用乙醇溶液消毒切口周围皮肤后再行缝合，术中因故暂停手术如进行X线拍照时，应用无菌单将切口及手术区遮盖，防污染。

（5）保护体腔：凡切开空腔脏器前，先用生理盐水垫保护周围组织，然后边切边吸引外流的内容物，消毒切口部位，已被污染的刀、剪、器械，必须放在弯盘内，最后用盐水冲洗手套或更换手套，尽量减少污染机会。

（6）保持空气的洁净度：术中关闭门窗，尽量减少开门次数；限制非手术人员进入手术间，减少人员走动；参观人员距离手术人员30cm以外，不宜站立过高，更不能在室内频繁走动；手术过程保持安静，不准谈论与手术无关的话题，口罩潮湿应及时更换，及时擦拭手术者汗液，避免滴在手术台上；手术人员打喷嚏、咳嗽时，应将头转离无菌区。

# 第五节　手术人员的准备

手术人员的无菌准备是避免手术伤口感染、确保手术成功的必备条件之一。位居手臂皮肤的细菌分为暂居菌和常驻菌两大类。暂居菌分布于皮肤表面，易被清除，常驻菌则深居毛囊、汗腺及皮脂腺等处，不易清除，可在手术过程中逐渐转至皮肤表面，故手臂刷洗消毒后，还需穿无菌手术衣、戴无菌手套，防止细菌进入手术切口，确保手术成功。

## （一）手术前一般准备

手术人员进入手术室时，在非限制区内换上手术室专用鞋，除去身上所有饰物，按规格选择穿上专用洗手衣和裤，将上衣扎入裤中，自身衣服不得外露，戴好专用手术帽和口罩，要求遮盖头发、口鼻，修剪指甲（以水平观指腹不露指甲为度）且无甲后积垢，手臂皮肤无破损或感染，洗手时衣袖卷至臂上1/3处。

## （二）外科刷手方法

通过机械性洗刷及化学消毒方法，尽可能刷除双手及前臂的暂居菌和部分常驻菌，从而达到手消毒的目的，称为外科洗手（外科手消毒）。传统的常规外科洗手法有肥皂水刷手法和氨水洗手法，随着各种有效消毒剂的产生和推广，新的外科洗手法亦随之产生，目前常用的手消毒液有乙醇溶液、碘伏、氯己定等。

**1. 肥皂水刷手法**

（1）按七步洗手法将双手及前臂用肥皂和清水洗净。

（2）用消毒毛刷蘸取2%消毒肥皂液5～10ml刷洗双手及上臂，从指尖到肘上10cm。顺序：指尖→指蹼→甲沟→指缝→腕→前臂→肘部→上臂，刷手时稍用力，速度稍快，时间约为3分钟，左右手交替进行。刷手时尤其应注意指尖、甲沟、指蹼等处，刷完1遍，指尖朝上肘向下，用流动清水冲洗手臂上的肥皂水，然后换另一消毒毛刷，相同方法进行第2、3遍刷洗，共约10分钟。

（3）擦拭手臂：用消毒毛巾依次擦干手、臂、肘。擦拭时，先擦双手，然后将毛巾折成三角形，搭在一侧手臂上，对侧手拿住毛巾的两个角，由腕向肘顺势移动，擦干水迹，擦过肘部的毛巾不得回擦；将毛巾翻转或用另一条毛巾擦对侧，方法相同。

（4）将双手及前臂浸泡在酒精桶内5分钟，浸泡至肘上6cm处，浸泡时可轻揉双手，以增加液体接触面。

（5）浸泡消毒后，保持拱手姿势待干，双手不得下垂，双手应置于胸前，肘部抬高外展、远离身体，进入手术间。

**2. 消毒液刷手法**

（1）按七步洗手法将双手及前臂用肥皂水和清水洗净。

（2）用消毒毛刷取洗手液 5～10ml 刷洗手及上臂，顺序同前，前臂至肘上 10cm 约 3 分钟，用流动清水冲干净，消毒毛巾擦干（方法同上）。

（3）消毒手臂：取消毒液 5～10ml，搓揉双手至肘部 6cm 一遍，再取消毒液 3～5ml 搓揉双手，待药液自行挥发干燥，达到消毒的目的。

### （三）穿无菌手术衣法

常用的手术衣有两种样式：一种是对开式手术衣，另一种是遮背式手术衣，它们的穿法不同，无菌范围也不相同。

**1. 穿对开式手术衣法**（图 6-11）

（1）拿取折叠好的无菌手术衣，选择较宽敞处站立，手提衣领、抖开，使衣的另一端下垂，注意勿使衣触碰到其他物品或地面。

（2）两手提住衣领两角，衣袖向前将衣展开，使衣的内面面对自己。

（3）将手术衣轻轻抛起，双手顺势插入袖中，两臂前伸，不可高举过肩，也不可向左右侧撇开，以免触碰污染。

（4）巡回护士在其背后，拉住衣领内面协助拉衣袖，系好衣领后带。

（5）穿衣者双手交叉，身体略向前倾，用手指夹起腰带，由背后的巡回护士接住腰带终端并系好，然后在手术衣的下摆稍用力拉平。穿好手术衣后，双手保持在腰以上、胸前视线范围内。

（6）手术衣的无菌区域：肩以下、腰以上的胸前，双手，前臂，腋中线的前胸。

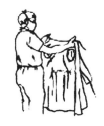 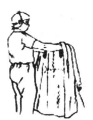 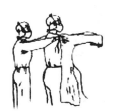 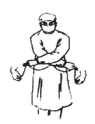 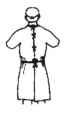

A. 第1步　　　　B. 第2步　　　　C. 第3步　　　　D. 第4步　　　　E. 第5步

图 6-11　穿对开式手术衣法

**2. 穿遮背式手术衣法**（图 6-12）

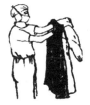 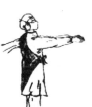 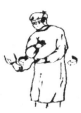 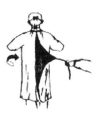 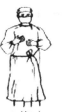 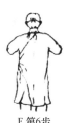

A. 第1步　　　B. 第2步　　　　C. 第3步　　　D. 第4步　　　　E. 第5步　　　F. 第6步

图 6-12　穿遮背式手术衣法

（1）第 1、2、3 步同"穿对开式手术衣法"。

（2）巡回护士在其身后系领和背部系带。

（3）穿衣者戴无菌手套后，解开腰间系带，递给已戴好手套的手术医生或由巡回护士用无菌持物钳夹持腰带绕穿衣者 1 周后交穿衣者自行系于腰前方。

### （四）戴无菌手套法

无菌手套有干、湿两种戴法，各不相同。戴干无菌手套的程序为先穿手术衣，后戴手套，此法又分闭合式和开放式。戴湿无菌手套的程序是先戴手套，后穿手术衣（少用），临床采用前种方法。

**1. 闭合式戴手套法** 右手隔衣袖取左手套，将手套指端朝向手臂，拇指相对放于左手衣袖上，两手拇指隔衣插入手套反折部并将之翻转（图6-13）。

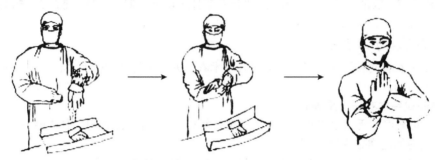

图 6-13 闭合式戴手套法

**2. 开放式戴手套法** 打开手套袋，捏住手套口的反折部，取出无菌手套，分清左右侧，左手持住手套反折，对准手套五指，插入左手，用已戴上手套的左手插入右手手套反折部的内面（即手套的外面），帮助右手插入手套并戴好，最后分别将左右手套的反折部翻回，盖住手术衣的袖口（图6-14）。

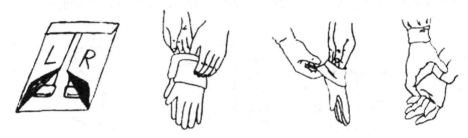

图 6-14 开放式戴手套法

**3. 协助术者戴手套** 被戴者的手自然下垂，洗手护士双手手指（拇指除外）插入手套反折内面的两侧，四指用力稍向外拉开，手套拇指对准被戴者，协助其将手伸入手套并向上提。术者自行将手套反折翻转并压在手术衣袖口。

### （五）连台手术更换手术衣及手套法

进行连台手术时，手术人员必须更换手术衣及手套，由巡回护士解开腰带及领口系带，先脱去手术衣再脱手套。脱衣时注意保持双手不被污染，否则必须重新刷手消毒。

**1. 脱手术衣** 方法有两种。

（1）他人帮助脱手术衣法：手术人员双手向前微屈肘，巡回护士面对脱衣者握住衣领将手术衣向肘部、手的方向顺势翻转扯脱，此时手套的腕部正好翻于手上。

（2）个人脱手术衣方法：左手抓住右肩手术衣外面，自上拉下，使衣袖由里外翻。同样方法拉下左肩，然后脱下手术衣，并使衣里外翻。保护手臂及洗手衣裤不被手术衣外面所污染。

**2. 脱手套法**

（1）手套对手套脱下第一只手套，用戴手套的手抓取另一手的手套外面，翻转脱下。

（2）脱下另一只手套，用已脱手套的拇指插入另一手套的里面，翻转脱下。注意保护清洁的手不被手套外面污染。

无菌手术结束，手套无破损，连续施行另一手术时，可不用重新刷手，脱手套后，用乙醇溶液浸泡 5 分钟或用消毒液 5～10ml 擦手 3 分钟，同法穿无菌手术衣和戴无菌手套。若前一台为污染手术，则应重新刷手消毒。

# 第六节　手术配合

手术的成功离不开医护人员的密切配合。手术中的配合一般分为直接配合与间接配合两种。直接配合的护士直接参与手术，配合手术医生完成手术的全过程，称为器械护士或洗手护士。间接配合的护士不直接参与手术操作的配合，而是被指派在固定的手术间内，与器械护士、手术医生、麻醉医生配合完成手术，称为巡回护士。

## （一）器械护士

器械护士的主要职责是准备手术器械，了解手术过程和术者术中的需要，熟悉各种器械的用途及用法，按手术程序向手术医师直接传递器械，密切配合完成手术。其工作范围只限于无菌区内，具体工作要求如下。

（1）术前一天访视病人，了解病情及病人的要求，复习手术的有关解剖、手术步骤、配合要点，根据手术方式准备手术器械、敷料、特殊用物等，做到心中有数。

（2）术前 15～20 分钟洗手，穿无菌手术衣、戴无菌手套，按手术要求做好无菌器械桌的整理工作。检查各种器械、敷料、特殊用物等是否齐全完好，发现遗漏及时补充。协助医师行手术区域皮肤消毒和铺手术无菌单。

（3）术前与巡回护士共同唱对各类器械、缝针、敷料、特殊用物等的数目；关闭体腔、深部切口前再次共同唱对术前各类用物的数目并与之相符才能关闭体腔或切口，术毕再自行清点一次，以防异物遗留在病人体内。

（4）手术过程应主动、准确无误地向手术医师传递器械、纱垫、缝针等手术用物。传递时均以柄端轻击手术者伸出的手掌，注意手术刀的刀锋朝上，弯钳、弯剪类将弯曲部向上，缝针应以持针器夹在针的中后 1/3 交界处，缝线必须用生理盐水打湿。

（5）保持术野、器械托盘及器械桌的整洁、干燥和无菌状态。器械用后及时取回，用湿纱垫将血渍擦净，做到"快递、快收"，随时整理器械及用物。暂时不用的器械可放在器械桌的一角。用于不洁部位的器械要分开放置，以防污染扩散。

（6）密切关注手术进展情况，若出现大出血、心搏骤停等意外时，应冷静、敏捷、及时与巡回护士联系，尽早准备好急救的特殊器械及抢救用品，积极配合抢救。

（7）保留术中切下的任何组织，应正确留送。

（8）术毕协助医生处理、包扎伤口，固定好各种引流物，并保持皮肤、各引流管道无血渍。

（9）术后处理手术器械、各种污染物品，按医疗废物分类分别处置。

## （二）巡回护士

巡回护士的主要任务是做好手术准备，负责病人术中护理，供应手术中的需要及与外界部门的联络工作，并与手术医师、麻醉人员密切配合，安全高效地完成手术任务。其工作范围在无菌区以外，具体工作要求如下。

（1）术前一天访视病人，了解病情及病人心理状况，给予心理护理。

（2）检查手术间内各种药物、物品是否齐全。电源、手术灯、吸引装置、供氧系统、电外科设备功能是否良好、安全。保持手术间的清洁、整齐，调节好适宜的温湿度，创造最佳的手术环境。

（3）热情、正确地接待病人，按手术通知单仔细核对病人姓名、性别、年龄、科别、住院号、床号、X 线片号、手术部位、手术名称，清点病房带来的物品，检查术前医嘱执行情况及与手术有关的手续签字单，为病人开通静脉输液。

（4）根据麻醉要求安置麻醉体位，并在一旁看护配合麻醉。

（5）安置手术体位，正确固定病人，确保病人舒适、安全，手术需要使用电刀、负极板者应放置在肌肉丰富部位，以防灼伤。病人意识清楚时给予解释、安慰，消除恐惧、紧张心情，整个操作过程体现人文关怀。

（6）手术开始前，与器械护士共同唱对各类器械、敷料、缝针、刀片等数目，准确记录在护理记录单上并给器械护士过目，关体腔或深部组织及缝合皮下时再次清点复核。术中增加的清点物品要及时登记，并与器械护士核对。

（7）帮助手术人员穿无菌手术衣，安排手术人员就位，根据手术医生需要给予脚踏板。

（8）坚守岗位，密切注意手术进展情况，随时调整术野灯光，供应术中所需物品。密切观察病情变化，保证输血、输液通畅。重大手术应及时估计术中发生的意外，做好急救准备，准确执行医嘱，主动配合抢救。

（9）保持手术间整洁安静，监督手术人员无菌操作技术，管理参观人员，发现违规现象及时纠正。

（10）手术完毕，协助术者包扎伤口，妥善固定引流管，检查受压皮肤，注意病人的保暖，完成护理记录，向护送人员交接病人携带物品。

（11）整理手术间，物归原处，手术间进行常规的清扫及空气消毒等。

随着外科高科技信息数字化的迅猛发展，机器人、MRI、CT、DSA 等技术引导手术，为适应新时代手术的要求，手术室以建筑布局多样化、护理管理信息智能化、护士专业知识多元化、教学培训模拟化、手术供应一体化、工作环境人性化为发展方向，才能跟上科技发展的步伐，促进手术室护理工作迈向一个新的台阶。

（敖 兵）

# 第七章　手术前后病人的护理

【学习目标】

**识记**　①手术的分类；②围术期与围术期护理的概念；③术后常见并发症及护理要点。

**理解**　①术前适应性锻炼的相关内容；②合并糖尿病、高血压的病人，术前血糖、血压的控制范围及用药注意事项；③手术后病情变化的护理要点。

**运用**　①运用相关知识指导病人进行相应的术前准备；②运用护理程序为病人制订手术前、后的护理计划；③运用所学知识对手术后常见并发症做好相应的预防和护理。

# 第一节　概　　述

手术是治疗外科疾病的重要手段，而麻醉、手术创伤会加重病人的生理和心理负担，从而导致并发症、后遗症等不良后果。为了获得良好的手术效果，不仅需要正确的手术操作，还需要在手术前、中、后3个阶段进行合适的护理。因此，重视手术前、后护理是使病人耐受性增加、安全度过手术、获得最佳手术治疗效果的重要保证，并有助于预防和减少手术后的并发症，促进病人早日康复，从而使其重返家庭和社会。

【手术分类】

**1. 依据手术目的分类**　根据手术的目的不同，手术可以分为以下3种类型。

（1）诊断性手术：明确诊断，如活组织检查、剖腹探查术等。

（2）根治性手术：目的是彻底治愈疾病。

（3）姑息性手术：减轻症状，主要用于条件限制而不能行根治性手术时，如晚期胃窦行胃空肠吻合术，以解除幽门梗阻症状，但不切除肿瘤。

**2. 依据手术的时限分类**

（1）急症手术（emergency operation）：病情危、急，需要在最短时间内进行必要的手术准备后迅速实施手术，以抢救病人的生命，如外伤导致的肝脾破裂、肠破裂和胸腹腔大血管破裂等。

（2）限期手术（confine operation）：手术时间可以选择，但有一定的限度，不宜过久，以免延误手术时机，应在限定的时间内做好手术前准备，如胃癌根治术、甲状腺大部切除术等。

（3）择期手术（selective operation）：手术时间没有一定期限的限制，可在充分的术前准备后进行手术，如甲状腺瘤切除术、腹股沟疝修补术等。

此外，手术的具体种类取决于疾病发生时的情况，同一种外科疾病的不同发展阶段手术种类可能会有不同，如单纯胆囊结石是择期手术，但若同时并发急性胆囊炎，则演变为急症手术；胃溃疡是择期手术，若发生癌变，则演变为限期手术，若并发急性穿孔、腹膜炎，则成为急症手术。

【围术期护理的概念】

围术期（perioperative period）是指从确定手术治疗时起至与本次手术有关的治疗基本结束时的一段时间，包括三个阶段：手术前期、手术期、手术后期。手术前期：从病人决定接受手术时至将病人送入手术室。手术期：从病人进入手术室至病人手术后被送回恢复室（观察室）或外科病房。手术后期：从病人被送到恢复室或外科病房至病人出院或出院跟踪。

围术期护理（perioperative nursing care）是指在围术期为病人提供整体、全程的护理，目的在于加强术前至术后整个治疗期间病人的身心护理。通过全面评估，充分做好术前准备，并采取有效护理措施以维护机体功能，提高手术的安全性，以减少术后并发症，促进病人康复。围术期护理也包括手术前期、手术中期、手术后期三个阶段，但每个阶段的护理工作重点不同。

# 第二节 手 术 前

**案例7-1**

患者，女性，45岁，因体检发现右侧甲状腺结节10天入院。

患者于10天前体检发现颈部有一约4cm×3cm大小的肿块，无自觉疼痛，无多饮多食，无怕热多汗，无呼吸困难及吞咽困难，无声嘶。发病以来，患者精神睡眠饮食尚可，大小便正常，体重无明显减轻。

体格检查：T 37.0℃，P 76次/分，R 20次/分，BP 124/70mmHg。颈部右侧可扪及一约4cm×3cm的肿物，可随吞咽做上下移动。局部皮肤稍隆起，无红肿，质韧，边界模糊不清，无明显压痛，活动度差。

辅助检查：颈部B超示甲状腺右侧叶实质性肿块，约4cm×3cm大小，异常低回声。实验室检查无明显异常。

**问题：**

1. 术前护理评估包括哪些内容？
2. 有哪些常见的护理诊断/问题？
3. 应如何进行手术区的皮肤准备？
4. 手术日晨护理包括哪些内容？

手术前，不仅要注意外科疾病本身，而且要对病人的全身情况有充分的了解，全面评估是否存在增加手术危险或使病人恢复不利的异常因素，包括可能影响整个病程的潜在因素，如心理、营养状态及心、肺、肝、肾、内分泌、血液、免疫系统的功能等。因此，需详细询问病史，并进行全面的体格检查，了解各项辅助检查结果，以准确估计病人的手术耐受力，对于病人存在的问题，在术前应予以及时处理和纠正。

## 【护理】

### （一）护理评估

**1. 健康史** 主要了解与本次疾病有关或可能影响病人手术耐受力及预后的病史。

（1）一般情况：性别、年龄、职业、生活习惯及烟酒嗜好等。

（2）现病史：患病的病因与诱因，患病以来健康问题发生、发展及应对过程。本次起病情况及患病时间。

（3）既往史：了解有无心血管、呼吸、消化、血液、内分泌等系统疾病史，有无创伤史、手术史等。

（4）用药史：抗凝药、抗生素、镇静药、降压药、利尿剂、皮质激素、甾类化合物（类固醇）等的使用情况及其不良反应；有无药物过敏史。

（5）月经与婚育史：女性病人的月经史包括初潮年龄、月经周期、绝经年龄；婚育史则主要包括初婚年龄、婚次，而女性病人还包括妊娠次数、流产次数和生产次数等情况。

（6）家族史：家庭成员有无发生同类疾病、遗传病史等。

**2. 身体状况**

（1）主要器官及系统功能状况

1）循环系统：脉搏速率、节律和强度；血压；皮肤色泽、温度及四肢末梢循环状况，有无发生水肿；体表血管有无异常，有无四肢浅静脉曲张和颈静脉怒张；有无心肌炎、心绞痛、心肌梗死、心脏瓣膜疾病、心力衰竭等。

2）呼吸系统：胸廓形状；呼吸运动是否对称；呼吸频率、深度、节律和形态（胸式/腹式呼吸）；有无发绀、呼吸困难、咳嗽、哮鸣音、胸痛等；有无长期吸烟史，有无咳嗽、咳痰，观察痰液的性状、颜色，必要时行肺功能检查。病人有无肺炎、肺结核、支气管扩张、慢性阻塞性肺疾病等。

3）泌尿系统：有无尿频、尿急及排尿困难；尿液的颜色、量、透明度及比重；有无前列腺增生、急性肾炎或肾功能不全。

4）神经系统：有无头晕、头痛、眩晕、耳鸣、瞳孔不等大或步态不稳；有无意识障碍、精神异常；有无颅内压增高。病人的认知能力及配合程度。

5）血液系统：有无皮下紫癜、牙龈出血或外伤后出血不止。了解病人及家属有无出血和血栓栓塞病史；有无输血病史；有无出血倾向的表现。

6）消化系统：有无呕血、黑便；有无黄疸、腹水、肝掌、蜘蛛痣等症状或体征，并通过实验室检查结果评价肝功能，了解有无增加手术危险性的因素。

7）内分泌系统：有无甲状腺功能亢进、糖尿病及肾上腺皮质功能不全。甲状腺功能亢进病人手术前应了解基础血压、脉率、体温、基础代谢率的变化。评估糖尿病病人的慢性并发症和血糖控制情况，监测饮食、空腹血糖和尿糖等。

（2）辅助检查：了解实验室各项检查结果，如血、尿、便三大常规和血生化、凝血功能等检查结果；进行血型测定，必要时行交叉配血试验；了解 X 线、B 超、CT 及 MRI 等影像学检查结果，以及心电图、内镜检查报告和其他特殊检查结果。

（3）手术耐受力：评估病人的手术耐受力。

1）耐受良好：一般情况较好、无重要内脏器官功能损害、疾病对全身影响较小者。

2）耐受不良：一般情况不良、重要内脏器官功能损害较严重、疾病对全身影响明显、手术损害大者。

**3. 心理–社会状况**　病人术前通常会有焦虑、恐惧和睡眠障碍等表现，主要是病人对手术、麻醉必要性认识不够，对手术效果或机体损毁担忧，对家庭、子女、配偶及经济等方面考虑过多。医护人员应给予鼓励和关怀，耐心解释手术的必要性及手术后的理想效果、手术的危险性及可能发生的并发症，以及清醒状态下施行手术因体位造成的不适等，使病人以积极的心态配合手术和术后治疗与护理。此外，还应了解家庭成员、单位同事对病人的关心及支持程度；了解家庭的经济承受能力等。

**（二）常见护理诊断/问题**

**1. 焦虑/恐惧**　与担心疾病预后、术后并发症及经济负担、医院环境陌生等因素有关。

**2. 营养失调：低于机体需要量**　与疾病消耗、禁食或进食少、营养摄入不足、丢失过多或机体分解代谢增强等因素有关。

**3. 睡眠型态紊乱**　与疾病导致的不适、环境改变和担忧手术及疾病的预后等因素有关。

**4. 知识缺乏**　缺乏与手术、麻醉相关的知识及术前准备知识。

**5. 体液不足**　与疾病所致体液丢失、液体量摄入不足或体液在体内分布转移等因素有关。

**（三）护理目标**

**1.** 病人情绪平稳，能配合完成各项检查和治疗。

**2.** 病人营养素摄入充分，营养状态改善。

**3.** 病人安静入睡，休息充分。

**4.** 病人对疾病有充分认识，能说出治疗及护理的相关知识及配合要点。

**5.** 病人体液得以维持平衡，无水、电解质及酸碱平衡紊乱，各系统脏器灌注良好。

**（四）护理措施**

**1. 心理护理**

（1）建立良好的护患关系：护士应主动、热情迎接病人，了解病情及病人需求，针对病人的不同特点，耐心给予解释和安慰。通过适当的沟通技巧，获得病人的信任，对待病人态度温柔和礼貌，尊重病人的权利和人格，为病人营造一个安全、舒适的手术前环境。

（2）心理支持和疏导：鼓励病人表达其内心的感受，认真倾听其诉说，帮助病人以适当的方式宣泄恐惧、焦虑等不良情绪；耐心解释手术的必要性，介绍医院的医疗技术水平及手术成功病例，增强病人对治疗成功的信心；合理安排家属探视时间，必要时可请病人的同事和朋友给予安慰、鼓励。

（3）认知干预：帮助病人正确认识其病情，指导病人提高对疾病的认知和应对能力，积极配合治疗和护理。

（4）健康教育：指导并帮助病人了解疾病、手术相关知识及术后用药注意事项，向病人说明术前准备的必要性和重要性，逐步掌握术后配合技巧及康复知识，使病人对手术的风险及可能出现的并发症有足够的认知及心理准备。

**2. 一般准备与护理**

（1）饮食和休息：加强饮食指导，鼓励病人摄入营养丰富、易消化的食物，以改善病人的营养状况。保持病室安静，避免强光刺激，创造安静、舒适的环境，减少病人白天睡眠的时间和次数，适当增加白天的活动量，必要时遵医嘱使用镇静安眠药。

（2）适应性训练：①指导病人床上使用便盆的方法，以适应术后床上排尿和排便；②教会病人自行调整卧位和床上翻身的方法，以适应术后体位的变化；③部分病人还应根据手术要求进行体位训练。

（3）输血和输液：施行大、中手术前，遵医嘱做好血型鉴定和交叉配血试验，备好一定数量的浓缩红细胞或血浆。对于有水、电解质及酸碱平衡失调或贫血者，术前应予以纠正。

（4）术前检查：遵医嘱协助病人完成术前各项辅助检查，如心、肺、肝、肾功能及凝血时间、凝血酶原时间、血小板计数等检查，必要时监测相关凝血因子。

（5）预防感染：术前应采取一定措施增强病人的体质，及时处理已知感染灶，避免与其他感染者接触，严格遵循无菌原则，遵医嘱合理应用抗生素。预防性抗生素适用的手术类型：①涉及感染灶或切口接近感染区域的手术；②开放性创伤、创面已污染、清创时间长、难以彻底清创者；③操作时间长、创面大的手术；④胃肠道手术；⑤癌肿手术；⑥涉及大血管的手术；⑦植入人工制品的手术；⑧器官移植手术。

（6）呼吸道准备：①戒烟，指导吸烟者手术前2周戒烟，防止呼吸道分泌物过多引起窒息。②深呼吸运动，指导拟行胸部手术的病人进行腹式呼吸训练，具体方法是先用鼻深吸气，尽量让腹部隆起，坚持3~5秒，呼气时缩唇，气体经口缓慢呼出。对腹部手术者，指导其进行胸式呼吸训练，具体方法是使病人肋骨上下运动及胸部微微扩张，病人先用鼻深吸气，使胸部隆起，略微停顿，然后由口呼气。③有效咳嗽，指导病人取坐位或半坐卧位，咳嗽时将双手交叉，手掌根部放在切口两侧，向切口方向按压，旨在保护伤口，先轻轻咳嗽几次，或服用药物使痰液稀薄，排出痰液。④控制感染，对于已有呼吸道感染者，术前应用抗生素治疗，择期手术可延期至治愈后1~2周。

（7）胃肠道准备：①为了防止因麻醉或手术过程中呕吐引起窒息或吸入性肺炎的发生，成年人择期手术前禁食8~12小时，禁饮4小时；②胃肠道手术病人术前1~2日开始进流质饮食；③术前一般无须放置胃管，消化道手术或某些特殊疾病，如急性弥漫性腹膜炎、急性胰腺炎等，应放置胃管；④幽门梗阻病人术前3日每晚以生理盐水洗胃，排空胃内滞留物，减轻胃黏膜充血、水肿；⑤结肠或直肠手术前3日起口服肠道不吸收抗生素，术前1日及手术当日清晨行清洁灌肠或结肠灌洗，以减少术后感染机会。

（8）手术区皮肤准备：术前认真清洁手术区域皮肤和按医嘱剃除毛发。①洗浴：术前一日下午或晚上清洁皮肤。细菌栖居密度较高的部位如手、足等，以及不能接受强刺激消毒剂的部位如面部、会阴部等，术前可用氯己定反复清洗；腹部及腹腔镜手术的病人应注意脐部清洁；若皮肤上有油脂或胶布粘贴的残迹，用乙醇溶液擦净。②备皮：手术区域若毛发细小，可不必剃毛；若毛发影响手术操作，手术前应遵医嘱剃毛。骨科手术区域的皮肤准备要求在术前 3 天开始手术区皮肤准备范围，包括切口周围至少 15cm 的区域。不同手术部位的皮肤准备可见表 7-1 和图 7-1。备皮时要注意保暖并保护病人隐私；备皮一般不超过 24 小时，若超过时间应重新备皮，头部备皮应在术前 2 小时。

表 7-1　常见手术备皮的范围

| 手术部位 | 备皮范围 |
|---|---|
| 颅脑手术 | 剃除全部头发及颈部毛发、保留眉毛 |
| 颈部手术 | 上自唇上，下至乳头水平线，两侧至斜方肌前缘 |
| 胸部手术 | 上自锁骨上及肩上，下至脐水平，包括患侧上臂和腋下，胸背均超过中线 5cm 以上 |
| 上腹部手术 | 上自乳头水平，下至耻骨联合，两侧至腋后线 |
| 下腹部手术 | 上自剑突，下至大腿上 1/3 前内侧及会阴部，两侧至腋后线，剃除阴毛 |
| 腹股沟手术 | 上自脐平线，下至大腿上 1/3 内侧，两侧至腋后线，包括会阴部，剃除阴毛 |
| 肾手术 | 上自乳头平线，下至耻骨联合，前后均超过正中线 |
| 会阴部及肛门手术 | 上自髂前上棘，下至大腿上 1/3，包括会阴及臀部，剃除阴毛 |
| 四肢手术 | 以切口为中心包括上、下各 20cm 以上，一般超过远、近端关节或为整个肢体 |

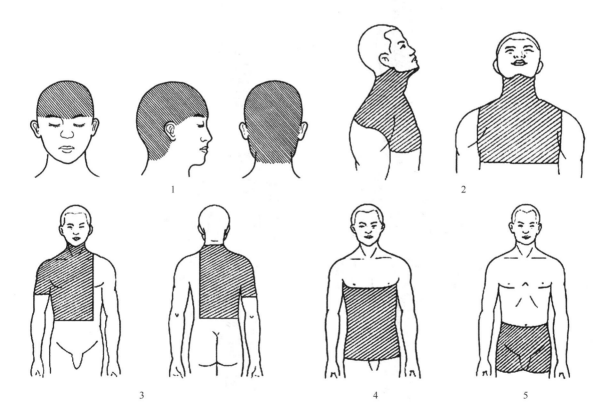

1　　　　　　　　　　　　　　2

3　　　　　　　　　　　　　4　　　　　　　　　　5

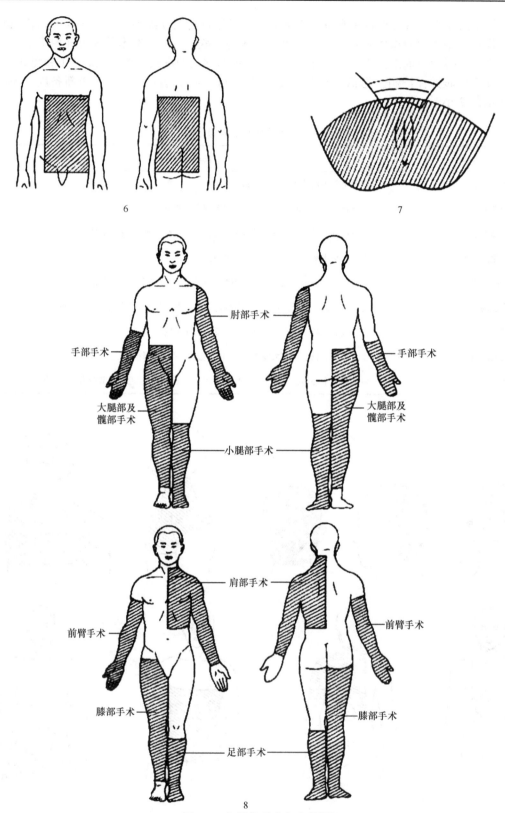

6                                    7

8

图 7-1　各部位手术备皮范围

1. 颅脑手术；2. 颈部手术；3. 胸部手术；4. 腹部手术；5. 腹股沟手术；6. 肾手术；7. 会阴部及肛门手术；8. 四肢手术

（9）术日晨的护理：①全面检查、确定各项术前准备工作的落实情况，监测生命体征；②若发现病人有不明原因的体温升高、血压异常或女性病人月经来潮等情况应及时与医生沟通，必要时延迟手术日期；③估计手术时间持续4小时以上及接受下腹部或盆腔内手术者，术前应排尽尿液或留置导尿管，使膀胱处于空虚状态，以免术中误伤；④胃肠道及上腹部手术者应放置胃管；⑤遵医嘱给予术前药物；⑥嘱病人拭去指甲油、口红等化妆品，取下活动的义齿、发夹、眼镜、手表、首饰和其他贵重物品；⑦备好手术需要的病历、X线片及特殊药品等，将之随同病人带入手术室；⑧与手术室接诊人员仔细核对病人、手术部位及手术名称等，做好交接；⑨根据手术及麻醉类型准备麻醉床，备好床旁用物，如胃肠减压装置、输液架、吸氧装置及心电监护仪等，以便接收手术后回病室的病人。

**3. 特殊准备与护理**

（1）急症手术：尽量在最短时间内做好急救处理，同时进行必要的术前准备，如建立静脉通道、立即输液，改善病人水、电解质及酸碱平衡失调状况。若病人处于休克状态，立即建立2条及以上静脉通道，迅速补充血容量；尽快处理伤口等。

（2）营养不良：营养不良病人常伴有低蛋白血症，可同时并发组织水肿，从而影响切口愈合；此外，营养不良者抵抗力较低下，易合并感染。因此，术前尽可能给予肠内或肠外营养支持，以利于术后组织修复和创口愈合，提高机体抵抗力。

（3）高血压：病人血压在160/100mmHg以下时可不做特殊准备。若血压高于180/100mmHg，术前应选用合适的降压药物，使血压稳定在一定的水平，但不要求降至正常水平后再做手术。若原有高血压病史，在进入手术室时血压骤然升高者，应及时告知手术医生和麻醉师，根据病情和手术性质决定实施或延期手术。

（4）心脏疾病：伴有心脏疾病的病人，实施手术的死亡率明显高于非心脏病者，因此需要对心脏危险因素进行评估和处理，临床上常用Goldman指数评估心源性死亡的危险性和危及生命的心脏并发症可能发生率（表7-2）。对于年龄≥40岁，施行非心脏手术的病人，心源性死亡的危险性和危及生命的心脏并发症发生率随总得分的增加而升高。0～5分，危险性<1%；6～12分，危险性为7%；13～25分，危险性为13%，死亡率为2%；>26分，危险性为78%，死亡率为56%，仅宜实施急救手术。对心律失常者，给予抗心律失常药，治疗期间观察药物的疗效和副作用；急性心肌梗死者6个月内不行择期手术，6个月以上且无心绞痛发作者，在严密监测下可施行手术；心力衰竭者最好在心力衰竭控制3～4周后再进行手术。

表7-2　心脏病病人手术风险 Goldman 指数评分

| 临床情况 | 得分 |
| --- | --- |
| 第二心音奔马律或静脉压升高 | 11 |
| 心肌梗死发病<6个月 | 10 |
| 任何心电图的室性期前收缩>5次/分 | 7 |
| 最近心电图有非窦性心律或房性期前收缩 | 7 |
| 年龄>70岁 | 5 |
| 急症手术 | 4 |
| 胸腔、腹腔、主动脉手术 | 3 |
| 显著主动脉瓣狭窄 | 3 |
| 总体健康状况差 | 3 |

（5）肺功能障碍：肺部疾病或预期实施肺叶切除术、食管或纵隔肿瘤切除术者，术前应全面评估肺功能。当 $PaO_2 < 60mmHg$ 和 $PaCO_2 > 45mmHg$，易引起肺部并发症；红细胞增多提示可能有

慢性低氧血症；若术前肺功能显示，第 1 秒最大呼气量（forced expiratory volume in 1s，$FEV_1$）＜2L 时，提示可能发生呼吸困难，若$FEV_1$%＜50%，提示可能发生重度肺功能不全，需要术后特殊监护和机械通气；针对急性呼吸系统感染者，若为择期手术应推迟至治愈后 1～2 周再施行手术。若为急症手术，需用抗生素并避免吸入麻醉；重度肺功能不全并发感染者，必须采取积极措施以改善病人的呼吸功能，待感染控制后再施行手术。

（6）肝疾病：由于手术创伤和麻醉部位将加重肝脏负荷，因此术前应做好各项肝功能检查，了解病人术前肝功能情况。肝功能轻度损害者一般不影响手术耐受力；对于肝功能损害严重或濒于失代偿者，如有营养不良、腹水、黄疸等，或有急性肝炎病人，手术耐受力明显减弱，除采取急症手术进行抢救外，一般不宜立即手术。

（7）肾疾病：麻醉、手术创伤等均会加重肾脏负担。术前应做好各项肾功能检查，以了解病人术前肾功能情况。依据 24 小时内肌酐清除率和血尿素氮测定值，可将肾功能损害分为轻度、中度、重度 3 度（表 7-3）。对于轻度、中度肾功能损害者，经过适当的内科处理大部分都能较好地耐受手术；而重度损害者则需在有效透析治疗后才可耐受手术，注意手术前应最大限度地改善肾功能。

表 7-3　肾功能损害程度

| 测定法 | 肾功能损害 | | |
|---|---|---|---|
| | 轻度 | 中度 | 重度 |
| 24 小时肌酐清除率（ml/min） | 51～80 | 21～50 | ＜20 |
| 血尿素氮（mmol/L） | 7.5～14.3 | 14.6～25.0 | 25.3～35.7 |

（8）糖尿病：糖尿病易并发感染，术前应积极控制血糖及其相关并发症，如涉及心血管和肾脏的病变。一般实施大手术前将血糖水平控制在正常或轻度升高状态（5.6～11.2mmol/L），伴有酮症酸中毒者若需要急诊手术，应尽量纠正酸中毒、血容量不足及水、电解质紊乱。对于饮食控制血糖者，术前不需要特殊准备。口服降糖药者，则应继续服用降糖药至手术前 1 日晚，若服用长效降糖药，应在术前 2～3 日停服。对于注射胰岛素者，术前应维持正常糖代谢，至术日晨停用胰岛素。

（9）妊娠：妊娠者罹患外科疾病拟行手术治疗时，须将外科疾病对母体及胎儿的影响放在首位。如妊娠合并阑尾穿孔，胎儿病死率为 8.7%；妊娠晚期病人并发急性弥漫性腹膜炎的全部早产，胎儿病死率约为 35.7%。如果手术时机可以选择，妊娠中期相对安全。若时间允许，术前应尽可能全面检查各系统、器官功能，尤其是心、肾、肝、肺等功能，如果发现异常，术前应尽量纠正。禁食者，从静脉补充营养，尤其是氨基酸和糖类，以保证胎儿的正常发育。若病人需要行放射线检查，必须加强必要的保护性措施，尽量使辐射剂量低于 0.05～0.10Gy。为治疗外科疾病而必须使用药物时，尽量选择对孕妇、胎儿安全性较高的药物，如成瘾性镇痛剂吗啡对胎儿呼吸有持久的抑制作用，可用哌替啶代替，并应控制剂量，特别注意在分娩前 2～4 小时不用。

（10）凝血功能障碍：病人凝血功能障碍可能导致术中出血或术后血栓形成，应监测凝血功能。除常规检查病人凝血功能外，还应询问病人及家属有无出血或血栓栓塞史，以及是否有出血倾向的表现、是否服用抗凝药物等。对于使用抗凝药物者，应注意：①监测凝血功能；②术前 7 日停用阿司匹林，术前 2～3 日停用非甾体药物，术前 10 日停用抗血小板药物；③术前使用华法林抗凝者，只要国际标准化比值维持在接近正常的水平，小手术可安全施行，大手术前使用华法林抗凝的病人在手术前 4～7 日停用华法林，但是对血栓栓塞的高危病人在此期间应继续使用肝素；④择期大手术病人在手术前 12 小时内不使用大剂量低分子量肝素，4 小时内不使用大剂量普通肝素，心脏外科病人手术 24 小时内不用低分子量肝素；⑤在抗凝治疗期间需急诊手术的病人，一般需停止抗凝治疗，并且肝素抗凝者可用鱼精蛋白拮抗，通过华法林抗凝者，可用维生素 K 和血浆或凝血因子制剂拮抗。

### （五）护理评价

**1.** 病人情绪是否稳定，能否配合各项检查、治疗和护理。

**2.** 病人营养状态是否得以纠正和改善，体重是否得以维持或增加。

**3.** 病人睡眠是否良好。

**4.** 病人对疾病是否有充分的认识，是否能说出治疗及护理的相关知识及术前准备的配合要点。

**5.** 病人体液是否维持平衡，主要脏器功能是否处于可接受手术的最佳状态。

### 【健康教育】

**1.** 告知病人疾病相关知识，使其理解施行手术的必要性。

**2.** 告诉病人麻醉、手术的相关知识，使其掌握手术前准备的具体内容。

**3.** 加强术前营养，提高抗感染能力。注意休息和活动，合理安排作息时间，注意劳逸结合。

**4.** 注意保暖，预防上呼吸道感染。

**5.** 戒烟，早晚刷牙，饭后漱口，保持口腔卫生。

**6.** 指导病人术前进行相关术前适应性锻炼，包括有效咳嗽、深呼吸锻炼，床上活动、床上使用便盆等。

---

**知识链接 7-1：快速康复外科与围术期护理**

　　快速康复外科（fast track surgery, FTS）又称"促进术后恢复综合方案"（enhanced recovery after surgery, ERAS），是指采用一系列基于循证医学证据的围术期优化措施，阻断或减轻机体的应激反应，促进病人术后尽快康复。主要靠麻醉、微创手术操作及围术期护理 3 个环节实现快速康复。快速康复外科护理理念认为：①术前 2 小时进水或碳水化合物有利于病人的康复，缩短禁饮时间不仅可以增加病人的舒适度，而且可以减少低血糖等不良反应的发生，并减轻术后呕吐。②不常规施行术前肠道准备，认为肠道准备中口服大量液体或泻药引起的脱水，对病人是一种损伤，可引起生理环境的改变、增强围术期应激反应。③由于各类导管的使用不但会增加发生并发症的风险，而且明显地影响病人术后活动，因此应选择性地使用各类导管，而不应作为常规使用。因此，在腹部择期手术时不需要常规使用鼻胃管减压引流。④建议术中及术后早期保温，术后早期活动，尽早恢复正常口服饮食。综上所述，快速康复外科理念是通过多模式控制围术期的病理生理变化，以改善和优化手术病人的预后效果，因此围术期护理在快速康复外科理念中是不可缺少、至关重要的一个环节。

---

# 第三节 手 术 后

---

**案例 7-2**

　　患者，男性，28 岁，因转移性右下腹疼痛 6 小时入院。

　　患者 6 小时前出现脐周部位疼痛，开始疼痛位置不固定，3 小时前疼痛局限在右下腹，并伴有轻度恶心。

　　体格检查：T 37.2℃，P 78 次/分，R 20 次/分，BP 122/74mmHg。右下腹麦氏点明显压痛，腹肌紧张，反跳痛明显。

　　辅助检查：血常规显示 WBC $13 \times 10^9$/L，中性粒细胞 81%。其他实验室检查结果无异常。B 超检查提示发现肿大的阑尾。

　　患者入院后，积极行术前准备，急诊行腹腔镜下阑尾切除术。

问题:
1. 术后患者应从哪几个方面进行护理评估?
2. 术后应如何采取合适的体位?
3. 术后有哪些不适? 应如何处理?

手术损伤可导致病人防御能力下降, 术后切口疼痛、禁食及应激反应等均可加重病人的生理、心理负担, 不仅可能影响创伤愈合和康复过程, 而且可能导致多种手术后并发症的发生。手术后病人的护理重点是防止并发症, 减少痛苦与不适, 尽快恢复生理功能, 促进康复。

【护理】

（一）护理评估

**1. 术中情况** 了解手术类型和麻醉方式、手术范围, 手术过程是否顺利, 术中出血、输血、补液量及留置的引流管等, 从而判断手术创伤大小及对机体的影响。

**2. 身体状况**

（1）一般状况: 评估病人回到病室时的神志、体温、脉搏、呼吸、血压、肢体运动、感觉及皮肤色泽等, 综合判断麻醉苏醒程度。

（2）切口状况: 了解切口部位及敷料包扎情况, 有无渗血、渗液、愈合不良等情况。

（3）引流管: 了解引流管种类、数量、位置及作用, 引流是否通畅, 引流液量、性状、颜色等。

（4）出入量: 评估术后病人尿量, 各种引流的丢失量、失血量及术后补液种类和量等。

（5）营养状态: 评估术后病人每日摄入营养素的种类、量和途径, 了解术后病人的体重变化。

（6）术后不适: 了解有无切口疼痛、恶心、呕吐、腹胀、呃逆、尿潴留等术后不适, 评估不适的种类和程度。

（7）术后并发症: 评估有无术后出血、感染、切口裂开、深静脉血栓形成等并发症及危险因素。

（8）辅助检查: 了解血常规、尿常规、生化检查、血气分析等实验室检查结果, 并注意尿比重、血清电解质水平、血清白蛋白及血清转铁蛋白的变化。

**3. 心理-社会状况** 评估术后病人及家属对手术的认识和看法, 了解病人术后的心理感受, 全面评估有无引起术后心理变化的原因: ①担心不良的病理检查结果、预后差或危及生命; ②手术导致正常生理结构和功能改变, 担心手术对术后生活、工作及社会交往带来不利影响, 如截肢、结肠造口等; ③术后出现切口疼痛等各种不适; ④身体恢复缓慢, 出现并发症; ⑤担心住院费用昂贵, 经济能力难以维持后续治疗。

（二）常见护理诊断/问题

**1. 疼痛** 与手术创伤、特殊体位等因素有关。

**2. 舒适的改变** 与手术后卧床、留置各类导管和创伤性反应有关。

**3. 有体液不足的危险** 与手术导致失血、体液丢失、术后禁食和摄入不足有关。

**4. 低效性呼吸型态** 与术后卧床、活动量少、切口疼痛、呼吸运动受限等有关。

**5. 营养失调: 低于机体需要量** 与术后禁食、创伤后机体代谢率增高有关。

**6. 焦虑与恐惧** 与术后不适、预后差及住院费用等有关。

**7. 潜在并发症** 术后出血、切口感染或裂开、肺部感染、泌尿系感染或深静脉血栓形成等。

**8. 知识缺乏** 缺乏术后康复方面的相关知识。

（三）护理目标

**1. 病人主诉疼痛减轻或缓解。**

**2. 病人术后不适得以减轻。**

**3. 病人体液平衡得以维持, 循环系统功能稳定。**

4. 病人术后呼吸功能改善，血氧饱和度维持在正常范围。

5. 病人术后营养状况得以维持或改善。

6. 病人情绪稳定，能主动配合术后治疗和护理。

7. 病人术后并发症得以预防或被及时发现和处理，术后恢复顺利。

8. 病人能掌握术后相关知识并积极配合治疗。

### （四）护理措施

**1. 一般护理**

（1）安置病人：①与麻醉师和手术室护士做好病人身份识别与床边交接；②搬运病人时动作轻稳，注意病人头颈部保护；③正确连接和妥善安置各引流管及输液管道，并保持固定与通畅；④注意保暖，但避免贴身放置热水袋，以免烫伤；⑤遵医嘱给予吸氧。

（2）体位：根据麻醉方式及病人的全身状况、手术部位及合并症等选择合适卧位。①休克病人，取中凹卧位或平卧位。②全麻未完全清醒者，应去枕平卧，头偏向一侧，以利于口腔分泌物或呕吐物流出，避免发生误吸。③蛛网膜下腔麻醉者，取去枕平卧或头低卧位6～8小时，防止脑脊液外渗而导致头痛。④硬脊膜外腔麻醉者，平卧6小时后根据手术部位安置体位；颅脑手术者，如无休克或昏迷，可取15°～30°头高足低斜坡卧位；颈、胸部手术者，取高半坐卧位，以便于呼吸及有效引流；腹部手术者，取低半坐卧位或斜坡卧位，减少腹壁张力；腹腔内有污染者，在病情许可情况下，尽早改为半坐位或头高足低位，使炎性渗出物流入盆腔，避免形成膈下脓肿；脊柱或臀部手术者，取俯卧或仰卧位，应注意观察呼吸情况。⑤肥胖病人可取侧卧位，以利呼吸和引流。

---

**知识链接 7-2：围术期病人的护理安全管理**

围术期病人的护理安全管理一直是全球护理工作者高度关注的问题。围术期护理过程涉及环节较多，且相互交叉和影响，具体内容包括：①身体照护安全。疼痛对手术病人的影响近年来受到人们的较多关注，已经成为第5生命体征，有效的疼痛管理是衡量手术安全质量的关键环节。另外，病人手术中的低体温可导致麻醉苏醒时间延长和伤口感染，因此采取各种切实有效的护理措施进行围术期体温的保护是至关重要的。②健康教育的信息支持。评估并满足病人围术期的健康教育信息需求，可在一定程度上提高病人安全和护理服务的质量。③心理支持和尊重：尊重围术期病人身心需求，并给予心理上的支持和帮助，可以缓冲手术应激源的冲击，唤起积极正向的应对机制，保证病人围术期的安全。④专科护理能力。围术期专科护理的技术水平高低与病人的术后安全密切相关，加强围术期的护理技术培训，是保障病人术后安全的一项重要措施。目前，我国医院围术期安全管理内容大多以经验性安全管理内容为主，迫切需要规范围术期护理安全评价的内容和要素，为临床病人的术后安全管理提供内容依据和量化标准，以加强以循证实践为基础的围术期安全管理。

---

（3）病情观察：①生命体征，对于中、小型的手术病人，手术当日每小时测量呼吸、脉搏、血压各1次，监测6～8小时或至生命体征平稳。对于大手术、全麻及危重病人，必须密切观察，每15～30分钟监测瞳孔、神志、呼吸、脉搏、血压各1次，至病情稳定后改为1～2小时测1次或遵医嘱定时测量，并做好记录。②中心静脉压，手术中若有大量的血液和体液丢失，术后应早期监测中心静脉压。③体液平衡，对于中等及较大手术，术后继续记录24小时出入量；病情复杂的危重病人，留置尿管，观察并记录每小时尿量。④其他，特殊监测项目需根据原发病及手术类型等情况而定。肺动脉呼吸功能或心脏功能不全者可采用Swan-Ganz漂浮导管监测肺动脉压、肺动脉锲压及混合静脉血氧分压等；胰岛素瘤病人术后需定时监测血糖、尿糖；颅脑损伤病人术后应监测颅内压及苏醒程度；血管疾病病人术后定时监测指（趾）端末梢循环状况等。

（4）静脉补液：由于手术野的不显性液体丢失、手术创伤及术后禁食等因素，术后病人大部分需接受静脉输液补充所需的液体和电解质，直至恢复正常进食。手术后输液的数量、成分和输注速度，取决于手术的大小、器官功能状态和疾病的严重程度。必要时遵医嘱输浓缩红细胞与血浆等，以维持有效循环血容量。

（5）饮食护理：术后进食选择应依据手术部位、麻醉方式和病人的反应而定。①非腹部手术：局部麻醉下实施的手术、体表或肢体的手术，全身反应较轻者，术后即可进食；手术范围较大，全身反应明显者，待反应消失后方可进食。椎管内麻醉者，若无恶心、呕吐，术后3～6小时可进食；全身麻醉者，待麻醉清醒，无恶心、呕吐后方可进食。一般先给予流质，之后逐步过渡到半流质或普通饮食。②腹部手术：胃肠道手术，待肠道蠕动恢复，可以开始饮水，进少量流质饮食，逐步增加到全量流质饮食、半流质，恢复普通饮食。胃切除术后病人应少量多餐。若禁食时间较长，根据情况提供肠内外营养支持，以促进合成代谢。

（6）休息与活动：早期活动有利于增加肺活量、减少肺部并发症、改善血液循环、促进伤口愈合、预防深静脉血栓形成、促进肠蠕动恢复和减少尿潴留的发生。在病情允许情况下，尽量做到早期活动。根据病人的耐受程度，逐步增加活动范围及活动量。病人已清醒、麻醉作用消失后，就应鼓励在床上活动，如深呼吸、四肢主动活动及定时翻身等。如病情许可，鼓励并协助病人离床活动，下床前应固定好引流管。卧床时间长、体质虚弱的病人离床活动时，需有两人协助以保证病人安全。每次活动以病人能够耐受为原则。有休克、心力衰竭、严重感染、出血、极度衰弱等情况，以及有特殊固定、制动要求的手术病人，则不宜早期活动。

（7）引流管护理：术后根据手术的部位和引流的性质放置引流管，如置于切口、体腔（如胸、腹腔等）和空腔器官内（如胃肠减压管、导尿管）等。主要观察引流是否有效，引流管是否固定和通畅，有无阻塞、扭曲、折叠和脱落，并记录观察引流物的量、色及性质。熟悉各类引流管的拔管指征，并进行指导：①置于皮下等浅表部位的乳胶片一般术后1～2日拔管；②烟卷引流一般术后3日拔出；③作为预防性引流渗血的腹腔引流管，若引流液甚少，可于手术后1～2日拔出，一般为术后5～7日；④胸腔闭式引流管通常经体格检查及胸部X线证实肺膨胀良好即可拔出；⑤胃肠减压管在肠功能恢复、肛门排气后拔出。其他引流管根据具体情况而定。

（8）手术切口护理：观察切口有无渗血、渗液，敷料有无松散脱落，局部有无红、肿、热、痛等征象，及时发现切口感染、切口裂开等异常。保持切口敷料清洁干燥，并注意观察术后切口包扎是否限制胸、腹部呼吸运动或指（趾）端血液循环。对烦躁、昏迷病人及不合作患儿，可适当使用约束带并防止敷料脱落。

1）外科手术切口的分类：根据外科手术切口微生物污染情况，外科手术切口可以分为清洁切口、清洁-污染切口、污染切口、感染切口。①清洁切口：又称Ⅰ类切口，手术未进入感染炎症区；未进入呼吸道、消化道、泌尿生殖道及口咽部位。②清洁-污染切口：又称Ⅱ类切口，手术进入呼吸道、消化道、泌尿生殖道及口咽部位，但不伴有明显污染。③污染切口：又称Ⅲ类切口，手术进入急性炎症但未化脓区域；开放性创伤手术；胃肠道、尿道、胆道内容物及体液有大量溢出污染；术中有明显的污染如开胸心脏按压等。④感染切口：有失活组织的陈旧创伤手术；已有临床感染或脏器穿孔的手术。

2）切口愈合等级：切口愈合可分为三级：甲级、乙级、丙级。①甲级愈合：指愈合良好，无不良反应；②乙级愈合：指愈合处有炎症反应，如红肿、硬结、血肿、积液等，但未化脓；③丙级愈合：切口化脓，需要做切开引流等处理。

3）缝线拆除时间：视切口部位、局部血液供应情况、病人年龄、营养状况等决定缝线的拆除时间。一般头、面、颈部为术后4～5日拆除；下腹部、会阴部为术后6～7日拆除；胸部、上腹部、背部和臀部为术后7～9日拆除；四肢为术后10～12日将剩余缝线拆除。此外，用可吸收缝线行美容缝合者，可不拆线。青少年病人因新陈代谢旺盛，愈合快，可缩短拆线时间；年老体弱、营养不良、糖尿病者则宜酌情延迟拆线时间。

（9）其他：做好口腔、皮肤护理，保持口腔、皮肤清洁，预防感染，提高舒适度。

**知识链接 7-3：可吸收缝线**

　　医用可吸收缝线是合成聚合物材料与生物可降解材料高度发展的产物，主要应用于内科、普通外科和整形外科等需要缝合的医学领域。它既能在创伤愈合初期对创口提供支持和保护，又能随创伤组织机械强度的恢复而逐渐降解吸收，可避免缝线材料长时间残留引起的慢性组织炎症反应和排异反应，降低了二次手术的发生率。因此，与传统非吸收手术缝线相比，可吸收手术缝线具有明显优势，在临床上应用广泛。典型的可吸收手术缝线具备的特点：①良好的可操作性与组织相容性；②足够的机械强度与一定的抗菌性；③易消毒处理；④不引起过敏反应；⑤无致癌性；⑥可生物降解。由于可吸收缝线具备良好的生物相容性和可植入性，因此引起的组织炎症反应较轻，完成其功能后可生物降解，并且便于医生操作和打结。按照缝线材料的类型，可吸收手术缝线分为天然材料可吸收缝线和合成材料可吸收缝线。肠线、胶原类纤维可吸收缝线、甲壳素（chitin）和壳聚糖（CS）类可吸收缝线均为天然可吸收缝线。合成可吸收缝线主要有聚乙交酯可吸收缝线、聚乳酸可吸收缝线及其共聚物可吸收缝线等。按照缝线的制作工艺，手术缝线可以分为编织型、扭曲型和单丝型。由于手术缝线属于医疗器械，美国食品药品监督管理局（Food and Drug Administration，FDA）对其设计制造进行了法律规范。可吸收手术缝线的工业化制造和检测工艺由美国药典（United States Pharmacopeia，USP）统一规范化控制。我国于 2010 年发布了《中华人民共和国医药行业标准》（以下简称《标准》）YY1116—2010 可吸收外科缝线（absorbable surgical suture），对国内的可吸收缝线制造和检测进行了规范，与国际化标准接轨。《标准》将可吸收缝线分为两类：①动物胶原可吸收手术缝线（平制/铬制）；②合成高分子可吸收手术缝线（单股/多股），并对缝线的线径进行了统一规范，0 的多少代表线径的大小，0 越多代表缝线线径越小，如 4-0 线比 5-0 线粗。缝线线径越小，其要求的机械强度越小，临床上根据实际需要选择合适规格的可吸收手术缝线。

**2. 术后常见不适的处理**

（1）切口疼痛

1）常见原因：麻醉作用消失后，病人往往因切口疼痛而感觉不舒适。术后 24 小时内疼痛最剧烈，2~3 日后逐渐减轻。病人术后咳嗽、深呼吸、下床活动、功能锻炼及伤口换药等，均可引起疼痛，剧烈疼痛可影响各器官的正常生理功能和休息，故需关心病人。

2）护理：采用口述疼痛分级评分法、数字疼痛评分法、视觉模拟疼痛评分法等，评估和了解疼痛的程度；观察病人疼痛的时间、部位性质和规律；鼓励病人表达疼痛的感受，解释切口疼痛的规律；遵医嘱给予病人口服镇静、止痛类药物，如地西泮、布桂嗪、哌替啶等；大手术后 1~2 日内，可持续使用病人自控镇痛泵进行止痛。

**知识链接 7-4：术后疼痛管理新进展**

　　国际疼痛学会（LASP）将疼痛视为是一种与组织损伤有关的不愉快的感觉和情感体验。术后疼痛是急性疼痛，给病人带来很大痛快，处理不及时会给机体造成一系列不良影响。多模式镇痛、超前镇痛、个体化镇痛等积极的术后镇痛治疗可以降低围术期心血管并发症、肺不张、感染、下肢血栓形成及肺栓塞的发生率。多模式镇痛是联合应用多种镇痛药物和方法，使镇痛作用相加或协同，同时减少每种药物的剂量，降低相应不良反应，从而达到最大的效应/不良反应值。联合用药的途径包括静脉、硬膜外、神经阻滞、局部麻醉、口服、外用贴剂等，常用药物包括阿片类与非甾体抗炎药、COX-2 抑制剂和对乙酰氨基酚等。超前镇痛是指在伤害性刺激作用于机体前采取一定措施，通过阻止神经纤维传递疼痛信号至中枢神经系统，防止神经中枢敏感化，减轻术后疼痛。个体性镇痛即镇痛治疗方案个体化，通过监控病人自控镇痛（PCA）的按压次数、评估疼痛强度及相关镇痛药物不良反应，实现个体化的术后疼痛管理，提高病人对术后镇痛的满意度，减少医护人员的工作量，提高工作效率。

（2）发热：由于手术创伤的反应，术后病人的体温可略升高，变化幅度在 0.5～1℃，一般不超过 38℃，称为外科手术热，术后 1～2 日体温逐渐恢复正常。发热是术后病人最常见的症状。

1）原因：术后 24 小时内的体温过高（＞39℃），常为代谢性或内分泌异常、低血压、肺不张或输血反应等。术后 3～6 日的发热或体温降至正常后再度发热，则提示手术切口、肺部及尿路感染等。如果发热持续不退，要密切注意是否因更为严重的并发症所引起，如体腔内术后残余脓肿等。

2）护理措施：监测体温及伴随症状；及时检查切口部位有无红、肿、热、痛或波动感；遵医嘱应用物理降温或退热药物，保证病人有足够的液体输入；结合病史进行胸部 X 线、B 超、CT、切口分泌物涂片和培养、血培养、尿液检查等，寻找病因并进行针对性治疗。

（3）恶心、呕吐

1）常见原因：①多为麻醉反应，待麻醉作用消失后即可自行停止；②腹部手术后胃扩张或肠梗阻也可以发生不同程度的恶心、呕吐；③其他引起恶心、呕吐的原因如颅内压升高、糖尿病酮症酸中毒、低钾、低钠等；④药物影响，常见的药物如环丙沙星类抗生素、单独静脉使用复方氨基酸、脂肪乳剂等；⑤严重腹胀；⑥水、电解质及酸碱平衡失调等。

2）护理措施：病人呕吐时，将头偏向一侧，并及时清除呕吐物；针灸治疗或遵医嘱给予止吐药物、镇静药物及解痉药物；持续性呕吐者，应查明原因，进行相应处理。

（4）腹胀

1）常见原因：术后早期腹胀常是胃肠道蠕动受抑制、肠腔内积气无法排出所致。若手术后数日仍无肛门排气、腹胀明显或伴有肠梗阻症状，可能是腹膜炎或其他原因所致的肠麻痹。若腹胀伴有阵发性绞痛、肠鸣音亢进，甚至有气过水声，可能是早期肠粘连或其他原因所引起的机械性肠梗阻，应做进一步检查。

2）护理措施：协助病人多翻身，早期下床活动；采取胃肠减压、肛管排气或高渗溶液低压灌肠；遵医嘱使用促进肠蠕动的药物如新斯的明肌内注射；若因腹腔内感染，或机械性肠梗阻导致的腹胀，非手术治疗不能改善者，需做好再次手术的准备。

（5）呃逆

1）原因：术后呃逆可能是由神经中枢或膈肌直接受刺激引起的，多为暂时性。

2）护理措施：术后早期发生者，可压迫眶上缘，抽吸胃内积气、积液，给予镇静或解痉药物等措施；上腹部术后病人若出现顽固性呃逆，要警惕吻合口瘘或十二指肠残端瘘、膈下积液或感染的可能，做超声检查可明确病因；未查明原因且一般治疗无效时，协助医师行颈部膈神经封闭治疗。

（6）尿潴留：若病人术后 6～8 小时未排尿，或虽排尿但尿量少、次数频繁，耻骨上区叩诊有浊音者，可确诊为尿潴留。术后比较常见。

1）原因：合并有前列腺增生的老年病人；麻醉后排尿反射受抑制、切口疼痛引起后尿道括约肌反射性痉挛；病人不习惯床上排尿；镇静药物用量过大或低血钾等。

2）护理措施：若无禁忌，可协助其改变体位如坐于床沿或站立排尿；帮助病人建立排尿反射，如下腹部热敷或听流水声等；稳定病人情绪；用镇静止痛药解除切口疼痛；遵医嘱采用针灸治疗。上述措施无效时则应考虑在严格无菌技术下导尿，一次放尿液不超过 1000ml。尿潴留时间过长，导尿时尿液量超过 500ml 者，应留置导尿管 1～2 天。

知识链接 7-5：病人自控镇痛进展

　　病人自控镇痛（patient controlled analgesia，PCA）是一种新型镇痛给药装置，指病人感觉疼痛时，主动通过计算机控制的微量泵按压按钮向体内注射医生事先设定的药物剂量进行镇痛。优点：①在镇痛治疗期间，镇痛药物的血药峰浓度较低，血药浓度波动小，呼吸抑制发生率低，可减少镇痛治疗时过度镇静的副作用；②镇痛效果好；③PCA 能克服镇痛药的药代动力学和药效动力学的个体差异，做到按需给药；④减少病人疼痛时等待医护人员处理的时间；⑤减少术后并发症的发生率；⑥提高病人及其家属对医疗品质的满意率；⑦减轻医护人员的工作负担。通常，PCA 装置包括三部分：储药泵、按压装置和连接导管。PCA 参数：单次给药量（bolus）、锁定时间（lockout time）、负荷量（loading dose）、持续输注量（continuous infusion）、单位时间最大量（maximal dose）和药物浓度。PCA 给药模式：①单纯 PCA，病人完全自控，感觉疼痛时自动按压启动键；②持续输注量+PCA（简称 CP），持续给予一定剂量的基础药物，感觉疼痛时自行按压启动键；③负荷剂量+持续输注量+PCA（简称 LCP），先给一个负荷量后持续输注，病人感觉疼痛时再自行按压启动键，该模式最常用。PCA 给药途径：经静脉病人自控镇痛（patient controlled intravenous analgesia，PCIA）、病人自控硬膜外镇痛（patient controlled epidural analgesia，PCEA）、经皮病人自控镇痛（patient controlled subcutaneous analgesia，PCSA）和神经丛病人自控镇痛（patient controlled nerve analgesia，PCNA）。PCIA 和 PCEA 最为常用。PCIA 操作简单，可供选择药物多，起效快，效果可靠，但用药针对性差，对全身影响较大。常用药物为吗啡、芬太尼、曲马多或合用非甾体抗炎药等。PCEA 适用于胸背以下区域疼痛治疗，其止痛效果可靠，持续时间长久，作用范围局限，对全身影响相对较小，但操作相对复杂，无菌要求高，多选用低浓度罗哌卡因或布比卡因复合阿片类等药物。PCA 临床应用范围和适应证较为广泛，在术后镇痛发挥着主要的作用，但不适用于既往对镇痛药物过敏、年龄过大或过小、精神异常或无法控制按钮及不愿意使用 PCA 的病人。此外，接受 PCA 病人应在术前被告知 PCA 的使用方法和注意事项，使病人了解自己在镇痛治疗中所起的积极作用。医务人员应定时对 PCA 使用情况进行检查和回顾性分析，适时调整相关参数以获得更满意效果。

**3. 术后并发症的护理**

（1）出血：通常发生在术后 24～48 小时。

1）原因：术中止血不完善或创面渗血未完全控制、原先痉挛的小动脉断端舒张、结扎线脱落或凝血机制障碍等是术后出血的常见原因。可发生于手术切口、空腔脏器及体腔内。

2）护理措施：①严密观察病人生命体征变化，观察神志、心率、尿量有无异常，及时监测中心静脉压，评估有无低血容量休克的早期表现，如烦躁、心率增快、尿量少、中心静脉压低于 5cmH$_2$O（0.49kPa）等，尤其在补充大量液体和全血后，休克征象仍未改善或加重，或好转后又恶化，均提示术后有出血。②切口的观察，观察切口敷料有无渗血，如有较多渗血应及时打开敷料检查伤口；观察引流液的数量、颜色和性状。例如，胸腔手术后，胸腔引流血性液体每小时超过 200ml 并持续 3 小时以上，提示病人有内出血。③腹部手术后腹腔内出血，早期临床表现不明显，只有通过密切的临床观察，必要时行腹腔穿刺，以明确诊断。④少量出血时，一般经更换切口敷料、加压包扎或全身使用止血剂即可止血；出血量大时，应加快输液，同时可输血或血浆，扩充血容量，并做好再次手术止血的术前准备。

（2）切口裂开：多发生于术后 1 周左右或拆除皮肤缝线后 24 小时内，多见于腹部及肢体邻近关节处。病人在一次突然增加腹压如起床、用力大小便、咳嗽、呕吐，或有切口的关节伸屈幅度较大时，自觉切口剧痛或有松开感，随即有淡红色液体自切口流出，浸湿敷料。切口裂开可分为全层裂开和深层裂开而皮肤缝线完整的部分裂开。腹部切口全层裂开可有内脏脱出。

1）原因：营养不良使组织愈合能力差、缝合不当、切口感染或腹内压突然增高，如剧烈咳嗽、喷嚏、呕吐或严重腹胀等。

2）护理措施：①对年老体弱、营养状况差、估计切口愈合不良的病人，术前应加强营养支持。②对估计发生切口裂开可能性大的病人，在逐层缝合腹壁切口的基础上，加用全层腹壁减张缝线，术后用腹带或胸带适当加压包扎切口，减轻局部张力，术后延缓拆线时间。③手术切口位于肢体关节部位者，拆线后避免大幅度动作。④及时处理和消除慢性腹内压增高的因素，如腹胀、便秘等。⑤预防切口感染等。⑥一旦发生大出血，立即平卧，稳定病人情绪，避免惊慌，告知病人勿咳嗽且禁食、禁饮；用无菌生理盐水纱布覆盖切口，用腹带轻轻包扎，与医师联系，立即送往手术室重新缝合；凡肠管脱出者，切勿将其直接回纳腹腔，以免引起腹腔感染。

（3）切口感染

1）原因：切口内留有无效腔、血肿、异物或局部组织供血不良，合并有贫血、糖尿病、营养不良或肥胖等。

2）护理措施：①术前准备要完善。②手术操作要精细，严格止血，避免切口渗血、血肿。③保持伤口敷料清洁、干燥、无污染。④改善病人的营养状况，增强抗感染能力。⑤遵医嘱合理使用抗生素。⑥医护人员接触病人前、后均应洗手。⑦若切口出现早期感染症状时，采取有效措施加以控制如勤换敷料、局部理疗、选用有效抗生素等；已形成脓肿者，应及时拆除部分缝线或置引流条引流脓液，坚持换药，争取二期愈合；若需二期缝合，做好术前准备。

（4）肺部感染：常发生在胸部、腹部大手术后，特别是老年病人、有长期吸烟史、术前合并急性或慢性呼吸道感染者。

1）原因：术后呼吸运动受限、呼吸道分泌物积聚及排出不畅等是引起手术后肺部感染的主要原因。

2）护理措施：①有吸烟嗜好者，术前戒烟，以减少气道内分泌物；术前教会病人深呼吸及有效咳嗽、咳痰。②保持病室适宜温度（18～22℃）、湿度（50%～60%），维持每日液体摄入量在 2000～3000ml。③教会病人术后咳嗽的方法，用双手按住季肋部或切口两侧以限制咳嗽时胸部或腹部活动幅度，保护手术切口并减轻因咳嗽震动引起的切口疼痛，在数次短暂的轻微咳嗽后，再深呼吸用力咳痰，并作间断深呼吸。④病人取半卧位，病情许可尽早下床活动；协助其翻身、叩背，促进气道内分泌物排出。⑤痰液黏稠者行体位排痰或予以雾化吸入。⑥遵医嘱应用抗生素及祛痰药物。⑦使用胸、腹带包扎时，应松紧适宜，避免限制呼吸。

（5）泌尿系感染

1）原因：尿潴留、长期留置导尿管或反复多次导尿是术后泌尿系感染的常见原因。

2）护理措施：①术前训练床上排尿；②指导病人术后自主排尿；③出现尿潴留及时处理，若残余尿量在 500ml 以上时，留置导尿管，严格遵守无菌原则；④鼓励病人多饮水，保持尿量在 1500ml/d 以上；⑤观察尿液并及时送检，根据尿培养及药物敏感试验结果选用有效抗生素控制感染。

（6）深静脉血栓形成：多见于下肢深静脉。开始时，病人自感小腿轻度疼痛和紧束，或腹股沟区出现疼痛和压痛，继而出现下肢凹陷性水肿，沿静脉走行有触痛，可扪及索状变硬的静脉。一旦血栓脱落可引起肺动脉栓塞，导致死亡。

1）原因：①术后腹胀、长时间制动、卧床等引起下腔及髂静脉血流受阻、血流缓慢；②手术、外伤、反复穿刺置管或输注高渗性液体、刺激性药物等导致血管壁和血管内膜损伤；③手术导致组织破坏、癌细胞的分解及体液的大量丢失引起血液凝集性增加等。

2）护理措施：预防。①病情许可的情况下，鼓励病人早期下床活动；②卧床期间进行肢体的主动和被动运动，以促进静脉回流；③按摩下肢比目鱼肌和腓肠肌，促进血液循环；④避免久坐，坐时避免跷脚，卧床时膝下垫小枕，以免阻碍血液循环；⑤术后穿弹力袜以促进下肢静脉回流；⑥对于血液处于高凝状态的病人，可预防性口服小剂量阿司匹林或复方丹参片。处理：①严禁经患肢静脉输液，严禁局部按摩，以防血栓脱落；②抬高患肢、制动，局部 50%硫酸镁湿敷，配合理疗和全身性抗生素治疗；③遵医嘱静脉输入低分子右旋糖酐和复方丹参溶液，以降低血液黏滞度，改善微循环；④血栓形成 3 天以内，遵医嘱使用溶栓剂及抗凝剂进行治疗，如尿激酶、华法林、肝素等；⑤抗凝、溶栓治疗期间均应加强出、凝血时间和凝血酶原时间的监测。

（7）压疮：是术后常见的皮肤并发症。

1）原因：术后病人由于长期卧床，局部皮肤组织长期受压，同时受到汗液、尿液、各种引流液等的刺激及营养不良、水肿等原因，导致压疮的发生率较高。

2）护理措施：①积极采取预防措施，定时翻身，每 2 小时翻身 1 次；正确使用石膏、绷带及夹板；保持病人皮肤及床单清洁干燥，使用便盆时协助病人抬高臀部；协助并鼓励病人坚持每日进行主动或被动运动，鼓励早期下床；增进营养。②去除致病原因。③小水疱未破裂可自行吸收；大水疱在无菌操作下用注射器抽出疱内液体，再用敷料包扎。④浅度溃疡用透气性好的保湿敷料覆盖；坏死溃疡者，清洁创面、去除坏死组织、保持引流通畅。

（8）消化道并发症：常见急性胃扩张、肠梗阻等并发症。腹腔手术后胃肠道功能的恢复往往需要一定时间。一般肠道功能的恢复在术后 12～24 小时开始，此时可闻及肠鸣音；术后 48～72 小时整个肠道蠕动可恢复正常，肛门排气、排便。预防措施：①胃肠道手术前灌肠、留置胃管；②维持水、电解质和酸碱平衡，及早纠正低血钾、酸中毒等；③术后禁食、胃肠减压；④取半卧位，按摩腹部；⑤尽早下床活动。

**4. 心理护理**　加强巡视，进行耐心细致的沟通交流，建立相互信任的护患关系，鼓励病人说出自身想法，帮助其分析引起焦虑等心理反应的原因。应根据病人社会背景、性格及手术类型不同，对病人提供个体化的心理支持，满足其合理需要，帮助病人建立良好、能适应社会和健康的心理状态。提供有关术后康复、疾病方面的知识，帮助病人缓解术后不适；帮助病人建立疾病康复的信心，告知其配合治疗与护理的要点；鼓励病人加强生活自理能力，指导病人正确面对疾病及预后。

## （五）护理评价

**1.** 病人疼痛是否减轻或缓解。

**2.** 病人术后不适是否得以减轻。

**3.** 病人体液平衡是否得以维持，循环系统功能是否稳定。

**4.** 病人术后呼吸功能是否改善，血氧饱和度是否维持在正常范围。

**5.** 病人术后营养状况是否得以维持或改善。

**6.** 病人情绪是否稳定，能否主动配合术后治疗和护理。

**7.** 病人术后并发症是否得以预防或被及时发现和处理，术后恢复是否顺利。

**8.** 病人是否能掌握术后相关知识并积极配合治疗。

**【健康教育】**

**1. 休息与活动**　保证充足的睡眠，活动量从小到大，循序渐进，根据自身体质及术后恢复情况来制订活动计划，以身体能够耐受为原则，不易过度疲劳。一般出院后 2～4 周可从事一般性工作和活动。

**2. 康复锻炼**　告知病人康复锻炼的知识，指导术后康复锻炼的具体方法。

**3. 饮食与营养**　恢复期病人合理摄入均衡饮食，避免辛辣刺激食物。

**4. 用药指导**　需继续治疗者，遵医嘱按时、按量服药，定期复查肝、肾功能。

**5. 切口处理**　切口拆线后用无菌纱布覆盖 1～2 日，以保证局部皮肤。若伤口未拆线出院者，将门诊换药时间及次数向病人及家属交代清楚。

**6. 定期复诊**　一般病人于手术后 1～3 个月到门诊随访 1 次，通过系统体检，了解机体的康复程度及切口愈合情况。肿瘤病人应于术后 2～4 周到门诊随访 1 次，以制订或调整继续治疗方案。

（张兰娥）

# 第八章 外科感染病人的护理

## 第一节 概 述

感染是病原体侵入人体引起的炎症反应。外科感染（surgical infection）指需要切开、引流、切除、修补等外科治疗的感染，包括与创伤、烧伤、手术治疗、器械检查等相关的感染，占外科疾病的1/3～1/2。外科感染的特点：①常发生于正常皮肤、黏膜屏障受到破坏时；②2种及以上致病菌引起的混合感染多见；③常有明显的局部症状和体征，严重时可出现全身表现；④感染常集中在局部，可引起化脓、坏死，甚至全身感染。

【分类】

**1. 根据致病菌种类和病变性质分类** 外科感染可分为非特异性感染（nonspecific infection）和特异性感染（specific infection）。

（1）非特异性感染：也称化脓性感染，感染部位通常先有急性炎症反应，继而进展为局部化脓。大多数外科感染属于此类，如疖、痈、急性淋巴结炎、急性阑尾炎、急性腹膜炎等。可由单一病原菌引起，也可由几种病原菌引起混合感染。常见致病菌有金黄色葡萄球菌、溶血性链球菌、大肠杆菌、变形杆菌、铜绿假单胞菌等。

（2）特异性感染：指由结核分枝杆菌、破伤风梭菌、产气荚膜梭菌、炭疽杆菌、白色念珠菌等特异性病原菌引起的感染。通常一种病原菌仅引起一种特定性感染，不仅表现为特殊的临床症状和体征，其病程演变和防治措施亦各有特点。

**2. 根据病程长短分类** 外科感染可分为急性感染、亚急性感染和慢性感染。病程小于3周、病变以急性炎症为主者称为急性感染；病程超过2个月称为慢性感染；病程介于两者之间为亚急性感染。后两者多见于致病菌数量较多、毒力较强或宿主抗力较弱时，也可由急性感染迁延形成。

**3. 根据致病菌来源分类** 外科感染可分为外源性感染（exogenous infection）和内源性感染（endogenous infection）。前者指病原菌由体表或外界环境侵入人体组织引起的感染；后者又称自身感染，指病原菌经由病人自身肠道、胆道、肺或阑尾等空腔脏器侵入正常组织或移位引起的感染。

**4. 根据致病菌入侵时间分类** 外科感染可分为原发性感染和继发性感染。前者指由伤口直接污染引起的感染；后者指在伤口愈合过程中发生的感染。

**5. 根据感染发生的条件分类** 外科感染可分为机会性（条件性）感染（opportunistic infection）、二重感染（superinfection）和医院内感染（nosocomial infection）。条件性感染指由平时为非致病或致病力低的病原菌引起的感染，常发生于机体抵抗力显著降低时，也可因长期大量使用广谱抗生素或联合应用抗生素引起。二重感染是指在抗菌药物应用过程中出现的新的感染，原来的致病菌被抑制，但耐药菌株大量繁殖，也称菌群交替症。

## 【病因】

### （一）病原菌的致病因素

**1. 病原菌数量和增殖速度**　侵入人体组织的病原菌数量越多、增殖速度越快，感染概率越高。

**2. 病原菌毒力**　即病原菌入侵宿主、穿透、繁殖和生成毒素或胞外酶的能力。主要包括：①黏附因子：有利于病原菌附着、滞留于组织细胞并入侵。②荚膜或微荚膜：可抵抗吞噬细胞的吞噬或杀菌作用，使病原菌生长繁殖并造成组织细胞损伤。③毒素：包括胞外酶、外毒素、内毒素等。毒素由病原菌释放，可导致感染扩散、组织结构破坏、细胞功能损害和代谢障碍等，是引起临床症状和体征的重要因素，如蛋白酶可水解组织蛋白，溶血酶可破坏血细胞，肠毒素可损害肠黏膜，破伤风痉挛毒素可作用于神经细胞引起骨骼肌痉挛等。④其他：如结核杆菌可释放出磷脂、糖脂、脂质、蛋白结核菌素，形成较为独特的浸润、结节、肉芽肿、干酪样坏死等。

### （二）机体易感性

正常情况下，机体的皮肤、黏膜屏障与免疫功能共同参与抗感染防御机制，阻挡病原体入侵。当某些局部因素或全身因素导致这些防御机制受损时，使得病原菌容易入侵并生长繁殖或少量病原菌即可引起感染。

**1. 局部因素**　①各种原因引起的皮肤或黏膜破损：屏障破坏致病菌易侵入组织引起感染，如开放性创伤、烧伤、胃肠穿孔、手术、穿刺等；②管腔阻塞：内容物淤积可使病菌大量繁殖引起感染，如乳腺导管堵塞、胆道梗阻、尿路梗阻可分别引起乳腺炎、胆管炎、肾盂肾炎等；③留置导管：可为病菌侵入血管、管腔或体腔内开放直接通道，处理不当可引起感染，如静脉导管、外科各种引流管等；④伤口或病变部位有异物、坏死组织：可抑制吞噬细胞功能，使感染容易发生且难以彻底控制，如固定器材、假体植入等；⑤血运障碍：局部缺血、缺氧、积液或水肿时不仅使局部组织的抗菌和修复能力降低或丧失而容易发生继发感染、创面难以愈合，还有助于厌氧菌的生长，如血栓闭塞性脉管炎、大隐静脉曲张等；⑥其他：如糖尿病病人，血管性和神经性病变致使的皮肤感觉减退、皮肤组织局部长期高血糖及糖基化终末产物蓄积造成的皮肤损害，均可增加感染的机会。

**2. 全身因素**　凡能引起机体抗感染能力下降的因素均可促使感染发生：①老年人和婴幼儿；②严重创伤、大面积烧伤或休克；③糖尿病、尿毒症、肝硬化等慢性消耗性疾病；④严重营养不良、贫血、低蛋白血症、白细胞减少等；⑤长期使用肾上腺皮质激素、免疫抑制剂、抗肿瘤药物或放射线治疗；⑥先天性或获得性免疫缺陷综合征。

## 【病理生理】

一般化脓性感染时，致病菌侵入人体组织并生长繁殖，可激活局部的炎症反应，菌体产生的多种酶和毒素，通过激活补体、激肽系统及巨噬细胞和血小板等，产生大量炎症介质，引起血管扩张及通透性增加，造成局部红、肿、热、痛等症状。吞噬细胞在炎症反应产生的趋化因子的作用下进入感染部位；同时白细胞和血管内皮细胞结合并附壁移行，促使吞噬细胞进入感染部位清除感染病原菌；单核细胞、巨噬细胞则通过释放促炎细胞因子协助炎症及吞噬过程。上述反应可使入侵的病原微生物局限化并最终被清除。部分炎症介质、细胞因子和病菌毒素等也可进入血液循环，引起全身炎症反应。

特异性感染时常有特殊病理改变，如结核杆菌感染表现为病变局部独特的浸润、结节、肉芽肿、干酪样坏死，病变液化后形成冷脓肿；梭状芽孢杆菌感染表现为肌肉组织广泛坏死、局部组织水肿和气肿。

## 【感染结局】

感染的演变与结局主要取决于致病菌的种类、数量、毒力大小及机体抵抗力强弱、感染的部位、治疗护理措施是否及时、正确等多种因素。

**1. 炎症消退**　机体抵抗力强、治疗及时有效时，吞噬细胞和免疫成分能较快的抑制致病菌，并清除组织细胞崩解产物与死菌，使炎症消退，感染痊愈。

**2. 炎症局限** 机体抵抗力占优势时，感染可被局限化，组织细胞崩解产物和渗液可形成脓性物质，积聚于创面和组织间隙，形成脓肿。经及时有效治疗后，小的脓肿可吸收消退；较大的脓肿在破溃或经手术切开引流后感染好转，感染部位有肉芽组织生长、形成瘢痕愈合。

**3. 炎症扩散** 致病菌数量多、毒性大、机体抵抗力较差时，感染迅速向四周或经淋巴、血液途径扩散，引起严重的全身性感染，严重时可危及生命。

**4. 转为慢性** 机体抵抗力和致病菌毒力相当时，病变部位炎症持续存在，中性粒细胞减少、成纤维细胞增加，由瘢痕纤维组织包裹，转为慢性。此时，仍有少量致病菌残存于病灶内，当机体抵抗力下降时，病菌可再次繁殖，感染可重新急性发作。

【临床表现】

**1. 局部表现** 典型的急性炎症，局部红、肿、热、痛和功能障碍。体表或浅部组织发生急性化脓性感染时，局部表现为疼痛和触痛，皮肤肿胀、发红、温度升高，可触及肿块或硬结；脓肿形成后，触之可有波动感。深部病变则局部症状不明显。

**2. 器官或系统功能障碍** 感染侵及某一器官或系统时，可出现相应的功能异常表现。如胆道感染表现为腹痛、黄疸；泌尿系感染表现为尿频、尿急、尿痛等。

**3. 全身表现** 感染较轻时可无全身表现，感染较重时常伴有发热、头痛、乏力、食欲减退、呼吸心跳加快等表现。全身性严重感染时，还可出现营养不良、贫血、代谢紊乱、尿少、乳酸血症等器官灌注不足的表现，甚至发生休克和多器官功能障碍。

**4. 特殊表现** 特异性感染时可有特殊临床表现，如肌强直性痉挛是破伤风感染的典型症状；伤口周围皮下捻发音或捻发感是气性坏疽的特征性表现。

【辅助检查】

**1. 实验室检查** ①血常规：白细胞计数增高、中性粒细胞比例增加。当白细胞计数大于$12×10^9$/L 或小于 $4×10^9$/L、核左移时，提示感染严重。病程较长的重症病人可有红细胞和血红蛋白减少。②致病菌检测：取病人分泌物、病灶渗出液、脓液或穿刺液做涂片检查，可明确致病菌种类；进一步行细菌培养及药物敏感试验，可指导临床使用敏感抗生素。③血生化：根据病情选择相应的检查项目，如肝肾功能、血脂、血糖等。

**2. 影像学检查** ①超声：B 超可发现肝、胆、胰、肾、阑尾、乳腺等实质性器官的病变及明确胸腔、腹腔、关节腔内积液的情况，还可用于深部脏器脓肿定位及指导穿刺。②X 线：适用于检测胸腹部或骨关节病变，如腹部 X 线片可帮助诊断膈下脓肿。③CT、MRI：可发现体内脓肿、炎症等病变。

【处理原则】

**1. 局部治疗**

（1）保护感染部位：局部应制动，避免受压。若病变位于肢体时，应抬高患肢，必要时可用夹板或石膏固定，以减轻疼痛和阻止感染扩散。

（2）物理治疗：早期可用热敷、超短波或红外线照射等物理疗法，以改善局部血液循环。

（3）药物治疗：浅表感染如疖、痈等，可在脓肿形成前用鱼石脂软膏、金黄膏等药物涂敷；组织肿胀明显者，如下肢急性淋巴管炎，可用 50%硫酸镁溶液湿敷；若为感染伤口，创面应加强换药。

（4）手术治疗：是外科感染的重要治疗手段。浅表感染形成脓肿后，应及时切开引流。深部脓肿可在 B 超或 CT 引导下穿刺引流。脏器感染或已发展为全身性感染时，应积极处理感染病灶，如切开排脓、留置引流管/条或切除感染脏器等。

**2. 全身治疗**

（1）抗菌药物治疗：较轻的局部感染可不用或仅口服用药；较重的感染或全身性感染则需全身

用药。早期可根据感染部位、临床表现及脓液性状估计病原菌的种类，经验性选用抗菌药物；待细菌培养和药物敏感试验结果出来后再调整为敏感抗菌药物。

（2）支持治疗：①保证充足休息和睡眠，根据病情适当活动，预防并发症发生。②补充液体，维持水、电解质和酸碱平衡。③保证充足营养，给予高能量、高维生素、高蛋白、易消化饮食。不能进食、摄入不足或高分解代谢者，可予肠内或肠外营养支持。④严重感染时可输注血浆、人血清蛋白、丙种球蛋白，或多次少量输新鲜血，提高机体免疫力。⑤合并糖尿病时，积极使用药物控制血糖。

（3）对症治疗：①体温过高时给予降温，过低时给予保暖。②疼痛剧烈时给予止痛药物。③出现感染性休克时给予抗休克治疗。④全身中毒症状严重时，可短期使用糖皮质激素，减轻中毒症状。

# 第二节 浅部组织化脓性感染

浅部组织化脓性感染是指由化脓性致病菌引起的，发生在皮肤、皮下组织、淋巴管、淋巴结、肌间隙及其周围疏松结缔组织等部位的感染。

## 一、疖

疖（furuncle），俗称疖疮，是单个毛囊及其所属皮脂腺的急性化脓性感染。常发生于头面部、颈项、背部、腋窝及腹股沟等毛囊和皮脂腺丰富处。身体同时发生的多个疖或短时间内反复发生的疖称为疖病，常见于糖尿病病人或营养不良的小儿等抵抗力较低者。

【病因和病理】

疖的发生多与局部皮肤不洁、有擦伤或摩擦、环境温度高、皮下毛囊与皮脂腺分泌物排泄不畅或机体抵抗力下降等因素有关。致病菌主要为金黄色葡萄球菌，该菌可产生血浆凝固酶，使感染部位的纤维蛋白原转变为纤维蛋白，从而限制细菌扩散，使炎症容易局限、形成脓栓。

【临床表现】

**1. 局部表现** 早期局部表现为红、肿、热、痛的小硬结，之后逐渐增大呈锥状隆起，界线清楚。数日后，硬结中央组织坏死和软化，继而出现黄白色脓头，触之有波动。最后，脓栓脱落、排出脓液，炎症逐渐消退。

**2. 全身表现** 一般无明显全身症状。当疖发生在血液丰富的部位，或全身抵抗力下降时，则可出现畏寒、发热、头痛、厌食、全身不适等中毒症状。

**3. 特殊类型** 发生在面部，尤其是上唇周围和鼻部"危险三角区"的疖，不仅全身症状明显、病情严重，若自行挤压，感染还可沿内眦静脉和眼静脉向颅内扩散，引起化脓性海绵状静脉窦炎。表现为眼部及其周围组织进行性肿胀和硬结，并伴有头痛、恶心、呕吐、高热、寒战等表现，严重者可出现呼吸困难、昏迷，甚至危及生命。

【处理原则】

**1. 局部治疗** 早期红肿未破溃时，可用热敷、红外线或超短波照射等物理治疗方法，或涂抹碘酊、鱼石脂软膏或金黄膏，以改善局部血液循环、促进炎症消退。出现脓头或脓肿有波动感时，可在顶点涂苯酚（石炭酸）或碘酊，加快脓头脱落；也可用针尖或小刀剔出脓栓，以利引流。引流不畅者，应及早切开。未成熟的疖，尤其是面部危险三角区部位，禁忌挤压，以免引起感染扩散。

**2. 全身治疗** 全身症状明显者、面部疖或并发急性淋巴管炎和淋巴结炎者，应静脉滴注青霉素、磺胺等抗生素，也可使用鱼腥草等清热解毒的中药方剂。合并糖尿病者应积极治疗糖尿病。

## 【护理措施】

**1. 控制感染** ①保持疖周围皮肤清洁，避免挤压未成熟的疖，尤其是面部危险三角区，防止感染扩散。②正确采集血液标本，协助医生行细菌培养和药物敏感试验。③协助治疗，局部给予热敷、理疗，外敷中药和西药等，促进炎症消退；必要时遵医嘱及时正确应用抗菌药物。④脓肿切开引流者，注意保持引流通畅，及时更换敷料，注意无菌操作。

**2. 病情观察** 密切观察病人的生命体征变化，尤其是体温，注意病人有无寒战、高热、乏力、头痛、白细胞计数升高等中毒症状；观察病人有无呼吸急促、心率加快甚至意识障碍等全身性感染征象。发现异常及时报告医师并配合救治。

**3. 维持正常体温** 高热病人卧床休息，给予物理或药物降温，注意监测体温变化，以评估降温效果；保证休息和睡眠，鼓励病人多饮水。

**4. 饮食护理** 加强营养，指导进食高能量、高蛋白、丰富维生素、清淡易消化饮食，以提高机体抵抗力。多饮水或绿豆汤、菊花茶等清热解表饮料。

**5. 心理护理** 对于因疼痛或合并全身症状表现为紧张、焦虑情绪的病人，应做好疾病认知的指导，告知疖为常见病，积极配合医务人员正确处理可避免病情加重、促进康复。

## 【健康教育】

**1. 疾病预防教育** ①注意个人卫生，保持皮肤清洁，尤其是炎热的夏季，应勤洗澡、洗头、理发，勤换衣服、剪指甲；②选择柔软衣服，避免皮肤擦伤，及时处理皮肤破损；③避免使用油性药膏，以防堵塞毛囊；④积极治疗和控制糖尿病等慢性消耗性疾病，增强抵抗力。

**2. 疾病知识教育** 积极治疗发生的疖，配合护理。①注意保持疖周围皮肤清洁，可用3%碘酊或75%乙醇溶液涂抹，防止感染扩散；可用金银花、野菊花、蒲公英泡水饮用，清热解表，消肿散结。②切忌用手挤压，以防感染扩散，甚至引起脓毒症。③合并糖尿病者应积极治疗，控制血糖水平。

# 二、痈

痈（carbuncle）是多个相邻近毛囊及所属皮脂腺的急性化脓性感染，也可由多个疖融合而成。常发生于颈、项、背等皮肤厚韧部位，也可见于上唇、腹壁。颈部痈俗称"对口疮"，背部痈俗称"搭背"。

## 【病因和病理】

痈的发生原因与疖相似，好发于中老年人群，尤其是合并糖尿病者。致病菌主要为金黄色葡萄球菌，或凝固酶阴性葡萄球菌、链球菌等。

初期，炎症常从一个毛囊底部开始，由于皮肤厚韧，感染只能沿阻力较小的皮下组织向深层蔓延，再沿深筋膜浅层向四周扩散并累及邻近的多个毛囊和脂肪柱，再向上侵及毛囊群和皮肤表面，形成具有多个脓头的痈。由于多个毛囊同时发生感染，痈的急性炎症浸润范围大，可累及深层皮下结缔组织，使其表面发生血运障碍甚至坏死。痈的自行破溃较慢，全身反应较重。感染时间较长时，还可因其他病原菌侵入形成混合感染，甚至发展为脓毒症。

## 【临床表现】

**1. 局部表现** 早期局部皮肤硬肿，呈暗红色片状隆起样炎症浸润区，质地坚韧、范围较大，界限不清，表面有多个脓头，疼痛较轻，但压痛明显。随病情进展，皮肤硬肿范围逐渐扩大。炎症浸润区中心处皮肤组织坏死、脱落、破溃流脓，破口处呈蜂窝状；周围出现浸润性水肿，引流区域淋巴结肿大，局部疼痛加剧，全身症状加重。

**2. 全身表现** 与疖相比，痈的寒战、高热、乏力、食欲减退等全身中毒症状表现更加常见和严重。

**3. 并发症**　病情严重或治疗不及时，很容易并发全身化脓性感染而危及生命。唇痈则容易引起颅内化脓性海绵状静脉窦炎。

【处理原则】

**1. 局部治疗**

（1）早期治疗：可用 50%硫酸镁或 75%乙醇溶液湿敷，或鱼石脂软膏、金黄散等敷贴；也可用 0.5%络合碘湿敷或蒲公英等鲜草捣烂外敷，促进炎症消退、减轻疼痛。

（2）手术治疗：病变区表面呈紫褐色或溃破流脓时，应及时在静脉麻醉下广泛切开引流（唇痈除外）（图 8-1）。一般采用"+"或"++"形切口（切口要足够大、深，长度应超过炎症范围，深达深筋膜），切开后尽量清除脓液和坏死组织，用过氧化氢溶液和生理盐水冲洗，再用生理盐水或凡士林纱布填塞止血，外加无菌干纱布绷带包扎，术后每日更换敷料；或选用能够吸收大量渗液、具有杀菌作用的银离子敷料控制感染。炎症控制后，根据伤口渗液量选择生肌膏、藻酸盐敷料、泡沫敷料等以促进肉芽组织生长。创面较大、皮肤难以覆盖者，可在肉芽组织长出后植皮。

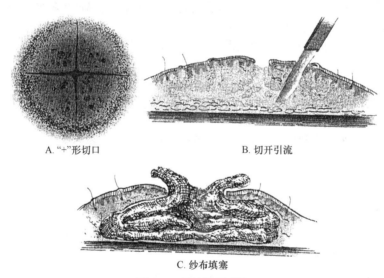

A. "+"形切口　　　　　　B. 切开引流

C. 纱布填塞

图 8-1　痈的切开引流

**2. 全身治疗**

（1）抗菌药物治疗：及早使用抗生素，早期可经验性选用甲氧苄啶或青霉素、红霉素，后再根据细菌培养和药物敏感试验调整。

（2）使用清热解毒的中药方剂。

（3）对症、支持治疗：休息、加强营养。局部疼痛明显者可酌情给予镇痛剂。合并糖尿病者，给予胰岛素降血糖。

【护理】

**（一）常见护理诊断/问题**

**1. 体温过高**　与局部炎症或全身性感染有关。

**2. 疼痛**　与炎症刺激有关。

**3. 焦虑**　与起病急、发展迅速及病人常伴有高热、寒战、乏力等全身中毒症状或并发全身性感染有关。

**4. 知识缺乏**　缺乏预防和治疗痈的知识。

**5. 组织完整性受损** 与脓肿溃破侵及皮下组织，引起脓肿部位组织坏死和溶解有关。

**6. 潜在并发症** 脓毒症、颅内化脓性海绵状静脉窦炎。

## （二）护理措施

**1. 伤口护理** ①保持伤处及周围皮肤清洁、干燥，减少受压。应根据伤口位置指导病人选择合适体位，并注意每 2～4 小时更换体位；臀痈者注意大小便后及时冲洗并擦干，可涂油或爽身粉等吸潮并减少摩擦，及时更换汗湿的衣服。②严密观察伤口敷料渗出情况及周围的皮肤是否完好、颜色、温度是否正常。③根据敷料渗湿情况，加强换药。

**2. 疼痛护理** 护士可通过聊天等转移注意力的方式帮助病人缓解疼痛。发生在肢体部位时，应抬高患肢并制动，以免加重疼痛。创面较大时，换药可引起明显疼痛。应动作轻柔，尽量减少局部刺激；敷料紧贴于创面者，可先用等渗盐水浸透敷料后再换药；必要时换药前遵医嘱应用止痛剂。

**3. 饮食护理** 加强营养，指导病人高热量、高维生素、高蛋白质和纤维素丰富的饮食，多食蔬菜和水果，保持大便通畅。合并糖尿病者应按照相关饮食要求进行指导，以控制血糖水平，促进伤口愈合。

**4. 心理护理** 病程长、创面大、愈合慢及长期卧床的病人容易产生抱怨、焦虑、恐惧甚至抑郁等负性心理反应。应根据病人的年龄、性格、习惯、文化程度及社会环境分析其心理状态，多与病人进行交流，鼓励其说出心理感受和顾虑；耐心倾听，帮助其解除思想顾虑，缓解不良情绪，树立治疗的信心。

**5. 加强基础护理** 卧床时，每 2 小时翻身一次，避免推、拖、拉等动作，严格每班交接和记录受压处皮肤情况，预防压疮的发生。年龄较大、病程较长者，长期卧床时易发生肺炎、肺不张，应指导其翻身叩背及有效咳嗽。

**6. 其他** 控制感染、高热护理、病情观察及糖尿病护理等内容参见"疖"的护理和本套教材的相关章节。

## 【健康教育】

参见"疖"的健康教育。

# 三、急性蜂窝织炎

急性蜂窝织炎（acute cellulitis）是皮下、筋膜下、肌间隙或深部疏松结缔组织的急性弥漫性化脓性感染。

## 【病因和病理】

本病常因皮肤、黏膜损伤或皮下疏松结缔组织受感染引起，也可由局部化脓性感染灶直接扩散或经淋巴、血流传播而发生。常见致病菌为溶血性链球菌和金黄色葡萄球菌，少数为厌氧菌和大肠杆菌，也可为混合感染。溶血性链球菌可释放溶血素、透明质酸酶和链激酶等，感染后炎症不易局限，迅速扩展，短时间可引起广泛组织坏死，甚至脓毒症。金黄色葡萄球菌感染时，由于凝固酶的作用，病变容易局限为脓肿。

## 【临床表现】

根据致病菌的种类和毒性、机体的易感性和感染部位不同，可表现为以下几种类型。

**1. 一般皮下蜂窝织炎** 表浅感染者，局部红、肿、热、痛，炎症迅速向四周扩散，不易局限，边界不清楚，中心常发生化脓性坏死，多伴周围淋巴结肿痛。深部感染者，局部仅表现为水肿和深压痛，红肿多不明显，常有寒战、高热、头痛、乏力等全身症状。

**2. 口底、颌下和颈部蜂窝织炎** 多见于小儿，感染多起源于口腔或面部。源于口腔感染时，颌下皮肤轻度红、热，肿胀明显，伴高热、呼吸急迫、吞咽困难和口底肿胀；肿胀可迅速扩散至咽喉，导致喉头水肿和气管受压，引起呼吸困难，甚至窒息。源于面部感染时，全身反应较重，感染常向颌下或颈深部蔓延，可累及颌下或颈阔肌后的结缔组织，甚至纵隔，引起吞咽、呼吸困难甚至窒息。

**3. 产气性皮下蜂窝织炎**　常发生于会阴部或下腹部皮肤受损且污染较重时。常见致病菌为肠球菌、变形杆菌和拟杆菌等厌氧菌。病变主要局限于皮下结缔组织，不侵及肌层。病变进展快，局部可触及皮下捻发音，易发生皮肤和组织坏死，脓液恶臭，全身症状严重。

**4. 新生儿皮下蜂窝织炎**　又称新生儿皮下坏疽。冬季易发，多发生在背、臀等受压部位，与皮肤不洁、擦伤、受压、受潮和粪便浸渍清理不及时等有关。致病菌主要为金黄色葡萄球菌。本病发病急、扩展快，病变不易局限，极易引起皮下组织广泛坏死。感染早期，皮肤发红，触之稍硬。随病变范围扩大，中心变暗变软，皮肤与皮下组织分离，触诊有浮动感。皮肤坏死时肤色呈灰褐色或黑色，并可破溃。严重时，患儿全身情况差，表现为高热、哭闹、拒乳、昏睡、昏迷等。

### 【处理原则】

**1. 局部治疗**　一般性蜂窝织炎早期处理同痈，扩散不能控制者应做广泛多处切开引流。口底、颌下蜂窝织炎经治疗不能有效控制感染者，应及早切开减压，以防喉头水肿、压迫气管引起窒息。产气性皮下蜂窝织炎者，用3%过氧化氢溶液冲洗和湿敷伤口，并严格执行接触隔离。

**2. 全身治疗**　口服或静脉滴注抗生素，首选青霉素和磺胺甲噁唑，严重者可选用头孢菌素类，合并厌氧菌感染者加用甲硝唑。

**3. 对症支持治疗**　包括休息，加强营养，维持水、电解质平衡；降温、止痛；呼吸急促时给氧或辅助通气等。

### 【护理措施】

**1. 伤口护理**　切开引流时，应保持伤口引流通畅，遵医嘱每日用过氧化氢溶液、生理盐水、甲硝唑等反复冲洗伤口，加强换药。

**2. 病情观察**　密切观察病人生命体征变化，警惕脓毒症和感染性休克的发生。特殊部位，如口底、颌下、颈部等的蜂窝织炎可能影响病人呼吸，还应注意观察有无口唇青紫、发绀、呼吸困难甚至窒息，做好急救准备。

**3. 其他**　参见"疖"和"痈"的护理。

### 【健康教育】

重视皮肤日常清洁卫生、预防和及时治疗皮肤损伤是预防该病发生的重要措施。尤其是婴儿和老年人，其抗感染能力较弱，应重视和加强护理，避免局部皮肤长期受压、擦伤或被粪便、尿液浸渍。

## 四、浅部急性淋巴管炎及急性淋巴结炎

急性淋巴管炎（acute lymphangitis）是指病原菌经破损的皮肤、黏膜，或经组织淋巴间隙侵入淋巴管，引起淋巴管及其周围组织的急性炎症。当炎症累及所属淋巴结时，可引起急性淋巴结炎（acute lymphadenitis）。

### 【病因和病理】

常见致病菌为来源于皮肤损伤或其他感染灶（扁桃体炎、龋齿、疖、手指感染、足癣等）的金黄色葡萄球菌和乙型溶血性链球菌。急性淋巴管炎发生在皮下结缔组织层内，沿集合淋巴管蔓延，可引起管内淋巴回流障碍，并使感染向周围组织扩散，但很少发生局部组织坏死或化脓。急性淋巴结炎好发于颈部、颌下、腋窝和腹股沟等部位，可化脓或形成脓肿。

### 【临床表现】

**1. 急性淋巴管炎**　包括网状淋巴管炎和管状淋巴管炎。

（1）网状淋巴管炎：又称丹毒（erysipelas），是 β-溶血性链球菌侵入皮肤和黏膜网状淋巴管引起的急性炎症，好发于下肢和面部。病变局部表现为片状红疹，颜色鲜红，中间颜色稍淡，边界清楚，略隆起，指压可消退。红肿区可有水疱、烧灼样疼痛，可伴周围淋巴结肿胀。病人可有畏寒、发热、头痛、不适等全身症状。足癣或血丝虫感染可引起下肢丹毒反复发作，可造成网状淋巴管阻塞，淋巴液回流受阻，引起淋巴水肿，甚至发展成"象皮肿"。

（2）管状淋巴管炎：包括深、浅两种，好发于四肢，下肢多见，常伴手足癣感染。浅层管状淋巴管炎表现为伤口近侧表皮下有一条或多条"红线"，触之硬且有压痛。深层管状淋巴管炎无"红线"，但可出现患肢肿胀，有条形压痛区。两种管状淋巴管炎均可引起全身症状。

**2. 急性淋巴结炎**　轻者，局部淋巴结肿大、触痛，与周围组织分界清楚，多能自愈；重者可伴全身症状。炎症进一步扩展，可有多个淋巴结肿大，甚至粘连成团，疼痛加重，表面皮肤暗红、水肿，压痛明显。淋巴结炎也可发展为脓肿并出现全身症状，脓肿形成时有波动感，少数可破溃流脓。

**【处理原则】**

**1. 局部治疗**　积极处理原发感染灶。急性淋巴结炎形成脓肿时，应切开引流。浅层管状淋巴管炎的红线向近心方向延伸较快时，可以用较粗的针头在红线的几个点垂直刺入皮下，再加以抗菌药液湿敷治疗。复发性丹毒，可用小剂量 X 线照射治疗，0.5～1Gy/次，每 2 周 1 次，共 3～4 次。

**2. 全身治疗**　参见"疖"和"痈"的护理。

**【护理措施】**

参见"疖"和"痈"的护理。

**【健康教育】**

及时处理损伤，积极治疗扁桃体炎、中耳炎、口腔龋齿、牙髓感染、足癣等原发感染灶。

# 第三节　手部急性化脓性感染

**案例 8-1**

患者，男性，46 岁，因左手中指肿胀、疼痛 2 天就诊。

患者 10 天前不慎被车门挤伤左手中指，遂即入院行清创缝合。术后第 8 天患指出现肿胀和疼痛，于是再次就诊。

体格检查：T 37.2℃，P 80 次/分，R 22 次/分，BP 132/74mmHg。神志清楚。左手中指末节肿胀明显，压痛。指端可见一鱼嘴状切口，少许血液渗出。指甲不规则隆起，指甲根部挤压可见少许脓性分泌物流出。

辅助检查：血常规显示 WBC $13\times10^9$/L，中性粒细胞 81%。其他实验室检查结果无异常。

**问题：**

1. 该患者应首先考虑的诊断是什么？

2. 该患者应如何处理？

3. 应如何对患者进行护理和健康教育？

## 一、甲沟炎和脓性指头炎

**【病因和病理】**

甲沟炎是甲沟及其周围组织的化脓性感染，多因微小刺伤、挫伤、剪指甲过深和逆剥倒刺等引起。由于结构的特殊性，感染后常引流不通畅，感染可经久不愈。脓性指头炎是发生于手指末节掌面皮下组织的急性化脓性感染，可由甲沟炎扩散、蔓延所致，也可因手指末节刺伤或皮肤受损引起。

手指组织结构致密，感觉神经末梢丰富，感染后局部组织内张力较高，神经末梢受压，疼痛剧烈。尤其是手指末节掌面皮下垂直纤维束，将软组织分割成若干密闭小腔，感染化脓后脓液不易扩散，故手指肿胀并不明显，但脓腔内极高的压力不仅可引起剧烈疼痛，还压迫末节手指的滋养血管，导致指骨缺血、坏死。此外，脓液直接侵及指骨，还可引起骨髓炎。

【临床表现】

**1. 甲沟炎** 感染多发生于一侧甲沟皮下，表现为红肿、疼痛和压痛，一般无全身症状。治疗及时，炎症可消退，否则可迅速化脓。脓液可蔓延至甲根部或对侧甲沟皮下，形成半环形脓肿。继续发展，还可形成指甲下脓肿，甲下充满黄白色脓液，指甲与甲床分离，疼痛加剧。此时，病人常有全身中毒症状。由于指甲阻碍脓性物排出，感染还可继续向深层蔓延，形成脓性指头炎，若处理不当，还可进一步发展为慢性甲沟炎或指骨骨髓炎。

**2. 脓性指头炎** 早期指头轻度肿胀、发红、指尖刺痛，继之肿胀和疼痛持续加剧。当指动脉受压时，疼痛呈剧烈性跳动样，患指下垂时加重。此时，指头红肿不明显，有时呈黄白色，但张力显著增高，触之发硬、疼痛明显。病人多伴有发热、畏寒、食欲减退、白细胞计数升高等全身症状。感染继续加重，局部组织可缺血坏死，神经末梢因受压和营养障碍而麻痹，疼痛反而减轻，皮肤颜色转为苍白。若治疗不及时，易发展为指骨骨髓炎。

【处理原则】

**1. 甲沟炎** 轻者，早期局部热敷、理疗或涂碘酊，外敷鱼石脂软膏、金黄膏等，重者全身应用青霉素或磺胺类抗生素。脓肿形成后，在甲沟处做纵行切开引流。如甲床下已积脓，应将脓腔上的指甲剪去或将指甲拔去。拔甲时，应注意避免损伤甲床，以免日后新生指甲发生畸形。

**2. 脓性指头炎** 早期可用热盐水浸泡患指，每天 3 次，每次 20 分钟；也可理疗，或外敷鱼石脂软膏、金黄膏等治疗；重者全身应用抗生素。患肢悬吊固定、避免下垂，以减轻疼痛。当患指疼痛剧烈、明显肿胀并伴有全身症状时，应及时切开引流，以缓解疼痛、避免发生指骨坏死或骨髓炎等并发症，不可等波动出现后才切开。通常在患指侧面做纵行切口，切口要长，但远端不超过甲沟的 1/2，近端不超过指节横纹，以免伤及腱鞘（图 8-2）。切开时，应将皮下组织内的纤维索分离切断，并剪去突出的脂肪组织，使脓液引流顺畅。切口内放置乳胶片引流，去除坏死的死骨。必要时做对口引流。

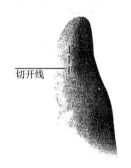
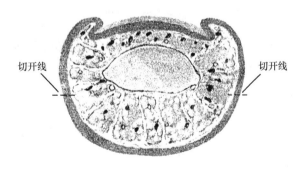

图 8-2 脓性指头炎切开的切口位置

【护理】

（一）常见护理诊断/问题

**1. 体温过高** 与局部炎症或全身性感染有关。

**2. 疼痛** 与炎症刺激、局部组织肿胀、压迫神经纤维有关。

**3. 潜在并发症** 指骨骨髓炎。

**（二）护理措施**

**1. 缓解疼痛** 平置患手和前臂，必要时制动并抬高，促进静脉和淋巴回流，减轻局部充血、水肿，缓解疼痛。换药时，动作轻柔，避免加重疼痛。

**2. 观察病情** 除密切观察生命体征和伤口渗出物，以及引流液颜色、性状及量的变化外，还应密切观察患手局部有无肿胀、有无疼痛及程度、皮肤颜色变化等，及早发现和处理指骨坏死等并发症。

**3. 其他** 参见"疖"和"痈"的护理。

【健康教育】

**1. 疾病预防教育** ①保持手部日常清洁，指甲不宜修剪过短；加强劳动保护，预防手损伤。②及时处理手部细微损伤，伤后应涂碘酊，用无菌纱布包扎，以防感染。

**2. 疾病知识教育** 一旦手部发生感染，应及早就诊，并积极配合治疗和护理。行手术切开引流者，术后应及早开始手部功能锻炼。

# 二、急性化脓性腱鞘炎、滑囊炎和掌深间隙急性感染

【病因和病理】

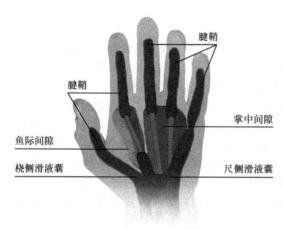

图 8-3 手掌侧的腱鞘、滑液囊和掌中间隙

急性化脓性腱鞘炎主要指屈指肌腱鞘炎，常继发于局部刺伤后，或由掌部感染蔓延引起。滑囊炎可由腱鞘炎蔓延所致，也可因手掌面刺伤引起。手指的 5 条屈指肌腱被各自同名腱鞘所包绕。其中，包绕拇指和小指的腱鞘分别与桡、尺两侧的滑液囊相通，故拇指和小指腱鞘炎可分别引起桡侧滑囊炎和尺侧滑囊炎；桡、尺两侧滑液囊可在腕部经一小孔互相沟通，两侧滑囊炎还可相互播散。其他 3 指的腱鞘并不与滑液囊相通，腱鞘炎常局限在各自腱鞘内，但可扩散至手掌深部间隙。

掌深间隙感染多由腱鞘炎蔓延或直接刺伤掌部引起。手掌深部间隙是位于手掌屈指肌腱和滑液囊深部的疏松组织间隙，掌腱膜与第三掌骨相连的纤维结构将其分隔为掌中间隙和鱼际间隙。其中，鱼际间隙感染由示指腱鞘炎蔓延而来；掌中间隙感染由中指和环指腱鞘炎蔓延所致（图 8-3）。

【临床表现】

**1. 局部表现**

（1）急性化脓性腱鞘炎：患指中、近节呈明显均匀性肿胀，指间关节活动受限（可轻度屈曲），腱鞘区有压痛，被动伸指时有剧痛。如不及时治疗，随着腱鞘内脓液的积聚，鞘内压力可迅速增高，导致患指肌腱缺血、坏死及功能丧失。当感染蔓延至掌深间隙或经滑液囊扩散至腕部和前臂时，出现相应表现。

（2）滑囊炎：桡侧滑囊炎表现为大鱼际和拇指腱鞘区肿胀、压痛；拇指活动受限（可微屈，不能外展和伸直）。尺侧滑囊炎表现为小鱼际和小指腱鞘区肿胀、压痛，以小鱼际隆起与掌侧横纹交界处最明显；小指和无名指伸直受限，呈半屈位。

（3）掌深间隙急性感染：掌中间隙急性感染表现为掌心凹陷消失，肿胀隆起，掌心皮肤紧张、发白，明显压痛；手背严重水肿；中指、无名指和小指呈半屈位，被动伸直受限、剧痛。鱼际间隙

感染时掌心凹陷存在，大鱼际和拇指指蹼处肿胀且有压痛；示指半屈，拇指外展（屈曲受限），不能做对掌运动，被动伸指剧痛。

**2. 全身表现**　上述 3 种手部感染病情发展迅速，病人多伴有全身中毒症状。血常规可见白细胞和中性粒细胞计数明显增高。

【处理原则】

**1. 急性化脓性腱鞘炎和滑囊炎的处理**　早期局部处理和全身用药同脓性指头炎；感染严重、肿痛明显或治疗无效时应及时手术切开，防止肌腱受压坏死。前者可在肿胀腱鞘一侧做切口减压或做对口引流，为避免肌腱损伤或后期瘢痕粘连而影响患指功能，切口应在中、近两指节侧面（禁止在手指掌面正中切开），纵行切开皮下组织及整个腱鞘。滑囊炎切开引流时，切口可在拇指中节侧面、小指侧面或（大）小鱼际掌面，为避免损伤正中神经，切口近端应距腕横纹 1.5cm 以上；切开后应充分引流或用抗生素溶液灌洗。术后患肢应抬高、制动，置于功能位，以减轻疼痛、促进肿胀消退。

**2. 掌深间隙急性感染的处理**　早期局部处理同脓性指头炎，全身大剂量抗生素静脉滴注。治疗无好转应及时切开引流。掌中间隙感染时，可在中指与无名指间的指蹼掌面纵行切开，切口不超过手掌远侧横纹，以免损伤掌浅动脉弓；也可在无名指相对位置的掌远侧横纹处做小横切口，进入掌中间隙。鱼际间隙感染时，切口可选在鱼际肌最肿胀和搏动最明显处，也可选在拇指、示指间指蹼处（"虎口"处），或在第二掌骨桡侧做纵行切开。

【护理措施】

参见"甲沟炎""脓性指头炎"的护理。

【健康教育】

肌腱和腱鞘感染后可导致病变部位缩窄和瘢痕，严重影响手部动作的灵活性、手指的触觉敏感性等功能，故炎症消退后应指导病人积极行手部功能锻炼和物理治疗，以尽早恢复手功能。其他参见"甲沟炎""脓性指头炎"。

# 第四节　全身性外科感染

案例 8-2

患者，女性，53 岁，因背部肿物 10 天，低热、少尿 1 天入院。10 天前病人左背部出现一 1.5cm×1.0cm 大小的疖肿，在家曾多次自行挤压，未正规治疗，疖肿逐渐增大而且出现脓疱，1 天前患者开始出现乏力不适、低热，少尿。既往无其他病史。

体格检查：T 38.5℃，P 125 次/分，R 25 次/分，BP 70/35mmHg。意识模糊，口唇发绀，四肢厥冷、轻度水肿，双肺呼吸音粗，无啰音。左肩胛下角区有一 4cm×5cm 类圆形结节，边界不清，位置较深，表面破溃、流脓，周围色红，皮温高。

实验室检查：①血常规示白细胞 11.5×10^9/L，中性粒细胞 95%。②肾功能：BUN 10mmol/L，Cr 248mmol/L。③动脉血气分析：pH 7.08，PaCO$_2$ 26.6mmHg，PaO$_2$ 68mmHg，H[ HCO$_3^-$ ] 8.7mmol/L，BE-22mmol/L，血乳酸 5.2mmol/L。④中心静脉压（CVP）4cmH$_2$O。

问题：

1. 患者首先考虑的诊断是什么？
2. 该患者应如何处理？
3. 请为该患者制订护理计划。

全身性外科感染是指病原菌侵入人体血液循环，并在体内生长繁殖或产生毒素而引起的严重感染或中毒症状，国际上常以脓毒症来描述。脓毒症（sepsis）是指因病原菌及毒素侵入血液循环引起的全身性炎症反应，并伴有体温、循环、呼吸、意识明显改变等全身中毒症状。菌血症（bacteremia）是脓毒症的一种，病原菌侵入血液循环，并可由血培养检出，但不伴有严重全身中毒症状。

## 【病因和病理】

### （一）病因

脓毒症常继发于严重创伤后的感染或各种化脓性感染性疾病，如开放性骨折合并感染、大面积烧伤创面感染、急性弥漫性腹膜炎、急性梗阻性化脓性胆管炎、绞窄性肠梗阻等。导致脓毒症的危险因素：①机体抗感染能力下降，引起机体抗感染能力下降的因素参见本章第一节。②肠源性感染，肠道是人体最大的"储菌库"和"内毒素库"，危重病人的肠黏膜屏障功能受损或衰竭，肠内致病菌或内毒素可经肠道移位导致肠源性感染。③长期留置静脉导管（尤其是中心静脉置管），导管护理不当或留置时间过长时，病原菌直接侵入血液引起全身性感染；如果形成感染灶，可成为不断播散病菌或毒素的源头。④局部病灶处理不当，如脓肿未及时引流、清创不彻底、伤口引流不畅、存有异物或无效腔等。⑤长期使用抗生素或使用广谱抗生素，改变了原有细菌的共生状态，使非致病菌或条件致病菌大量繁殖，转为致病菌而引发感染。

### （二）病原菌

引起脓毒症的致病菌主要包括以下几种。

**1. 革兰氏阴性杆菌** 当代外科感染中最常见的病原菌，常见的有大肠杆菌、铜绿假单胞菌、变形杆菌、克雷伯菌，以及鲍曼不动杆菌、嗜麦芽窄色单胞菌等新型机会菌等。此类病原菌的致病因素为内毒素，因其可使外周血管收缩、血管通透性增加、微循环停滞、微血栓形成、细胞缺血缺氧，导致的脓毒症一般较严重，可出现"低体温、低血压、低白细胞"现象，易发生感染性休克。

**2. 革兰氏阳性球菌** 常见的有金黄色葡萄球菌、溶血性链球菌、表皮葡萄球菌、肠球菌等。①金黄色葡萄球菌：耐药菌株多，易在体内形成转移性脓肿，可引起高热、皮疹甚至休克。②表皮葡萄球菌：易黏附在医用人工制品如静脉导管与气管等处，细菌包埋于黏质中，可逃避机体防御及抗生素作用，近年来感染率明显增加。③肠球菌：多在腹腔内混合感染时检出，耐药性较强。

**3. 无芽孢厌氧菌** 常见的有拟杆菌、梭状杆菌、厌氧葡萄球菌和厌氧链球菌等，多在腹腔脓肿、阑尾脓肿、肛周脓肿等感染灶内检出。该菌属在普通细菌培养基上无法检出，易被忽略。有 2/3 在感染时需氧菌同时存在，并与其协同作用，使坏死组织增多，易于形成脓肿，脓液有粪样恶臭。

**4. 真菌** 常见的有白色念珠菌、曲霉菌、毛霉菌、新型隐球菌等，属条件性感染，如持续应用抗生素、各种原因引起的免疫功能明显降低、长期留置静脉导管等，血液培养一般不易发现。

### （三）病理生理

在全身性感染中，病原菌及其毒素不断侵入血液循环，激活机体免疫细胞，产生和释放大量炎性介质，如肿瘤坏死因子、白介素-1、白介素-6、白介素-8 等，若感染得不到有效控制，上述炎症介质失控，甚至发生级联或网络反应，可导致全身炎症反应综合征（SIRS）。炎症介质的大量生成物可造成广泛的内皮炎症改变、凝血及纤溶系统异常、血管张力调节的改变、微血管内皮及血管周围组织损伤及心脏抑制，进而导致微循环障碍和组织低灌注，使脏器受损，导致功能障碍，严重者可致感染性休克及多器官功能障碍综合征（MODS）。

## 【临床表现】

**1. 原发感染病灶表现** 腹膜炎表现为腹痛、腹胀、呕吐等；急性梗阻性化脓性胆管炎可表现为腹痛、寒战、高热、黄疸等。其他外科全身性感染的原发感染灶表现见本书相关章节。

**2. 全身炎症反应表现**　①起病急，骤起寒战，继之高热，体温可达 40℃以上，老年及衰弱病人可出现体温不升（低于 36.5℃），但病情危重，进展迅速；②头痛、头晕、恶心、呕吐、腹胀、腹泻、面色苍白或潮红、出冷汗，神志淡漠、烦躁、谵妄甚至昏迷；③心率加快、脉搏细速、呼吸急促或困难；④肝脾大、皮疹，黄疸或皮下出血、瘀斑等；⑤病程长者可有转移性脓肿或多发脓肿。

**3. 器官灌注不足表现**　重症脓毒症可影响呼吸、循环、消化、凝血与神经系统，导致一个或多个器官功能不全。表现为血乳酸水平升高、少尿、血肌酐升高；呼吸急促、血氧分压下降；血小板减少、凝血功能障碍等。感染不能有效控制者，还可出现感染性休克、多器官功能不全，甚至死亡。

**4. 不同类型致病菌引起的脓毒症表现特点**　①革兰氏阴性杆菌：突发寒战起病，发热呈间歇热，可有体温不升；休克出现早、持续时间长，以冷休克为主，表现为四肢厥冷、发绀、少尿或无尿等。②金黄色葡萄球菌：少有寒战，发热多呈稽留热或弛张热；毒素可使外周血管扩张，阻力降低，休克出现晚，以暖休克为主，表现为面色潮红、四肢温暖干燥；多有谵妄和昏迷；常有皮疹，易在体内形成转移性脓肿。③无芽孢厌氧菌：常有发热、寒战、出汗等表现，可出现黄疸及高胆红素血症；脓液有特殊恶臭，易形成血栓性静脉炎和转移性脓肿。④真菌：骤起寒战、高热、神志淡漠、休克，全身情况迅速恶化。长期留置静脉导管相关的真菌感染，可出现结膜瘀斑、视网膜灶性絮样斑等栓塞表现，具有诊断意义。

**【辅助检查】**

**（一）实验室检查**

**1. 血常规检查**　白细胞计数显著升高，可达（20～30）×10⁹/L 或以上；中性粒细胞比例增高；核左移、幼稚型粒细胞增多，出现中毒颗粒。抵抗力较弱者，白细胞计数可降低。多数病人有贫血征象，呈进行性加重趋势。

**2. 血生化检查**　可有不同程度的酸中毒、氮质血症、代谢失衡和肝、肾功能受损征象，表现为血乳酸水平升高、动脉血氧分压下降、血脂和血糖水平异常、高胆红素血症、血肌酐升高等。而血液中降钙素原（PCT）和 C 反应蛋白（CRP）水平的异常升高对脓毒症和 SIRS 的早期诊断具有重要价值，动态观察 PCT 的变化还可用于病情观察和预后判断。

**3. 细菌学检查**　可取脓液、穿刺液、尿液、痰液等标本做涂片行革兰氏染色、培养，或行血培养，对确诊和指导治疗具有重要意义。血培养阳性可确诊脓毒症；血培养结合脓液培养可确定致病菌种类。多次血细菌培养阴性时，应考虑厌氧菌或真菌感染，可抽血做厌氧性培养，或做粪、痰、血的真菌检查和培养。

**4. 尿常规检查**　可见蛋白、红细胞、酮体和管型等。

**（二）影像学检查**

X 线、B 超、CT 等检查，可明确原发感染灶的具体病变情况，还有助于诊断转移性脓肿。

**【处理原则】**

**1. 尽早液体复苏**　明确有低血压或血乳酸升高的重症脓毒症病人，应尽早复苏，用晶体液和胶体液进行扩容治疗，以恢复有效的组织灌注，重建和维持氧需要和氧供的平衡，从而防治进一步出现多器官功能障碍。必要时给予去甲肾上腺素、多巴胺等血管活性药物，维持平均动脉压 65mmHg 以上。感染性休克对上述治疗无反应者，可给予低剂量（<3000mg/d）氢化可的松静脉滴注。

**2. 合理应用抗菌药物**　一经诊断为脓毒症，应尽早（确诊后 1 小时内）静脉使用抗菌药物。可先根据原发感染灶的性质、部位选用广谱抗生素或联合用药，之后再根据细菌培养、药敏试验结果及病情演变调整方案。对真菌性脓毒症，应停用广谱抗菌药物，或改用针对性强的抗菌药物，并全身应用抗真菌药物。一般疗程不超过 10 日。

**3. 彻底处理原发感染灶**　明确原发感染灶，根据病情实施切开引流、感染脏器切除手术，包括彻底清除坏死组织和异物、消除无效腔、解除梗阻、充分引流脓肿等。暂未明确者，应全面检查是否存在静脉导管感染、肠源性感染等潜在感染源和感染途径，并积极处理。

**4. 对症支持治疗** 包括控制高热、保暖，纠正水、电解质紊乱和维持酸碱平衡等。吸氧或保护性小潮气量（6ml/kg）肺辅助通气，有助于维持氧供和组织灌流、改善呼吸功能、减少脏器功能障碍的发生和发展。输新鲜血、纠正低蛋白血症、静脉滴注高营养液体等，以增强机体抗感染能力。积极治疗糖尿病、肝硬化、尿毒症等原有疾病；维持和纠正心、肝、肺、肾等重要脏器功能。静脉使用胰岛素控制高血糖（血糖超过 8.3mmol/L 时），$H_2$ 受体阻滞剂或质子泵抑制剂预防应激性溃疡，肝素或低分子量肝素钙预防深静脉血栓等。

**【护理】**

**（一）护理评估**

**1. 健康史** ①一般情况：年龄、性别、婚姻及职业等。②感染发生情况：感染发生时间、经过，起病急缓及病情进展等。③既往史和危险因素：有无严重创伤、大面积烧伤史；有无腹膜炎、肠梗阻、胆道感染等疾病史；有无糖尿病、尿毒症、肝硬化等慢性消耗性疾病；有无严重营养不良、贫血、低蛋白血症等抗感染能力下降等危险因素；有无长时间使用抗生素、免疫抑制剂、皮质激素或抗癌药物史，以及有无静脉导管留置等。

**2. 身体状况** ①局部：有无明显而突出的感染症状，如皮肤和软组织感染的红、肿、热、痛、功能障碍，急性胆道感染的腹痛、黄疸等。②全身：有无全身炎症表现；有无器官灌注不足的表现；有无感染性休克、多器官功能不全等。③辅助检查结果。

**3. 心理-社会状况** 病人及家属对疾病和拟采取治疗方案的认识和态度，对感染防治知识的了解程度，对治疗的信心和依从性对等。

**（二）常见护理诊断/问题**

**1. 体温过高** 与全身性感染有关。

**2. 营养失调：低于机体需要量** 与机体分解代谢增高有关。

**3. 知识缺乏** 缺乏感染防治的相关知识。

**4. 焦虑** 与起病急、进展快及伴有心率、脉搏、呼吸、神志等改变有关。

**5. 潜在并发症** 感染性休克、全身炎症反应综合征（SIRS）、多脏器功能障碍综合征（MODS）等。

**（三）护理目标**

**1.** 病人体温恢复正常。

**2.** 病人营养得以维持。

**3.** 病人能正确认识全身性感染的发生原因、危险因素及防治措施。

**4.** 病人情绪稳定。

**5.** 病人未发生感染性休克等并发症，或发生并发症后能被及时发现和处理。

**（四）护理措施**

**1. 维持体温正常** 遵医嘱及时、准确应用抗菌药物，注意观察药物疗效及不良反应。高热病人给予物理或药物降温，监测体温变化，以观察降温的效果。遵医嘱正确采集血标本做细菌或真菌培养，采血应在使用抗生素前，有寒战、高热时，采血量应为 5～10ml。连续数日采血或一日多次采血送检可提高阳性率。

**2. 维持体液平衡** 遵医嘱补充液体和电解质，纠正水、电解质和酸碱失衡，维持循环功能，监测 24 小时出入水量。相关护理参见第二章。

**3. 营养支持** 指导病人进食高热量、高蛋白质、富含维生素、易消化饮食；进食不足或无法进食者，遵医嘱给予肠内或肠外营养支持，必要时输清蛋白、血浆等。严重感染者，遵医嘱多次少量输注新鲜血液、免疫球蛋白等，做好血液制品输注的观察和护理。

**4. 氧疗及呼吸道护理**　协助病人翻身叩背，指导深呼吸和有效咳嗽，促进呼吸道分泌物的排出。痰液黏稠时给予雾化吸入，床头备吸痰装置，必要时给予氧疗或呼吸机辅助通气，提高组织器官的氧合。

**5. 管道护理**　几乎所有严重脓毒症及脓毒症休克的病人均存在低氧血症，其中部分病人需要使用有创或无创呼吸机；部分病人需要手术处理感染灶并放置引流管；部分因需要监测血流动力学而放置深静脉导管及动脉置管，留置尿管、置胃管等。应做好上述各类管路的护理，包括清楚标识、妥善固定、保持通畅、及时更换引流袋、保持局部皮肤清洁、及时更换敷料等，病人躁动时可适当约束或遵医嘱应用镇静剂以免意外拔管。

**6. 病情观察**　严密观察生命体征、神志、瞳孔的变化，给予心电图、血压、呼吸及氧饱和度监测。必要时记录 24 小时出入量。

**7. 并发症的观察和护理**

（1）感染性休克：发现病人出现意识障碍、体温降低或升高、脉搏及心率加快、血压下降、呼吸急促、面色苍白或发绀、尿量减少、白细胞计数明显增多等感染性休克表现时，及时报告医师，配合抢救。具体参见第三章。

（2）多脏器功能障碍综合征：在上述护理的基础上，还需根据实际病情做好循环、呼吸等系统，肾脏、肝脏等器官功能的监护和支持。

**8. 心理护理**　病情迅速进展和加重、各种监测和留置管路带来的约束、陌生的医院和病房环境，均给病人造成极大的心理压力，导致病人出现紧张、焦虑甚至恐惧等负性情绪，护理人员应加强与病人和家属的沟通，耐心倾听病人主诉，关心、体贴病人，尽量满足其合理的需求，并以耐心的指导、温和的语言和娴熟的护理技术，稳定其情绪、缓解其压力。

**（五）护理评价**

**1.** 病人体温是否恢复正常。

**2.** 病人营养是否满足需求，有无出现营养不良。

**3.** 病人是否能正确认识全身性感染的发生原因、危险因素及防治措施。

**4.** 病人情绪是否稳定。

**5.** 病人是否出现并发症，或并发症发生后能否被及时发现和处理。

**【健康教育】**

**1. 疾病预防教育**　①注意劳动保护，避免损伤；②注意个人日常卫生，保持皮肤清洁；③注意饮食卫生，避免肠源性感染；④有感染病灶存在时应及时处理，防止感染进一步发展；⑤合理使用抗生素，包括严格掌握抗生素使用的适应证、严格控制预防使用抗生素的范围等；⑥正确护理留置的静脉导管；⑦加强营养和体育锻炼，提高机体的抗感染能力。

**2. 疾病知识教育**　①一旦发生全身性感染，应及时、彻底处理已明确的原发感染灶；尽早查明并处理未明确的或隐匿的感染灶，如静脉导管感染、肠源性感染等；②告知病人及家属及早、联合、足量全身应用抗生素和综合治疗的重要性，以取得配合。

# 第五节　特异性感染

# 一、破　伤　风

**案例 8-3**

患者，男性，58 岁，农民，因左足扎伤 11 天，伴张口困难 3 天、脊背部疼痛 2 天入院。

患者 11 天前在建筑工地作业时不慎扎伤左足，当时流血较多，仅自行简单处理。3 天前出现张口困难、咀嚼不便、舌肌僵直、言语不利。2 天前出现背部疼痛，自觉肌肉抽搐，颈部僵硬，活动受限，无昏迷，无四肢抽搐，不伴发热。1 天前上述症状加重，并出现烦躁及全身大汗。入院后患者逐渐烦躁不安，频繁抽搐，呼吸急促。

体格检查：T 36.9℃，P 76 次/分，R 22 次/分，BP 120/80mmHg，神志清楚，语言不利，苦笑面容。左足第 3 趾甲床大部分缺如，甲下已结痂，痂皮周围无红肿、痂较干燥、痂下无积脓、无渗液及异常分泌物，足趾无活动障碍。心、肺、腹未见异常。

辅助检查：血常规显示 WBC $14×10^9$/L，中性粒细胞 81%。其他实验室检查结果无异常。

**问题：**

1. 患者首先考虑的诊断是什么？发生原因和机制是什么？
2. 该疾病应如何预防和处理？
3. 请为该患者制订护理计划。

破伤风（tetanus）是由破伤风梭菌经皮肤或黏膜伤口侵入人体引起的一种急性特异性感染，常继发于各种创伤，也可发生于不洁条件下分娩的产妇和新生儿。以全身骨骼肌强直性痉挛、牙关紧闭、角弓反张为主要临床特征。病情凶险、治疗困难、病死率高，病人多死于窒息、心力衰竭或肺部感染等并发症。

## 【病因和发病机制】

破伤风梭菌，属革兰氏阳性厌氧芽孢杆菌，以芽孢状态广泛存在于土壤、尘埃及人畜肠道中，可随粪便排出体外。发生开放性损伤时，破伤风梭菌虽然可由伤口侵入，但细菌生长繁殖却需要缺氧环境。当伤口窄而深，伤口内有坏死组织、血块填塞或异物存留，局部缺血，引流不畅或同时混有其他需氧菌感染时，均可造成局部的缺氧环境，使感染容易发生。

破伤风梭菌侵入机体后发育为增殖体，迅速繁殖并产生大量外毒素（包括痉挛毒素和溶血毒素）。痉挛毒素是主要致病因子，与神经组织有特殊亲和力，可经外周运动神经的轴索或血液、淋巴途径到达中枢神经系统，并作用于脊髓前角细胞或脑干运动神经核，与突触结合时，抑制突触释放甘氨酸、γ-羟丁酸等抑制性神经递质，导致运动神经元失去中枢抑制而兴奋性增高，致使随意肌紧张和痉挛。尤其在受到各种感官刺激时，还可发生全身骨骼肌强直性收缩和痉挛。毒素还可阻断脊髓对交感神经的抑制，使交感神经兴奋性增强，引起心率加快、血压升高、体温升高、大汗淋漓等自主神经系统功能障碍表现。溶血毒素可引起心肌损害和局部组织坏死。

## 【临床表现】

**1. 潜伏期** 为 3～21 日，平均 7 日，少数也可在伤后 1～2 日或伤后数月（年）因清除病灶或异物发病。新生儿破伤风一般在断脐带后 7 日左右发病，俗称"七日风"。一般伤口污染越重，潜伏期越短，病情越重，预后越差。

**2. 前驱期** 一般持续 1～2 日，病人可表现为头晕、乏力、烦躁、出汗、打哈欠、咬肌酸痛、张口不便、反射亢进等；新生儿多表现为全身软弱、哭吵不安、吮吸无力。

**3. 发作期** 随着病情进展，病人逐渐出现肌张力增高和痉挛。发作时的典型症状是全身随意肌在紧张性收缩（肌强直、发硬）的基础上，发生阵发性强烈痉挛。通常咀嚼肌最先受累，病人可出现咀嚼不便、张口困难，甚至牙关紧闭。之后受累的肌群依次为表情肌、颈项肌、背腹肌和四肢肌。表现为苦笑面容（皱眉、咧嘴、口角下缩）、颈项强直、头后仰；背、腹、四肢肌同时痉挛收缩时，由于背部肌群较腹肌有力，躯干可扭曲成弓，形成"角弓反张"（腰部前凸、双拳紧握、上肢过度屈曲、下肢伸直）。最后受累的是膈肌和肋间肌，可表现为通气困难、口唇发绀甚至呼吸暂停。光线、声音、碰触、饮水、咳嗽、吞咽等各种刺激均可诱发痉挛发作，发作时病人呼吸急促、面色发绀、表情痛苦、口吐白沫、流涎、磨牙、四肢抽搐，但神志清醒。每次发作持续数秒或数分钟，发作间隙长短不一，发作频繁时，提示病情严重。期间多无发热，后可因肌肉痉挛或肺部继发感染体温增高。新生儿破伤风因肌肉纤弱症状不典型，常表现为不能啼哭和吸吮乳汁，活动少、呼吸弱甚至呼吸困难。

**4. 并发症**　持续呼吸肌群和膈肌痉挛可导致呼吸停止，甚至窒息死亡。呼吸道分泌物增多、淤积、误吸可导致肺炎、肺不张。强烈肌肉痉挛可致肌腱断裂，甚至骨折。膀胱括约肌痉挛可引起尿潴留。肌痉挛及大量出汗可导致水、电解质、酸碱平衡失调。缺氧、中毒可致心动过速，严重者可发生心力衰竭。

**5. 病程**　一般为3～4周，长短主要取决于病人既往是否接受过预防注射，创伤的性质、部位，发病后处理和有无并发症等。病人多于发病1周后症状缓解、发作程度减轻，但肌紧张和反射亢进仍可持续一段时间。恢复期间病人还可出现幻觉、言语或行动错乱等精神症状，但多可以自行恢复。

【预防】

**1. 伤后早期彻底清创，改善局部循环**　是预防破伤风发生的重要措施。伤后应仔细检查伤口情况，对可疑伤口尽早彻底清创，清除异物、坏死组织或脓液，敞开伤口充分引流，并用3%过氧化氢溶液冲洗和洗敷，破坏伤口的缺氧环境。

**2. 人工免疫**

（1）主动免疫：通过注射破伤风类毒素抗原使机体产生抗体。基础免疫需注射3次，每次0.5ml，首次注射后间隔4～6周注射第2次，再间隔6～12个月注射第3次。在此基础上，每隔5～7年皮下注射类毒素0.5ml作为强化。接受上述全程免疫的病人，伤后仅需肌内注射类毒素0.5ml，即可在3～7日内形成有效的免疫抗体。小儿是通过计划免疫中实施的百日咳、白喉、破伤风三联疫苗免疫注射实现的。

（2）被动免疫：用于伤前未接受主动免疫的病人，伤后尽早皮下注射破伤风抗毒素（tetanus antitoxin，TAT）1500～3000U或肌内注射破伤风免疫球蛋白（tetanus immune globulin，TIG）250～500U。TAT作用短暂，有效期为10日左右，对深部创伤、有潜在厌氧菌感染的病人，可在1周后追加1次。TIG是由人体血浆中免疫球蛋白提纯而成或用基因重组技术制备，一次注射可在人体内存留4～5周，免疫效能是TAT的10倍。

【处理原则】

**1. 清除毒素来源**　①彻底清创：注射TAT后，在有效控制痉挛和良好麻醉下彻底清创，清除坏死组织和异物，并敞开扩大伤口，充分引流，用3%过氧化氢溶液冲洗。②抗生素治疗：青霉素、甲硝唑可有效抑制破伤风梭菌，还可防治需氧菌感染。青霉素钠120万U肌内注射或静脉滴注，每6～8小时1次；甲硝唑口服（每日2次）或静脉滴注。疗程5～7日。

**2. 中和游离毒素**　尽早使用TIG或TAT，以中和未与神经突触结合的毒素，以缓解病情、缩短病程。首选TIG，常规以3000～6000U肌内注射1次。TAT一般第1天以2万～5万U肌内注射或以5%葡萄糖溶液500～1000ml稀释后缓慢静脉滴注，之后根据病人情况，每日再用1万～2万U静脉滴注，持续3～5天。应注意，破伤风发病不能确保形成对破伤风的免疫，应在确诊破伤风1个月后，给予破伤风类毒素0.5ml肌内注射，并完成基础免疫注射。

**3. 控制和解除肌痉挛**　减少和避免声、光等不必要的刺激；根据病情交替使用镇静、解痉药物，以降低对外界刺激的敏感性。常用药物及用法：10%水合氯醛保留灌肠，30～40ml/次；苯巴比妥钠肌内注射，0.1～0.2g/次；地西泮肌内或静脉注射，10～20mg/次；每日1次。重症病人可加用冬眠合剂1号（氯丙嗪、异丙嗪各50mg，哌替啶100mg加入5%葡萄糖250ml）静脉缓慢滴入，但低血容量时忌用。痉挛发作频繁不易控制者，可用2.5%硫喷妥钠250～500mg静脉滴注。适当给予镇痛治疗，解除因持续肌肉收缩导致的剧烈疼痛。

**4. 对症支持治疗，防治并发症**　采取综合措施积极防治窒息、肺不张和肺部感染、骨折或舌咬伤、水及电解质和酸碱平衡紊乱、营养不良等并发症，降低病死率。具体包括：保持呼吸道通畅，必要时给氧；抽搐频繁、药物不易控制的重症病人，尽早行气管切开术，必要时行人工辅助呼吸；做好气道的湿化、雾化、吸痰等；定时翻身、拍背，以利排痰；预防压疮和感染；纠正水、电解质和酸碱平衡紊乱；加强营养支持；病情观察等。

**5.** 严格执行接触隔离，预防细菌播散。

【护理】

（一）护理评估

**1. 健康史** ①一般情况：年龄、性别、婚姻及职业等。破伤风一般发生在农业区或低度开发地区，高危人群包括低收入者、妇女、幼年时未接受预防注射或免疫力降低的老年人等。②感染发生情况：感染发生的时间、经过，起病的急缓及病情进展等。③既往史和危险因素：有无开放性损伤史，伤口深度、开口大小，伤口污染程度，伤口有无异物、坏死组织或血块等（伤口已愈合者须仔细检查痂下有无窦道或死腔）；伤后伤口处理情况；新生儿或产妇有无不洁分娩史，有无脐带消毒不严或产后感染；有无破伤风人工免疫注射史等。

**2. 身体状况** ①伤口情况：伤口位置、大小、深度、颜色，渗血渗液量、性质和气味，伤口污染情况，伤口周围皮肤情况；新生儿应注意脐带残端有无红肿等感染征象。②前驱症状及持续时间。③肌肉紧张性收缩和痉挛发作情况：发作次数、持续时间、间隔时间、严重程度及伴随症状等。④并发症发生情况：有无排尿困难、骨折、呼吸困难、窒息或肺部感染等。⑤辅助检查结果。

**3. 心理-社会状况** 病人对医院环境的适应情况，有无焦虑、恐惧甚至濒死感，隔离期间是否感到孤独和无助，对治疗的信心和依从性等。亲属对疾病的认识程度、心理承受能力及对病人身心的支持程度等。

（二）常见护理诊断/问题

**1. 低效性呼吸型态** 与呼吸肌群痉挛造成的呼吸型态改变有关。

**2. 营养失调：低于机体需要量** 与肌痉挛导致的高代谢，张口、吞咽困难，频繁抽搐需禁食等有关。

**3. 焦虑/恐惧** 与接触性隔离、痉挛频繁发作有关。

**4. 疼痛** 与持续肌肉收缩有关。

**5. 知识缺乏** 缺乏破伤风识别和防治知识。

**6. 有体液不足的危险** 与反复肌痉挛消耗、大量出汗水分丢失有关。

**7. 有受伤害的危险** 与强烈的肌痉挛有关。

**8. 潜在并发症** 窒息、肺炎、肺不张、尿潴留、心力衰竭、酸中毒等。

（三）护理目标

**1.** 病人呼吸道通畅，呼吸平稳。

**2.** 病人营养得以维持，满足机体需要，未出现负氮平衡。

**3.** 病人未出现焦虑或恐惧情绪，或焦虑、恐惧明显缓解。

**4.** 病人的疼痛得到有效缓解。

**5.** 病人基本掌握破伤风识别和防治知识，能配合治疗和护理。

**6.** 病人体液得到及时有效补充，生命体征及尿量正常。

**7.** 病人未发生坠床、舌咬伤及骨折等意外伤害。

**8.** 病人未发生尿潴留、骨折、窒息、肺部感染等并发症，或发生后及时发现和处理。

（四）护理措施

**1. 减少刺激** 置于单人间，专人护理；保持病室安静、遮光，减少探视，避免各类干扰和刺激，以免增加病人痉挛的危险。医护人员应说话轻、走路轻、操作轻、关门轻，各项治疗和护理操作尽量集中在解痉镇静剂使用后30分钟内进行，避免不必要的操作和搬动。

**2. 保持呼吸道通畅** 床旁常规备气管切开包、开口器、舌钳、喉镜、牙垫、吸痰器及氧气吸入装置等急救物品。如需吸氧，应采用面罩方式给予，以减少鼻导管和氧气对鼻黏膜的刺激。病人常有唾液充满口腔，取平卧头偏向一侧，及时清除呼吸道分泌物。定时翻身、叩背，以利排痰。频繁抽搐且药物不易控制，无法咳痰或有窒息危险，应尽早行气管切开，做好雾化、湿化、吸痰、换药等常规护理。行人工辅助呼吸者应注意保持呼吸机管道通畅，每 4 小时监测动脉血气，及时调整呼吸机参数和吸痰。

**3. 保持静脉输液通畅** 遵医嘱补液，以维持水、电解质和酸碱平衡及各种药物的顺利给予。尽可能使用留置针，避免反复穿刺给病人造成不良刺激，增加痉挛发作的危险。每次痉挛发作后应检查静脉通路有无堵塞、脱落，及时处理。

**4. 维持营养需求** 痉挛频繁发作时暂禁食，予以鼻饲或期间遵医嘱静脉补充能量、氨基酸和电解质。发作间歇协助病人进食高能量、高蛋白质、高维生素的半流或流质饮食，少量多餐，以免引起呛咳、误吸。

**5. 用药护理** 遵医嘱及时准确使用 TAT、TIG、镇静解痉剂等药物。①TAT 用前须做皮内过敏试验，阳性者应脱敏注射，每次注射后需观察病人有无面色苍白、皮疹、皮肤瘙痒、打喷嚏、关节疼痛和血压下降等过敏症状；一旦发生，立即停止注射，遵医嘱皮下注射肾上腺素 1mg 或肌内注射麻黄碱 50mg。②使用硫喷妥钠等镇静药物时，应严格控制剂量和速度，避免过多、过快给药造成呼吸中枢抑制；加强监护，注意观察呼吸、脉搏、瞳孔、意识、血压、血氧饱和度等。③使用地西泮时，应严防药液外渗造成局部组织坏死。

**6. 病情观察** 持续心电监护，密切监测病人意识、生命体征、氧饱和度及尿量等指标的变化，记录 24 小时出入量。观察和记录病人痉挛发作的情况，包括发作时间、强度、持续时间、间隔时间、发作频率及发作时的表现。特别注意病人有无喉头痉挛或窒息、呼吸衰竭、心力衰竭等并发症发生。

**7. 安全护理** 痉挛发作时使用床栏以防止坠床，必要时用约束带；剧烈抽搐时勿强行按压肢体，关节部位放软垫保护，防止肌腱断裂和骨折；使用牙垫防止舌咬伤。

**8. 基础护理** 咽肌痉挛时造成的唾液外溢、禁食或鼻饲喂养、体温增高等因素可使病人出现口唇干裂、口腔感染，应加强口腔护理。定时翻身、拍背，防止压疮和肺部感染等并发。出汗较多者及时擦干汗液，更换衣物、床单、被褥，保持皮肤干燥清洁、促进舒适。合并尿潴留者应及时导尿，根据病情留置导尿并做好常规护理。

**9. 接触隔离** 病人安置于专用隔离病室，护士接触病人应穿隔离衣、戴帽子、口罩、手套等，身体有伤口者不能参加护理。器械、敷料专用，用后的器械用 1%过氧乙酸浸泡加高压灭菌处理，用后的敷料须焚烧。病人接触的一切物品（如碗、筷、水杯、药杯等）应严格消毒处理，先用 0.1%～0.2%的过氧乙酸浸泡后，再煮沸消毒 30 分钟。病人分泌物和排泄物应先用含有效氯 800mg/L 的消毒液浸泡 30 分钟消毒后再处理。地面、物体表面以 500mg/L 健之素擦拭，2 次/日。空气紫外线消毒 30 分钟/次，每日 2 次。解除隔离、出院、死亡后应及时进行终末消毒处理。

**10. 心理护理** 因需单独隔离，再加上为减少刺激严格限制探视，病人可产生孤独感；病人抽搐发作时神志清楚，尤其重症者全身抽搐、呼吸困难时有濒死感，使其易产生恐惧、悲哀甚至绝望心理。护士应细致观察病人的语言、行为、表情等，及时了解其心理活动；耐心、细致、及时地给病人及家属讲解发病原因、病情、治疗及预后等；对焦虑、恐惧的病人及时给予心理疏导，帮助其树立战胜疾病的信心。

**11. 伤口护理** 参见第九章。

**（五）护理评价**

**1.** 病人是否呼吸道通畅，有无呼吸困难表现。

**2.** 病人营养是否得到有效补充、满足机体需要。

**3.** 病人是否出现焦虑或恐惧情绪，或焦虑、恐惧是否明显缓解。

**4.** 病人疼痛是否得到有效缓解。

**5.** 病人是否掌握伤风识别和防治知识。

**6.** 病人体液是否能够维持平衡。

**7.** 病人是否发生舌咬伤、坠床及骨折等意外。

**8.** 病人是否发生并发症，或并发症发生后是否得到及时发现和处理。

## 【健康教育】

**1. 疾病预防教育** ①加强自我保护意识，避免受伤；②重视日常各种小伤口，伤后及时就医，尤其是深而窄的伤口（木刺、锈钉刺伤等）、污染的伤口（尤其沾染人畜粪便）、动物咬伤等，除彻底清创外，还应尽早遵医嘱注射 TAT；③加强破伤风知识宣传力度，提高对破伤风的正确认识；④儿童应定期注射破伤风类毒素或百白破三联疫苗，以获得主动免疫；⑤普及新法分娩，避免不洁分娩。发现分娩消毒不严时，须用 3%过氧化氢溶液洗涤脐部，然后涂以碘酊消毒；⑥院外未经消毒处理的急产或流产、陈旧性异物摘除术前也应及时注射 TAT。

**2. 疾病知识教育** ①伤后早期识别：若伤后出现开口不便、牙关紧闭、不能进食等不适症状，应警惕是破伤风早期的典型症状；②彻底清创、改善血液循环可有效消除毒素的来源；③治疗环境应尽量减少不必要的刺激，以减少发作的次数和症状；④恢复期帮助病人活动四肢关节并按摩，鼓励病人自己吃饭、穿衣、大小便及进行床旁活动等日常活动。

# 二、气性坏疽

---

**案例 8-4**

患者，男性，51 岁，15 天前右臀部被生锈铁器刺伤，伤后在当地医院做清创缝合术，1 周后臀部缝合处出现疼痛、肿胀，再次引流，术后局部肿胀、疼痛无明显好转且整个下肢均出现肿胀。

体格检查：T 36.6℃，P 80 次/分，R 21 次/分，BP 110/90mmHg。患者神志清楚，面色苍白，右臀部高度肿胀，可见一长约 7cm 的创口，内可见大量血凝块，有恶臭，右侧大腿及小腿内侧有水疱形成并有黄色液体渗出，于膝内侧触及捻发感，右小腿及足背肿胀，感觉运动丧失。

辅助检查：血常规显示 WBC $13\times10^9$/L，血磷酸肌酐激酶 230U/dl。X 线检查显示软组织、肌肉间有气体积聚。

**问题：**

1. 该患者首先考虑的诊断是什么？
2. 预防该疾病发生的最有效措施是什么？
3. 应如何对该患者进行护理？

---

气性坏疽（gas gangrene）是由梭状芽孢杆菌引起的一种以肌肉坏死或肌炎为特征的急性特异性感染，多见于肌肉组织广泛损伤的病人，特别是伤口较深而污染严重处理不及时者。起病急，进展迅速，预后差。病人短期内可衰竭，出现昏迷及中毒性休克，甚至死亡。

## 【病因和发病机制】

致病菌为革兰氏阳性厌氧梭状芽孢杆菌，广泛存在于泥土、人畜粪便中，易污染伤口。在伤口受到污染的情况下，气性坏疽常继发于有低血容量性休克、组织血流灌注不良、有深部组织坏死或混有其他需氧化脓菌感染时，如严重挤压伤、开放性骨折伴有血管损伤、长时间使用止血带、石膏包扎过紧、邻近肛周和会阴部的严重创伤等。

致病菌进入伤口后，主要在组织局部缺氧条件下生长繁殖，并通过产生多种外毒素和酶致病。有些酶能通过脱氮、脱氨、发酵作用，产生大量不溶性气体集聚在组织间，如硫化氢、氮等；有些酶内能溶解组织蛋白，引起组织细胞坏死、渗出，引起恶性水肿。由于水、气夹杂，组织急剧膨胀，局部及筋膜下张力迅速增高，压迫血管、神经，不仅导致病变部位剧痛，还加重了局部组织的缺血、缺氧。毒素激活中性粒细胞，释放出氧自由基、水解酶，破坏血管壁完整性，进一步加重局部血液循环障碍，组织缺血、缺氧和失活。组织含氧量的下降更易使细菌生长繁殖和毒素生成，形成恶性循环。此外，细菌还可产生卵磷脂酶、透明质酸酶等使炎症易于扩散。大量坏死组织和外毒素进入血液循环，可引起严重的毒血症，导致感染性休克。某些毒素还可直接侵犯心、肝、肾，造成局灶性坏死，甚至引起器官功能减退。

【临床表现】

潜伏期为 1～4 日，多在伤后 3 日发病，病情发展迅速，病人全身情况可在 12～24 小时内迅速恶化。

**1. 局部表现** 早期病人自觉伤肢沉重，伤口疼痛并持续加重，呈胀裂样，止痛剂一般不能缓解。伤口肿胀明显，皮肤苍白、紧张发亮；伤口有棕色、稀薄、浆液样渗出液，可有腐臭味。上述病变呈进行性加重，伤肢肿胀程度与创伤引起的程度不成比例，压痛剧烈，并迅速向上下蔓延。由于局部张力，浅部静脉回流发生障碍，伤口周围皮肤迅速变为紫红色甚至紫黑色，并出现大理石样斑纹或大小不等的血性水疱。伤口皮下积气，轻压伤口周围可有捻发感，常有气泡和渗液溢出。局部探查可见伤口内肌肉坏死，肌纤维肿胀，呈砖红色或黑色，失去弹性和收缩力，刀割无出血。由于血管血栓形成及淋巴回流障碍，整个患肢可水肿、变色、厥冷甚至坏死。

**2. 全身表现** 头晕、头痛；恶心、呕吐、食欲不振；脉速、呼吸急促、大汗；进行性贫血、血红蛋白尿、酸中毒；体温升高，一般不超过 38.5℃。病人一般神志清醒，极度衰弱，表情淡漠、烦躁不安甚至有恐惧感。随病情进展，全身症状迅速恶化，晚期可出现感染性休克、黄疸、谵妄或昏迷，甚至多器官功能衰竭等。

【辅助检查】

**1. 实验室检查** 外周血红细胞计数和血红蛋白明显降低，白细胞计数增加，一般为（12～15）×10⁹/L；血磷酸肌酐激酶（CPK）水平升高，部分病人出现肌红蛋白尿；动脉血气分析可见酸中毒等。伤口渗出物涂片可检出大量革兰氏阳性粗短杆菌，极少量或无白细胞。

**2. 影像学检查** X 线、CT 或 MRI 检查常显示软组织、肌肉间有气体积聚。

【预防】

伤后尽早彻底清创是预防气性坏疽最有效的措施。凡是开放性创伤，尤其是损伤严重、伤口有泥土污染和无活力肌肉的病人，都应该及时彻底清创。具体包括：清除失活、缺血的组织；去除异物，特别是非金属性异物；充分敞开引流污染重、深而不规则的伤口，消除无效腔，不予缝合；用 3%过氧化氢或 1：1000 高锰酸钾溶液冲洗、湿敷伤口，并保持引流通畅；在筋膜腔压力增大的情况下尽早行筋膜切开减压。早期使用大剂量青霉素和甲硝唑可有效抑制梭状杆菌繁殖。

【处理原则】

**1. 早期识别** 对开放性骨折合并大腿、臀部广泛肌肉损伤、挤压伤及重要血管损伤、止血带使用时间过长者，如有局部沉重，有包扎过紧感觉或剧烈疼痛时，应警惕气性坏疽发生。对疑有梭状芽孢杆菌性肌坏死者，应尽早拆开缝合的伤口或拆除石膏，敞开伤口，用 3%过氧化氢或 1：1000 高锰酸钾溶液冲洗、湿敷。

**2. 彻底清创** 一经诊断，应在积极抗休克和防治并发症的同时紧急实施彻底清创术，以有效挽救生命，减少组织的坏死，降低截肢率。具体措施：在病变区做广泛、多处切开，切开范围包括伤口周围水肿或皮下气肿区，筋膜切开减压；彻底切除变色、不收缩、不出血的肌肉；清除异物和碎骨片。若感染严重、发展迅速，多个筋膜间隙或整个肢体受累、病变不能控制，应立即实施截肢术。上述处理中，切开或残端均应敞开、不予缝合，术中全程给氧、输血和应用抗生素；术中、术后用大量氧化剂冲洗和湿敷伤口，并经常更换敷料。

**3. 抗生素治疗** 首选青霉素钠 1000 万～2000 万 U/d 静脉滴注，过敏者可用克林霉素或甲硝唑。目的是控制化脓性感染，减少伤处因其他细菌消耗氧气所造成的缺氧环境。

**4. 高压氧治疗** 每日 2～3 次，持续 3 日。可提高组织间的含氧量，抑制细菌生长繁殖，有利于降低截肢率；还可提高血红蛋白的携氧量，有利于机体恢复。

**5. 全身支持治疗** 包括少量多次输血，纠正水、电解质和酸碱失衡，营养支持和镇静、止痛等对症处理。

**6. 严格执行消毒隔离措施，防止交叉感染。**

【护理措施】

**1. 伤口护理** 密切观察和记录伤口情况及变化，积极做好术前准备，及时配合医生行急诊清创探查术。对已发生坏疽的伤肢，密切观察皮肤的颜色、温度、动脉搏动情况，防止因血液循环障碍导致肢体坏死。做好已切开或截肢后敞开伤口的冲洗、湿敷护理，及时更换敷料，渗出较多时应报告医生。截肢病人床旁常规备止血带、止血钳、止血棉等，以防突发大出血。对大腿根部及臀部等靠近尿道、肛门部位的伤口，还应做好大小便的护理，防止发生再污染或加重病情。

**2. 缓解疼痛** 密切观察伤口局部疼痛的性质、特点、程度和发展情况。疼痛剧烈者，遵医嘱给予麻醉镇痛剂或采用自控镇痛泵。协助扩大清创或截肢病人变换体位、使用支架，以减轻因外部压力和肢体疲劳引起的疼痛。截肢后幻肢痛的护理参见第五十二章。

**3. 隔离消毒** 安置病人于单人病室，严格执行接触隔离制度，直至伤口引流停止，参见"破伤风"的护理。

**4. 对症支持护理** 遵医嘱及时、准确、合理应用抗菌药物。维持静脉补液通畅，纠正水、电解质平衡紊乱，必要时遵医嘱输全血、血浆或白蛋白，以纠正贫血。加强营养，给予高热量、高蛋白质、高维生素、易消化饮食，提高病人抗感染能力。高热者予以物理或药物降温。持续给氧，4～6L/min，以提高血氧饱和度，抑制厌氧菌生长。

**5. 病情观察** 已确诊病人，设专人护理，24 小时持续心电监护，严密观察和记录体温、脉搏、呼吸、血压、血氧饱和度及意识变化。警惕感染性休克的发生。必要时留置导尿管，观察记录每小时尿量，防止因大量外毒素进入血液循环导致急性心、脑、肾等器官功能的损害。

**6. 高压氧治疗的护理** 入舱前向病人做好解释工作，消除紧张、恐惧心理；教会病人预防各种气压伤的基本知识，了解耳咽管通气情况；排空大小便。指导病人入舱时忌穿尼龙、化纤类等易产生静电火花的衣物；严禁携带打火机、火柴等易燃易爆物品。带导管入舱者应检查是否通畅并妥善固定、夹紧，以防移位、脱出和逆流。

**7. 心理护理** 向病人和家属交代病情及治疗护理的配合，以取得理解；解释手术必要性和重要性，帮助正确理解并接受截肢术。耐心倾听病人及家属的诉说，加强心理疏导，鼓励其正确看待肢体残障，增强其逐渐适应自身形体和日常生活变化的信心，建立重新生活的勇气，并积极动员家属参与，通过亲人的理解、爱护和鼓励，提高病人心理承受能力。对过度悲伤、严重抑郁病人，应做好心理辅导，加强监护，预防自杀等意外。

【健康教育】

**1. 疾病预防教育** 加强劳动保护，避免损伤；加强气性坏疽预防知识的普及和宣教；对易继发气性坏疽的患者密切观察病情变化。

**2. 疾病知识教育** ①严重创伤后，出现以下情况应警惕气性坏疽发生：伤肢剧烈疼痛、沉重，有包扎过紧的感觉；检查有局部皮肤肿胀及张力增高区，超出皮肤红斑范围，而周围淋巴结无明显肿大；病情迅速进展，出现心动过速、神志改变、全身中毒症状。②指导截肢病人正确安装和使用假肢，进行截肢后的适应性训练，使其最大限度地发挥残肢功能；帮助制订出院后的康复计划，使病人逐渐恢复自理能力，增强自信心，恢复自尊心。

（王　瑞）

# 第九章 损伤病人的护理

【学习目标】

**识记** ①损伤、烧伤的概念；②创伤的分类、临床表现及处理原则；③烧伤的处理原则。

**理解** ①创伤、烧伤的病理生理；②影响创伤愈合的因素。

**运用** ①运用护理程序对创伤病人实施整体护理；②准确评估烧伤病人的烧伤面积、烧伤深度和严重程度；③运用护理程序对烧伤病人实施整体护理。

损伤（injury）是指机体由机械、物理、化学或生物等因素造成的伤害。由一种致伤因素同时引起多部位或多器官的损伤称多发性损伤（multiple injuries）。两种以上致伤因素对同一个体造成的损伤称复合性损伤（combined injury）。

# 第一节 创 伤

**案例 9-1**

患者，男性，36 岁，因山体塌方导致右下肢被掩埋，经过救援 2 小时后送往医院。

体格检查：T 37.6℃，P 102 次/分，R 23 次/分，BP 135/80mmHg，患者神志清楚，右大腿皮肤青紫，局部肿胀、压痛，小腿可见 11cm×9cm 皮肤缺损，右侧足背动脉搏动存在。

辅助检查：X 线检查右下肢未见明显异常。

8 小时后，患者右大腿肿胀加剧，可见明显瘀斑，肢体活动时疼痛厉害，右下肢皮肤温度下降、感觉异常，出现茶褐色尿。

**问题：**

1. 此患者首先考虑的诊断是什么？其处理原则有哪些？

2. 此患者出现右大腿肿胀加剧、瘀斑、疼痛厉害，皮肤温度下降、感觉异常等症状，最可能的问题是什么？

3. 请为本病例患者制订护理计划。

机械性致伤因素作用于人体所造成的组织结构破坏、局部或全身反应称为创伤（trauma），是临床最常见的一种损伤。

【分类】

**1. 按致伤原因分类** 导致创伤的原因有多种，如锐器导致的刺伤、切割伤等；钝性暴力导致的挫伤、挤压伤等；切线动力导致的擦伤、撕裂伤等；高压气浪导致的冲击伤，枪弹导致的火器伤等。

**2. 按损伤部位和组织分类** 按损伤部位可分为颅脑、颌面部、胸部、腹部、肢体损伤等；按损伤组织可分为软组织、骨骼、内脏器官损伤等。

**3. 按损伤后皮肤完整性分类**

（1）闭合性损伤（closed injury）：损伤后皮肤黏膜保持完整，如挫伤、扭伤、冲击伤、关节脱位等。

（2）开放性损伤（open injury）：损伤后皮肤黏膜有破损，创面可受到不同程度的污染，如切割伤、撕裂伤、擦伤等。根据伤道类型可分为盲管伤、贯通伤、切线伤、反跳伤等。

**4. 按损伤程度分类** 一般分为轻、中、重度。轻度损伤伤及局部软组织，只需局部处理或小手术治疗，无生命危险。中度损伤包括广泛的软组织损伤、四肢开放性骨折及一般腹腔脏器损伤等，需手术治疗，但一般无生命危险。重度损伤是指危及生命或治愈后可能会有严重的后遗症。

【病理生理】

在致伤因素的作用下，机体迅速产生各种局部和全身性防御反应，以维持机体内环境的稳定。

**1. 局部反应** 由于创伤后组织结构破坏、细胞变性坏死、微循环障碍，或病原微生物侵入等原因，局部反应表现为炎症反应，一般在3~5天后趋于消退。局部反应的轻重与致伤原因、作用时间、组织损害程度、局部是否受污染及污染程度等因素有关。

**2. 全身反应** 由于致伤因素作用于机体，导致神经内分泌系统活动增强，从而使各种功能和代谢发生改变，是一种非特异性应激反应。神经内分泌系统通过下丘脑-垂体-肾上腺皮质轴和交感神经-肾上腺髓质轴，产生大量的儿茶酚胺、肾上腺素皮质激素、抗利尿激素、生长激素和胰高血糖素，同时肾素-血管紧张素-醛固酮系统被激活，上述三个系统相互协调，共同调节全身各器官功能和代谢，动员机体的代偿能力，以对抗致伤因素的作用。此外，创伤后释放的炎性介质作用于体温调节中枢可引起机体发热；伤后吞噬细胞功能的下降、免疫细胞数量的减少和功能下降、免疫球蛋白含量的减低等因素可引起机体免疫防御能力下降。

**3. 组织修复和创伤愈合**

（1）组织修复的方式：由伤后增生的细胞和细胞间质再生增殖、充填、连接或替代损伤后的缺损组织完成组织修复。完全由原来性质的组织细胞修复缺损组织，并能恢复原有的结构和功能，称为完全修复，属于一种理想的修复类型。而大多数组织损伤后不能由原来性质的细胞修复，而是由其他性质的细胞增生替代来完成。

（2）创伤的修复过程：分为3个阶段，各阶段既相互区分又相互联系。

1）炎性反应阶段：表现为血管和细胞反应、免疫应答、血液凝固和纤维蛋白溶解，以清除损伤或坏死组织，为组织再生和修复奠定基础，此阶段可持续3~5天。

2）肉芽形成阶段：成纤维细胞、内皮细胞等增殖、分化、迁移，分别合成组织基质和形成新生毛细血管，共同构成肉芽组织、充填伤口，形成瘢痕。

3）组织塑形阶段：通过胶原纤维交联增加、强度增加，多余的胶原纤维被胶原蛋白降解，过度丰富的毛细血管网消退和伤口黏蛋白及水分减少，逐步使受伤部位外观和功能得以修复。

（3）创伤的愈合类型

1）一期愈合：常见于创伤程度轻、范围小、局部无感染的创面。组织修复以原来的细胞为主，仅含少量的纤维组织，伤口边缘整齐、严密、平滑，呈线状，组织结构和功能恢复良好，又称原发愈合。

2）二期愈合：常见于创伤程度重、范围大、局部发生感染或异物存留的创面。组织修复以纤维组织为主，需周围上皮逐渐覆盖或植皮后方能愈合，组织结构和功能有不同程度的影响，又称瘢痕愈合。

（4）影响创伤愈合的因素

1）局部因素：①伤口感染，感染损害细胞和基质，导致局部炎症持久不易消退，不利于创伤愈合，是最常见的影响因素；②创伤范围大、坏死组织多，或有异物存留；③局部血液循环障碍使组织缺血、缺氧；④伤口引流不畅；⑤伤口位于关节处；⑥采取的措施不当，如局部制动不足、包扎或缝合过紧等。

2）全身因素：主要有高龄、营养不良、大量使用皮质激素等细胞增生抑制剂、免疫功能低下、合并有慢性疾病（如糖尿病、结核、肿瘤等）及出现全身严重并发症等。

【临床表现】

由于创伤的原因、部位、程度等不同，临床表现会有所差别。这里仅介绍常见创伤的共性表现。

**1. 局部表现**

（1）疼痛和压痛：由于创伤部位和创伤程度不同，疼痛和压痛的程度也不同。病人常主诉疼痛在活动时加剧，制动后减轻，伤后2～3日逐渐缓解。内脏器官损伤引起的疼痛常不能明确定位。

（2）创口和出血：开放性创伤多有创口和出血。擦伤的创口有擦痕、小出血点；刺伤的创口细而深，容易发生感染，特别是厌氧菌感染；切割伤的创面创缘整齐，常可造成血管、神经和肌腱等深部组织损伤；撕裂伤的创口多不规则。损伤后的出血量随受伤部位和程度而异，若有小动脉破裂，可出现喷射性出血。

（3）肿胀：创伤后局部肿胀，可伴有局部皮肤发红、青紫、瘀斑或血肿。严重肿胀者远端组织或肢体血供障碍。

（4）功能障碍：局部活动受限，神经、肌肉、骨骼损伤时出现相应的功能障碍。

**2. 全身表现**

（1）发热：中、重度创伤者常有发热，一般不超过38.5℃，若合并感染可出现高热。颅脑损伤致中枢性高热者，体温可高达40℃。

（2）全身炎症反应综合征：创伤后由于交感神经-肾上腺髓质系统兴奋，大量的儿茶酚胺及炎性介质释放，加之疼痛、精神紧张和血容量减少等因素，导致体温、呼吸和血细胞等方面的异常。主要表现：①体温>38℃或<36℃；②心率>90次/分；③呼吸>20次/分或过度通气，$PaCO_2 < 4.3kPa$（32mmHg）；④血白细胞计数>$12 \times 10^9$/L或<$4 \times 10^9$/L。

（3）其他：病人可出现口渴、尿少、食欲减退、易疲劳、失眠甚至月经异常等。

**3. 并发症**

（1）感染：开放性创伤一般都有污染，如果污染处理不当或不及时及污染严重时，易发生感染；闭合性创伤也会并发感染；污染严重、伤道较深的广泛软组织损伤，并有大量的坏死组织存在者，应警惕发生厌氧菌感染的可能。

（2）休克：创伤严重或伤及大血管者可发生大出血或休克，甚至可致呼吸、循环功能衰竭，也可因严重感染导致感染性休克。

（3）挤压综合征：由于肢体长时间受重物挤压致局部肌肉组织缺血、缺氧、坏死，继而引起肌红蛋白血症、肌红蛋白尿、高血钾和急性肾衰竭等全身性改变，称为挤压综合征（crush syndrome）。当局部压力解除后，若出现肢体肿胀、压痛和被动牵拉痛、皮肤温度下降、感觉异常、弹性减弱，24小时内出现茶色尿或血尿，应及时报告医师处理。

【辅助检查】

**1. 实验室检查** 血常规、血细胞比容检查可了解失血或感染情况；尿常规检查可了解是否有泌尿系损伤；血生化检查可了解水、电解质和酸碱平衡情况；血、尿淀粉酶测定可以了解有无胰腺损伤。

**2. 影像学检查** X线检查可了解有无骨折或关节脱位，还可明确有无气胸、腹腔积气、伤处异物等；CT检查可了解有无颅脑损伤、腹部实质性器官损伤及腹膜后损伤；B超检查可了解有无胸腹腔积血、肝脾损伤等。

**3. 诊断性穿刺和导管检查** 诊断性穿刺常用于闭合性损伤的诊断。胸腔穿刺可明确血胸或气胸；腹腔穿刺或灌洗可明确内脏破裂或出血；放置导尿管或灌洗可了解有无尿道或膀胱损伤；留置中心静脉导管可监测中心静脉压。

【处理原则】

**1. 急救** 原则是先救命，后治伤。须优先抢救的急症包括呼吸心搏骤停、窒息、大出血、休克等，应首先解除危及伤员生命的情况，待伤情得到初步控制后，再行后续处理，并尽可能稳定伤情，为后期转运和确定性治疗创造条件。

**2. 进一步救治** 待生命体征稳定后，应立即对伤情进行判断、分类，然后采取针对性的救治措施。

（1）全身处理：维持呼吸道通畅，必要时给氧、行气管插管或气管切开。积极抗休克治疗，维持有效的循环。合理使用镇静止痛药物、抗菌药物，开放性创伤者在伤后12小时内注射破伤风抗毒素。

（2）局部处理

1）闭合性损伤：单纯软组织损伤者，局部制动、患肢抬高，伤后早期局部冷敷，12小时后热敷或红外线照射治疗。局部血肿形成者，可加压包扎。闭合性骨折或脱位者，行复位固定治疗。

2）开放性损伤：除轻度及表浅的擦伤、刺伤和切割伤仅作局部处理外，其他的开放性损伤均需手术处理，以修复断裂的组织。①清洁伤口：局部消毒后无菌包扎或直接缝合；②污染伤口：采用清创术，在局部浸润或全身麻醉下，对伤口进行清洗，取出异物、血块及脱落的组织碎片、扩创、切除失活组织、缝合等处理，使污染伤口变为清洁伤口，伤后6～8小时内实施清创术一般可达一期愈合；③感染伤口：应先引流再行敷料更换，以减少伤口分泌物、坏死组织和脓液，促进肉芽生长和伤口愈合。

## 【护理】

### （一）护理评估

**1. 健康史** 了解病人的年龄、职业；病人受伤原因、时间、地点，受伤部位，受伤时的体位，伤后表现；现场急救措施、转运情况等；受伤前有无饮酒、服用药物等；既往有无高血压、糖尿病、骨质疏松症等疾病。

**2. 身体状况** 评估局部有无疼痛、压痛，皮肤有无青紫、瘀斑、肿胀，肢体有无功能障碍；受伤处有无伤口，伤口部位、大小和深度、污染程度，伤口是否感染，局部是否有血肿或留有异物；有无出血，出血量多少；有无合并骨折或其他器官损伤。了解病人的神志、生命体征、尿量等情况，有无休克等表现。

**3. 心理-社会状况** 了解病人及家属对创伤的认知程度、心理状态，有无紧张、恐惧或焦虑等；病人对治疗有无信心；家庭及社会支持情况。

### （二）常见护理诊断/问题

**1. 疼痛** 与创伤及创伤性炎症反应或伤口感染有关。

**2. 体液不足** 与创伤后失血、失液过多有关。

**3. 组织完整性受损** 与创伤导致组织器官受损伤、结构破坏有关。

**4. 躯体移动障碍** 与创伤、组织结构破坏或疼痛有关。

**5. 潜在并发症** 休克、感染、挤压综合征等。

### （三）护理目标

**1.** 病人疼痛逐渐减轻，感觉舒适。

**2.** 病人有效循环血量恢复，生命体征稳定。

**3.** 病人局部伤口处理得当，受损组织逐渐修复。

**4.** 病人能自主活动，创伤部位功能恢复良好。

**5.** 病人未发生休克、感染等并发症，或上述并发症能被及时发现与处理。

### （四）护理措施

**1. 急救护理**

（1）抢救生命：急救现场快速简单评估，判断出危及生命的紧迫问题，立即就地抢救。若病人出现心跳和（或）呼吸骤停、窒息、大出血、开放性或张力性气胸、休克等情况，必须优先抢救。①心肺复苏：一旦出现心跳、呼吸骤停，立即行心肺复苏术；②保持呼吸道通畅：立即解开病人衣领，清理口鼻腔分泌物，置通气导管、给氧等；③止血：采取指压止血、加压包扎、填塞止血、止血带或手术等方法迅速有效控制伤口的大出血；④恢复循环血量：有条件者，在急救现场开通静脉通道，快速补液；⑤监测生命体征：现场救护过程中，密切观察病人生命体征、意识、疼痛等变化。

（2）包扎：用无菌敷料或清洁布类包扎，目的是保护创面、减少污染、压迫止血、固定骨折或脱位、减轻疼痛。如有腹腔内脏脱出，勿轻易还纳，以防污染，应先用干净器皿保护后再包扎。

（3）固定：使用夹板、石膏或就地取材，也可利用病人自身躯体固定骨折或脱位的肢体，目的是减轻疼痛、方便转运、防止再发生损伤。较重的软组织损伤也需要将局部固定制动。

（4）转运：经过现场初步处理后，迅速、平稳、安全地转运病人。采用正确的方法搬运可减少伤员痛苦，避免继发损伤。

**2. 维持有效的循环血容量** 迅速建立静脉输液通道；根据医嘱及时输液、输血或输入血管活性药物，尽快恢复有效循环血量并维持循环的稳定。髂静脉或下肢静脉损伤及腹膜后血肿者，禁止经下肢静脉输液、输血。密切观察病人意识、呼吸、血压、脉搏、尿量和中心静脉压等变化，并做好护理记录。

**3. 缓解疼痛** 伤处妥善固定和有效制动；肢体受伤排除挤压综合征者应抬高患肢；准确评估病人疼痛程度，遵医嘱合理使用镇静、止痛药物，密切观察药物的效果和不良反应。

**4. 妥善护理创面**

（1）闭合性损伤：早期局部冷敷，减少组织内出血和肿胀；12 小时后给予热敷，促进血肿和炎症的吸收。配合使用理疗、药物外敷。注意观察皮下出血及血肿的变化情况。

（2）开放性损伤：妥善护理伤口，观察伤口有无出血、感染，引流是否通畅，肢体疼痛、肿胀、功能障碍的程度有无改善，患肢末梢颜色、温度、感觉有无异常等。

**5. 功能锻炼** 待病情稳定后，指导并协助病人早期进行功能锻炼，避免发生关节僵硬和肌萎缩等并发症。

**6. 并发症预防及护理**

（1）感染：注意观察伤口有无红、肿、热、痛表现，有无体温异常升高、脉搏细速表现，血常规检查有无异常；若已发生感染，遵医嘱应用抗菌药物，及时引流和换药处理。

（2）休克：尽快恢复有效循环血量并维持循环的稳定。

（3）挤压综合征：早期患肢禁止抬高、按摩及热敷；遵医嘱使用碳酸氢钠及利尿剂，防止肌红蛋白阻塞肾小管；做好局部切开减压准备；必要时行透析治疗，并做好相应护理。

**（五）护理评价**

**1.** 病人疼痛是否得到有效控制。

**2.** 病人生命体征是否平稳，有效循环血量是否恢复，有无体液失衡发生。

**3.** 病人伤口是否处理得当，受损组织是否修复良好。

**4.** 病人创伤部位功能恢复是否良好。

**5.** 病人是否发生休克、感染、挤压综合征等并发症，若发生是否得到有效处理。

**【健康教育】**

**1.** 注意交通安全和劳动保护，加强安全防护意识。

**2.** 创伤后及时到医院就诊，开放性损伤及时到医院注射破伤风抗毒素。

**3.** 鼓励病人加强营养，促进创面愈合。

**4.** 指导病人正确行功能锻炼，防止发生肌肉萎缩和关节僵硬等并发症。

**5.** 保持积极良好的心态配合治疗。

# 第二节 烧 伤

**案例 9-2**

　　患者，男性，38 岁，因火焰烧伤全身多处致剧烈疼痛 30 分钟入院。

　　体格检查：T 36.5℃，P 115 次/分，R 23 次/分，BP 118/80mmHg。体重 68kg。患者神志清楚，面色苍白，痛苦面容，烦躁不安。左前臂和右大腿、右小腿可见大量大小不等的水疱，基底潮红、水肿明显，剧痛；头面颈部、右上臂、右前臂、前胸、后背和左小腿可见少量较小的水疱，基底红白相间，渗出较多，肿胀明显，有拔毛痛；双手和双足呈苍白色，可见树枝状静脉栓塞网。

**问题：**

　　1. 此患者现场应如何救护？

　　2. 此患者的烧伤面积、深度和严重程度如何？

　　3. 请为本病例患者制订护理计划。

　　烧伤（burn）一般是指由于热力引起的组织损伤，包括火焰、沸液、蒸汽、光源、高温气体、化学腐蚀剂等作用于人体引起的组织损伤。由于化学腐蚀剂、电流等所致的组织损害，在病理变化、全身影响、病程、转归与预后方面各具有特殊性，因此通常意义的烧伤多指火焰、沸液和蒸汽等导致的组织损伤。

　　烧伤是常见的损伤，以青年男性、小孩和老人居多。常见的是发生于居家室内的单个烧伤，其次是社会场所意外事故的群体烧伤；烧伤部位以头颈、手、四肢等暴露和功能部位较多。

## 【病理生理和临床分期】

　　根据烧伤的病理生理和临床特点，一般将其分为 4 期，各期之间有内在联系，并且互相重叠、互相影响，不能完全截然分开。

　　**1. 体液渗出期**　无论烧伤的深浅或面积大小，伤后迅速发生的变化为体液渗出，导致体液渗出的主要病理生理变化为烧伤区及其周围或深层组织内皮细胞损伤以致毛细血管扩张和通透性增加，大量血浆样液体自血液循环渗入组织间隙形成水肿或自创面渗出。小面积浅度烧伤的体液渗出主要表现为局部组织水肿；烧伤面积大而深者，循环血量明显下降，可发生急性休克。体液渗出的速度在伤后 6~8 小时内为高峰，24~36 小时渗出逐渐减少，48 小时后趋于稳定并开始回吸收。因此，较大面积烧伤时此期又称为休克期。

　　**2. 感染期**　烧伤后皮肤完整性破坏，局部组织发生缺血和代谢障碍，加之创面的坏死组织和含有大量蛋白质的渗出液是细菌的良好培养基；严重烧伤后，全身免疫功能下降，对致病菌的易感性增加，人体的抗感染因素如白细胞、抗体和抗感染的药物难以达到局部，更有利于细菌的繁殖。因此，感染是病人的另一严重威胁，烧伤越深，面积越大，感染的机会越多且感染越重。

　　**3. 修复期**　创面的修复与烧伤深度、面积及感染程度密切相关。浅度烧伤处理得当，可以痂下愈合；深Ⅱ度烧伤如无感染，3~4 周逐渐修复，创面愈合后会产生瘢痕；Ⅲ度烧伤造成瘢痕或挛缩，需要皮肤移植修复。

　　**4. 康复期**　深度烧伤愈合形成瘢痕，影响病人的外观和功能，需要功能锻炼、整形、矫形等恢复；部分病人因严重烧伤打击或毁形、毁容等，会产生心理异常或精神异常，需要进行心理治疗。尽早进行功能、心理与容貌的康复是本期的关键。

## 【伤情判断和临床表现】

　　烧伤的伤情判断根据烧伤的面积、深度和部位而定，还应该考虑全身情况，如有无休克、吸入性损伤或复合伤等。

## （一）烧伤面积的估计

烧伤面积的估计是指皮肤烧伤区域占全身体表面积的百分数。常用的方法有"中国九分法"和"手掌法"。

**1. 中国九分法** 将成人全身体表面积划分为 11 个 9% 的等分，另加 1%，构成 100%。即头面颈部为 9%（1 个 9%），双上肢为 18%（2 个 9%），躯干（包括会阴 1%）为 27%（3 个 9%），双下肢（包括臀部）为 46%（5 个 9%+1），共 11×9%+1=100%。（表 9-1，图 9-1）

表 9-1　中国九分法

| 部位 | | 占成人体表面积（%） | | 占儿童体表面积（%） |
|---|---|---|---|---|
| 头面颈 | 发部 | 3 | | 9+（12-年龄） |
| | 面部 | 3 | 9 | |
| | 颈部 | 3 | | |
| 双上肢 | 双手 | 5 | | 9×2 |
| | 双前臂 | 6 | 9×2 | |
| | 双上臂 | 7 | | |
| 躯干 | 躯干前 | 13 | | 9×3 |
| | 躯干后 | 13 | 9×3 | |
| | 会阴 | 1 | | |
| 双下肢 | 双臀* | 5 | | 9×5+1-（12-年龄） |
| | 双足* | 7 | 9×5+1 | |
| | 双小腿 | 13 | | |
| | 双大腿 | 21 | | |

*成年女性的双臀部和双足各占 6%。

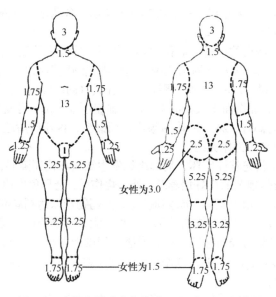

图 9-1　成年人体表各部所占面积（%）示意图

中国九分法也适用于小儿。小儿体表面积的特点是头大、下肢短小，年龄越小，头面颈部体表面积所占比例越大，下肢也越短。因此，小儿头面颈部体表面积（%）=9+（12-年龄），双下肢（包括臀部）体表面积（%）=46-（12-年龄）（图 9-2）。

**2. 手掌法** 不论年龄、性别差异，如果将单掌五指并拢，面积约为本人体表面积的 1%。常用于小面积的烧伤，或者是在估计大面积烧伤时，与中国九分法结合应用（图 9-3）。

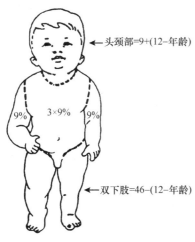

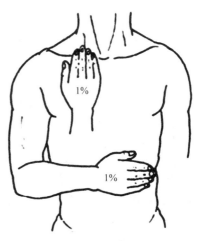

图 9-2　小儿体表面积估计法　　　　　　　　　　　图 9-3　手掌法

估计烧伤面积时，Ⅰ度烧伤面积不计算在内，腔道烧伤不计入烧伤面积。估计时力求近似，并以整数记录。

### （二）烧伤深度的判断

烧伤深度的判断采用三度四分法（图 9-4），即Ⅰ度、浅Ⅱ度、深Ⅱ度和Ⅲ度，Ⅰ度和浅Ⅱ度为浅度烧伤，深Ⅱ度和Ⅲ度为深度烧伤。

**1. Ⅰ度烧伤**　热力伤及皮肤的表皮角质层、透明层、颗粒层。局部皮肤干燥、红斑，轻度红肿，无水疱，有烧灼感，又称为红斑性烧伤。3～5 天脱屑愈合，不遗留瘢痕。

**2. 浅Ⅱ度**　热力伤及皮肤的表皮生发层和部分真皮乳头层。局部皮肤红肿明显，形成大小不一的水疱，疱壁较薄，疱内含淡黄色血浆样液体，水疱破裂后，创面基底潮湿红润，疼痛剧烈，又称为水疱性烧伤。一般 1～2 周愈合，不遗留瘢痕。

**3. 深Ⅱ度**　热力伤及皮肤真皮乳头层以下。局部肿胀，表皮较白或棕黄，水疱较小，疱壁较厚，去疱皮后创面基底红白相间，疼痛不明显，温度降低。如无感染，3～4 周愈合；如发生感染，不仅愈合时间长，创面需植皮方能愈合。

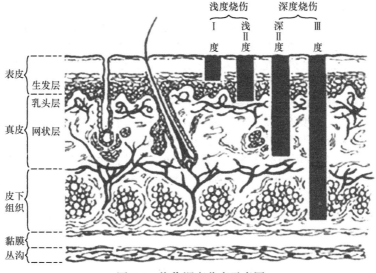

图 9-4　烧伤深度分度示意图

**4. Ⅲ度** 热力伤及皮肤全层，甚至深达脂肪、肌肉、骨骼等。局部皮肤无水疱，苍白、焦黄，触之如皮革，严重者焦灼状或炭化，痂下可见栓塞的树枝状的血管，痛觉消失，皮温低，又称为焦痂性烧伤。由于皮肤及其附件烧伤，创面无上皮再生的来源，创面修复需依赖植皮或上皮自周围健康皮肤长入，形成瘢痕或挛缩，导致肢体畸形或功能障碍。

### （三）烧伤严重程度的判断

根据烧伤深度和面积，将烧伤分为轻度、中度、重度和特重度四类。

**1. 轻度烧伤** 总面积在 10%以下的Ⅱ度烧伤。

**2. 中度烧伤** Ⅱ度烧伤面积在 11%~30%，或Ⅲ度烧伤面积在 10%以下。

**3. 重度烧伤** 总面积在 31%~50%，或Ⅲ度烧伤面积在 11%~20%，或烧伤面积不足上述比例，但有下列情况之一：①全身情况严重或发生休克；②吸入性损伤；③复合伤。

**4. 特重度烧伤** 总面积在 50%以上或Ⅲ度烧伤面积 20%以上。

### （四）全身表现

浅度、小面积烧伤无全身症状。大面积、重度烧伤病人因大量的体液渗出，伤后 48 小时易发生低血容量性休克，病人主要表现为口渴、面色苍白、脉搏细速、血压下降、皮肤湿冷、尿量减少、烦躁不安等症状。感染发生后，可出现体温骤升或骤降，波动幅度较大，并伴有寒战、呼吸急促、心率加快；创面骤变；白细胞计数骤升或骤降，其他如尿素氮、肌酐清除率、血糖、血气分析都可能变化。

### （五）吸入性损伤

既往称"呼吸道烧伤"，是指吸入火焰、蒸汽或化学性烟尘、气体等所引起的呼吸道甚至是肺实质的损伤，是烧伤常见的危重急症。吸入性损伤与致伤的环境有关，常发生于密闭或不通风的环境、也可见于烧伤时病人奔走呼喊，致使热焰吸入增多。除热力外，燃烧时烟雾中含有大量的化学物质被吸入下呼吸道，引起局部腐蚀或全身中毒，重则窒息死亡。

吸入性损伤病人头面、颈、口鼻周围常有深度烧伤的表现，鼻毛烧焦，口鼻有黑色分泌物，口唇肿胀；有呼吸道刺激症状，咳出炭末样痰，声音嘶哑，呼吸困难，肺部可闻及哮鸣音。

### 【处理原则】

**1. 现场急救** 急救的原则是迅速移除致伤原因，使伤员脱离现场，尽快实施救治。

（1）迅速脱离致热源：急救的首要措施是"灭火"，即去除致热源，尽量"烧少点，烧浅点"，迅速有效地灭火，可以减轻伤情。尽快脱去着火或沸液浸渍的衣物；用水将火浇灭，或就地打滚压灭火焰；用棉被或雨衣迅速覆盖着火处，使其与空气隔绝；迅速离开空气密闭现场。禁止衣服着火时奔跑呼叫，以免风助火势，造成面部或吸入性损伤；不要用手扑打火焰，以免造成手部的烧伤。

（2）实行生命救治：迅速处理危及病人生命的损伤，如窒息、中毒、大出血、开放性气胸等。如果心跳、呼吸停止，应立即行心肺复苏；如果吸入性损伤者，应注意保持呼吸道通畅，合并一氧化碳中毒者，应将病人移至通风处，必要时给予氧气吸入。

（3）妥善保护创面：为预防创面感染，使用无菌敷料或清洁的被单衣物包扎或简单包裹创面，避免受压。创面不可涂有色药物，以免影响对创面的判断。

（4）早期补液：由于急救现场不具备输液条件，伤员可口服含盐的饮料，如加盐的温水、米汤、豆浆等，不宜大量喝白开水；严重烧伤者，如条件允许，尽早进行静脉补液。

（5）其他救治措施：严重烧伤病人早期不宜长途转运，首先积极抗休克治疗，待病情平稳后再转运；转运前应建立静脉通道，途中继续输液，保持呼吸道通畅；安慰和鼓励病人，使其情绪稳定。

**2. 防治休克**

液体治疗：是防治烧伤休克的主要措施。一般而言，成人Ⅱ度和Ⅲ度烧伤面积超过 20%，小儿超过 10%的病人，都有可能发生休克，需给予液体治疗。

1）把握输液时机：对烧伤休克的防治，强调"越早越好"，即要尽早开始进行抗休克治疗，使病人有效循环血量和组织灌注保持良好的状态。

2）估计输液总量：应用公式指导临床早期液体复苏治疗。国内通行方法是按烧伤深度、面积和体重计算补液量。公式计算方法：伤后第1个24小时内，成人每1%的烧伤面积（Ⅱ度、Ⅲ度）每千克体重应补充电解质与胶体溶液共1.5ml（小儿为2.0ml），另加每日生理需要量2000ml（小儿按年龄或体重计算）；伤后第2个24小时，电解质和胶体溶液减半，生理需要量不变。其中电解质溶液和胶体溶液的比例一般为2：1，Ⅲ度烧伤面积广泛者按1：1计算。

3）安排输液种类：电解质溶液应首选平衡盐液、复方氯化钠溶液等，并适当补充碳酸氢钠溶液；胶体溶液首选血浆，亦可给予白蛋白、全血或血浆代用品；生理需要量多用5%～10%葡萄糖溶液。

4）调整输液速度：输液速度遵循先快后慢的原则。伤后第1个24小时补液总量的一半应在伤后8小时内输入，另一半于后16小时内输完。

**3. 创面处理** 烧伤创面的处理是关系烧伤预后的重要因素，正确处理创面，可以促进创面修复，缩短疗程，预防并发症发生，减少畸形，提高病人生存质量。

（1）初期清创：Ⅰ度烧伤无须特殊处理。小面积浅Ⅱ度烧伤创面的小水疱可不予处理；大水疱如果水疱皮完整，只需用无菌注射器抽去水疱液，消毒包扎；如果水疱皮已撕脱，可用无菌敷料包扎。大面积、深度烧伤创面在控制休克之后尽早清创，防止感染，坏死表皮应去除，清创后创面根据烧伤的部位、面积及医疗条件等选择采用包扎疗法或暴露疗法。

（2）包扎疗法：面积小或四肢的浅Ⅱ度烧伤可采用包扎疗法，以保护创面、减少污染和及时引流创面渗液。创面用生理盐水、0.1%苯扎溴铵溶液或碘伏等消毒后，用油性纱布覆盖，再用多层吸水性强的干纱布包裹，包扎厚度为2～3cm，包扎范围应超过创面边缘5cm，包扎松紧适宜，压力均匀，指（趾）之间要分开包扎，避免发生粘连或畸形。

（3）暴露疗法：头面部、会阴部烧伤及大面积烧伤或创面严重感染者，清创后创面可涂1%磺胺嘧啶银霜、碘伏等外用药物，将病人暴露在清洁、温暖、舒适的空气中，使创面渗液及坏死组织干燥成痂，以保护创面。

（4）手术疗法：深度烧伤由于坏死组织多，组织液化，随时存在感染的威胁。应采用积极的手术治疗，包括早期切痂（切除深度烧伤组织达深筋膜平面）或削痂（削除坏死组织至健康平面），并立即植皮。小面积深度烧伤者，采用自体游离皮片移植、带蒂皮瓣移植、游离皮瓣移植等方法，以修复皮肤与组织的严重缺损，矫正外部畸形，减轻功能障碍。大面积烧伤者，多存在自体供皮区严重不足，为此可采用自体微粒植皮和大张异体皮开洞嵌植自体皮等方法，以尽量覆盖创面，减少感染机会，减轻瘢痕挛缩，降低致残率。

**4. 防治感染** 感染是烧伤救治过程中的突出问题。感染如未能控制，病人会因脓毒性休克、多器官功能衰竭而死亡。防治烧伤后感染，关键在于早期诊断和治疗。如及时纠正休克、正确处理创面、合理选用抗生素及加强支持治疗等。

**【护理】**

**（一）护理评估**

**1. 健康史** 了解病人烧伤原因、时间、接触热源时间、烧伤现场情况、烧伤环境是否密闭、是否有化学气体和烟雾吸入；有无头颈、胸部及全身复合伤；早期采取的急救措施和过程；既往有无慢性疾病等；询问病人身高、体重。

**2. 身体状况** 观察病人烧伤部位、面积、深度；观察颈、口鼻周围是否有烧伤痕迹，口鼻有无黑色分泌物；观察创面有无污染，渗出液的量和色泽，创面焦痂颜色及其范围；烧伤部位疼痛及程度。了解病人生命体征是否平稳，有无呼吸道刺激症状；评估有无血容量不足的表现；确定有无感染征象；了解病人有无呕吐、呕血或便血、腹部胀痛等并发症的发生。了解辅助检查结果有无异常等。

3. **心理-社会状况** 评估病人及其家属对烧伤的伤情、治疗及康复有关知识的掌握程度；病人及家属对意外事件的心理承受能力；对治疗及康复费用的经济承受能力等。

## （二）常见护理诊断/问题

1. **体液不足** 与烧伤后体液大量丢失、血容量减少有关。
2. **有窒息的危险** 与头面部、呼吸道或胸部等部位烧伤有关。
3. **皮肤完整性受损** 与烧伤后组织破坏、长期卧床有关。
4. **有感染的危险** 与烧伤后皮肤屏障功能缺失、组织坏死、创面污染及机体免疫功能降低有关。
5. **营养失调：低于机体需要量** 与烧伤后机体处于高分解代谢状态和摄入不足有关。
6. **自我形象紊乱** 与烧伤后毁容、肢体残障及功能障碍有关。

## （三）预期目标

1. 病人体液维持正常，生命体征平稳，尿量正常，血容量恢复。
2. 病人呼吸道通畅，呼吸平稳，无呼吸困难、发绀。
3. 病人创面处理及时妥当、逐渐愈合。
4. 病人未并发感染或感染得到有效处理。
5. 病人营养状况得到改善，能耐受机体消耗。
6. 病人情绪稳定，能正确面对伤后的自我形象，配合治疗及护理。

## （四）护理措施

**1. 维持有效呼吸**

（1）保持呼吸道通畅：及时清除口鼻和呼吸道分泌物，鼓励病人深呼吸、有效咳嗽、咳痰，对咳痰无力、气道内分泌物多者，定时协助病人翻身、叩背，以利于分泌物排除，必要时及时经口鼻或气管插管吸痰。若发现病人出现刺激性咳嗽、咳炭末样痰、声音嘶哑、呼吸困难、血氧饱和度下降等表现时，应积极做好气管插管或气管切开的准备，并做好气管插管或气管切开的护理。

（2）吸氧：中、重度呼吸道烧伤病人多有不同程度缺氧，应及时给氧，一般氧浓度40%左右，氧流量4～5L/min，合并一氧化碳中毒者可经鼻导管给高浓度氧或纯氧吸入。

**2. 维持有效血液循环**

（1）轻度烧伤：可口服淡盐水或给予烧伤饮料。

（2）中、重度烧伤：烧伤休克期的补液治疗，由于输液量大，持续时间长，要有可靠的静脉通道保证输液。可选择在周围静脉或中心静脉进行留置针、中心静脉导管、PICC等穿刺，迅速建立2～3条能快速输液的静脉通道，保证各种液体及时输入；遵循"先晶后胶，先盐后糖，先快后慢"的输液原则合理安排输液顺序和速度；根据病人尿量、心率、精神状态、中心静脉压、末梢循环等判断液体复苏的效果。液体复苏的有效指标：①成人尿量维持在 30～50ml/h，小儿每千克体重不少于 20ml/h，吸入性损伤病人维持在 20ml/h 左右；②病人安静，无烦躁不安，无明显口渴；③脉搏、心跳有力，成人心率维持在 120 次/分以下，小儿心率在 140 次/分以下；④收缩压维持在 90mmHg 以上、脉压在 20mmHg 以上，中心静脉压维持在正常水平。

**3. 加强创面护理**

（1）包扎疗法护理：保持创面清洁、干燥，及时更换敷料；适当抬高肢体，保持各关节功能位；观察肢体末梢血液循环情况，如颜色、温度和动脉搏动情况；观察创面有无感染征象，有无发热、伤口异味、渗出液颜色改变或疼痛加剧等。

（2）暴露疗法的护理：安排病人在隔离病室，室温宜控制在 28～32℃，湿度适宜；保持床单清洁、干燥，所有用物均需消毒，注意手卫生；保持创面清洁、干燥，定时采用吸水性强的敷料，吸净过多的分泌物，及时换药；注意翻身或使用翻身床，避免创面长时间受压，影响愈合。

（3）植皮手术护理：采取切痂、削痂和植皮手术者，做好手术前后的护理。①术前护理：做好心理护理，解除病人顾虑及恐惧；遵医嘱做好血型鉴定和交叉配血试验及备血准备；植皮创面用生理盐水湿敷，保持创周皮肤清洁；取皮前1日剃除供皮区毛发，操作时勿损伤皮肤，用肥皂、温水清洁皮肤。②术后护理：供皮区和受皮区采取包扎或半暴露方式；供皮区2周后换药，如有渗血、异味、剧烈疼痛应及时检查处理；受皮区应适当固定制动，防止皮片移位，防止受压，若需移动植皮肢体，应以手掌托起；严密观察创面有无渗液、渗血，观察肢体末梢血液循环。大腿根部植皮区要防止大小便污染。

（4）特殊部位烧伤的护理

1）颜面部烧伤：①眼部烧伤者，用无菌棉签清除眼部分泌物，局部涂抗生素眼药水；眼睑不能闭合者，用无菌棉签清除分泌物后，局部涂抗生素眼药水或眼膏，用油纱条覆盖，以保护角膜；②耳部烧伤者，用干棉球及时清理分泌物，耳后衬垫柔软敷料，及时更换，尽量避免侧卧使耳郭受压；③鼻烧伤者，及时清理鼻腔内分泌物及痂皮，黏膜表面涂烧伤软膏以保持局部湿润；合并感染者用抗菌药滴鼻；④口唇烧伤者，局部涂烧伤软膏或抗菌软膏，及时行口腔护理以保持口腔清洁。

2）会阴部烧伤：双下肢应分开45°～60°，臀部略抬高，使会阴部充分暴露；大小便后及时清理，保持创面清洁、干燥，必要时留置导尿管。

**4. 营养支持与护理** 烧伤病人呈高代谢状态，极易造成负氮平衡，救治过程中必须给予营养支持，通过摄入足够热量和蛋白质，以改善机体代谢。予以高蛋白质、高热量、高维生素、清淡易消化饮食，少量多餐；经口摄入不足者，通过肠内营养或肠内外营养的合理配比，保证摄入足够的营养。

**5. 感染的预防和护理** 烧伤感染途径包括外源性感染、内源性感染及导管相关性感染。积极有效地纠正休克，正确处理创面，选择合适的抗生素，加强营养等，全面进行感染的防治。

**6. 心理护理** 耐心倾听病人的不良感受，为病人创造一个良好的环境，真诚与病人沟通，耐心解释病情，鼓励病人面对现实，逐步积极参与社交活动和工作，减轻压力、促进康复，尽快重返社会。

**（五）护理评价**

**1.** 病人体液维持是否正常，血容量是否恢复。

**2.** 病人呼吸道是否通畅，呼吸是否平稳。

**3.** 病人创面处理是否及时妥当，烧伤创面是否逐渐愈合。

**4.** 病人是否发生感染或感染是否得到有效处理。

**5.** 病人营养状况是否得到改善，能否耐受机体消耗。

**6.** 病人情绪是否稳定，能否配合治疗及护理。

**【健康教育】**

**1.** 增强防火意识，安全用电、用火，普及防火、灭火和火灾自救等安全知识。

**2.** 鼓励病人积极参与、共同制订康复计划并予以指导。烧伤早期指导病人保持各部位的功能位置，如颈部烧伤取轻度过伸位；四肢烧伤保持微屈的伸直位，手部固定在半握拳姿势，手指间以油纱条隔离防止发生粘连。鼓励病人尽早下床活动，逐渐进行肢体及关节功能锻炼。出院后继续进行康复训练。

**3.** 创面避免搔抓和摩擦，避免长时间的日光暴晒。采用压力衣、压力头套等，使创面适当加压，减少瘢痕增生。

**4.** 鼓励病人积极参与家庭生活和社会活动，恢复自信心，提高生活质量。

# 第三节 冻 伤

冻伤（cold injury）是由低温对人体组织造成的损伤，分为非冻结性损伤和冻结性损伤。非冻结性损伤是由0～10℃的低温和潮湿所致的损伤，常见如冻疮、浸渍足等；冻结性损伤是由冰点以下的低温对人体组织细胞冷冻所致的损伤。

## 【病因】

**1. 环境因素** 暴风雪天气致气温极度下降、空气潮湿、风速大，人体接触极冷的金属或石块、制冷剂等，造成冻伤。

**2. 个体因素** 在低温环境下，机体过度疲劳、饥饿、酗酒、肢体活动少或局部受压迫、疼痛、失血等因素，易发生冻伤。

## 【病理生理】

**1. 非冻结性冻伤** 由于低温和潮湿的作用，血管长时间处于收缩或痉挛状态，导致血管功能障碍；继而发生血管持续扩张、血流淤滞、体液渗出、水肿、血栓形成。严重者出现水疱、皮肤坏死。

**2. 冻结性冻伤** 当机体接触冰点以下低温时，血管发生强烈收缩。严重者在细胞内外液形成结晶，既可使细胞外液渗透压增高，导致细胞脱水、蛋白质变性、酶活性降低以致坏死，还可使组织细胞结构破坏，冻融后发生坏死和炎症反应。受低温的影响，外周血管强烈收缩并发生寒战反应，逐步发展为中心体温降低，使心血管、脑和其他器官受损。不及时抢救，可直接致死。

## 【临床表现】

**1. 非冻结性冻伤** 手、足部位冻伤最常见。早期表现为局部寒冷感、针刺样疼痛，局部紫红色斑、肿胀。随病情进展，可出现水疱，并发感染后形成糜烂或溃疡，易复发。

**2. 冻结性冻伤**

（1）局部冻伤：不同程度的冻伤临床表现不同。

1）Ⅰ度：伤及表皮层，局部皮肤红肿、充血，皮肤干燥，局部发痒，有疼痛和灼热感，无水疱形成。

2）Ⅱ度：伤及真皮层，局部有水疱形成，水疱周围充血、红肿明显，皮温较高，疼痛明显。

3）Ⅲ度：伤及皮肤全层及皮下组织，多数有血疱形成，皮肤温度低，触痛觉迟钝，愈合留有瘢痕和功能障碍。

4）Ⅳ度：伤及全层皮肤、皮下组织、肌肉甚至骨骼，皮肤呈蓝紫色或青灰色，皮肤温度很低，可见栓塞血管网，多导致残疾。

（2）全身冻伤：开始表现为寒战、苍白、发绀、乏力等，随即出现肢体僵硬、意识丧失，血压、心率下降，出现传导阻滞，呼吸中枢受到抑制，发生呼吸、心跳停止。

## 【处理原则】

**1. 现场急救** 尽快脱离寒冷环境和保暖复温。将病人全身浸泡于40～42℃温水中复温，也可通过静脉滴注热液体、吸入湿热空气复温。对呼吸、心跳停止者要及时实施心肺复苏术。

**2. 创面处理** 彻底清除坏死剥脱组织，清除创面及周围污物、异物，防止创面感染。Ⅰ度冻伤保持局部清洁、干燥，无须特殊处理；Ⅱ度冻伤清创后，正确处理水疱，创面消毒包扎；Ⅲ度冻伤创面考虑尽早切痂植皮或减张切开；Ⅳ度冻伤应彻底清创，尽早做筋膜减张切开引流，探查损伤深度，以确定下一步治疗方案。

**3. 全身治疗** 严重冻伤者需迅速建立静脉通道，补充血容量；使用改善血循环的药物，补充维生素和电解质，合理选用抗生素；给氧，以增加局部组织供氧，维持组织活力。

【常见护理诊断/问题】

**1. 体温过低** 与低温侵袭机体有关。

**2. 皮肤完整性受损** 与低温所致组织破坏有关。

**3. 疼痛** 与组织损伤有关。

**4. 潜在的并发症** 休克、多器官功能衰竭等。

【护理措施】

**1. 复温护理** 将病人搬入温暖的室内,脱掉湿冷的衣物、鞋袜,用棉被、毛毯包裹全身,或用电热毯包裹躯干,也可用红外线透热等方法尽快复温。根据病人胃肠功能情况口服温热饮料,如热牛奶、热菜汤等。

**2. 创面护理** 保持创面清洁,及时更换敷料;适当抬高患肢,保持各关节功能位;观察肢体末梢血液循环情况,如颜色、温度和动脉搏动情况;观察创面有无感染征象。

**3. 疼痛的护理** 准确评估病人疼痛程度,遵医嘱合理使用止痛药物,密切观察药物的效果和不良反应。

**4. 并发症的预防及护理** 保持呼吸道通畅、给氧;维持水、电解质、酸碱平衡;改善局部血液循环,及时准确给药,并注意观察药物反应。

【健康教育】

1. 寒冷环境注意防寒、除湿,避免冻伤。

2. 在寒冷条件下工作的人员,配备相应的防寒装备,进行耐寒锻炼和防寒训练,并注意适当活动,避免久站或蹲地不动。进入低温环境工作以前,可进适量高热量饮食,不宜饮酒。

3. 进行温水复温时,水温不宜太高,以免发生烫伤。

# 第四节 咬 伤

咬伤是指人或动物的上下颌牙齿咬合所致的损伤,严重者可致残或致死。最常见的是犬咬伤和蛇咬伤。

## 一、犬 咬 伤

被感染狂犬病病毒的犬咬伤后,狂犬病病毒可侵犯人的中枢神经系统引起狂犬病(rabies),又称恐水症,是病死率最高的传染病。

【病因病理】

狂犬病病毒主要存在于病畜的脑组织及脊髓中,其涎腺和涎液中也含有大量的病毒,并随涎液向体外排出。被病犬咬伤后,带病毒的唾液经伤口进入人体,导致感染发生。狂犬病病毒对神经组织有强大的亲和力,在伤口入侵处及其周围的组织细胞内停留1~2周,并生长繁殖,若未被迅速灭活,病毒会沿周围传入神经上行达到中枢神经系统,引发狂犬病。

【临床表现】

自病犬咬伤后到发病可有10天到数月的潜伏期,为30~60天。伤口越深、部位越接近头面部,潜伏期越短,发病率越高。

**1. 症状** 发病初期伤口周围麻木、发痒、疼痛,逐渐蔓延至整个肢体;继而出现发热、嗜睡、烦躁、乏力、恐水、咽喉肌痉挛、心率加快、呼吸困难,甚至全身进入疼痛性抽搐状态;随着兴奋状态的增长,可出现精神失常、谵妄、幻视、幻听等症状。病程进展很快,多在发作中死于呼吸衰竭或循环衰竭。

**2. 体征** 可见深而窄的伤口，伴不同程度出血，伤口周围组织水肿。

## 【处理原则】

**1. 局部处理** 小而浅的伤口用碘伏消毒包扎即可，较深的伤口需彻底清创，用生理盐水、0.1%苯扎溴铵溶液或 3%过氧化氢溶液反复冲洗伤口，早期不缝合伤口，做好充分引流。

**2. 全身处理**

（1）免疫治疗：伤后规范注射狂犬病疫苗，可联合使用干扰素，以增强保护效果。

（2）防治感染：注射破伤风抗毒素预防破伤风，使用抗生素预防伤口感染。

## 【常见护理诊断/问题】

**1. 有窒息的危险** 与咽喉肌痉挛有关。

**2. 体液不足** 与发热、水分摄入不足有关。

**3. 有感染的危险** 与伤口严重污染有关。

## 【护理措施】

**1. 预防和控制痉挛** 将病人安排于单人房间，保持病房安静，避免声、光、水和风的刺激，防止痉挛发作。病人的治疗、护理操作尽量集中完成，减少对病人的刺激。一旦发生痉挛，立即遵医嘱使用镇静药物。

**2. 保持呼吸道通畅** 及时清除口腔及呼吸道分泌物，必要时气管插管或气管切开，保持呼吸道通畅。

**3. 补液和营养支持的护理** 根据病人情况，可通过鼻饲或静脉通道补充营养和水分，以补充能量，维持水、电解质及酸碱平衡。

**4. 预防感染** 早期患肢应下垂。观察伤口敷料渗液情况，保持伤口清洁和引流通畅。遵医嘱使用抗生素预防感染。医护人员及病人家属做好隔离防护。

## 【健康教育】

1. 加强豢养犬的管理，定期进行疫苗注射，不得随意放养。

2. 教育儿童不要接近、抚摸或挑逗犬等动物，以防发生意外。

3. 若被犬等动物舔伤、抓痕或咬伤后，尽早注射狂犬病疫苗，及时到医院规范处理伤口。

# 二、毒蛇咬伤

## 【病因病理】

毒蛇咬人时，将毒液注入人体，经过淋巴和血液循环扩散到达全身，引起全身和局部中毒症状。蛇毒按照性质分为神经毒素、血液毒素两种。神经毒素以金环蛇、银环蛇为代表，对中枢神经和神经肌肉节点有选择性毒性作用；血液毒素以竹叶青蛇、五步蛇为代表，能够破坏心肌的结构和功能，增加血管通透性，具有溶血、抗凝和溶组织的作用；蝮蛇和眼镜蛇的毒素兼有神经毒素和血液毒素的特点。

## 【临床表现】

**1. 神经毒素中毒** 一般咬后无明显不适，1～4 小时后可出现全身中毒症状。开始有头晕、眼花、四肢乏力、肌肉酸痛症状，继而眼睑下垂、吞咽困难、胸闷、呼吸困难，严重者出现呼吸停止。

**2. 血液循环毒素中毒** 全身症状可在 1～24 小时出现。表现为血液系统受损害，有寒战、发热、全身肌肉酸痛、呕吐、皮下或内脏出血，继而发生贫血、黄疸，严重者出现 DIC、急性肾功能不全、心搏骤停等。

## 【辅助检查】

**1. 血常规** 了解血红蛋白、中性粒细胞和血小板情况。

**2. 凝血功能** 了解凝血酶原时间情况。

**3. 酶联免疫吸附试验** 了解血液、尿液或组织中特异蛇毒抗原情况。

## 【处理原则】

立即自救或互救。在伤口的近心端环形缚扎肢体,延缓毒素的吸收扩散;局部伤口以切开、冲洗等方式排毒;全身应用蛇药、抗蛇毒血清等中和蛇毒;用胰蛋白酶在伤口周围局部环形封闭;全身对症和支持治疗,防治休克和继发感染、DIC、多器官功能不全等严重并发症。

## 【常见护理诊断/问题】

**1. 恐惧** 与毒蛇咬伤、相关知识缺乏、生命受到威胁有关。

**2. 皮肤完整性受损** 与毒蛇咬伤后组织结构破坏有关。

**3. 潜在并发症** 休克、感染、DIC、多器官功能不全等。

## 【护理措施】

**1. 急救护理**

(1)伤肢绑扎:伤肢制动、放置低位,在伤肢的近心端伤口上方以止血带或布带绑扎,每15~30分钟松开1~2分钟,防止绑扎肢体出现循环障碍。

(2)伤口排毒:正确清洗处理伤口,挤出毒液,清除残留的毒牙及污物。

(3)局部冷敷:将伤肢浸入4~7℃水中,3~4小时后改冰袋冷敷,持续24~36小时,可以减轻疼痛、减慢毒素吸收、降低毒素活性。

(4)破坏蛇毒:及时涂抹抗蛇毒药物、局部封闭等。

**2. 病情观察** 密切监测病人生命体征、意识、瞳孔变化,观察呼吸循环功能、尿量等,观察全身中毒症状变化;观察伤口情况,了解引流是否通畅,观察肢体肿胀情况、结扎部位皮肤有无出血等。

**3. 抗毒排毒** 迅速建立静脉通路,尽早使用抗蛇毒血清、利尿药、快速大量补充液体,以中和毒素、促进毒素排出。观察药物的不良反应。

**4. 心理护理** 对病人及家属进行解释与安慰,使其消除顾虑,积极配合治疗。

## 【健康教育】

**1.** 宣传防止毒蛇咬伤的有关知识,提高自我防范意识。

**2.** 宣教毒蛇咬伤的自救、互救方法。

(王文杰)

# 第十章 显微外科手术病人的护理

【学习目标】

**识记** ①能复述断指再植、血管危象的定义；②断指（肢）再植病人术后的护理诊断和相应的护理措施。

**理解** ①断指（肢）再植的急救处理方法；②断指（肢）再植病人术后发生动、静脉危象的临床表现特点与鉴别；③显微外科的应用范围。

**运用** 运用护理程序对断指（肢）再植病人实施整体护理。

# 第一节 概 述

随着人类文明程度的日益提高，人们对组织器官损伤修复和重建的要求越来越高，对外科操作技术微创性、精细性的要求不断提高，显微外科学的快速发展已成必然。显微外科学（microsurgery）是利用光学放大，即在手术放大镜或手术显微镜下，应用显微手术器械和材料对细小组织进行精细手术的一种专门的外科学技术。现已广泛应用于手术学科的各个专业，如骨科、手外科、整形外科、神经外科、妇科、泌尿外科及五官科，成为多学科的交叉和边缘学科。

【显微外科的设备和器材】

**1. 显微外科的设备**

（1）手术放大镜：放大倍数一般为 2～6 倍，工作距离 200～300mm，适用于直径在 3～4mm 及以上血管和神经的手术。

1）头戴式手术放大镜：是将手术放大镜利用头带固定于头部，术者通过移动头部来调节焦距。

2）嵌入式（through the lens，TTL）手术放大镜：放大镜的目镜（靠近眼部的镜片）穿过承载目镜（一般的眼镜玻璃片）。

3）翻转式（flip-up）手术放大镜：放大镜以铰链形式固定在眼镜前端，可以上下翻转，手术需要时可将放大镜放下。目前翻转式手术放大镜最为流行。

操作者手术前依据自己的瞳距将两镜筒固定在两侧相应的位置，调整放大镜间距后分别用单目观察，调整单目视野清晰度，调节完毕后，在观察目标时应重合但不出现双像。对放大倍数要求不高或没有条件使用手术显微镜时，可用手术放大镜。

（2）手术显微镜（operating microscope）：根据外形可分为台式手术放大镜、立式手术放大镜、吊式手术放大镜。根据目镜多少可分为单人单目手术显微镜、双人双目手术显微镜。目前常用的是双人双目手术显微镜。

手术显微镜放大倍率为 6～30 倍，工作距离 200～300mm，由光学系统、照明系统、支架及各种附加设备组成，包括：①机械系统，包括底座部分和机身部分，底座部分包括底座、行走轮和制动闸（落地式）、吊顶盘和安装臂（吊顶式），机身部分包括立柱、旋转臂和显微镜安装臂等，是手术显微镜的主体；②光学系统中，显微镜物镜是得到一个缩小或放大的实像，目镜的作用是放大物镜所成的像，照明系统分为内光源和外光源；③电子控制系统，包括电子控制电路、方向调节电路、电动调焦装置、手动或脚踏控制电路，可使操作者用手或脚操纵开关，更快捷、方便地调节视野（图 10-1）。

**2. 显微外科的器械** 是指适合在显微镜下对组织进行细致解剖、分离和修复的特殊精细器械。要求小型、轻巧、尖、细、不反光，无磁性。常用的显微手术器械：显微组织镊、显微持针器、显微剪刀、显微血管钳、显微血管夹等。

（1）显微组织镊：器械要求尖端尖而不锐，可夹持组织、分离组织，持线及打结，对组织的损伤小。

（2）显微持针器：有直、弯两种，咬合面光滑，可夹持7-0～10-0显微缝合针线及缝合、打结。

（3）显微剪刀：有直、弯两种，修剪和分离血管、神经、淋巴管等，也可用作 5-0～10-0 线的剪线工具，不可修剪其他组织，保持刀刃锐利。

（4）显微血管钳：有直头和弯头两种，可止血、分离组织，也可用于扩张血管口径。

（5）显微血管夹：吻合小血管时使用。夹闭细小血管，阻断血流，降低吻合口张力，利于吻合血管断端。

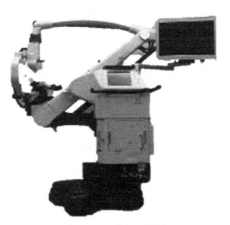

图 10-1　手术显微镜

**3. 显微外科缝线**　根据材质可分为可吸收缝线和不可吸收缝线。常用规格有 7-0、8-0、9-0、10-0 和 11-0，7-0 的缝线适用于缝合直径 3mm 以上的动、静脉及神经；8-0 或 9-0 的缝线适用于吻合直径 1～3mm 的血管；11-0 的缝线适用于吻合直径 1mm 以下的血管、神经、淋巴管。

**4. 手术显微镜和显微外科器械的保养**

（1）手术显微镜的保养：推动显微镜时松开底座刹车装置，将各个旋转横臂收拢、归位、制动。推至手术所需位置，踩下底座刹车，插上电源，打开开关，打开横臂至术者所需位置，术者使用无菌套或无菌旋钮调整镜头位置和光源，使视野清晰。使用完毕后光源调至最暗再关机，以延长灯泡使用寿命。及时清理血迹和分泌物，用橡皮球吹去镜头表面灰尘，再用镜头专用清洁布擦拭干净，盖上镜头盖。收回脚踏，罩上专用防尘套，放于固定的仪器储藏室，并制动。显微镜上悬挂操作说明和使用、维修登记本，方便查阅、登记，由有专人管理，定期检查。按操作顺序规范使用显微镜。

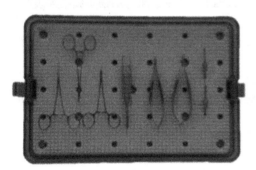

图 10-2　显微器械存放盒

（2）显微外科器械（microsurgery instrument）的保养：显微外科手术器械是精密器械，正确使用和保养可以延长其使用寿命，因此需要细心维护。手术中，及时擦净器械上血迹，手术后，放入配制好酶液的超声波清洗器中清洗，超声振荡清洗器械上残留物，再用流动水冲洗，软布擦干，喷涂金属保护液，关节上油润滑，尖端套保护套，妥善放入专用器械盒内，采用高压蒸汽灭菌。显微外科器械应有专人检查、保管，在使用和保养过程中，与普通器械分开放置，使用专门器械盒存放，避免器械碰撞造成尖端、刀刃受损（图 10-2）。

## 【显微外科技术的应用范围】

随着显微外科的发展，显微外科技术（microsurgical technique）应用领域不断深入，按照应用显微外科技术进行的手术类别，分为以下五个方面。

**1. 吻合小血管的显微外科手术**　以吻合直径小于 3mm 的小血管为核心的技术手段，来达到治疗目的的外科手术。

（1）断肢（指）再植：是显微外科临床应用的重要部分之一。我国在断肢（指）再植的临床应用方面一直处于国际领先地位。断肢（指）再植（replantation of amputated digit or finger）是对完全离断或不完全离断的肢（指）体，采用显微外科技术对其进行清创、血管吻合、骨骼固定及修复肌腱和神经，将肢（指）体重新缝合到原位，使其完全存活并恢复一定功能。

（2）拇指再造：是将自体足趾移植到手指缺损处，应用显微外科技术吻合血管和神经，恢复手指的外形和功能。目前最常见的是将足趾移植到拇指，称为拇指再造。

（3）皮（肌）瓣移植：临床上吻合血管的皮瓣和肌皮瓣移植应用广泛，为受区提供血液循环丰富的组织，达到组织整形、消灭无效腔、提供血运、改善营养、修补组织缺损和改善功能的目的。常用的皮瓣包括肩胛皮瓣、背阔肌皮瓣、胸脐皮瓣、股前外侧皮瓣、前臂皮瓣和足背皮瓣等。皮瓣移植技术大大促进了修复重建外科、创伤外科、整形外科、骨科、肿瘤外科和颌面外科等学科的发展。

（4）骨移植：吻合血管的骨移植将传统的骨移植后爬行替代生长过程转变为直接愈合的过程，大大缩短了疗程，为大块骨缺损的修复提供了新的治疗手段。如先天性胫骨假关节、外伤性或炎症性骨缺损及肿瘤局部切除术后的骨缺损，均可采用吻合血管的骨移植。另外，近年出现的带血管的骨皮瓣移植，为同时有皮肤缺损或瘢痕严重的骨缺损病人提供更有效的治疗手段。

**2. 神经系统的显微外科手术**

（1）周围神经外科（microsurgery of peripheral nerve）的应用：应用显微外科技术可提高外周神经外膜和束膜缝合的准确性，提高手术效果。自体神经移植、神经移位可以修复神经缺损，移植带有血液供应的神经，可以为软组织床血供不良者提供更好的修复条件。

（2）脑外科的应用：显微外科技术已成为神经外科的常规技术，如巨大的颅内动脉瘤手术、垂体瘤切除手术、听神经瘤手术等。采用显微外科技术后其疗效都有明显提高。

**3. 吻合淋巴管的显微外科手术**（microlymphatic surgery） 淋巴管道比较细小，管壁薄且透明无色，肉眼观察比较困难。淋巴管一旦发生病变，可引起四肢慢性淋巴水肿、"橡皮肿"和乳糜尿等顽固性疾病。采用显微外科技术可将淋巴管与静脉吻合，对治疗先天性淋巴水肿有一定疗效。近年来还采用淋巴管或小静脉移植到淋巴管之间，代替淋巴管静脉吻合术，以避免血液流经吻合口造成栓塞。实验和临床均证明有一定的通畅率和效果。

**4. 吻合小管道的显微外科手术**（microsurgery of small ducts） 大量临床与动物实验结果表明，采用显微外科技术进行体内小管道吻合比用一般外科技术，可以明显提高术后通畅率。效果显著的有输精管结扎后再吻合手术，输卵管结扎或炎症阻塞的复通手术，鼻泪管外伤的吻合手术，输尿管吻合手术等。

**5. 吻合血管的小器官移植手术**（microsurgery of small organ transplantation）

（1）显微外科技术在异体器官移植动物实验研究中提供了很多方便，可以进行肾、心、肝、胰和肢体等小器官移植。

（2）小器官自体移植：如用吻合血管法将隐睾迁移到阴囊的手术；患子宫恶性肿瘤的年轻女性，放疗前将双侧卵巢带血管蒂移至腹膜后稍高位置，避免放射线照射对卵巢的损害，保持卵巢的内分泌功能。

（3）小器官异体移植：如异体睾丸移植治疗外伤性双侧睾丸缺失；行吻合血管的胎儿甲状腺和甲状旁腺的异体移植，治疗甲状腺大部切除术后引起的甲状旁腺功能不全的抽搐；吻合血管的异体卵巢移植对治疗因肿瘤或其他原因切除双侧卵巢的年轻女性出现的性腺内分泌障碍；吻合血管的肾上腺移植治疗肾上腺皮质功能减退症。

（4）小儿的器官移植：如对小儿胆道闭锁进行肝移植，小儿晚期肾炎进行肾移植，用显微外科技术吻合管腔小的血管、细小的胆道和输尿管，效果会更好。成人肝移植需要吻合细小肝动脉、肾移植遇到口径小的畸形肾血管、肾的体外手术等，更适宜采用显微外科技术进行。

此外，显微外科技术还广泛应用于耳鼻喉科、眼科、颜面外科等，大大提高了临床各学科的手术质量。

# 第二节 断指（肢）再植的护理

## 一、断 指 再 植

案例 10-1

　　患者，男性，23 岁，因右手外伤 3 小时入院。

　　患者于 3 小时前右手被刀砍伤，拇指离断，即感右手疼痛、出血，给予简单包扎，离断拇指纱布包裹，未做其他特殊处理来院就诊。

　　体格检查：T 36.5℃，P 88 次/分，R 18 次/分，BP 123/76mmHg。右手拇指掌指关节以远缺失，可见掌骨远端关节面外露。离断的指体色泽苍白，创缘较整齐，无软组织缺损。

问题：

　　1. 本例患者的离断类型是哪种？

　　2. 断指再植术后如何观察再植手指血液循环？

【手指离断的类型】

**1. 按指体离断的程度分类**

（1）完全离断（complete amputation）：离断指体的远端和近端完全分离，无任何组织相连；或离断部分仅存在极少量损伤的组织相连，但在清创手术中往往需将这部分组织切除或切断后再行再植术。

（2）不完全离断（incomplete amputation）：伤指的软组织大部分离断，断面有骨折或关节脱位，相连的软组织少于该断面软组织的 1/4，主要血管断裂或损伤造成栓塞，若不恢复离断指体将发生坏死。

**2. 按指体损伤的性质分类**

（1）整齐损伤：损伤多由各种刀具，如于铡刀、切纸刀、电锯、剪板机和铣床等所造成的离断。指体的创缘整齐或比较整齐，创面周围没有严重的组织捻挫和缺损。

（2）不整齐损伤：损伤多由于搅拌机、和面机、冲压机、交通事故等所造成。多为绞断、撕断、辗轧或压砸性损伤。组织的损伤范围广泛，断指再植的成活率低，再植后指体的功能恢复也多不理想。

【断指再植的急救处理】

病人发生手部离断伤，应积极采取抢救措施。急救处理措施包括止血、包扎创面、保存断指和迅速转运。

**1. 止血**　在发生离断伤的现场急救处理时，首先应注意伤员有无休克情况，有无其他部位的合并损伤。如果有危及生命的病情，应迅速进行抢救。

**2. 包扎创面**　断指的近端如有活动性出血，应加压包扎。如局部加压包扎仍不能止血，可应用止血带，但必须记录时间，每小时放松止血带 1 次，放松时间通常为 5 分钟，以免止血带远端的组织缺血时间过长。

**3. 保存断指**　断指再植是否成活，与离断的手指保存方法关系很大。完全离断的手指应使用无菌潮湿的盐水纱布，或用清洁的布料、毛巾等包裹。如受伤现场离医院较远，转运时间较长，或是在炎热的夏季，为了减慢离断手指的远端组织代谢和细菌繁殖，应将其保存在低温环境中。可将离端的手指先用清洁布单类包裹，然后用塑料布或塑料袋包装，周围放置冰块。绝不可把冰块和肢体直接接触，以防冰块融化，导致组织细胞肿胀。然后迅速转运到医院。严禁把离断的手指浸泡在盐水里，这样可降低成活机会（图 10-3）。

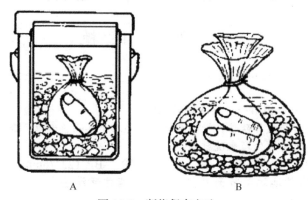

图 10-3　断指保存方法

A. 冰桶法；B. 冰塑料袋法

**4. 迅速转运**　尽快将病人转往医院，并注射破伤风抗毒素，预防破伤风的发生。途中监测生命体征，注意有无其他并发症，尽早开放静脉通道。

【**断指再植的适应证**】

断指再植的目的是最大限度地为病人恢复伤手功能。断指能否再植受许多因素制约，包括断指损伤情况、医生技术能力、医院条件、病人的经济情况、职业、生活要求、主观意愿及是否合并重要器官的严重损伤等。为此，应对再植的适应证有全面的考虑。

**1. 全身情况**　全身情况良好是断指再植的必要条件，若有重要器官的损伤应先抢救，待全身情况稳定后实施再植。

**2. 肢体损伤程度**　与受伤的性质有关。锐器切割伤断面整齐，污染较轻，血管、神经、肌腱等重要组织挫伤轻，再植成活率高，效果较好；碾压伤局部组织损伤严重，如果损伤范围不大，切除碾压部位后，可使断面变得整齐，在肢体一定范围短缩后再植成功率也较高。而撕脱损伤，组织损伤广泛且血管、神经、肌腱从不同平面撕脱，常需要复杂的血管移植，成功率和功能恢复均较差。

**3. 离断部位**　一手多指离断（multiple digits replantation），有再植条件者应力求全部再植，但应首先再植主要功能的手指；末节断指，只要在显微镜下能找到适合于吻合的动脉、静脉，且软组织无明显的挫伤，应予再植，特别是拇、示、中指的末节离断；对于单指离断，拇指应努力再植。而环、小指可根据病人年龄、职业及意愿决定再植与否。

**4. 再植时限**　断指再植手术越早越好，应分秒必争，一般以外伤后 6～8 小时为限。但断指组织结构特殊，对全身情况影响不大，可延长至 12～24 小时。

**5. 年龄**　断指再植与年龄无明确因果关系，但老年病人因体质差，经常合并有慢性器质性疾病，是否再植应予慎重；小儿断指只要条件允许应尽量再植。

**6. 不宜再植**　①合并全身慢性疾病，不允许长时间手术或有出血倾向者；②断指多发骨折、严重软组织挫伤、血管床严重破坏，血管、神经、肌腱高位撕裂；③断指经刺激性液体或其他消毒液长时间浸泡者；④高温季节，离断手指时间过长，断指未经冷藏保存者；⑤合并精神异常，不愿合作，无再植要求者。

【**断指再植手术基本原则和技术**】

**1. 清创术**　清创是对离断指体组织损伤进一步评估的过程，直接关系再植手术的成败。一般分两组对离断指体的近、远端同时进行清创，并寻找、修复、标记血管、神经、肌腱等组织。

**2. 骨支架的修复和固定**　骨折内固定力求简便迅速、固定可靠、利于愈合。术中需将两骨断端缩短，缩短的长度应以血管、神经能够无张力吻合为前提，同时考虑伤口能否关闭。

**3. 肌肉和肌腱的修复**　理论上离断指体所有与腕和手部有关的屈、伸肌腱均应一期缝合，但有些功能重要性相对不大的肌腱可不缝合，以免增加粘连机会。再植术后由于肌肉或神经功能不能完全恢复，再植指体往往残留较多功能障碍，二期需通过肌腱移位或移植重建功能。

**4. 神经的修复**　神经组织的一期修复，利于指体功能的早日恢复，且功能恢复效果较满意。为节省手术时间，一般采用神经外膜缝合即可。可将这一步骤放在血管吻合之后。

**5. 血管吻合**　离断指体能否成活，关键取决于伤指的血液循环能否建立。一般先吻合静脉后吻合动脉，血管吻合应尽可能多，吻合的静脉应多于动脉，一般吻合动、静脉数量比至少1：2。

**6. 创面闭合**　缝合伤口张力不宜过大，断指再植术后，指体肿胀较一般术后严重，缝合过密，不但会影响血液流通，且有伤口边缘坏死裂开的可能。不能直接缝合的创面可采用游离皮片移植或皮瓣覆盖。

【护理】

**（一）护理评估**

**1. 术前评估**

（1）健康史：病人的性别、年龄、职业、营养状况，吸烟史等；受伤原因，受伤时间，伤后有无昏迷；既往有无高血压、糖尿病、冠心病、精神疾病等病史。

（2）身体情况：评估病人的全身情况，断指残端创面状况，断指保存状况，患指感觉及活动、疼痛程度。

（3）心理-社会评估：病人的情绪，对疾病的了解程度，对疾病预后情况的认知，以及是否采取积极的治疗方式。

**2. 术后评估**

（1）病人一般情况。

（2）手术麻醉方式、术中情况，有无石膏固定，有无留置引流管、导尿管。

（3）再植手指的皮肤颜色、毛细血管充盈时间、皮肤温度、指腹张力等。

（4）疼痛：评估疼痛的原因、性质及程度。

**（二）常见护理诊断/问题**

**1. 组织灌注量改变**　与血管痉挛、血管栓塞有关。

**2. 疼痛**　与组织损伤有关。

**3. 潜在并发症**　感染、断指再植失败。

**（三）护理目标**

**1.** 病人再植手指组织灌流正常，或血管痉挛、血管栓塞得到及时发现并处理。

**2.** 病人主诉疼痛减轻（疼痛评分下降）。

**3.** 病人未出现潜在并发症或病情变化得到及时发现并处理。

**（四）护理措施**

**1. 术前护理**

（1）一般护理：尽快详细地了解病人的受伤史、现场急救情况、离端指体的保存方法等情况。

（2）全身支持：根据具体情况，给予及时、足量的补液并应用抗生素预防感染。

**2. 术后护理**

（1）术后血管危象的观察、判断

1）主要观察指标：再植手指的皮肤颜色、皮肤温度、毛细血管充盈时间和指腹张力。正常情况下，再植手指皮肤颜色红润，术后皮温常低于健指2～3℃，毛细血管充盈时间1～2秒，指腹张力适中。术后须严密观察再植手指的血液循环，尤其是术后72小时内，床旁交班并做好详细记录。

2）血管危象的判断：血管危象（vascular crisis）是指吻合的血管血液循环发生障碍所引起的一系列病理生理改变，是导致再植手术失败的主要原因。按发生的血管类型分为动脉危象（arterial crisis）和静脉危象（venous crisis），按病理改变分为血管痉挛（vascular spasm）和血管栓塞（vascular thrombosis）。血管危象多发生在术后 72 小时之内，而术后 24 小时内发生的危险性更高。再植手指若出现皮肤颜色由红润变为苍白或由红润变为浅灰色，皮温下降 4℃以上，毛细血管充盈时间延长或测不出，指腹张力下降，说明断指处于缺血状态，系有动脉危象发生。若出现皮肤颜色由红润变为暗红，继而变为暗紫色，皮温从略升高而逐渐下降，毛细血管充盈时间缩短，指腹张力增高，说明静脉回流受阻，系有静脉危象发生。

（2）血管危象的预防：血管危象的发生多与寒冷、直接或间接吸烟、疼痛、体位、活动过早、患指包扎过紧、术后感染等有关。

1）体位：术后病人平卧 10～14 日，勿侧卧，以防患侧血管受压影响患肢血流速度。患肢抬高制动，位置略高于心脏平面，有利于静脉回流。

2）病室环境：病室温度保持在 22～25℃，湿度为 50%～60%，以利于再植指体的血管扩张。40～60W 烤灯持续照射 7～10 日，烤灯与照射区皮肤垂直距离为 30～40cm。严格禁烟，因烟草中尼古丁可使小动脉痉挛，手指血管阻力增加，同时还可使血小板凝固、黏稠度增加，血流变慢，诱发动脉危象。

3）疼痛管理：疼痛、精神紧张等容易引起血管痉挛，向病人解释疼痛的相关知识，及时评估病人疼痛情况，根据疼痛评分遵医嘱给予病人个体化多模式镇痛。

4）抗凝、抗痉挛、抗感染：临床常应用低分子右旋糖酐、盐酸罂粟碱、低分子量肝素钠等药物扩血管、解痉抗凝治疗，注意出血倾向等药物副作用。伤口感染可致吻合的血管栓塞、吻合口破裂，直接影响再植指体的成活，严重时危急病人生命。应用抗生素预防感染。伤口愈合前，保持敷料干燥、清洁，有渗血及时给予更换。监测体温，注意观察高热、伤口异味等感染征象。

5）指导病人进食高热量、高蛋白质、高维生素饮食，多饮水，多食粗纤维食物，禁食辛辣刺激性食物，防止便秘。

（3）发生静脉危象的处理：及时通知医生，立即更换伤口周围敷料，清除伤口积血，拆除 1～2 针切口缝线，缓解静脉压力。如静脉危象无明显缓解，可行拔甲（extraction of nail）或远端侧方小切口放血（small-incision blood-letting therapy）处理。发生动脉危象及时通知医生，应用解痉、止痛药物，观察 30 分钟仍无改善者，应立即行手术探查。

（4）功能锻炼：由于手部功能复杂而重要，功能锻炼也格外重要，是术后康复护理的重要环节。术后功能锻炼可减轻手术创伤及术后固定带来的骨、关节、肌肉的失用性变化和瘢痕粘连，使手术达到预期效果。功能锻炼中常配合的作业治疗、理疗及按摩，可促进局部的血液循环，加快消肿，软化瘢痕组织，提高康复效果。

1）术后第 1 周：鼓励病人进行健侧肢体的关节主动活动。双下肢踝泵运动，以预防深静脉血栓。

2）术后第 2～4 周：再植指体血液供应基本平稳，重点是预防和控制感染。在医师的指导下，未制动的关节可做轻微屈伸活动，肩肘关节进行主动活动练习，避免长期制动而影响关节活动。

3）术后第 4～6 周：骨折端愈合尚不牢固，重点是预防关节僵直、肌腱粘连和肌肉萎缩。以主动活动为主，练习患指屈伸、握拳等动作。注意活动轻柔，以免拉伤修复的组织。

4）术后第 6～8 周：骨折已愈合，重点是促进神经功能恢复，软化瘢痕，减少粘连。可被动活动和抗阻力运动。加强主动关节活动度练习、功能活动训练、感觉再训练等。

**（五）护理评价**

**1.** 病人再植手指组织灌流正常，或血管痉挛、血管栓塞得到及时发现并处理。

2. 病人主诉疼痛减轻（评分下降）。

3. 病人未出现潜在并发症，或病情变化被及时发现并处理。

【健康教育】

**1.** 注意安全，加强劳动保护。寒冷季节，防止冻伤。

**2.** 向病人解释，即使切口已经愈合，被动吸烟仍可导致动脉痉挛以致发生动脉危象而引起再植手指坏死。

**3.** 术后功能锻炼的意义和方法，坚持再植指体的分期功能锻炼。

**4.** 遵医嘱定期复查，如有病情变化及时就医。

# 二、断 肢 再 植

【肢体离断的类型】

参见"断指再植"的护理。

【断肢再植的现场急救】

**1. 迅速评估**　在损伤发生现场做急救处理时，首先对病人全身情况进行检查、判断，如有休克或其他部位的合并损伤，应迅速进行抢救，在尽可能短的时间使全身情况得到稳定。

**2. 包扎止血**　断肢的近端如有活动性出血，应首先控制近端出血进行加压包扎。如局部加压包扎仍不能止血时，尤其是大动脉出血可应用气囊压力止血带或血压计袖套止血，每隔1小时放松止血带1次，放松时间为5分钟，以免压迫时间过长，导致肢体坏死。除非极为紧急的情况下，否则不能使用橡胶管式止血带，以免增加局部损伤。如离断平面较高，如腋动脉不适宜加压包扎或止血带止血，可采用钳夹法止血，但不要过多地夹住血管断端，以免过多损伤血管。

**3. 断肢保存**　不完全离断的肢体，先将断端间相连软组织的扭转、反折复位，包扎止血后使用夹板制动，以避免转运时进一步损伤组织。完全离断肢体的远端，应使用无菌潮湿的盐水纱布，或用清洁的布料、毛巾等包裹。离断肢体最好放置于4℃左右环境中，严禁把断肢的远端浸泡在盐水等非生理性液体中。国内报道断肢再植成功病例中，断臂缺血长达38.5小时。

**4. 转运**　尽快转往医院，第一现场尽快为伤员注射破伤风抗毒素，途中监测生命体征，注意有无其他并发症，尽早开放静脉通道，防治休克，昏迷病人保持呼吸道通畅。

【再植的适应证】

断肢再植（replantation of severed limb）手术的适应证涉及诸多因素，严格地说，不存在绝对的适应证或禁忌证。

**1. 全身情况**　评估病人的全身情况，了解其能否耐受较长时间的断肢再植术。若合并重要器官损伤或发生失血性休克，应先抢救，待全身情况平稳后方可实施手术。

**2. 断肢缺血时间**　肢体组织缺血持续一定时间后，即使重建血液循环也难成活，特别是肌肉组织，耐受缺血的能力差。一般认为，20~25℃的环境下，最好6小时内进行再植术；4℃左右的环境下，缺血耐受时间可延长至12小时。

**3. 断肢的创伤情况**　各种锐器伤造成的整齐的肢体离断再植成功率较高，绞断、压砸性、捻挫性、撕脱性离断的肢体，软组织损伤严重，再植成功率较低，术后伤肢功能恢复也较差。

【断肢再植手术步骤】

参见"断指再植"的护理。

【再植肢体解脱的适应证】

断肢再植后发生某些并发症或由于适应证选择不当，再植后不但没有功能反而有痛苦，再植肢体虽然血液循环良好或已成活，但有时却不得不行截肢手术。

**1. 特殊感染** 如并发气性坏疽，一旦症状明显，应立即行截肢术。

**2. 严重化脓感染** 伤口感染严重，局部组织破坏广泛，或局部感染已扩散为败血症，经治疗不能控制者。

**3. 毒血症** 由于断肢肌肉组织挤压严重，断肢离断的平面较高、缺血时间过长，或清创不彻底，断肢残留大量坏死组织，断肢在重建血液循环前，缺血组织释放的细胞毒性代谢物质氧自由基、血红蛋白、肌红蛋白、肌酸、肌酐和磷酸化合物等大量积聚。当断肢重建血液循环后，这些毒性代谢产物被吸收，可以引起机体中毒，发生急性肾衰竭。如经过各种处理毒血症不见好转，危及伤员生命，应及早行截肢术。

## 【护理】

### （一）护理评估

#### 1. 术前评估

（1）健康史：病人的性别、年龄、职业、营养状况，吸烟史等；受伤原因，受伤时间，伤后有无昏迷，现场急救情况，断肢的保存情况；既往有无高血压、糖尿病、冠心病、精神疾病等病史。

（2）身体情况：评估病人的全身情况，是否合并其他损伤及损伤程度，有无失血性休克或创伤性休克。断肢的创伤情况，损伤类型、肢体离断水平、离断部位的损伤程度、缺血时间、是否多发肢体离断。了解血常规、出凝血时间、肝肾功能检查，X 线检查等。

（3）心理-社会评估：病人的情绪、对疾病的了解程度、病人经济状况等。

#### 2. 术后评估

（1）手术情况：麻醉方式、手术名称、术中情况。

（2）身体情况：①全身情况，动态评估生命体征及尿量、尿色，各种管路：伤口引流、尿管、留置针等，皮肤情况，有无并发症的发生；②患肢情况，再植肢体的皮肤颜色、温度、张力、毛细血管充盈时间、动脉搏动情况，患肢的感觉及运动功能恢复情况。

（3）心理-社会评估：评估病人有无焦虑、恐惧、悲观等心理反应；评估病人的支持系统及其对术后功能锻炼等知识的了解程度。

### （二）常见护理诊断/问题

**1. 组织灌注量改变** 与血管痉挛、血管栓塞有关。

**2. 疼痛** 与组织损伤有关。

**3. 潜在并发症** 休克、感染、急性肾衰竭、断肢再植失败。

### （三）护理目标

**1.** 病人再植肢体组织灌流正常，或血管痉挛、血管栓塞得到及时发现并处理。

**2.** 病人主诉疼痛减轻（疼痛评分下降）。

**3.** 病人未出现潜在并发症，或病情变化得到及时发现并处理。

### （四）护理措施

#### 1. 术前护理

（1）病情观察：监测生命体征，记录尿量、尿色、尿比重，注意有无其他器官组织损伤，有无休克症状，协助病人及家属完善相关检查，观察离断肢体的情况。

（2）紧急处理：接诊护士立即建立静脉通路，遵医嘱输液、配血、输血，留置导尿管，并通知手术室做好手术准备。

#### 2. 术后护理

（1）并发症的观察护理

1）休克：病人因创伤失血、长时间手术及术后创面不可避免的渗出，易发生低血容量性休克。由于血压下降、周围血管痉挛，引起血流变慢，血管吻合口容易栓塞，使再植手术失败。且肢体严重创伤，高平面断离，缺血时间长或因严重感染等使大量毒素被吸收，导致中毒性休克。因此，对术后病人需监测生命体征，严密观察病情变化；观察、记录每小时尿量和尿比重；观察神志和皮肤黏膜色泽的改变，以便及早发现休克迹象，从而采取积极有效的措施。若输血、输液，使收缩压维持在 100mmHg 以上，注意观察神志改变和神经系统体征，如神志不清、四肢痉挛、抽搐、口吐白沫、牙关紧闭等。

2）急性肾衰竭：是断肢再植术后极其严重的并发症，也是导致病人死亡的主要原因之一。引起肾衰竭的主要原因包括长时间低血压、肢体挤压伤、断离肢体缺血时间长、清创不彻底、肢体并发感染等。初期主要表现为少尿或无尿、尿比重降低、氮质血症、高血钾和酸中毒。因此，术后严密记录尿量，测定尿比重、血清 $K^+$、尿素氮、血 pH 等，并详细记录液体出入量。发现异常及时通知医生并处理，同时观察病人神志，有无心律失常、水肿、恶心、呕吐、皮肤瘙痒等尿毒症症状。

（2）血管危象的观察、判断、预防及处理：参见"断指再植"的护理。

（3）功能锻炼

1）早期康复（3 周以内）：为软组织愈合期，康复护理重点是促进血液淋巴循环，加速消肿，加速组织愈合与预防感染，为功能愈合提供有利条件。以理疗为主，同时辅以按摩及关节的被动活动。从断肢再植术后的 10 天起，病人再植的肢体已基本成活，在不影响骨折愈合的情况下指导病人未制动的关节做屈伸，切忌用力过猛的主动活动或粗暴的被动活动，以免将已缝合的神经、肌腱撕脱。

2）中期康复（术后 4～6 周）：为无负荷功能恢复期，骨折端愈合尚不牢固，康复重点是预防关节僵直和肌肉、肌腱粘连或肌肉萎缩。以主动活动为主，协助病人练习患肢屈伸、握拳等动作，逐渐加大活动量。

3）家庭康复（术后 6～8 周）：为神经功能恢复期，骨折已愈合，瘢痕也将在此期软化。康复重点是促进神经功能恢复、促进瘢痕软化、增强患肢的肌力，强化日常生活的手功能、手指的灵巧性、手指的感觉。主动做关节各方向运动。同时可运用手法治疗和使用抗阻力作用的支具。

4）功能重建（术后 3～6 个月）：经过术后 3～6 个月康复治疗，多数病人已恢复原工作，对部分功能欠佳者通常进行功能重建，如肌腱粘连者行粘连松解术；感觉障碍者行神经探查松解术或移植术。

（4）心理支持：断肢再植病人多由意外伤害所致，且担心手术失败和术后形象问题，精神比较紧张，主要表现为恐惧、悲观、焦虑的情绪反应。术后焦虑是血液黏度增加的危险因素，而血液黏度增加会引起血液高凝状态，不利于断肢存活。因此，心理支持要贯穿于整个围术期。医护人员应耐心、细致地做好病人及家属的思想工作，用恰当的语言对病人进行安慰、疏导。护理人员及医生详细讲解病人的病情、治疗方案、围术期的注意事项、可能出现的问题及应对措施，使病人心情放松，坦然面对。

**（五）护理评价**

**1.** 病人再植肢体组织灌流正常，或血管痉挛、血管栓塞得到及时发现并处理。

**2.** 病人主诉疼痛减轻（评分下降）。

**3.** 病人未出现潜在并发症或病情变化被及时发现并处理。

**【健康教育】**

**1.** 告知病人术后恢复的注意事项，加强安全意识，防止烫伤、冻伤，特别对下肢离断病人再植术后注意预防跌倒；避免主动、被动吸烟。

**2.** 带外固定支架出院者，每月定期随访，并注意保持钉孔的清洁和干燥。

**3.** 协助病人制订家庭康复计划，继续加强患肢主动、被动运动，适当逐渐加大运动幅度和量。

**4.** 遵医嘱定期门诊复查，不适随访。

（曹建华）

第十一章 微创外科病人的护理

【学习目标】

识记 ①微创外科、内镜技术、腔镜外科和介入治疗的概念；②腹腔镜手术的适应证和禁忌证。

理解 ①腹腔镜的基础技术；②腹腔镜术后并发症的护理措施。

运用 运用护理程序对腹腔镜手术、介入治疗及内镜手术病人实施整体护理。

# 第一节 概 述

外科手术在治疗疾病的同时也会对机体的局部或全身造成不同程度的损伤，但其程度则可能有所不同。降低或减少手术操作对机体造成的损伤与不良后果，是外科医生不断追求的目标。微创外科是 20 世纪末发展起来的一门外科学科。

【微创外科的基本概念】

目前对"微创"尚没有统一的定义与标准。"微创"的含义是尽量减少手术对机体的创伤，即在手术治疗过程中，把对人体局部或全身的损伤控制到最小的程度，同时又能取得最好的治疗效果。微创外科（minimally invasive surgery，MIS；minimal access surgery，MAS）是指通过微小入路或微小创口，将内镜、腔镜等特殊器械、物理能量或化学药剂送入人体内部，完成对人体内畸形、病变、创伤的诊断、切除、修复、重建、灭活等外科手术操作。微创外科手术与传统外科手术相比，具有手术创伤小、病人术后恢复快、节省人力与物力等优点。

微创外科包括内镜技术、腔镜外科和介入治疗。内镜技术又称内窥镜技术，是通过人体自然通道或人工建立的通道，将内镜送到或接近人体体内病灶部位，在内镜直视下，对局部病灶进行止血、切除、清除结石、引流或重建通道等手术，以达到明确诊断、治疗疾病或缓解症状的目的。目前习惯上把经自然通道进入体内者称为内镜，如胃镜、结肠镜等。经人工建立的通道进入体腔或潜在腔隙者称为腔镜，如腹腔镜、关节镜等。腔镜外科是经人工建立的通道将硬质内镜送入体腔或潜在腔隙，对局部病灶进行止血、切除、缝合、重建通道等手术。介入治疗是以放射影像学为基础，在超声、CT、MRI 或 X 线等影像诊断设备的指引下，采用直接穿刺或 Seldinger 介入穿刺插管技术，将细径导管或治疗探头引导至病变或接近病变部位，对病变进行治疗的方法。这种方法具有创伤小、操作简便、定位准确、并发症少等优点，是微创外科技术的重要组成部分。

微创外科是在"整体治疗观念"带动下产生的，涉及医疗过程中的人文关怀与关爱，即注重病人的生理、心理、社会与生活质量的改善，可最大程度地减轻病人的痛苦，促进病人的康复。

【微创外科的设备与器材】

（一）腹腔镜外科手术设备与器械

临床上应用的腔镜有胸腔镜、腹腔镜、宫腔镜和关节腔镜等，基本的手术设备与器械相似，此处主要介绍腹腔镜的手术设备和器械。其主要包括以下几种。

**1. 腹腔镜图像显示与存储系统** 该系统由腹腔镜、微型摄像头、数模转换器、显示器、冷光源和图像存储系统等组成等。

**2. $CO_2$气腹系统** 该系统包括气腹机、二氧化碳钢瓶、穿刺套管鞘、弹簧安全气腹针等。

**3. 手术设备** 包括高频电刀激光器、超声刀、氩气刀、腹腔镜超声机、吸引器等。

**4. 特殊手术器械** 包括电钩、分离钳、穿刺针、术中胆道造影钳、打结器、施夹器、各类腔内切割缝合器与吻合器等。

### （二）内镜技术设备与器械

电子内镜系统（图 11-1）的器械和设备包括三个主要部分和辅助装置。三个主要部分是内镜、电视信息系统中心（视频处理器）和电视监视器；辅助装置有录像机、照相机、吸引器及用来输入各种信息的键盘和诊断治疗所用的各种处置器具等。

### （三）介入治疗设备与器械

介入治疗的设备为超声、CT、MRI 和 X 线等影像诊断设备。介入器械包括通用器械和治疗器械两大类。

**1. 通用器械**　主要包括支架、穿刺针、扩张器、导丝、导管等。

**2. 治疗器械**　可按照血管性介入和非血管性介入分为血管性介入器械和非血管性介入器械。

（1）血管性介入器械：主要包括心血管介入器械、脑血管介入器械、外周血管介入器械、电生理介入器械。

（2）非血管性介入器械：主要包括腔道介入器械，如取物钳、各类引流管、碎石网篮、射频消融导管/针、造瘘套装等。

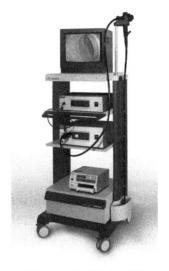

图 11-1　电子内镜系统

### 【微创外科的发展】

微创外科从最初对疾病的诊断，发展成现在涉及几乎所有外科领域的一种技术。1804 年德国 Philip Bozzini 首先大胆提出了内镜的设想，并于 1806 年利用蜡烛作光源，通过一系列镜片组成的器具观察动物的直肠和膀胱。1853 年法国医生 Desormeaux 发明的尿道检查镜是世界上最早的内镜。1879 年德国泌尿外科医生 Nitze 制成了第一个含光学系统的内镜（即膀胱镜），其前端含有一个棱镜，以循环冰水避免组织损伤。1881 年 Mikulicz 和 Leiter 采用 Nitze 的硬管光学系统成功地制成了第一个适用于临床的胃镜。1898 年 Killian 制成并成功使用了第一个支气管镜。1901 年德国 Kelling 首次用膀胱镜观察犬的腹腔。1910 年瑞典 Jacobaeus 首次用腹腔镜（laparoscopy）观察人的腹腔。1928 年德国 Kalk 用腹腔镜进行了肝穿活检。1928 年起，Wolf 和 Schindler 开始合作，在 1932 年成功研制出了由目测部硬管和可曲部软管构成的半可曲式胃镜，该内镜的诞生意味着半可屈式内镜的发展。1938 年匈牙利 Veress 发明了弹簧安全气腹针。1957 年美国研制成功的纤维胃十二指肠镜。20 世纪 50 年代，英国 Hopkin 发明了柱状透镜，提高了腔镜的光导效率，腹腔镜的图像更为清晰。20 世纪六七十年代，德国 Semrn 使用自己设计的自动气腹机、冷光源、内镜热凝装置及许多腹腔镜的专用器械施行了妇科腹腔镜手术；1983 年美国 Welch Allyn 借助微型 CCD 图像传感器成功研制了将图像显示到电视屏幕上的电子内镜，具有图像逼真、清晰度高、避免视觉疲劳和可供多人同时观看等特点；1987 年法国 Phillips Mouret 完成的首例腹腔镜胆囊切除术；1988 年法 Dubois 连续完成了 36 例腹腔镜胆囊切除术，并在翌年结合录像公布于世。1991 年，我国首例腹腔镜胆囊切除术在云南曲靖完成。1990 年，Lewis 等采用视频图像系统，在电视胸腔镜辅助小切口的方式下完成了胸内疾病的诊治，使胸腔镜技术进入电视辅助胸腔镜外科。20 世纪 90 年代，微创外科得到全盛发展。21 世纪，Intutive Surgical 公司研发的达·芬奇机器人手术系统于 2000 年通过美国 FDA 认证后投入临床使用，标志着微创外科进入了一个新时代。

# 第二节　腔　镜　手　术

**案例 11-1**

患者，女性，42 岁，因右上腹阵发性剧烈疼痛 3 小时入院。患者主诉晚餐后突然出现右上腹阵发性剧烈疼痛，疼痛向右肩、背部放射，伴有恶心、呕吐。患者有间歇性右上腹疼痛史 2 年。

体格检查：T 38.3℃，P 92 次/分，R 26 次/分，BP 105/82 mmHg。无皮肤、巩膜黄染。右上腹压痛、肌紧张、反跳痛。

辅助检查：WBC $10.5 \times 10^9$/L，中性粒细胞79%。B超检查示急性胆囊炎、胆石症。

问题：

1. 该患者是否适合采用腹腔镜手术？
2. 腹腔镜手术适应证与禁忌证有哪些？

# 一、腹 腔 镜

腹腔镜是用于腹腔内检查和治疗的一种纤维光源内镜，可直接清楚地观察病人腹腔内情况，了解致病因素，同时对异常情况进行手术治疗。腹腔镜手术是在病人的腹部开2~4个直径为3~10mm的微创口，将腹腔镜镜头或相关手术器械置入腹腔内，手术医师通过监视器在屏幕上观察病人体内情况，对病变进行分析诊断，施行手术操作。

【基本技术】

腹腔镜手术术野主要靠病人体位和气腹来暴露。

（一）病人的体位

腹腔镜手术是通过病人的体位抬高靶器官，使其周围脏器因重力作用远离靶器官，暴露术野。

上腹部手术病人一般采取 15°~30°头高足低，向左或向右倾斜 10°~20°体位。腹腔镜胆囊切除术（图11-2）、腹腔镜胆总管切开术病人体位采取15°~30°头高足低及右侧抬高 15°~20°体位；胃切除术病人体位采取 15°~30°头高足低及左侧抬高 10°~20°。下腹部手术病人一般采取头低足高位或截石位，并根据手术部位采取右侧倾斜或左侧倾斜的体位。腹腔镜直肠癌切除术病人体位采取截石位；腹腔镜乙状结肠切除术采取头低足高及右侧倾斜的体位或截石位。

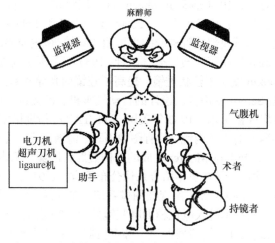

图 11-2 腹腔镜胆囊切除术病人体位及手术室设置

（二）建立气腹

**1. 目的** 为手术提供空间和术野。

**2. 气体选择** 最常用二氧化碳（$CO_2$）气体来建立气腹。原因是 $CO_2$ 具有遇火不燃烧；透明、无烟雾；在血液中溶解度高，可被机体吸收后经肺呼出。若病人有心肺功能不全，不适合使用 $CO_2$ 建立气腹时，可选用氦气（He）或笑气（$N_2O$）。

**3. 建立气腹的方法**　有闭合充气法和开放充气法两种。

（1）闭合充气法：穿刺点的选择原则，①便于插入腹腔镜后观察和探查腹腔内手术部位；②穿刺点没有与腹壁粘连的肠管；③穿刺点血管少。穿刺点常选择的部位为脐下缘或脐上缘。穿刺时病人仰卧，在穿刺点做一弧形或纵向长约 10mm 切口，并达到皮下，用巾钳或手提起切口两侧的腹壁，将气腹针经切口刺入腹腔。可采用抽吸试验、负压试验或容量试验判断气腹针是否已进入腹腔。若证实气腹针已进入腹腔，通过气腹针向腹腔内注入 $CO_2$ 气体至预设压力，气腹建立。

（2）开放充气法：穿刺点的选择同闭合充气法。在穿刺点做一弧形或纵向放入长约 10mm 切口，并达到深筋膜，在直视下打开腹膜，用手指探明腹腔及腹壁下没有粘连后，置入钝头套管固定，连接充气装置向腹腔内注入 $CO_2$ 气体，气腹建立。

**4. 气腹压力设置**　腹腔镜气腹压力通常为 10~15mmHg，常用压力为 12mmHg；妇科手术设置在 10~14mmHg；腹腔镜胆胃脾等手术设置在 10~12mmHg；老年病人手术设置在 8~10mmHg。气腹压力过高时，$CO_2$ 经血液和组织吸收过多可导致高碳酸血症及酸中毒。

### （三）穿刺套管的置管技术

腹腔镜手术必须建立入腹通道，包括观察镜通道、手术通道和显露通道。建立入腹通道，首先必须进行穿刺套管的置管。穿刺套管的定位不但要有利于手术，而且要有隐蔽性及美容效果。第一穿刺套管通常为观察镜通道，位置常选在脐周，多采用闭合插管法。其他穿刺套管的定位根据腹腔镜进行腹腔视诊，结合具体手术来确定，穿刺过程是在腹腔镜下直视操作。

### （四）腹腔镜下止血

腹腔镜手术中的止血方式主要是电凝止血法，其他有钛夹夹闭、超声刀、自动切割吻合器、闭合器、热凝固、内套圈结扎及缝合等。

### （五）腹腔镜下组织分离与切开

组织分离是腹腔镜手术的重要步骤。通过组织分离把要切除的病变组织与周围组织分开。组织分离与切开的方法主要有分离钳钝性分离、剪刀锐性剪开、电凝切割、超声刀分离、激光分离、高压水柱分离等。

### （六）腹腔镜下缝合

腹腔镜下缝合是腹腔镜手术中难度较高的技术。腹腔镜下缝合有间断缝合、连续缝合。缝线打结方法有腔内打结与腔外打结两种。

### （七）标本取出

小于或略大于套管鞘的标本直接从套管鞘内取出；较大的标本可将操作孔扩大后取出；切除的组织巨大且是良性病变，粉碎后从套管鞘内取出，亦可做一小切口取出组织。最好使用塑料标本袋，将标本放入袋中，再用上述方法取出标本。恶性肿瘤标本取出必须使用标本袋，避免造成肿瘤的播散。

### 【适应证与禁忌证】

**1. 适应证**　腹腔镜手术指征同开腹手术。主要适应证包括：①先天性发育异常，如小儿巨结肠；②炎性疾病，如胆囊炎、阑尾炎；③外伤、良性肿瘤及腹腔探查等；④部分恶性肿瘤根治性手术，如结直肠癌根治性切除术、胃癌根治术等。

**2. 禁忌证**　①严重心、肺、肝、肾功能不全或其他严重内科疾病不能耐受手术者；②有凝血功能障碍者；③严重的腹腔、盆腔粘连者；④弥漫性腹膜炎伴肠梗阻者；⑤盆腔、腹腔巨大肿块；⑥食管裂孔疝、脐疝、横膈疝。

## 【护理】

### （一）护理评估

**1. 术前评估**

（1）健康史

1）一般情况：病人的年龄、性别、职业、饮食习惯等。

2）既往史：心、肺、肝、脑、肾等重要器官功能，手术史、过敏史等。

（2）身体状况

1）症状：意识状态、营养状况、全身有无水肿、皮肤完整性等；有无心、肝、肾功能障碍症状；有无感染、高碳酸血症、酸中毒等症状。

2）体征：病人的生命体征，腹部是否有阳性体征；腹部手术部位皮肤有无破损、瘢痕、毛发及清洁程度等。

3）辅助检查：术前常规实验室检查，如血、尿、便常规及肝肾功能、凝血酶原时间、乙肝五项等结果；了解肺功能、B 超、心电图、胸部 X 线、腹部立卧位 X 线、CT 或 MRI 等检查结果。

（3）心理–社会状态：病人及其家属对腹腔镜手术、术后康复及相关并发症的了解和接受程度；病人的经济情况及社会支持体系。

**2. 术后评估**

（1）术中情况：了解病人的手术方式、麻醉方式、术中出血量及留置引流管等术中情况。

（2）身体状况：术后生命体征、疼痛程度；引流管固定是否妥当，引流管是否通畅，引流液的颜色、性状和量等；评估有无发生 $CO_2$ 气腹相关并发症，有无发生肺部感染、泌尿系感染、出血、吻合口漏等术后并发症。

### （二）常见护理诊断/问题

**1. 急性疼痛**　与手术引起的组织损伤有关。

**2. 低效性呼吸型态**　与术后伤口疼痛、$CO_2$ 潴留导致酸中毒、气胸有关。

**3. 皮肤完整性受损**　与手术切开、引流或脓肿破溃有关。

**4. 潜在并发症**　出血、感染、皮下气肿、酸中毒等。

**5. 知识缺乏**　缺乏腔镜手术治疗与术后康复知识。

### （三）护理目标

**1.** 病人疼痛程度减轻。

**2.** 病人呼吸频率恢复到正常范围，血氧饱和度升高。

**3.** 病人未发生并发症，或并发症得到及时发现和处理。

**4.** 病人能复述腹腔镜手术术前注意事项、术后配合要点。

### （四）护理措施

**1. 心理护理**　了解病人的心理状况，向病人解释说明腹腔镜手术过程、手术效果；安排手术成功的病人与病人交流，减轻病人术前紧张情绪及顾虑。

**2. 术前准备**

（1）协助做好术前检查、准备术前用药。

（2）做好皮肤准备，术前 1 日清洁皮肤，术前剃除影响手术操作的毛发。脐部是腹腔镜的重要入路，脐部清洁非常重要，先使用无刺激的杏仁油、松节油或液状石蜡软化脐部污垢，然后用 75%乙醇溶液擦洗，最后用温水清洗并擦干。

（3）胃肠道准备的时间和方法同开腹手术。

（4）呼吸道准备同开腹手术。

（5）术前排空膀胱，必要时留置导尿管。

**3. 术后护理**

（1）安全搬运：手术完毕搬运病人时，注意保持平衡与安全，妥善固定各种引流管、插管，避免牵拉、脱出。检查皮肤，注意有无术中电极板灼伤。

（2）体位：全麻术后未清醒的病人给予平卧位，头偏向一侧；全麻清醒后，头颈部、胸腹部手术病人可给予半卧位。椎管内麻醉病人给予平卧位，6小时后改半卧位；生命体征平稳者可下床活动。

（3）吸氧：术后常规给予低流量持续吸氧，直至麻醉完全清醒，呼吸平稳，血氧饱和度正常。目的是提高血氧浓度，促进 $CO_2$ 排泄，预防高碳酸血症或酸中毒。病人清醒后，指导做深呼吸、有效咳嗽。

（4）饮食：胃肠道手术者留置胃管行胃肠减压至肠功能恢复、肛门排气后方可进食；进食顺序按照胃肠道术后饮食要求。非胃肠道手术术后6小时，若病人无恶心、呕吐等症状，可进食流质饮食，进食后观察有无胃肠道症状。

（5）密切观察病情变化：密切观察生命体征、意识；观察穿刺孔有无渗血、渗液，若穿刺孔纱布外观潮湿，应及时换药。腹部手术还应观察有无腹胀、腹痛、腹肌紧张等。注意是否有并发症的发生。

（6）疼痛护理：术后穿刺孔会有轻度疼痛，若病人有中度及以上疼痛，遵医嘱给予镇痛药。

（7）引流管护理：妥善固定引流管，保持引流通畅，防止扭曲、受压和阻塞。观察并记录引流液的颜色、量及性质。

**4. 并发症的护理**

（1）出血：①原因，建立气腹时，套管针进腹腔如用力过猛，有可能损伤腹部大血管，如腹主动脉、下腔静脉、髂动脉、髂静脉等，导致腹内大出血；术中可由于血管损伤、血管结扎不牢而导致出血、渗血或小血管出血；术后血压升高，电凝痂脱落而出血。②临床表现，病人出现血压下降，穿刺切口敷料有大量血性渗液；引流管引流出血性液体；病人出现腹痛、腹胀等；严重时发生失血性休克的症状。③护理，密切观察生命体征；观察腹部穿刺口敷料渗液量及颜色；观察引流液的量、颜色及性质，若出血量每小时超过50ml，应警惕大出血的可能；观察病人有无腹胀、腹痛等表现。如有异常及时报告医生，遵医嘱采取输血、补液、应用止血药或再次手术止血准备。

（2）电极板烫伤：①原因，单次电凝时间过长，超过了15秒；电凝强度过高且大于7；机器本身故障；使用电极板时，未用湿盐水纱垫保护接触部位皮肤或与人体接触面积过小等。②临床表现，电极板放置部位皮肤红肿（轻者），有水疱或黑痂（重者）。③护理，术前检查机器，使机器处于良好的功能状态；与医生加强联系，积极寻找原因；改进电极放置部位；每次电凝时间不要太长或短时多次电凝；病人返回病房后，护士要查看背部、臀部及下肢皮肤，及时发现问题，及早处理；若发生烫伤，做好病人的心理护理并积极协助治疗。

（3）$CO_2$ 气腹相关并发症：常见的有高碳酸血症、酸中毒、皮下气肿、气胸、心包积气、气体栓塞、心律失常、下肢静脉淤血、下肢静脉血栓形成、肩部及双下肢酸痛、体温下降等。①原因：腹腔镜手术一般用 $CO_2$ 气体来建立气腹。气腹压力＞15mmHg，胃肠道浆膜下血管扩张，致 $CO_2$ 吸收增多；气腹导致膈肌上抬，肺顺应性降低，有效通气减少，心排出量减少，下肢静脉回流受阻和内脏血流减少等，对心肺功能产生一定的影响。②临床表现：头痛、头晕、嗜睡、谵妄或昏迷；呼吸困难、气促、呼吸加深加快、有烂苹果味、呼吸末 $CO_2$ 分压升高；腹胀、皮下捻发音；心动过速；心律失常、血压增高或血压下降，下肢肿胀、疼痛等。实验室检查可有动脉血 $PaCO_2$ 升高，pH 低于 7.35，血清 $K^+$ 升高等。③护理：以预防为主。确定套管针置入腹腔后再注气；腹内输入 $CO_2$ 气体最好加温；气腹压力＜15mmHg；手术完毕尽量放尽腹内残余 $CO_2$ 气体；皮下气肿较轻者可热敷以促进局部的吸收及消散，较重者可做小切口的驱除；但如果不治疗，一般24小时后可自行消退；密切观察水、电解质和酸碱平衡的动态变化，及时给予纠正；补充碳酸氢钠和足够的水分，纠正脱水状态，碱化尿液，促进肾脏的排泄；纠正缺氧症状，低流量持续给氧；病人恢复神志及知觉后应早期活动，抬高下肢并进行热敷，以促进 $CO_2$ 及酸性产物的吸收及消散。

（4）穿刺口感染：①原因，术前脐部清洁不佳；手术中的污染或操作不当；术后发生吻合口漏、穿刺孔感染、腹膜炎等。②临床表现，病人出现穿刺孔红肿、渗液；体温升高；腹痛、板状腹；腹腔引流管引流液性状异常；血常规显示白细胞增高等全身表现。③护理：监测体温；术前皮肤准备要充分；观察穿刺孔敷料；保持引流液通畅，观察引流液性状；术中操作及术后换药均应严格无菌操作；遵医嘱使用抗生素；咳嗽时应按压切口防止腹内压突然增高导致切口裂开。

## 【护理评价】

**1.** 病人疼痛程度是否减轻。

**2.** 病人的呼吸功能是否得到改善，气促、发绀等缺氧征象是否减轻或消失。

**3.** 并发症是否得以预防或得到及时发现和处理。

**4.** 病人能否复述腹腔镜手术的优点与术后康复的注意事项。

## 【健康教育】

**1.** 根据不同的疾病，进行相应疾病的健康教育。

**2.** 指导病人进行运动，但要注意劳逸结合。

**3.** 指导病人应少吃辛辣、油腻的食物，忌暴饮暴食，宜进食高维生素、富含膳食纤维、高蛋白质的饮食。

**4.** 出院后若出现腹痛等不适应及时复诊。

# 二、胸 腔 镜

胸腔镜手术是通过 2～3 个小切口，在电视影像监视辅助下完成过去由传统开胸进行的操作手术。与传统开胸手术相比，具有创伤小、恢复快、对循环系统影响小、高血压和心律失常的发生率低等优点。

## 【基本技术】

### （一）手术体位

**1. 多孔胸腔镜手术** 多采取侧卧位，手术侧在上、健侧在下，最大限度暴露手术野。

**2. 单孔胸腔镜手术** 可采取前倾 20°，健侧半俯卧位，比侧卧位暴露手术野更佳，如肺叶切除术。

### （二）麻醉方式

采用双腔气管插管全身麻醉，实现左、右肺独立换气，手术侧肺不通气有利于手术操作。

### （三）手术切口

切开胸壁与胸膜后即可建立气胸，无须注入 $CO_2$ 气体。切口分为多孔法和单孔法，多孔法多选择 3 孔法，包括主操作孔、观察孔、听诊三角辅助操作孔；单孔法是"单一小切口"的方法，具有切口小、创伤小、对肺的牵拉损伤小等优点。

## 【适应证与禁忌证】

**1. 适应证** ①胸膜病变：胸膜活检、胸膜粘连的分离、脓胸、胸膜间皮瘤、转移瘤、外伤止血、气胸等治疗；②肺部疾病：肺大泡切除与套扎、肺良性肿块切除、肺段切除、全肺切除、肺癌根治术等；③食管疾病：贲门失弛缓症、食管平滑肌瘤、食管憩室、早期食管癌等；④纵隔疾病：纵隔肿瘤或纵隔囊肿的切除与引流；⑤胸交感神经切断术、迷走神经干切断术。

**2. 禁忌证** ①严重的心肺功能不全，心功能Ⅲ级以上，不能耐受单肺通气者；②患侧胸部手术史、胸膜感染史，胸膜粘连严重，胸腔镜不能进入者；③严重急性心肌梗死、室性心律失常、缩窄性心包炎；④气管、支气管严重畸形，无法行双腔气管插管者；⑤弥漫性胸膜间皮瘤，手术无法彻底切除者；⑥肿瘤巨大或广泛性转移，或肿瘤侵及胸壁者；⑦休克经输血未能缓解者；⑧凝血功能障碍者；⑨年龄＜6个月，体重＜8kg者。

**【护理】**

**（一）护理评估**

**1. 术前评估**

（1）健康史

1）一般情况：询问病人的年龄、性别、婚姻、职业、有无吸烟或被动吸烟史、吸烟时间及量等。

2）既往史：有无心、肺、肝、脑、肾等重要器官疾病史，有无胸部手术史、肿瘤史和过敏史等。

（2）身体状况

1）症状：有无心、肺、肝、肾功能障碍症状；有无呼吸困难；有无咳嗽、咳痰，痰液的性状及量等。

2）体征：病人的生命体征；全身有无水肿，有无发绀、杵状指等；病人胸部手术部位皮肤有无破损、瘢痕、毛发等。

3）辅助检查：术前常规实验室检查，如血、尿、便常规、肝肾功能、凝血酶原时间，乙肝五项等结果；了解肺功能、心电图、胸部 X 线、胸部 CT 等检查结果。

（3）心理–社会状态：病人及其家属对疾病的认知程度；对胸腔镜手术、术后康复及相关并发症的了解和接受程度；病人的经济情况及社会支持体系。

**2. 术后评估**

（1）术中情况：了解病人的手术方式、麻醉方式、术中出血量及留置引流管等术情况。

（2）身体状况：术后生命体征、疼痛程度；评估引流管固定是否正确，引流瓶放置位置是否正确，引流管是否通畅，引流液的颜色、性状和量等。

**（二）常见护理诊断/问题**

**1. 气体交换受损**　与胸部疾病、手术、麻醉等因素有关。

**2. 急性疼痛**　与手术引起的组织损伤有关。

**3. 焦虑或恐惧**　与担心手术、疼痛及疾病的预后有关。

**4. 潜在并发症**　出血、感染、肺不张、心律失常等。

**（三）护理目标**

**1.** 病人恢复正常的气体交换功能。

**2.** 病人能够对他人说出并证实疼痛的存在，病人疼痛程度减轻。

**3.** 病人自述焦虑或恐惧减轻或消失。

**4.** 病人未发生并发症，或并发症得到及时发现和处理。

**（四）护理措施**

**1. 心理护理**　了解病人的心理状况，向病人解释说明胸腔镜手术过程、麻醉方手术效果；说明术后留置各种管道的作用和注意事项，如胸腔闭式引流管、胃管等；安排手术成功的病人与病人交流，以减轻病人术前紧张情绪及顾虑。

**2. 术前准备**

（1）劝告并指导病人禁烟。

（2）向病人解释呼吸治疗对肺部复张的重要性，指导病人进行腹式呼吸、缩唇呼吸、有效咳嗽、咳痰等。指导病人使用深呼吸训练器和吹气球等。

（3）练习患侧上肢上抬和侧卧位，以适应术中体位。

（4）训练病人进行床上大小便、上肢功能锻炼等，促进术后适应。

**3. 术后护理**

（1）体位与活动：麻醉未清醒时，予以去枕平卧位；麻醉清醒后，如生命体征平稳，予以半卧位。根据病人具体情况，指导并鼓励病人翻身及早期下床活动。

（2）饮食：术后麻醉清醒6小时后，若病人无恶心、呕吐等胃肠道症状，可逐渐恢复饮食。

（3）给氧：常规予以鼻导管吸氧2～4L/min，根据血气分析调整氧浓度。

（4）病情观察：监测生命体征，观察伤口、引流管情况。

（5）疼痛护理：评估病人的疼痛程度，遵医嘱给予止痛药物。

（6）呼吸道护理：指导病人进行呼吸功能锻炼。若病人痰不易咳出，可予以雾化吸入、叩背排痰。

（7）伤口护理：观察伤口敷料情况，若有渗液、渗血等异常情况，通知医生，按无菌原则更换敷料。

（8）胸腔闭式引流管的护理：妥善固定，重点注意引流管内水柱波动，定期挤压，保持引流通畅。观察引流液的颜色、性状和量。一般术后24小时内引流量少于500ml，颜色由鲜红色逐步变为淡红色。病人病情平稳，引流液的颜色变淡，每日量小于50ml，无气体逸出，胸部X线显示肺复张良好，可拔出引流管。

（9）并发症的护理：术后常见的并发症有胸腔内出血、肺部感染、肺不张、心律失常等。一旦发生，及时协助医生处理。

详细内容参见第二十一章。

**【护理评价】**

**1.** 病人呼吸功能是否改善，气促、发绀等缺氧征象是否减轻或消失。

**2.** 病人疼痛程度是否减轻。

**3.** 病人能否复述胸腔镜手术的优点与术后康复的注意事项。

**4.** 并发症是否得以预防或得到及时发现和处理。

**【健康教育】**

**1. 休息与活动**　进行患侧上肢的运动如爬墙或摸对侧耳朵，促进康复；多做深呼吸运动，锻炼心肺功能。

**2. 合理饮食**　以高维生素、高蛋白质、高热量食物为主，忌烟酒及辛辣食物。食管手术者要少食多餐，严禁暴饮、暴食，术后1个月内不吃粗糙的食物，药片、药丸应研粉化水后服用。

**3. 预防感冒**　根据天气变化增减衣服，有吸烟嗜好的病人，劝其戒烟。

**4. 出院后随访**　按时复诊，肺叶手术病人如出现呼吸不畅，随时就诊；食管手术病人如术后2～3个月有吞咽困难时应到医院就诊。

# 第三节　内镜手术

**案例 11-2**

患者，男性，35岁，因左上腹疼痛不适3个月入院。患者3个月前开始出现上腹部不适、疼痛、食欲减退，有反酸、嗳气。

体格检查：T 37.3℃，P 70 次/分，R 22 次/分，BP 110/80mmHg。左上腹压痛，无反跳痛。

辅助检查：大便隐血试验阳性。

> **问题：**
> 1. 患者拟行胃镜检查，胃镜检查前应做哪些准备？
> 2. 胃镜检查有哪些并发症？

内镜（endoscopy）是一个配备有灯光的管子，经口腔进入胃内或经其他自然通道进入体内，利用内镜可以看到 X 线不能显示的病变，因此它对医生非常有用。例如，借助内镜医生可以观察胃内的溃疡或肿瘤，据此制订出最佳的治疗方案。

【内镜分类】

**1. 按内镜性能和成像构造分类** 分为硬管式内镜、光学纤维（软管式）内镜和电子内镜三种。

**2. 根据镜身能否改变方向分类** 分为硬质镜和弹性软镜两种。

**3. 按内镜的功能分类** 分为单功能镜和多功能镜两种。单功能镜是指没有工作通道，仅有光学系统的观察镜；多功能镜是指除具有观察镜的功能外，在同一镜身，还有至少一个以上的工作通道，具有照明、手术、冲洗及吸引等多功能。

**4. 按内镜诊疗部位分类** 分为脑室镜、口腔内镜、鼻窦镜、呼吸内镜、消化内镜、血管内腔镜、胸腔镜、腹腔镜、膀胱镜、输尿管镜、肾镜、宫腔镜、关节镜等。其中消化内镜按功能和技术难度又分为硬管式食管镜、纤维食管镜、电子食管镜、超声电子食管镜、纤维胃镜、电子胃镜、超声电子胃镜、纤维十二指肠镜、电子十二指肠镜、纤维小肠镜、电子小肠镜、纤维结肠镜、电子结肠镜、纤维乙状结肠镜和直肠镜、肝胆管内镜等。

脑室镜、胸腔镜、腹腔镜、肾镜、宫腔镜、关节镜均要经戳孔进入体腔或潜在的腔隙，称为腔镜。

【内镜下的诊疗技术】

内镜下的诊疗技术包括放大、染色、造影、活检、激光、高频电刀及超声刀、微波、射频、氩氦刀的应用等。

放大是指将观察对象放大 60～170 倍。染色是指应用特殊的染料对胃肠道黏膜进行染色，提高病变检出率的方法。联合应用放大内镜和染色内镜能更准确地反映病变的病理学情况，如区分增生性、腺瘤性和癌性病变，从而提高早期癌的检出率。

内镜下造影技术扩展了常规 X 线造影技术的应用范围，提高了诊断准确率，如经内镜逆行胰胆管造影术，膀胱镜下逆行输尿管肾盂造影术等。经内镜使用活检钳还可获取组织标本进行病理诊断，为进一步治疗打下基础。

高频电刀是进行组织切割的一种电外科器械，可以取代机械手术刀，它是通过电极尖端产生的高频高压电流在与机体接触时，使组织瞬时加热，而实现对机体组织的分离和凝固，达到切割和止血的目的。例如，肠镜下使用高频电刀进行肠息肉的切除。

激光具有单色性好、高亮度、方向性强等特点，可用于组织的切割、止血、凝固、气化等。

微波是频率为 300～300 000MHz 的一种电磁波。生物组织中的极性分子（如水和蛋白质等）在微波的作用下，随外加电场的交变频率发生高速转动而产生非热效应和热效应，可用于物理治疗或者手术。

射频是一种高频交流变化电磁波。高于 10kHz 的高频交流变化电磁波通过组织时，组织内离子随高变电流产生的振动在电极周围产生 90～100℃的高温，通过热传导使局部组织毁损，但并不引起神经肌肉的应激。

氩氦刀是一种冷冻治疗仪，能够使靶区组织的温度在 10～20 秒内迅速降到–140℃以下，然后快速升温至 30～35℃，从而使病变组织被摧毁。

## 【内镜技术在外科临床的应用】

**1. 胃肠疾病** 随着胃肠道内镜技术的完善，恶性肿瘤的早期诊断率已显著提高。早期恶性肿瘤可以行内镜黏膜切除术治疗。

**2. 胸部疾病** 食管镜可用于食管息肉、早期肿瘤的切除等；支气管镜可用于支气管病变的切除、止血或支气管狭窄球囊扩张等。

**3. 胆道疾病** 经内镜逆行胰胆造影（endoscopic retrograde cholangiopancreatography，ERCP）可用于胆管疾病、阻塞性黄疸、胆源性胰腺炎、胆囊切除术后综合征和不明原因的上腹痛等疾病的诊断；纤维胆道镜不仅可用于胆道探查止血、取石、取异物，还可在术中指引狭窄段胆管的扩张，或经肝实质切开处或肝断面取出胆管结石；术后可用胆道镜经 T 管窦道取出残留结石。

**4. 泌尿系统疾病** 泌尿外科是内镜技术应用最为广泛的临床科室之一，约 90%的泌尿外科手术均可通过内镜来完成。

## 【胃镜的适应证与禁忌证】

**1. 胃镜的适应证** ①有上消化道症状，包括食管、胃十二指肠炎症、溃疡及肿瘤的病人；②病因及部位不明的上消化道出血者；③有上消化道症状但不能被其他影像学检查（如胃肠 X 线检查）确诊者；④上消化道症状与钡餐检查结果不相符者；⑤高危人群（食管癌、胃癌高发区）的普查；⑥有胃部癌前病变或癌前状态需复查者；⑦判断药物对某些病变（如溃疡、幽门螺杆菌感染）的疗效。

**2. 胃镜检查的绝对禁忌证** ①严重的心肺疾病无法耐受内镜检查者；②处于休克等危重状态；③疑有胃穿孔者；④有口腔、咽喉、食管、胃部等急性炎症，尤其是有腐蚀性炎症者；⑤明显的胸主动脉瘤、脑溢血者；⑥精神异常不能合作者。

**3. 胃镜检查的相对禁忌证** ①心肺功能不全者；②急性消化道大出血，血压未平稳者；③有出血倾向、HGB<50g/L 者；④巨大食管憩室、明显的食管静脉曲张、高位食管癌、高度脊柱弯曲畸形；⑤高血压病未获控制者；⑥活动性病毒性肝炎者。

## 【护理】

临床上应用的内镜很多，如胃镜、食管镜、支气管镜、胆道镜、经皮肾镜、输尿管镜和膀胱镜等。此处主要介绍胃镜技术护理。

### （一）护理评估

**1. 术前评估**

（1）健康史：询问病人的年龄、性别、职业、饮食习惯等；心、肺、肝、脑、肾等重要器官功能；用药史、手术史、过敏史等。询问病人近期有无使用抗血小板和抗凝药物。

（2）身体状况：病人的生命体征、意识状态、营养状况、全身有无水肿、皮肤完整性等；有无心、肝、肾功能障碍；病人有无活动性义齿。

（3）心理-社会状况：病人及家属对疾病和内镜检查及治疗相关知识的了解情况；病人的经济情况及社会支持体系。

**2. 术后评估** 了解病人的检查及治疗方式、麻醉方式、术中情况；术后生命体征、疼痛程度；有无恶心、呕吐、出血、感染等术后并发症。

### （二）常见护理诊断/问题

**1. 焦虑** 与担心手术风险及经济负担有关。

**2. 知识缺乏** 缺乏内镜检查相关知识。

**3. 潜在并发症** 下颌关节脱臼、消化道出血、穿孔、喉头痉挛等。

### （三）护理目标

1.病人情绪稳定，能配合内镜检查或治疗。

2. 病人能复述内镜术前注意事项，术中配合的技巧及术后的相关保健知识。

3. 病人未发生并发症或并发症得到及时发现和处理。

**（四）护理措施**

**1. 心理护理**　了解病人的心理状况，向病人说明内镜手术目的，介绍检查的大致过程，检查前应取的体位及注意事项。

**2. 术前准备**

（1）胃镜检查前妥善准备各类器械，确保各种设备、器械性能良好。检查胃镜角度控制旋钮、注气注水、吸引器等功能及光源工作是否正常，并将内镜角度旋钮置于自由位；电子镜做白平衡调节，白色是所有色彩的基本色，只有在纯白时，其他色彩才有可比的基础；检查活检钳、细胞刷、清洗刷、照相及摄像系统等附件性能是否正常。

（2）将胃镜与光源、吸引器、注水瓶（装有 1/3～1/2 的蒸馏水）连接好。

（3）使用光纤内镜时，用拭镜纸蘸少许硅蜡将物镜、目镜擦拭干净。

（4）用乙醇溶液纱布擦拭镜身、弯曲部先端部，然后在弯曲部涂上润滑剂（可用麻醉剂代替）以利于插镜。

（5）治疗车上备抽吸好生理盐水 20ml 的注射器，注射器配钝针头，以备检查中注水冲洗，清洁视野；另备有消毒过的口垫、纱布、弯盘、治疗巾等。

（6）教会病人在插镜时配合好吞咽动作，如遇恶心、呕吐可做深呼吸。

（7）病人在检查前完成相关的实验室检查：出凝血时间、乙肝五项、血小板计数等。

（8）病人在检查前一天晚餐不宜过饱，不能进食刺激性、难以消化的食物。术前禁饮食 4～6h，保证胃呈排空状态，有利于观察；若病人有胃排空延迟，禁食时间需延长或术前洗胃。做过钡餐检查的病人，3 天后才可以做胃镜检查。

（9）对幽门梗阻的病人，检查前一晚进行洗胃，在检查当天不能洗胃。

（10）指导病人于术前 15 分钟吞咽胃镜胶（1%盐酸达克罗宁+去泡沫剂），起润滑、麻醉、去除泡沫作用，以便于检查。

（11）术前 15 分钟肌内注射或静脉注射地西泮 5～10mg，同时可合用丁溴东莨菪碱 20mg，减少胃肠道蠕动及痉挛，以便于操作和观察。若病人有青光眼、前列腺肥大，则禁用安定。小儿或不合作的病人对内镜检查有较强反应时，请麻醉医生协助行静脉全身麻醉。

**3. 术中配合**

（1）协助病人取左侧卧位，头稍后仰，双腿轻度屈膝，在病人头下放一治疗巾，解开衣领和裤带，若有可活动义齿，协助取出。嘱病人轻轻咬住口垫并固定。

（2）保持病人头部位置不动，配合医生插镜，嘱病人不要吞咽涎液以免呛咳，让涎液流入弯盘内或用吸引管吸出。插镜有恶心反应时，嘱病人深呼吸，有助于减轻恶心等不适。

（3）当取活检时，护士用手固定口垫和扶镜，以防镜子滑出或移位。

（4）检查中如遇胃内泡沫、黏液多，有血液或食物残留等影响视野清晰度时，护士应配合术者用 20ml 注射器经钳道管注水冲洗。

（5）检查结束退镜时，护士手持纱布将镜身外黏附的黏液血迹擦掉。

**4. 术后护理**

（1）检查结果无特殊者，检查后嘱病人禁饮食 2 小时，或待麻醉作用消失后才能适当进流质或半流质饮食；做活检者，当日禁食，次日可进软食，以减轻对胃黏膜活检创面的刺激。

（2）术后病人可能会出现咽喉不适或疼痛，或者出现声音嘶哑，向病人做好解释工作，并指导病人勿用力咳嗽，一般短时间内可自行好转，也可用温盐水漱口或含润喉片。

（3）对于内镜下行治疗者，术后指导病人绝对卧床休息，按医嘱禁食；密切观察生命体征和病情变化，注意有无腹痛、腹胀、恶心、呕血和黑便等，以便及时处理。

（4）为了术中便于观察食管和胃内情况，有时要注入着色的液体，排尿、排便可能会有颜色改变，或者严重者有胃灼热的症状，一般可自行缓解，不必担心。

**5. 并发症的护理**

（1）下颌关节脱臼：是不多见的并发症。原因是检查时要放口垫，病人张口较大，尤其是习惯性下颌关节脱臼者更容易出现。一般无危险，手法复位即可。

（2）消化道出血：原因为操作损伤，尤其是严重食管静脉曲张或有活动性溃疡做活检者。预防：内镜检查时要辨清病变，活检时避开血管。活检后要常规观察片刻，如遇出血，可喷洒止血药物或电凝止血，出血明显时要留院观察。

（3）穿孔：原因往往是病人不合作，或检查者方法不正确，操作粗暴，盲目插镜引起损伤所致。处理：一旦穿孔发生，首先停止检查，迅速建立静脉通道并保持通畅；无论是在食管内还是腹腔内，都应尽早手术治疗，否则会引起感染、败血症、休克导致死亡。预防：操作要轻柔，避免暴力，保持视野清晰，见腔进镜；有穿透性溃疡性病变时活检要谨慎，注入空气要适当控制；套取息肉及乳头切开时要慎重。

（4）喉头痉挛：多由内镜插入气管所致。临床表现：病人可发生窒息、发绀等阻塞性通气障碍，此时病人多躁动不安。处理：一旦发生应立即终止一切刺激和手术操作，拔出内镜；立即暴露并检查气道，保持呼吸道通畅；给予面罩纯氧吸入，仍未缓解者纯氧正压通气，直至病人清醒、喉痉挛消失；必要时遵医嘱予以静脉注射琥珀胆碱 $1\sim1.5mg/kg$；腺体分泌较多者，可使用阿托品 $0.5mg$ 静脉注射，以减少腺体分泌。

**【护理评价】**

**1.** 病人是否情绪稳定，能配合内镜检查或治疗。

**2.** 病人是否能复述内镜术前注意事项，术中配合的技巧及术后的相关保健知识。

**3.** 并发症是否得到预防或得到及时发现和处理。

**【健康教育】**

**1.** 指导病人术后避免用力咳嗽，防止损伤咽喉部黏膜，有异物感者可用淡盐水漱口，减轻不适感。

**2.** 注意休息，指导术后 12 小时内不得驾车、骑车，从事高空作业及操作机器等。

**3.** 检查后 2 小时后可进食温和无刺激软食，禁食辛辣食物及含酒精的饮料，且不可过饱。

**4.** 根据不同疾病，做好相应疾病的健康教育。

---

**知识链接 11-1：经自然腔道内镜手术**

经自然腔道内镜手术（natural orifice transluminalendoscopic surgery，NOTES）是指经口腔、食管、胃、结肠、直肠、阴道、膀胱等自然腔道进入胸腔、纵隔、腹腔、盆腔等，进行各种内镜下操作，包括纵隔探查、肋骨及淋巴结活检腹腔探查、胸导管结扎、胸腺切除、心包膜开窗腹膜活检、肝脏活检、胃肠及肠肠吻合、胆囊切除、脾脏切除、胰腺尾部切除、阑尾切除、输卵管结扎、子宫部分切除、肾切除和脊柱手术等。

---

# 第四节　介入治疗技术

**案例 11-3**

患者，男性，82 岁，因体检发现肝部占位性病变 3 天入院。患者主诉近 2 个月体重下降 3kg。诊断为肝癌，根据患者病情拟采取肝动脉化疗栓塞术。

　　体格检查：T 36.3℃，P 70 次/分，R 18 次/分，BP 140/80mmHg。消瘦，无皮肤、巩膜黄染。
　　辅助检查：RBC $4.0×10^{12}$/L，总蛋白 64.8g/L，白蛋白 36.1g/L，AFP 600μg/L。CT 检查结果：肝部占位性病变。
问题：
　　1. 如何对该病例进行护理评估？
　　2. 患者介入治疗术后护理措施有哪些？

　　介入治疗对于一些用传统方法难以治疗或疗效不佳的疾病，如心血管系统疾病、神经系统疾病、肿瘤等，提供了一种治疗途径。介入治疗技术始于 20 世纪 60 年代。1964 年 Dotter 和 Judkin 推出一种经皮穿刺共轴扩张导管系统，扩张周围血管直到徐套管再通；1966 年 Rashkind 进行球囊房间隔造口术；1967 年 Postmann 应用导管未闭闭合术；1972 年 Rosch 对肝肾恶性肿瘤进行栓塞；1973 年 Gruntzing 发明双腔带囊扩张导管。目前介入治疗不但应用于心血管系统疾病的治疗，而且广泛应用于其他系统多种疾病的诊断和治疗。

【分类】
　　根据介入途径不同介入治疗分为经血管与非经血管两类。
　　**1. 经血管性介入放射学**（vascular interventional radiology）　在影像设备的引导下，将专用的导管或器械通过大血管如股动脉、肱动脉、颈动脉或颈静脉等送入靶器官，进行造影诊断和治疗，包括活检、栓塞、球囊扩张、支架置入或药物灌注等，如经肝动脉化学治疗栓塞术。
　　（1）经导管血管内灌注药物术（transcatheter intravascular infusion，TII）：经导管将药物直接灌注到靶器官的供血动脉或静脉，以提高病变（靶组织）局部的药物浓度和治疗效果，减少药物的毒副作用。临床常用于恶性肿瘤、消化道出血、动脉血栓形成等情况。
　　（2）经导管动脉内化疗栓塞术或栓塞术（transcatheter arterial chemoembolization or embolization，TACE 或 TAE）：经导管将抗肿瘤药物和栓塞剂（如碘油或明胶海绵颗粒）混合后注入肿瘤血管内，直接杀伤肿瘤细胞和引发肿瘤缺血、梗死或坏死。常用于不可切除肝癌的姑息性治疗，消化道止血，肺、肝、脾、肾和后腹膜大出血等。
　　（3）经皮腔内血管成形术（percutaneous transluminal angioplasty，PTA）：经皮穿刺将球囊导管置入到血管腔内，对狭窄段血管进行扩张成形的一种技术。可配合使用血管内支架以巩固和加强球囊扩张的治疗效果。主要适用于大动脉炎、粥样动脉硬化、血管壁肌纤维发育不良、血管发育畸形、血管搭桥术后等。
　　**2. 非经血管性介入放射学**（non-vascular interventional radiology）　在影像设备的引导下，避开血管直接做局部病变穿刺活检；脓肿、囊肿或积液置管引流；局部注射麻醉药物以阻滞神经镇痛或对原发肿瘤和转移癌肿施行局部注射无水乙醇，以及射频、激光、微波或冷冻等治疗。
　　（1）经皮经肝穿刺胆道外引流术（percutaneous transhepatic biliary or cholangial drainage，PTRD 或 PTCD）：在超声或 X 线的引导下，经皮经肝穿刺肝内扩张的胆管，并置入导管进行胆道引流或减压。主要用于不能耐受外科手术的急性梗阻性化脓性胆管炎暂时性外引流，肝门部胆管癌或胰头癌术前减轻黄疸、改善肝功能，以提高手术安全性的一种手段。
　　（2）经皮穿刺置入式微波组织凝固治疗技术（implant microwave tissue coagulation，IMTC）和射频消融术（radiofrequency ablation，RFA）：在超声的引导下，将微波治疗天线或射频探头插入靶组织癌肿内，通过微波或射频对局部产生的高温固化，使肿瘤及其周边组织迅速产生球形或扁球形的变性、坏死。
　　（3）超低温冷冻消融术（cryosurgical ablation，CSA）：其穿刺方法与上述两种方法相同，不一样的是 CSA 在肿瘤组织内产生−172℃以下的低温冷冻效应，可使癌肿发生凝固性坏死。

（4）经皮无水乙醇注射治疗（percutaneous ethanol injection therapy，PEI）/电化学治疗（electrochemical treatment）：在超声的引导下穿刺肿瘤中心部位，分别注入无水乙醇或插入正负电极，使肿瘤产生凝固性坏死。

## 【护理】

### （一）护理评估

**1. 术前评估**

（1）健康史

1）一般情况：病人的年龄、性别、职业、饮食习惯等。

2）既往史：过敏史（包括食物、药物和碘过敏史等）；用药史，特别是近期有无使用抗血小板和抗凝药物。心、肺、肝、脑、肾等重要器官的疾病史。

（2）身体状况

1）症状：病人相关疾病症状评估。

2）体征：病人的生命体征、营养状况，双侧桡动脉、股动脉和足背动脉搏动情况；全身有无水肿、皮肤完整性等。

3）辅助检查：术前常规实验室检查，如血、尿、便常规及肝肾功能、凝血酶原时间、乙肝五项等结果；肺功能、心电图、胸部 X 线、超声心动图等。

（3）心理-社会状态：病人及家属对疾病和介入治疗相关知识的了解情况；病人的经济情况及社会支持体系。

**2. 术后评估** 了解病人术中情况；术后生命体征、疼痛程度；双侧桡动脉、股动脉和足背动脉搏动情况，与术前对比结果；评估穿刺部位有无发生出血、感染等术后并发症。

### （二）常见护理诊断/问题

**1. 焦虑** 与担心手术风险或经济负担有关。

**2. 知识缺乏** 缺乏介入治疗的相关知识。

### （三）护理目标

**1.** 病人情绪稳定，能配合介入治疗。

**2.** 病人能复述介入治疗术前注意事项、术中配合的技巧及术后的相关保健知识。

### （四）护理措施

**1. 术前护理**

（1）术前协助做好各项检查，如血常规、尿常规、便常规、X 线、心电图、B 超、乙肝五项、梅毒血清抗体、CT 及磁共振等，重点是肝功能、肾功能及凝血功能检查。

（2）术前 1 日根据医嘱做好碘过敏试验并记录。

（3）术前 1 日淋浴，更换清洁衣服。根据穿刺部位进行相应的皮肤准备，最常用的穿刺部位为腹股沟区，应进行双侧腹股沟区及会阴部备皮。在穿刺侧足背动脉搏动最明显处用 2%甲紫药水做一标记，以便于术中及术后做对照。

（4）介入治疗前一天指导病人进食易消化饮食，术前 6 小时禁饮食。

（5）术前训练病人床上排尿以免术后卧床、病人不习惯床上排尿而造成尿潴留。对于手术时间长及泌尿生殖系统疾病者，术前留置导尿管。

（6）根据疾病的不同，妥善准备相应的器械与材料，如各种导管、导丝、鞘管穿刺针、栓塞剂、连接管、各种内支架等。

（7）根据不同疾病介入治疗术的需要准备所需的药物，如对比剂、溶栓药、止血药、抗凝药、麻醉药、止痛药、抗癌药及各种抢救药品等。

**2. 术后护理**

（1）根据疾病性质、全身状况及麻醉方式，选择利于病人康复及舒适的体位。如全身麻醉未清醒者，应平卧位，头偏向一侧，避免口腔分泌物或呕吐物误吸入呼吸道；全身麻醉清醒后及局部麻醉者可取仰卧位，抬高头部；动脉穿刺者穿刺侧下肢伸直并制动 12 小时，静脉穿刺者下肢伸直并制动 6～8 小时，以利于血管穿刺点收缩闭合。肢体制动解除后可左右旋转或取健侧卧位。24 小时后可下床活动，应尽量避免下蹲及增加腹压的动作。

（2）介入治疗结束后，穿刺点压迫 15～20 分钟后加压包扎，用 0.5kg 沙袋压迫穿刺部位，动脉穿刺者压迫 6 小时，静脉穿刺者压迫 2～4 小时，注意沙袋不能移位。避免剧烈咳嗽、打喷嚏和用力大便，以免腹压骤增而导致穿刺口出血。

（3）密切观察穿刺部位有无渗血、出血及皮下血肿形成。如有渗出，及时更换敷料，防止感染；如怀疑活动性出血，立即通知医生处理。

（4）密切观察穿刺侧下肢血运情况：观察足背动脉搏动、皮肤色泽及皮温、毛细血管充盈时间及穿刺侧下肢有无疼痛和感觉障碍。血栓形成多在术后 1～3 小时出现症状，所以术后 24 小时要做好观察记录。若穿刺侧趾端苍白、小腿疼痛剧烈、皮温下降、感觉迟钝，则提示有股动脉血栓形成的可能，应及时通知医生给予相应的处理。

（5）根据病人病情及介入治疗术的不同，监测病人生命体征及血氧饱和度。大部分栓塞术病人术后均有不同程度的发热，体温在 37.5～38.5℃，护士应定时测量体温，并鼓励病人多饮水，以加速肾脏对对比剂、化疗药及毒素的排泄，对高热病人应及时查找原因，警惕并发症的发生，并给予物理降温或遵医嘱给予抗生素治疗，对颅内疾病介入治疗的病人，还应注意意识、瞳孔、语言及肢体活动变化，观察有无脑水肿、出血等情况的发生，对溶栓术后的病人应密切观察有无出血倾向，警惕内出血的发生。

（6）术后 6 小时无呕吐者，可进高热量、高蛋白质、高维生素、清淡易消化的流质饮食，根据病情逐渐过渡到半流质或普通饮食，同时应进富含纤维素的饮食，以保持大便通畅。术后恶心、呕吐严重者应给予静脉补充营养。

**3. 并发症护理**　介入治疗常见的并发症有心律失常、动脉栓塞、出血、造影剂过敏反应及下肢静脉血栓形成等。及时观察病情，发生异常，立即通知医生。

【护理评价】

**1.** 病人情绪是否稳定，能否配合介入治疗。

**2.** 病人能否复述介入治疗术前注意事项，术中配合的技巧及术后的相关保健知识。

**3.** 无并发症发生或并发症得到及时处理。

【健康教育】

**1.** 根据不同疾病做好相应的健康宣教。

**2.** 有吸烟或饮酒嗜好的病人戒烟或戒酒。指导合并有糖尿病、高血压的病人，控制血糖和血压，定期进行复查。

**3.** 术后 1 周内应注意休息，起床、下蹲时动作要缓慢，避免提重物或剧烈活动。术后 1 周后逐渐恢复日常生活及轻体力劳动，活动量应循序渐进增加。保持情绪稳定和良好的心态。

**4.** 严格按医嘱服药，应用抗凝血药物者，定期查出凝血时间，并注意有无血尿、血便等，一旦发现，应及时就诊。

（卜淑娟）

# 第十二章 肿瘤病人的护理

## 【学习目标】

**识记** ①肿瘤、良性肿瘤、恶性肿瘤、交界性肿瘤的定义；②肿瘤的病因、分类；③恶性肿瘤病人心理变化分期及护理措施。

**理解** ①恶性肿瘤的病理生理过程；②恶性肿瘤病人的临床表现及三级预防措施；③恶性肿瘤的处理原则。

**运用** ①运用护理程序对恶性肿瘤手术病人实施整体护理；②运用护理程序对化疗病人实施整体护理；③运用护理程序对放疗病人实施整体护理。

# 第一节 概 述

> **案例 12-1**
>
> 患者，女性，45岁，15日前无明显诱因后出现腹痛，为剑突下持续性钝痛，程度中等，伴反酸嗳气、恶心、呕吐，呕吐物为胃内容物及胆汁，皮肤黄染、瘙痒。患者自发病以来食欲下降，饮食少，小便黄染，白陶土样便，体重较1个月前下降3.5kg。
>
> 体格检查：T 36.7℃，P 90次/分，R 20次/分，BP 130/80mmHg。腹肌紧张，左上腹明显压痛，腹部叩诊呈鼓音。
>
> 辅助检查：查 CA19-9 406U/ml，增强CT示胰头占位；低位胆道梗阻征象。
>
> **问题：**
> 1. 如何对恶性肿瘤患者进行身体状况的评估？
> 2. 针对肿瘤患者特别是恶性肿瘤患者，心理护理有哪些措施？
> 3. 术后1个月，患者开始进行化学治疗，应采取哪些护理措施？

肿瘤（tumor）是人体正常细胞在不同的始动与促进因素长期作用下，发生过度增生与异常分化所形成的新生物。新生物形成后，不受正常机体的生理调节作用，也不会因病因消除而停止增生，在其增生和分化过程中，通常会破坏正常组织与器官，对机体造成一定的影响。随着疾病谱的改变，恶性肿瘤已成为人类死亡的常见原因之一。

## 【分类】

根据肿瘤的形态及肿瘤的生物学行为，即肿瘤对机体的影响，肿瘤可分为良性肿瘤、恶性肿瘤和交界性肿瘤。

**1. 良性肿瘤**（benign tumor） 一般称为"瘤"，如脂肪瘤、纤维瘤，无浸润和转移能力。良性肿瘤通常分化程度高，有包膜，边界清楚，呈膨胀性生长、生长速度缓慢，颜色和质地与相应的正常组织相似。彻底切除后少有复发，对机体危害小。但生长在重要部位（颅腔、胸腔内）也可危及生命。

**2. 恶性肿瘤**（malignant tumor） 来自上皮组织者称为"癌"；来自间叶组织者称为"肉瘤"；胚胎性肿瘤常称为母细胞瘤，如神经母细胞瘤、肾母细胞瘤等；某些恶性肿瘤由于习惯也可称为"瘤"或"病"，如恶性淋巴瘤、白血病等。恶性肿瘤分化程度低，通常无包膜，边界不清，向周围组织浸润生长，生长速度快，对机体危害大，切除后易复发。

**3. 交界性肿瘤**（borderline tumor） 在生物学行为上介于良性与恶性之间的肿瘤称为交界性或

临界性肿瘤，其在形态上属良性，但常呈浸润性生长，切除后易复发，甚至出现转移，如包膜不完整的纤维瘤、黏膜乳头状瘤等。

临床上还将肿瘤分为实体瘤和非实体瘤。实体瘤多形成明确的肿块，主要应用以外科为主的综合治疗；非实体瘤多为血液系统恶性肿瘤，常无明确肿块，以化学治疗为主。

# 第二节 恶 性 肿 瘤

恶性肿瘤是机体在各种因素长期综合作用下，某一正常组织细胞发生异常分化和无限增生的结果。恶性肿瘤具有向周围组织乃至全身侵袭和转移的特性，可发生在任何年龄和身体任何部位。随着疾病谱的改变，恶性肿瘤已成为目前最常见的死亡原因之一。我国最常见的恶性肿瘤，在城市依次为肺癌、胃癌、肝癌、肠癌、乳腺癌。在农村为胃癌、肝癌、肺癌、食管癌、肠癌。

## 【病因】

肿瘤的病因迄今尚未完全了解。通过流行病学的调查研究及实验与临床观察，认为其发生是由多种外界的致癌因素和内在的促癌因素长期相互作用导致的。

**1. 外界因素**

（1）物理因素：电离辐射可致皮肤癌、白血病等；吸入放射污染粉尘可致骨肉瘤和甲状腺肿瘤等；紫外线可引起皮肤癌，尤其对易感个体（着色性干皮病病人）作用明显；石棉纤维可致肺癌；烧伤深瘢痕长期存在易癌变；皮肤慢性溃疡可致皮肤鳞癌等。

（2）化学因素：①烷化剂，生物学作用类似 X 线，如有机农药、硫芥等，可致肺癌及造血器官肿瘤等；②亚硝胺类，与食管癌、胃癌和肝癌的发生有关；③氨基偶氮类，易诱发膀胱癌、肝癌；④多环芳香烃类化合物，如煤烟垢、煤焦油、沥青等，可致皮肤癌与肺癌；⑤真菌毒素和植物毒素，黄曲霉素易污染粮食，可致肝癌、肾癌、胃癌与结肠癌；⑥其他，某些金属（镍、铬、砷）可致肺癌等，氯乙烯能诱发人肝血管肉瘤，二氯二苯基、三氯乙烷和苯可致肝癌。

（3）生物因素：主要为病毒，如 EB 病毒与鼻咽癌、Burkitt 淋巴瘤有关，单纯疱疹病毒、乳头瘤病毒与宫颈癌有关，乙型肝炎病毒与肝癌有关，C 型 RNA 病毒与白血病、霍奇金病有关。少数寄生虫病和细菌也可引起肿瘤，如华支睾吸虫与肝癌有关，日本血吸虫与大肠癌有关，幽门螺杆菌与胃癌有关。

（4）不良生活方式：吸烟易引起肺癌、胰腺癌和膀胱癌；消化系统肿瘤可能与不良的饮食习惯和大量饮酒有关。

（5）慢性刺激与炎症：经久不愈的窦道和溃疡可因长期局部刺激发生癌变，如慢性胃溃疡可发展为胃癌。

**2. 内在因素**

（1）遗传因素：遗传与人类肿瘤的关系虽无直接证据，但肿瘤有遗传倾向性，即遗传易感性，如食管癌、肝癌、胃癌、乳腺癌或鼻咽癌有家族聚集现象，某些遗传缺陷疾病病人易发生肿瘤（如携带缺陷基因 *BRCA-1* 者易患乳腺癌）。此外，患有一些疾病的病人往往有发生恶性肿瘤的倾向，可将其称为遗传性癌前病变，如家族性结肠腺瘤病病人易发展为结直肠癌；着色性干皮病病人易发展为皮肤癌；毛心血管扩张共济失调病人易患淋巴系统恶性肿瘤。

（2）内分泌因素：某些激素与肿瘤发生有关，如雌激素和催乳素与乳腺癌有关，雌激素与子宫内膜癌有关，生长激素可以刺激癌细胞的发展。

（3）免疫因素：先天或获得性免疫缺陷者易发生恶性肿瘤，如艾滋病病人易患恶性肿瘤；器官移植后长期使用免疫抑制剂者，肿瘤的发生率比正常人群高。

（4）心理-社会因素：人的性格、情绪、工作压力及环境变化等，可通过影响人体内分泌、免疫功能等诱发肿瘤。

知识链接 2-1：肿瘤的发病机制

肿瘤在机体内外因素联合作用下，细胞中基因改变并积累而逐渐形成的。癌变是一个多基因参与、多步骤发展的非常复杂的过程，许多环节尚有待进一步研究来阐明和完善。其中，以化学致癌和病毒致癌两方面的研究最为深入。

1. 化学致癌　主要包括启动、促进和演进三个阶段。启动阶段是不可逆的过程，启动剂或其代谢产物引起了癌基因和（或）抑癌基因的突变，但在形态学上却无法与正常细胞相区别。促进阶段主要干扰细胞的信号转导通路，这一阶段是可逆的，且促癌剂的剂量与效应有一可测的阈值和最大效应。演进阶段也是不可逆的，主要特点是涉及细胞核型不稳定，同时可伴有基因突变，从而使肿瘤细胞获得新的遗传特征，增加其恶性程度。

2. 病毒致癌　DNA 肿瘤病毒与 RNA 肿瘤病毒的致癌机制不同。前者在感染宿主细胞后，其 DNA 可插入宿主细胞的 DNA 中形成转化基因，这些基因编码的蛋白质可通过直接致癌、抑制抑癌基因间接致癌、反式激活同一条 DNA 链上其他基因表达等方式导致肿瘤发生。RNA 肿瘤病毒必须先由病毒反转录酶以病毒 RNA 为模板形成互补的 DNA，再由 DNA 聚合酶形成 DNA 中间体，聚合到细胞 DNA 进行复制。RNA 肿瘤病毒可将病毒来源的癌基因携入细胞基因组内致癌，也可携入并非病毒来源的癌基因的其他特定序列，通过顺式或反式激活细胞内原有癌基因致癌。

## 【病理生理】

**1. 发生发展过程**

（1）癌前期：上皮增生明显，伴有不典型增生。

（2）原位癌：癌变细胞局限于上皮层、未突破基底膜。

（3）浸润癌：原位癌突破基底膜向周围组织浸润、发展，破坏周围组织的正常结构。

**2. 生长速度及方式**　恶性肿瘤具有生长快、发展迅速、病程较短的特点。主要呈浸润性生长，肿瘤沿组织间隙、神经纤维间隙或毛细血管扩展，边界不清，实际扩展范围远较肉眼所见大，局部切除后极易复发。

**3. 细胞的分化**　肿瘤细胞的分化程度不同，其恶性程度和预后亦不同。

（1）高分化（Ⅰ级）：细胞形态接近正常，恶性程度低。

（2）中分化（Ⅱ级）：细胞恶性程度介于高分化细胞与低分化细胞之间。

（3）低分化或未分化（Ⅲ级）：细胞核分裂较多，高度恶性，预后不良。

**4. 转移方式**　恶性肿瘤易发生转移，转移方式有 4 种。

（1）直接浸润：肿瘤从原发部位侵入周围组织器官，如直肠癌、宫颈癌侵及骨盆壁。

（2）淋巴转移：肿瘤细胞侵入淋巴管，沿淋巴道累及区域淋巴结，也可出现"跳跃式"转移。皮肤真皮层淋巴管的转移可出现皮肤水肿，如乳腺癌可呈橘皮样改变。皮肤淋巴管转移还可使局部呈卫星结节状。

（3）血行转移：肿瘤细胞侵入血液循环，随血流转移至远隔部位，常见的转移部位为肺、肝、骨、脑等。

（4）种植性转移：胸、腹腔内器官原发肿瘤侵犯浆膜层，肿瘤细胞脱落后在体腔或空腔脏器内的转移，最多见的是胃癌种植到盆腔。

**5. 肿瘤分期**　恶性肿瘤的临床分期有助于合理制订治疗方案，正确评价疗效，判断预后。国际抗癌协会提出了 TNM 分期法，是目前被广泛采用的分期法。肿瘤分期有临床分期（CTNM）及术后的临床病理分期（PTNM）。T 指原发肿瘤（tumor），N 为淋巴结（lymph node），M 为远处转移（metastasis）。根据病灶大小、浸润深度在字母后标以 0~4 的数字，表示肿瘤发展程度。1 代表小，4 代表大，0 代表无；有远处转移为 M，无为 $M_0$。根据 TNM 的不同组合，临床将之分为Ⅰ、

Ⅱ、Ⅲ、Ⅳ期。在临床无法判断肿瘤体积时则以 $T_x$ 表示。各种肿瘤 TNM 分类的具体标准由各专业会议协定。

【临床表现】

肿瘤的临床表现取决于肿瘤性质、发生组织、所在部位及发展程度。恶性肿瘤早期多无明显症状，待病人有特征性症状时常属晚期，所以早期发现尤为重要。以下 10 项为恶性肿瘤的早期信号，如有发现异常并定期体检，则可能较早发现肿瘤，对疾病的治疗和预后大有好处：①身体某部分发现肿块并逐渐增大；②身体某部位出现溃疡，且长时间不能痊愈；③中老年妇女阴道不规则流血或白带增多；④进食时胸骨后不适、灼痛、异物感或进行性吞咽困难；⑤长时间干咳或痰中带血不能被治愈；⑥长期消化不良，进行性食欲减退及不明原因的消瘦；⑦排便习惯改变或便血；⑧鼻塞或鼻出血；⑨黑痣增大或破溃出血；⑩无痛性血尿。此外，一些来自特定功能器官或组织的肿瘤在早期可有明显症状，如肾上腺髓质的嗜铬细胞瘤早期可出现高血压，胰岛细胞瘤伴有低血糖症等。

不同类型肿瘤表现不一，但有其共同特点。一般而言，早期肿瘤症状不明显，肿瘤发展后表现则比较显著。

**1. 局部表现**

（1）肿块：是位于体表或浅在肿瘤的首要症状。肿瘤的性质不同，其硬度、移动度及边界均可不同。位于深部或内脏的肿块不易触及但可出现脏器受压或空腔器官梗阻等症状。恶性肿瘤往往生长迅速，并可出现相应的转移灶，如肿大的淋巴结等表现。但老年人的恶性肿瘤发展速度较慢。

（2）疼痛：肿块的膨胀性生长、破溃或感染等使末梢神经或神经干受到刺激或压迫，出现局部刺痛、跳痛、烧灼痛、隐痛或放射痛，空腔脏器肿瘤可致脏器痉挛而产生绞痛，尤以夜间明显。

（3）溃疡：肿瘤若生长迅速，血液供应不足可继发坏死，或因继发感染而发生溃烂，溃疡呈火山口或菜花状，边缘隆起，分泌物可有恶臭气味且呈血性。

（4）出血：肿瘤在生长过程中发生破溃或侵犯血管可致出血。肿瘤在上消化道者可有呕血或黑便；在下消化道者可有血便或黏液血便；肺癌可发生咯血或咳血痰；肝癌破裂可致腹腔内出血；子宫颈癌可有血性白带或阴道出血；泌尿道肿瘤可见血尿等。

（5）梗阻：空腔器官或邻近器官的肿瘤，可致空腔器官堵塞或导致邻近器官梗阻，临床表现有所不同，如胃癌致幽门梗阻，肠肿瘤可致肠梗阻，支气管癌可致肺不张等。

（6）浸润或转移症状：可出现区域淋巴结肿大、相应部位静脉曲张、肢体水肿。若发生骨转移可有疼痛、硬结甚至病理性骨折等表现。

**2. 全身表现** 早期多无明显的全身症状；中晚期肿瘤病人常出现非特异性的全身症状，如消瘦、乏力、低热、贫血等；晚期呈现恶病质，消化道肿瘤病人出现较早。有些部位的肿瘤可表现为相应器官的功能紊乱，继发全身性改变，如甲状旁腺腺瘤引起骨质改变，胰岛素瘤引起低血糖综合征等。

【辅助检查】

**1. 实验室检查**

（1）常规检查：包括血、尿及便常规检查，其异常的检查结果可为疾病诊断提供有价值的线索。例如，白血病者血象明显改变；泌尿系统肿瘤可见血尿；胃肠道肿瘤病人可伴贫血及大便隐血；恶性肿瘤病人常可伴红细胞沉降率加快等。

（2）血清学检查：用生化方法可测定人体内肿瘤细胞产生的肿瘤标志物（tumor marker），如酶、糖蛋白、激素、胚胎性抗原或肿瘤代谢产物。但血清学检查特异性较差，仅可作为辅助诊断，对疗效判定和预后有一定的价值。常用的血清酶学检查有乳酸脱氢酶（LDH）、碱性磷酸酶（AKP）、酸性磷酸酶（ALP）。

（3）免疫学检查：常用的肿瘤免疫学标志物癌胚抗原（CEA）的增高有助于结肠癌、胃癌、肺癌、乳腺癌等癌症的诊断，并且可预测某些癌症的复发，如大肠癌。此外，近年来质谱技术在蛋白质组学中的应用也为筛选新的肿瘤标志物提供了新途径。甲胎蛋白（AFP）对肝癌、人绒毛膜促性腺激素（hCG）对滋养层肿瘤、前列腺特异抗原（PSA）对前列腺癌的诊断均有较高的特异性及敏感性，但存在一定的假阳性。

（4）基因或基因产物检查：基因诊断利用核酸中碱基排列具有极严格的特异序列这一特征，根据样品中有无特定序列以确定是否存在肿瘤或癌变的特定基因，从而做出诊断。

（5）流式细胞分析术：分析染色体 DNA 倍体类型、DNA 指数等，其敏感性和特异性较高，结合肿瘤病理类型可以判断肿瘤的恶性程度及推测其预后。

**2. 影像学检查**　X 线、超声、造影、核素、CT、磁共振成像（MRI）和正电子发射断层成像（position emission tomography computed tomography，PET-CT）等各种检查方法可明确有无肿块、肿块部位、阴影形态、大小等性状，有助于肿瘤的诊断及其性质的判断。

**3. 腔镜或内镜检查**　应用腔镜和内镜技术可以：①直接观察空腔器官、胸腔、腹腔、纵隔等部位的病变；②取细胞或组织行病理学检查诊断；③对小的病变如息肉进行治疗；④向输尿管、胆总管或胰管插入导管做 X 线造影检查。常用的有食管镜、胃镜、纤维肠镜、直肠镜、乙状结肠镜、气管镜、腹腔镜、纵隔镜、膀胱镜、阴道镜、子宫镜等。

**4. 病理学检查**　包括临床细胞学、病理组织学和免疫组织化学检查三部分，是目前确定肿瘤的直接而可靠的依据。

（1）临床细胞学检查：其优点为取材方便、花费较低、易被接受，在临床中应用广泛。主要检查包括体液自然脱落细胞、黏膜细胞、细针吸取（fine-needle aspiration，FNA）或 B 超引导穿刺吸取涂片。此法在多数情况下仅能做细胞学定性诊断，对分化较高的肿瘤细胞的诊断比较困难。

（2）病理组织学检查：取材方法由肿瘤所在部位、大小、性质等决定。①皮下软组织或某些内脏的实性肿块通常采取穿刺活检；②体表或腔道黏膜的表浅肿瘤，尤其是外生性或溃疡性肿瘤，多应用钳取活检；③经小手术能完整切除者行切除送检；④对于深部或体表较大而完整的肿瘤，可在超声或 CT 引导下穿刺活检，或于手术中切取组织行快速（冷冻）切片诊断。病理组织学检查理论上有可能使恶性肿瘤扩散，因此应在术前短期内或术中施行。

（3）免疫组织化学检查：有助于提高肿瘤诊断的准确率，判断组织来源，发现微小癌灶，正确分期及判断恶性程度。可为制订下一步的辅助治疗方案提供可靠的依据。

## 【处理原则】

多采用综合治疗方法，包括手术治疗、化学治疗、放射治疗、生物治疗、中医中药及内分泌治疗等。具体的治疗方案应经多学科医师参与的多学科协作诊疗模式（multiple disciplinary team，MDT）讨论，结合肿瘤性质、发展程度和病人的全身状态而选择。恶性实体瘤 I 期以手术治疗为主；II 期以局部治疗为主，切除原发肿瘤或放疗，包括可能存在的转移灶的治疗，辅以有效的全身化疗；III 期采取术前、术中及术后放射治疗或化化治疗的综合治疗；IV 期以全身治疗为主，辅以局部对症治疗。

**1. 手术治疗**　目前手术切除肿瘤对大多数早期和较早期实体肿瘤来说。仍然是最有效的治疗方法。根据手术应用目的分为 7 类。

（1）预防性手术：针对治疗癌前病变的切除治疗，防止其发生恶变或发展为进展期癌，如家族性结肠息肉病、黏膜白斑病、隐睾症等。

（2）诊断性手术：指经不同方式获取肿瘤组织标本并经病理学检查明确诊断后再进行相应的治疗，如切除活检术、切取活检术或剖腹探查术。

（3）根治性手术：指切除原发癌所在器官的部分或全部，以及肿瘤可能累及的正常周围组织和区域淋巴结。广义的根治性手术包括瘤切除术、广泛切除术、根治术及扩大根治术等。

（4）姑息性手术：属于解除或减轻症状的手术，适用于恶性肿瘤已超越根治性手术切除的范围，无法彻底清除体内全部病灶，目的是缓解症状、减轻痛苦、改善生命质量、延长生存期、减少和防止并发症。例如，晚期胃癌行姑息性胃大部切除术，解除胃出血。

（5）减瘤手术：是指对于体积较大或累及邻近重要器官、结构而无法完整切除的恶性肿瘤，可先进行肿瘤大部切除术，术后继以化疗、放疗、生物治疗等以控制残余的肿瘤细胞。如残留的肿瘤组织不能控制，对肿瘤病人生存时间的延长作用不大，则减瘤手术无意义。故减瘤手术仅适用于原发病灶大部切除后，残余肿瘤能用其他治疗方法有效控制者，如卵巢癌、Burkitt 淋巴瘤、睾丸癌等。

（6）复发或转移灶手术：复发或转移肿瘤的手术治疗较原发困难，且疗效较差，应根据具体情况及手术、化疗、放疗对其的疗效而定，应保持积极态度，凡能手术者应考虑再行手术。例如，乳腺癌术后局部复发可再行局部切除术，软组织肉瘤术后复发多再行扩大切除乃至关节离断术、截肢术。

（7）重建和康复手术：肿瘤病人经过手术治疗后，会对其生理和心理方面造成一定的不良影响，重建和康复手术能够帮助肿瘤病人提高其生活质量。例如，乳腺癌改良根治术后经腹直肌皮瓣转移乳房重建，头颈部肿瘤术后局部组织缺损的修复等均能提高肿瘤根治术后病人的生活质量。

---

**知识链接 12-2：肿瘤外科手术的原则**

实施肿瘤外科手术的基本原则是防止术中肿瘤细胞的脱落种植和血行转移。

1. 不切割原则　手术中不直接切割癌肿组织，而由四周向中央解剖，一切操作均应在远离癌肿的正常组织中进行。

2. 整块切除原则（block resection）　将原发病灶和所属区域淋巴结做连续性的整块切除而不应将其分别切除。

3. 无瘤技术原则（no-touch）　无瘤技术的目的是防止手术过程中肿瘤的种植和转移。主要内容是手术中的任何操作均不接触肿瘤本身，包括局部的转移病灶。

---

**2. 化学治疗**（chemotherapy）　简称化疗，是中晚期肿瘤病人综合治疗中的重要手段。目前可单独通过化疗治愈的有恶性滋养细胞瘤、睾丸精原细胞瘤、Burkitt 淋巴瘤、急性淋巴细胞白血病和小细胞肺癌等。某些肿瘤可因长期化疗缓解或使肿瘤缩小，如颗粒细胞白血病、部分霍奇金病、肾母细胞瘤、乳腺癌等。另外，一些肿瘤在手术或放疗后应用化疗可进一步提高疗效，如鼻咽癌、宫颈癌、胃肠道癌等。

化疗药物种类很多，应根据肿瘤特性、病理类型选用敏感的药物并制订联合化疗方案。

（1）药物分类：传统的抗癌药物分类法是根据药物的来源、化学结构及作用机制灶分类的，可分为 7 类，见表 12-1。

**表 12-1　化疗药物的分类**

| 类别 | 作用原理 | 代表药物 |
| --- | --- | --- |
| 细胞毒素类 | 烷化剂类，其氮芥基团作用于 DNA、RNA、酶和蛋白质，导致细胞死亡 | 氮芥、环磷酰胺、白消安、卡莫司汀（卡氮芥）等 |
| 抗代谢类药物 | 此类药物对核酸代谢物与酶结合反应有相互竞争作用，影响与阻断了核酸的合成 | 甲氨蝶呤、氟尿嘧啶、阿糖胞苷、硫嘌呤等 |
| 抗生素类 | 抗肿瘤作用 | 阿霉素、丝裂霉素、放线菌素 D、多柔比星、博来霉素等 |
| 生物碱类 | 主要干扰细胞内纺锤体的形成，使细胞停留在有丝分裂中期 | 长春新碱、羟喜树碱、紫杉醇、依托泊苷（VP-16）等 |
| 激素和抗激素类 | 改变内环境进而影响肿瘤生长，部分能增强机体对肿瘤侵害的抵抗力 | 他莫昔芬（三苯氧胺）、己烯雌酚、黄体酮、甲状腺素、泼尼松等 |
| 分子靶向药物 | 在化学特性上可以是单克隆抗体和小分子化合物，其作用靶点可以是细胞受体、信号转导和抗血管生成等 | 单抗类常用的有曲妥珠单抗、利妥昔单抗、西妥昔单抗和贝伐单抗等；小分子化合物常用的有伊马替尼、吉非替尼等及丙卡巴肼、甲基苄肼、羟基脲、铂类等 |
| 其他 | | |

（2）禁忌证：①年老、体衰、营养状况差、恶病质者；②白细胞低于 $3\times10^9$/L，血小板低于 $30\times10^9$/L 或有出血倾向者；③肝功能障碍或严重心血管疾病者；④骨髓转移者；⑤贫血及血浆蛋白低下者。

（3）给药方式

1）全身性用药：一般通过静脉、口服、肌内注射给药。大多数化疗药物在抑制或杀伤肿瘤细胞的同时，对机体正常组织，特别是代谢增殖旺盛的器官组织或细胞有不同程度的损害，并在出现疗效的同时，常伴有不同程度的毒性反应。

2）局部用药：为了提高药物在肿瘤局部的浓度，有些药物可通过肿瘤内注射、腔内注射、动脉内注入或者局部灌注等途径提供。

3）介入治疗：是近年来应用较多的一种特殊化疗途径，可通过动脉插管行局部动脉化疗灌注栓塞，也可经皮动脉插管配合皮下切口植入导管药盒系统进行长期灌注、栓塞化疗，提高肿瘤局部的药物浓度并阻断肿瘤的营养、血液供应，减少全身毒性反应。可采用同时给药或序贯给药的方式，以提高疗效，减少毒副作用。

（4）治疗方式：理论上讲，化学治疗不能杀灭所有的肿瘤细胞，因此可能存在复发的风险。临床上采用多药物联合应用可在一定程度上控制其复发。根据肿瘤的种类和化学治疗在治疗中的地位不同，其治疗方式主要分为以下 3 种。

1）诱导化学治疗（induction chemotherapy）：①用于可治愈的肿瘤，此时化学治疗是首选方案；②用于晚期播散性肿瘤，此时化疗是唯一的治疗方案，待病情缓解后再选用其他治疗。

2）辅助化学治疗（adjuvant chemotherapy）：用于肿瘤根治术后或治愈性放射治疗后，肿瘤已被局部满意控制，针对可能残留的微小病灶进一步治疗，进而提高局部治疗的效果。

3）新辅助化学治疗（neoadjuvant chemotherapy）：也称初始化学治疗。用于尚可选择手术或放射治疗的局限性肿瘤，应用新辅助化学治疗可使肿瘤缩小，进而缩小手术范围、减少放射治疗剂量或提高局部治疗的疗效。

（5）化疗毒副作用：化疗药物不仅对肿瘤细胞起作用，对正常的细胞也会产生一定的影响，因此用药后可能会产生一些不良反应，主要包括：①骨髓抑制，白细胞、血小板减低；②消化道反应，恶心、呕吐、腹泻、口腔溃疡等；③脱发；④血尿；⑤免疫功能降低，容易并发细菌及真菌感染。

**3. 放射治疗**（radiotherapy）　简称放疗，是利用 α 射线、β 射线、γ 射线、X 线、电子线、质子束及其他粒子束等破坏或杀灭肿瘤细胞，是治疗恶性肿瘤的主要手段之一。目前约 70% 的肿瘤病人在病程不同时期因不同的目的需要接受放疗。治疗过程对肿瘤和正常组织器官产生同样的破坏作用，是一种无选择性的损伤性治疗。放疗技术包括远距离治疗（外照射）、近距离治疗（组织间或腔内放疗）、立体定向放射治疗（放射源是 X 刀或 γ 刀）和适形放射治疗等。

> **知识链接 12-3：适形放射治疗**
>
> 　适形放射治疗（conformal radiation therapy）能使照射高剂量分布区的三维形态与病变性状一致，最大限度地将剂量集中到病灶内，减少其周围正常组织器官不必要的照射。适形放射治疗有助于减轻放疗反应、提高疗效，同时也扩展了放疗的适应证。

（1）分类：各种肿瘤对放射线的敏感性不一，可分为 3 类。①高度敏感：分化程度低、代谢旺盛的癌细胞对放射线高度敏感，如淋巴造血系统肿瘤、性腺肿瘤、多发性骨髓瘤、肾母细胞瘤等。②中度敏感：位于表浅组织和生理管道的癌细胞对放射线呈中度敏感，如皮肤癌、鼻咽癌、口腔癌、宫颈癌、肛管癌、中耳癌等；此外，一些肿瘤可采用手术综合放疗进行治疗的方法，如乳腺癌、食管癌、肺癌、卵巢癌、脑肿瘤等。③低度敏感：放疗对喉癌、下咽癌、甲状腺癌和尿道癌等的治疗价值有限，仅能缓解症状；对胃肠道腺癌、胆囊癌、肾上腺癌、软组织及骨肉瘤等治疗价值不大。

（2）禁忌证：①外周血白细胞计数低于 $3.0 \times 10^9/L$，血小板低于 $50 \times 10^9/L$，血红蛋白低于 $90g/L$ 者；②晚期肿瘤，伴严重贫血、恶病质者；③有心、肺、肾、肝等功能严重不全者；④合并各种传染病，如活动性肝炎、活动性肺结核者；⑤接受放疗的组织器官已有放射性损伤者；⑥对放射线中度敏感的肿瘤已有广泛远处转移或经足量放疗后近期内复发者。

（3）放疗副作用：主要为骨髓抑制（白细胞、血小板减少）、皮肤黏膜改变、胃肠反应及局部反应等。

**4. 生物治疗** 是应用生物学技术改善个体对肿瘤的应答反应及直接效应的治疗，包括免疫治疗与基因治疗两类。免疫治疗是通过刺激宿主的免疫机制，促使肿瘤消散，如接种卡介苗、注射干扰素等；基因治疗是应用基因工程技术，干预存在于靶细胞的相关基因表达水平以达到治疗目的。

**5. 中医中药治疗** 应用中医扶正法祛邪、化癥散结、清热解毒、通经活络等原理，通过膏药、贴敷、针灸、中药、食疗等方法，以中药补益气血、调理脏腑，配合手术及放疗、化疗，促进肿瘤病人的康复。

**6. 内分泌治疗** 某些肿瘤的发生和发展与体内激素水平密切相关，可进行内分泌治疗，如增添激素或内分泌去势治疗等。

## 【预防】

恶性肿瘤是由环境、营养、饮食、遗传、病毒感染及生活方式等多种因素综合作用引起的，所以目前尚无可利用的单一预防措施。国际抗癌联盟认为 1/3 恶性肿瘤是可以预防的，1/3 恶性肿瘤若能早期诊断是可以治愈的，1/3 恶性肿瘤可以减轻痛苦、延长寿命。并据此提出了恶性肿瘤的三级预防概念。

**1. 一级预防** 也称病因学预防，是指消除或减少可能致癌的因素，防止癌症的发生。预防措施：保护环境，控制大气、水、土壤等污染；改变不良饮食习惯和生活方式；减少职业暴露于致癌物；接种疫苗等。

**2. 二级预防** 也称发病学预防，是指早期发现、早期诊断、早期治疗，以提高生存率，降低死亡率，主要手段是对高发区及高危人群进行定期检查。

**3. 三级预防** 也称康复学预防，是指治疗后的康复，包括各种姑息治疗和对症治疗，以求达到提高生存质量、减轻痛苦、延长生命的目的。

## 【护理】

### （一）护理评估

**1. 健康史**

（1）一般情况：包括年龄、性别、民族、婚姻和职业；女性病人月经史、生育史、哺乳史。其中年龄需特别注意，癌症多以中老年为主，青年癌症病人往往发展迅速，就诊时可能已发生转移或出现继发症状，其主诉可能与原发疾病不符。

（2）个人史：有无不良的饮食习惯或与职业因素有关的接触史、暴露史及感染史；有无长期吸烟、饮酒；有无经历重大精神刺激、剧烈情绪波动或抑郁。

（3）既往史：询问有无其他部位肿瘤病史或手术治疗史，有无其他系统伴随疾病。有无用（服）药史、过敏史及输血经历。

（4）家族史：家族中有无肿瘤病人。

**2. 身体状况** 病人的病情、相关的辅助检查结果，评估病人对手术、放疗、化疗的适应情况等。

（1）局部：肿块的部位、大小、外形、血管分布、软硬度、界线、活动度及肿块的发展速度；有无疼痛，疼痛的性质与程度；有无坏死、溃疡、出血及空腔器官肿瘤导致的梗阻等继发症状；肿块部位皮肤表面温度；颈部、腋窝、锁骨上、腹股沟区等处有无肿大、转移的淋巴结等。

（2）全身：有无肿瘤引起的相应器官功能改变和全身性表现；有无消瘦、乏力、体重下降、低热、贫血等恶病质症状。评估病程时间长短、发病人群与肿瘤进展特性。

（3）辅助检查：包括定性、定位诊断性检查及有关内脏器官功能的检查。了解病人相关实验室及影像学检查结果，评估病人心、肺、肾等重要内脏器官功能情况、营养状况和病人对手术及各种治疗的耐受情况。

**3. 心理-社会状况**

（1）认知程度：评估病人对疾病诱因、肿瘤常见症状、拟采取的手术方式、手术过程、手术可能导致的并发症、化疗、放疗、介入治疗、肿瘤预后及康复知识的认知及配合程度。

（2）心理反应：了解病人的文化背景、性格特征，评估病人的心理状况，包括对疾病诊断的心理承受能力，对治疗效果、预后等的心理反应。

（3）经济和社会支持状况：病人家属对本病及其治疗方法、预后的认知程度及心理承受能力；评估家庭对病人各项治疗的经济承受能力；家属对病人的理解和支持程度；病人的社会支持系统等。

## （二）常见护理诊断/问题

**1. 焦虑与恐惧**　与担忧疾病预后和手术、化疗、放疗及经济状况改变有关。

**2. 疼痛**　与肿瘤生长侵及神经、肿瘤压迫及手术创伤有关。

**3. 营养失调：低于机体需要量**　与肿瘤所致高分解代谢状态及摄入减少、吸收障碍；化疗、放疗所致食欲下降、恶心、呕吐等胃肠道症状有关。

**4. 自我形象紊乱**　与放疗、化疗后形象改变，手术引起器官缺失等有关。

**5. 知识缺乏**　缺乏肿瘤预防、术后康复、放疗及化疗等相关知识。

**6. 潜在并发症**　感染、出血、皮肤和黏膜受损、静脉炎、静脉栓塞及脏器功能障碍。

## （三）护理目标

**1.** 病人的焦虑、恐惧程度减轻。

**2.** 病人疼痛得到有效控制。

**3.** 病人营养状况得以维持或改善。

**4.** 病人保持良好的形象。

**5.** 病人了解肿瘤预防、术后康复、放疗及化疗等相关知识。

**6.** 未发生并发症或并发症被及时发现和有效处理。

## （四）护理措施

**1. 非手术治疗的护理/术前护理**

（1）减轻焦虑和恐惧：病人对疾病的认知程度不同，会产生不同的心理反应。根据病人不同的心理反应有针对性地进行心理疏导，消除或减轻负性情绪的影响，增强其战胜疾病的信心。肿瘤病人心理变化可分为以下5期。

1）震惊否认期（shock and deny stage）：多发生在病人获知诊断初期，表现为沉默寡言、目光呆滞、知觉淡漠甚至晕厥，而后否认患病事实，怀疑诊断的可靠性，甚至辗转多家医院就诊、咨询。对此期病人，应鼓励家属给予其情感上的支持和生活上的关心，使之有安全感。之后，因人而异地逐渐使病人了解病情真相。

2）愤怒期（anger stage）：多发生在接受疾病现实初期，表现为恐慌、哭泣，易愤怒、烦躁不安，常迁怒于周边亲属和医务人员，甚至出现冲动性行为。对处于此期病人，应通过交谈和沟通，尽量诱导病人表达自身的感受和想法，纠正其感知错误，请其他病友介绍成功治疗的经验，教育和引导病人正视现实。

3）磋商期（bargaining stage）：多发生在病人接受疾病现实后期，常心存幻想、遍访名医、寻求偏方，祈求延长生命。此时，幻想虽可产生负面影响，但在某种程度上可支持病人，使其重新树立与疾病抗争的信念。此期病人易接受他人的劝慰，有良好的遵医行为。因此，应维护病人的自尊，尊重其隐私，正确引导病人及时、积极接受正规治疗，列举典型抗癌成功案例，鼓励病人树立战胜病魔的信心。

4）抑郁期（depression stage）：多发生在治疗效果不理想、病情恶化、肿瘤复发、疼痛难忍时。表现为悲伤抑郁、沉默寡言、黯然泣下、不听劝告、不遵医嘱，甚至有自杀倾向。对抑郁期病人，应给予更多关爱和抚慰，诱导其以正确的方式发泄不满，鼓励家人陪伴于身旁，满足其合理需求，同时分散其注意力，引导其投入到积极乐观的事物中去。

5）接受期（acceptance stage）：多发生在治疗期，病人经过之前的心理变化，已经接受事实，并积极配合治疗和护理。但只专注于自身症状和体征，不再关注自我的角色。此期应加强与病人交流，尊重其意愿，满足其需求，尽可能提高其生活质量。

以上心理变化可同时或反复发生，且不同心理特征者在心理变化分期方面存在很大差异，各期持续时间、出现顺序也不尽相同。

肿瘤病人在治疗过程中，心理反应复杂而强烈，情绪多变。且肿瘤手术范围较大，易影响某些部位的正常功能。有的放矢地进行心理护理，了解病人心理和情感的变化，深入浅出地解释，耐心细致地介绍手术的重要性、必要性和手术方式等。对需进行化疗或放疗的病人，耐心解释所需实施的化疗、放疗方案及常见的毒副作用、应对措施，使病人有效配合，取得最佳的治疗效果。

（2）加强营养：术前对病人进食情况和全身营养状况进行全面了解。因疾病消耗所致营养不良者，通过增加蛋白质、糖类和维生素的摄入或肠内、肠外营养支持改善营养状况，提高对手术的耐受性。

（3）缓解疼痛：术前疼痛一般是因为肿瘤浸润神经或压迫邻近内脏器官所致。应为病人创造安静舒适的环境，观察疼痛的部位、性质、持续时间，鼓励其适当参与娱乐活动或以听音乐等方式分散注意力，与病人共同制订控制疼痛的有效途径，同时鼓励家属参与实施止痛计划。

**2. 术后护理**

（1）营养支持：术后鼓励能经口进食者尽早进食。给予易消化且富有营养的饮食；术后病人消化道功能未恢复之前，可经肠外途径供给所需能量和营养素；也可经管饲提供肠内营养，促进胃肠功能恢复。康复期病人应少量多餐、循序渐进恢复饮食。

（2）镇痛：术后麻醉作用消失，切口出现疼痛，应遵医嘱予以镇痛治疗。晚期癌痛难以控制者，可按 WHO 三级阶梯镇痛方案处理。

> **知识链接 12-4：WHO 三级阶梯镇痛方案**
>
> 癌性疼痛的给药原则为口服、按时（非按需）、按阶梯、个体化给药。
>
> 一级镇痛法：适用于疼痛较轻者，可用阿司匹林、布洛芬或对乙酰氨基酚等非阿片类解热消炎镇痛药。
>
> 二级镇痛法：适用于轻、中度癌痛者，用可待因等弱阿片类药物。
>
> 三级镇痛法：适用于重度癌痛者，用强阿片类药物，如吗啡、哌替啶等。
>
> 镇痛药物剂量根据病人的疼痛程度和需要由小到大直至病人疼痛消失为止，不应对药物限制过严导致用药不足。
>
>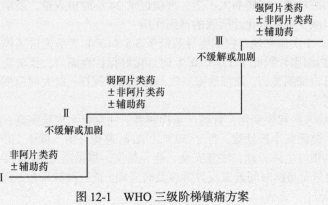
>
> 图 12-1　WHO 三级阶梯镇痛方案

（3）并发症预防和护理：根治性手术后病人易并发呼吸道、泌尿系统、切口或腹腔内感染等。为减少并发症的发生，应采取以下护理措施：①对病人进行有效的术前指导，如指导病人在术前练习床上使用便器；胸腹部手术者，术前应指导其进行深呼吸、咳痰练习及肢体活动。②术后严密观察生命体征的变化。③加强管路护理，如引流管、导尿管等。④观察伤口渗血、渗液情况，保持伤口敷料干燥；观察切口的颜色、温度，特别是皮瓣移植术后，若发现颜色苍白或青紫、局部变冷应及时处理。⑤预防感染。⑥加强皮肤和口腔护理。⑦鼓励病人多翻身、深呼吸、有效咳嗽和咳痰。⑧早期下床活动可促进肠蠕动、减轻腹胀、预防肠粘连，并可增进食欲、促进血液循环及切口愈合，但应注意保暖和安全。

**3. 化疗病人的护理**

（1）化疗药物不良反应的护理

1）恶心、呕吐：化学治疗可能会发生恶心、呕吐，嘱病人在治疗前 1 小时禁食并遵医嘱应用止吐剂。若发生严重呕吐者，予以静脉补液，防止缺水，必要时给予肠内、肠外营养支持。保持口腔清洁，增进食欲。对化疗病人应给予正确的饮食指导，保证营养供给。鼓励病人摄入高蛋白质、低脂肪、易消化的清淡食物，多饮水，多吃水果。少量多餐。忌辛辣、油腻等刺激性食物，忌烟酒。

2）腹泻：会导致营养的流失，严重者还会发生肠出血及穿孔，影响治疗效果。当病人发生腹泻时，嘱病人多食清淡易消化的低纤维食物，多饮水，避免体液过分丢失，情况严重时可遵医嘱给予止泻剂。

3）脱发：化疗 1～2 周后一些病人可能会出现脱发的现象，但在化疗结束后 3～6 个月可以再生，嘱病人不必过分担忧。可告知病人在化疗前留短发，并准备好合适的帽子或假发备用。化疗期间保持头发和头皮的清洁，温水洗头，避免使用刺激性的洗发液。不要烫发或染发。

4）口腔溃疡：饭后及睡前刷牙或使用漱口液漱口，保持口腔清洁。尽量少量多餐，忌进食过粗、过冷、过热及辛辣食品。禁忌烟酒的刺激。

（2）保护皮肤黏膜：治疗时除了要重视病人对疼痛的主诉外，还要鉴别疼痛的原因，若怀疑药物外渗立即停止输液，并针对外渗药液的性质给予相应的处理。指导病人保持皮肤清洁、干燥，不使用刺激性的香皂、沐浴露、化妆品或药物等。

（3）并发症的观察与护理

1）静脉炎、静脉栓塞：遵医嘱选择合适的给药途径和方法，最常见为静脉给药。根据药性选用适宜的溶媒稀释；合理安排给药顺序，掌握正确的给药方法；有计划地由远端开始选择静脉并注意保护，妥善固定针头以防滑脱、药液外漏。由于化疗药物刺激性强且作用时间长，临床多采用深静脉置管进行化疗。

2）脏器功能障碍：了解化疗方案，正确掌握化疗药物剂量、给药方法及毒副作用、作用途径。化疗药物现配现用。推注过程中注意控制速度，并严密观察病人的反应。化疗过程中密切观察病情变化、监测肝肾及心脏功能、了解病人不适、准确记录 24 小时出入量，鼓励多饮水或采用水化疗法、碱化尿液等，以减少或减轻化疗所致的毒副作用。

3）感染：每周查 1 次血常规，白细胞计数低于 $3.5 \times 10^9$/L 者应遵医嘱停药或减量；血小板计数低于 $80 \times 10^9$/L、白细胞计数低于 $1.0 \times 10^9$/L 时，做好保护性隔离，预防交叉感染；必要时输成分血或遵医嘱应用升血细胞类药。加强病室空气消毒，减少探视；对大剂量强化化疗者实施严密地保护性隔离或置于层流室。

4）出血：观察病人血常规变化，骨髓严重抑制者，注意有无皮肤瘀斑、齿龈出血、血尿、血便等全身出血倾向；监测血小板计数，低于 $50 \times 10^9$/L 时避免外出，低于 $20 \times 10^9$/L 时绝对卧床休息，限制活动。协助做好生活护理，注意安全、避免受伤，尽量避免肌内注射及用硬毛牙刷刷牙。女性月经期间，出血量及持续时间若发现异常应及时发现。进行静脉采血、肌内注射等操作时按压时间为 10～20 分钟。

（4）休息与活动：注意休息，协助病人逐渐增加日常活动；保持病室整洁，创造舒适的休养环境，减少不良刺激。

**4. 放疗病人的护理**

（1）防止皮肤、黏膜损伤，病人放疗期间应注意：①穿着柔软宽松的棉质衣服；②放射区位于腋下、颈部等多汗、褶皱处，保持清洁干燥，局部用软毛巾吸干；③照射野皮肤忌摩擦、理化刺激，忌搔抓；④局部皮肤出现红斑瘙痒时禁搔抓，禁用乙醇、碘酒等涂擦；⑤照射野皮肤有脱皮时，禁撕脱，应让其自然脱落；⑥避免冷热敷；⑦外出时戴帽，避免阳光直接暴晒，减少阳光对照射野皮肤的刺激。

（2）感染的预防：①监测病人有无感染症状和体征，每周查一次血常规，当发现白细胞降至 $3\times10^9$/L，血小板降至 $80\times10^9$/L 时须停止治疗；②严格执行无菌操作，防止交叉感染；③外出时注意保暖，防治感冒诱发肺部感染；④鼓励病人多进食，增加营养，提高免疫力；⑤指导并督促病人注意个人卫生，如口腔清洁等。

（3）照射器官功能障碍的护理：食管、胃肠道、膀胱、肺、脊髓等照射后均会出现放射性炎症，如膀胱照射后可出现血尿，胃肠道受损后出血、溃疡和形成放射性肠炎等。放疗期间加强对照射器官功能状态的观察，对症护理，有严重不良反应时及时报告医师，暂停放疗并协助处理。

**5. 心理护理** 癌症病人的心理压力往往很重，表现为抑郁、沮丧、焦虑甚至愤怒，这些不良的情绪会在一定程度上影响疾病的转归。因此，护士应积极采取措施，帮助病人渡过难关。①多与病人进行交流，了解其内心的真实想法，引导将心中的负性情绪宣泄出来，在给予安慰的同时强调积极治疗的有利之处，帮助病人树立克服疾病的信心；②主动向病人介绍积极的抗癌知识，帮助病人正确认识自己的疾病，消除心中的疑惑；③介绍一些抗癌明星的事例，阅读抗癌经验的书籍、进行抗癌主题联谊活动、观看癌症志愿者的感人事迹等，帮助病人寻找同伴和人生意义；④告知家属多与病人交谈，让病人体会到家人的关心。同时尽量让病人做自己力所能及的事情，给予其尊重。在病人情绪低落时，嘱家属密切观察病人的表现，如有异常及时告知医护人员。

**（五）护理评价**

**1.** 病人是否学会有效的应对方法，焦虑、恐惧程度是否减轻。

**2.** 病人是否摄入足够的营养素，体重得以维持。

**3.** 病人疼痛是否减轻，止痛措施是否有效。

**4.** 病人是否保持良好的形象。

**5.** 病人是否了解肿瘤预防、术后康复、放疗及化疗等相关知识。

**6.** 皮肤黏膜是否完整，有无感染、出血、静脉炎、静脉栓塞、内脏器官功能障碍等并发症发生，或发生后是否被及时发现和处理。

**【健康教育】**

**1. 保持心情舒畅** 肿瘤病人应保持良好的心态，避免情绪刺激和波动。家庭支持是社会系统中最基本的形式。鼓励病人亲属给予病人更多的关心和照顾，增强病人自尊感和被爱感。

**2. 饮食指导** 术后、放疗、化疗及康复期病人应维持营养，饮食宜清淡、易消化。摄入高热量、高蛋白质、富含膳食纤维的各类营养素，多食新鲜水果。

**3. 运动与功能锻炼** 适量、适时的运动可调整机体内在功能，增强抗病能力，减少各类并发症。对因术后器官、肢体残缺而引起生活不便的病人，应早期协助和鼓励其进行功能锻炼，如截肢术后的义肢锻炼等，使其具备基本的自理能力和必要的劳动能力。

**4. 疾病知识指导** 根据病人和家属的认知水平，有针对性地提供化疗、放疗等方面的信息资料，提高其对各种治疗反应的识别和自我照顾能力。

**5. 继续治疗** 恶性肿瘤治疗以手术为主，辅以放射、化学药物等综合手段。鼓励病人积极配合治疗，克服化疗带来的身体不适，坚持接受化疗。督促病人按时用药和接受各项后续治疗，以缓解临床症状、减少并发症、降低复发率。

**6. 加强随访** 恶性肿瘤病人应终身随访，其目的在于：①评价病人术后的无病生存的情况；②评价病人对术后辅助治疗的依从性；③尽早发现术后辅助治疗的不良反应，积极纠正；④及时发现复发或转移，及早进行积极治疗。随访时间应在手术治疗后最初 2 年内至少每 3 个月随访 1 次，之后每半年复查 1 次，5 年后每年复查 1 次。不同肿瘤的复查的内容可能不同，各类肿瘤的恶性程度不一，通常用 3 年、5 年、10 年的生存率表示其病种的治疗效果。

# 第三节　常见体表肿瘤及肿块

体表肿瘤指来源于皮肤、皮肤附件、皮下组织等浅表软组织的肿瘤。体表肿瘤需与非真性肿瘤的瘤样肿块相鉴别。

**1. 皮肤乳头状瘤**（skin papilloma） 是由表皮乳头样结构的上皮增生所致，可向表皮下呈乳头状延伸，有蒂，单发或多发，表面常角化伴溃疡，好发于躯干、四肢及会阴，易恶变为皮肤癌。首选治疗方法是手术切除。

**2. 皮肤癌**（skin carcinoma） 基底细胞癌表面呈蜡状，伴有黑色素增多，好发于头面部，对放疗敏感，早期亦可手术切除；鳞状细胞癌表面呈菜花状，易破溃、出血，伴恶臭，以手术治疗为主，并做区域淋巴结清扫。

**3. 黑痣**（pigment nevus） 为良性色素斑块，分为皮内痣、交界痣和混合痣 3 种。皮内痣位于皮下和真皮层内，可高出皮肤，表面光滑，有汗毛，较稳定，很少恶变；交界痣位于表皮真皮交界处，呈扁平状，色素较深，多位于手、足，易在局部刺激或外伤后发生恶变，称为黑色素瘤（melanoma），若破损或切除不彻底可迅速出现卫星结节或转移，应做广泛切除；混合痣为皮内痣与交界痣同时存在，当色素加深、变大，或有痛痒、疼痛时，可能为恶变，应及时做完整切除。

**4. 纤维瘤**（fibroma） 位于皮肤及皮下的纤维组织肿瘤，呈结节状，单发，质地硬，边界清，活动度大，生长缓慢，极少恶变。可手术切除。

**5. 脂肪瘤**（lipoma） 为脂肪样组织的瘤状物。多见于女性，好发于四肢和躯干。多数单发，也可多发。单发者质地软、边界清，呈分叶状，可有假囊性感，无痛、生长缓慢。位于深部者有恶变可能，应及时切除。多发者瘤体常较小，呈对称性，可能有家族史，可伴疼痛。

**6. 神经纤维瘤**（neurofibroma） 来源于神经鞘膜的纤维组织及鞘细胞。常位于四肢屈侧较大的神经干上，多发、呈对称性，多数无症状，少数可伴明显疼痛或感觉过敏。手术切除时应注意避免伤及神经干。

**7. 血管瘤**（hemangioma） 多为先天性，生长缓慢，按结构可分为 3 类。

（1）毛细血管瘤（capillary hemangioma）：多数为错构瘤，大多数 1 年内可停止生长或消退。好发于颜面、肩、头皮和颈部，多见于女性婴儿。若皮肤红点或小红斑的增大速度快于婴儿发育速度，则为真性肿瘤。瘤体边界清，压之可稍有褪色，压力解除可恢复红色。早期瘤体较小时，手术切除或液氮冷冻治疗效果均良好。

（2）海绵状血管瘤（cavernosum hemangioma）：由小静脉和脂肪组织构成。肿块质地软、边界不太清，可有钙化结节和触痛，多位于皮下组织、肌内，少数在骨或内脏。皮肤可呈青紫色。应及早手术切除，以免增大而影响局部组织功能。

（3）蔓状血管瘤（racemosum hemangioma）：由较粗的迂曲血管构成。大多来自静脉，也可来自动脉或动静脉瘘。发生于皮下、肌组织，可侵入骨组织。外观可见蜿蜒的血管，有明显的压缩性和膨胀性，或可闻及血管杂音或触及硬结。应争取手术切除。术前做血管造影检查，了解病变范围，做好手术准备。

**8. 囊性肿瘤及囊肿**

（1）皮样囊肿（dermoid cyst）：为囊性畸胎瘤。呈圆珠状，质地硬，可与颅内交通呈哑铃状，浅表者好发于眉梢或颅骨骨缝处。

（2）皮脂囊肿（sebaceous cyst）：非真性囊肿，为皮脂腺排泄受阻所形成的囊肿，囊内为油脂样"豆渣物"，易继发感染而伴奇臭，以头面部及背部多见。控制感染后可手术切除治疗。

（3）表皮样囊肿（epidermoid cyst）：由外伤所致表皮移位于皮下而生成的囊肿，常见于臀、肘等易受外伤或磨损部位。手术切除治疗。

（4）腱鞘或滑液囊肿（synovial cyst）：非真性囊肿，由浅表滑囊经慢性劳损而发生黏液样变所致。常位于手腕、足背肌腱或关节附近，屈曲关节时有坚硬感。可加压挤破或抽出囊液，但易复发，手术治疗较为彻底。

（史铁英）

# 第十三章　器官移植病人的护理

## 【学习目标】

**识记**　①器官移植、同种异体移植术、活体移植、移植免疫、排斥反应的概念；②免疫治疗的原则、常用免疫抑制剂及其不良反应。

**理解**　①不同排斥反应的特点；②肾移植和肝移植的手术适应证与禁忌证；③肾移植和肝移植术后并发症的防治和护理。

**运用**　①结合案例说出器官移植前受者的准备工作及供者的选择；②运用护理程序对肾移植、肝移植病人实施整体护理。

# 第一节　概　　述

器官移植（organ transplantation）是指将某一个体的活性器官通过手术的方法移植到另一个体内，以替代或增强原有的器官功能。被移植的器官或组织称为移植物（graft）；提供移植物的个体称为供者或供体（donor），分为活体供体和尸体供体；接受移植物的个体称为受者或受体（recipient）。常见的移植器官与组织有心、肝、肺、肾、胰腺、小肠、脾、骨髓和角膜等。

## 【分类】

### 1. 按供者和受者的遗传学关系分类

（1）自体移植术（autotransplantation）：指供者和受者器官是同一个体，移植后不会引起排斥反应，如自体皮肤移植、断肢（指）再植等。

（2）同质移植术（syngeneic transplantation）：指供者与受者虽非同一个体，但供者、受者有完全相同的遗传基因，移植后不会发生排斥反应，如同卵双胞胎之间的器官移植。

（3）同种异体移植术（allotransplantation）：指供者、受者属于同一种族，遗传基因不同的个体间的移植，如人与人之间的器官移植。但由于供者、受者的抗原结构不同，术后即使采用了免疫抑制治疗，移植后也可能发生不同程度的排斥反应。这是目前临床应用最广泛的移植方法。

（4）异种移植术（xenotransplantation）：指不同种族之间的组织或器官移植，移植后可引起强烈的排斥反应。目前大多处于动物实验研究阶段。

### 2. 按移植物植入的部位分类

（1）原位移植术（orthotopic transplantation）：移植物植入到受者该器官的原解剖位置，需先切除受者的病变器官。

（2）异位移植术（heterotopic transplantation）：又称为辅助移植，移植物植入到受者该器官原解剖位置以外部位，可以切除或不切除原有病变器官。

（3）原位旁移植术（paratopic transplantation）：移植物植入到受者该器官原解剖位置旁，不切除原有病变器官。

### 3. 按移植物的活力分类

（1）活体移植（viable transplantation）：移植物在移植过程中始终保持生命力，术后能迅速恢复其原有功能。临床上器官移植均为活体移植。

（2）结构移植（structural transplantation）：又称为支架移植，指移植物已丧失活力（如骨、软骨、筋膜、血管等），移植后仅提供支持性基质和机械性解剖结构，使受者的同类细胞得以生长存活，术后不会发生排斥反应。

**4. 按移植物供体来源分类**

（1）尸体供体移植（body donor transplantation）：器官或组织来源于心脏死亡供体的移植。

（2）活体供体移植（living donor transplantation）：器官或组织来源于活体的移植。活体又分为活体亲属（有血缘关系，如父母、子女或兄弟姐妹）和活体非亲属（无血缘关系，如配偶或其他人）。

**5. 按移植器官的数量分类**

（1）单一或单独移植：每次仅移植单个器官，如肾、肝移植。

（2）联合移植（combined transplantation）：2个器官同时移植到1个个体的体内，如肝肾、心肺联合移植等。

（3）多器官移植（multiple organ transplantation）：3个或更多的器官同时移植到1个个体的体内。

在联合移植或多器官移植中，若2个或多个器官只有1个总的血管蒂，整块切除后，在植入时只需吻合其主要动静脉主干，称为器官簇移植（organ cluster transplantation）。常见的有肝、肠联合移植及肝、胰、胃、肠联合移植等。器官簇移植较单一器官移植排斥反应轻，具有免疫学方面的优势。

**6. 按移植的方法分类**

（1）游离移植：从供体将移植物完全离断后取下，移植到受者身上，但不吻合血管，而依靠移植部位建立新的血液供应。皮肤、骨、血管都可以做游离移植。

（2）带蒂移植：移植物大部分已离断，但还剩一带血管、淋巴和神经的蒂与供者保持有效联系，等到移植部位新建血液循环后，再切断该蒂。这种移植是自体移植，如各种皮瓣移植。

（3）吻合移植：移植物虽已完全断离，但移植者将移植物的血管和受者的血管予以吻合，建立了有效的血液循环。临床上肾、肝移植都属于此类。

（4）输注移植：将含有活力的细胞群悬液，输注到受者的血管、体腔或组织器官内，如造血干细胞移植。

**【移植免疫】**

移植免疫（同种）是一个特异性免疫应答过程，包括 T 细胞介导的细胞免疫和抗体介导的体液免疫。

**（一）排斥反应的分类和机制**

排斥反应（rejection）：是受者免疫系统对具有抗原特异性的供体器官抗原的特异性免疫应答反应。根据排斥反应发生的时间和强度、免疫机制和病理表现，分为以下5类。

**1. 超急性排斥反应（hyperacute rejection）** 是以抗体介导为主的体液免疫反应。通常由于受者体内预先存在抗供体抗原的抗体，多发生在移植器官恢复血流后数分钟至数小时内，预存的抗体与移植物内皮细胞结合，激活凝血与补体反应，移植物微血管系统广泛微血栓形成，移植器官功能迅速衰竭。常见于供、受者 ABO 血型不符、再次移植、多次妊娠、反复输血及长期血液透析的受者。超急性排斥反应一旦发生，只能切除移植物，进行再次移植。可通过供受者 ABO 血型相容、抗供者人类白细胞抗原（HLA）抗体检测、淋巴细胞毒试验等手段预防。

**2. 加速血管排斥反应（accelerated vascular rejection）** 亦称血管性排斥反应或延迟性超急性排斥反应，是以体液免疫为主的排斥反应。多认为是受者体内预存有抗 HLA 或血管内皮细胞的低浓度抗体，为较弱的超急性排斥反应。通常在移植后 3~5 日内发生，移植物功能迅速减退或衰竭。经激素冲击治疗结合血浆置换去除血液中的抗体，有可能逆转。

**3. 急性排斥反应（acute rejection）** 是临床最常见的排斥反应，主要由 T、B 淋巴细胞介导，以特异性细胞免疫为主并有体液免疫参与的免疫应答。病人可出现寒战、高热、全身不适，移植物肿大引起局部胀痛，伴有移植物功能减退。一旦确诊应尽早治疗，大部分可以逆转。由于临床强效免疫抑制剂的应用，其发生已无明确的时间概念。

**4. 慢性排斥反应**（chronic rejection） 可发生在手术后数月甚至数年，病程进展慢，以移植物慢性缺血并纤维化萎缩为病理特征，临床以移植器官功能缓慢减退为主要表现。其发生机制尚不完全清楚，除免疫学因素外，还与缺血再灌注、病毒感染等非免疫因素相关。唯一有效治疗方法是再次移植。

**5. 移植物抗宿主反应** 略。

### （二）免疫抑制剂与免疫抑制治疗

为预防急性排斥反应必须使用免疫抑制剂，但其毒副作用明显，如对肝、肾、骨髓的毒性及导致新生肿瘤、机会感染、肝炎病毒复发等。

**1. 常用免疫抑制剂**

（1）糖皮质激素：是预防和治疗同种异体移植排斥反应的一线药物，常与其他免疫抑制剂联合应用。其免疫抑制机制可能是通过抑制淋巴细胞的增殖、对外源性抗原反应的作用，以及其非特异性免疫作用来实现的。临床上最常用的是泼尼松（prednisone）和甲基泼尼松龙（methylprednisolone，MP）。长期应用的主要副作用有库欣综合征、感染、高血压、糖尿病、白内障、无菌性骨坏死、骨质疏松、肌萎缩和行为异常等。

（2）增殖抑制药物：主要作用是抑制 T、B 淋巴细胞的分裂增殖。较常用的代表药物为霉酚酸酯，副作用主要为呕吐、腹泻和白细胞减少，无肝肾毒性。

（3）钙调神经蛋白抑制剂（calcineurin inhibitors，CNI）：主要用于阻碍 T 细胞的活化及增殖。①环孢素 A（cyclosporine A，CsA）是目前免疫抑制维持治疗的最基本药物之一，它可特异性地抑制辅助性 T 细胞的活性但不抑制 T 细胞的活性反而促其增殖，抑制 B 细胞的活性。其常见不良反应有肾功能障碍、震颤、高血压、恶心、呕吐、腹部不适、腹泻、牙龈增生、多毛症等。②他克莫司（tacrolimus，TAC，FK506）：能够抑制 T 细胞活化及 Th 细胞依赖性 B 细胞的增殖，还有淋巴细胞因子的生成。其不良反应有肾功能损伤、高血糖、中枢系统受损、高血压、贫血等。

（4）哺乳类雷帕霉素靶分子抑制剂：西罗莫司，又名雷帕霉素（rapamycin），通过阻断 IL-2 启动的 T 细胞增殖而选择性抑制 T 细胞，肾毒性低，且无神经毒性，用量小。主要毒副作用为可致胎儿畸形。

（5）抗淋巴细胞制剂

1）多克隆抗体：多用于免疫抑制的诱导阶段，常用药物有抗淋巴细胞球蛋白（antilymphocyte globulin，ALG）和抗胸腺细胞球蛋白（antithymocyte globulin，ATG）。

2）单克隆抗体：常用药物有①单克隆抗体 $OKT_3$：为抗人淋巴细胞表面分子 $CD_9$ 的单克隆抗体，其作用特异性较强；②IL-2R 阻断剂：巴利昔单抗和达利珠单抗均为嵌合型单克隆抗体，定向拮抗 IL-2Rα 链。对于肾功能不全受者，可采用联合霉酚酸酯和皮质类固醇的诱导方案。

**2. 免疫抑制治疗**

（1）分类：①基础治疗，应用免疫抑制剂避免排斥反应的发生，包括诱导阶段和维持阶段。诱导阶段为移植物血流开通至术后早期，免疫抑制剂用量相对较大；而维持阶段免疫抑制剂则逐渐减量，最终达到维持量以避免急性排斥反应的发生。②挽救治疗，当急性排斥反应发生时，需加大免疫抑制剂用量或调整免疫抑制方案，以逆转排斥反应。

（2）免疫抑制治疗的基本原则：联合用药，利用药物的协同作用增强其免疫抑制效果，同时控制各种药物的剂量以降低药物毒副作用。

### 【移植前准备】

### （一）供者的选择

**1. 供者免疫学选择的意义和方法** 目前同种异体移植成功的最大障碍是移植后供者、受者之间的免疫排斥反应，主要由主要组织相容性（抗原）复合物（major histocompatibility complex，MHC）

引起，临床又称其为人类白细胞抗原（human leucocyte antigen，HLA）。选择供者时，不仅需评估年龄、生理、病理等因素，而且必须进行相关的免疫学检测，以减少排斥反应发生，提高移植成功率。供、受者的免疫学选择通常称为组织配型，其目的是：①测定供、受者间 HLA 和 ABO 血型的匹配程度；②分析受者血清中抗供者特异性抗体的反应性。临床常用的检测方法有：

（1）ABO 血型相容试验：检测供、受者的红细胞血型抗原是否相同或相容。同种异体移植时要求供、受者血型相同或相容，要符合输血的原则。若供、受者 ABO 血型不合，移植后可发生超急性排斥反应而导致移植失败。

（2）预存抗体的检测

1）淋巴细胞毒交叉配合试验（lymphocyte cross matching）：为移植前必查的项目，主要检测受者的血清与供者淋巴细胞之间的配合情况。若淋巴细胞毒交叉配合试验阳性（＞10%），提示移植后有发生超急性排斥反应或血管排斥反应的风险。肾、心移植要求淋巴细胞毒交叉配合试验必须＜10%或为阴性；肝移植可相对放宽，但仍以＜10%为佳。

2）群体反应性异体抗体（panel reactive antibody，PRA）检测：通过检测受者体内对随机细胞群体反应的细胞筛查试验来测定其被致敏的程度，用 PRA 百分率表示。PRA 高的病人交叉配型阳性率高，提示不容易找到合适的供体。

（3）人类白细胞抗原（HLA）配型：按照国际标准的六抗原相配原则进行配型，包括 MCH-Ⅰ类分子抗原 HLA-A、HLA-B、HLA-C，以及 MCH-Ⅱ类分子抗原 HLA-DR、HLA-DP、HLA-DQ。临床主要检测 HLA 的 A、B、DR 三个位点。HLA 六抗原配型与肾移植、骨髓移植的存活率有密切关系，配型相容程度越好，移植器官存活率越高，但与肝移植无关。

**2. 供者的非免疫学评估**　移植器官功能评估，供者病史评估，尤其是否有血液病、结核病、恶性肿瘤、感染等疾病。供者年龄的评估，供者年龄以小于 50 岁为佳；供者及其家属的心理评估，是否愿意接受捐献器官的行为等。

### （二）器官保存

**1. 保存原则**　为保证供体器官的功能和移植后的存活率，缩短热缺血和冷缺血时间、低温保存、避免细胞肿胀和生化损伤极为重要。所谓热缺血时间是指器官从供者血液循环停止或局部血供终止到冷灌注开始的间隔时间，这一期间对器官的损害最为严重，一般不应超过 10 分钟。冷缺血时间则是指从供者器官冷灌注到移植后血供开放前所间隔的时间，包括器官保存阶段。过长的冷缺血时间对移植器官的功能恢复和长期存活率有不良的影响。

**2. 保存方法**　主要有单纯低温保存法、持续低温机械灌流法和冷冻保存法等。临床常使用单纯低温保存法，是通过冷灌洗使器官迅速均匀降温后，将其置于软性容器中，用冷保存液浸没，并以冰块等维持 0～4℃的保存温度，直至移植。该方法方便实用，便于器官的转运，大多数器官保存效果满意。

**3. 器官灌洗液和保存液**　①器官灌洗液：指用于器官灌洗的特制成分液体。目前多采用细胞外液型液体，如乳酸林格液。多器官快速原位联合灌洗多采用保存液进行灌洗。②器官保存液：指用于器官保存的特制成分液体。目前常用的有仿细胞内液型、仿细胞外液型和非细胞内液非细胞外液型 3 类。UW、Hartmann、HTK 等器官保存液在临床最为常用。UW 保存液为仿细胞内液型，其阳离子浓度与细胞内液相似，多用于器官灌洗与保存。Hartmann 保存液为仿细胞外液型，由乳酸林格液加清蛋白组成，多用于器官切取冷灌洗。HTK 保存液为非细胞内液非细胞外液型，多用于器官灌洗与保存。

### （三）受者的准备

**1. 心理准备**　接受器官移植的病人因长期忍受疾病的痛苦，常对疾病和手术有较多的顾虑和担忧，在等待供体期间，护士应对病人提供良好的人文关怀和全面详细的术前指导，消除其对移植手术的焦虑缓和恐惧。同时，病人家属应多与病人沟通，降低病人的不安。

**2. 完善相关检查** 除一般术前常规检查外，还要检查肝、肾、心、肺和神经系统功能；肝炎病毒相关指标、HIV 及电解质水平；尿及咽拭子细菌培养。此外，根据不同的移植器官进行相关的免疫学检测，如血型、HLA 配型等。

**3. 保护和改善器官功能** 术前常规使用保护器官功能的药物，并适当给予必要的支持治疗，改善病人的营养状况，增加手术耐受性。

**4. 应用免疫抑制剂** 具体药物及其剂量、用法及用药时间可根据移植器官的种类和受者情况决定。

**5. 预防感染** 对准备移植的病人，注意防寒保暖，限制外出，防止呼吸道感染。及时治疗咽喉部和泌尿道等潜伏病灶；遵医嘱预防性应用抗菌药物。

**6. 适应性训练** 术前应指导病人练习床上大小便，平卧位睡眠，以保证术后适应。告诫吸烟者术前至少禁烟 2 周；指导病人深呼吸锻炼，有效咳嗽、拍背排痰等。

**7. 肠道准备** 术前禁食 8 小时，禁饮 4～6 小时，必要时遵医嘱术前一日晚给予灌肠。

**8. 皮肤准备** 保持皮肤清洁卫生，预防皮肤感染。

**9. 其他准备** ①进行有关药物的过敏试验，将结果记录于体温单上。如为阳性反应，立即报告医生。②按要求配血。③保证足够的睡眠：术前晚可遵医嘱予以口服适量的地西泮或阿普唑仑。④术晨测量体温、脉搏、呼吸、血压、排尿后体重并记录于体温单上。⑤纠正水、电解质及酸碱平衡失调。⑥术前 30 分钟肌内注射苯巴比妥 0.1mg、阿托品 0.5mg。

### （四）病室准备

**1. 病室设施** 光线及照明充足，通风良好。室内配备空调、中心供氧及负压吸引、空气层流设备或其他空气消毒设施。

**2. 物品准备** ①灭菌物品：如被套、枕套、大单、中单、病人衣裤和腹带等；②仪器：如体温计、血压计、听诊器、吸引器、输液泵、微量泵和监护仪等；③其他：如精密度尿袋、体外引流袋、量杯、便器和磅秤等。在隔离病房的外间准备口罩、隔离衣、帽、鞋等，以备医护人员进入隔离病房时更换。

**3. 专用药柜** 根据移植器官的种类准备相关的药品，如止血药、抗生素、免疫抑制剂、维生素、降压药、利尿药、清蛋白及急救药等。

**4. 消毒与隔离** 术前 1 日和手术当日用 0.5% 过氧乙酸溶液或其他消毒液擦拭病室内的一切物品和门窗等，并用乳酸熏蒸或其他方法进行空气消毒。医护人员或病人家属进入移植隔离病房前应洗手，穿戴隔离衣、帽、口罩和鞋套等。

# 第二节 肾 移 植

**案例 13-1**

患者，男性，50 岁，因少尿、胸闷、腹胀、呕吐 2 周入院，既往患慢性肾小球肾炎 10 年。

体格检查：T 37℃，P 105 次/分，R 18 次/分，BP 175/96mmHg；腹部稍膨隆，移动性浊音（±）；下肢水肿。

实验室检查：总蛋白 61.1g/L，白蛋白 32.9g/L，血尿素氮 22.1mmol/L，血肌酐 543.0mmol/L，血酮体 0.22mmol/L。给予吸氧、血液透析等治疗，并进行择期肾移植术。患者及家属同意肾移植。

**问题：**

1. 此患者首先考虑的诊断是什么？
2. 本病例患者的治疗方法有哪些？
3. 本病例患者肾移植的处理原则是什么？
4. 请根据护理程序为患者实施整体护理。

肾移植是利用亲属肾或者尸体肾移植于不可逆性肾衰竭病人的手术治疗,是治疗终末期肾脏疾病的有效方法。

**【适应证与禁忌证】**

**1. 适应证**　因慢性肾小球肾炎、慢性肾盂肾炎、多囊肾、糖尿病性肾病、间质性肾炎和自身免疫肾病等原因所致的慢性肾衰竭尿病毒症病人。只要受者心、肺等重要器官功能正常,血压平稳,精神状态良好,一般无年龄限制。

**2. 禁忌证**

(1)绝对禁忌证:未治疗的恶性肿瘤;进行性代谢性疾病;活动性感染,如活动性肺结核和肝炎;滥用药品(止痛药、毒品等);预期寿命<5年;近期心肌梗死;持久性凝血障碍性疾病;其他器官终末性疾病,如顽固性心力衰竭、慢性呼吸功能衰竭、进展性肝脏疾病。

(2)相对禁忌证:脂蛋白肾小球病;镰状细胞病;过度肥胖或恶病质;复发、难以控制的尿路感染、糖尿病等;周围血管病;癌前期病变;严重淀粉样变;原肾病术后高复发率者;华氏巨球蛋白血症;精神病和精神状态不稳定者;酗酒、药瘾。

**【手术方式】**

肾移植手术基本采用异位移植,即髂窝内或腹膜后移植,以前者多见。将供肾的肾动脉与受者的髂内或髂外动脉做端端或端侧吻合,供肾的肾静脉与受者的髂外静脉做端侧吻合,供肾的输尿管与受者的膀胱吻合(图13-1)。一般无须切除受者的病肾,但病肾为肾肿瘤、严重肾结核、巨大多囊肾、多发性肾结石合并感染等情况除外,须行切除。

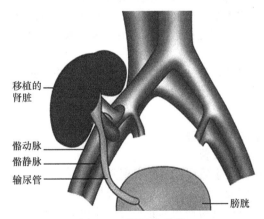

移植的
肾脏

髂动脉
髂静脉
输尿管

膀胱

图 13-1　肾异位移植

**【护理】**

**(一)供者护理评估**

**1. 供者的选择**　可来源于尸体供体或活体供体,应遵循供、受者免疫学和非免疫学选择的条件。

**2. 供者的评估**　评估供者的健康史及身体状况,排除供者全身性疾病及供肾的功能或解剖结构异常。对活体供者术前必须做全面详细的检查,确保供给肾后供者的健康和安全。

**(二)受者护理评估**

**1. 术前评估**

(1)健康史:了解病人肾病的病因、病程及诊疗情况,尿毒症发生的时间和治疗经过,透析治疗的频率和效果等。心、肝、肺、脑等其他器官功能是否良好。有无心肺、泌尿系统及糖尿病等病史,有无手术及过敏史等。

(2)身体状况:①全身,了解病人的生命体征、营养状况,有无水肿、高血压、贫血或皮肤溃疡等；是否还有排尿及尿量等；有无其他并发症或伴随症状。②局部，评估肾区有无疼痛、压痛、叩击痛及疼痛的性质、范围和程度。③辅助检查，除术前常规实验室检查、各种培养（尿、咽拭子和血液等）及影像学检查外，还应评估供、受者间相关的免疫学检查情况，如供、受者血型是否相符、HLA 配型相容程度、淋巴细胞毒交叉配合试验及 PRA 检测结果。

（3）心理-社会状况：①心理状态，评估病人是否恐惧手术、担心手术失败，有无犹豫不决、萎靡不振、不安和失眠等；②认知程度，了解病人及其家属对肾移植手术、术后并发症、术后治疗、疗效和康复等相关知识的了解及接受程度；③社会支持系统，评估家属及社会、医疗保健支持体系对肾移植手术的风险、肾移植所需高额医药费用的承受能力。

**2. 术后评估**

（1）术中情况：了解术中血管吻合、出血、补液及尿量情况，是否输血及输血量；了解移植肾植入部位、是否切除病肾等。

（2）生命体征：监测病人生命体征，尤其是血压和中心静脉压。

（3）移植肾功能：评估移植肾的排泄功能及体液平衡，如尿量、血肌酐及电解质变化，移植肾区局部有无肿胀和压痛等。

（4）术后并发症：评估病人是否有出血、感染、排斥反应等并发症发生。

（5）心理-社会状况：评估移植后病人对移植肾的认同程度；了解病人及家属对肾移植后治疗、康复、保健知识的了解和掌握程度。

## （三）常见护理诊断/问题

**1. 焦虑/恐惧**　与担心手术效果及移植后治疗康复有关。

**2. 营养失调：低于机体需要量**　与食欲减退、胃肠道吸收不良及低蛋白质饮食等有关。

**3. 有体液失衡的危险**　与术前透析过度或不足、摄入水分过多或不足、术后多尿期尿液过多等有关。

**4. 潜在并发症**　出血、感染、急性排斥反应、泌尿系统并发症等。

**5. 知识缺乏**　缺乏手术方式、药物的不良反应及处理、术前术后护理等知识。

## （四）护理目标

**1.** 病人情绪稳定、焦虑减轻或缓解。

**2.** 病人营养状况和贫血得到改善。

**3.** 病人未发生体液失衡或发生后得以及时发现并纠正。

**4.** 病人术后未发生并发症或并发症得到及时发现与处理。

**5.** 病人对整个移植手术及免疫药物和术前术后护理知识有所了解。

## （五）护理措施

### 1. 术前护理

（1）心理指导：肾移植病人在术前普遍存在复杂的心理反应，可归纳为 3 类。①迫切型：由于病人长期忍受疾病折磨，迫切希望早日手术，对手术期望值过高，而对手术可能出现的问题考虑较少；②迟疑型：担心手术安全性及效果、术后治疗及终身服药等问题，病人常表现出犹豫不决、不安和失眠；③恐惧型：恐惧手术、担心手术失败及移植后性格、意志和思维与供者是否有相关性等。术前可向病人介绍肾移植手术和术后可能出现的并发症，让病人了解器官移植的相关知识，增强对移植手术的信心。亦可介绍肾移植成功病例，使病人以积极的心态接受手术。

（2）皮肤准备：保持皮肤清洁卫生，预防皮肤感染；皮肤准备范围为上起肋弓，下至大腿上 1/3，两侧至腋后线；术前淋浴或手术日前晚用消毒液擦身。

（3）营养支持：根据病人的营养状况指导并鼓励病人进食低钠、优质蛋白质、高碳水化合物、高维生素饮食，必要时遵医嘱通过肠内、外途径补充营养，以改善病人的营养状况和纠正低蛋白血症，提高手术耐受性。

**2. 术后护理**

（1）病情观察：密切观察病人的生命体征和尿量变化，记录出入量。①生命体征开始时每小时测量1次，待平稳后逐渐减少测量次数。术后如体温＞38℃注意是否发生排斥反应或感染。②尿量是反映移植肾功能状况及体液平衡的关键环节，应严密监测和记录每小时尿液的量、色和补液的种类与量，以了解移植肾的功能，并根据尿量及时调整补液速度与量，保持出入量平衡。

（2）遵医嘱合理补液，维持体液平衡。①静脉选择：原则上不在手术侧下肢和动静脉造瘘肢体建立静脉通路，且术后早期应建立两条静脉通路。②输液原则：应遵循"量出为入"的原则，多出多入，少出少入。根据尿量和中心静脉压及时调整补液速度与量，及时补充水、电解质，后1小时的补液量与速度依照前1小时排出的尿量而定。一般当尿量＜200ml/h、200～500ml/h、500～1000ml/h和＞1000ml/h时，补液量分别为等于尿量、尿量的4/5、尿量的2/3和尿量的1/2。24小时出入量差额一般不能超过2000ml。③输液种类：除治疗用药外，以糖和盐交替或0.45%氯化钠溶液补给；当尿量＞300ml/h时，应加强盐的补充，盐与糖的比例为2：1。另外，术后早期一般不补钾；如出现低钙血症应适当补钙。

（3）伤口及引流液的观察与护理：①观察伤口有无红、肿、热、痛及分泌物，视伤口渗出情况及时换药。②观察并记录髂窝引流管引出液的色、质、量。若引出血性液体＞100ml/h，提示有活动性出血的可能；若引流出尿液样液体且引流量超过100ml时，提示有尿漏的可能；若引流出乳糜样液则提示淋巴漏，均应及时向医师报告。③注意移植肾局部有无压痛，加强对移植肾质地的检查。

（4）饮食指导和营养支持：术后第2日如胃肠道功能恢复，即可给予少量饮食，以后逐渐加量，并严格记录饮食和饮水量。

（5）免疫抑制剂应用与监测：为了预防急性排斥反应，移植术前、术中和术后应常规应用免疫抑制药并长期服用。剂量随着病情好转逐渐减量，直至"最小有效量"。因此，服用免疫抑制药之前，要仔细了解药物的性质、作用、给药方法、注意事项和药物的配伍禁忌，定期监测血药浓度，有效地防止排斥反应或药物中毒的发生。可使用静脉采血方式在服药前30分钟监测血药浓度谷值，服药后2小时监测血药浓度峰值，抽血剂量必须保证准确。一旦发生毒副作用，应及时向医师报告。

（6）并发症的观察与护理

1）出血：肾移植病人术后可发生移植肾的血管出血和创面出血。常发生于术后72小时内，表现为心率增快、血压迅速下降及中心静脉压降低，出现血尿，伤口引流管瞬间有大量鲜血涌出或者伤口敷料有较多渗血。有时因血凝块堵塞引流管，仅有少量甚至没有血性液体排出，表现为局部包裹性肿块。血常规示红细胞数量及血细胞比容明显下降。护理措施：①密切观察，及早发现。注意观察病人的神志、生命体征变化、外周循环情况、伤口和各引流管引流情况；注意保持引流管通畅；正确记录每小时出入量，特别是尿液量及颜色的变化；按时送检和查询血常规等检验结果。②防止血管吻合口破裂。术后平卧24小时，要求移植肾侧下肢髋膝关节水平屈曲15°～25°，禁忌突然改变体位；术后勿尽早下床活动，一般术后第2日行床上活动，第3日可根据病情在护理人员协助下下床，活动量以逐渐增大为原则；保持大便通畅，避免腹压增高。③一旦发现出血征象，应保持输液通畅，加快补液速度，并及时报告医师，配合处理。

2）感染：是器官移植后最常见的致命并发症，常见感染部位有切口、肺部、尿道、口腔和皮肤等。肾移植术后以并发肺部感染和败血症的病死率较高。护理措施：①严格病房管理和无菌操作，做好病室消毒隔离工作，确保病室符合器官移植病房的感染控制规范要求；病人使用的衣被等物品须灭菌后使用。②做好各项基础护理，包括口腔、会阴部、皮肤、创口、留置导尿和引流管护理，及时更换渗湿敷料。鼓励病人床上活动，按时翻身叩背，预防肺部感染。③预防交叉感染：医护人员进入病室前应洗手并穿戴隔离衣帽、口罩和鞋。术后早期，病人不宜外出；若必须外出检查或治疗时，应注意保暖，并戴好口罩、帽子。④定期查血、尿、大便、痰、咽拭子、引流液的培养及药敏，以早期发现感染病灶。一旦出现疑似感染的症状，遵医嘱应用敏感抗菌药物或抗病毒药物，及时有效控制感染。若病人体温逐渐升高，无尿量减少但血肌酐上升等改变，常提示感染的存在。

3）急性排斥反应：主要表现为体温突然升高且持续高热，伴有血压升高、尿量减少、血清肌酐上升、移植肾区闷胀感、压痛及情绪改变等。护理措施：①解释发生移植肾排斥的原因、药物治疗的效果，消除其紧张、恐惧的心理，以配合治疗与护理。②密切观察病人的生命体征、尿量、肾功能及移植肾区局部情况。③加强消毒隔离工作和基础护理。④遵医嘱正确、及时执行抗排斥的冲击治疗：如甲泼尼龙、莫罗莫那 CD3（OKT$_3$）等，及时观察用药效果。MP 冲击治疗期间应注意观察病人腹部及大便色泽等情况，警惕应激性消化道溃疡的发生。⑤排斥逆转的判断：抗排斥治疗后如体温下降至正常，尿量增多，体重稳定，移植肾肿胀消退、质变软、无压痛，全身症状缓解或消失，血肌酐、尿素氮下降，往往提示排斥逆转。

4）泌尿系统并发症：肾移植术后早期应观察有无尿瘘、移植肾输尿管梗阻、肾动脉血栓形成或栓塞和移植肾自发性破裂等并发症发生。通过观察有无伤口引流管血液引出、尿量突然减少或无尿、血尿、移植肾区胀痛和压痛、移植肾质地改变、血尿素氮和肌酐增高等来判断有无并发症发生。如有上述情况，及时报告医师，协助进行 B 超检查，并做好再次手术前准备。

### （六）护理评价

**1.** 病人焦虑、恐惧是否减轻，并以良好的心态配合手术。

**2.** 病人营养状态达到是否耐受肾移植手术的要求。

**3.** 病人体液代谢是否维持平衡。

**4.** 病人术后并发症是否得到预防或及时发现与处理。

### 【健康教育】

**1. 心理指导** ①指导病人正确认识疾病，告知移植术后如肾功能恢复正常，一般半年后可全部或部分恢复原来的工作（强体力劳动除外）；②合理安排作息时间，保持心情愉悦，适当进行户外活动，但不可劳累过度，注意保护移植肾，防止外来损伤；③告知家属服用激素的病人易激怒，平时应体贴、理解、关心病人。

**2. 用药指导** 加强依从性教育，指导病人正确、准时服用各种药物，并强调长期、按时服用免疫抑制剂的重要性，不能自行增减或替换药物；不宜服用对免疫抑制剂有拮抗或增强作用的药物和食品；指导病人学会观察排斥反应的表现和各种药物的不良反应。

**3. 饮食指导** 正常进食后应少量多餐，予以高糖、高蛋白、丰富维生素、低脂、易消化及少渣饮食；早期应禁食酸性、高糖水果，避免生冷及刺激性食物、禁烟酒；进食前食物需经煮沸消毒或微波消毒。禁止服用增强免疫功能的滋补品，如人参或人参制品。

**4. 监测排斥反应** 出院时应指导病人学会自我监测，每日定时测体重、体温、血压、尿量，特别注意尿量变化，控制体重，如有异常及时就诊；告知预防感染的重要性，平时注意保暖、预防感冒，移植后 3～6 个月外出需戴口罩以避免交叉感染；适当锻炼身体，增强机体抵抗力；注意个人卫生，加强口腔护理。

**5. 定期门诊随访** 一般病人术后 3 个月内每周门诊随访 1 次，术后 4～6 个月每 2 周门诊随访1 次，6 个月至 1 年每月 1 次门诊随访。以后根据病人的身体状况及医嘱安排随访时间，但每年至少要有 2 次门诊随访，如有不适及时就诊。

## 第三节 肝 移 植

**案例 13-2**

患者，男性，54 岁。有乙肝家族史，5 年前诊断为乙肝肝硬化失代偿期，近 10 天出现全身乏力、食欲减退、腹胀、面色晦暗、尿少、双下肢水肿等症状，以慢性重型肝炎入院。

体格检查：T 36.3℃，P 89 次/分，R 22 次/分，BP 112/88mmHg。双手见明显肝掌及蜘蛛痣，腹软，叩诊移动浊音阳性。

实验室检查：Hb 109g/L，WBC 3.3×$10^9$/L，PLT 4.4×$10^9$/L，ALT 180U/L，AST 106U/L，ALB 30g/L，TBIL 260μmol/L，BUN 5.6μmol/L，Cr 77μmol/L。PT 30s，APTT 84s，PTA 40%。

腹部超声提示：肝脏缩小呈弥漫性改变、脾大、腹水（少量）。

**问题：**
1. 此患者首先考虑的诊断是什么？
2. 本病例患者的处理原则是什么？
3. 请根据护理程序为患者实施整体护理。

　　肝移植（liver transplantation）手术，是指通过手术植入一个健康的肝脏到病人体内，使终末期肝病病人肝功能能得到良好恢复的一种外科治疗手段。

　　自 1963 年 Starzl 完成世界上首例原位肝移植以来，肝移植已成为国际公认的治疗各种终末期肝病的最有效手段。

**【适应证与禁忌证】**

　　**1. 适应证**　原则上为进行性、不可逆性和致死性终末期肝病，如肝实质疾病，先天性肝代谢障碍性疾病，终末期胆道疾病，肝脏肿瘤无法手术切除者。

　　**2. 禁忌证**　①绝对禁忌证：HIV 阳性、肝胆管以外的恶性肿瘤、肝胆管以外的全身感染、严重的酒精中毒及危及生命的器官功能衰竭（脑、心、肺、肾）；②相对禁忌证：上腹部复杂手术史、门静脉血栓形成、晚期肝胆管恶性肿瘤、HBeAg 阳性、腹主动脉瘤及年龄大于 65 岁者。

**【手术方式】**

　　目前临床上开展肝移植术式很多，但最常用术式是经典原位肝移植、（改良）背驮式肝移植和活体部分肝移植。

　　**1. 经典原位肝移植**（orthotopic liver transplantation）　切除病肝时连同肝后下腔静脉一并切除，供肝植入时依次吻合肝上下腔静脉、肝下下腔静脉及门静脉、肝动脉和胆管。

　　**2. 背驮式肝移植**（pick-back liver transplantation）　保留受者肝后下腔静脉，将受者肝静脉共干与供肝的肝上下腔静脉吻合，而供肝的肝下下腔静脉则予以结扎。由于背驮式肝移植容易造成流出道梗阻，目前采用较多的是改良背驮式肝移植。

　　**3. 减体积式肝移植**（reduced-size liver transplantation）　以 Couinaud 肝段解剖为基础，根据供、受者身材体重比，取部分肝做移植，常用于儿童及供、受者体积差别较大的肝移植。常用于移植的有左外叶肝段、左半肝和右半肝。

　　**4. 活体部分肝移植**（living-related liver transplantation）　活体部分肝移植是一种来自活体供肝的减体积式肝移植，供者多为受者的亲属，但必须以保持供体肝的管道结构和保证供体的生命安全为前提。供肝可以是右半肝（带或不带肝中静脉）、左半肝、左外叶（供儿童移植）。

　　**5. 其他术式**　如劈裂式肝移植、辅助性或异位肝移植、肝的联合移植等。

**【护理】**

**（一）术前护理评估**

　　**1. 健康史**　包括病人的一般情况，肝病的发生、发展及治疗情况，各系统伴随疾病情况，用药史，过敏史等。

　　**2. 身体状况**

　　（1）症状与体征　①全身：评估病人的生命体征，有无水肿、贫血及营养不良，心、肺、肾等重要脏器的功能状况；②局部：肝区疼痛的性质、范围、程度及有无压痛，有无其他部位的感染症状。

（2）辅助检查：凝血机制，血型，HLA 配型，肝炎病学相关检查。

**3. 心理-社会支持状况**

（1）心理状态：有无抑郁、悲观、意志力下降等消极心理反应。

（2）认知程度：对肝移植相关知识的了解程度及是否愿意接受肝移植手术及手术期望程度。

（3）社会支持系统：评估家属及社会、医疗支持体系对肾移植所需高额医药费用的承受能力。

## （二）术后护理评估

**1. 术中情况**　了解术中血管吻合、出血、补液及尿量情况，是否输血及输血量等。

**2. 神志和生命体征**　评估病人的神志及周围循环情况，监测病人生命体征，尤其是血压、呼吸和中心静脉压，监测血糖等。

**3. 移植肝功能**　评估移植肝的功能及体液平衡，如尿量、血肌酐及电解质变化，移植肝区局部皮肤完整性、有无肿胀和压痛等。

**4. 伤口敷料及引流情况**，观察伤口敷料情况是否干燥，有无渗液、渗血等，观察引流管颜色、量、性状，若持续有鲜红血液沾湿敷料或伤口内引流持续较多血性液体要警惕有活动性出血。

**5. 术后并发症**　评估病人是否有出血、排斥反应等并发症发生，如术后早期突然高热、寒战、血压升高、移植区疼痛、烦躁不安和全身不适等。是否有伤口、尿路、皮肤、口腔感染等。

**6. 心理-社会状况**　评估移植后病人对移植肝的认同程度；了解病人及家属对肝移植后治疗、康复、保健知识的了解和掌握程度。

## （三）常见护理诊断/问题

**1. 焦虑/恐惧**　与病人长期受慢性肝病的折磨，担心手术有关。

**2. 有体液不足的危险**　与摄入减少、腹水或大量放腹水、利尿等有关。

**3. 营养失调：低于机体需要量**　与慢性肝病消耗、禁食或摄入减少有关。

**4. 低效性呼吸型态**　与手术时间长、创伤大及气管插管有关。

**5. 潜在并发症**　出血、感染、急性排斥反应、胆道并发症等。

## （四）护理目标

**1.** 病人情绪稳定、焦虑减轻或缓解。

**2.** 病人未发生体液失衡或发生后得以及时发现并纠正。

**3.** 病人营养状况得到改善。

**4.** 维持病人有效呼吸。

**5.** 病人术后未发生并发症或并发症得到及时发现与处理。

## （五）护理措施

**1. 术前护理**

（1）一般护理：执行肝胆外科疾病病人术前护理常规。保证术前良好营养状态，给予高蛋白质、高碳水化合物、高维生素、适量脂肪、低钠软食，忌油炸、刺激性食物。

（2）心理指导：参见本章第二节"肾移植病人的护理"中心理指导。

（3）避免交叉感染：住单间；定时进行地面、用具、空气消毒；加强口腔护理，每日 4 次漱口，可做口腔及咽拭子培养；控制全身潜在感染灶，并进行血、尿、粪、痰、腹水的细菌、霉菌及病毒培养等检查，以及免疫功能测定。对皮肤皱褶处行细菌学培养。

（4）准确执行医嘱：遵医嘱准确及时给予免疫抑制剂、抗生素、血小板或冷冻血浆。合理补液，给予利尿、维生素 K、凝血酶原复合物等以纠正体液失衡、贫血、低蛋白血症、凝血异常等，维持血红蛋白 > 90g/L，白蛋白 > 30g/L。肝移植手术因创伤大、病人本身凝血功能差、门静脉高压等致术中出血较多，术前常规配血 10 000～15 000ml、新鲜血浆 3000～4000ml，以及一定数量的血小板、冷沉淀液、各种凝血因子、纤维蛋白原等。

（5）完善各项术前检查：包括肝肾功能、电解质、出凝血时间、HLA 配型等。

（6）其他：如术前乙型肝炎病毒阳性者应用抗病毒药物；有消化道溃疡者尽早治疗；肝性脑病或严重黄疸的病人常需人工肝治疗以争取时间过渡到肝移植；腹水继发感染时积极抗感染治疗。

**2. 术后护理**

（1）病情监测

1）维持有效呼吸：绝大多数肝移植病人术后早期仍需要通过呼吸机辅助呼吸，维持病情的转归稳定，定时湿化，及时吸痰，保持呼吸道通畅；动态监测动脉血气分析指标，有效监测血氧饱和。

2）脱机指标：脱机和拔出气管插管指征同一般腹部大手术。拔管后仍需观察呼吸情况，监测血氧饱和度及动脉血气分析等；并指导病人进行呼吸功能锻炼。

3）肝功能监测：通过监测病人意识、凝血功能、胆汁和肝功能生化指标，了解移植肝的功能恢复。术后 T 管引出金黄色黏性胆汁、胃管引出含胆汁液、凝血功能好转、黄疸减退等均是移植肝功能良好的表现。

4）肾功能监测：肝移植术后易并发肾功能不全，应注意保护肾功能，慎用肾毒性药物。

（2）维持体液平衡

1）血流动力学监测：持续动态监测病人心率、血压、血氧饱和度、CVP、肺毛细血管楔压等，术后早期 15～30 分钟记录 1 次，稳定后改为每小时 1 次，以掌握病人血容量情况。

2）监测水、电解质及酸碱平衡：监测每小时尿量、引流量、补液量等并准确记录出入量，定时监测血电解质等，以了解体液平衡情况。

3）合理静脉补液：维持静脉通路通畅，遵医嘱及时补充晶体液和胶体液，特别是肝移植术后血浆和清蛋白输注量大，更应根据监测情况合理安排各类液体的输注顺序和速度，以维持体液平衡。

（3）各种导管、引流管护理

1）动脉测压管、漂浮导管和深静脉导管护理：与其他危重病人使用时的护理基本相同，但应注意肝移植后病人抵抗力差，特别强调导管创口护理。

2）胃管：除进行一般胃管护理外，特别注意观察引流液内是否含有胆汁，以了解移植肝功能恢复情况。若 1 小时内胃管引流出血性液体超过 100ml，提示有活动性出血的可能，应及时报告医师。

3）T 管：①T 管的常规护理同一般胆道手术后。②特别注意观察胆汁量，一般术后正常引出胆汁量为每日 300～500ml，最初每日为 100ml 左右，数日后增多，如出现胆汁过少，可能由肝功能障碍引起；每日胆汁过多可能是胆总管下段不通畅所致。③观察并记录胆汁的色泽，有无混浊、泥沙或絮状物等，正常胆汁色泽为深绿色或金黄色、较稠厚、清而无渣。

4）腹腔引流管：通常留置 3 根，分别放置在左肝上、右肝上、右肝下，应严密观察并准确记录引流液的色、质、量。若 1 小时内引流血性液体超过 100ml，提示有活动性出血；若引流出胆汁样液体提示有胆瘘，均应及时向医师报告。

（4）饮食指导：待肛门排气后即可拔出胃管，先进食少量流质，之后逐渐增加，之后无不适可改为半流质。肝移植术后机体消耗较大且抵抗力低，对肝功能恢复较好的病人给予高蛋白质、高热量、丰富维生素、低脂、易消化的饮食，以少食多餐为原则，以保证营养，提高机体免疫力。之后 3～4 周需给予消毒食物，之后可进食普通饮食。

（5）心理护理：帮助病人调整心态，理智地接受供肝，协助病人度过困境。

（6）消毒与隔离：采取严密保护性隔离制度，防止感染。病室门口安放浸泡消毒液的地毯，每日消毒液擦拭地面及一切用物，每日紫外线消毒病室 3 次。隔离期内每日做空气细菌学监测。保持病人口腔、皮肤、会阴、头发、手、足的清洁，皮肤皱折处每日涂擦酮康唑，定期做霉菌培养；饭前饭后及睡前应用过氧化氢漱口液漱口，定期做咽拭培养。

（7）并发症的观察和护理

1）出血

A. 表现：腹腔内出血常见于术后即时至术后 72 小时内，表现为病人出现腹胀、心率增快、血压迅速下降、伤口处引流管瞬间有大量鲜血涌出，血常规示红细胞计数及血细胞比容明显下降。消化道出血常见于术后出血性胃炎、胆道出血、食管-胃底静脉曲张破裂出血，表现为呕血和黑便，胃管常引流出较多的血性液体。

B. 护理措施：密切观察病人生命体征和中心静脉压等，如不稳定应缩短监测间隔时间；在病人尚未完全苏醒时，注意观察瞳孔大小、神志变化和四肢周围循环情况；注意观察伤口有无渗血和各引流管引流情况（包括尿量），正确记录每小时出入量；按时查血常规、凝血功能等；如有异常情况，及时报告医师，继续严密监测病情、保持两条静脉通路通畅、遵医嘱应用止血药物、加快输血输液，尽可能维持血容量，做好随时手术止血准备等。

2）感染：是肝移植术后最常见且最严重的并发症，加强观察可及时发现感染先兆。术后针对感染的预防与护理措施可参照肾移植的感染护理。

3）排斥反应：肝移植术后排斥反应发生率较低（10%～30%）且程度较轻。主要是急性排斥反应，常发生于术后 7～14 日。

A. 表现：发热、食欲缺乏、精神萎靡、乏力、昏睡、腹胀、腹水、肝区胀痛并出现黄疸，胆汁减少、色变淡。

B. 护理措施：严密监测生命体征，尤其是体温、精神状态，有无肝区胀痛和腹胀等；监测肝功能、凝血功能、血生化变化以及早发现排斥反应；做好 T 管的观察和护理；遵医嘱合理使用免疫抑制剂，定期监测血药浓度，注意药物的不良反应；一旦明确为急性排斥反应，遵医嘱应用抗排斥反应药物，如大剂量甲泼尼龙 250～1000mg/d 冲击治疗，连续 3 日；密切观察治疗效果。

4）胆道并发症

A. 表现：如有腹痛、腹胀、发热、白细胞升高或（和）腹腔引流管引出胆汁可能是胆瘘；如黄疸逐步加深为胆道梗阻；如腹痛、发热、寒战及肝功能异常等。

B. 护理措施：注意观察有无上述异常表现，一旦发现，立即报告医师。严密观察生命体征，尤其是体温，保持各引流管通畅，注意观察各引流液的颜色、形状和量。

### （六）护理评价

**1.** 病人焦虑、恐惧是否减轻，能以良好的心态配合手术。

**2.** 病人营养状态是否达到耐受肾移植手术的要求。

**3.** 病人体液代谢是否得以维持平衡。

**4.** 病人术后并发症是否得到预防或及时发现与处理。

### 【健康教育】

**1.** 定时测量体温，注意体温变化。当体温超过 38℃持续一天以上，提示可能有排斥反应或感染发生，应尽快与医生联系，没有征得医生同意之前，不可自行用药。

**2.** 学会自己测量血压，注意血压的变化，有异常情况时，请及时告知医生。

**3.** 外出时，戴好口罩、帽子，不可到人群集中的公共场所，避免交叉感染。

**4.** 按时按量服药，3 个月内每周 1 次、3 个月至半年内每月 1 次复查免疫抑制剂血药浓度及血生化检查，观察用药效果。

**5.** 做好个人及居家卫生，房间安装紫外线灯，定时通风消毒。

**6.** 合理安排作息，适当活动，避免劳累。

**7.** 注意饮食营养及卫生，注意牙齿的护理，应该使用软的牙刷，以免损伤牙龈。每次餐后及时刷牙、漱口。如果是假牙，餐后应仔细清洗。

**8.** 带 T 管出院者，必须指导其保持 T 管周围皮肤及敷料清洁、干燥，按时换药，避免管道扭曲、受压或脱出，防止胆汁逆流感染，术后 3～6 个月拔管；定期检查肝肾功能、移植肝情况；术前为慢性乙型肝炎者，术后必须坚持抗病毒治疗。

（曾 琨）

# 第十四章 颅内压增高及脑疝病人的护理

**【学习目标】**

识记　①颅内压增高、脑疝的概念；②颅内压增高的原因、临床表现和辅助检查。

理解　颅内压增高和脑疝的病理生理及处理原则。

运用　运用护理程序对颅内压增高及脑疝病人实施整体护理。

## 第一节　概　　述

**【解剖生理概要】**

颅骨分为脑颅和面颅两部分，脑颅围成颅腔容纳脑，面颅构成颜面的基本轮廓。颅腔的顶部称颅盖，由前向后由额骨、顶骨和枕骨构成。颅腔的底部由额骨、筛骨、蝶骨、颞骨和枕骨构成，颅底承托脑。颅底内面观凹凸不平，由前向后形成前高后低的 3 个阶梯状的颅窝，分别是颅前窝、颅中窝和颅后窝。

颅腔被小脑幕分成幕上腔和幕下腔。幕上腔又被大脑镰分隔成左右两分腔，分别容纳左右大脑半球。幕下腔容纳小脑、脑桥和延髓。中脑在小脑幕切迹裂孔中通过，其外侧面与大脑颞叶的钩回、海马回相邻。发自大脑脚内侧的动眼神经，通过小脑幕切迹走行在海绵窦的外侧壁，直至眶上裂。

颅腔与脊髓腔相连处的出口称为枕骨大孔，延髓下端通过此孔与脊髓相连，小脑扁桃体位于延髓下端的背面，其下缘与枕骨大孔后缘相对。

脑位于颅腔内，分为大脑、间脑、小脑和脑干 4 部分。脑干自上而下依次为中脑、脑桥和延髓。大脑按组织结构分为皮质和白质，大脑皮质的不同部位有不同的功能定位。脑和脊髓的表面有 3 层被膜，由外向内依次为硬脑（脊）膜、蛛网膜和软脑（脊）膜。蛛网膜与软脑（脊）膜间的腔隙称蛛网膜下腔，内含脑脊液。脑脊液是无色透明的液体，由各脑室的脉络丛产生，流动于脑室及蛛网膜下腔中，最后经矢状窦旁的蛛网膜颗粒将脑脊液回渗到上矢状窦，回流至静脉系统。脑脊液处于不断产生和回流的相对平衡状态，具有运输营养物质、带走代谢产物、调节中枢神经系统的酸碱平衡、缓冲脑和脊髓内的压力、保护和支持脑和脊髓的作用（图 14-1）。

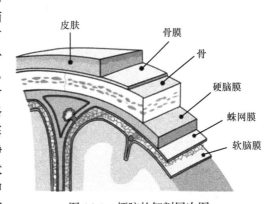

图 14-1　颅脑的解剖层次图

**【颅内压形成与调节】**

**1. 颅内压的形成**　颅内压（intracranial pressure, ICP）是指颅腔内容物对颅腔壁所产生的压力，以脑脊液压力表示。颅腔是由颅骨形成的半封闭体腔，成年后颅腔的容积为 1400～1500ml，保持固定不变。颅内容物主要包括脑组织、脑脊液和血液，三者与颅腔容积相适应，使颅内保持相对稳定的压力。

**2. 颅内压的测定**　由于颅内脑脊液介于颅腔壁与脑组织之间，一般以脑脊液静水压代表颅内压，可通过侧卧位腰椎穿刺或直接穿刺脑室测定。成人正常颅内压为 70～200mmH₂O（0.7～2.0kPa），儿童正常颅内压为 50～100mmH$_2$O（0.5～1.0kPa）。颅内压对静脉压的变动很敏感，咳嗽、打喷嚏、憋气、用力等动作也可引起颅内压产生明显的波动。

**3. 颅内压的调节** 正常颅内压的调节主要是通过脑脊液量的增减调节，脑脊液的吸收量与颅内压的高低成正比，生理状态下脑脊液分泌量为 0.3～0.5ml/min，生成量与吸收量相同。颅内压增高时，部分脑脊液被挤入脊髓蛛网膜下腔，同时脑脊液分泌较前减少而吸收增加，从而使颅内脑脊液量减少以保持颅内压的平衡；颅内压降低时，脑脊液的分泌增加而吸收减少，使颅内脑脊液量增多，以维持颅内压在正常范围。但脑脊液的总量仅占颅腔容积的10%，颅内压增高到一定程度时，上述的生理调节能力逐渐丧失，导致颅内压急剧增高。此外，正常颅内压可随血压和呼吸细微波动，收缩期略升高，舒张期稍下降；呼气时压力略增，吸气时压力稍降。

---

**知识链接 14-1：体积-压力关系**

　　1965 年，Langlitt 以犬做颅内体积与压力关系的实验，取得了颅内体积-压力关系曲线（图 14-2）。该曲线表明颅内压力与体积之间呈指数关系，即颅内压的调节功能存在一个临界点，当颅内容物体积的增加超过该临界点后（如颅内体积-压力关系已达×处），即使体积发生微小变化，也可引起颅内压急剧上升，甚至导致脑疝。

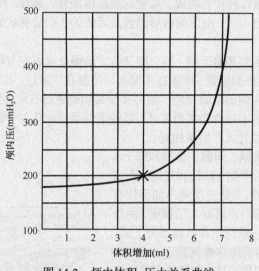

图 14-2　颅内体积-压力关系曲线

---

# 第二节　颅内压增高

**案例 14-1**

　　患者，女性，48 岁，于 2 小时前搬重物后，头晕、头痛剧烈，表现为压榨样疼痛，难以忍受，遂叫"120"急救将其送往医院，运送过程中出现意识不清，呼之不应，伴有呕吐，呕吐 3 次，呈喷射性呕吐。

　　家属诉患者近 2 年患者常自觉头痛，以右侧额颞部胀痛为主，用力时加重，常伴有恶心，偶有呕吐。

　　体格检查：T 36.8℃，P 98 次/分，R 22 次/分，BP 170/100mmHg。神志昏迷，格拉斯哥昏迷评分 4 分。角膜反射消失，左侧瞳孔直径 2.5mm，对光反射迟钝，右侧瞳孔直径 6mm，对光反射消失。左侧肢体肌力减弱，肌张力增高，腱反射亢进，病理征 Babinski 征（＋）、Oppenheim 征（＋）。

**问题：**
1. 此患者首先考虑的诊断是什么？其处理原则有哪些？
2. 请为本病例患者制订护理计划。

颅内压增高（intracranial hypertension）是由颅脑疾病导致颅腔内容物体积增加或颅腔容积缩小，超过颅腔可代偿的容量，导致颅内压持续高于 200mmH$_2$O（2.0kPa），出现头痛、呕吐和视盘水肿 3 个主要表现的综合征。

【病因】

引起颅内压增高的原因很多，大体可分为两类。

**1. 颅腔内容物体积或量增加**　①脑体积增加：如脑组织损伤、炎症、缺血缺氧、中毒等导致脑水肿；②脑脊液增多：脑脊液分泌过多、吸收障碍或脑脊液循环受阻导致脑积水；③脑血流量增加：高碳酸血症时血液中二氧化碳分压增高、脑血管扩张致颅内血容量急剧增多；④占位性病变：如颅内血肿、肿瘤、脓肿等在颅腔内占据一定体积导致颅内压增高。

**2. 颅内空间或颅腔容积缩小**　①先天性畸形如狭颅症、颅底凹陷症等使颅腔容积变小；②外伤致大片凹陷性骨折，使颅内空间缩小。

【分类】

**（一）按病因分类**

**1. 弥漫性颅内压增高**　因颅腔狭小或脑实质体积增大引起，其特点是颅腔内各部位及各分腔之间压力均匀升高，不存在明显压力差，故脑组织无明显移位。见于脑膜炎、脑炎、弥漫性脑水肿、蛛网膜下腔出血等。

**2. 局灶性颅内压增高**　因颅内局限性病变引起，如颅内血肿、肿瘤等，病变部位压力首先增高，造成颅内各腔隙间的压力差，使附近的脑组织受到挤压而移位，并把压力传向远处。病人对这种颅内压增高的耐受力较差，压力解除后神经功能的恢复慢且不完全。

**（二）按病变发展的快慢分类**

**1. 急性颅内压增高**　病情发展快，颅内压增高引起的症状和体征严重，生命体征变化剧烈。常见于急性颅脑损伤引起的颅内血肿、高血压性脑出血等。

**2. 亚急性颅内压增高**　病情发展较快，但没有急性颅内压增高紧急，颅内压增高的反应较轻或不明显。多见于发展较快的颅内恶性肿瘤、转移瘤及各种颅内炎症等。

**3. 慢性颅内压增高**　发展较慢，可长期无颅内压增高的表现，病情发展时好时坏。多见于生长缓慢的颅内良性肿瘤、慢性硬脑膜下血肿等。

【病理生理】

颅内压增高的发生发展过程中，机体通过调节脑脊液和脑血容量维持正常的功能。这种调节有一定限度，超过限度就会引起颅内压增高。

**1. 脑脊液量减少**　颅内压增高早期，为保持一定的血流量以维持脑组织正常功能，以减少脑脊液流量为主。通过以下途径完成：①颅内脑室和蛛网膜下腔的脑脊液被挤入椎管；②脑脊液吸收加快；③脉络丛血管收缩，脑脊液分泌减少。因脑脊液总量仅占颅腔容积的 10%，颅内压增加到一定程度时，上述生理调节能力逐渐丧失，导致严重的颅内压增高。

**2. 脑血流量减少**　正常成人每分钟约有 1200ml 血液进入颅内，并能自行调节。脑血流量=脑灌注压/脑血管阻力，其中脑灌注压=平均动脉压−颅内压，正常的脑灌注压为 70～90mmHg（9.3～12kPa），脑血管阻力为 1.2～2.5mmHg（0.16～0.33kPa）。颅内压增高时，脑灌注压下降，机体通过脑血管扩张来降低脑血管阻力，维持脑血流量稳定。但当颅内压急剧增高，脑灌注压低于 40mmHg

（5.3kPa）时，脑血管的自动调节功能丧失，脑血流量急剧下降，致脑组织缺氧和代谢紊乱，加重脑水肿，使颅内压进一步增高；当颅内压增高接近平均动脉压时，脑血流量几乎为零，脑组织处于严重缺血缺氧状态，最终可导致脑死亡。

> **知识链接 14-2：库欣反应**
>
> 　　库欣（Cushing）于 1900 年曾用等渗盐水灌入犬的蛛网膜下腔以造成颅内压增高，当颅内压增高接近动脉舒张压时，血压升高、脉搏减慢、脉压增大，继之出现潮式呼吸、血压下降、脉搏细弱，最终呼吸、心跳停止导致死亡。因为这一实验结果与临床上急性颅脑损伤所见情况十分相似，所以颅内压急剧增高时，病人出现生命体征变化（全身血管加压反应），即称为库欣反应。

**3. 全身血管加压反应**　随着颅内压不断上升，脑血流量减少，脑组织处于严重缺血缺氧状态，为保持必需的脑血流量，机体通过自主神经系统的反射作用，使全身周围血管收缩、血压升高、心排出量增加，以提高脑灌注压，同时呼吸减慢加深，以提高血氧饱和度。这种以升高动脉压并伴心率减慢、心排出量增加和呼吸深慢的三联反应，即为全身血管加压反应，或称库欣反应。

## 【临床表现】

### （一）症状

**1. 头痛**　是最常见的症状，是颅内压增高刺激与牵拉脑膜血管和神经受伤所致。多位于前额及颞部，以胀痛和撕裂痛多见，清晨和晚间表现较重。头痛的程度可随颅内压增高而进行性加重。并且，当病人咳嗽、打喷嚏、用力、弯腰低头时，头痛加重。头痛的部位和性质与颅内原发病变的部位和性质有一定关系。

**2. 呕吐**　常出现于剧烈头痛时，多呈喷射状，易发生于饭后，可伴恶心，这是迷走神经受激惹所致。呕吐后头痛可有所缓解。

**3. 其他症状**　颅内压增高还可因展神经麻痹而出现复视、头晕、猝倒、复视、耳鸣、智力减退、记忆力下降、情感淡漠等。

### （二）体征

**1. 视盘水肿**　是颅内压增高的重要体征之一。表现为视盘乳头充血、隆起，边缘模糊，中央凹陷变浅或消失，视网膜静脉怒张、迂曲，动、静脉比例失调，搏动消失，严重时视盘周围可见火焰状出血，是因视神经受压、眼底静脉回流受阻引起。长期、慢性颅内压增高可引起视神经萎缩而导致失明。

**2. 意识障碍**　慢性颅内压增高的病人往往神志淡漠，反应迟钝；急性颅内压增高者常有明显的进行性意识障碍甚至昏迷。

**3. 生命体征变化**　病人可伴有典型的生命体征变化，即库欣反应，严重者可因呼吸循环衰竭而死亡。

**4. 其他体征**　婴幼儿颅内压增高时可见头皮静脉怒张、头颅增大、囟门隆起、颅缝增宽或分离。

头痛、呕吐、视盘水肿是颅内压增高的典型表现，称为颅内压增高的“三主征”，但出现的时间并不一致，常以其中一项为首发症状。

## 【辅助检查】

**1. 影像学检查**　①头颅 X 线摄片：慢性颅内压增高病人，可见脑回压迹增多、加深，蛛网膜颗粒压迹增大、加深，蝶鞍扩大，颅骨的局部破坏或增生等；小儿可见颅缝分离。②CT 及核磁共振（MRI）：可见脑沟变浅，脑室、脑池缩小或脑结构变形等，通常能显示病变的位置、大小和形态，对判断引起颅内压增高的原因有重要参考价值；③脑血管造影或数字减影脑血管造影（DSA）：主要用于怀疑有脑血管畸形等疾病者。

**2. 腰椎穿刺**　可以测定颅内压力，同时取脑脊液做蛋白、白细胞、免疫学检查等。但有明显颅内压增高者行腰椎穿刺可能引发脑疝，应禁忌腰穿。

**【处理原则】**

**1. 非手术治疗**　适用于颅内压增高原因不明，或虽已查明原因但仍需非手术治疗者，或作为手术前准备。主要方法：①限制液体入量。颅内压增高明显者，摄入量应限制在每日 1500～2000ml。②降低颅内压治疗。使用高渗性脱水剂（如 20%甘露醇），通过渗透作用使脑组织间的水分进入血液循环再由肾脏排出，达到减轻脑水肿和降低颅内压的目的；若同时使用利尿性脱水剂如呋塞米，降低颅内压效果更好。③激素治疗。应用肾上腺皮质激素可以降低毛细血管通透性，稳定血-脑脊液屏障，预防和缓解脑水肿，降低颅内压。④冬眠低温疗法，通过降低脑的新陈代谢率，减少脑组织的氧耗量，防止脑水肿的发生与发展。⑤辅助过度换气，促使体内 $CO_2$ 排出，降低脑血流量，从而使颅内压下降。⑥预防或控制感染。⑦对症处理：镇痛者遵医嘱应用镇痛剂，但禁用吗啡、哌替啶等，以免抑制呼吸。

**2. 手术治疗**　手术去除病因是最根本和最有效的治疗方法。如手术切除颅内肿瘤、清除颅内血肿、处理大片凹陷性骨折等。对于梗阻性或交通性脑积水者可行脑脊液分流术，将脑室内的液体通过特殊导管引入蛛网膜下腔、腹腔或心房。若难以确诊或虽确诊但无法切除者，可行侧脑室体外引流术或病变侧颞肌下减压术等来降低颅内压。

> **知识链接 14-3：颅内压监测**
>
> 　　颅内压监测分为有创和无创颅内压监测两类。有创颅内压监测有 2 种方法。①植入法：经颅骨钻孔或开颅，将压力传感器直接植入颅内；②导管法：将导管植入脑室、脑池或蛛网膜下腔，传感器在颅外。不同位置测压按照其精确性和可行性依次排序为脑室内＞脑实质内＞硬脑膜下＞硬脑膜外测压。
>
> 　　无创颅内监测的主要方法：闪光视觉诱发定位（FVEP）、经颅多普勒超声检查法、眼内压测定法等。无创监测技术因其精确性等问题不能代替有创监测，但床旁进行、技术简单快捷、结果可靠的无创性颅内压监测仍是研究的热点和挑战。

**【护理】**

**（一）护理评估**

**1. 术前评估**

（1）健康史：①一般情况，应特别注意病人的年龄，婴幼儿及小儿的颅缝未闭合或融合尚未牢固，老年人脑萎缩，均可使颅腔代偿能力增加，延缓病情进展；②引起颅内压增高的病因，了解病人有无脑外伤、颅内炎症、脑肿瘤及高血压、脑动脉硬化病史，是否合并其他系统疾病，如尿毒症、肝性脑病、毒血症、酸碱平衡失调等；③致颅内压急骤升高的相关因素，有无呼吸道梗阻、便秘、剧烈咳嗽、癫痫、高热等。

（2）身体状况：①症状：头痛的部位、性质、程度、持续时间及变化，有无诱因及加重因素，了解头痛是否影响病人休息和睡眠；病人有无因肢体功能障碍而影响自理能力；是否因呕吐影响进食，有无水、电解质紊乱及营养不良。②体征：有无视力障碍、偏瘫或意识障碍等。③辅助检查：了解病人有无水、电解质紊乱；CT 或 MRI 等检查是否证实颅脑损伤或占位性病变等。

（3）心理-社会状况：了解病人有无因头痛、呕吐等不适所致烦躁不安、焦虑等心理反应。了解病人及家属对疾病的认知和适应程度。

**2. 术后评估** 了解手术类型,注意病人生命体征、意识、瞳孔及神经系统症状和体征,判断颅内压变化情况。观察伤口及引流情况,判断有无并发症发生。

### (二)常见护理诊断/问题

**1. 急性疼痛** 与颅内压增高有关。

**2. 有脑组织灌注无效的危险** 与颅内压增高有关。

**3. 有体液不足的危险** 与剧烈呕吐及应用脱水剂有关。

**4. 潜在并发症** 脑疝。

### (三)预期目标

**1.** 病人疼痛减轻,舒适感增强。

**2.** 病人脑组织灌注正常,未因颅内压力增高造成脑组织进一步损害。

**3.** 病人体液恢复平衡,生命体征平稳,无脱水症状和体征。

**4.** 病人未出现脑疝或出现脑疝征象时被及时发现和处理。

### (四)护理措施

**1. 严密观察病情变化** 观察病人意识、生命体征、瞳孔和肢体活动变化,警惕颅高压危象的发生,有条件者可监测颅内压。

(1)意识状态:意识反映大脑皮质和脑干的功能状态,意识障碍的程度、持续时间和演变过程是分析病情进展的重要指标。目前,临床对意识障碍程度的分级有多种方法,现介绍其中2种。

1)传统方法:分为清醒、模糊、浅昏迷、昏迷和深昏迷5级(表14-1)。

**表 14-1 传统意识状态分级**

| 意识状态 | 语言刺激反应 | 痛刺激反应 | 生理反应 | 大小便能否自理 | 配合检查 |
|---|---|---|---|---|---|
| 清醒 | 灵敏 | 灵敏 | 正常 | 能 | 能 |
| 模糊 | 迟钝 | 不灵敏 | 正常 | 有时不能 | 尚能 |
| 浅昏迷 | 无 | 迟钝 | 正常 | 不能 | 不能 |
| 昏迷 | 无 | 无防御 | 减弱 | 不能 | 不能 |
| 深昏迷 | 无 | 无 | 无 | 不能 | 不能 |

2)格拉斯哥(Glasgow)昏迷评分法:根据病人睁眼、语言及运动反应进行评分,三者得分相加表示意识障碍程度。最高15分,表示意识清醒,8分以下为昏迷,最低3分,分数越低表明意识障碍越严重(表14-2)。

**表 14-2 格拉斯哥昏迷评分法**

| 睁眼反应(分) | 语言反应(分) | 运动反应(分) |
|---|---|---|
| 自动睁眼 4 | 回答正确 5 | 按吩咐动作 6 |
| 呼唤睁眼 3 | 回答错误 4 | *刺痛能定位 5 |
| 痛时睁眼 2 | 吐词不清 3 | *刺痛时回缩 4 |
| 不能睁眼 1 | 有音无语 2 | *刺痛时屈曲 3 |
| | 不能发音 1 | *刺痛时过伸 2 |
| | | *无动作 1 |

*指痛刺激时的肢体运动反应。

（2）生命体征：注意呼吸节律和深度、脉搏快慢和强弱及血压和脉压的变化。若血压上升、脉搏缓慢有力、呼吸深而慢，同时有进行性意识障碍，是颅内压增高所致。

（3）瞳孔变化：正常瞳孔等大、圆形，在自然光线下直径为 2~5mm，直接、间接对光反应灵敏。严重颅内压增高继发脑疝时可出现异常变化。

（4）颅内压（ICP）监护：将导管或微型压力传感器探头置于颅内，导管或传感器另一端与 ICP 监护仪连接，将 ICP 转变为电信号，显示在示波屏或数字仪上，并用记录器连续描记压力曲线，动态反映 ICP 变化。监护时病人平卧或头抬高 10°~15°，保持呼吸道通畅，躁动病人适当使用镇静药，避免外来因素干扰监护。防止管道阻塞、扭曲、打折及传感器脱出。监护过程严格无菌操作，监护时间不宜超过 1 周，避免发生颅内感染。

**2. 一般护理**

（1）体位：床头抬高 15°~30°，以利于颅内静脉回流，减轻脑水肿。昏迷病人取侧卧位，便于呼吸道分泌物排出。

（2）持续或间断给氧：目的是降低 $PaO_2$，使脑血管收缩，减少脑血流量，降低颅内压。

（3）饮食与补液：神志清醒者给予普通饮食，但需适当限盐。不能进食者，给予鼻饲饮食。成人每日补液量控制在 1500~2000ml，其中等渗盐水不超过 500ml。保持每日尿量不少于 600ml。控制输液速度，防止短时间内输入大量液体加重脑水肿。

（4）维持正常体温和防治感染：高热可使机体代谢率增高，加重脑缺氧，故应及时给予有效的降温措施。遵医嘱应用抗生素预防和控制感染。

（5）加强生活护理：适当保护病人，避免意外损伤。躁动的病人不应强制约束，应查明诱因对症处理。

**3. 药物治疗的护理**

（1）脱水治疗：最常用的高渗性脱水剂是 20%甘露醇，成人每次 250ml，15~30 分钟内滴完，每日 2~4 次，滴注后 10~20 分钟颅内压开始下降，维持 4~6 小时，可重复使用。老年人、儿童及心功能不全者，应适当控制输液速度，以免加重循环系统负担，导致心力衰竭或肺水肿。使用脱水剂可使钠、钾等排出过多，引起电解质紊乱，脱水治疗期间记录 24 小时出入液量，遵医嘱合理补液。停药前应逐渐减量或延长给药间隔，防止颅内压反跳现象。

（2）激素治疗：常用的肾上腺皮质激素有地塞米松 5~10mg，静脉或肌内注射，每日 2~3 次。治疗期间注意观察有无因应用激素诱发应激性溃疡和感染等不良反应。

（3）巴比妥类：常用苯巴比妥，但此类药物应用剂量过大时可引起严重的呼吸抑制和呼吸道不畅，使用中应严密观察病人的意识、脑电图、血药浓度及呼吸情况。

**4. 亚低温冬眠治疗的护理**

（1）目的：应用药物和物理方法降低病人体温，以降低脑耗氧量和新陈代谢率，增加脑对缺血缺氧的耐受力，减少脑血流量，减轻脑水肿。当体温降至 30℃时，脑代谢率仅为正常体温时的 50% 左右，脑脊液压力较降温前低 56%。体温每下降 1℃，脑血流量平均减少 6.7%。低温还能显著提高组织中三磷酸腺苷（ATP）含量及腺苷酸激酶的活性，后者能使二磷酸腺苷（ADP）迅速转化为 ATP，而 ATP 是维持脑组织生理活动的主要能源物质。儿童和老年人慎用，休克、全身衰竭或有房室传导阻滞者禁用。

（2）环境和物品准备：将病人安置于单人病房，室内光线宜暗，室温为 18~20℃。室内备冰袋或冰毯、冬眠药物、水温计、吸氧装置、吸痰装置、急救药物及器械和护理记录单等，由专人护理。

（3）降温方法：遵医嘱给予冬眠药物，如冬眠Ⅰ号合剂（氯丙嗪、异丙嗪、哌替啶）或冬眠Ⅱ号合剂（哌替啶、异丙嗪、氢化麦角碱），待自主神经被充分阻滞，病人御寒反应消失，进入昏睡状态后，方可加用物理降温措施。若未进入冬眠状态即开始物理降温，病人会出现寒战，使机体代谢率增高、耗氧量增加，反而增高颅内压。物理降温方法可采用头部戴冰帽或在颈动脉、腋动脉、肱动脉、股动脉等主干动脉表浅处放置冰袋。降温过程应使病人体温稳定在治疗要求的范围内，避免大起大落。降温速度以每小时下降 1℃为宜，体温降至肛温 32～34℃、腋温 31～33℃较为理想。体温过低易诱发心律失常、低血压、凝血障碍等并发症。冬眠药物最好经静脉滴注，便于调节给药速度、控制冬眠深度。

（4）严密观察病情：在治疗前应观察并记录生命体征、意识状态、瞳孔和神经系统体征，作为治疗后观察对比的基础。冬眠低温治疗期间，若脉搏超过 100 次/分，收缩压低于 100mmHg，呼吸次数减少或不规则时，应及时通知医师，停止冬眠疗法。

（5）饮食：冬眠期间机体代谢率降低，对能量及水分的需求减少。每日液体入量不宜超过1500ml。鼻饲者，流质或肠内营养液温度应与当时体温相同。低温时病人肠蠕动减弱，观察有无胃潴留、腹胀、便秘、消化道出血等，防止胃内容物反流和误吸。

（6）预防并发症：采用冬眠低温治疗的病人肌肉松弛易出现舌后坠，吞咽、咳嗽反射减弱易出现呼吸道分泌物潴留，因此应保持呼吸道通畅，加强肺部护理，以防肺部并发症；搬动病人或为其翻身时，动作要缓慢、轻稳，以防发生直立性低血压；加强皮肤护理，防止压疮和冻伤发生。

（7）缓慢复温：冬眠低温治疗时间一般为 2～3 日，停用冬眠低温治疗时先停物理降温，再逐步减少药物剂量直至停用。为病人加盖被毯，待其自然复温。

**5. 预防颅内压增高**

（1）卧床休息：保持病室安静，清醒的病人不要突然坐起。

（2）稳定情绪：避免病人情绪激动，以免血压骤升，增加颅内压。

（3）保持呼吸道通畅：呼吸道梗阻时，病人用力呼吸致胸腔内压力增高，由于颅内静脉无静脉瓣，胸腔内压力可直接逆行传导到颅内静脉，增加颅内压；呼吸道梗阻使 $PaCO_2$ 增高，致脑血管扩张，脑血容量增多，也加重颅内高压。舌根后坠而影响呼吸者，及时安置口咽通气管。对意识不清的病人及咳痰困难者，配合医师尽早行气管切开。防止呕吐物吸入气道，及时清除呼吸道分泌物。重视基础护理，定时为病人翻身叩背，防止肺部并发症的发生。

（4）避免剧烈咳嗽和便秘：剧烈咳嗽和用力排便均可使胸腹腔内压力骤然升高而导致颅内压骤然升高引发脑疝。预防和及时治疗感冒，保持呼吸道通畅，避免咳嗽。颅内压增高病人因限制水分摄入及脱水治疗，常出现大便干结，鼓励病人多吃蔬菜和水果，促进肠蠕动以免发生便秘；已发生便秘者切勿用力屏气排便，可用开塞露、缓泻剂或低压小量灌肠通便，禁忌高压灌肠，必要时戴手套掏出粪块。

（5）控制癫痫发作：癫痫发作可加重脑缺氧及脑水肿，遵医嘱定时定量给予抗癫痫药物；一旦发作应协助医师及时给予抗癫痫及降颅压处理。

（6）躁动的处理：颅内压增高、呼吸道不通畅、尿潴留、便秘及冷、热、饥饿等不舒适均可引起病人躁动。积极寻找并解除引起躁动的原因，避免盲目使用镇静剂或强制性约束，以免病人挣扎导致颅内压进一步增高，适当加以保护，以防意外伤害。

**6. 脑室引流的护理**

（1）妥善固定：病人回病室后，在严格无菌操作下连接引流瓶（袋），妥善固定引流管及引流瓶（袋），使引流管开口高于侧脑室平面 10～15cm（侧脑室平面相当于同侧外耳道水平），以维持正常的颅内压。需要搬动病人时，应将引流管暂时夹闭，防止脑脊液反流颅内引起感染。最好使用有防逆流装置的引流瓶（袋）。

（2）控制引流速度和量：术后早期应适当抬高引流瓶（袋）的位置，以减慢流速，每日引流量以不超过 500ml 为宜，使颅内压平稳降低，避免放液过快导致脑室内出血、硬膜外血肿或硬膜下血肿，诱发小脑幕上疝等。但在抢救脑疝等危急情况下，可先快速引流脑脊液，再接引流袋缓慢引流。颅内感染病人脑脊液分泌增多，引流量可适当增加，但同时应注意补液，以免水、电解质失衡。

（3）保持引流通畅：引流管不能受压和折叠；适当限制病人头部活动范围，活动及翻身时避免牵拉引流管。注意观察引流管是否通畅：若引流管内不断有脑脊液流出、管内的液面随病人呼吸、脉搏等上下波动表明引流管通畅；若引流管无脑脊液流出，应查明原因。无脑脊液流出可能的原因：①颅内压低于 120～150mmH$_2$O（1.18～1.47kPa），证实的方法是将引流瓶（袋）降低高度后有脑脊液流出；②引流管在脑室内盘曲成角，可请医师对照 X 线片，将过长的引流管缓慢向外抽出至有脑脊液流出，再重新固定；③引流管口吸附于脑室壁，可将引流管轻轻旋转，使管口离开脑室壁；④引流管被小凝血块或破碎的脑组织阻塞，可在严格消毒管口后，用无菌注射器轻轻向外抽吸，切不可注入生理盐水冲洗，以免管内阻塞物被冲至脑室系统，引起脑脊液循环受阻。经上述处理后若仍无脑脊液流出，必要时更换引流管。

（4）观察并记录引流液的颜色、量及性状：正常脑脊液无色透明，无沉淀。术后 1～2 日脑脊液可略呈血性，之后逐渐转清。若脑脊液中有大量血液，颜色逐渐加深，常提示脑室内出血，需紧急手术止血；若脑脊液混浊呈毛玻璃状或有絮状物，提示有颅内感染。

（5）严格无菌操作：保持整个装置密闭无菌，每日更换引流袋时先夹住引流管，防止进入空气或脑脊液逆流入颅内。必要时做脑脊液常规检查或细菌培养。

（6）拔管：一般脑室引流管放置 3～4 日后，颅内压逐渐降低。脑室引流放置时间不宜超过 7 日，以免时间过长发生颅内感染。拔管前行头颅 CT 检查，并试行抬高引流瓶（袋）或夹闭引流管 24 小时，以了解脑脊液循环是否通畅。若颅内压再次升高，并出现头痛、呕吐等症状，立即放低引流瓶（袋）或开放夹闭的引流管，并告知医师。拔管时先夹闭引流管，以免管内液体逆流入脑室引起感染。拔管后切口处加压包扎，嘱病人卧床休息和减少头部活动，观察穿刺点有无渗血、渗液，严密观察病人意识、瞳孔、肢体活动变化，发现异常及时通知医师。

**（五）护理评价**

**1.** 病人颅内压增高症状是否得到缓解。

**2.** 病人意识状态是否改善。

**3.** 病人头痛是否减轻。

**4.** 病人生命体征是否平稳，有无脱水症状和体征。

**5.** 病人脑疝是否得到有效预防或出现脑疝征象能及时发现和处理。

**【健康教育】**

**1. 疾病知识** 告知病人疾病的病因、临床表现、预后。

**2. 疾病康复** 调动病人心理和躯体的潜在代偿能力，鼓励其积极参与各项治疗和功能训练。

**3. 出院指导**

（1）休息与活动：应避免剧烈咳嗽、便秘、提重物等，防止颅内压骤然升高而诱发脑疝。对神经系统有后遗症的病人，要鼓励其积极参与、积极进行功能锻炼，以最大程度的增强自理能力和社会适应能力。

（2）饮食指导：进食易消化的食物，多食用水果和蔬菜，癫痫病人避免饮咖啡和茶。

# 第三节 脑　疝

**案例 14-2**

　　第二节案例中的患者病情出现变化，体格检查：T 36.8，P 98 次/分，R 22 次/分，BP 170/100mmHg。神志昏迷，格拉斯哥昏迷评分 4 分。角膜反射消失，左侧瞳孔直径 2.5mm，对光反射迟钝，右侧瞳孔直径 6mm，对光反射消失。左侧肢体肌力减弱，肌张力增高，腱反射亢进，病理征 Babinski 征（+）、Oppenheim 征（+）、Gordon 征（+）、Chaddock 征（+）。行头颅 CT 显示：脑出血；小脑幕切迹疝。

　　脑疝（brain herniation）指颅内占位病变导致颅内压增高到一定程度时，颅内各分腔之间的压力不平衡，脑组织从高压区向低压区移位，部分脑组织被挤入颅内生理孔隙中，导致脑组织、血管及颅神经等重要结构受压和移位，出现严重的临床症状和体征。脑疝是颅内压增高的危象和引起死亡的主要原因。

## 【病因】

　　颅内占位性病变发展至一定程度均可导致脑疝。常见原因：

　　**1. 外伤所致的各种颅内血肿**，如硬膜外血肿、硬膜下血肿及脑内血肿。

　　**2.** 颅内脓肿、颅内寄生虫病及各种肉芽肿性病变。

　　**3. 颅内肿瘤**　尤其是颅后窝、中线部位及大脑半球的肿瘤。

　　**4.** 各类型脑出血、大面积脑梗死。

　　**5. 医源性因素**　对颅内高压病人处理不当，如腰椎穿刺时放出脑脊液过多过快，可诱发脑疝。

## 【分类】

　　根据移位的脑组织及其通过的硬脑膜间隙和孔道，可分为以下常见的3类（图14-3）。

　　**1. 小脑幕切迹疝**　又称颞叶沟回疝，是位于小脑幕切迹缘的颞叶海马回、钩回通过小脑幕切迹被推移至幕下。

　　**2. 枕骨大孔疝**　又称小脑扁桃体疝，是小脑扁桃体及延髓经枕骨大孔被推挤向椎管内。

　　**3. 大脑镰下疝**　又称扣带回疝，是一侧半球的扣带回经镰下孔被挤入对侧分腔。不同类型的脑疝的临床表现各不相同，本节介绍最常见的小脑幕切迹疝和枕骨大孔疝。

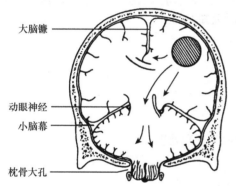

大脑镰

动眼神经

小脑幕

枕骨大孔

图14-3　大脑镰下疝（上）、小脑幕切迹疝（中）和枕骨大孔疝（下）的示意图

## 【病理生理】

　　当发生脑疝时，脑干受压移位可致脑实质内血管受到牵拉，严重时基底动脉进入脑干的中央支致脑干内部出血。由于同侧的大脑脚受到挤压而造成病变时对侧偏瘫，同侧动眼神经受到挤压可产生动眼神经麻痹症状。移位的钩回、海马回可将大脑后动脉挤压于小脑幕切迹缘上致枕叶皮层缺血坏死。小脑幕切迹裂孔及枕骨大孔被移位的脑组织堵塞，从而使脑脊液循环通路受阻，则进一步加重了颅内压增高，形成恶性循环，使病情迅速恶化。

## 【临床表现】

### （一）小脑幕切迹疝

　　**1. 症状**　颅内压增高症状，剧烈头痛，进行性加重，伴躁动不安、频繁呕吐。

　　**2. 体征**

　　（1）进行性意识障碍：由于阻断了脑干内网状上行激动系统的通路，随脑疝的进展，病人出现嗜睡、浅昏迷、深昏迷。

　　（2）瞳孔改变：脑疝初期，由于患侧动眼神经受刺激导致患侧瞳孔缩小，对光反射迟钝；随病情进展，患侧动眼神经麻痹，患侧瞳孔逐渐散大，直接和间接对光反应消失，并伴上睑下垂及眼球外斜。若脑疝进行性恶化，对侧动眼神经因脑干移位也受到推挤，或因脑干缺血致动眼神经核功能丧失时，则相继出现双侧瞳孔散大固定，对光反应消失。

（3）运动障碍：钩回直接压迫大脑脚，锥体束受累后，病变对侧肢体肌力减弱或瘫痪，肌张力增高，腱反射亢进，病理征阳性。脑疝进展时双侧肢体自主活动消失，甚至出现去脑强直发作。

（4）生命体征紊乱：由于脑干受压，脑干内生命中枢功能紊乱或衰竭，可出现血压忽高忽低、脉搏快弱、心律不齐，呼吸浅而不规则、体温高达41℃或不升。最终因呼吸循环衰竭而死亡。

### （二）枕骨大孔疝

由于颅后窝容积较小，对颅内高压的代偿能力也小，病情变化更快。病人常有进行性颅内压增高的临床表现：剧烈头痛、频繁呕吐、颈项强直或强迫头位，生命体征紊乱出现较早，意识障碍出现较晚。病人早期即可突发呼吸骤停而死亡。

### 【处理原则】

病人一旦出现典型的脑疝症状，立即给予脱水治疗以降低颅内压，确诊后尽快手术去除病因；若难以确诊或虽确诊但病变无法切除者，可通过脑脊液分流术、侧脑室外引流术或病变侧颞肌下、枕肌下减压术等姑息性手术来降低颅内压。

### 【常见护理诊断/问题】

**1. 有脑组织灌注无效的危险**　与颅内压增高、脑疝有关。

**2. 潜在并发症**　呼吸、心搏骤停。

### 【护理措施】

脑疝确诊后应立即采取紧急降低颅内压的措施，为手术争取时间。主要有快速静脉输入 20% 甘露醇 200～500ml，地塞米松 10mg，静脉注射呋塞米 10mg，以暂时降低颅内压，纠正脑组织灌注不足；保持呼吸道通畅，给氧，对呼吸功能障碍者，立即气管插管行人工辅助呼吸；密切观察意识、生命体征、瞳孔变化和肢体活动情况，同时迅速做好术前准备。其他护理措施参见本章第二节。

（夏杰琼）

# 第十五章 颅脑损伤病人的护理

【学习目标】

**识记** ①脑损伤的分类；②头皮损伤、颅骨骨折的临床表现；③头皮损伤、脑损伤病人的急救处理原则。

**理解** 颅骨骨折、脑损伤的损伤机制。

**运用** 运用护理程序对颅脑损伤病人实施整体护理。

颅脑损伤（craniocerebral injury）无论在战时或平时都较常见，仅次于四肢损伤，是常见的外科急症，可分为头皮损伤（scalp injury）、颅骨损伤（skull injury）和脑损伤（brain injury），三者可单独或合并存在。多年来，尽管在颅脑损伤的诊治及相关研究方面取得了许多研究进展，但其死亡率和致残率都高居各部位损伤之首。颅脑损伤大多因外界暴力而作用于头部引起，平时常因交通事故、坠落、跌倒、锐器或钝器打击头部而致伤，战时多见于火器伤。严重颅脑损伤常伴有神经系统功能损害，甚至致残或死亡，正确的急救处理和妥善的护理措施可以降低该类病人的死亡率和致残率。本章重点阐述常见的颅脑损伤，尤其是脑损伤的处理原则及护理。

## 第一节 解 剖 概 要

### 一、头 皮

头皮可分为 5 层结构。

**1. 皮肤** 厚而致密，内含大量汗腺、皮脂腺和毛囊，具有丰富的血管，外伤时容易致出血。

**2. 皮下组织** 由致密的结缔组织和脂肪组织构成，前者交织成网状，内有血管、神经穿行。

**3. 帽状腱膜** 前连额肌，后连枕肌，两侧与颞浅筋膜融合，质韧且富有张力，该层与皮肤连接紧密，与骨膜连接较疏松。

**4. 帽状腱膜下层** 位于帽状腱膜与骨膜之间的疏松结缔组织，范围比较广，前至眶上缘，后达上项线，其间有许多的导血管与颅内静脉窦相通，因此是致颅内感染和静脉窦栓塞的途径之一。

**5. 骨膜** 由致密结缔组织构成，骨膜在颅缝处贴附紧密，其余部位贴附疏松，故骨膜下血肿易被局限。头皮血供丰富，由颈内、外动脉的分支供血，且各分支间有广泛吻合支，故头皮抗感染及愈合能力较强。

### 二、颅 骨

颅骨分为颅盖和颅底两部分，均有左右对称的骨质增厚部分，构成颅腔的坚强支架。

**1. 颅盖** 骨质坚实，由内、外骨板和板障构成。外板厚内板薄，内、外骨板表面有骨膜覆盖，内骨膜是硬脑膜外层；在颅骨的穿隆部，内骨膜与颅骨板结合不紧密，故颅顶部骨折时易形成硬脑膜外血肿。

**2. 颅底** 骨面凹凸不平，厚度不一，具有两侧对称、大小不等的骨孔和裂隙，脑神经和血管由此出入颅腔。颅底被蝶骨嵴和岩骨嵴分为颅前窝、颅中窝和颅后窝。颅骨的气窦，如额窦、筛窦、蝶窦及乳突气房等均贴近颅底，颅底部的硬脑膜与颅骨贴附紧密。颅底骨折经过气窦时，相邻硬脑膜常被撕裂，形成脑脊液漏，可引起颅内感染。

# 第二节　头皮损伤

头皮损伤主要由直接外力造成，损伤类型与致伤物密切相关，损伤类型包括头皮血肿、头皮裂伤和头皮撕脱伤。钝器常造成头皮挫伤、不规则裂伤或血肿；锐器多造成整齐的裂伤；发辫卷入机器则可引起撕脱伤。单纯的头皮损伤一般不会引起严重后果，因头皮血供丰富，伤后极易失血，部分病人尤其是小儿可直接导致休克；此外，虽然头皮抗感染和愈合能力较强，但若处理不当可引起感染，因此有向深部蔓延引起颅骨骨髓炎和颅内感染的可能。

## 一、头皮血肿

**【分类与发病机制】**

头皮血肿（scalp hematoma）多由钝器伤所致，按照血肿出现于头皮的不同层次可分为皮下血肿（subcutaneous hematoma）、帽状腱膜下血肿（subgaleal hematoma）和骨膜下血肿（subperiosteal hematoma）。帽状腱膜下血肿是由于头部受到斜向暴力，头皮发生剧烈滑动，撕裂该层间的导血管所致。血肿因该层组织疏松可蔓延至全头，小儿及体弱者，可因此致休克或贫血。骨膜下血肿常由于颅骨骨折引起或产伤所致。血肿多局限于某一颅骨范围内，以骨缝为界。

**【临床表现】**

**1. 皮下血肿**　常见于产伤或撞击伤，血肿较局限，无波动，有时周围组织肿胀隆起较中心硬，中心反而凹陷，易误诊为凹陷性颅骨骨折。

**2. 帽状腱膜下血肿**　位于帽状腱膜与骨膜之间，该处组织较疏松，若头部受到斜向暴力，头皮会发生剧烈滑动，从而撕裂该层间的血管所致；出血弥散在帽状腱膜下疏松组织层内，血肿较易扩散，严重者血肿可充满整个帽状腱膜下层，触诊有波动感。

**3. 骨膜下血肿**　常由于颅骨骨折或产伤所致。范围局限于某一颅骨，以骨缝为界，血肿张力较高，可有波动感。

**【辅助检查】**

头颅 X 线检查可判断有无合并存在的颅骨骨折。

**【处理原则】**

**1. 皮下血肿**　一般不需要特殊处理，数日后可自行吸收。

**2. 帽状腱膜下血肿**　血肿较小者可予以加压包扎，待其自行吸收；若血肿较大，则应在严格皮肤准备和消毒下穿刺抽吸，然后再进行加压包扎。经反复穿刺加压包扎血肿仍不能缩小者，需注意是否有凝血功能障碍或其他原因。对已有感染的血肿，需切开引流。

**3. 骨膜下血肿**　处理原则与帽状腱膜下血肿类似，但对伴有颅骨骨折者不宜强力加压包扎，以防止血液经骨折缝流入颅内，引起硬脑膜下血肿。

**【护理】**

**（一）常见护理诊断/问题**

**1. 急性疼痛**　与头皮血肿有关。

**2. 潜在并发症**　失血性休克。

**（二）护理措施**

**1. 减轻疼痛**　早期冷敷以减少出血和疼痛，24～48 小时后改为热敷，促进血肿吸收。

**2. 预防并发症** 血肿加压包扎，嘱病人勿用力揉搓，以免增加出血。注意观察病人意识状态、生命体征、瞳孔及有无颅内压增高等表现，警惕是否合并颅骨骨折及脑损伤。

### 【健康教育】

对于损伤较轻者，勿剧烈活动。血肿较大或存在联合伤、病情较重者，应卧床休息。遵医嘱继续服用抗生素、止血药、镇痛药物，如原有症状加重、头痛剧烈、频繁呕吐，应及时就诊。

## 二、头皮裂伤

头皮裂伤（scalp laceration）是常见的开放性头皮损伤，多为锐器或钝器打击所致。

### 【临床表现】

头皮损伤出血较多，不易自行停止，严重时发生失血性休克。因锐器所致的头皮裂伤创缘整齐、较平直，排除少数锐器可进入颅内造成开放性脑损伤外，大多数裂伤仅限于头皮，虽可深达骨膜，但颅骨较完整。此外，钝器或头部碰撞造成的头皮裂伤多不规则，创缘有挫伤痕迹，常伴颅骨骨折或脑损伤。若帽状腱膜未破裂，伤口呈线状；若帽状腱膜已破裂，头皮伤口可全部裂开。

### 【辅助检查】

头颅 X 线检查有助于判断有无颅骨骨折。

### 【处理原则】

局部可压迫止血，争取在 24 小时内清创缝合。若受伤超过 24 小时，只要无明显感染征象，仍可进行彻底清创一期缝合。常规应用抗生素和破伤风抗毒素（TAT）。

### 【护理措施】

**1. 伤口护理** 注意创面有无渗血和感染，保持敷料清洁干燥。
**2. 病情观察** 注意观察有无合并颅骨和脑损伤。
**3. 预防感染** 严格无菌操作，观察有无全身和局部感染的表现，遵医嘱应用抗生素。
**4. 其他护理措施** 参见第九章。

## 三、头皮撕脱伤

头皮撕脱伤（scalp avulsion）是最严重的头皮损伤，多因发辫被卷入转动的机器所致。因皮肤、皮下组织和帽状腱膜三层紧密相连，在强烈的机械力牵拉下，致大块头皮自帽状腱膜下被撕脱，有时还连同部分骨膜，甚至合并颈椎损伤。根据头皮被撕脱的程度，可分为 2 种类型：不完全撕脱和完全撕脱。

### 【临床表现】

常因剧烈疼痛和大量出血而发生休克，很少合并颅骨骨折和脑损伤。

### 【辅助检查】

头颅 X 线检查可判断有无颅骨骨折。

### 【处理原则】

头皮撕脱伤者争取在伤后 6～8 小时内清创后缝合；如头皮已完全撕脱，清创后行头皮血管吻合或将撕脱的头皮切成皮片植回；如撕脱的皮瓣已不能利用，需要在裸露颅骨做多处钻孔至板障层，待钻孔处长出肉芽后植皮。急救过程中，须用无菌敷料或干净布包裹撕脱头皮，避免污染，隔水放置于有冰块的容器内，随病人一起送至医院，争取尽快清创后再植。

## 【护理】

### （一）常见护理诊断/问题

**1. 疼痛** 与头皮血肿、头皮裂伤有关。

**2. 潜在并发症** 感染、出血性休克。

### （二）护理措施

**1. 伤口和皮瓣护理** 注意创面有无渗血，皮瓣有无坏死和感染的发生。为了保证植皮存活，植皮区要避免受压。

**2. 抗休克护理** 密切监测生命体征，尽早发现休克征象。如发生休克，遵医嘱做好开放静脉通路、补液等抗休克治疗。治疗期间，监测出入水量、尿量、脉搏、呼吸、血压、中心静脉压变化等。

**3. 其他** 参见本节"头皮裂伤"的护理。

# 第三节 颅 骨 骨 折

**案例 15-1**

患者，男性，40岁，头部受棒击，昏迷不醒8小时，偶能睁眼。

体格查体：T 37.0℃，P 88次/分，R 20次/分，BP 130/85mmHg。右侧瞳孔散大，对光反应消失，右眼眶周围肿胀，皮下有淤血。左上肢不能活动，左侧巴氏征（+）。

辅助检查：腰椎穿刺示脑脊液压力1.77kPa（180mmH$_2$O），呈均匀血性脑脊液。X线颅骨平片示右眼眶骨折。CT扫描示右额颞部有低密度区。

**问题：**

1. 该患者的处理原则是什么？

2. 请为本病例患者制订合适的护理计划。

颅骨骨折（scalp fracture）指颅骨受暴力作用导致颅骨结构的改变。其严重性并不在于骨折本身，而可能取决于同时合并存在的颅内血肿和脑、神经、血管损伤而危及生命。

## 【分类】

颅骨骨折按其发生部位分为颅盖骨折（fracture of skull vault）与颅底骨折（fracture of skull base）；按骨折形态可分为线形骨折（linear fracture）、凹陷骨折（depressed fracture），粉碎骨折多呈凹陷性，一般视为凹陷骨折；依据骨折部位是否与外界相通分为闭合性骨折（closed fracture）和开放性骨折（open fracture）。

## 【损伤机制】

颅骨骨折的发生是由于暴力作用于头部产生反作用力的结果。颅骨遭受外力时是否造成骨折，主要由外力大小、作用方向、致伤物与颅骨接触的面积及颅骨的解剖结构特点等因素决定。当外力作用于头部瞬间，颅骨产生弯曲变形；当外力作用消失后，颅骨又立即弹回。若外力较大，颅骨的变形超过其弹性限度，颅骨骨折发生。

颅骨骨折的性质和范围主要取决于致伤物的大小和速度：致伤物体积大、速度慢，引起颅骨整体变形较严重，多在较薄弱的颞骨鳞部或颅底引发线形骨折，局部骨折常常沿外力作用的方向和颅骨脆弱的地方延伸；致伤物体积小、速度快，引起圆锥样凹陷骨折或穿入性骨折。外力作用于头部的方向与骨折的性质和部位也有较大关系，垂直打击于颅盖部的外力常引起着力点的凹陷或粉碎性骨折；斜向外力打击于颅盖部，则引起线形骨折。此外，病人的年龄、着力点部位、着力时头部固定情况与骨折的关系也很密切。

# 一、颅 盖 骨 折

颅盖骨折分为线形骨折和凹陷骨折 2 种类型。

## 【临床表现】

线形骨折局部压痛、肿胀，病人常伴发局部骨膜下血肿；凹陷骨折好发于额、顶部，多为全层凹陷，范围较大者，多可触及下陷区。若骨折片陷入颅腔内，使局部脑组织受压或产生脑挫裂伤，临床上常伴有病灶症状和局限性癫痫。若并发颅内血肿，也可产生颅内压增高症状。凹陷骨折刺破静脉窦可引起致命的大出血。

## 【辅助检查】

颅盖骨折依靠头颅正侧位 X 线检查确诊。

## 【处理原则】

颅盖线形骨折本身不需要特殊处理。若骨折线通过脑膜血管沟或静脉窦时，应警惕发生硬脑膜外血肿的可能。对于凹陷骨折出现下述情况者需手术治疗：①凹陷深度＞1cm；②位于重要功能区；③骨折片刺入脑内；④骨折引起瘫痪、失语等功能障碍或局限性癫痫者。手术主要采取将陷入的骨折片撬起复位，或摘除碎骨片后进行颅骨成形。而对于非功能区的轻度凹陷，或无脑受压症状的静脉窦处凹陷骨折，不应手术。

## 【护理措施】

**1. 病情观察**　病人出现头痛、呕吐、生命体征异常、意识障碍等颅内压增高症状提示骨折线越过脑膜中动脉沟或静脉窦，从而引起硬脑膜外血肿。偏瘫、失语、视野缺损等局灶症状和体征，则提示凹陷骨折压迫脑组织。

**2. 并发症的护理**

（1）骨膜下血肿：线形骨折常常伴有骨膜下血肿，应注意观察出血量和血肿范围，遵医嘱给予止血、镇痛药。

（2）癫痫：凹陷骨折病人可因脑组织受损而出现癫痫。为避免癫痫进一步加重颅脑损伤，应及时遵医嘱使用抗癫痫药物，注意观察病情和药物作用。

（3）颅内压增高和脑疝：颅盖骨折可合并脑挫伤、颅内出血，继发脑水肿导致颅内压增高。因此，应严密观察病人病情，及时发现颅内压增高及脑疝的早期迹象。一旦出现相应表现，立即给予脱水、降颅内压治疗等，预防脑疝发生。

## 【健康教育】

颅骨缺损者应避免局部碰撞，以免损伤脑组织，嘱咐病人在伤后半年左右行颅骨成形术。

# 二、颅 底 骨 折

颅底骨折（skull base fracture）大多由颅盖骨折延伸而来，少数病人可因头部挤压伤或着力部位于颅底水平的外伤所造成。颅底骨折绝大多数为线形骨折。由于颅底结构的特点，横行骨折线在颅前窝可由眶顶达到筛板甚至伸延至对侧，在颅中窝常沿骨前缘走行甚至将蝶鞍横断。纵行骨折线临近中线者，常在筛板、视神经孔、破裂孔、岩骨内侧和岩枕裂直达枕骨大孔的线上，靠外侧者则常在眶顶、圆孔和卵圆窝的线上，甚至致岩骨横断（图 15-1）。此外，颅底部的硬脑膜与颅骨贴附紧密，因此颅底骨折时容易撕裂硬脑膜，产生脑脊液外漏，从而成为开放性骨折。

## 【临床表现】

临床表现主要有：①耳、鼻出血或脑脊液漏；②脑神经损伤；③皮下或黏膜下有瘀斑。依据颅底骨折的部位分为颅前窝、颅中窝、颅后窝骨折（表 15-1）。

**1. 颅前窝骨折**  骨折多累及额骨水平部和筛骨。骨折出血可经鼻腔流出，或者进入眶内在眼睑和球结膜下形成瘀斑，俗称"熊猫眼"或"眼镜征"。脑膜破裂者，脑脊液可沿额窦或经筛窦至鼻腔流出形成脑脊液鼻漏。气体经额窦或筛窦进入颅腔内引起颅内积气。常伴嗅神经损伤。

**2. 颅中窝骨折**  骨折可累及蝶骨和颞骨。血液和脑脊液可经蝶窦流入上鼻道再经鼻孔流出形成鼻漏。若骨折线累及颞骨岩部，血液和脑脊液可经中耳和破裂的骨膜由外耳道流出，形成耳漏；若骨膜未破裂，则可沿耳咽管进入鼻腔形成鼻漏。颞骨岩部骨折常发生面神经和听神经损伤。若骨折线居于内侧，也可累及视神经、动眼神经、滑车神经、三叉神经和展神经。外侧的颅中窝骨折可引起颞部肿胀。

**3. 颅后窝骨折**  骨折常累及岩骨和枕骨基底部。在乳突和枕下部可见皮下淤血（Battle 征），或在咽后壁发现黏膜下淤血。骨折线居内侧者可出现舌咽神经、迷走神经、副神经和舌下神经损伤。

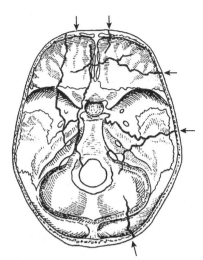

图 15-1  常见颅底骨折线位置

表 15-1  颅底骨折的临床表现

| 颅窝 | 瘀斑部位 | 脑脊液漏 | 可能累及的神经 |
|---|---|---|---|
| 颅前窝 | 眶周、球结膜下（熊猫眼征） | 鼻漏 | 嗅神经、视神经 |
| 颅中窝 | 乳突区（Battle 征） | 鼻漏和耳漏 | 面神经、听神经 |
| 颅后窝 | 乳突部、咽后壁 | 无 | 第Ⅸ～Ⅻ对脑神经 |

**【辅助检查】**

**1. X 线检查**  X 线摄片可显示骨折片陷入颅内的深度。

**2. CT 检查**  有助于了解骨折情况和有无合并脑损伤。

**【处理原则】**

颅底骨折本身无须特殊治疗，重点是预防颅内感染，脑脊液漏一般在 2 周内愈合。脑脊液漏 4 周未能自行愈合者，需做硬脑膜修补术。若出现脑脊液漏时则属于开放性损伤，应使用 TAT 及抗生素预防感染。

**【护理】**

**（一）常见护理诊断/问题**

**1. 有感染的危险**  与脑脊液外漏有关。

**2. 潜在并发症**  颅内出血、颅内压增高、颅内低压综合征。

**（二）护理措施**

**1. 病情观察**  对于脑脊液漏者，应注意观察有无颅内感染迹象。

**2. 脑脊液漏的护理**  护理要点是预防逆行性颅内感染。

（1）鉴别脑脊液：病人鼻腔、耳道流出淡红色液体，可怀疑为脑脊液漏。应正确鉴别血性脑脊液与血性渗液，可将红色液体滴于白色滤纸上，在血迹外周有较宽的月晕样淡红色浸渍圈，则为脑脊液漏；可根据脑脊液中含糖而鼻腔分泌物中不含糖的原理，用尿糖试纸或葡萄糖定量检测以鉴别血性脑脊液与鼻腔分泌物。有时颅底骨折伤及颞骨岩部，且骨膜及脑膜均已破裂但骨膜尚完整者，脑脊液可经耳咽管留至咽部而被病人咽下，故应观察并询问病人是否经常有腥味液体流至咽部，以便发现脑脊液漏。

（2）体位：病人取半坐卧位，头偏向患侧，凭借重力作用使脑组织移向颅底，使脑膜逐渐形成粘连而封闭脑膜破口，待脑脊液漏停止 3～5 日可改平卧位。若脑脊液外漏多，取平卧位，头稍抬高，防止颅内压过低。

（3）局部清洁消毒：清洁、消毒鼻前庭或外耳道，每日 2 次，避免棉球过湿导致液体逆流至颅内；在外耳道口或鼻前庭疏松放置干棉球，棉球渗湿及时更换，并记录 24 小时浸湿的棉球数，以此估计漏出液量。

（4）预防脑脊液逆流：禁忌堵塞、冲洗、滴药入鼻腔和耳道，脑脊液鼻漏者，严禁经鼻腔置管（胃管、吸痰管、鼻导管），禁忌行腰椎穿刺。避免用力咳嗽、打喷嚏、擤鼻涕；避免挖耳、抠鼻；避免屏气排便，以免鼻窦或乳突气房内的空气被压入颅内，引起气颅或颅内感染。

（5）用药护理：遵医嘱应用抗生素及 TAT 或破伤风类毒素。

**3. 颅内低压综合征的护理**

（1）原因：脑脊液外漏过多是造成颅内低压综合征的主要因素。

（2）表现：病人出现直立性头痛，多位于额、枕部。头痛与体位有明显关系，坐起或站立时，头痛剧烈，平卧位则很快消失或减轻。常合并恶心、呕吐、头昏或眩晕、厌食、短暂的晕厥等。

（3）护理：一旦发生，应嘱病人卧床休息，头低足高位，遵医嘱多饮水或静脉滴注生理盐水以补充大量水分。

**4. 心理护理**　向病人解释病情、治疗方法及注意事项，使病人积极配合治疗，满足其心理、身体上的安全需要，消除其紧张情绪。

**【健康教育】**

指导门诊病人和家属若出现剧烈头痛、频繁呕吐、发热、意识障碍等，应及时就诊。对于脑脊液漏者，应向其讲解预防脑脊液逆流颅内的注意事项。

# 第四节　脑　损　伤

## 一、概　述

脑损伤是颅脑损伤中最重要、最易导致病人出现神经功能障碍的损伤，主要涉及脑膜、脑组织、脑血管及脑神经所发生的损伤。

**【分类】**

**1. 根据脑损伤发生的时间和机制分类**　脑损伤可分为原发性脑损伤（primary brain injury）和继发性脑损伤（secondary brain injury）。前者指暴力作用于头部时立即发生的脑损伤，如脑震荡（cerebral concussion）；后者指头部受伤一段时间后出现的脑受损病变，主要有脑水肿（brain edema）和颅内血肿（intracranial hematoma）。

**2. 根据受伤后脑组织是否与外界相通分类**　脑损伤可分为开放性脑损伤（open brain injury）和闭合性脑损伤（closed injury）。凡硬脑膜完整的脑损伤均属闭合性脑损伤，多数为头部接触钝性物体或间接暴力所致；有硬脑膜破裂、脑组织与外界相通者为开放性脑损伤，大多由锐器或火器直接造成，常常伴有头皮裂伤和颅骨骨折。

**【损伤机制】**

脑损伤的发生机制比较复杂。了解颅脑损伤的方式和发生机制，结合外力作用的部位和方向，有助于判断脑损伤的部位和性质，这对临床护理工作具有一定的指导意义。一般认为，导致脑损伤的基本因素有 2 种：①外力作用于头部，因颅骨内陷和迅速回弹或骨折引起脑损伤，常常发生在着力部位。②头部遭受外力后的瞬间，脑与颅骨之间相对运动造成脑损伤，即可发生在着力部位，称为冲击伤；亦可发生在着力部位的对侧，即对冲伤。上述 2 种因素在加速性损伤和减速性损伤中所起的作用不尽相同。其中，在加速性损伤中，主要是第一种因素起作用；而在减速性损伤中，上述 2 种因素则均起作用，脑组织常因受压、牵张、滑动或负压吸附而损伤。由于脑与颅骨之间的相对运动所造成的脑损伤可能更多见、更严重。当人体坠落时，运动着的头颅撞击于地面，受伤瞬间头部产生减速性运动，脑组织撞击在受力侧的颅腔内壁上造成冲击伤，并且在受力对侧造成对冲伤。由于枕骨内面和小脑幕表面比较平滑，而颅前窝和颅中窝底部凹凸不平，导致在减速性损伤中，无论着力部位在枕部或额部，脑损伤均多见于额、颞叶前部和底面。此外，因脑组织在颅腔内急速移动，与颅底摩擦及受大脑镰、小脑幕牵拉，易导致多处或弥漫性损伤（图 15-2）。

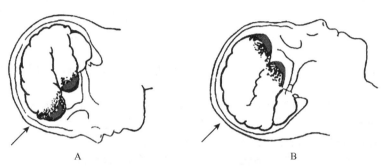

图 15-2　减速伤中的着力部位和脑损伤位置

A. 前额受力所致的额颞叶伤灶；B. 枕部受力所致的额颞叶伤灶

# 二、脑　震　荡

脑震荡指头部受到撞击后，立即发生一过性脑功能障碍，无肉眼可见的神经病理改变，但在显微镜下可见神经组织结构紊乱。

**【临床表现】**

病人在伤后立即出现短暂的意识障碍，持续数秒或数分钟，一般不超过 30 分钟。同时可出现皮肤苍白、出汗、血压下降、脉弱、呼吸浅慢、肌张力减低、各生理反射迟钝或消失。清醒后大多不能回忆受伤前及当时的情况，称为逆行性遗忘。常伴有头痛、头昏、疲乏无力、失眠、耳鸣、心悸、情绪不稳、记忆力减退等症状；神经系统检查无阳性体征。一般持续数日、数周，少数持续时间较长。

**【辅助检查】**

脑脊液中无红细胞，CT 检查亦无阳性发现。

**【处理原则】**

一般卧床休息 1～2 周，可适当给予镇痛、镇静等对症处理。多数病人 2 周内恢复正常。

**【护理】**

**（一）常见护理诊断/问题**

**1. 焦虑**　与缺乏脑震荡相关知识、担心疾病预后有关。

**2. 急性疼痛**　与脑震荡有关。

**（二）护理措施**

**1. 缓解病人焦虑情绪**　讲解疾病相关知识，缓解其紧张情绪。对少数症状迁延者，加强心理护理，帮助其正确认识疾病。

**2. 镇痛、镇静** 疼痛明显者遵医嘱适当给予镇静、镇痛药物。

**3. 病情观察** 少数病人可能合并存在颅内血肿，故应密切观察其意识状态、生命体征及神经系统体征。

【健康教育】

嘱病人保证充足睡眠，适当进行体能锻炼（气功、太极拳等），避免过度用脑和劳累。解除思想上对所谓"后遗症"的紧张和忧虑，保持心情愉快。加强营养，多食健脑食品（如动物脑、栗子、核桃等）。

# 三、脑挫裂伤

**案例 15-2**

患者，男性，68 岁，摔伤后 4 小时，右侧额部着地，进行性意识障碍加重 1 小时，肢体无自主活动。

体格查体：T 37.2℃，P 120 次/分，R 20 次/分，BP 150/70mmHg，意识不清，呼之不应，右侧瞳孔直径 6mm，对光反应消失；左侧瞳孔直径 3mm，对光反应迟钝，压眶上神经无反应，双侧肩反射可对称引出，左侧巴氏征（＋），右侧巴氏征（－）。

辅助检查：头颅 CT 示慢性硬脑膜下血肿，右额叶广泛脑挫裂伤。

**问题：**

1. 此患者目前处于何种意识状态？应从哪些方面进行护理评估？
2. 此患者有哪些护理问题？
3. 应如何为此患者制订合适的护理计划？

脑挫裂伤是常见的原发性脑损伤，既可发生在着力部位，也可发生在对冲部位。脑挫裂伤包括脑挫伤及脑裂伤，前者指脑组织受损较轻，软脑膜完整；后者指软脑膜、血管和脑组织同时破裂，并伴外伤性蛛网膜下腔出血（traumatic subarachnoid hemarrhage）。由于两者常常同时存在，合称为脑挫裂伤。

【病理生理】

脑挫裂伤轻者仅见局部软脑膜下皮质散在点状出血,较重者损伤范围较广泛,常有软脑膜撕裂,深部白质同时受累。严重者脑皮质及其深部的皮质广泛挫裂、破裂、坏死,局部伴出血、水肿,并可形成血肿。早期的脑水肿大多属血管源性,一般于伤后 3～7 日发展到高峰,在此期间可发生颅内压增高甚至形成脑疝。伤情较轻者,脑水肿可逐渐消退,病灶区日后可形成瘢痕、囊肿,并常与硬脑膜粘连,成为外伤性癫痫（traumatic epilepsy）的发生原因之一；若蛛网膜与软脑膜粘连可影响脑脊液循环,可形成外伤性脑积水（traumatic hydrocephalus）；广泛的脑挫裂伤在受伤后数周后可形成外伤性脑萎缩（traumatic brain atrophy）。

【临床表现】

脑挫裂伤病人的临床表现因受伤部位、范围、程度不同而表现不同。轻者仅有轻微症状，重者可出现深昏迷，甚至导致死亡。

**1. 意识障碍** 伤后立即发生，是脑挫裂伤最突出的症状之一，并与受伤程度和持续时间与损伤程度、范围直接相关，大多数病人超过半小时，可持续数小时、数日不等，严重者甚至发生迁延性昏迷。

**2. 头痛、恶心、呕吐** 是脑挫裂伤最常见的症状。疼痛可仅局限于着力部位，也可表现为全头性头痛，呈间歇或持续性，通常在伤后1～2周最明显，此后逐渐减轻，这可能与蛛网膜下腔出血、颅内压增高或脑血管运动功能障碍有关。受伤后早期的恶心、呕吐常由受伤时第四脑室底部的呕吐中枢受到脑脊液冲击，蛛网膜下腔出血对脑膜的刺激或者前庭系统受刺激而引起，较晚发生的呕吐大多由于颅内压发生变化而造成。

**3. 生命体征变化**　轻度和中度脑挫裂伤病人的血压、脉搏、呼吸大多无明显改变。对于严重脑挫裂伤者，由于脑水肿和颅内出血可引起颅内压增高，导致血压升高、脉搏缓慢、呼吸深而慢，甚至出现呼吸、循环功能障碍。伴有下丘脑损伤者，可以出现持续性高热。

**4. 局灶症状与体征**　脑皮质功能受损时，伤后即可发生与脑挫裂伤部位相应的神经功能障碍症状或体征，如语言中枢受损出现失语，运动区受损出现对侧瘫痪等。而额叶和颞叶前端等"哑区"受损后，可无明显局灶症状或体征。

【**辅助检查**】

**1. 影像学检查**　X线检查有助于了解有无骨折，对于着力部位、损伤机制、伤情判断等有一定的意义。CT检查可清楚地显示脑挫裂伤的部位、范围和程度，是目前最常用、最有价值的检查手段。此外，根据CT检查的结果，还可以了解脑室受压、中线结构移位等情况。MRI一般不常规用于急性颅脑损伤的诊断，对于较轻的脑挫裂伤灶的检查，MRI优于CT。

**2. 腰椎穿刺**　腰椎穿刺检查脑脊液是否含血，可与脑震荡鉴别。同时可测定颅内压或引流血性脑脊液以减轻症状。但对颅内压明显增高者，禁用腰椎穿刺。

【**处理原则**】

以非手术治疗为主，减轻脑损伤后的病理生理反应，预防并发症。

**1. 非手术治疗**　包括防止脑水肿，保持呼吸道通畅，加强营养支持。对于高热、躁动和癫痫者，做好脑保护、苏醒和脑功能恢复治疗。

**2. 手术治疗**　经非手术治疗病情恶化出现脑疝征象或治疗无效时，可改为手术治疗，应及时手术去除颅内压增高的原因，解除脑受压。常用的手术方法为脑挫裂伤灶清除、额极或颞极切除、去骨瓣减压术或颞肌下减压术。

【**护理**】

**（一）护理评估**

**1. 健康史**

（1）一般情况：了解病人的年龄、性别等。

（2）外伤史：详细了解受伤的时间、原因、伤时情况等；病人伤后有无昏迷、近事遗忘、昏迷时间长短、有无中间清醒期或好转等；受伤当时有无口、鼻、外耳道出血或脑脊液漏；有无呕吐及其次数，有无大小便失禁、肢体瘫痪等情况；了解受伤后病人接受过何种类型的处理措施。

（3）既往史：了解病人既往健康状况。

**2. 身体状况**

（1）症状与体征：评估病人的头部外伤情况，有无破损、出血，呼吸道是否通畅。评估病人生命体征、意识状态、瞳孔及神经系统体征的变化，了解病人有无颅内压增高和脑疝症状。评估病人营养状况，如体重、氮平衡、血浆蛋白、血糖、电解质等，及时调整营养素的种类和量。

（2）辅助检查：了解影像学检查结果，以判断脑损伤的类型和严重程度。

**3. 心理–社会状况**　了解病人及家属的心理反应，神志清醒者伤后是否出现"情绪休克"，即对周围事物的反应是否平淡，对周围环境是否能清晰感知；"情绪休克"期后，病人有无烦躁、焦虑；恢复期病人有无悲观、自卑心理，能否顺利回归社会。评估家属对病人的支持能力和程度，有无情绪紧张，是否为预后和经济负担而担忧。

## （二）常见护理诊断/问题

**1. 清理呼吸道无效** 与脑损伤后意识障碍有关。

**2. 意识障碍** 与脑损伤、颅内压增高有关。

**3. 营养失调：低于机体需要量** 与脑损伤后高代谢、呕吐、高热等有关。

**4. 躯体移动障碍** 与脑损伤后意识和肢体功能障碍及长期卧床有关。

**5. 潜在并发症** 颅内压增高、脑疝。

## （三）护理目标

**1.** 病人呼吸道保持通畅，呼吸平稳，无误吸发生。

**2.** 病人意识障碍无加重或意识清醒。

**3.** 病人营养状态维持良好。

**4.** 病人未发生肢体挛缩畸形及功能障碍。

**5.** 病人未发生并发症或并发症得到及时发现和处理。

## （四）护理措施

**1. 急救处理** 颅脑损伤救护时应保持呼吸道通畅。病人宜平卧，头部抬高，注意保暖，禁用吗啡止痛。注意记录受伤经过和检查发现的阳性体征，根据需要给予急救处理措施，并记录急救时的药物使用情况及护理措施。

**2. 急诊手术护理** 应做好紧急手术前的常规准备，手术前 2 小时内剃光并洗净头发，待术中再次消毒。小脑幕上开颅术后，取健侧仰卧位，避免切口受压；小脑幕下开颅术后，应取侧卧位或侧俯卧位。严密观察病人意识状态、生命体征、瞳孔、肢体活动等情况，及时发现术后颅内出血、感染、癫痫及应激性溃疡等并发症。开颅手术中常规放置引流管，如脑室引流、创腔引流、硬脑膜下引流等，护理过程中应严格无菌操作，预防颅内逆行性感染，妥善固定，保持引流通畅，观察并记录引流液的颜色、性质和数量。搬运病人时动作应轻稳，防止头部转动或受震荡，搬运病人前后应观察呼吸、脉搏和血压的变化。

**3. 一般护理**

（1）体位：意识清醒者取床头抬高 15°～30°位，以利于颅内静脉回流。昏迷病人或吞咽功能障碍者取侧卧位或侧俯卧位，避免呕吐物、分泌物误吸。

（2）营养支持：创伤后的应激反应导致分解代谢增强，血糖增高、乳酸堆积，后者可加重脑水肿。因此，必须及时、有效补充能量和蛋白质，从而减轻机体损耗。早期可采用肠外营养，经静脉滴注 5%或 10%葡萄糖液、10%或 20%脂肪乳剂、复方氨基酸液、维生素等。一般经 3～5 日，肠蠕动恢复后，无消化道出血者可尽早经鼻胃管补充营养。少数病人由于呕吐、腹泻或消化道出血，长期处于营养不良状态，可经静脉滴注高浓度高营养液体。昏迷病人应禁食，每日静脉滴注 1500～2000ml 液体，其中包括含钠电解质 500ml，输注速度不可过快。个别长期昏迷者，可行胃造瘘术。成人每日供给总热能为 8400kJ，每千克体重 1～1.5g 蛋白质，同样应控制盐和水的摄入量。病人意识好转出现吞咽反射时，可经口喂食，开始时选择流质食物为宜。

（3）降低体温：呼吸道、泌尿系统及颅内感染均可导致体温升高，脑干或下丘脑损伤常引起中枢性高热。高热使机体代谢增强，加重脑组织缺氧，及时处理。应采取降低室温、头部戴冰帽、使用冰毯等物理降温，物理降温无效或有寒战时，遵医嘱给予药物降温或冬眠低温疗法。

（4）躁动的处理：头痛、呼吸道不通畅、尿潴留、便秘等均可引起躁动，须查明原因及时排除，注意慎用镇静剂，以免影响病情观察。应特别警惕躁动可能为脑疝发生前的表现。对于躁动病人，不可强行约束，避免因过度挣扎进一步加重颅内压增高，应加床栏保护并让其戴手套，防止坠床和抓伤，必要时给予专人护理。

**4. 保持呼吸道通畅** 脑损伤病人都有不同程度的意识障碍，丧失正常的咳嗽反射和吞咽功能，易发生误咽误吸，甚至因下颌松弛导致舌后坠等原因引起呼吸道梗阻。呼吸道梗阻可加重脑水肿，进一步升高颅内压，导致病情恶化。因此，保持呼吸道通畅是脑挫裂伤处理中的一项重要措施。

（1）及时清除呼吸道分泌物：应及时清除口腔和咽部血块或呕吐物，注意及时吸痰。发生呕吐时，将头转向一侧以免误吸。

（2）开放气道，维持呼吸功能：舌后坠者给予放置口咽通气管，必要时气管插管或气管切开。对于呼吸减弱合并潮气量不足者，应及早使用呼吸机辅助呼吸。

（3）加强呼吸道管理：保持病室内适宜的温度、湿度，加强湿化，防止呼吸道分泌物过于黏稠，以利于排痰。建立人工气道者，加强气道管理。必要时遵医嘱给予抗生素，以防治呼吸道感染。

**5. 病情观察**　根据病人病情，观察生命体征、意识状态、瞳孔变化、神经系统体征等情况，注意病人有无剧烈头痛、频繁呕吐等颅内压增高的症状。

（1）生命体征：为避免病人躁动影响观察结果的准确性，应依照顺序测定呼吸、脉搏、血压。①体温：伤后早期，由于组织创伤反应，可出现中等程度的发热；当损伤累及间脑或脑干，可导致体温调节紊乱，引起体温不升或中枢性高热；伤后即发生高热，多由于视丘下部或脑干损伤；若伤后数日体温升高，常提示有感染。②脉搏、呼吸、血压：颅内压增高时常出现"两慢一高"及进行性意识障碍，属于代偿性生命体征变化，应加强观察，警惕颅内血肿或脑疝发生；枕骨大孔疝病人可突然发生呼吸心跳停止；闭合性脑损伤呈现休克征象时，应检查有无内脏出血，如迟发性脾破裂、应激性溃疡出血等。

（2）意识状态：意识状态反映大脑皮质和脑干的功能状态，评估时须采用相同的语言和痛刺激，对病人的反应进行动态分析，以判断有无意识障碍及其程度。意识障碍是脑损伤病人最常见的变化之一，一般伤后立即昏迷是原发性脑损伤；伤后清醒后转为昏迷或意识障碍不断加深，是颅内压增高形成脑疝的表现；躁动病人突然昏睡，应怀疑病情出现了恶化。目前，较通用的一种方法是根据格拉斯哥昏迷评分（Glasgow coma scale，GCS）所做的伤情分类法。GCS 由英国格拉斯哥颅脑损伤研究所的 Teasdale 和 Jennett 于 1974 年提出，分别对受伤者的运动、言语、睁眼反应评分，再累计得分，从而作为判断伤情的依据。轻型：13～15 分，伤后昏迷时间＜20 分钟；中型：9～12 分钟，伤后昏迷 20 分钟～6 小时；重型：3～8 分，伤后昏迷＞6 小时，或在伤后 24 小时内意识恶化并昏迷＞6 小时。

（3）瞳孔变化：对比两侧瞳孔的大小、形状和对光反射，同时注意观察两侧眼裂大小、眼球的位置和运动情况。伤后立即出现一侧瞳孔散大，是原发性动眼神经损伤所致；若伤后瞳孔正常，之后一侧瞳孔先缩小继之进行性散大，并且对光反射减弱或消失，是小脑幕切迹疝的眼征；若双侧瞳孔散大、对光反射消失、眼球固定伴深昏迷或去皮质强直，多为原发性脑干损伤或临终表现；若双侧瞳孔大小形状多变、对光反射消失，伴眼球分离或异位，常是中脑损伤的表现；眼球不能外展且有复视者，多为展神经受损；眼球震颤常见于小脑或脑干损伤。此外，要注意伤后使用某些药物会影响瞳孔的观察，如使用阿托品、麻黄碱使瞳孔散大，吗啡、氯丙嗪则使瞳孔缩小。

（4）神经系统体征：原发性脑损伤引起的偏瘫等局灶症状，在受伤当时即出现，且不再继续加重；伤后一段时间出现肢体偏瘫或继续加重，同时伴有意识障碍和瞳孔变化，多系小脑幕切迹疝压迫中脑的大脑脚，从而损害其中的锥体束纤维所致。

（5）其他：颅内压增高时，主要表现为剧烈头痛、频繁呕吐。脑疝形成时，常在躁动时无脉搏增快。注意 CT 和 MRI 检查结果及颅内压监测情况。

**6. 用药护理**

（1）降低颅内压药物：脱水剂、利尿药、肾上腺皮质激素等药物可减轻脑水肿、降低颅内压，注意观察用药后的病情变化，为医生调整应用脱水剂间隔时间提供一定的参考依据。

（2）保护脑组织和促脑苏醒药物：巴比妥类（戊巴比妥或硫喷妥钠）有清除自由基、降低脑代谢率的作用，可改善脑缺血缺氧，有益于重型脑损伤的治疗。该类药物大剂量应用时，可引起严重的呼吸抑制和呼吸道引流不畅，使用过程中应严密观察病人的意识、脑电图、血药浓度及呼吸情况。神经节苷脂（GM）、胞磷胆碱、乙酰谷酰胺等药物，有利于病人苏醒和功能恢复。该类药物宜缓慢静脉滴注，使用中注意观察药物作用和不良反应。

（3）镇静、镇痛药物：病人疼痛时给予镇静、镇痛药物，但禁用吗啡类镇痛剂，以免抑制呼吸中枢。

**7. 并发症的护理**

（1）压疮：加强皮肤护理，保持皮肤清洁干燥，定时翻身，注意骶尾部、足跟、耳郭等骨隆突部位；消瘦者伤后初期及高热者常需每小时翻身 1 次，长期昏迷、一般情况较好者可每 3～4 小时翻身 1 次。

（2）呼吸道感染：保持病室内适宜的温度和湿度，注意消毒和隔离，保持口腔清洁。加强呼吸道护理，定时翻身、叩背和吸痰，保持呼吸道通畅，呕吐时防止误吸，预防呼吸道感染。

（3）失用综合征：脑损伤病人因意识或肢体功能障碍，可发生关节挛缩和肌萎缩。保持病人肢体于功能位，防止足下垂。应每日做四肢关节被动活动及肌肉按摩 3 次，防止关节僵硬和肌肉挛缩。

（4）泌尿系感染：昏迷病人常有排尿功能紊乱，短暂尿潴留后继以尿失禁。长期留置导尿管易起泌尿系感染，为防止泌尿系感染，在导尿中严格执行无菌操作，每日定时消毒尿道口；需长期导尿者，宜行耻骨上膀胱造瘘术。

（5）便秘：若病人发生便秘，可适当应用缓泻剂；必要时戴手套抠出干硬粪便，禁用高压灌肠，以免颅内压增高加重而诱发脑疝。

（6）暴露性角膜炎：眼睑闭合不全者，角膜涂眼药膏保护；无须随时观察瞳孔时，采用纱布遮盖上眼睑，甚至行眼睑缝合术。

（7）外伤性癫痫：任何部位的脑损伤均可引起癫痫。早期癫痫发作的原因是颅内血肿、脑挫裂伤、蛛网膜下腔出血等；晚期癫痫发作则主要是由于脑的瘢痕、脑萎缩、感染和异物等引起。预防癫痫发作常用苯妥英钠 100mg，每日 3 次。对于癫痫发作者，给予地西泮 10～20mg，缓慢静脉注射，直至抽搐停止，坚持服用抗癫痫药物控制发作。保证病人睡眠，避免情绪激动，预防意外受伤。

（8）蛛网膜下腔出血：由脑挫裂伤所致，病人可有头痛、发热、颈项强直等"脑膜刺激"的表现。可遵医嘱给予解热镇痛药物对症处理。对于病情稳定者，应排除颅内血肿及颅内压增高、脑疝后，为解除头痛可以协助医师行腰椎穿刺，放出血性脑脊液。

（9）消化道出血：多因下丘脑或脑干损伤引起的应激性溃疡，大量使用皮质激素也可诱发。除遵医嘱补充血容量、停用激素外，还应使用止血药和抑制胃酸分泌的药物，如奥美拉唑、雷尼替丁等。及时清理呕吐物，避免发生误吸。

**8. 颅内压增高和脑疝**　参见第十四章相关内容。

**9. 康复护理**　康复训练有助于改善脑损伤后病人的大脑功能，并可促进其运动反射的重新建立及意识恢复，包括被动运动和音乐疗法等。被动运动主要是保持肢体处于功能位，指导病人在各关节活动的范围内进行屈曲、伸展、外展等关节活动。

**10. 心理护理**　脑外伤后，神经系统功能恢复进展缓慢，需长时间进行精心的护理和康复训练。应向病人或家属解释病情及治疗方法、护理措施，以稳定病人的情绪，让病人积极配合治疗和护理。治疗期间，病人及家属易产生焦虑、烦躁情绪，医护人员要帮助病人树立康复的信心，鼓励坚持功能锻炼；指导家属务必让病人时刻感到被关怀、支持和理解，从而增强病人战胜疾病的信心。

**【护理评价】**

**1.** 病人呼吸道是否通畅，呼吸平稳。

**2.** 病人的意识障碍程度是否减轻或意识清醒。

**3.** 病人营养状态是否维持良好。

**4.** 病人是否能配合功能锻炼，未发生肢体挛缩畸形。

**5.** 病人是否发生并发症或及时发现和处理并发症。

**【健康教育】**

**1. 康复训练**　对失语、肢体功能障碍或生活不能自理者，病情稳定后即可开始康复锻炼。耐心指导病人，制订合适的目标，不断鼓励病人，一旦康复有进步，病人就会产生成功感，帮助其树立坚持锻炼和重新生活的信心。

**2. 控制癫痫**　有外伤性癫痫者，应按时服药控制症状发作，在医生指导下逐渐减量直至停药，不可突然中断停药。癫痫病人不宜单独外出或进行有危险的活动，如游泳等，防止意外的发生。

**3. 生活指导**　对于重度残障者，应采取适当的方法治疗各种后遗症，鼓励病人树立正确的人生观，指导其部分生活自理；指导家属生活护理方法及注意事项。对恢复过程中出现头痛、耳鸣、记忆力减退的病人，给予适当解释和宽慰，使其树立信心，帮助病人尽早自理生活。去骨瓣减压者，嘱其外出时戴安全帽，防止意外事故发生挤压减压窗。

**4. 出院指导**　出院后继续鼻饲者，要教会家属鼻饲饮食的方法和注意事项。

# 四、颅内血肿

颅内血肿（intracranial hematoma）是颅脑损伤中可逆性的脑继发性病变，在颅脑损伤中最多见、最严重，其发生率大约占闭合性颅脑损伤的 10% 和重型颅脑损伤的 40%～50%。由于血肿直接压迫脑组织，可引起局部脑功能障碍及颅内压增高，若未得到及时诊断和处理，多因进行性颅内压增高，形成脑疝进而危及生命。

**【分类】**

**1. 按症状出现的时间分类**　颅内血肿可分为急性血肿（3 日内出现症状）、亚急性血肿（伤后 3 日至 3 周出现症状）、慢性血肿（伤后 3 周以上出现症状）。

**2. 按血肿所在部位分类**　颅内血肿可分为硬脑膜外血肿（epidural hematoma，EDH）、硬脑膜下血肿（subdural hematoma，SDH）及脑内血肿（intracerebral hematoma，ICH）。

**【病因与病理】**

**1. 硬脑膜外血肿**　可发生于任何年龄，小儿少见。大约占外伤性颅内血肿的 30%，多属于急性型。硬脑膜外血肿与颅骨损伤有密切关系，可因骨折或颅骨的短暂变形撕裂位于骨沟内的硬脑膜中动脉或静脉窦而引起出血，或者骨折的板障出血。少数病人未发生骨折者，其血肿可能与外力造成硬脑膜与颅骨分离，硬脑膜表面的小血管被撕裂有关。硬膜外血肿多见于颅盖骨折，以颞部、额顶部和颞顶部多见。

**2. 硬脑膜下血肿**　约占外伤性颅内血肿的 40%，大多属急性或亚急性型。急性或亚急性硬脑膜下血肿的出血来源主要是脑皮质血管，多因对冲性脑挫裂伤导致，好发于额极、颞极及其底面；另一种较少见的血肿是由于大脑表面回流到静脉窦的桥静脉或静脉窦本身撕裂所致，范围较广。出血积聚在硬脑膜下腔，急性和亚急性硬脑膜下血肿多见于额颞部，常继发于对冲性脑挫裂伤。出血多来自挫裂的脑实质血管。慢性硬脑膜下血肿的出血来源和发病机制并不完全清楚。好发于老年人，多有轻微头部外伤史。部分病人无外伤史，可能与营养不良、维生素 C 缺乏、硬脑膜出血性或血管性疾病等相关。该类血肿常有厚薄不一的包膜。

**3. 脑内血肿**　常与枕部着力导致额、颞对冲性脑挫裂伤同时存在，少数位于着力部位。较少见，在闭合性颅脑损伤中，发生率为 0.5%～1.0%。其可分为 2 种类型。①浅部血肿：多因挫裂的脑皮质血管破裂所致，常与硬脑膜下血肿同时存在，多伴有颅骨凹陷性骨折，多位于额极、颞极及其底面；②深部血肿：系脑深部血管破裂引起，脑表面无明显挫裂伤，很少见。

**【临床表现】**

主要表现为头部外伤后，若发生原发性脑损伤者，则先出现脑震荡或脑挫裂伤的症状，当颅内血肿形成后压迫脑组织，出现颅内压增高和脑疝的表现。然而，不同部位的血肿具有不同的特点。

**1. 硬脑膜外血肿**

（1）意识障碍：进行性意识障碍是颅内血肿的主要症状，其变化过程与原发性脑损伤的轻重和血肿形成的速度密切相关。主要包括3种类型：①原发脑损伤轻，伤后无原发性昏迷，待血肿形成后开始出现意识障碍（清醒→昏迷）；②原发性脑损伤严重，伤后一度昏迷，继而完全清醒或好转，待一段时间后颅内血肿形成，颅内压增高使病人再度出现昏迷，并进行性加重（昏迷→中间清醒或好转→昏迷），即存在"中间清醒期"；③原发性脑损伤较重，伤后昏迷进行性加重或持续昏迷。由于硬脑膜外血肿病人的原发脑损伤一般较轻，因此表现为前两种情况。

（2）颅内压增高及脑疝表现：病人在昏迷前或中间清醒期常伴有头痛、呕吐等颅内压增高的症状，颅内血肿所致的颅内压增高达到一定程度，即可形成脑疝。幕上血肿大多先形成小脑幕切迹疝，除意识障碍外，出现瞳孔改变，早期因动眼神经受到刺激，患侧瞳孔缩小，随即由于动眼神经受压，患侧瞳孔散大，对侧肢体偏瘫进行性加重；若脑疝继续发展，脑干严重受压，中脑动眼神经核受损，则双侧瞳孔散大。幕上血肿者大多先经历小脑幕切迹疝，然后合并枕骨大孔疝，因此严重的呼吸循环障碍常发生在意识障碍和瞳孔改变之后。幕下血肿者则可直接发生在枕骨大孔疝，且较早发生呼吸骤停。

（3）神经系统体征：伤后立即出现的局灶症状和体征，多为原发脑损伤的表现。单纯硬脑膜外血肿，除非血肿压迫脑功能区，一般早期较少出现体征。当血肿增大引起小脑幕切迹疝时，则可出现对侧锥体束征。一旦脑疝形成和发展，脑干受压严重时则出现大脑强直。

**2. 硬脑膜下血肿**

（1）急性或亚急性硬脑膜下血肿：由于多数与脑挫裂伤和脑水肿同时存在，多表现为伤后持续昏迷或昏迷进行性加重，较少出现"中间清醒期"，较早出现颅内压增高和脑疝症状。

（2）慢性硬脑膜下血肿：病情进展缓慢，病程较长。临床表现主要表现为3种类型：①慢性颅内压增高症状；②偏瘫、失语、局限性癫痫等局灶症状；③头昏、记忆力减退、精神失常等智力障碍和精神症状。

**3. 脑内血肿** 常与硬脑膜下血肿合并存在，临床表现与脑挫裂伤和急性硬脑膜下血肿的症状很相似。主要以进行性加重的意识障碍为主。

## 【辅助检查】

CT检查有助于明确诊断。

**1. 硬脑膜外血肿** CT检查可帮助了解脑室受压和中线结构移位的程度及并存的脑挫裂伤、脑水肿等情况，主要表现为颅骨内板与脑表面之间有双凸镜形或弓形高密度影，常伴颅骨骨折和颅内积气。应尽早应用于怀疑有颅内血肿病人的检查。

**2. 急性硬脑膜下血肿**

（1）急性或亚急性硬脑膜下血肿：主要表现为脑表面新月形高密度、混杂密度或等密度影，多伴有脑挫裂伤和脑受压。

（2）慢性硬脑膜下血肿：CT可见脑表面新月形或半月形低密度或等密度影。

**3. 脑内血肿** 主要表现为脑挫裂伤灶附近或脑深部白质内类圆形或不规则高密度影，周围有低密度水肿区。

## 【处理原则】

**1. 硬脑膜外血肿**

（1）非手术治疗：凡伤后无明显意识障碍，病情稳定，CT所示幕上血肿量<40ml，幕下血肿量<10ml，中线结构移位<1.0cm者，可在密切观察病情的前提下，采用脱水降颅内压等非手术治疗。治疗期间一旦出现颅内压进行性升高、局灶性脑损害、脑疝早期症状，应立即紧急手术。

（2）手术治疗：急性硬脑膜外血肿原则上一经确诊应立即手术，可以根据CT所见采用骨瓣或骨窗开颅，清除血肿，妥善止血。原则上 24~48 小时内手术，多采用 CT 定位钻孔加尿激酶溶解血肿碎吸引流术，此法简单易行，对脑组织损伤小，然而有时清除积血不彻底，必要时需行开颅血肿清除术加去骨瓣减压术。血肿清除后，若硬脑膜张力高或怀疑有硬脑膜下血肿时，应切开硬脑膜探查。对少数病情危急、来不及做 CT 等检查者，应直接手术钻孔探查，再扩大成骨窗清除血肿。

**2. 硬脑膜下血肿**　急性和亚急性硬脑膜下血肿的治疗原则与硬脑膜外血肿相似。慢性硬脑膜下血肿若已经形成完整包膜且有明显症状者，可采用颅骨钻孔引流术，术后在包膜内放置引流管继续引流，有利于脑组织膨出和消灭无效腔，必要时冲洗。

**3. 脑内血肿**　处理原则与硬脑膜下血肿相同，大多采用骨瓣或骨窗开颅。对于少数脑深部血肿，如颅内压增高者，病情进行性加重，仍应考虑手术，根据病人具体情况选择开颅血肿清除或钻孔引流术。

**【护理】**

**（一）常见护理诊断/问题**

**1. 意识障碍**　与颅内血肿、颅内压增高有关。

**2. 潜在并发症**　颅内压增高、脑疝、术后血肿复发。

**（二）护理措施**

颅内血肿为继发性脑损伤，在护理中除需执行原发性脑损伤相关护理措施外，还应根据颅内血肿的类型和特点做好以下护理措施。

**1. 病情观察**　颅内血肿病人多数可因血肿逐渐形成、增大而导致颅内压进行性增高。在护理中，应严密观察病人意识状态、生命体征、瞳孔、神经系统体征等，一旦发现颅内压增高迹象，立即采取降颅内压措施，同时做好术前准备。对于术后病人，应重点观察血肿清除效果。

**2. 引流管的护理**　留置引流管者应加强引流管的护理，护理措施为：

（1）病人取平卧位或头低足高患侧卧位，以利引流。

（2）保持引流通畅，引流袋应低于创腔 30cm。

（3）保持无菌，预防逆行感染。

（4）观察引流液的颜色、性状和数量。

（5）及早拔引流管，术后 3 日左右行 CT 检查，待血肿消失后拔引流管。

# 五、开放性脑损伤

头颅损伤后脑组织与外界相通称为开放性脑损伤。按照致伤物不同分为非火器性或火器性开放性脑损伤，两种损伤均可伴有头皮裂伤、颅骨骨折、硬脑膜破裂和脑脊液漏，可发生失血性休克、颅内感染。

**【病因与病理】**

**1. 非火器性开放性脑损伤**　致伤物可分为 2 类。

（1）锐器：如刀、钉、锥、针等，锐器前端尖锐锋利，容易切过或穿透头皮、颅骨和脑膜，进入脑组织。形成的伤道较整齐光滑，损伤主要局限于局部，对周围组织影响较小。

（2）钝器：如铁棒、石块、树枝等。钝器的致伤机制可因致伤物的种类不同而不同，铁棍、树枝等穿入颅内，脑损伤情况类似锐器伤；而石块等击中头部造成的开放伤，其损伤机制则类似闭合性颅脑损伤汇总的加速伤。

**2. 火器性开放性脑损伤**　颅脑火器伤的损伤情况与致伤物的性状、速度、大小密切相关。根据损伤发生形式分为 3 类。

（1）盲管伤：致伤物由颅骨或颜面部射入，停留于颅腔内。一般在入口或伤道近端有许多碎骨片，致伤物位于伤道最远端。有时致伤物穿过颅腔，冲击对侧的颅骨内板后弹回，折转一段距离，停留在脑内，称为反跳伤。脑组织的损伤多较严重。

（2）贯通伤：致伤物贯通颅腔，有入口和出口，入口脑组织内有许多碎骨片，出口骨缺损较大。由于伤道长，脑的重要结构和脑室常被累及，损伤严重。

（3）切线伤：致伤物与颅骨和脑呈切线性擦过，脑内无致伤物存在。颅骨和脑组织呈沟槽状损伤，常常有许多碎骨片散在于浅部脑组织中。

【临床表现】

**1. 头部伤口** 非火器性开放性脑损伤，伤口常常掺杂有大量异物如头发、布片、泥沙和碎骨片等，有脑脊液和脑组织从伤口溢出，或脑组织由硬脑膜和颅骨缺损处向外膨出。火器性开放性脑损伤可见弹片或弹头所形成的伤道。

**2. 意识障碍** 与闭合性脑损伤相似，病人伤后可出现意识障碍，但其程度与致伤原因有关，如锐器所致的非火器性开放性脑损伤及低速致伤物造成的火器性开放性脑损伤所造成的损伤较为局限，因此伤后多无或较少发生意识障碍。钝器所致的非火器性开放性脑损伤及高速致伤物导致的火器性开放性脑损伤，容易造成脑的弥散性损害，所以多数病人伤后可立即出现意识障碍。

**3. 生命体征变化** 损伤若伤及脑干或下丘脑等重要结构时，生命体征均可出现明显改变，甚至迅速出现中枢性呼吸、循环衰竭。若出现呼吸深慢、脉搏有力、血压升高，则是颅内压增高的表现，提示有颅内血肿或严重脑水肿。此外，头部开放性损伤较大时，可能出现休克征象。

**4. 瞳孔变化及局灶症状** 脑损伤后一旦发生脑疝，即可出现瞳孔改变；若伤及皮质功能区或其邻近部位时，局灶症状和体征明显，如瘫痪、感觉障碍、失语、偏盲等。外伤性癫痫发生率较高。

【辅助检查】

**1. X线检查** 一般摄颅骨正位和侧位 X 线，必要时摄切线位片，可以了解颅骨骨折的类型和范围，颅内是否有骨碎片。如有致伤物嵌于颅腔内，可根据其进入的深度和位置，推测其可能的致伤结构。

**2. CT检查** 可确定脑损伤的部位和范围，以及是否继发颅内血肿、脑水肿或脑肿胀，对存留的骨折片或异物做出精确的定位。

【处理原则】

**1. 现场急救** 积极抢救，保证病人安全。

（1）保持呼吸道通畅。

（2）积极防止休克，保持循环稳定。

（3）妥善保护伤口或膨出的脑组织。

**2. 尽早清创** 开放性颅脑损伤应争取在伤后 6～8 小时行清创术，在无明显污染并应用抗生素的前提下，清创时限可延长到 72 小时。术前应认真分析颅骨 X 线和 CT 检查结果，仔细检查伤口，彻底清除头发、碎骨片等异物，吸出血肿和破碎的脑组织，彻底止血。硬脑膜应严密缝合，如有困难，可取自体帽状腱膜或颞肌筋膜修补。

**3. 预防感染** 术后应用抗生素及破伤风抗毒素（TAT）预防感染。

【护理】

**（一）常见护理诊断/问题**

**1. 意识障碍** 与脑损伤、颅内压增高有关。

**2. 潜在并发症** 颅内压增高、脑疝、颅内感染、失血性休克。

#### （二）护理措施

**1. 急救护理**

（1）现场急救：首先，抢救心搏骤停、窒息、开放性气胸、大出血等危及病人生命的伤情。然后，对于发生明显大出血者应补充血容量，无外出血症状而有休克征象者，应查明有无头部以外部位损伤，如合并腹腔内脏破裂等。

（2）保持呼吸道通畅：及时清除口、鼻腔、气管内的血液、呕吐物或分泌物，必要时行气管插管，保持呼吸道通畅。禁用吗啡止痛，以防止呼吸抑制。

（3）保护伤口：有脑组织从伤口膨出时，外露的脑组织周围用消毒纱布卷保护，再用纱布架空包扎，以避免脑组织受压。对插入颅腔的致伤物不可贸然晃动或拔出，以免引起颅内大出血。遵医嘱使用抗生素和 TAT。

**2. 病情观察**　密切观察生命体征、意识状态及瞳孔变化，及时发现和处理并发症。若病人意识障碍进行性加重，且出现喷射性呕吐、瞳孔散大，应警惕脑疝的形成。

**3. 手术前后护理**

非手术治疗护理/术前护理

（1）止血及补充血容量：创伤部位出血过多易造成失血性休克，应迅速控制出血，补充血容量。

（2）病情观察：严密观察病人意识状态、生命体征、瞳孔变化、神经系统病症等，结合其他临床表现评估颅内血肿或脑水肿的进展情况。

（3）完善术前准备：除按闭合性脑挫裂伤病人护理外，还应做好紧急手术准备。

**4. 术后护理**

（1）术后送病人至 ICU 病房严密监护。

（2）保持病人呼吸道通畅。

（3）继续实施降颅内压的措施。

（4）做好创口和引流管的护理，注意有无颅内再出血和感染迹象。

（5）加强基础护理。

#### 【健康教育】

**1. 康复指导**　加强营养，进食含高热量、高蛋白质、富含纤维素、维生素的饮食，发热时多饮水。神经功能缺损者应继续坚持功能锻炼，进行辅助治疗如高压氧、针灸、理疗、按摩、中医药、助听器等。避免搔抓伤口，可用乙醇溶液或络合碘消毒伤口周围，待伤口痊愈后方可洗头。

**2. 复诊指导**　3～6 个月门诊复查，若出现原有症状加重、头痛、呕吐、抽搐、不明原因发热，手术部位发红、积液、渗液等应及时就诊。一般术后半年可行颅骨修补。

---

**知识链接 15-1：亚低温治疗颅脑损伤**

颅脑损伤多伴有高热，而高热可使脑耗氧量增加，从而使颅内压升高，增加毛细血管的通透性，从而形成脑疝、脑水肿。近年来，亚低温治疗在重型颅脑损伤中得以推广。研究发现，亚低温治疗颅脑损伤的作用机制主要包括以下 5 种。

（1）抑制代谢率：亚低温治疗可有效地减少脑损伤后脑细胞耗氧量，降低氧代谢率，减轻代谢性酸中毒，改善细胞能量代谢。研究人员发现，亚低温治疗可有效降低颅脑损伤病人颅内压及氧代谢率，使脑组织乳酸清除率恢复至正常范围，有助于重型颅脑损伤病人神经功能恢复，从而改善预后。

（2）保护血脑屏障，减轻脑水肿：目前研究人员发现，亚低温治疗保护颅脑损伤后血脑屏障被破坏，而在亚低温治疗后其血脑屏障可完全恢复正常，治疗时机以伤前和伤后 30 分钟为宜，温度以 33～35℃为宜，此时可显著减轻血脑屏障通透性，降低颅内压，从而改善改善脑灌注压。

（3）抑制内源性脑损伤因子的破坏作用：颅脑损伤后内源性物质如乙酰胆碱、兴奋性氨基酸、5-羟色胺去甲肾上腺素、多巴胺、内源性阿片肽等被异常释放，加重了对脑细胞的损害。研究表明，亚低温可使颅脑损伤后乙酰胆碱、兴奋性氨基酸等内源性毒物质的生成和释放受到抑制，降低了正常脑组织细胞外源 NO 的水平，并减轻了对脑神经元的毒性作用，从而达到减轻或防治继发性脑损害的目的。

（4）减少脑细胞结构蛋白破坏，促进脑细胞结构和功能恢复：颅脑损伤后，细胞结构蛋白如微管相关蛋白-2 的丢失，使受损伤的神经细胞得以恢复。

（5）减轻弥漫性轴索损伤：颅脑损伤后引发弥漫性轴索损伤，轴索损伤是引起颅脑损伤的主要病理基础。研究表明，亚低温对实验性外伤动物弥漫性轴索损伤具有显著治疗作用。综上所述，亚低温治疗可以降低脑代谢率、脑血流灌注压，且脑代谢要求也降低，同时将细胞内钙离子、毒性兴奋性神经递质释放、炎症反应、脑水肿、大脑和核心体温差减少，对蛋白质合成进行维持，对细胞凋亡进行调节，对灰质和白质进行保护以实现保护神经的目的。

（张兰娥）

# 第十六章　常见颅脑疾病病人的护理

【学习目标】

**识记**　①脑卒中、颅内动脉瘤、颅内动静脉畸形、自发性蛛网膜下腔出血的概念；②脑卒中、颅内动脉瘤、颅内动静脉畸形、自发性蛛网膜下腔出血的临床表现；③颅内肿瘤、椎管内肿瘤的概念；④颅内肿瘤的分类与特点、临床表现；⑤椎管内肿瘤的临床表现、处理原则；⑥脑脓肿的概念、临床表现、处理原则；⑦先天性脑积水的概念、临床表现、处理原则。

**理解**　①脑卒中、颅内动脉瘤的处理原则；②颅内动脉瘤、颅内动静脉畸形、自发性蛛网膜下腔出血病人的护理措施；③颅内肿瘤的处理原则及常见术后并发症的护理措施；④脑脓肿的护理措施。

**运用**　①运用护理程序对脑卒中病人实施整体护理；②运用护理程序对颅内肿瘤病人实施整体护理。

## 第一节　脑血管性疾病

### 一、脑卒中

**案例 16-1**

患者，男性，60 岁，因突发头痛、呕吐、左侧肢体无力 3 小时，意识障碍 2 小时入院。患者于 3 小时前因情绪激动突然出现头痛，为持续性的胀痛，随后出现喷射性的呕吐，呕吐出胃内容物，伴有左侧肢体无力，意识模糊，小便失禁。

患者既往有高血压病史 8 年，收缩压最高达 200mmHg，规律服用控制血压的药物，无糖尿病病史，无药物过敏史，无肝炎、结核病史，无外伤史及手术史。

体格检查：T 36.8℃，R 24 次/分，P 92 次/分，血压 190/110mmHg，浅昏迷状态，双侧瞳孔等大等圆，反射灵敏，双侧额纹对称，左侧鼻唇沟变浅。颈部软，无抵抗。左侧肢体疼痛刺激无自主活动，右侧正常。左侧肢体肌张力减弱，肱二头、肱三头肌、膝腱反射未引出，左侧病理反射阳性。

辅助检查：头颅 CT 显示右侧基底核区局灶性高密度影。

**问题：**

1. 结合此患者的症状、体征及检查结果，首先考虑的诊断什么？

2. 请为本病例患者制订护理计划。

脑卒中（stroke）是各种原因引起的脑血管疾病急性发作，造成脑的供应动脉狭窄或闭塞及非外伤性的脑实质性出血，并出现相应临床症状及体征。包括缺血性脑卒中及出血性脑卒中，前者发病率高于后者。部分脑卒中病人需要外科治疗。

【病因】

**1. 缺血性脑卒中**　发病率占脑卒中的 60%～70%，多见于 40 岁以上者。主要原因是在动脉粥样硬化基础上发生脑血管痉挛或血栓形成，导致脑的供应动脉狭窄或闭塞。某些使血流缓慢和血压下降的因素是本病的诱因，故病人常在睡眠中发病。另外，结缔组织疾病或动脉炎引起的动脉内膜增生和肥厚、肿瘤压迫颈动脉、颈动脉外伤等，均可引起颈内动脉狭窄和闭塞，导致缺血性脑卒中。

**2. 出血性脑卒中**　是高血压病死亡的主要原因，多发生于 50 岁以上的高血压动脉硬化病人，男性多见，常因剧烈活动或情绪激动使血压突然升高而诱发粟粒状微动脉瘤破裂出血。

## 【病理生理】

**1. 缺血性脑卒中**　脑动脉闭塞后，该动脉供血区的脑组织可发生缺血性坏死，同时出现相应的神经功能障碍及意识改变。栓塞部位以颈内动脉和大脑中动脉为多见，基底动脉和椎动脉次之。脑梗死的范围和程度与血管闭塞的部位、快慢及侧支循环能提供代偿的程度有关。

**2. 出血性脑卒中**　出血多位于基底核壳部，可向内扩展至内囊部。大的出血可形成血肿，压迫脑组织，造成颅内压增高甚至脑疝；血肿也可沿其周围神经纤维束扩散，导致神经功能障碍，早期清除血肿后此损害可恢复。脑干内出血或血肿可破入相邻脑室，则后果严重。

## 【临床表现】

**1. 缺血性脑卒中**　根据脑动脉狭窄和闭塞后，神经功能障碍的轻重和症状的持续时间，分为 3 种。

（1）短暂性脑缺血发作（transient ischemic attack，TIA）：病人神经功能障碍持续时间不超过 24 小时，表现为突发的单侧肢体无力、感觉麻木、一过性黑矇及失语等大脑半球供血不足表现；椎基底动脉供血不足表现为眩晕、步态不稳、复视、耳鸣及猝倒。症状反复发作，可自行缓解，大多不留后遗症。

（2）可逆性缺血性神经功能障碍（reversible ischemic neurological deficit，RIND）：发病似 TIA，但神经功能障碍持续时间超过 24 小时，可达数日，也可完全恢复。

（3）完全性脑卒中（complete stroke，CS）：症状较上述 2 个类型严重，常伴意识障碍，神经功能障碍长期不能恢复。

**2. 出血性脑卒中**　突然出现意识障碍和偏瘫；重症者可出现昏迷、完全性瘫痪、去皮质强直、生命体征紊乱等。

## 【辅助检查】

主要为影像学检查。缺血性脑卒中经脑血管造影可发现病变的部位、性质、范围及程度；急性脑出血首选 CT 检查，发作 24～48 小时后，头部 CT 可显示缺血病灶；磁共振血管造影（MRA）可提示动脉系统的狭窄和闭塞；颈动脉 B 型超声检查和经颅多普勒超声探测可作为缺血性脑卒中的筛选手段。

## 【处理原则】

**1. 缺血性脑卒中**

（1）非手术治疗：包括卧床休息、扩血管、抗凝、血液稀释疗法及扩容治疗等。

（2）手术治疗：脑动脉完全闭塞者，在 24 小时内进行手术治疗，可行颈动脉内膜切除术、颅外–颅内动脉吻合术等，以改善病变区的血供情况。

**2. 出血性脑卒中**

（1）非手术治疗：绝对卧床休息、控制血压、止血、脱水降颅压等。

（2）手术治疗：经非手术治疗后病情仍继续加重时应考虑手术治疗。可选开颅血肿清除术，或锥颅穿刺血肿抽吸加尿激酶溶解引流术。对出血破入脑室及内侧型脑内血肿病人，手术效果欠佳，若病情过重如深昏迷、双瞳孔散大或年龄过大、伴重要脏器功能不全者，不宜手术治疗。

**知识链接 16-1：微侵袭神经外科**

微侵袭神经外科（minimally invasive neurosurgery, MINS）又称微创神经外科，是现代神经外科发展史上重要的里程碑。侠义的 MINS 包括内镜神经外科、立体定向外科、放射外科、血管内介入外科和锁眼外科等。广义的 MINS 还包括纤维神经外科、颅底外科和导航外科及分子神经外科。MINS 不仅是一种外科技术，还是一种全新的外科理念。它是指在微侵袭外科的理念指导下，以外科方法获得最大的治疗效果，包括术前精心的诊断和鉴别诊断，细心和全面的设计手术方案，应用 MINS 手段，尽量减少或避免病人痛苦和医源性伤害，从而获得最佳的疗效。这标志着神经外科已从重疾病去除、轻功能保留的旧观点中解脱，并发展到两者兼顾的新境界。

## 【护理】

### （一）护理评估

**1. 术前评估**

（1）健康史：病人的年龄、性格和职业。本次发病的特点和经过。有无高血压、颅内动静脉畸形、颅内动脉瘤、动脉粥样硬化、创伤等病史。

（2）身体状况

1）症状体征：评估病人的生命体征、意识状态、瞳孔、肌力及肌张力、感觉功能、深浅反射及病理反射等。评估病人有无进行性颅内压增高及脑疝症状；有无神经系统功能障碍，是否影响病人自理能力，有无发生意外伤害的危险；是否有水、电解质及酸碱平衡失调；营养状况及重要脏器功能。

2）辅助检查：了解脑血管造影、CT、MRI 等检查的结果。

（3）心理–社会状况：了解病人及家属有无焦虑、恐惧不安等情绪。评估病人及家属对手术治疗有无思想准备，对手术治疗方法、目的和预后有无充分了解。

**2. 术后评估**　评估手术方式、麻醉方式及术中情况；了解引流管放置的位置、目的及引流情况；观察有无并发症的征象。

### （二）常见护理诊断/问题

**1. 躯体移动障碍**　与脑组织缺血或脑出血有关。

**2. 急性疼痛**　与开颅手术有关。

**3. 潜在并发症**　脑脊液漏、颅内压增高及脑疝、颅内出血、感染、中枢性高热、癫痫发作等。

### （三）护理目标

**1.** 病人肢体活动能力逐渐恢复，生理需求得以满足。

**2.** 病人自述疼痛减轻，舒适感增强。

**3.** 病人未发生并发症或并发症得到及时发现与处理。

### （四）护理措施

**1. 术前护理**

（1）术前准备：①心理护理：对病人及家属详细交代病情及手术的紧急与必要性，消除病人及家属的恐惧情绪，以便手术能顺利进行。②备皮：行开颅手术者需要术前备皮。

（2）促进脑功能恢复：采取控制血压、降低颅内压、减轻脑水肿、促进脑功能恢复的措施；在溶栓、抗凝治疗期间，注意观察药物效果及不良反应。

**2. 术后护理**

（1）加强基础护理

1）饮食：鼓励病人进食，有吞咽障碍者应鼻饲流质；防止进食时误吸导致窒息或肺部感染；

面瘫病人进食时食物易残留于麻痹侧口颊部，需特别注意清洁该侧颊部黏膜。

2）防止意外：肢体无力或偏瘫者，加强生活护理，防止坠床、跌倒或碰伤。

3）促进沟通：对语言、视力、听力障碍的病人，采取不同的沟通方法，及时了解病人需求，给予满足。

4）促进肢体功能恢复：卧床休息期间，定时翻身，保持肢体于功能位，并及早进行肢体被动或主动功能锻炼。

（2）缓解疼痛：了解术后病人头痛的性质和程度，分析其原因，对症治疗和护理。

1）止痛：切口疼痛多发生于术后 24 小时内，给予一般止痛剂缓解，但禁止使用吗啡或哌替啶，因该类药物可抑制呼吸和使瞳孔缩小的不良反应，影响病情观察。

2）降低颅内压：颅内压增高所引起的头痛，多发生在术后 2～4 日脑水肿高峰期，常为搏动性头痛，严重时有烦躁不安、呕吐，伴有意识、生命体征改变、进行性瘫痪等。注意鉴别术后切口疼痛与颅内压增高引起的头痛，后者需依赖脱水剂、激素治疗，头痛才能缓解。

3）腰椎穿刺：若系术后血性脑脊液刺激脑膜引起的头痛，需于术后早期行腰椎穿刺引流出血性脑脊液，不仅可以减轻脑膜刺激症状，还可降低颅内压。但颅内压增高者禁忌使用。

（3）并发症的观察与护理

1）颅内出血：是术后最危险的并发症，多发生在术后 24～48 小时。主要原因是术中止血不彻底或电凝止血痂脱落；病人出现呼吸不畅、二氧化碳蓄积、躁动不安、用力挣扎等引起颅内压骤然增高也可造成术后出血。病人往往先有意识改变，表现为意识清楚后又逐渐嗜睡、反应迟钝甚至昏迷。大脑半球手术后出血常有幕上血肿表现或出现颞叶钩回疝征象；颅后窝手术后出血具有幕下血肿特点，常有呼吸抑制甚至枕骨大孔疝表现；脑室内出血可有高热、抽搐、昏迷及生命体征紊乱。故术后应严密观察，避免增高颅内压的因素。一旦发现病人有颅内出血征象，应及时报告医生，并做好再次手术止血的准备。

2）脑脊液漏：注意观察切口敷料及引流情况。一旦发现有脑脊液漏，及时通知医生妥善处理。病人取半卧位、抬高头部以减少漏液；为防止颅内感染，使用无菌绷带包扎头部，枕上垫无菌治疗巾并经常更换，定时观察有无浸湿，并在敷料上标记浸湿范围，以便估计脑脊液漏出量。

3）感染：常见的感染有切口感染、肺部感染及脑膜脑炎。严重的切口感染可波及骨膜，甚至发生颅骨骨髓炎和脑膜脑炎。肺部感染可因高热及呼吸功能障碍加重脑水肿。脑膜脑炎常继发于开放性颅脑损伤后，或因切口感染伴脑脊液外漏而致颅内感染。表现为术后 3～4 日外科热消退之后再次出现高热，或术后体温持续升高，伴头痛、呕吐、意识障碍，甚至出现谵妄和抽搐，脑膜刺激征阳性。腰椎穿刺见脑脊液混浊、脓性，白细胞计数升高。预防脑手术后感染的主要护理措施是常规使用抗生素、严格无菌操作、加强营养及基础护理。

4）颅内压增高、脑疝：术后有脑水肿反应，应适当控制输液量和输液速度；遵医嘱按时使用脱水剂和激素；维持水、电解质的平衡；观察生命体征、意识状态、瞳孔、肢体活动状况；监测颅内压变化；及时处理咳嗽、便秘、躁动等使颅内压升高的因素，避免诱发脑疝。

5）中枢性高热：下丘脑、脑干及上颈髓病变和损害可使体温调节中枢功能紊乱，以高热多见，偶有体温过低。中枢性高热多出现于术后 12～48 小时，体温达 40℃以上，常伴有意识障碍、瞳孔缩小、脉搏快速、呼吸急促等自主神经功能紊乱症状。一般物理降温效果差，需及时采用冬眠低温治疗。

6）癫痫发作：多发生在术后 2～4 日脑水肿高峰期，因术后脑组织缺氧及皮层运动区受激惹所致。当脑水肿消退、脑循环改善后，癫痫常可自愈。对拟作皮层运动区及其附近区域手术的病人，术前常规给予抗癫痫药物以预防。癫痫发作时，应及时给予抗癫痫药物控制；病人卧床休息，给氧，保证睡眠，避免情绪激动；注意保护病人，避免意外受伤，观察发作时表现并详细记录。

## 【护理评价】

**1.** 病人肢体活动能力是否逐渐恢复，生理需求得到满足。

**2.** 病人疼痛是否减轻，舒适感增强。

**3.** 病人并发症得到有效预防，病情变化能被及时发现及处理。

## 【健康教育】

**1. 加强功能锻炼** 康复训练应在病情稳定后早期开始，包括肢体的被动及主动运动、语言能力及记忆力；教会病人自我护理方法，如翻身、起坐、穿衣、行走及上下轮椅等，尽早、最大限度恢复其生活自理及工作能力，早日回归社会。

**2. 避免再出血** 出血性脑卒中病人避免导致再出血的诱发因素。高血压病人特别注意气候变化，规律服药，保持情绪稳定，将血压控制在适当水平，切忌血压骤变。一旦发现异常应及时就诊。

# 二、颅内动脉瘤

**案例 16-2**

患者，男性，60岁，患者3小时前用力咳嗽之后出现剧烈头痛、频繁呕吐。

体格检查：T 37.0℃，P 80次/分，R 20次/分，BP 160/90mmHg；意识模糊，右侧眼睑下垂，瞳孔直径8mm，直接、间接对光反应消失，左侧瞳孔直径4mm，对光反射灵敏；颈项强直，克氏征（+）。

辅助检查：CT检查提示蛛网膜下腔出血，考虑颅内动脉瘤破裂？

入院后给予对症治疗，完善检查后行手术治疗。

**问题：**

1. 结合此患者的症状、体征及检查结果，考虑患者的诊断什么？

2. 请为本病例患者制订护理计划。

脑血管性疾病是指由各种脑部血管病变引起脑功能障碍的一组疾病的总称，它与恶性肿瘤、冠心病构成人类死亡的三大疾病，且其发病率和死亡率都较高，存活者中50%～70%遗留残疾，严重威胁人类健康。

颅内动脉瘤（intracranial aneurysm）是颅内动脉壁的囊性膨出，多因动脉壁局部薄弱和血流冲击而形成，极易破裂出血，是蛛网膜下腔出血最常见的原因。在脑血管意外的发病率中，仅次于脑血栓形成和高血压脑出血，以40～60岁人群多见。

## 【病因与病理】

目前，脑血管疾病的发病原因尚不十分清楚，主要有先天性缺陷和后天性退变之说。前者认为颅内动脉环（Willis 动脉环）的分叉处动脉壁先天性平滑肌层缺乏，后者则主要指动脉粥样硬化和高血压破坏动脉内弹力板，动脉壁逐渐膨出形成囊性动脉瘤。另外，体内的感染病灶脱落的栓子，侵蚀脑动脉壁可形成感染性动脉瘤，头部外伤也可导致动脉瘤形成。

动脉瘤呈球形或浆果状，紫红色，瘤壁极薄，术中可见瘤内的血流漩涡，瘤顶部最薄，是出血的好发部位。破裂的动脉瘤周围被血肿包裹，破口处与周围组织多有粘连。90%动脉瘤发生于颈内动脉系统，10%发生于椎基底动脉系统，通常位于脑血管分叉处。

## 【临床表现】

**1. 局灶表现** 小的动脉瘤可无症状。较大的动脉瘤可压迫邻近结构出现相应的局灶症状，如动眼神经麻痹，表现为病侧眼睑下垂、瞳孔散大、眼球内收和上、下视不能，直接和间接对光反应消失。巨型动脉瘤压迫视路，可有视力和视野障碍。

**2. 出血表现**

（1）症状：病人多数突然发生，可有运动、情绪激动、用力排便、咳嗽等诱因，也可无明显诱因在睡眠中发生。一旦破裂出血，血液流至蛛网膜下腔，病人可出现剧烈头痛、呕吐。

（2）体征：脑动脉瘤出血流至蛛网膜下腔，表现为意识障碍、脑膜刺激征等，严重者可因急性颅内压增高而引发枕骨大孔疝，导致呼吸骤停。蛛网膜下腔内的血液可诱发脑动脉痉挛，多发生在出血后 3～15 日。局部血管痉挛只发生在动脉瘤附近，病人症状不明显；广泛脑血管痉挛可致脑梗死，病人出现意识障碍、偏瘫、失语甚至死亡。多数动脉瘤破口会被凝血封闭而出血停止，病情逐渐稳定。如未及时治疗，随着破口周围血块溶解，动脉瘤可能于 2 周内再次破溃出血。

【辅助检查】

**1. 数字减影脑血管造影**（digital substraction angiography，DSA） 是确诊颅内动脉瘤的检查方法，可判断动脉瘤的位置、数目、形态、内径、有无血管痉挛。

**2. 头颅 CT 和 MRI 检查** 出血急性期头部 CT 确诊动脉瘤破裂出血，阳性率极高，根据出血部位初步诊断破裂动脉瘤位置。出血 1 周后 CT 不易诊断。MRI 扫描优于 CT，磁共振血管造影（MRA）可提示动脉瘤部位，用于颅内动脉瘤筛选。

【治疗原则】

**1. 非手术治疗** 主要是防止出血或再出血，控制动脉痉挛。卧床休息，对症处理，控制血压，降低颅内压。经颅多普勒超声监测脑血流变化，发现脑血管痉挛时，早期使用钙离子拮抗剂等扩血管药物治疗。使用氨基己酸抑制纤溶酶的形成，预防再次出血。

**2. 手术治疗** 开颅动脉瘤蒂夹闭术既不阻断载瘤动脉，又彻底消除动脉瘤，是首选方法。也可采用颅内动脉瘤介入栓塞治疗，具有微创、简便、相对安全、恢复快等优点。

---

**知识链接 16-2：数字减影血管造影**

数字减影血管造影是一项 20 世纪 80 年代发明的医学影像技术，是在通常的血管造影过程中应用数字计算机，取人体同一部位两帧不同时刻的数字图像进行处理，去除相同部分，得到只有造影剂显影的血管图像。DSA 被广泛应用于脑血管病检查，是动脉瘤、动静脉畸形确诊的最佳手段，不但能提供病变的确切部位，而且了解病变的范围及严重程度，为手术提供可靠的客观依据。此外，对于缺血性脑血管病也有较高的诊断价值，可清楚地显示动脉管腔狭窄、闭塞侧支循环建立情况等。由于 DSA 是一种有创性检查，不应作为脑血管病首选或常规检查方法，需要掌握好适应证和禁忌证，并做好术前准备工作。

---

【常见护理诊断/问题】

**1. 知识缺乏** 缺乏颅内动脉瘤破裂的防治知识。

**2. 潜在并发症** 颅内动脉瘤破裂、颅内压增高、脑血管痉挛、脑缺血、脑疝。

【护理措施】

**（一）术前护理**

**1. 预防出血或再次出血**

（1）卧床休息：保持病房安静，尽量减少外界不良因素的刺激，稳定病人情绪。抬高床头 15°～30°以利静脉回流，减少不必要的活动。保证充足睡眠，预防再次出血。

（2）保持稳定的颅内压：①预防颅内压骤降，颅内压骤降会加大颅内血管壁内外压力差，诱发动脉瘤破裂，应维持颅内压在 100mmH₂O 左右；应用脱水剂时，控制输注速度，不能加压输入；行脑脊液引流者，引流速度要慢，脑室引流者，引流瓶位置不能过低。②避免颅内压增高的诱因，如便秘、咳嗽、癫痫发作等。

（3）维持血压稳定：动脉瘤破裂可因血压波动引起，应避免引发血压骤升骤降的因素。一旦发现血压升高，遵医嘱使用降压药物，使血压下降 10%即可。用药期间注意血压的变化，避免血压偏低造成脑缺血。

**2. 术前准备**

（1）备皮：除按术前常规准备外，介入栓塞治疗者还应进行双侧腹股沟区备皮。

（2）特殊准备：动脉瘤位于 Willis 环前部的病人，应在术前进行颈动脉压迫试验及练习，以建立侧支循环。具体方法：用特制的颈动脉压迫装置或手指按压患侧颈总动脉，直到同侧颞浅动脉搏动消失。开始每次压迫 5 分钟，以后逐渐延长压迫时间，直至持续压迫 20～30 分钟病人仍能耐受，不出现头晕、黑蒙、对侧肢体无力和发麻等表现时，方可实施手术。

## （二）术后护理

**1. 体位**　按麻醉术后的体位，待病人意识清醒后抬高床头 15°～30°，有利于颅内静脉回流。避免压迫手术伤口。介入栓塞治疗的病人术后绝对卧床休息 24 小时，手术侧下肢制动 6 小时。搬动病人或翻身时，应扶持头部，使头、颈部成一直线，防止头颈部过度扭曲或震动。

**2. 一般护理**　①密切观察生命体征、意识、瞳孔对光反射、肢体活动、伤口及引流液等变化，注意有无颅内压增高或再出血迹象；②保持呼吸道通畅，给氧；③遵医嘱使用抗癫痫药物和抗生素；④术后当日禁食，次日给予流质或半流质饮食，昏迷病人经鼻饲提供营养。

**3. 术后并发症的观察与护理**

（1）脑血管痉挛：动脉瘤栓塞治疗或手术刺激脑血管，易诱发脑血管痉挛，表现为一过性神经功能障碍，如头痛、短暂的意识障碍、肢体瘫痪和麻木、失语症等。若早期发现及时处理，可避免脑缺血缺氧造成不可逆的神经功能障碍。为预防脑血管痉挛，术后常用尼莫地平治疗，给药期间观察病人有无胸闷、面色潮红、血压下降、心率减慢等不良反应。

（2）脑梗死：因术后血栓形成或血栓栓塞引起，若病人出现一侧肢体无力、偏瘫、失语甚至意识障碍，应考虑有脑梗死的可能。嘱病人绝对卧床休息，保持平卧姿势，遵医嘱予扩血管、扩容、溶栓治疗。若术后病人处于高凝状态，常应用肝素预防脑梗死。

（3）穿刺点血肿：常发生于介入栓塞治疗术后 6 小时内。可能因动脉硬化、血管弹性差，或术中肝素过量、凝血机制障碍，或术后穿刺侧肢体活动频繁、局部压迫力度不够所致。颈动脉穿刺术后穿刺点加压包扎，并用沙袋压迫 8～10 小时，绝对卧床 24 小时。

（4）脑积水：动脉瘤破裂后 1/3 的病人在急性期或慢性期发生脑积水。注意观察病人头痛、呕吐、意识、记忆力、大小便情况，必要时行 CT 检查。

## 【健康教育】

**1. 康复锻炼**　颅内动脉瘤发病后，部分病人可出现偏瘫、失语、脑神经麻痹等神经障碍。除药物治疗和针灸外，应尽早对瘫痪肢体行功能锻炼。主动锻炼和被动锻炼相结合，促进神经功能恢复。失语病人加强语言功能锻炼。

**2. 疾病相关知识**

（1）动脉瘤栓塞术后，定期复查脑血管造影。

（2）出现动脉瘤破裂出血表现，如头痛、呕吐、意识障碍和偏瘫时，及时诊治。

**3. 出院指导**

（1）鼓励病人坚持康复锻炼，保持积极、乐观的心态。无功能障碍或轻度功能障碍者，尽早地从事一些力所能及的工作。

（2）遵医嘱服用降压、抗癫痫、抗痉挛等药物，不可擅自停药、减量或改药，以免耽误病情恢复。

（3）指导病人注意休息，避免情绪激动和剧烈运动，尽量不要单独外出活动或锁上门洗澡，以免发生意外时影响抢救。

（4）合理饮食，多食蔬菜、水果，保持大便通畅。

# 三、颅内动静脉畸形

颅内动静脉畸形（arteriovenous malformations，AVM）由 1 支或几支弯曲扩张的动脉供血，不经毛细血管床，直接向静脉引流，是一团发育异常的病理脑血管。畸形血管团周围的脑组织因缺血而萎缩，呈胶质增生，是先天性中枢神经系统血管发育异常所致畸形中最常见的一种类型。多在 40 岁以前发病，男性稍多于女性。

【病理生理】

由于畸形的动静脉之间没有毛细血管，血液经动脉直接流入静脉，缺乏血管阻力，局部血流量增加，血液循环速度加快，出现"脑盗血"现象，造成脑灌注不足，脑组织慢性缺血的现象。

【临床表现】

**1. 出血**　是最常见的首发症状。畸形血管破裂可致脑内、脑室内和蛛网膜下腔出血，病人出现意识障碍、头痛、呕吐等症状；少量出血时症状可不明显。

**2. 癫痫**　额、颞部颅内动静脉畸形的青年多以抽搐为首发症状，可在颅内出血时发生，也可单独出现。与脑缺血、病变周围胶质增生及出血后的含铁血黄素刺激大脑皮质有关。若长期癫痫发作，脑组织缺氧不断加重，可致病人智力减退。

**3. 头痛**　一半病人有头痛史，为单侧局部或全头痛，间断性或迁移性。可能与供血动脉、引流静脉及静脉窦扩张有关，或与小量出血、脑积水及颅内压增高有关。

**4. 神经功能障碍及其他症状**　因 AVM 周围脑组织缺血萎缩、血肿压迫或合并脑积水所致，出现运动、感觉、视野及语言功能障碍等，个别病人有三叉神经痛或头颅杂音。婴儿和儿童可因颅内血管短路出现心力衰竭。

【辅助检查】

脑血管造影是确诊本病的必需手段，可了解畸形血管团的大小、范围、供血动脉、引流静脉和血流速度。头部 MRI 扫描及 CT 检查也有助于诊断。

【处理原则】

手术切除是最根本的治疗方法。对位于脑深部或重要功能区的、直径小于 3cm 的 AVM 可采用立体定向放射治疗或血管内治疗，对血流丰富、体积较大者可行血管内栓塞术。各种治疗后都应择期复查脑血管造影，了解畸形血管是否消失。

【常见护理诊断/问题】

**1. 知识缺乏**　缺乏防治颅内动静脉畸形破裂的知识。

**2. 潜在并发症**　颅内动静脉畸形破裂、颅内压增高、癫痫发作、术后血肿。

【护理措施】

**1. 一般护理**　保持病房安静，卧床休息，避免各种不良刺激，保持情绪稳定。生活规律，避免剧烈运动、情绪激动以防颅内出血。

**2. 预防出血及意外发生**　密切观察血压及颅内压变化情况，遵医嘱控制血压和颅内压，预防颅内出血及再出血。伴有癫痫发作者，遵医嘱应用抗癫痫药物，保持呼吸道通畅，防止舌咬伤等意外发生。

**3. 介入栓塞治疗护理**　病人介入栓塞治疗术后 24 小时应卧床休息，术侧髋关节制动 6 小时，观察足背动脉搏动、肢体温度、伤口敷料有无渗血等情况，如需肝素化，严格观察有无出血情况。

**4. 其他护理措施**　参见本章"颅内动脉瘤"病人的护理。

# 四、自发性蛛网膜下腔出血

蛛网膜下腔出血（subarachnoid hemorrhage，SAH）是由各种病因引起颅内和椎管内血管突然破裂，血液流至蛛网膜下腔出现的一组症状，分为自发性和外伤性两类。蛛网膜下腔出血病人的预后差，总死亡率约为 25%，幸存者的致残率接近 50%。本节仅述自发性蛛网膜下腔出血，约占急性脑血管意外的 15%。

【病因】

自发性蛛网膜下腔出血的病因很多，最常见为颅内动脉瘤和脑（脊髓）血管畸形破裂，约占70%，其次为动脉硬化、烟雾病、颅内肿瘤卒中、血液病、动脉炎、脑炎、脑膜炎及抗凝治疗的并发症。多数病人动脉瘤破裂前，有剧烈运动、情绪激动、咳嗽、用力排便、性生活等诱因。吸烟、酗酒也是常见的危险因素。

【临床表现】

**1. 出血症状**　多起病急剧，突然剧烈头痛、恶心及呕吐、面色苍白、全身冷汗、眩晕、项背痛或下肢疼痛。部分病人出现一过性的意识障碍，严重者昏迷甚至死亡。出血后 1～2 日脑膜刺激征阳性。动脉瘤破裂后，如病人未得到及时治疗，部分可能会在首次出血后 1～2 周再次出血，约1/3 病人死于再次出血。

**2. 神经功能损害**　颈内动脉-后交通动脉或大脑后动脉瘤可造成同侧动眼神经麻痹。出血前后约 20% 出现偏瘫，由于病变或出血累及运动区皮质及传导束所致。

**3. 癫痫**　约 3% 病人出血急性期发生癫痫，5% 病人手术近期出现癫痫。5 年内癫痫发生率约为10.5%。

**4. 视力、视野障碍**　蛛网膜下腔出血沿视神经鞘延伸，眼底检查可见玻璃体膜下片块状出血，出血量过多时血液浸入玻璃体内，引起视力障碍。巨大动脉瘤压迫视神经或视放射时，病人出现双颞偏盲或同向偏盲。

**5. 其他**　部分蛛网膜下腔出血发病后数日可有低热。

【辅助检查】

头部 CT 是目前诊断蛛网膜下腔出血的首选检查，出血后 1 周头部 CT 显示最清晰，1～2 周后出血逐渐吸收。蛛网膜下腔出血后 1 周内 MRI 很难查出。MRA 和 CTA 可用于头颈部及颅内血管性疾病筛查和随访。DSA 是确定蛛网膜下腔出血病因的必要手段，应尽早实施，可确定动脉瘤大小、部位、单发或多发、有无血管痉挛；动静脉畸形的供应动脉和引流静脉，以及侧支循环情况。对怀疑脊髓动静脉畸形者应行脊髓动脉造影。CT 检查已确诊的蛛网膜下腔出血病人不需再做腰椎穿刺，蛛网膜下腔出血伴有颅内压增高时慎用，可能诱发脑疝。

【处理原则】

出血急性期，绝对卧床休息，可用止血剂。头痛剧烈者给予镇痛、镇静，保持大便通畅等。伴颅内压增高者应用甘露醇溶液脱水治疗。尽早病因治疗，如开颅动脉瘤夹闭、动静脉畸形或脑肿瘤切除等。

【护理措施】

遵医嘱给予镇痛、镇静剂等。伴颅内压增高应用甘露醇溶液脱水治疗。有癫痫发作的，遵医嘱按时服用抗癫痫药物。嘱病人生活规律，避免剧烈运动、情绪激动、吸烟、酗酒，保持大便通畅，以防颅内出血。

其他护理措施参见"颅内动脉瘤"病人的护理。

# 第二节　颅内和椎管内肿瘤

## 一、颅内肿瘤

**案例 16-3**

　　患者，男性，46 岁，主诉间断性头痛、头晕 2 年余，加重伴恶心、呕吐 7 天，抽搐发作 1 次入院。患者 3 年来无明显诱因出现前额部钝痛，发热咳嗽时加重，呈阵发性，近半个月头痛加重，伴呕吐，食欲下降，并抽搐 1 次。发作时意识丧失，小便失禁，眼球上翻，持续 2 分钟后自行缓解。

　　体格检查：T 36.6℃，R 24 次/分，P 98 次/分，BP 130/90mmHg。神清语利，精神稍差，营养中等，双侧瞳孔直径 2.5mm，对光反射灵敏，四肢肌力、肌张力正常。

　　辅助检查：头颅 CT 显示颞叶有一低密度影。初步考虑为胶质瘤。

**问题：**

　　1. 此患者的诊断为胶质瘤，什么是胶质瘤？

　　2. 请为本病例患者制订护理计划。

　　颅内肿瘤（intracranial tumors）又称脑瘤，分为原发性和继发性肿瘤两大类。原发性颅内肿瘤发生于脑组织、脑膜、脑神经、垂体、血管及残余胚胎组织等；继发性肿瘤是身体其他部位恶性肿瘤转移到颅内的肿瘤，可发生于任何年龄，以 20～50 岁为多见。

## 【分类】

### （一）原发性肿瘤

**1. 神经上皮组织肿瘤**　来源于神经上皮角质细胞和神经元细胞，又称胶质瘤，是颅内最常见的恶性肿瘤，占颅内肿瘤 40%～50%。

（1）星形细胞瘤（astrocytoma）：是胶质瘤中最常见的类型，占 21.2%～51.6%，恶性程度较低，生长缓慢，约 1/3 大脑半球星形细胞瘤以癫痫为首发症状。肿瘤呈实质性者与周围组织分界不清，常不能彻底切除，术后易复发，囊性者常分界清楚，若切除彻底可望根治。

（2）胶质母细胞瘤（glioblastoma）：恶性程度最高，病情进展快，颅内高压症状明显，癫痫发生率较低。对放疗治疗、化学治疗均不敏感，生存时间短。

（3）少枝胶质细胞瘤（oligodendroglioma）：占胶质瘤 3%～12%，肿瘤生长较慢，与正常组织分界较清。50%～80%以癫痫为首发症状，易误诊为原发性癫痫。可手术切除，但术后易复发，需术后放射治疗及化学治疗，治疗效果比较理想。

（4）室管膜瘤（ependymoma）：占胶质瘤 5%～6%，肿瘤与周围脑组织分界尚清楚，有通过脑脊液"种植"性转移倾向，病人多伴有颅内压增高、眩晕、共济失调。术后需放射治疗及化学治疗。

（5）髓母细胞瘤（medulloblastoma）：儿童常见恶性肿瘤，多在 10 岁前发病。肿瘤多位于后颅窝中线部位，因阻塞第四脑室及导水管而引发脑积水，临床表现为颅内压增高和共济失调。对放射治疗敏感。

**2. 脑膜瘤**（meningioma）　占颅内肿瘤 14.4%～19.0%，是成人常见的发生率仅次于胶质瘤的颅内肿瘤。良性居多，生长缓慢，病程长，呈膨胀性生长，多位于大脑半球矢状窦旁、大脑凸面、蝶骨和鞍结节。邻近的颅骨有增生或被侵蚀的迹象。脑膜瘤有完整的包膜，手术彻底切除可预防复发。

**3. 蝶鞍区肿瘤**

（1）垂体腺瘤（pituitary adenoma）：来源于腺垂体的良性肿瘤，约占颅内肿瘤的 10%，好发青壮年，男女发病率均等，对病人的生长发育、劳动能力、生育能力有严重损害。按腺瘤的分泌功能分类，主要有：①催乳素腺瘤（PRL瘤），主要表现为女性停经泌乳综合征，男性阳痿及无生育功能；②生长激素腺瘤（GH瘤），在青春期前发病者为巨人症，成年后发病表现为肢端肥大症；③促肾上腺皮质激素腺瘤（ACTH瘤），主要表现为库欣综合征，如满月脸、水牛背、腹壁及大腿皮肤紫纹、肥胖、高血压及性功能减退等；④其他类型，如促甲状腺瘤（TSH瘤）、混合性激素分泌瘤等。手术摘除是首选的治疗方法，生长激素瘤对放射线敏感，立体放射治疗适用于垂体微腺瘤。溴隐亭治疗泌乳素瘤效果突出。

（2）颅咽管瘤（craniopharyngioma）：为胚胎期颅咽管的残余组织发生的良性先天性肿瘤，多位于蝶鞍膈上，占颅内肿瘤 2.5%～4%，多见于儿童及青少年，发病高峰年龄在 5～10 岁。主要表现为肿瘤压迫交叉、视神经引起的视力障碍；肿瘤影响垂体腺及下丘脑功能导致的性发育迟缓、性功能减退、尿崩症、侏儒症、肥胖及间脑综合征；肿瘤侵及其他脑组织引起的神经、精神症状。首选手术治疗，对于不能达到全切除的颅咽管瘤，术后给予放射治疗。

**4. 听神经瘤**（acoustic neuroma）　发生于第Ⅷ脑神经前庭支的良性肿瘤，占颅内肿瘤 8%～10%。位于小脑脑桥角内，可出现患侧高频耳鸣、神经性耳聋、前庭功能障碍、同侧三叉神经及面神经受累及小脑功能受损症状。治疗以手术切除为主，直径小于 3cm 者可行立体放射治疗。

## （二）转移性肿瘤

转移性肿瘤（metastatic tumor）多来自肺、乳腺、甲状腺、消化道等部位的恶性肿瘤，多位于幕上脑组织内，可单发或多发，男性多于女性。部分病人以颅内转移灶为首发症状，诊断为转移瘤后才在其他部位找出原发病灶，确定为脑转移瘤后要寻找原发病灶。伴有颅内压增高的单发转移瘤尽早手术，术后辅以放射治疗和化学治疗。

## 【病因与病理分类】

颅内肿瘤的病因至今尚不明确。大量研究表明，细胞染色体上存在癌基因加上各种后天诱因可使其发生。可能诱发脑瘤的因素：遗传因素、理化因素及生物因素等。颅内肿瘤发病部位以大脑半球最多，其次为蝶鞍、鞍区周围、小脑脑桥角、小脑、脑室及脑干。一般不向颅外转移，但可在颅内直接向邻近正常脑组织浸润扩散，也可随脑脊液的循环通道转移。脑瘤的预后与病理类型、病期及生长部位有密切关系，可分为三种病理类型：良性肿瘤单纯外科治疗有可能治愈；交界性肿瘤单纯外科治疗后易复发；恶性肿瘤一旦确诊，需要外科治疗辅助放射治疗和（或）化学治疗。

## 【临床表现】

**1. 颅内压增高**　约 90%以上的病人可出现颅内压增高症状和体征，主要由于肿瘤占位效应、瘤周围脑水肿和脑脊液循环受阻出现脑积水所致，通常呈慢性、进行性加重过程。若未得到及时治疗，病人视力减退、视野向心性缩小，最终可失明。瘤内出血可表现为急性颅内压增高，甚至发生脑疝。老年人由于脑萎缩，颅内空间相对增大，发生颅脑肿瘤时颅内压增高不明显，易误诊。儿童颅内肿瘤伴颅内压增高时常掩盖肿瘤定位体征，易误诊为胃肠道疾病。

**2. 局灶症状与体征**　是脑瘤直接刺激、压迫和破坏脑组织而出现的局部神经功能紊乱表现，因肿瘤部位而异，如意识障碍、癫痫发作、进行性运动或感觉障碍、视力或视野障碍、语言障碍及共济运动失调等。位于脑干等重要部位的肿瘤，早期即出现局部症状，而颅内压增高症状出现较晚。

## 【辅助检查】

CT或MRI是诊断颅内肿瘤的首选方法，结合两者检查结果，不仅能明确诊断，而且能确定肿瘤的位置、大小及瘤周组织情况。CT或MRI发现垂体腺瘤，尚需做血清内分泌激素测定以确诊。PET-CT可早期发现肿瘤，判断肿瘤的恶性程度。

## 【处理原则】

**1. 降低颅内压**　常用治疗方法有脱水、激素治疗、冬眠低温和脑脊液外引流等。以缓解症状，为手术治疗争取时间。

**2. 手术治疗** 是最直接、有效的方法。若肿瘤不能完全切除，可行内减压术、外减压术和脑脊液分流术等，以降低颅内压，延长生命。

**3. 放射治疗** 适用于肿瘤位于重要功能区或部位深不宜手术者，或病人全身情况差不允许手术者，以及对放射治疗较敏感的颅内肿瘤，包括常规放射、立体定向放射及放射性核素内放射治疗等。

**4. 化学治疗** 逐渐成为重要的综合治疗手段之一。但在化学治疗过程中需防颅内压升高、肿瘤坏死出血及抑制骨髓造血功能等不良反应。

**5. 其他治疗** 如免疫、基因、中医药等治疗方法，均在进一步探索中。

---

**知识链接 16-3：神经导航**

神经导航是将神经影像学、立体定向原理、手术显微镜和高性能电子计算机结合起来的一种新技术。利用神经导航，神经外科医生可精确地设计小皮肤切口和骨窗，用保留功能结构和对脑组织损伤最小的技术切除肿瘤。神经导航辅助纤维外壳使手术更加精确、手术并发症显著减少、疗效明显提高，缩短病人住院时间和费用。目前主要应用于颅底外科、脑深部脑干病变、多发小肿瘤、胶质瘤、癫痫外科和脑功能区手术等。

---

**知识链接 16-4：立体定向放射外科**

立体定向放射外科（stereotactic radiosurgery）属于新兴的边缘学科，是现代神经外科学的一个重要分支，最早由瑞士著名神经外科专家 Leksell 于 1951 年提出，这种方法主要是通过高能射线定向照射，达到外科手术损毁或去除病灶组织的目的。目前立体定向放射外科的设备主要有 γ 刀、X 刀、离子束射线和射波刀。与传统的神经外科相比，具有的优点：治疗无创伤没有切口、出血，也没有感染等手术常见并发症，治疗时间短。

如 γ 刀治疗是利用 γ 射线几何学聚焦原理，在精确的三维立体定向仪的辅助下，将规划好的大剂量射线在短时间内经准直器集中投射到颅内预选的靶目标上，一次性致死性地损毁靶点内的组织或病变，给局部组织或病变造成永久性、不可恢复的损伤、死亡，而达到治疗疾病的目的。经准直器各小孔通过的极细的 γ 射线束不会对颅内血管、脑神经和细胞造成损伤。其治疗照射范围与正常组织界线非常明显，边缘如刀割一样，人们形象地称之为"伽马刀"。

---

## 【护理】

### （一）护理评估

**1. 术前评估**

（1）健康史：评估病人的年龄、性别、职业、生活状态、营养状态、康复功能状况、生活自理状况等。了解本次发病的特点和经过。既往有无其他系统肿瘤、过敏性疾病、头部外伤、电磁辐射、接触神经系统致癌物和病毒感染等病史，家族中有无颅内和椎管内肿瘤病史。

（2）身体状况：评估病人的生命体征、意识状态、瞳孔、肌力及肌张力、运动感觉功能等。询问起病方式，注意有无进行性颅内压增高及脑疝症状，有无神经系统定位症状和体征，如精神症状、癫痫发作、运动障碍、感觉障碍、失语、视野改变、视觉障碍、内分泌紊乱、小脑症状、各种脑神经功能障碍，是否影响病人的自理能力及容易发生意外伤害。了解 CT、MRI 检查结果，以及血清内分泌激素的检测。

（3）心理–社会状况：了解病人及家属对疾病的认识和期望值，对手术治疗方法、目的和预后的认知程度，家属对病人的关心、支持程度，家属对手术的经济承受能力。

**2. 术后评估** 评估病人手术方式、麻醉方式及术中情况；了解引流管放置位置是否正确，引流管是否通畅，引流量、颜色与性状等；观察有无并发症迹象；评估病人的心理–社会状况。

### （二）常见护理诊断/问题

**1. 自理缺陷**　与肿瘤压迫导致肢体瘫痪及开颅手术有关。

**2. 潜在并发症**　颅内压增高、颅内积液和假性囊肿、中枢性高热、脑脊液漏、尿崩症。

### （三）护理措施

**1. 术前护理**　颅内肿瘤病人有各种神经功能障碍，术前要认真评估，协助医生做好各项检查。对失语病人选择有效沟通方法，给予病人和家属心理支持。加强生活护理，特别是视听觉障碍、面瘫、偏瘫的病人，预防意外损伤。经口鼻蝶窦入路手术的病人，术前需剃胡须、剪鼻毛。

**2. 术后护理**

（1）一般护理

1）保持口腔清洁：经口鼻蝶窦入路手术的病人，术后应加强口腔护理。

2）体位：幕上开颅术后病人应卧向健侧，避免切口受压。幕下开颅术后早期宜取去枕侧卧或侧俯卧位；经口鼻蝶窦入路术后取半卧位，以利伤口引流。后组脑神经受损、吞咽功能障碍者只能取侧卧位，以免口咽部分泌物误入气管。体积较大的肿瘤切除后，因颅腔留有较大空隙，24～48小时内手术区应保持高位，以免突然翻动时脑和脑干移位，引起大脑上静脉撕裂、硬脑膜下出血或脑干功能衰竭。搬动病人或为其翻身时，应有人扶持头部使头颈部成一直线，防止头颈部过度扭曲或震动。

3）饮食：术后次日可进流食，以后从半流食逐渐过渡到普食。颅后窝手术或听神经瘤手术后，因舌咽、迷走神经功能障碍而发生吞咽困难、饮水呛咳者，应严格禁食、禁饮，采用鼻饲供给营养，待吞咽功能恢复后逐渐练习进食。

（2）并发症的预防与护理

1）颅内出血：是颅脑手术后最危险的并发症，多发生于术后24～48小时内，病人表现为意识清醒后逐渐嗜睡、反应迟钝甚至昏迷。术后应密切观察，一旦发现有颅内出血征象，应及时报告医生，并做好再次手术止血的准备。

2）颅内压增高：主要原因是周围脑组织损伤、肿瘤切除后局部血流改变、术中牵拉所致脑水肿。术后密切观察生命体征、意识、瞳孔、肢体功能和颅内压的变化，遵医嘱给予甘露醇和地塞米松等，以降低颅内压。

3）颅内积液或假性囊肿：颅内肿瘤术后，在残留的创腔内放置引流物，以引流手术残腔内的血性液体和气体，使残腔逐步闭合，减少局部积液或形成假性囊肿。护理时注意：①妥善放置引流瓶。术后早期，创腔引流瓶（袋）置于头旁枕上或枕边，高度与头部创腔保持一致，以保证创腔内一定的液体压力，避免脑组织移位。另外，创腔内暂时积聚的液体可稀释渗血、防止渗血形成血肿。当创腔内压力升高时，血性液仍可自行流出。术后48小时内，不可随意放低引流瓶（袋），以免创腔内液体被引出致脑组织迅速移位，撕破大脑上静脉，引起颅内血肿。若术后早期引流量多，应适当抬高引流瓶（袋）。48小时后，可将引流瓶（袋）略放低，以期较快引流出创腔内的液体，使脑组织膨出，减少局部残腔。②拔引流管。引流管放置3～4日，一旦血性脑脊液转清，即可拔出引流管，以免形成脑脊液漏。

4）脑脊液漏：注意伤口、鼻、耳等处有无脑脊液漏。经蝶术后避免剧烈咳嗽，以防脑脊液鼻漏。若出现脑脊液漏，及时通知医生，并做好相应护理。

5）尿崩症：主要发生于鞍上手术后，如垂体腺瘤、颅咽管瘤等手术涉及下丘脑影响血管升压素分泌所致。病人出现多尿、多饮、口渴，每日尿量大于4000ml，尿比重低于1.005。遵医嘱给予神经垂体素治疗时，准确记录出入液量，根据尿量的增减和血清电解质的水平调节用药剂量。尿量增多期间，须注意补钾，每1000ml尿量补充1g氯化钾。

6）其他并发症：如癫痫发作、术后感染、中枢性高热等并发症的护理措施参见脑卒中病人的护理。

**【健康教育】**

**1. 疾病康复** 神经功能缺损或肢体活动障碍者，进行辅助治疗（高压氧、针灸、理疗、按摩等），加强肢体功能锻炼与看护，避免意外伤害。

（1）肢体瘫痪：应保持功能位，防止足下垂，瘫痪肢体各关节被动屈伸运动，练习行走，防止肌萎缩。

（2）感觉障碍：禁用热水袋以防烫伤。

（3）癫痫：不宜单独外出、登高、游泳、驾驶车辆及高空作业，随身带疾病卡。

（4）听力障碍：尽量不单独外出，以免发生意外，必要时可配备助听器，或随身携带纸笔视力障碍：注意防止烫伤、摔伤等。

（5）步态不稳：继续进行平衡功能训练，外出需有人陪同，以防摔伤。

（6）面瘫、声音嘶哑：注意口腔卫生，避免食用过硬、不易咬碎或易致误吸的食物，不要用吸管进食或饮水，以免误入气管引起呛咳、窒息。

（7）眼睑闭合不全者遵医嘱按时滴眼药水，外出时需戴墨镜或眼罩保护，以防阳光和异物伤害；夜间睡觉时可用干净湿手帕覆盖或涂眼膏，以免眼睛干燥。

**2. 疾病知识**

（1）用药指导：遵医嘱按时、按量服药，不可突然停药、改药及增减药量，尤其是抗癫痫、抗感染、脱水及激素治疗，以免加重病情。

（2）及时就诊：原有症状加重，如头痛、头晕、恶心、呕吐、抽搐、不明原因持续高热、肢体乏力、麻木、视力下降等应及时就医。

（3）按时复诊：术后 3～6 个月后门诊复查 CT 或 MRI。

**3. 疾病预防**

（1）休息与活动：适当休息，坚持锻炼（如散步、太极拳等），劳逸结合。

（2）心理指导：鼓励病人保持积极、乐观的心态，积极自理个人生活。

（3）合理饮食：多食高热量、高蛋白质、富含纤维素和维生素、低脂肪、低胆固醇饮食，少食动物脂肪、腌制品；限制烟酒、浓茶、咖啡、辛辣等刺激性食物。

# 二、椎管内肿瘤

椎管内肿瘤（intraspinal tumor）又称脊髓肿瘤，是指发生于脊髓本身和椎管内与脊髓邻近组织的原发性或转移性肿瘤，约占原发性中枢神经系统肿瘤的 15%。可发生于任何年龄，以 20～50 岁多见；除脊膜瘤外，男性多于女性。肿瘤发生于自颈髓到马尾的任何节段，以胸段者最多，颈、腰段次之。根据肿瘤与硬脊膜及脊髓的关系，椎管内肿瘤可分为髓外硬脊膜下、硬脊膜外和髓内肿瘤 3 类，以髓外硬脊膜下肿瘤最常见，约占椎管内肿瘤 51%，多为良性。

**【临床表现】**

随肿瘤增大，脊髓和神经根受到进行性压迫和损害，临床表现分为 3 期。

**1. 刺激期** 属早期，肿瘤较小。主要表现为神经根痛，疼痛部位固定且沿神经根分布区域扩散，咳嗽、打喷嚏和用力大便时加重，部分病人可出现夜间痛和平卧痛。

**2. 脊髓部分受压期** 肿瘤增大直接压迫脊髓，出现脊髓传导束受压症状，表现为受压平面以下肢体的运动和感觉障碍。

**3. 脊髓瘫痪期** 脊髓功能因肿瘤长期压迫而完全丧失，表现为压迫平面以下的运动、感觉和括约肌功能完全丧失，直至完全瘫痪。

**【辅助检查】**

**1. 影像学检查**　脊髓 MRI 检查是目前最有价值的辅助检查方法。X 线脊柱平片、脊髓造影、CT 等检查也可协助诊断。

**2. 实验室检查**　脑脊液检查示蛋白质含量增加，在 5g/L 以上，但白细胞计数正常，称蛋白细胞分离现象，是诊断椎管内肿瘤的重要依据。

**【处理原则】**

椎管内肿瘤的有效治疗方法是手术切除。良性椎管内肿瘤经手术全切后一般预后良好；恶性椎管内肿瘤经手术切除大部分并做充分减压后辅以放射治疗，可使病情得到一定程度的缓解。

**【常见护理诊断/问题】**

**1. 急性疼痛**　与肿瘤压迫脊髓、神经有关。

**2. 自理能力缺陷**　与肿瘤压迫导致肢体功能丧失或瘫痪有关。

**3. 潜在并发症**　截瘫。

**【护理措施】**

**1. 缓解疼痛**　了解并避免加重病人疼痛的因素，如指导病人采取适当体位，减少神经根刺激，以减轻疼痛。遵医嘱适当应用镇痛药。

**2. 病情观察**　注意病人的肢体感觉、运动及括约肌功能状况。对于肢体功能障碍者应注意满足其日常生活需求。出现截瘫时做好相应护理，参见第四十六章。

# 第三节　脑　脓　肿

> **案例 16-4**
>
> 　　患者，男性，48 岁，因癫痫发作 2 次，前额部疼痛 12 周入院。慢性鼻窦炎病史 26 年。经常晨起头有闷胀感，午后减轻。入院前 12 周慢性副鼻窦炎急性发作，鼻塞黄鼻涕较多，用拇指将左侧鼻孔堵严用力擤鼻，当天曾有一过性头疼，2 周后前额加重，癫痫样大发作 2 次。
>
> 　　体格检查：T 38.9℃，R 22 次/分，P88 次/分，BP 160/95mmHg，前额轻叩痛，双嗅裂区有浅黄色分泌物，双侧视盘鼻侧欠清，无颈项强直及病理反射。
>
> 　　辅助检查：腰椎穿刺测压力 $300mmH_2O$，CT 扫描见右额部有一低密度区，周边呈环性增强。
>
> 　　问题：
>
> 　　1. 结合此患者的症状、体征及检查结果，首先考虑的患者诊断是什么？
>
> 　　2. 请为本病例患者制订护理计划。

脑脓肿（intracerebral abscess）是细菌侵入脑组织引起化脓性炎症，并形成局限性脓肿。脑脓肿多单发，也有多发，可发生在脑内任何部位，也可发生于任何年龄，以中青年占多数。

**【病因】**

**1. 耳源性脑脓肿**　最多见，约占脑脓肿 48%，继发于慢性化脓性中耳炎或乳突炎；大多位于同侧颞部，部分发生于同侧小脑半球，多为单发脓肿。

**2. 血源性脑脓肿**　约占脑脓肿 30%，脓毒血症或身体其他部位的化脓性感染灶，致病菌经血液循环进入脑组织，常为多发脓肿。

**3.** 其他外伤性、鼻源性和原因不明的隐源性脑脓肿。

## 【临床表现】

多数病人有原发化脓性感染病史，如慢性中耳炎或鼻窦炎的急性发作、肺或胸腔的化脓性感染等。

**1.** 病程早期出现全身和颅内急性化脓性感染症状，如高热、头痛、呕吐、乏力及颈项强直。

**2.** 脓肿形成后急性脑膜炎症状逐渐消退，随着脑脓肿包膜形成和脓肿增大，可出现局部脑受压和颅内压增高或加剧症状，严重者可致脑疝。若脓肿接近脑表面且脓腔壁较薄，可突然溃破，造成急性化脓性脑膜炎或脑室炎，病人突发高热、昏迷、全身抽搐、角弓反张甚至死亡。

## 【辅助检查】

**1. 实验室检查** 血常规检查示白细胞计数及中性粒细胞比例增高。疾病早期，脑脊液检查示白细胞计数明显增多，糖及氯化物含量可在正常范围或降低；脓肿形成后，脑脊液压力显著增高，白细胞计数可正常或略增高，糖及氯化物含量正常，蛋白质含量增高；若脓肿溃破，脑脊液白细胞计数增多，甚至呈脓性。

**2. CT 检查** 可确定脓肿的位置、大小、数目及形态，是诊断脑脓肿的首选方法。

## 【处理原则】

急性期脓肿尚未完全局限时，在严密观察下使用高效广谱抗生素控制感染，同时进行降颅压治疗；脓肿局限、包膜形成后可行脓肿穿刺术或切除术。对位于脑深部或功能区的脓肿并已出现脑疝或全身衰竭者，紧急行颅骨钻孔穿刺抽脓，待病情稳定后，再行脓肿切除。在初次抽脓时，脓腔内留置导管，术后可定时抽脓、冲洗和注入抗生素。

## 【常见护理诊断/问题】

**1. 体温过高** 与颅内感染有关。

**2. 潜在并发症** 颅内压增高、脑疝。

## 【护理措施】

**1. 控制感染** 遵医嘱给予抗生素控制感染。若出现高热，及时给予药物或物理降温。

**2. 降低颅内压** 遵医嘱采取降低颅内压的措施。密切观察生命体征、神志、瞳孔、肢体功能等情况。

**3. 脓腔引流护理** 病人取利于引流的体位；引流瓶（袋）至少低于脓腔 30cm，引流管的开口在脓腔的中心，故需根据 X 线检查结果加以调整。须待术后 24 小时才能囊内冲洗，此时创口周围已初步形成粘连，可避免颅内感染扩散。冲洗时先用生理盐水缓慢注入腔内，再轻轻抽出，注意不可过分加压。冲洗后注入抗生素，然后夹闭引流管 2～4 小时。待脓腔闭合后拔管。

## 【健康教育】

指导病人进食高蛋白质、高营养、易消化的食物（谷类、鱼、瘦肉、蛋类、牛乳、豆制品、蔬菜、水果等），以提高机体抵抗力，改善全身状况。及时治疗身体其他部位感染，防止病变再次发生。注意劳逸结合，加强锻炼。因故不能住院治疗者，应给予抗生素治疗，注意病情变化，发现异常，及时就诊。行手术治疗的病人，术后 3～6 个月门诊复查 CT 或 MRI。

# 第四节　先天性脑积水

**案例 16-5**

男婴，出生 3 天，因不吃、不哭、不动 3 天入院。患儿足月平产，出生时不会哭，全身青紫，周身冰冷，呼吸困难，出生后 6 小时呕吐咖啡色液体，量不多。

体格检查：T 36℃，HR 130 次/分，R 50 次/分，体重 3kg，嗜睡状态，反应低下，头面部及躯体轻度黄染，无皮疹及出血点，浅表淋巴结未扪及肿大，头围增大到 55cm，颅缝分开，按压颅骨有乒乓球感，叩诊时头颅破壶音明显，前囟 4.5cm×4.0cm 饱满，双瞳等圆等大，直径 2mm，光反应迟钝，球结膜水肿，无鼻翼扇动，唇轻度发绀，颈软，气管居中，双肺闻及中细湿啰音，心律齐，心音尚有力，腹软，脐带已脱，脐轮发红，脐窝见少许脓性分泌物，四肢肌张力低下，拥抱反射、吸吮反射、觅食反射均消失，病理反射未引出。

辅助检查：脑脊液生化示蛋白质 5.32mmol/L，氯 105mmol/L，血糖 4.5mmol/L。血培养：无细菌生长。

**问题：**

1. 患儿可能的诊断是什么？
2. 请为本病例患儿制订护理计划。

先天性脑积水（congenital hydrocephalus）又称婴儿脑积水（infantile hydro-cephalus），先天性脑积水是最常见的先天性神经系统畸形疾病之一，指婴幼儿时期脑室系统或蛛网膜下腔积聚大量脑脊液，导致脑室或蛛网膜下腔异常扩大，并出现颅内压增高和脑功能障碍。多见于 2 岁以内的婴幼儿。

**【病因】**

常见原因是产伤引起的颅内出血和各种感染所致的脑膜炎，由于血液或炎性渗出物造成第四脑室开口等粘连，致脑脊液流通障碍；也可因大脑表面蛛网膜下腔的粘连，或上矢状窦旁的蛛网膜颗粒发生粘连使脑脊液回吸收障碍。先天性畸形造成的脑积水约占 1/4，常见的有中脑导水管狭窄、第四脑室正中孔和侧孔闭锁小脑扁桃体下疝畸形等。肿瘤也可引起脑积水，但较少见。

**【病理生理】**

脑脊液存在于脑室系统及蛛网膜下腔内，其分泌和吸收处于动态平衡状态。正常情况下脑脊液主要由脑室内的脉络丛产生，经第三、第四脑室进入蛛网膜下腔，并由上矢状窦两旁的蛛网膜颗粒吸收，进入上矢状窦的静脉血中。脑脊液循环途径中的任何部位发生阻塞，皆可引起其上方的脑室扩大和颅内压增高。若脑室系统内有梗阻，使脑脊液循环通道阻塞，称为非交通性脑积水；若脑室与蛛网膜下腔之间无梗阻，而在脑脊液流出脑室后的远端发生梗阻，脑脊液不能被蛛网膜颗粒吸收，称为交通性脑积水。由于脑脊液大量积聚使脑室扩大，脑组织受压萎缩、变薄，脑回扁平，脑沟变浅。

**【临床表现】**

婴儿头围进行性增大，超过正常范围，致使前额前突、头皮变薄、静脉怒张；前囟和后囟增宽、隆起且张力增高，面颅明显小于头颅，颅骨变薄，头颅叩诊呈破罐音；晚期出现眶顶受压变薄和下移，使眼球受压下旋以致上部巩膜外露，呈落日状。早期或病情轻时生长发育迟缓，病情重时生长发育障碍、智力差、视力减退、癫痫、肢体瘫痪。

**【辅助检查】**

X 线颅骨摄片示颅腔扩大、颅骨变薄、囟门增大和骨缝分离；CT 所示脑室扩大程度和脑皮质厚度，有助于推断梗阻的部位；MRI 能准确显示脑室和蛛网膜下腔各部的形态、大小和存在的狭窄，有助于判断脑积水的原因。

**【处理原则】**

利尿、脱水等非手术治疗可短时缓解症状，大多数脑积水病儿需手术治疗。常用手术方式有：

**1. 去除病因的手术**　如切除肿瘤、清除脓肿等，恢复脑脊液循环通路。

**2. 脑脊液循环通路重建术** 如中脑导水管再通或成形术。

**3. 脑脊液分流术** 是通过特制的脑室分流导管，改变脑脊液的循环途径，将脑脊液分流到人体体腔而吸收，达到重建脑脊液循环通路的目的，如脑室–腹腔分流术、脑室–心房分流术等。

---

**知识链接 16-5：内镜神经外科的临床应用**

内镜神经外科（endoscopic neurosurgery，EN）：是指所有的手术操作完全通过内镜来完成，它需要使用专门的内镜器械通过内镜管腔来完成手术操作。常用于脑积水、颅内囊性病变和脑室系统病变，如第三脑室底部造瘘，脑室–腹腔分流失败者可以采用。对有症状的脑室系统发育异常（如侧裂蛛网膜囊肿、脑实质内囊肿和透明隔囊肿等），将原来封闭的囊肿与邻近的脑室相通。对于脑室内的肿瘤可以在内镜下取活检，小的窄蒂肿瘤也可以做到全切除。

---

## 【常见护理诊断/问题】

**1. 有受伤的危险** 与颅内压增高、癫痫有关。

**2. 潜在并发症** 分流系统阻塞、感染、脑水肿。

## 【护理措施】

**1. 避免受伤** 脑积水病儿的头部应给予适当支持，以防颈部受伤。

**2. 并发症的观察与护理**

（1）分流系统阻塞：是最常见的并发症。可出现在术后任何时间段，最常见于术后 6 个月。因脑脊液蛋白含量过高、脑室内出血、周围组织粘连包裹引流管等所致。术后早期应注意囟门张力的大小，便于估计分流管的流量是否合适。若分流过度，病人可出现体位性头痛，即立位时加重，卧位时缓解。若分流不足，病人术后症状不缓解。一旦发生阻塞，病人的脑积水症状、体征复发，术后 CT 检查缩小的脑室再次扩大。应分析原因，协助医生给予相应处理。

（2）脑水肿：严密观察有无颅内压增高的表现，发现异常及时协助医生处理。

（3）感染：多发生在分流术后 2 个月内。可有伤口感染、脑膜炎、腹膜炎、分流管感染等。一旦出现分流管感染，单纯依靠抗生素治疗通常无效，应协助医生取出分流管并予对症处理。

**3. 其他** 手术后保持呼吸道通畅，加强营养支持和抗感染治疗，预防并发症的发生。

## 【健康教育】

对于先天性脑积水的防治尚无良策，因此作为病儿的家长首先要正视现实，同时加强看护，给予病儿更多关爱。加强营养，以满足生长发育需要。按时进行各种康复训练，防止肌萎缩，提高生活自理能力及社会适应能力。定期到医院复查，发现异常，及时就诊。

（夏杰琼）

# 第十七章 颈部疾病病人的护理

**【学习目标】**

**识记** ①甲状腺功能亢进病人的护理措施；②甲状腺功能亢进、甲状腺腺瘤及甲状腺癌病人的健康指导。

**理解** ①甲状腺功能亢进的分类、临床表现及处理原则；②甲状腺腺瘤及甲状腺癌的临床表现及处理原则。

**运用** 运用护理程序对颈部疾病病人实施整体护理。

## 第一节 解剖生理概要

甲状腺（thyroid）位于甲状软骨下方、气管两侧，分左、右两叶，中间以峡部相连，峡部有时向上伸出一锥体叶，可与舌骨相连。甲状腺由两层被膜包裹：内层被膜称为甲状腺固有被膜，外层被膜称为甲状腺外科被膜。甲状腺借外层被膜固定于气管和环状软骨，还借左、右叶上极内侧的悬韧带悬吊于环状软骨上，故做吞咽动作时，甲状腺随之上下移动。成人甲状腺的重量平均 20～25g，女性略大略重，正常情况下不能被清楚地看见到或摸到。在甲状腺两叶的背面、两层被膜的间隙内，一般附有 4 个甲状旁腺。甲状旁腺分泌甲状旁腺素，调节体内钙的代谢，维持血钙和血磷的平衡。如果甲状旁腺被误伤或切除，可出现低钙抽搐。

甲状腺的血液供应十分丰富，主要来自两侧的甲状腺上、下动脉，甲状腺的静脉主要分为上、中、下三支。上、中静脉汇入颈内静脉，下静脉汇入无名静脉。甲状腺的淋巴液汇入沿颈内静脉排列的颈深淋巴结。

甲状腺的神经支配主要有喉上神经和喉返神经，均起自迷走神经。其中喉返神经行走在气管、食管之间的沟内，多在甲状腺下动脉的分支间穿过（图 17-1），支配声带运动，若一侧喉返神经损伤可造成声音嘶哑甚至失音，若双侧喉返神经损伤可出现呼吸困难或窒息。喉上神经分为内、外两侧支（图 17-2），内支（感觉支）分布于喉黏膜，若损伤可导致会厌反射消失，出现饮水呛咳；外支（运动支）贴近甲状腺上动脉，支配环甲肌，若被损伤可造成环甲肌瘫痪，使声带松弛、声调降低。

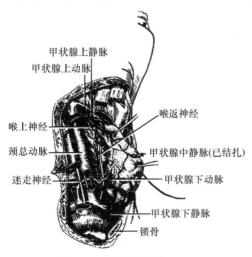

图 17-1 甲状腺解剖

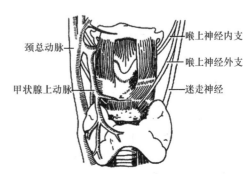

图 17-2 甲状腺上动脉和喉上神经的解剖关系

甲状腺有合成、储存和分泌甲状腺素的功能。甲状腺素分三碘甲状腺原氨酸（$T_3$）和四碘甲状腺原氨酸（$T_4$）2种，与甲状腺球蛋白结合，储存于甲状腺滤泡中。释放入血的甲状腺素与血清蛋白结合，其中90%为$T_4$，10%为$T_3$。$T_3$的量虽远少于$T_4$，但活性较强且迅速，生理作用比$T_4$高4～5倍。甲状腺素主要参与人体的物质代谢和能量代谢，作用包括：①增加全身组织细胞的氧消耗和产热；②促进蛋白质、脂肪、碳水化合物的分解；③促进生长发育和组织分化；④影响体内水和电解质的代谢等。

甲状腺的功能活动与各器官、系统的活动及外部环境相互联系、相互影响，并受下丘脑-垂体-甲状腺轴系统的调控。垂体前叶分泌的促甲状腺激素（TSH）能促进甲状腺素生物合成，加速其分泌；同时又受血液中甲状腺素浓度的反馈调节。当甲状腺素分泌过多或大量给予时，能抑制 TSH 的分泌；反之，手术切除甲状腺后，甲状腺素减少，引起 TSH 的分泌增加。TSH 的分泌除受甲状腺素反馈调节外，还受下丘脑促甲状腺激素释放激素（TRH）影响。当甲状腺素释放增多时，除对垂体 TSH 释放有抑制作用外，还对下丘脑释放的 TRH 有对抗作用，从而抑制 TSH 分泌。这种反馈调节维持了下丘脑–垂体–甲状腺轴之间的动态平衡。此外，当体内碘缺乏或过剩时，甲状腺本身还具有改变甲状腺素产生和释放的适应性调节系统。机体通过上述调控系统维持甲状腺功能于正常状态。

甲状旁腺分泌甲状旁腺素（PTH），其主要靶器官是骨和肾，对肠道也有间接作用。PTH 的生理功能是调节体内钙的代谢并维持钙和磷的平衡。

# 第二节　甲状腺疾病

## 一、甲状腺功能亢进

**案例 17-1**

　　患者，女性，39 岁。颈部肿大 2 年余，近 2 个月来自觉乏力、怕热、多汗，有时心悸、气促，多食易饥，入睡困难，容易激动，激动时全身发抖，做家务时多次出现时胸闷、气急、心悸等症状，但无心前区疼痛。

　　体格检查：T 37.3℃，P 110 次/分，R 20 次/分，BP 140/90mmHg。神志清、紧张貌，巩膜无黄染，眼球突出，颈部增粗，左右对称。

　　辅助检查：超声显示甲状腺弥漫性肿大。

**问题：**

　　1. 此患者首先考虑的诊断是什么？其处理原则有哪些？

　　2. 请为该患者制订护理计划。

甲状腺功能亢进（hyperthyroidism），简称甲亢，是甲状腺素分泌过多引起的以代谢功能亢进和神经系统功能紊乱为主要特征的内分泌疾病。男、女均可发病，但以中青年女性多见。各年龄组均可发病，但以 20～40 岁多见。

### 【分类】

主要分为原发性甲亢、继发性甲亢和高功能腺瘤三类。

原发性甲亢最常见，占 80%～90%，在甲状腺肿大的同时，伴甲亢症状。病人年龄多在 20～40 岁，两侧腺体呈弥漫性对称性肿大，常伴有眼球突出，亦称 Graves 病。本病是以遗传易感为背景，在感染、精神刺激等因素作用下，诱发体内的免疫功能紊乱，病人体内能产生多种刺激甲状腺的自身抗体，刺激甲状腺上皮细胞增生，导致甲状腺素大量分泌。

继发性甲亢多继发于单纯性甲状腺肿，较少见。病因未完全明了，病人往往有结节性甲状腺肿病史多年，继而出现甲亢症状。病人年龄多在 40 岁以上，两侧腺体呈不对称性、结节性肿大，软硬不一，可有钙化，无眼球突出，易发生心肌损害。

高功能腺瘤为腺体内单个自主性高功能结节引发甲亢症状，结节周围的甲状腺组织呈萎缩性改变，无眼球突出，少见。其病因目前尚不清楚。

临床上也有少部分病人出现碘源性甲亢（多因一次或多次摄入大剂量的碘或含碘药物所致）、垂体性甲亢（因垂体瘤或下丘脑垂体功能紊乱所致促甲状腺激素分泌过多引起）、hCG 相关性甲亢（妊娠和滋养层细胞疾病分泌大量 hCG 刺激甲状腺所致）及医源性甲亢（由于替代治疗时使用甲状腺素过量所致）等。

【病因与病理】

本病的病因及发病机制至今尚未完全阐明，病人血液中的 TSH 浓度不高，有的还低于正常。近年来认为原发性甲亢是一种自身免疫性疾病，研究发现病人的淋巴细胞产生两类免疫球蛋白，一类是能刺激甲状腺功能活动，作用与 TSH 相似但作用时间较 TSH 持久的物质，称为长效甲状腺素；另一类为"甲状腺刺激免疫球蛋白"。两类物质都能抑制 TSH，并与 TSH 受体结合，从而加强甲状腺细胞功能，导致分泌大量 $T_3$ 和 $T_4$。继发性甲亢和高功能腺瘤的病因不完全清楚，病人血中长效甲状腺刺激激素等的浓度不高，可能与结节本身自主性分泌紊乱有关。

【临床表现】

临床表现轻重不一，差异很大。典型者甲状腺分泌过多症候群、甲状腺肿大和眼征 3 方面的表现均较明显，但出现的先后与程度可不平衡。老人和儿童的表现常不典型。

**1. 甲状腺素分泌过多症候群**　由于 $T_3$、$T_4$ 分泌过多和交感神经兴奋性增高，病人可出现高代谢综合征和各系统功能受累。主要表现：①怕热多汗；②食欲亢进、消瘦、体重下降；③心悸、心率增快，脉搏常在 100 次/分以上，且休息和睡眠时间心率仍快；④情绪激动，失眠、思想不集中，舌和两手平举向前伸出时有细震颤等。女性病人可有月经失调甚至闭经，男性可有阳痿或乳房发育等。

**2. 甲状腺肿大**　多数病人有不同程度的弥漫性、对称性甲状腺肿大，肿大程度与甲亢轻重无明显关系。由于甲状腺的血流量增多，故在上、下叶外侧可闻及血管杂音和扪及震颤，尤以腺体上部较明显。甲状腺弥漫性对称性肿大伴杂音和震颤为本病的一种特殊体征，在诊断上有重要意义，但应注意与静脉音和颈动脉杂音相区别。

**3. 眼征**　突眼为眼征中重要且特异的体征之一，多与甲亢同时发生。主要表现为双眼球突出、眼裂增宽，严重者上下眼睑不能闭合；向前平视时，角膜上缘外露；向上看物时，前额皮肤不能皱起；看近物时，眼球辐辏不良。可能是甲亢时眼球后面的脂肪、纤维和肌肉充血、水肿、增生所致。

【辅助检查】

**1. 基础代谢率测定**　根据脉压和脉率计算或用基础代谢测定器测定，临床常用估算公式：基础代谢率=（脉率+脉压）−111，正常值为 ±10%，+20%～+30% 为轻度甲亢，+30%～+60% 为中度，+60% 以上为重度。测定须在清晨清醒、空腹、静卧、室温维持在 18～20℃；并注意前一晚宜少进食、禁烟、禁饮兴奋性饮料，至少睡眠 8 小时。

**2. 甲状腺 $^{131}$I 摄取率测定**　病人口服放射性 $^{131}$I，服用后 2 小时、24 小时分别测定甲状腺摄取 $^{131}$I 的量。正常甲状腺 24 小时内摄取的 $^{131}$I 量为人体总量的 30%～40%。若 2 小时内甲状腺摄取 $^{131}$I 量超过人体总量的 25%，或在 24 小时内超过人体总量的 50%，且摄 $^{131}$I 高峰提前出现，均可诊断为甲亢，但不反映甲亢的严重程度。

**3. 实验室检查**　①TSH 测定：国际上公认的诊断甲亢的首选指标，可作为单一指标进行甲亢筛查。一般甲亢病人 TSH<0.1mU/L。但垂体性甲亢 TSH 不降低或升高。②血清中 $T_3$ 和 $T_4$ 含

量的测定：甲亢病人的血清 $T_3$、$T_4$ 含量均增高，但 $T_3$ 上升较早而快，可高于正常的 4 倍左右；而 $T_4$ 上升较迟缓，仅高于正常的 2.5 倍，故临床上测定 $T_3$ 对甲亢的诊断具有较高的敏感性。

**4. B 超检查**　可发现甲状腺肿大程度、性质，单结节或多结节。

## 【处理原则】

**1. 非手术治疗**　甲亢病人首选的治疗方法是药物治疗，大多数病人经规律的药物治疗，可获得满意疗效。非手术疗法的适应证：①青少年及儿童病人；②轻、中度甲亢；③妊娠晚期妇女；④甲状腺次全切除术后复发，又不适用于放射性 $^{131}$I 治疗者；⑤甲亢伴严重突眼者，可先用小剂量治疗；⑥做手术前或放射性 $^{131}$I 治疗前的准备；⑦甲亢伴有严重心脏病、出血性疾病等严重器质性疾病而不能耐受手术者。

**2. 手术治疗**　甲状腺大部切除术是目前治疗中度以上甲亢的一种常用而有效的方法，能使 95% 以上的病人获得痊愈，手术死亡率低于 1%，主要缺点是有一定的并发症，4%～5% 的病人术后易复发。手术适应证：①继发性甲亢或高功能腺瘤；②中度以上的原发性甲亢；③腺体较大，伴有压迫症状或胸骨后甲状腺肿等类型甲亢；④抗甲状腺药物或 $^{131}$I 治疗后复发者；⑤坚持长期用药有困难者；⑥妊娠早、中期甲亢（甲亢可造成流产、早产，且妊娠可加重甲亢）。

## 【护理】

### （一）护理评估

**1. 健康史**　了解病人的发病情况，病程长短。是否患有结节性甲状腺肿、甲状腺腺瘤或其他自身免疫性疾病；有无甲状腺疾病的用药或手术史；近期有无感染、劳累、创伤或精神刺激等应激因素；有无甲亢家族史；女性病人要询问月经情况。

**2. 身体状况**　①症状、体征：注意有无甲亢的表现及其程度，如高代谢综合征、神经系统症状、心血管系统症状、消化系统症状等；甲状腺有无弥漫性、对称性肿块，肿块大小、形状、质地，有无触痛、震颤和血管杂音；有无眼球突出、眼裂增宽等。②辅助检查：了解基础代谢率、甲状腺 $^{131}$I 摄取率测定、血清中 $T_3$ 和 $T_4$ 含量、B 超及颈部 X 线、喉镜、心电图等检查结果；③评估术前药物准备情况及复查各种检查结果，以判断甲亢控制的程度是否达到手术指征。

**3. 心理-社会状况**　了解病人有无情绪不稳、易激动，以及由此带来的人际关系恶化；有无疾病造成的自我形象紊乱；是否害怕手术而产生焦虑或恐惧心理。了解病人及家属对甲亢和甲亢手术的认识程度，家庭经济情况及承受能力，病人所在的单位和社区医疗保健服务情况。

### （二）常见护理诊断/问题

**1. 营养失调：低于机体需要量**　与 $T_3$、$T_4$ 分泌过多，机体基础代谢率显著增高有关。

**2. 睡眠型态紊乱**　与机体交感神经过度兴奋有关。

**3. 清理呼吸道无效**　与咽喉部及气管受刺激、分泌物增多及切口疼痛有关。

**4. 有受伤的危险**　与突眼造成的眼睑不能闭合，有潜在的角膜溃疡、感染而导致失明的可能有关。

**5. 潜在并发症**　呼吸困难或窒息、喉上神经及喉返神经损伤、甲状腺危象、手足抽搐。

### （三）护理目标

**1.** 病人的营养状况稳定，体重得以维持。

**2.** 病人睡眠改善。

**3.** 病人能有效清除呼吸道分泌物，呼吸道保持通畅。

**4.** 病人未发生意外伤害，角膜未出现损伤和感染。

**5.** 病人术后未发生相关并发症或并发症发生后能及时得到治疗与处理。

## （四）护理措施

### 1. 非手术治疗的护理/术前护理

（1）心理护理：手术前后保持良好的心理状态是保证手术成功的前提之一。针对病人的心理状态和对疾病知识的需求，向病人介绍手术的必要性、方法及手术前后的注意事项，消除病人的顾虑和紧张心理。对精神过度紧张或失眠者，可给予镇静剂或安眠药物。

（2）术前检查：除全面的体格检查和必要的化验检查外，还包括：①颈部透视或摄 X 线片，了解气管有无压迫和移位；②详细检查心脏有无扩大、杂音或心律失常等，并做心电图检查；③喉镜检查，确定声带功能；④测定基础代谢率，了解甲亢程度，选择手术时机；⑤测定血钙、血磷含量，了解甲状旁腺功能状态。

（3）药物准备：术前通过药物降低病人的基础代谢率是术前准备的重要环节，护理人员应遵医嘱正确指导甲亢病人完成术前药物准备。

1）碘剂：①碘剂的用法：应用碘剂进行甲亢手术前的药物准备，常用药物为复方碘化钾溶液。用法是每日 3 次，每次从 3 滴开始，逐日每次增加 1 滴，至每次 16 滴为止，维持此剂量到手术日。用药 2～3 周后甲亢症状得到基本控制，当达到如下指标，如病人情绪稳定、睡眠良好、体重增加、脉率＜90 次/分、基础代谢率＜＋20%时，可进行手术。②碘剂的作用：抑制蛋白水解酶，减少甲状腺球蛋白的分解，逐渐抑制甲状腺素的释放，有助于避免术后甲状腺危象的发生。但因碘剂只能抑制甲状腺素的释放，而不能抑制甲状腺素的合成，停服后会致储存于甲状腺滤泡内的甲状腺球蛋白大量分解，使原有甲亢症状再现甚至加重，故碘剂不能单独治疗甲亢，仅用于手术前准备。

2）硫脲类药物加用碘剂：先用硫氧嘧啶等抗甲状腺药物治疗，待甲亢症状得到基本控制后，停服抗甲状腺药，改服 1～2 周碘剂，再进行手术。因硫脲类药物能使甲状腺肿大充血，手术时极易发生出血，增加手术风险；而碘剂能减少甲状腺的血流量，减少腺体充血，使腺体缩小变硬，因此，服用硫脲类药物后必须服用碘剂。

3）对常规服用碘剂或合用抗甲状腺药物效果不佳或无效者，可使用普萘洛尔或与碘剂合用。普萘洛尔每 6 小时服药 1 次，剂量从 60mg/d 开始，一般服用 4～7 天脉率即降至正常水平。由于普萘洛尔半衰期不到 8 小时，故最末一次服用须在术前 1～2 小时。另外，术前不用阿托品，以免引起心动过速。

（4）饮食护理：因病人基础代谢率高，能量消耗大，应给予高蛋白质、高热量、富含维生素的饮食。每日饮水量 2000～3000ml，补充因出汗、呼吸加快所引起的水分丢失。忌浓茶、咖啡、烟酒及辛辣等刺激性食物。

（5）眼部护理：突眼者平时可用抗生素眼药水滴眼，保持眼球湿润，避免干燥和感染；外出时戴墨镜，避免强光照射；睡前应用抗生素眼膏，防止结膜炎、角膜溃疡的发生。

（6）体位训练：教病人练习头低肩高体位，每日用软枕练习数次，使颈部适应手术中体位的改变。指导病人深呼吸、有效咳嗽的方法并每天练习，有助于术后保持呼吸道通畅。

### 2. 术后护理

（1）体位：病人回病房后取平卧位，清醒和血压平稳后取半卧位，以利呼吸和引流。在床上变换体位、咳嗽及活动时注意保持头颈部固定，以免伤口出血。

（2）病情观察：密切观察病人的生命体征，定时测量体温、脉搏、呼吸、血压。如病人出现高热、脉速、烦躁不安，应警惕甲状腺危象；注意切口渗血情况，术后切口常规放置引流管引流 24～48 小时，观察引流液的颜色和量，保持负压吸引引流通畅，及时更换敷料，估计并记录出血量；病人清醒后让病人发声，观察有无声音嘶哑和声调降低；了解病人饮水后有无呛咳和误咽，以早期判断有无神经损伤。

（3）饮食护理：术后 6 小时后可进少量温凉流质饮食，避免温度过高，以免加重出血。术后第 2 天可进半流质饮食，但仍不可过热。鼓励病人少量多餐，加强营养，促进创口愈合。一般术后 3～

4 天可恢复平时的进食习惯，避免刺激性及粗糙硬质食物。

（4）药物应用：甲亢病人术后需继续服用复方碘化钾，从每日 3 次，每次 16 滴开始，逐日每次减少 1 滴，至每次 3 滴为止，不再服用。术前用普萘洛尔准备者，术后继续服用 4～7 天。年轻病人术后常需服用甲状腺素，每天 30～60mg，连服 6～12 个月，以抑制甲状腺素的分泌，对预防复发有一定的作用。

（5）术后并发症的护理

1）呼吸困难和窒息：多发生在术后 48 小时内，是术后最危险的并发症。①原因：切口内出血压迫气管，多由于术中腺体断面止血不完善或血管结扎线脱落引起；喉头水肿，主要是手术创伤或气管插管损伤、压迫黏膜导致水肿所致；气管塌陷，多由气管壁长期受肿大的甲状腺压迫而发生软化，手术切除甲状腺后软化的气管壁失去支撑而导致；双侧喉返神经损伤。②表现：病人表现为呼吸困难、烦躁、发绀、喘鸣，甚至发生窒息。③护理：窒息如因出血所致，可见颈部肿胀、切口渗出鲜血，需立即进行床边抢救，迅速拆除缝线，清除积血。喉头水肿者立即应用地塞米松静脉滴注，无好转者气管切开或环甲膜穿刺。气管塌陷者立即做气管切开及插管，然后送手术室进一步处理。

2）喉返神经损伤：①原因，大多数是因为手术中处理甲状腺下极时，不慎将喉返神经切断、缝扎、钳夹、牵拉等造成永久性或暂时性损伤所致。②表现，一侧喉返神经损伤可由健侧向患侧过度内收而代偿，但不能恢复原音色；双侧喉返神经损伤可导致失声或严重的呼吸困难，甚至窒息。③护理：钳夹、牵拉为暂时性损伤，可在术后数天才出现症状，一般在 3～6 个月内逐渐恢复；严重呼吸困难时立即气管切开。

3）喉上神经损伤：①原因，多发生在手术中结扎切断甲状腺上动、静脉时误伤所致。②表现，若损伤神经外支，可使环甲肌瘫痪，声带松弛，音调降低；若损伤神经内支，则喉部黏膜感觉丧失，进食或饮水时易发生误咽、呛咳。③护理，一般经理疗后可逐渐自行恢复。

4）手足抽搐：①原因，手术中误伤甲状旁腺或其血液供应受累所致。②表现，血钙浓度下降，神经肌肉的应激性显著增高引起手足抽搐，多在术后 1～3 天内出现。多数病人症状轻且短暂，只有面部、唇或手足部位有针刺感、麻木感或强直感，2～3 周后未损伤的甲状旁腺增生，起到代偿作用，症状便可消失。严重者可出现面肌和手足持续性痉挛，每天发作数次，每次持续 10～20 分钟或更长，甚至发生喉和膈肌痉挛，引起窒息死亡。③护理，预防的关键是切除甲状腺时，注意保留腺体背面甲状旁腺的完整性，如不慎误切，及时将甲状旁腺移植到颈前肌群中。损伤后应限制肉类、乳制品和蛋类的食用，避免因其含磷较高而影响钙的吸收；抽搐发作时，立即静脉注射 10% 葡萄糖酸钙或氯化钙 10ml；症状轻者可口服葡萄糖酸钙或乳酸钙 2～4g，每日 3 次；症状较重或长期不能恢复者，可加服维生素 $D_3$，每日 5 万～10 万 U，以促进钙在肠道内的吸收。

5）甲状腺危象：为甲亢手术后的严重并发症。①原因：与术前准备不充分、甲亢症状未能很好控制有关。②表现：术后 12～36 小时内，突然出现高热（>39℃）、寒战、脉快而弱（120～140 次/分）、烦躁、谵妄、大汗、虚脱甚至昏迷，常伴有呕吐和水泻。③护理：术前使甲亢病人基础代谢率降至正常范围再施行手术，是预防甲状腺危象的关键。吸氧，以减轻组织缺氧；建立静脉通路，输入大量葡萄糖溶液，以补充能量，纠正水、电解质和酸碱平衡紊乱；降温，采用冰敷、乙醇擦浴和服用降温药等综合措施，使体温保持在 37℃左右；应用碘剂，口服复方碘化钾溶液 3～5ml，紧急时用 10%碘化钠 5～10ml 加入 10%葡萄糖溶液 500ml 中静脉滴注；使用肾上腺皮质激素静脉滴注，利血平 1～2mg 肌内注射，或普萘洛尔 5mg 加入葡萄糖溶液 100ml 静脉滴注；应用镇静剂，常用苯巴比妥钠 100mg，或冬眠合剂Ⅱ号半量，肌内注射，每 6～8 小时 1 次；发生心力衰竭者可加用洋地黄等强心药。

**（五）护理评价**

**1.** 病人体重是否能维持标准体重的（100±10）%。

**2.** 病人睡眠情况是否改善。

**3.** 病人术后是否能有效咳嗽、及时清除呼吸道分泌物，保持呼吸道通畅。

**4.** 病人突眼是否得到很好地防治，是否出现角膜损伤或感染。

**5.** 病人术后是否发生相关并发症或并发症发生后能否及时得到治疗与处理。

【健康教育】

**1. 心情愉快**　指导病人自我控制情绪，防止情绪过分激动，保持精神愉快、心境平和。

**2. 药物使用**　术后需要继续服用药物的病人，应嘱病人坚持服药，教会病人服药的方法，并按时按量服用，不可随意减量和停药。

**3. 合理饮食**　保证术后充足的营养，禁刺激性食物，戒烟戒酒。鼓励病人尽可能生活自理，嘱咐亲属在精神上给予病人更多的关怀，帮助其战胜疾病，早日康复。

**4. 活动指导**　指导术后病人在保护头颈部的同时早期下床活动。指导病人练习颈部活动的方法，促进功能恢复。指导声音嘶哑病人进行发音训练。

**5. 复诊指导**　嘱病人若再次出现心悸、食欲增加、消瘦、急躁易怒、注意力不集中、失眠或手颤等甲状腺功能亢进症状，应及时就诊。

## 二、单纯性甲状腺肿

**案例 17-2**

　　患者，女性，22 岁，1 年前无意中发现颈部增粗，无怕热、心悸、出汗、多食、体重减轻等症状，无寡言少语、水肿、食欲减退、无咽痛、颈部疼痛等。

　　体格检查：T 36.3℃，P 84 次/分，R 20 次/分，BP 140/90mmHg，甲状腺呈弥漫性肿大，两侧对称，质地柔软，无压痛，表面光滑，随吞咽上下移动。

　　辅助检查：超声显示甲状腺弥漫性肿大。

**问题：**

　　1. 此患者首先考虑的诊断是什么？其处理原则有哪些？

　　2. 请为该患者制订护理计划。

　　单纯性甲状腺肿（simple goiter），俗称"大脖子"病，是多种原因引起的甲状腺素合成障碍或减退的代偿性甲状腺肿大，多由缺碘引起。依其形态，可分为弥漫性甲状腺肿和结节性甲状腺肿。依发病流行情况，又可分为地方性甲状腺肿和散发性甲状腺肿。患病率女性略高于男性。一般多发生在青春期，在流行地区亦常见于入学年龄的儿童。其临床特点是颈部增粗，严重者可产生压迫症状，一般无甲状腺功能的改变。

【病因】

**1. 缺碘**　主要是因土壤、水源、食物中含碘量不足，缺碘致甲状腺素合成和分泌减少，引起腺体代偿性增生而肿大。这是地方性甲状腺肿的常见病因。本病多发生于有水土流失的山区或高原地区，故又称"地方性甲状腺肿"。

**2. 甲状腺素的需要量增高**　在生理情况下，青春期、妊娠期或严重感染病人对甲状腺素的需要量增加，导致甲状腺素相对不足，出现甲状腺暂时性肿大，常在成年或分娩后自行缩小。

**3. 致甲状腺肿物质**　可阻断甲状腺素的合成，从而引起甲状腺肿大，如硫氰酸盐、保泰松、碳酸锂等。另外，硫脲类药物和碘剂长期大量服用，也可引起代偿性甲状腺肿。此种甲状腺肿多呈散发性。

**4. 先天性甲状腺素合成障碍**　某些酶的缺陷影响甲状腺素的合成，导致甲状腺肿。

## 【病理生理】

由于甲状腺素合成减少，导致腺垂体分泌 TSH 增多，从而使甲状腺代偿性肿大。部分病人体内 TSH 并不增多，而是甲状腺组织对 TSH 反应增高而肿大。

## 【临床表现】

**1. 甲状腺肿大** 初期呈轻度或中度弥漫性肿大，两侧对称，质地柔软，无压痛，表面光滑，随吞咽上下移动。后期可出现结节性肿大，质地较硬，生长缓慢；部分可因供血不足而退变、纤维化，少数可继发功能亢进。

**2. 压迫症状** 甲状腺显著肿大时，压迫气管可使气管弯曲、气道狭窄而出现呼吸困难，压迫食管引起吞咽困难，压迫喉返神经引起声音嘶哑；胸骨后甲状腺肿压迫上腔静脉，可出现头面颈部淤血水肿、浅表静脉怒张；若压迫交感神经节或交感神经链，可引起 Horner 综合征，表现为同侧瞳孔缩小，上眼睑下垂，眼球内陷，头面部无汗。

## 【辅助检查】

**1. 甲状腺功能检查** 一般正常，血清 $T_4$ 正常或偏低，$T_3$ 正常或偏高。

**2. B 超检查** 能较客观、准确地反映甲状腺腺体大小，并能发现甲状腺较小结节及囊肿。

**3. X 线检查** 可见颈部软组织肿大，部分病人见甲状腺钙化影。巨大甲状腺肿可见气管移位、弯曲、狭窄及软化，胸骨后甲状腺肿可见纵隔增宽。

**4. 放射性核素检查** 甲状腺摄 $^{131}$I 率增高，但高峰常在 24 小时或 24 小时后出现。甲状腺素抑制试验阳性。核素显像：甲状腺弥漫性增大，早期放射性均匀分布，结节性甲状腺肿放射性分布常不均匀，甚或呈现斑片样稀疏。

**5. CT 或 MRI 检查** 有助于了解巨大甲状腺肿和胸骨后甲状腺肿的形态、大小以及与周围组织的关系。

## 【处理原则】

处理原则为补充碘剂，缩小甲状腺，维持其正常功能。

**1. 非手术治疗**

（1）补充碘剂：地方性甲状腺肿主要是碘缺乏所致。因此，在地方性甲状腺肿的高发地区应推广食用碘盐，以预防本病的发生。一些早期甲状腺肿经补充碘剂即可治愈。对于经补充碘剂无效者，或散发性甲状腺肿，特别是妊娠期、哺乳期妇女，亦可通过补充甲状腺素，抑制 TSH 分泌，从而使甲状腺缩小。常用的甲状腺素制剂有口服甲状腺素片，每天口服 60～80mg。

（2）过量进食抑制甲状腺素合成的食物而致者应停止食用。

（3）无明显病因的单纯性甲状腺肿病人，可补充甲状腺素制剂，以补充内源性甲状腺素，抑制 TSH 的分泌。

**2. 手术治疗** 较大结节性甲状腺肿、有明显压迫症状者，疑有恶变者，巨大甲状腺肿影响生活和美观者，伴有甲亢者，可行甲状腺一次全切除术。术后需长期补充甲状腺制剂以防复发。

## 【护理】

### （一）护理评估

**1. 健康史** 询问病人甲状腺肿大的时间，有无诱因，对饮食、睡眠等生活活动有何影响，家族史和这一地区有无疾病流行。

**2. 身体状况** 检查甲状腺肿大的情况，大小、质地，有无结节，有无震颤、血管杂音等，检查有无呼吸困难、吞咽困难、声音嘶哑等压迫症状。结合实验室及其他检查结果，判断甲状腺功能。

**3. 心理-社会状况** 评估病人对甲状腺肿大有无焦虑不安及对本病有关知识的了解程度。

## （二）常见护理诊断/问题

**1. 自我形象紊乱**　与甲状腺肿大、颈部增粗有关。

**2. 知识缺乏**　缺乏有关的防治常识。

**3. 潜在并发症**　呼吸困难、声音嘶哑。

## （三）护理目标

**1.** 病人能正确认识身体外表的改变。

**2.** 病人掌握疾病相关知识。

**3.** 病人术后未发生相关并发症，或并发症发生后能及时得到治疗与处理。

## （四）护理措施

**1. 非手术治疗病人的护理**

（1）病情观察：观察病人甲状腺肿大的程度、范围、质地，有无结节和压痛、颈部增粗和进展情况，有无甲亢的体征，有无并发症发生等。

（2）生活护理：注意休息，多食含碘丰富的合物。避免食用可抑制甲状腺素合成的食物，如包心菜、花生、菠菜、萝卜等，以及一些药物，如硫氰酸盐、保泰松、碳酸锂等。

（3）用药护理：观察治疗药物的疗效及不良反应，如病人出现心动过速、食欲亢进、腹泻、出汗等，应及时通知医生。结节性甲状腺肿者，避免大剂量碘剂的应用，以免发生甲亢。

（4）心理护理：向病人讲解有关疾病知识，消除其紧张情绪，使之积极配合治疗。鼓励其消除自卑，树立信心，帮助其恰当修饰打份，改善自我形象。

**2. 手术治疗病人的护理**　参见本章甲状腺功能亢进的术后护理。

## （五）护理评价

**1.** 病人是否能正确认识身体外表的改变。

**2.** 病人是否掌握疾病相关知识。

**3.** 病人术后是否发生相关并发症或并发症发生后能否及时得到治疗与处理。

## 【健康教育】

指导病人正确使用甲状腺制剂，学会观察药物不良反应；指导病人观察药物不良反应；指导病人摄取适当的饮食；在地方性甲状腺肿的地区一定要食用碘盐；妊娠前和妊娠期补充足够的碘。

# 三、甲状腺腺瘤

**案例 17-3**

患者，女性，37 岁，1 个月前无意间发现颈部左侧有一肿块，无自觉疼痛，无多饮多食，无怕热多汗及食欲亢进，无呼吸困难及吞咽困难，无声音嘶哑等，因担心自己患了恶性肿瘤就诊。

体格检查：T 36.3℃，P 84 次/分，R 20 次/分，BP 130/90mmHg，甲状腺左叶可扪及一3cm×3cm 大小肿物，局部皮肤稍隆起，肿块边缘清楚，表面光滑，与基底无粘连、无压痛，可随吞咽上下移动。

辅助检查：超声显示甲状腺左叶异常低回声。

问题：

1. 此患者首先考虑的诊断是什么？其处理原则有哪些？

2. 请为该患者制订护理计划。

甲状腺腺瘤（thyroid adenoma）是最常见的甲状腺良性肿瘤，约占甲状腺疾病的 60%，多见于

20～30 岁年轻人，女性多见，据国内资料统计，女性与男性之比为 3∶1。

【病理生理】

按病理形态可分为滤泡状腺瘤和乳头状腺瘤两大类，其中以滤泡状腺瘤多见，乳头状腺瘤较少见。滤泡状腺瘤组织高度分化，接近正常甲状腺组织，腺瘤周围有完整的包膜。

【临床表现】

多数病人无任何不适症状，无意中或体检时发现颈部有一圆形或椭圆形肿块多为单发，质地较软，表面光滑，边界清楚无压痛，能随吞咽上下移动。腺瘤生长缓慢，若乳头状囊性腺瘤因囊壁血管破裂而发生囊内出血，此时肿瘤体积可在短期内增大并出现胀痛。部分出现高功能腺瘤。

【辅助检查】

**1. 核素 $^{131}I$ 或 $^{99m}T_C$ 扫描**　多呈温结节，伴囊内出血时可为冷结节或凉结节，边缘一般较清晰。

**2. B 超检查**　可发现甲状腺肿块的位置、大小、数目及其与邻近组织的关系；若伴囊内出血时，提示存在囊性病变。

【处理原则】

因甲状腺腺瘤有引起甲亢（发生率约 20%）和恶变（发生率约 10%）的可能，原则上应早期手术切除。一般行患侧甲状腺大部切除，若腺瘤较小则行单纯甲状腺腺瘤摘除术。术中切除的标本须立即行冷冻切片检查，若发生恶变按甲状腺癌治疗。目前手术治疗的方法趋向于腔镜甲状腺切除术。

【护理】

（一）护理评估

**1. 健康史**　了解病人的发病情况、病程长短、有无家族史、既往健康状况等。

**2. 身体状况**　评估肿块大小、质地、活动度，了解辅助检查结果，以判断肿块的性质。

**3. 心理–社会状况**　尽管甲状腺腺瘤是临床较为常见的甲状腺良性肿瘤，但由于其有诱发甲亢和恶变的可能，故应了解病人发病后的心理状况。

（二）常见护理诊断/问题

**1. 焦虑/恐惧**　与肿块性质不明、担心恶变、手术治疗及预后有关。

**2. 清理呼吸道无效**　与咽喉部及气管受刺激、分泌物增多及切口疼痛有关。

**3. 知识缺乏**　缺乏本病术后功能锻炼相关知识。

**4. 潜在并发症**　术后出血、呼吸困难或窒息等。

（三）护理目标

**1.** 病人能够掌握疾病相关知识，并能进行自我调适，保持良好的心态，积极配合治疗。

**2.** 完善相关手术前准备，以最佳状态接受手术。

**3.** 病人术后未发生相关并发症，或并发症发生后能及时得到治疗与处理。

（四）护理措施

**1. 术前护理**

（1）心理护理：向病人讲解手术过程，让病人有充分的心理准备来接受手术治疗。

（2）病人术前常规行影像学检查，其他同甲状腺功能亢进的术前护理。

**2. 术后护理**

（1）一般护理：防止术后呕吐物污染伤口，可在颈部下方垫一治疗巾或毛巾，一旦敷料被污染，要及时更换，另外也需注意病人的吞咽和发音情况。术后当天应卧床休息，少讲话，避免剧烈转动颈部，防止诱发伤口出血；腔镜甲状腺切除手术术后第 1 天可离床活动，与传统手术相比，由于手术时病人的头不必过度后伸，手术后感觉比较舒适，全麻清醒后即开始进食。

（2）创口的观察及护理：由于手术后颈部组织容易渗血和渗液，术后常规在切口留置皮片引流，通常渗出液为淡黄色，24~48小时基本消失。若24小时内渗血较多，需多次更换敷料，此时宜采取局部加压，在创口上方及下方放置沙袋压迫12小时，根据渗血量调整压迫时间。同时密切观察病人的生命体征，必要时给氧；观察颈前和胸前区皮肤是否有皮下瘀点、瘀斑及气肿，一般会自行消失。

（3）其他参见甲状腺功能亢进的护理。

### （五）护理评价

**1.** 病人情绪是否平稳，是否能积极配合治疗。

**2.** 病人呼吸道是否保持通畅，有无呼吸困难等并发症的发生。

**3.** 病人是否掌握疾病相关知识。

**4.** 病人术后是否发生相关并发症，或并发症发生后能否及时得到治疗与处理。

### 【健康教育】

**1.** 保持心情愉快，保证充足的睡眠，避免过度劳累。

**2.** 指导病人进行颈部自查，如发现结节或肿块，及时复诊，并注意观察肿块的生长情况。

# 四、甲 状 腺 癌

**案例 17-4**

患者，女性，57岁，自述1年前发现颈部左侧有一肿物，无自觉疼痛。因经济困难，一直未就医。近3个月以来，发现颈部左侧多个淋巴结肿大，时常伴有咳嗽、咯血及胸部不适并出现声音嘶哑，呼吸困难。发病以来，患者精神睡眠饮食尚可，大小便正常，体重无明显减轻。

体格检查：T 36.3℃，P 84次/分，R 20次/分，BP 140/90mmHg，甲状腺左叶可扪及一约3.0cm×4.0cm的肿物，质硬，表面不光滑，与周围组织粘连、活动度差，气管向右偏移，无明显压痛。

辅助检查：超声显示左侧甲状腺有一 3.5cm×4.0cm 的混合性肿物，颈部有多个大小约0.5cm×0.5cm的淋巴结。胸部X线检查未见异常。

**问题：**

1. 此患者首先考虑的诊断是什么？其处理原则有哪些？

2. 请为该患者制订护理计划。

甲状腺癌（thyroid carcinoma）是高发的颈部恶性肿瘤，发病率为头颈部恶性肿瘤的首位，约占全身恶性肿瘤的1%，临床发现的甲状腺结节有5%~10%为甲状腺癌。我国甲状腺癌发病率呈逐年上升趋势，女性发病率高于男性。因甲状腺解剖复杂，血供丰富，且甲状腺癌手术范围大，术后并发症发生率高，甚至危及病人生命。

### 【病因】

病因目前尚难肯定，但从流行病学调查、肿瘤实验性研究和临床观察发现，甲状腺癌的发生可能与下列因素有关。

（1）放射性损伤：研究报道用X线照射实验鼠的甲状腺，能促使其发生甲状腺癌。

（2）碘过量或缺碘：两者可使甲状腺的结构和功能发生改变，从而导致癌变的发生。

（3）其他甲状腺病变：临床上有慢性甲状腺炎、结节性甲状腺肿或某些毒性甲状腺肿发生癌变的报道，但这些甲状腺病变与甲状腺癌的关系尚难肯定。

（4）遗传因素：5%～10%的甲状腺髓样癌有明显的家族史，而且往往合并有嗜铬细胞瘤等，推测这类癌的发生可能与染色体遗传因素有关。

【病理生理】

甲状腺癌按肿瘤的病理类型可分为以下几种。

（1）乳头状腺癌：约占成人甲状腺癌的70%和儿童甲状腺癌的全部。多发生于21～40岁女性，恶性度低，生长缓慢，较早出现颈部淋巴结转移，但预后较好。

（2）滤泡状腺癌：约占15%，多见于50岁左右中年人，中度恶性，发展较快，且有侵犯血管倾向，1/3主要经血液循环转移至肺、肝、骨及中枢神经系统，预后较乳头状腺癌差。

（3）未分化癌：占5%～10%，多见于70岁左右老年人，高度恶性，发展迅速，早期即可发生颈部淋巴结转移，侵犯喉返神经、气管和食管，常经血液转移至肺、骨等处，预后很差。

（4）髓样癌：约占7%，较少见，来源于滤泡旁细胞，可分泌降钙素，恶性程度中等，可有颈部淋巴结侵犯和血行转移，预后较乳头状腺癌差，但略好于未分化癌。

【临床表现】

**1. 症状**　初期多无明显症状，仅在颈部发现单个、固定、质硬、表面高低不平、随吞咽上下移动的肿块。肿块逐渐增大，吞咽时上下移动度减低。晚期常因压迫喉返神经、气管或食管而出现声音嘶哑、呼吸困难或吞咽困难。若压迫颈交感神经丛，可产生Horner综合征。可有颈部局部淋巴结肿大，远处转移多见于扁骨（颅骨、椎骨、胸骨、盆骨等）和肺。有些病人的甲状腺肿块并不明显，而以颈、肺、骨骼的转移癌为突出症状。髓样癌由于肿瘤本身可产生激素样活性物质，如5-羟色胺和降钙素，病人可出现腹泻、心悸、颜面潮红和血钙降低等症状。

**2. 体征**　甲状腺内肿块，质地硬而固定，表面高低不平，随吞咽上下移动。少数病人甲状腺内无肿块，仅以颈淋巴结肿大、质硬而固定为首发体征。

【辅助检查】

**1. B超检查**　可区分结节的实体性或囊肿性，结节若为实体性并呈不规则反射，则恶性可能大。

**2. 病理组织学检查**　适用于直径超过1cm的所有甲状腺结节，诊断结节的良恶性及区分恶性结节的病理类型具有重要价值，诊断准确率高达80%以上。

**3. 核素 $^{131}I$ 或 $^{99m}T_C$ 扫描**　一般为边缘模糊的冷结节。

**4. CT和磁共振成像检查**　CT可确定肿瘤囊性、实质性或混合性，对囊壁的厚薄、囊腔密度也能清楚地显示。磁共振成像能多方位成像，扫描面广，有利于发现颈部淋巴结转移。

**5. 血清降钙素测定**　有助于诊断髓样癌。

【处理原则】

**1. 手术治疗**　手术切除范围和疗效与肿瘤的病理类型有关。一般行患侧腺体连同峡部全切除，对侧腺体大部分切除，并根据病情及病理类型决定是否行颈淋巴结清扫术。术后应长期随访，及时做核素扫描及血清甲状腺球蛋白水平测定，以防止复发或转移，同时用较大剂量甲状腺素补充激素的不足，充分抑制残余组织的再生。

**2. 放射治疗**　分为内放射和外放射两种。内放射治疗即放射性核素 $^{131}I$ 治疗。乳头状腺癌和滤泡状腺癌、多发性癌灶、局部侵袭性肿瘤及有远处转移者主要采用术后 $^{131}I$ 治疗；未分化型甲状腺癌主要采用放射外照射治疗。

**3. 内分泌治疗**　未分化型甲状腺癌手术治疗的病人都必须接受甲状腺素治疗，应终身服用甲状腺素片。治疗目的是防止出现甲状腺功能低下，抑制和降低促甲状腺激素水平，建立不利于残留甲状腺癌细胞复发或转移的环境。

## 【护理】

### （一）护理评估

**1. 健康史**　了解病人的发病情况，病程长短、有无家族史、既往健康状况，有无手术史等。

**2. 身体状况**　评估肿块大小、与周围组织的关系，有无局部压迫和远处转移。

**3. 心理–社会状况**　颈部肿瘤的存在、手术的必要性，危险性及可能的并发症均会给病人和家属带来较大的心理压力，表现出恐慌、焦虑和对预后的担心，故需要了解病人及家属的情绪。

### （二）常见护理诊断/问题

**1. 焦虑/恐惧**　与担心手术及预后等有关。

**2. 疼痛**　与手术创伤、体位改变、吞咽有关。

**3. 清理呼吸道无效**　与咽喉部及气管受刺激、分泌物增多及切口疼痛有关。

**4. 知识缺乏**　缺乏本病术后功能锻炼的知识。

**5. 潜在并发症**　呼吸困难和窒息、喉返神经和（或）喉上神经损伤、出血、手足抽搐等。

### （三）护理目标

**1.** 病人情绪稳定，焦虑/恐惧减轻。

**2.** 病人疼痛减轻。

**3.** 病人能有效清除呼吸道分泌物，保持呼吸道通畅。

**4.** 病人掌握甲状腺癌术后相关知识。

**5.** 病人术后未发生相关并发症，或并发症发生后能及时得到治疗与处理。

### （四）护理措施

**1. 术前护理**

（1）心理护理：加强沟通，告知病人甲状腺癌的有关知识，说明手术的必要性、手术的方法、术后恢复过程及预后情况，消除其顾虑和恐惧。

（2）术前准备：配合医师完成术前检查及准备，指导病人练习术时体位，即将软枕垫于肩部，保持头低、颈过伸位。必要时，剃除其耳后毛发，以便行颈淋巴结清扫术。术前晚遵医嘱予以镇静安眠类药物，使其身心处于接受手术的最佳状态。

**2. 术后护理**

（1）体位和引流：回病室后，取平卧位；麻醉清醒、血压平稳后，改半坐卧位，利于呼吸和引流。若有颈部引流管，予以正确连接引流装置，保持通畅，观察引流量和颜色。

（2）保持呼吸道通畅，预防肺部并发症。注意避免引流管阻塞导致颈部出血形成血肿压迫气管而引起呼吸不畅。鼓励和协助病人进行深呼吸和有效咳嗽，必要时进行超声雾化吸入，使痰液稀释易于排出。

（3）病情观察：严密监测生命体征，注意有无并发症发生。了解病人的呼吸、发音和吞咽情况，判断有无呼吸困难、声音嘶哑、音调降低、误咽、呛咳等。及时发现创面渗血情况，估计渗血量，予以更换敷料。

（4）饮食：病情平稳或麻醉清醒后，给少量饮水。若无呛咳、误咽等不适，鼓励进食或经吸管吸入便于吞咽微温的流质饮食，克服吞咽困难，逐步过渡为半流质饮食及软食。禁忌过热饮食。以免食物过热引起手术部位血管扩张，加重切口渗血。必要时遵医嘱静脉补充营养和水、电解质。

（5）并发症的护理：参见甲状腺功能亢进术后护理。

### （五）护理评价

**1.** 病人是否情绪稳定，能否积极配合治疗。

**2.** 病人疼痛能否缓解。

**3.** 病人是否能有效清除呼吸道分泌物，保持呼吸道通畅。

**4.** 病人是否能够掌握甲状腺癌术后相关知识。

**5.** 病人术后是否发生相关并发症，或并发症发生后能否及时得到治疗与处理。

【健康教育】

**1. 心理调适** 甲状腺癌病人术后存有不同程度的心理问题，指导病人调整心态，正确面对现实，积极配合治疗。

**2. 颈部功能锻炼** 向病人说明术后早期活动的必要性及指导病人进行活动。术后嘱病人做吞咽动作，每天 5～6 次，每次 10 分钟，吞咽动作能有效地预防颈部粘连，减轻咽喉部紧滞感。术后第 1 周开始增加侧颈功能锻炼，第 3 周加大颈部功能活动范围，有利于改善术后的颜面部水肿、吞咽牵吊、颈部僵硬和瘢痕挛缩等后遗症。在切口愈合后可逐渐进行颈部活动直至出院后 3 个月。颈淋巴结清扫者，因斜方肌不同程度受损，功能锻炼尤为重要，故在切口愈合后即开始肩关节和颈部的功能锻炼，并随时保持患侧上肢高于健侧的体位，以防肩下垂。

**3. 用药指导** 切除全部甲状腺后，应早期给予足够量的甲状腺制剂，每天 120～180mg，以抑制促甲状腺激素的分泌，对减少肿瘤复发有一定的作用。

**4. 定期复查** 教会病人自行颈部检查的方法，如发现结节、肿块，及时来院复查、治疗，无颈淋巴结清扫术的病人强调术后随访的重要性。

# 第三节　颈部常见肿块

颈部肿块可以是颈部或非颈部疾病的共同表现。据统计，恶性肿瘤、甲状腺疾病及炎症、先天性疾病和良性肿瘤各占颈部肿块的 1/3。

【病因】

**1. 颈淋巴结结核** 结核分枝杆菌大多经扁桃体、龋齿侵入，近 5% 继发于肺和支气管结核病变，并在人体抵抗力低下时发病。

**2. 炎症** 急慢性淋巴结炎、涎腺炎、软组织化脓性感染等。

**3. 肿瘤**

（1）原发性肿瘤：良性肿瘤有甲状腺腺瘤、舌下囊肿、血管瘤等；恶性肿瘤有甲状腺癌、恶性淋巴瘤（包括霍奇金淋巴瘤、非霍奇金淋巴瘤）、涎腺癌等。

（2）转移性肿瘤：原发病灶多在口腔、鼻咽部、甲状腺、肺、纵隔、乳房、胃肠道、胰腺等处。

**4. 先天性畸形** 甲状腺舌管囊肿或瘘、胸腺咽管囊肿或瘘、囊状淋巴管瘤（囊状水瘤）、颏下皮样囊肿等。

【临床表现】

**1. 颈淋巴结结核**（tuberculous cervical lymphadenitis） 多见于儿童和青年。初期为孤立结节，较光滑，可活动，以后可融合成团或形成串珠状结节性肿块，不规则，活动度差。肿块可形成寒性脓肿，有波动感，破溃后可形成窦道，随皮肤下部潜行，经久不愈。分泌物稀薄，常含有干酪样物。可有低热、盗汗、乏力、消瘦等全身症状。病人可通过胸部透视、结核菌素试验，必要时经淋巴结穿刺或活组织病理学检查有助明确诊断。

**2. 慢性淋巴结炎**（chronic lymphnoditis） 常继发于头面部、颈部炎性病灶，肿大的淋巴结常散见于颈侧区或颌下颏下区，略硬、表面光滑能活动，可有或无压痛。

**3. 转移性肿瘤**（metastatic tumor） 约占颈部恶性肿瘤的 3/4，在颈部肿块发病率中仅次于慢性淋巴结炎和甲状腺疾病。肿瘤来源最常见为鼻咽癌和甲状腺癌的转移，锁骨上窝转移性肿瘤的原发病灶大多位于胸腹部，而来源于胃肠道、胰腺癌等则多经胸导管转移至左锁骨上淋巴结。肿瘤转移性淋巴结坚硬，初起常为单发、无痛，尚可被推动；以后迅速增大，肿块呈结节状、表面不平、固定，且伴局部或放射性疼痛；晚期肿块可发生坏死、破溃、感染和出血，分泌物带有恶臭。

**4. 恶性淋巴瘤**（malignant lymphoma）　包括霍奇金病和非霍奇金淋巴瘤，是来源于淋巴组织恶性增生的实体瘤，多见于男性青壮年。肿大淋巴结常先出现于颈侧，散在、稍硬、尚活动、无压痛；继之淋巴结逐渐融合成团，伴腋窝、腹股沟等全身淋巴结肿大、肝脾大、发热；病情发展迅速。淋巴结病理检查可确诊。

**5. 甲状腺舌管囊肿**（thyrohyoid cyst）　是与甲状腺发育有关的先天性畸形。多见于 15 岁以下儿童。表现为颈前区中线、舌骨下方的直径 1～2cm 圆形肿块，边界清楚，表面光滑，有囊性感，无压痛，并随吞咽或伸、缩舌而上下移动。囊肿可多年无变化也无症状；若并发感染，可出现红、肿、热、痛及全身感染症状。感染性囊肿破溃后，可形成经久不愈的瘘管。

**【辅助检查】**

**1. 实验室检查**　血常规及肿瘤标志物测定有助于区别恶性肿瘤与炎性肿块。

**2. 影像学检查**　X 线、B 超、CT、动脉造影及 MRI 等检查有助于胸、腹腔肿瘤的诊断。

**3. 内镜检查**　纤维胃镜、结肠镜等不仅能发现胃肠道早期病变，还可同时取组织标本做病理学检查。

**4. 肿块穿刺或活组织检查**　诊断不明的肿块亦可做细针穿刺或切取组织行病理学检查。

**【处理原则】**

颈部常见肿块的处理原则依其性质而定。

**1. 结核**

（1）全身治疗：包括注意休息、加强营养和抗结核药物治疗等综合措施。

（2）局部治疗：①少数局限、较大、可推动的淋巴结可手术切除；②寒性脓肿尚未破溃可穿刺抽脓，再注入抗结核药物，每周 2 次；③无继发感染的窦道或溃疡行刮除术并开放引流；④寒性脓肿继发化脓性感染者，先行切开引流，待感染控制后，必要时再行刮除术。若病人全身情况良好，治疗及时有效，病变可停止发展并钙化。

**2. 炎症**　慢性淋巴结炎本身无须治疗。一般原发灶的感染控制后，肿大淋巴结均可消退；对长期淋巴结肿大者，必要时可行肿大淋巴结切除术，同时进行病理学检查，以排除结核或肿瘤等病变。

**3. 肿瘤**　除恶性淋巴瘤以放、化疗为首选治疗方法外，其他肿瘤的治疗仍以早期手术为原则；若疑为转移性肿瘤，在全面细致查找原发病灶同时早期行病理学检查，以明确诊断和治疗。

**4. 先天性畸形**　彻底切除囊肿及其残留的管状结构。合并急性感染者，需在控制感染后手术。

**【护理】**

**（一）护理评估**

**1. 健康史**　了解病人是否曾患有颈部肿块、其他部位恶性肿瘤、局部感染和先天性畸形等。

**2. 身体状况**　颈部肿块的部位、形状、大小、软硬度、活动度、表面光滑度及其伴随症状常因原发病而异，故需仔细评估。许多颈部肿块是全身性疾病在颈部的表现，故还应了解是否伴有：①全身其他部位的转移灶；②体重减轻或营养不良等恶病质表现；③低热、盗汗、食欲缺乏和消瘦等全身症状；④全身淋巴结和肝、脾大；⑤发热和脉搏增快等全身炎症反应等。

**3. 心理-社会状况**　观察病人情绪变化，是否担心病情的发展及预后，并注意家庭其他成员对病人生活和情绪的影响。

**（二）常见护理诊断/问题**

**1. 焦虑**　与颈部肿块性质不明、担心手术及预后有关。

**2. 潜在并发症**　呼吸困难和窒息、喉返神经损伤、喉上神经损伤或手足抽搐。

### （三）护理目标

**1.** 病人情绪稳定，焦虑程度减轻。

**2.** 病人术后未发生相关并发症，或并发症发生后能及时得到治疗与处理。

### （四）护理措施

术前、术后护理参见本章第二节相关内容。

### （五）护理评价

**1.** 病人情绪是否稳定，焦虑程度是否缓解。

**2.** 病人术后是否发生相关并发症，或并发症发生后能否及时得到治疗与处理。

## 【健康教育】

**1. 定期随访** 患有颈部肿块的病人应加强随访，尽早明确病因，对症治疗。

**2. 自我检查** 教会病人自查颈部的方法，注意观察肿块生长情况，包括大小、活动度、质地、是否伴局部压痛等；注意肿块与全身症状的关系。

（李青文）

# 第十八章　乳房疾病病人的护理

【学习目标】

识记　①急性乳腺炎、乳腺囊性增生病的定义；②酒窝征、卫星结节、橘皮征的定义；③乳腺癌的临床表现特点，并与其他良性乳房肿块鉴别。

理解　①急性乳腺炎的临床表现及处理原则；②乳腺癌辅助检查及处理原则。

运用　运用护理程序对乳房疾病病人实施整体护理。

## 第一节　解剖生理概要

　　成年女性乳房是两个半球形对称性的性征器官，位于胸廓前第 2～6 肋骨水平的浅筋膜浅、深层之间，内侧缘达胸骨旁，外侧缘至腋前线，在乳腺外上方形成乳腺腋尾部伸向腋窝。乳腺有 15～20 个腺叶，每一腺叶分成多个腺小叶，腺小叶由小乳管和腺泡组成，为乳腺的基本单位。每一腺叶有各自的乳管，腺叶和乳管均以乳头为中心，呈放射状排列。小乳管汇至乳管，乳管开口于乳头。乳管靠近开口的 1/3 段略为膨大，是乳管内乳头状瘤的好发部位。腺叶间有许多与皮肤垂直的纤维束，连接于皮肤与胸肌筋膜之间，称 Cooper 韧带（乳房悬韧带），对乳房起支持与固定作用（图 18-1）。

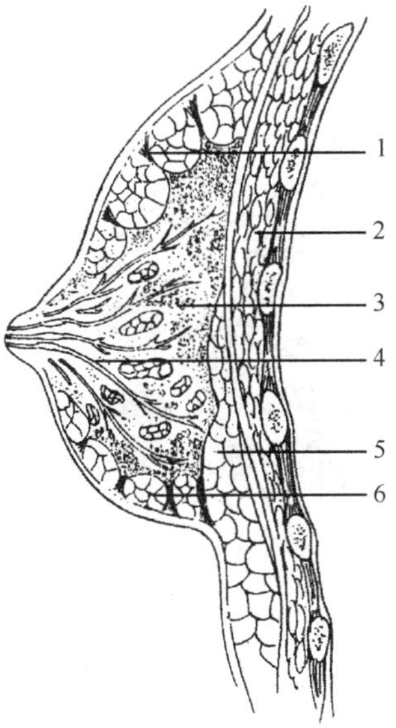

　　乳房的生理活动受垂体前叶、卵巢和肾上腺皮质等分泌的激素的影响。妊娠和哺乳期乳腺明显增生，腺管伸长、腺泡分泌乳汁；哺乳期后，乳腺处于相对静止状态；月经来潮前乳房稍变大、胀痛，有硬结，月经后即可恢复；停经后，腺体逐渐萎缩，乳房变小、松弛，乳头周围腺管易触及。

图 18-1　乳腺和胸壁矢状切面图

1. Cooper 韧带；2. 深筋膜下的胸肌；3. 乳腺组织；
4. 输乳管；5. 乳腺后脂肪组织；6. 皮下脂肪层

　　乳房的淋巴网丰富，其淋巴液输出有 4 条途径。①外侧：大部分淋巴液经胸大肌外侧缘淋巴管流至腋窝淋巴结，再流向锁骨下淋巴结，继之达锁骨上淋巴结，是乳癌早期转移的重要途径；②内侧：部分乳房内侧淋巴液经肋间淋巴管流向胸骨旁淋巴结，再流向锁骨上淋巴结；③对侧：两侧乳房皮下有交通淋巴网，一侧乳房淋巴液可流向对侧乳房；④下侧：乳房深部淋巴网与腹直肌鞘和肝镰状韧带的淋巴管相通，流向肝脏。

## 第二节　急性乳腺炎

**案例 18-1**

　　患者，女性，26 岁，因左乳房肿痛、发热 2 天入院。

　　患者为初产妇，产后第 3 周，纯母乳喂养。自诉 2 天前因乳汁过多未及时排空，出现左乳房胀痛，并触及痛性硬块来院就诊。

体格检查：T 39.6℃，P 112 次/分，R 22 次/分，BP 130/80mmHg。左侧乳房红肿，皮肤温度高，有明显压痛，无波动感，左侧腋窝淋巴结肿大、压痛。

辅助检查：血常规显示 WBC $14×10^9$/L，中性粒细胞 83%。其他实验室检查结果无异常。

**问题：**

1. 此患者首先考虑的诊断是什么？其处理原则有哪些？
2. 请为本病例患者制订护理计划。

急性乳腺炎（acute mastitis）是乳腺的急性化脓性感染，多发生于产后哺乳期妇女，初产妇最为常见，往往发生在产后 3~4 周。致病菌主要为金黄色葡萄球菌，少数为链球菌。

## 【病因】

**1. 乳汁淤积** 有利于入侵细菌的生长繁殖。积乳的常见原因：①乳头发育不良、乳管不通畅，影响排乳；②乳汁过多、婴儿吸乳过少或授乳经验不足，不能将乳汁充分排出，导致乳汁淤积。

**2. 细菌入侵** 乳头破损或皲裂，使细菌沿淋巴管入侵是主要的感染途径。细菌也可直接经乳头开口侵入乳腺。婴儿口腔炎症或含乳头睡眠，易致细菌直接侵入乳管，上行至腺小叶而致感染。

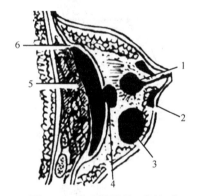

图 18-2 乳房脓肿的不同部位

1. 导管脓肿；2. 乳晕下脓肿；3. 乳房深部脓肿；
4. 乳房后脓肿；5. 胸大肌；6. 胸大肌肌膜

## 【病理生理】

急病初期，局部出现炎性肿块，数日后可形成单房或多房性脓肿。浅部脓肿可自行向外溃破，亦可穿入乳腺管自乳头排出脓液；深部脓肿可穿至乳房与胸肌间的疏松组织中，形成乳房后脓肿（retromammary abscess）（图 18-2）。感染严重者可并发脓毒症。

## 【临床表现】

**1. 局部** 患侧乳房胀痛，局部红肿、发热并触及痛性硬块，常伴腋窝淋巴结肿大、压痛。

**2. 全身** 随着炎症发展，病人可有寒战、高热、脉率增快、食欲不振等全身表现，严重者可并发脓毒血症。

## 【辅助检查】

**1. 实验室检查** 血常规可见白细胞计数及中性粒细胞比例升高。

**2. 诊断性穿刺** 深部脓肿不能确诊时可进行穿刺，抽出脓液表示脓肿已形成，脓液可做细菌培养及药物敏感试验。

## 【处理原则】

原则是控制感染、排空乳汁。早期呈蜂窝织炎而未脓肿形成之前，主要以抗生素治疗为主，脓肿形成后及时行脓肿切开引流。

**1. 非手术治疗**

（1）局部处理：炎症早期可热敷、药物外敷或理疗。外敷药可使用黄金散或鱼石脂软膏；局部皮肤水肿明显者，可用 25%硫酸镁溶液湿热敷。

（2）抗生素的使用：首选青霉素或苯唑西林钠（新青霉素Ⅱ）治疗。对青霉素过敏者则用红霉素。抗生素会通过乳汁影响婴儿健康，因此如氨基糖苷类、喹诺酮类、磺胺药、四环素和甲硝唑等药物应避免使用。

（3）排空乳汁：用吸乳器吸尽乳汁。对于感染严重或脓肿引流后并发乳瘘者，可口服溴隐亭

1.25mg，每日 2 次，服用 7～14 天，或己烯雌酚 1～2mg，每日 3 次，共 2～3 天，停止乳汁分泌。

（4）中药治疗：蒲公英、野菊花等清热解毒类中药。

**2. 手术治疗** 脓肿形成后及时切开引流。为避免手术损伤乳管而形成乳瘘，切口应做放射状切开。乳晕下脓肿应沿乳晕边缘做弧形切口；深部脓肿或乳房后脓肿，可沿乳房下缘做弧形切口，并做对口引流，以保证引流通畅。

**【护理】**

**（一）护理评估**

**1. 健康史** 了解病人是否为初产妇，有无乳腺炎病史，既往乳房发育情况，两侧乳房轮廓是否完整对称，乳房皮肤是否光滑，有无乳房肿块、乳头异常溢液及乳头内陷等。

**2. 身体状况** 观察乳房局部炎症进展状况，脓肿是否形成，是否有乳汁淤积，了解发热、出汗程度、疼痛及止痛效果等，了解哺乳及婴儿的吸吮情况。

**3. 心理-社会状况** 观察病人情绪变化，是否担心婴儿的喂养与发育，乳房的功能及形态改变等。注意家庭其他成员对病人生活和情绪的影响。

**（二）常见护理诊断/问题**

**1. 体温过高** 与细菌或细菌毒素入血有关。

**2. 急性疼痛** 与乳汁淤积、炎症、肿胀有关。

**3. 皮肤完整性受损** 与手术切开引流或脓肿破溃有关。

**4. 焦虑** 与担心婴幼儿喂养及乳房形态改变有关。

**5. 知识缺乏** 缺乏哺乳卫生和预防乳腺炎的知识。

**（三）护理目标**

**1.** 病人体温恢复正常。

**2.** 病人疼痛减轻。

**3.** 切开引流后伤口愈合良好。

**4.** 乳腺炎症得到控制，病人情绪稳定。

**5.** 病人了解哺乳知识及乳腺炎预防知识。

**（四）护理措施**

**1. 非手术治疗的护理/术前护理**

（1）一般护理：观察病人体温、脉搏、呼吸；嘱病人多休息，注意个人卫生，摄入营养，补充水分；了解白细胞计数及分类的变化。

（2）积乳的护理：患侧暂停哺乳时，应用吸乳器吸净乳汁，沿乳管方向加压按摩，使乳管通畅。健侧乳房允许哺乳时，注意保持乳头清洁，观察乳汁颜色，必要时检测乳汁内是否存在细菌，以避免婴儿患胃肠炎。

（3）控制感染：炎症早期热敷、药物外敷或理疗促进局部血液循环和炎症的消散。遵医嘱应用抗生素，高热时行物理或药物降温，观察体温和抗生素使用后的效果及不良反应。

（4）疼痛的护理：用宽松的胸罩托起肿大的乳房以减轻疼痛，有利于血液循环。协助病人翻身及日常生活料理，避免挤压、撞击乳房，疼痛显著时给予止痛药物。

**2. 术后的护理** 脓肿切开后，注意观察脓汁的量、色泽及气味变化，敷料浸湿及时更换，保持切口敷料的清洁干燥，有效引流。

**3. 心理护理** 给予病人心理支持，尽可能满足其生活上的需求。让病人及其家属了解炎症消退后，能够进行母乳喂养，乳房的形态和功能均不会受到明显影响。

**（五）护理评价**

**1.** 病人体温是否恢复正常。

**2.** 病人疼痛是否得到缓解。

**3.** 病人乳汁是否有效排出，切口引流是否通畅，伤口愈合是否良好。

**4.** 病人情绪是否稳定。

**5.** 病人是否掌握哺乳卫生和预防急性乳腺炎的知识。

【健康教育】

**1. 定时哺乳** 掌握婴儿喂养知识，养成良好的喂养习惯，做到定时哺乳。

**2. 促进乳汁排空** 每次哺乳时尽量让婴儿吸净乳汁，如有淤积可用吸乳器或采取按摩方法帮助乳汁排出。

**3. 保持乳头清洁** 哺乳前后温水清洗乳头，勿让婴儿含乳头睡觉，注意婴儿口腔卫生，及时治疗婴儿口腔炎症。

**4. 其他** 预防急性乳腺炎应从妊娠期开始，经常用温水、肥皂洗净两侧乳头，若乳头内陷，可经常挤、捏、提拉乳头，使内陷得到矫正。不戴钢托胸罩，积极治疗乳头皲裂。

# 第三节 乳腺囊性增生病

乳腺囊性增生病（breast cystic hyperplasia）又称乳腺病，是乳腺实质的良性增生，其病理形态呈多样性表现，以乳腺小叶、小导管及乳管高度扩张形成的囊肿为特征，是中年妇女的常见病和多发病。

【病因】

本病的发生与内分泌失调有关。一是体内女性激素代谢障碍，尤其是雌激素、孕激素比例失调；二是部分乳腺组织中女性激素受体异常，使乳房各部分的增生程度不同。增生可发生于腺管周围，出现大小不等的囊肿；或发生于腺管内表现为不同程度的乳头状增生，伴腺管囊性扩张。

【临床表现】

**1. 症状** 一侧或双侧乳房胀痛和肿块是本病的突出表现，部分病人具有周期性。疼痛与月经周期有关，往往月经前疼痛加重，经期后减轻或消失，严重者整个月经周期都有疼痛。

**2. 体征** 一侧或双侧乳房可触及大小不等，质韧的单个或多个结节，可有触痛，与周围组织分界不清；也可表现为弥漫性增厚；少数病人有乳头溢液。本病发展缓慢，病程较长。

【辅助检查】

超声检查和钼靶 X 线检查均有助于本病的诊断。

【处理原则】

**1. 非手术治疗** 疼痛明显者口服药物对症治疗，如口服逍遥散 3～9g 每日 3 次。也可选用雌激素受体拮抗剂（他莫昔芬、托瑞米芬等）和维生素类药物联合治疗。应注意乳腺囊性增生与乳腺癌同时存在的可能，应每隔 3～6 个月到医院复查。

**2. 手术治疗** 增生活跃或疑有恶性变者需手术切除并进行病理检查。

【常见护理诊断/问题】

**1. 疼痛** 与乳房组织的增生或手术有关。

**2. 知识缺乏** 缺乏乳房自检知识。

【护理措施】

**1.** 指导乳腺囊性增生病病人随时注意乳房变化，发现迅速增长或质地变硬的单个肿块，尽早去医院诊治。用胸罩托起乳房以减轻疼痛。

2. 病人多可在门诊手术治疗，术后早期局部有肿痛现象，可进行局部热敷或其他物理方法治疗。

3. 指导病人学会乳房自我检查方法，见本章第四节。

# 第四节　乳房肿瘤

**案例 18-2**

患者，女性，49 岁，体检发现右乳无痛性肿块收入院。

患者 1 周前体检时发现右乳外上象限一肿块，未诉疼痛。病人自觉身体无其他不适。

体格检查：T 36.6℃，P 72 次/分，R 20 次/分，BP 127/78mmHg。右乳外上象限可触及一 1.5cm×2cm 大小肿块，表面不光滑、质硬，与周围组织分界不清，不易推动，局部皮肤无破溃，乳头无凹陷。右侧腋窝可扪及 0.5cm×1cm 大小结节，表面光滑，质硬，易推动。

辅助检查：入院后行空芯针穿刺活检、病理学诊断为乳腺癌。实验室检查无异常。

患者 3 天前在全麻下行右侧乳腺癌改良根治术，术后患侧皮瓣下留置一负压引流管，弹力绷带加压包扎。今日晨查房时发现患者右上肢水肿明显，家属反映患者情绪低落，不愿正视自己伤口，很少与亲友谈论病情。

**问题：**

1. 列出乳腺癌发生的高危因素。

2. 做出该患者主要的护理诊断/问题。

3. 分析术后上肢水肿的原因，列出减轻水肿的方法。

女性乳房肿瘤的发病率高，良性肿瘤以纤维腺瘤为最多，其次为乳管内乳头状瘤；恶性肿瘤的绝大多数是乳腺癌。男性患乳房肿瘤者极少。

## 一、乳腺纤维腺瘤

乳腺纤维腺瘤（fibroadenoma）是乳腺小叶内纤维细胞的良性增生。发病年龄 20～25 岁最常见。

【病因】

本病发生病因是小叶内纤维细胞对雌激素的敏感性异常增高所致，可能与纤维细胞所含雌激素受体量或质异常有关。雌激素是本病发生的刺激因子，所以纤维腺瘤发生于卵巢功能期。

【临床表现】

本病好发于乳房外上象限，肿块多单发，圆形或卵圆形，表面光滑、边界清楚、质韧，与周围组织无粘连，易于推动。肿块生长缓慢。病人一般无明显自觉症状，肿块变化与月经周期无关，但妊娠及哺乳期因受雌激素刺激可迅速增大。

【处理原则】

手术切除纤维瘤是唯一有效的治疗。应将肿瘤连同包膜整块切除，必须常规做病理检查。

## 二、乳管内乳头状瘤

乳管内乳头状瘤多见于经产妇，40～50 岁多见，75%的乳管内乳头状瘤发生在大乳管近开口的 1/3 段略膨大处。

【临床表现】

乳头溢液为主要症状。溢液多为血性，也可为黄色或暗棕色液体。瘤体小常不易触及。大乳管乳头状瘤，可在乳晕区扪及圆形、质软、可推动的小结节，直径为数毫米，轻压此肿物，可从乳头溢出血性液体。

**【辅助检查】**

乳腺导管造影及溢液涂片有助于诊断。

**【处理原则】**

6%～8%的乳管内乳头状瘤有恶变可能。应尽快手术切除，常规病理检查。

**【护理诊断/问题】**

**1. 知识缺乏** 缺乏乳房自检知识。

**2. 疼痛** 与手术有关。

**【护理措施】**

**1.** 指导病人学会乳房自我检查方法。

**2.** 指导手术治疗病人行伤口自我护理，减轻疼痛。

# 三、乳 腺 癌

乳腺癌（breast carcinoma）是女性最常见的恶性肿瘤。多见于40～60岁的女性，其中以更年期和绝经期前后的女性尤为多见，近年来有年轻化趋势。

**【病因】**

病因尚不完全清楚，目前认为与以下因素有关。

**1. 月经婚育史** 月经初潮年龄早、绝经年龄晚；未孕、初次足月产年龄较大者及未哺乳者发病率高。

**2. 激素作用** 乳腺是多种内分泌激素的靶器官，如雌激素、孕激素及泌乳素等，其中雌酮和雌二醇与乳癌的发病有直接相关，45～50岁发病较高。

**3. 家族史** 一级亲属中有乳腺癌病史者，发病危险性是普通人群的2～3倍。

**4. 饮食与营养** 脂肪的摄入与乳腺癌有明显关系，尤其是绝经后肥胖的女性。

**5. 乳房良性疾病** 多数认为乳腺小叶有上皮高度不典型增生可能与本病有关。

**6. 某些肿瘤** 患有卵巢或子宫原位癌、一侧乳房曾患乳腺癌者。

**7. 其他** 如环境因素、生活方式、接触放射线或长期服用某些药物。

**【病理生理】**

**1. 病理分型** 乳腺癌多数起源于乳腺管上皮，少数发生于腺泡，可归纳为以下病理类型。

（1）非浸润性癌：即原位癌，包括导管内癌、小叶原位癌及乳头湿疹样乳腺癌（不伴发浸润生长者）。该型属于早期乳腺癌，预后较好。

（2）浸润性特殊癌：包括乳头状癌、髓样癌（伴大量淋巴细胞浸润）、小管癌、黏液腺癌、大汗腺样癌、腺样囊性癌、鳞状细胞癌等。此型一般分化较高，预后尚好。

（3）浸润性非特殊癌：包括浸润性小叶癌、浸润性导管癌、硬癌、髓样癌（无大量淋巴细胞浸润）、腺癌、单纯癌等。此型乳腺癌最常见，占80%左右，分化低，预后较差。

（4）其他罕见癌：如炎性乳癌（inflammatory breast carcinoma）、乳头湿疹样乳腺癌（Paget's carcinoma of the breast）。

**2. 转移途径**

（1）直接浸润：癌细胞沿导管或筋膜间隙直接蔓延，继而侵及Cooper韧带、皮肤、胸肌、胸筋膜等组织。

（2）淋巴转移：详见"解剖生理概要"中"淋巴输入途径"。

（3）血运转移：癌细胞除可经淋巴途径进入静脉外，亦可直接侵入血液循环而远处转移。最常见的远处转移部位依次为骨骼、肺、肝。

【临床表现】

**1. 乳房肿块**

（1）早期：单发无痛性乳房肿块是最常见的症状，多位于乳房外上象限，质硬、表面不光滑，与周围组织分界不很清楚，活动度差。其次是乳头、乳晕和内上象限。

（2）晚期：①肿块固定，癌肿侵及胸筋膜和胸肌时，固定于胸壁不易被推动。②卫星结节、铠甲胸，癌细胞侵犯大片皮肤时，表面可出现多个坚硬小结节，呈卫星样围绕原发病灶。如结节融合成片、延伸至背部和对侧胸壁，使胸壁紧缩成铠甲状，可限制呼吸。③皮肤破溃，癌肿处皮肤破溃而形成溃疡，常伴恶臭和出血。

**2. 乳房外形改变** ①随着癌肿增大，可引起乳房局部隆起；②酒窝征：若癌肿侵及 Cooper 韧带，可使其缩短致肿瘤表面皮肤凹陷，呈"酒窝状"；③乳头扁平、回缩：邻近乳头的癌肿侵及乳管使之缩短，牵向乳头癌肿一侧；④橘皮征：如皮下淋巴管被癌细胞阻塞，引起淋巴回流障碍，出现真皮水肿，乳房皮肤呈"橘皮样"改变。

**3. 淋巴结肿大** 乳腺癌淋巴结转移最初多见于同侧腋窝，早期为散在、质硬、无痛、活动的结节，后期相互粘连融合。腋窝淋巴管被大量癌细胞堵塞可致上肢淋巴水肿。晚期可有锁骨上淋巴结肿大、质硬。

**4. 血行转移症状** 乳腺癌转移至肺、骨、肝时可出现相应症状，如肺转移时出现胸痛、咳嗽、气急；骨转移时局部疼痛、病理性骨折；肝转移时出现肝大、黄疸等。

**5. 特殊类型乳癌** ①炎性乳癌：并不多见，多发生于妊娠及哺乳期妇女，表现为乳房皮肤红、肿、热、痛，似急性炎症，整个乳房迅速肿大发硬，预后极差，常在发病后数月内死亡；②乳头湿疹样乳腺癌：少见，乳头有瘙痒、烧灼感，以后乳头和乳晕区皮肤糜烂呈湿疹样改变，病变继续发展，可扪及肿块。恶性程度低，发展慢，淋巴转移出现很晚，预后较好。

【辅助检查】

**1. 钼靶 X 线检查** 乳腺癌肿块呈现密度增高阴影，边缘不规则，或呈毛刺征，肿块内或旁出现微小钙化灶，局部皮肤增厚。

**2. B 超检查** 可显示肿瘤边缘不光滑，凹凸不平，无明显包膜，周围组织或皮肤呈蟹足样侵润等。

**3. MRI 检查** 对软组织分辨力高，敏感性高于钼靶 X 线检查。

**4. 细胞学检查** 不能确立诊断、不同意活体组织检查者，可进行肿块穿刺针吸细胞学检查，该方法诊断迅速。

**5. 活体组织病理** 检查操作多在手术室施行，肿瘤连同周围少许正常组织整块切除，快速病理学检查，同时做好进一步手术的准备。

【临床分期】

目前多采用国际抗癌联盟（UICC）和美国癌症联合会（AJCC）合作制定的肿瘤 TNM 分期。T（原发肿瘤）N（区域淋巴结）M（远处转移）分期内容如下：

$T_0$：无原发肿瘤证据。

$T_{is}$：原位癌（导管内原位癌、小叶原位癌、不伴肿瘤的乳头湿疹样乳腺癌）。

$T_1$：癌瘤最大直径≤2cm。

$T_2$：癌瘤最大直径>2cm 而≤5cm。

$T_3$：癌瘤最大直径>5cm。

$T_4$：癌瘤大小不计，但侵及皮肤或胸壁（肋骨、肋间肌、前锯肌），炎性乳腺癌亦属之。

$N_0$：同侧腋窝无肿大淋巴结。

$N_1$：同侧腋窝有肿大淋巴结，尚可推动。

$N_2$：同侧腋窝肿大淋巴结彼此融合，或与周围组织粘连。

$N_3$：有同侧胸骨旁淋巴结转移，有同侧锁骨上淋巴结转移。

$M_0$：无远处转移。

$M_1$：有远处转移。

根据以上情况组合，把乳腺癌分为以下各期：

0 期：$T_{is}N_0M_0$。

Ⅰ 期：$T_1N_0M_0$。

Ⅱ 期：$T_{0\sim1}N_1M_0$，$T_2N_{0\sim1}M_0$，$T_3N_0M_0$。

Ⅲ 期：$T_{0\sim2}N_2M_0$，$T_3N_{1\sim2}M_0$，$T_4$ 任何 $NM_0$，任何 $TN_3M_0$。

Ⅳ 期：包括 $M_1$ 的任何 TN。

以上分期以临床检查为依据，实际并不精确，还应结合术后病理检查结果进行校正。

## 【处理原则】

乳腺癌的治疗是以手术为主的辅以化学药物、放射、内分泌、免疫等综合治疗。全身情况差，主要脏器有严重疾病、年老体弱不能耐受手术者属手术禁忌。

**1. 手术治疗**　乳腺癌改良根治术是常用的术式。手术的切除范围包括患侧单纯乳腺切除，同时做腋窝淋巴结清扫，保留胸肌，适用于腋窝无或仅有少数尚能推动的淋巴结者。还可采取乳腺癌扩大根治术、乳腺癌根治术、单纯乳房切除术、保留乳房乳腺癌切除术等。目前治疗发展的趋势是尽量缩小手术范围，加强术后综合辅助治疗等。

**2. 化学治疗**　对肿块大或伴有多个肿块的病人术前进行化疗，待肿块缩小后再实施手术，有利于更彻底地切除肿瘤组织；术后化疗可提高生存率。一般认为辅助化疗应予术后早期应用。常用的药物有蒽环类药物和紫杉类药物。

**3. 放射治疗**　通常作为手术后的辅助治疗。术前放疗可用于局部进展期乳癌，杀灭癌肿周围的癌细胞，使肿瘤缩小，提高手术切除率。术后放疗可减少腋窝淋巴结阳性病人的局部复发率，提高 5 年生存率。一般术后 2～3 周进行放疗，在锁骨上、胸骨旁及腋窝等区域进行照射。此外，对骨转移灶及局部复发灶照射，可缓解症状。

**4. 内分泌治疗**　雌激素受体（ER）、孕酮受体（PgR）检测阳性的病人应用雌激素拮抗剂三苯氧胺（他莫昔芬）有较好的抑癌效果，适用于绝经前后妇女。三苯氧胺系抗雌激素药物，可抑制肿瘤细胞生长。该药安全有效，副作用有潮热、恶心、呕吐、静脉血栓形成、眼部副作用、阴道干燥或分泌物多。长期应用后少数病例可能发生子宫内膜癌。芳香化酶抑制剂能特异性导致芳香酶失活，抑制雌激素生成，降低血液中雌激素水平从而达到治疗乳腺癌的目的。多用于抗雌激素治疗失败的绝经后晚期乳腺癌病人。

## 【护理】

### （一）护理评估

**1. 健康史**　①一般情况：性别、年龄、职业、婚姻状况、饮食习惯、生活环境等；②既往史：询问病人的月经史、生育史及哺乳史，有无乳腺肿瘤手术史、长期应用雌激素病史；③有无乳腺癌家族史等。

**2. 身体状况**　①肿瘤部位、生长状况、质地、活动度、淋巴转移及分期；患侧胸部皮肤有无破溃、酒窝征、乳头内陷等；胸肌及肩关节的活动状况。②术后了解术式、术中情况，观察伤口引流、包扎固定、上肢血液循环状况。③了解病人术侧上肢功能锻炼和康复状况等。

**3. 心理-社会状况**　术前了解病人对乳腺癌及其治疗方法，特别是对手术的认知程度和情绪变化。有关疾病知识掌握情况，对健康的看法、认识和反应。了解病人的工作、家庭经济状况和社会支持情况等；术后评估病人及家属对乳腺癌手术后健康指导内容的掌握程度和出院前的心理状态。

**（二）常见护理诊断/问题**

**1. 焦虑/恐惧**　与担心手术预后和手术造成的身体外观改变有关。

**2. 疼痛**　与手术创伤、切口加压包扎过紧、转移有关。

**3. 自我形象紊乱**　与乳房切除及化疗致脱发等有关。

**4. 知识缺乏**　缺乏乳房自我检查、预防及根治术后患肢功能锻炼的相关知识。

**5. 潜在并发症**　皮下积液、皮瓣坏死和上肢水肿。

**（三）护理目标**

**1.** 病人焦虑、恐惧减轻，情绪稳定。

**2.** 病人疼痛减轻或缓解。

**3.** 病人能接受和适应乳房切除后形体变化的现实。

**4.** 病人掌握乳房的自查方法，了解预防及治疗的相关知识，掌握术后上肢康复训练方法。

**5.** 病人并发症得到及时预防和处理。

**（四）护理措施**

**1. 术前护理**

（1）心理护理：除面对癌症、手术本身带来的恐惧外，切除乳房意味着将失去部分女性特征，病人会产生焦虑、抑郁等不良的心理反应。应多关心病人，介绍手术的必要性和有关术后功能锻炼、预防并发症的知识及整形、修饰弥补缺陷的方法，解除病人和家属对切除乳房后的顾虑，以良好的心态接受手术。

（2）一般准备：改善病人营养状况，增强抗病能力。晚期乳腺癌病人术前注意保持病灶局部清洁，应用抗生素控制感染。

（3）终止妊娠和哺乳：妊娠期及哺乳期发生乳癌的病人，立即终止妊娠或停止哺乳，以免激素作用活跃而加速乳腺癌发展。

（4）皮肤准备：手术前1天备皮，对切除范围大、考虑植皮的病人，需做好供皮区的准备，乳头内陷者清洁局部。

**2. 术后护理**

（1）病情观察：加强生命体征的监测，防止休克发生；胸骨旁淋巴结清除的病人，观察呼吸变化，注意有无气胸发生。

（2）有效包扎：用弹力绷带加压包扎创面，使皮瓣紧贴胸壁，包扎松紧度要合适，松紧度容纳一手指；观察患侧上肢远端血液循环情况，若出现皮温降低、皮肤发绀、脉搏扪不清等，提示包扎过紧腋部血管受压，应及时调整胸带或绷带的松紧度；包扎松弛，易出现皮瓣下积液，致使皮瓣或植皮片与胸壁分离不利愈合。

（3）引流管的护理：术后皮瓣下常规放置负压引流，引流皮瓣下的渗液。应妥善固定引流管，保持持续性负压吸引；观察并记录引流液的颜色、性质和量；下床活动时，使引流袋低于管口高度；术后4～5天，皮瓣下无积液，创面与皮肤紧贴即可拔管；若拔管后仍有皮下积液，可在无菌操作下抽液并局部加压包扎。

（4）并发症防治与护理

1）皮下积液：乳腺癌术后皮下积液较为常见，发生率在10%～20%，除手术因素外，术后要特别注意保持引流通畅，包扎胸带松紧度适宜，避免术侧上肢过早外展位。积液要早发现，及时穿刺或引流排出。

2）皮瓣坏死：乳腺癌切除术后皮瓣坏死率为10%～30%。皮瓣缝合张力大是坏死的主要原因。术后注意观察胸带勿加压包扎过紧，及时处理皮瓣下积液。

3）上肢水肿：主要原因是上臂的淋巴回流不畅、皮瓣坏死后感染、腋部无效腔积液等。术后避免在术侧上肢静脉穿刺、测量血压，及时处理皮瓣下积液。卧床时抬高术侧手臂。出现明显水肿时，可采用按摩术侧上肢、进行适当的手臂运动、腋区及上肢热敷等措施。

（5）术侧上肢功能锻炼：由于手术切除了胸部肌肉、筋膜和皮肤等，患侧肩关节活动明显受限。术后最大程度地恢复肩关节功能是关键。原则是上肢活动在 7 天以后，7 天内不上举，10 天内不外展。

1）手术后 24 小时鼓励病人做伸指、握拳、屈腕动作。

2）48 小时后可下床，活动时应用吊带将患肢托扶，需他人扶持时不要扶持术侧，以免腋窝皮瓣滑动而影响愈合。

3）术后 3～5 天开始活动患侧肘关节，第 5 天练习患侧手掌摸对侧肩及同侧耳郭，但避免上臂外展。

4）术后 1 周可进行肩部活动。

5）术后 10～12 天，指导病人用术侧的手进行自我照顾，并进行上臂的全范围关节运动：手指爬墙活动、滑轮运动、举杠运动、手臂摇摆运动、用患侧手梳头或经头顶摸至对侧耳郭等。

（6）综合治疗与护理：①化学药物治疗时常发生恶心、呕吐、食欲减低，以及脱发、白细胞、血小板降低等，对这些药物副作用应进行对症治疗及采取预防措施；②放射治疗时应加强局部护理，皮肤可能发生鳞屑、脱皮、干裂、瘙痒、红斑等，可用温和的肥皂和清水清洗照射部位，并保持局部干燥。选择柔软的内衣，减少对局部皮肤的摩擦，不要戴乳罩。局部避免冷、热刺激。

（7）心理护理：乳腺癌病人在治疗期和康复期会出现各种复杂的心理问题。疾病的不同阶段其主要表现不同。首先刚被确诊后的急性创伤性应激反应；其次是手术、放疗、化疗等带来的身体不适（疼痛、恶心、呕吐、失眠、脱发等）导致的心理问题；最后是出院之后，由于失去乳房的创伤、治疗后遗症和对死亡的恐惧，给生活带来的变化而造成的心理问题。护士应针对不同阶段不同的心理特点鼓励病人树立战胜疾病的信心，告诉病人重建乳房的可能。对已婚病人，应同时对其丈夫进行心理辅导以取得理解、关心和支持。

### （五）护理评价

**1.** 病人焦虑是否减轻，情绪是否稳定。

**2.** 病人疼痛是否减轻或缓解。

**3.** 病人是否能够接受和适应手术、化疗所致的形体变化。

**4.** 病人是否掌握乳房的自查方法，是否知道避免乳腺癌复发的危险因素，是否掌握术后上肢康复训练方法，术侧上肢活动是否达到正常范围。

**5.** 病人术后并发症是否得到预防或及时处理。

### 【健康教育】

**1. 乳房定期检查** 20 岁以上的女性，特别是高危人群应每个月定期乳房自我检查。检查时间最好选在月经周期的第 7～10 天，或以月经干净后 2～3 天检查为宜。建议 40 岁以上女性还需 B 超或钼靶 X 线检查。乳房自我检查方法：①视诊，站立位或坐位，面对镜子，观察两侧乳房的形状大小是否对称，局部有无隆起或凹陷，乳房皮肤有无发红、水肿及"橘皮样"改变，乳头、乳晕皮肤有无糜烂或湿疹样改变。②触诊：将四指合并，以圆圈状触诊，从乳房外周开始，向内移动，直至触到乳头处。或将乳房分为四个象限，在每一象限内，以合并四指移动触诊。也可采用先触诊内周、再触诊外周的方式。

**2. 内分泌治疗的副作用** 食欲不振，少数有呕吐、腹泻，眩晕，有些人还会出现面部潮红、皮疹等，极少数病人可出现白细胞、血小板减少，但一般不严重，应鼓励病人坚持用药，完成治疗。

**3.** 出院后术侧上肢仍不宜搬动、提拉重物，避免测血压、静脉穿刺，坚持术侧上肢的康复训练。

**4.** 遵医嘱坚持放射治疗或化化治疗，术后 5 年内避免妊娠。

（徐　红）

# 第十九章 胸部损伤病人的护理

【学习目标】

**识记** ①闭合性气胸、开放性气胸、张力性气胸、反常呼吸运动、连枷胸、纵隔扑动的概念；②各种胸部损伤病人的临床表现及处理原则；③胸腔闭式引流的护理措施。

**理解** ①闭合性气胸、开放性气胸和张力性气胸的临床特点；②胸腔闭式引流的原理、适应证和方法。

**运用** ①运用所学知识对胸部损伤的重症病人进行急救处理；②运用护理程序对胸部损伤病人实施整体护理。

## 第一节 概 述

【解剖生理】

胸部由胸壁、胸膜和胸腔内器官3部分组成。

**1. 胸壁** 由胸椎、胸骨和肋骨组成的骨性胸廓及附着在其外面的肌群、软组织和皮肤构成。骨性胸廓具有支撑、保护胸腔内器官和参与呼吸的作用。

**2. 胸膜及胸膜腔** 胸膜是覆盖于左、右肺表面，胸廓内表面、膈上面及纵隔侧面的一层薄的浆膜。覆盖于肺表面的并伸入肺叶间裂内的部分，称为脏胸膜；覆盖在胸壁内表面、膈上面及纵隔侧面的胸膜，称为壁胸膜。脏胸膜和壁胸膜在肺根处互相移行，形成左、右两个互不相通的、潜在性的密闭腔隙，称胸膜腔。其内有少量的浆液，起润滑作用，呼吸时减少胸膜间的摩擦。胸膜腔内压力较大气压低，故呈胸膜腔负压状态。胸膜腔密闭状态是维持胸内负压的必要条件。胸膜腔内压力维持在$-10\sim-8cmH_2O$（$-0.98\sim-0.78Pa$），吸气时负压增大，呼气时减小。维持胸膜腔负压状态有利于保持肺的扩张状态，维持肺的通气和换气功能，促进血液和淋巴液的回流等。

**3. 胸腔及胸腔内器官** 胸腔由胸壁和膈围成，上界为胸廓上口，与颈部相通，下界借以膈与腹腔分隔。胸腔分为左肺间隙、右肺间隙和纵隔三部分。左、右肺间隙分别由左、右肺和壁、脏层两层胸膜组成。纵隔位于胸腔中央，上为胸腔入口、下为膈肌，两侧是左、右肺间隙，前有胸骨、后有胸椎，其间有心脏和心包、大血管、食管和气管。两侧胸膜腔负压的均衡是维持纵隔位置恒定居中的根本保证。当一侧胸腔积液或积气挤压伤侧肺，导致胸腔内压力不均衡，严重时可发生纵隔移位，甚至影响腔静脉回流。

胸骨上窝气管的位置是否居中有助于判断纵隔移位。起始于降主动脉的肋间动脉管径较粗，走行于背部肋间隙中央，损伤后可发生致命性大出血。上腔静脉无静脉瓣，骤升的胸内压会使上腔静脉压力急剧升高，导致上半身毛细血管扩张和破裂。膈肌分隔两个压力不同的体腔，胸腔压力低于腹腔。膈肌破裂时，腹内脏器和腹腔积液会疝入或流入胸腔。

【分类】

胸部损伤（thoracic trauma）常因来自外界的打击，如车祸、挤压伤、摔伤和器械伤等导致损伤，平时、战时均可发生。

根据损伤是否造成胸膜腔与外界沟通，可分为开放性胸部损伤和闭合性胸部损伤；开放性或闭合性胸部损伤同时发生膈肌破裂，可造成胸腔和腹腔内组织或脏器同时损伤，称为胸腹联合伤（thoracic-abdominal injury）；根据损伤暴力性质不同，胸部损伤可分为钝性伤（blunt injury）和穿透伤（penetrating inury）；根据危及生命的严重程度，胸部损伤可分为快速致命性胸伤（immediately life-threatening chest injuries）和潜在致命性胸伤（potentially life-threatening chest injuries），前者包括心脏压塞、气道梗阻、进行性或大量血胸、张力性气胸和连枷胸，后者包括食管破裂、膈肌破裂、肺挫伤、心脏顿挫伤。对于致命性胸伤应在院前急救和医院急诊室给予快速有效的处理，并警惕和搜寻是否存在潜在致命性胸伤的证据。

## 【病因】

**1. 闭合性损伤**　指胸部损伤未造成胸膜腔与外界沟通，多因暴力挤压、冲撞或钝器碰击等钝性伤所致。高压水浪、气浪冲击胸部则可致肺爆震伤（blast injury of lung）。

**2. 开放性损伤**　指胸部损伤造成胸膜腔与外界沟通，多因利器或战时的火器、弹片穿破胸壁所致。

---

**知识链接 19-1：创伤性窒息**

创伤性窒息（traumatic asphyxia）是钝性暴力所致胸部皮肤、毛细血管淤血及出血性损害。当胸部与上腹部受到暴力挤压时，病人声门紧闭，胸膜腔内压骤然剧增，右心房血液经无静脉瓣的上腔静脉系统逆流，造成末梢静脉及毛细血管过度充盈扩张破裂出血。

常见临床表现面、颈、上胸部皮肤出现针尖大小的紫蓝色瘀点和瘀斑，以面部与眼眶部最明显。口腔、球结膜、鼻腔黏膜瘀斑，甚至出血。视网膜或视神经出血，可产生暂时性或永久性视力障碍。鼓膜破裂导致外耳道出血、耳鸣，甚至听力障碍。伤后多数病人有暂时性意识障碍、烦躁不安、头晕、谵妄，甚至四肢痉挛性抽搐，瞳孔可扩大或极度缩小，上述表现可能与脑内轻微点状出血和脑水肿有关。若有颅内静脉破裂，病人可发生昏迷，甚至死亡。创伤性窒息所致的出血点及瘀斑，一般于 2~3 周后自行吸收消退。需在严密观察，对症处理，合并伤者根据伤情积极治疗。

---

## 【病理生理】

**1. 闭合性损伤**　损伤机制较复杂，早期需警惕误诊或漏诊。轻者可仅有胸壁软组织挫伤和（或）单纯肋骨骨折，重者可损伤胸腔内器官或血管，导致气胸、血胸，甚至心肌挫伤、裂伤及心包腔内出血。继发于心肺组织广泛钝挫伤的组织水肿，常导致急性呼吸窘迫综合征、心力衰竭和心律失常。若暴力挤压胸部的同时向静脉传导，可使静脉压骤升，导致头、颈、肩和胸部毛细血管破裂，引起创伤性窒息（traumatic asphyxia）。多数闭合性损伤病人不需要开胸手术治疗。

**2. 开放性损伤**　损伤机制较清楚，损伤范围直接与伤道有关，早期诊断较容易。重者可伤及胸腔内器官或血管，导致气胸、血胸，严重者导致呼吸和循环功能衰竭而死亡。其主要死亡原因是器官组织裂伤所致的进行性出血，故相当一部分穿透性胸部损伤病人需行开胸手术治疗。

## 【临床表现】

**1. 症状**

（1）胸痛：是胸部损伤的主要症状，多见于受伤部位，呼吸时加重。

（2）呼吸困难：因受伤部位疼痛使胸廓活动受限、分泌物或血液堵塞呼吸道、肺水肿或气胸、血胸导致的肺膨胀不全等因素引起呼吸困难，伴发多根或多处肋骨骨折时加重。

（3）咯血：肺或支气管损伤时可引起痰中带血或咯血；当发生进行性出血的严重胸部损伤时，可出现休克症状。

**2. 体征**　损伤区域触痛、压痛；伴发肋骨骨折时可触及骨擦感；伴发气胸和血胸时，听诊患侧呼吸音减弱或消失等。

## 【辅助检查】

**1. 实验室检查**　血常规显示，出血时血红蛋白和血细胞比容下降。继发感染时血白细胞计数增高。

**2. 影像学检查**　胸部 X 线检查，确定有无肋骨骨折及其骨折部位和性质，有无气胸、血胸或肺萎陷等病变。但前胸肋软骨骨折时不能显示。

**3. 诊断性穿刺**　行胸膜腔或心包腔诊断性穿刺，判断有无气胸、血胸或心包腔积血。

【处理原则】

以抢救生命为首要原则，包括基本生命支持与快速致命性胸伤的现场紧急处理；其次修复损伤的组织器官及恢复生理功能。

**1. 急救**

（1）基本生命支持：维持呼吸道通畅、给氧，伤口止血包扎，建立静脉通路、补充血容量、镇痛，固定长骨骨折、保护脊柱，并迅速转运。

（2）快速致命性胸伤的处理：现场实行特殊急救处理，如张力性气胸需行胸腔穿刺排气，放置具有单向活瓣作用的胸腔穿刺针或安置胸腔闭式引流管；开放性气胸迅速包扎和封闭胸部吸吮伤口；对大面积胸壁软化的连枷胸有呼吸困难者，机械辅助呼吸，必要时给予有效镇痛。

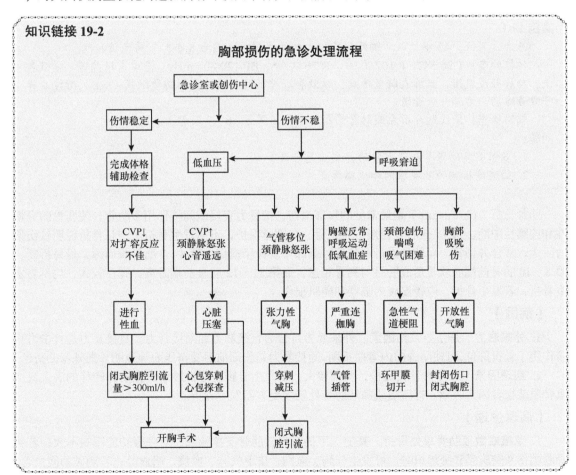

**知识链接 19-2**

**胸部损伤的急诊处理流程**

**2. 院内处理**　正确及时的诊治快速致命性胸部损伤并排查潜在致命性胸部损伤至关重要。

（1）非手术治疗

1）保持呼吸道通：及时清除呼吸道分泌物和呕吐物。根据损伤部位、范围和性质给予相应处理，如封闭伤口、胸腔穿刺或安置胸腔闭式引流管等，以改善呼吸和循环功能。

2）维持有效血容量：建立静脉通路，根据病情及时输血输液，防止休克。

3）镇痛和预防感染：因剧烈疼痛影响呼吸、咳嗽和活动者，在诊断明确的情况下，可以使用镇痛药物缓解疼痛；开放性损伤者，给予创口换药。

（2）手术治疗：行剖胸探查，并根据损伤部位及程度给予相应处理。手术抢救成功的关键是迅速缓解心脏压塞，控制出血，快速补充血容量。急诊剖胸探查的手术指征包括：

1）心脏或大血管损伤。

2）严重的气管、支气管损伤或肺裂伤。

3）胸腔内进行性出血。

4）食管破裂。

5）胸腹联合伤。

6）大面积胸壁缺损。

7）胸内存留较大异物。

# 第二节　肋　骨　骨　折

---

**案例 19-1**

患者，男性，42 岁，以"胸外伤后，左侧胸痛伴呼吸困难 5 小时"为主诉入院。

体格检查：T 36.5℃，P 102 次/分，R 26 次/分，BP 120/80mmHg。患者表情痛苦，呼吸表浅，口唇轻度发绀，自诉左胸壁疼痛，咳嗽和深呼吸时加重。左侧胸壁触痛（+），听诊左肺呼吸音减弱，右肺呼吸音清。

辅助检查：X 线胸片示左侧肋骨骨折断裂线（第 5、6、7 肋骨），断端错位。

**问题：**

1. 多根多处肋骨骨折最严重的并发症是什么？

2. 简述连枷胸的处理原则和观察重点。

---

肋骨骨折（rib fracture）是最常见的胸部损伤，指暴力直接或间接作用于肋骨，使肋骨的完整性和连续性中断。第 1～3 肋骨粗短，有锁骨、肩胛骨保护，不易发生骨折。一旦骨折说明致伤暴力巨大，常合并锁骨、肩胛骨骨折和颈部、腋部血管神经损伤。第 4～7 肋骨长而薄，最易折断。第 8～10 肋骨前端肋软骨形成肋弓与胸骨相连，而第 11～12 肋骨前端游离，弹性较大，均不易发生骨折，若发生骨折，应警惕腹内脏器和膈肌损伤。

【病因】

**1. 外来暴力**　是主要致伤因素。外来暴力可分为直接暴力和间接暴力。直接暴力是打击力直接作用于骨折部位，可使肋骨向内弯曲折断，间接暴力是胸部前后受挤压而导致肋骨向外弯曲折断。

**2. 病理因素**　老年人骨质疏松，脆性较大，易发生骨折。恶性肿瘤发生肋骨转移的病人或严重骨质疏松者因为咳嗽、打喷嚏或病灶肋骨处轻度受力而发生骨折。

【病理生理】

**1. 单根或数根肋骨单处骨折**　其上、下仍有完整肋骨支撑胸廓，对呼吸功能影响不大；若肋骨断端伤及壁胸膜和肺组织时，可发生气胸、血胸、皮下气肿、血痰、咯血等；若刺破肋间血管，特别是刺破动脉引起大出血，导致失血性休克等病情迅速恶化。

**2. 多根多处肋骨骨折**　使局部胸壁失去完整肋骨支撑而软化，出现反常呼吸运动（paradoxical respiration）（图 19-2），即吸气时软化区胸壁内陷，呼气时外突，称为连枷胸（flail chest）。若软化区范围较大，吸气和呼气时双侧胸腔内压力差发生变化，造成纵隔左右扑动，影响换气和静脉血回流，导致体内缺氧和二氧化碳滞留，严重者发生呼吸和循环衰竭。连枷胸常伴有广泛的肺挫伤、挫伤区域的肺间质或肺泡水肿而导致氧弥散障碍，而出现低氧血症。

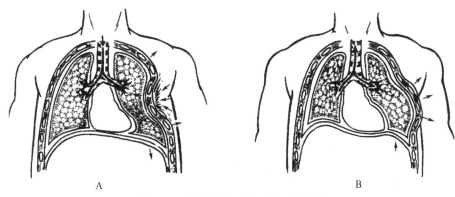

图 19-1 胸壁软化区的反常呼吸运动

A. 吸气；B. 呼气

【临床表现】

**1. 症状** 肋骨骨折断端刺激肋间神经产生局部疼痛，当深呼吸、咳嗽或转动体位时疼痛加剧；胸痛使呼吸变浅、咳嗽无力，呼吸道分泌物增多、潴留，易致肺不张和肺部感染。部分病人可因肋骨骨折断向内刺破胸膜、肋间血管和肺组织而出现气胸、血胸、皮下气肿或咯血；因肋骨骨折损伤程度不同，可有不同程度的呼吸困难、发绀或休克等。

**2. 体征** 受伤胸壁肿胀（或）畸形；局部明显压痛，挤压胸部时疼痛加重，甚至出现骨擦音；多根多处肋骨骨折者，伤处可见胸壁反常呼吸运动。部分病人出现皮下气肿。

【辅助检查】

**1. 实验室检查** 出血量大者，血常规示血红蛋白和血细胞比容下降。

**2. 影像学检查** 胸部 X 线和 CT 检查可显示肋骨骨折的断端错位、断裂线及血气胸等，但不能显示前胸肋软骨折断征象；肋骨三维重建 CT 能更好地显示肋骨骨折情况。

【处理原则】

肋骨骨折处理原则为有效镇痛、肺部物理治疗和早期活动。

**1. 闭合性肋骨骨折**

（1）固定骨折，控制反常呼吸。

1）闭合性单根单处肋骨骨折或胸背部、胸侧壁多根多处肋骨骨折且胸壁软化范围小而反常呼吸运动不严重的病人：目前临床上，多采用弹性胸带固定，或多带条胸带固定胸廓，限制肋骨断端活动，减轻疼痛。而宽胶布条叠瓦式固定胸廓已不常使用。

2）对多根多处肋骨骨折，胸壁软化范围大、反常呼吸明显的连枷胸病人：行牵引固定，即在患侧胸壁放置牵引支架，或用厚棉垫加压包扎，以减轻或消除胸壁的反常呼吸运动，促进患侧肺复张。也可在胸腔镜直视下导入钢丝的方法固定连枷胸。也可采用纯钛爪形肋骨接骨板内固定等技术治疗连枷胸。

（2）镇痛：有效控制疼痛能增加连枷胸病人的肺活量、潮气量、功能残气量、肺顺应性和血氧分压，降低气道阻力和软化胸壁的反常运动。根据病人情况可口服或肌内注射镇痛药，或应用自控镇痛装置、1%普鲁卡因封闭骨折部位，或做肋间神经阻滞均可。

（3）改善呼吸功能

1）吸痰，给氧，必要时施行呼吸机辅助呼吸。

2）建立人工气道：适用于多根多处肋骨骨折、咳嗽无力、不能有效排痰或呼吸衰竭者，实施气管插管或切开，以利于抽吸痰液、给氧，改善呼吸功能。正压通气还可对软化胸壁起到"内固定"作用。

（4）预防感染：合理应用抗生素。

**2. 开放性肋骨骨折** 胸壁伤口需彻底清创，并选用上述方法固定肋骨断端。肋骨骨折至胸膜穿破者，行胸腔闭式引流术。

## 【护理】

### （一）护理评估

**1. 非手术病人的评估/术前评估**

（1）健康史

1）一般情况：了解病人的年龄、性别、婚姻、职业、社会背景、文化背景等。

2）受伤史：了解病人受伤的经过、暴力大小、作用时间的长短、受伤部位、受伤时周围的环境，评估伤后接受急救的情况；有无昏迷、恶心、呕吐等。

3）既往史：有无肺部疾病、胸部外伤史及手术史；有无其他慢性疾病；有无药物过敏史等。

（2）身体状况

1）症状：评估生命体征是否平稳，有无疼痛及其性质，是否存在呼吸困难，是否咯血等。

2）体征：评估受伤部位伤口情况，胸壁有无肿胀、畸形、触痛和骨擦音，有无反常呼吸运动、气管位置是否偏移、有无皮下气肿、有无休克等。

3）辅助检查：根据血常规、胸部 X 线等检查结果，评估肋骨骨折部位、断端是否移位、有无血气胸等并发症。

（3）心理-社会状况：病人常常担心损伤威胁生命或留下后遗症等问题，容易产生焦虑与恐惧。护士需评估病人有无焦虑与恐惧及其程度。评估病人和家属对本次损伤相关知识的了解程度、心理承受能力、对预后的认知，以及治疗所需费用的经济承受能力。

**2. 术后评估**

（1）术中情况：了解手术名称、麻醉方式、术中探查的情况、伤口处理情况、术中有无出血情况和术后诊断。

（2）术后情况：了解麻醉是否清醒；生命体征是否平稳；骨愈合情况；反常呼吸是否纠正；了解咳嗽、咳痰情况及伤口敷料情况。

（3）心理-社会状况：有无紧张等不良情绪，对疾病相关知识的了解程度，病人和家属能否配合进行术后早期活动和康复锻炼。

### （二）常见护理诊断/问题

**1. 气体交换障碍** 与肋骨骨折导致的疼痛、胸廓运动受限、骨折断端损伤肺组织、反常呼吸运动等有关。

**2. 急性疼痛** 与胸部组织损伤有关。

**3. 潜在并发症** 肺部和胸腔感染等。

### （三）护理目标

**1.** 病人疼痛得到缓解和控制，病人疼痛减轻或无痛。

**2.** 病人恢复正常的呼吸功能，病人呼吸平稳。

**3.** 病人未发生肺部和胸腔感染等并发症，或并发症被及时发现和处理。

### （四）护理措施

**1. 非手术治疗护理/术前护理**

（1）维持有效气体交换

1）现场急救：对于严重肋骨骨折，尤其是胸壁软化范围大、出现反常呼吸且危及生命的连枷胸病人，应协助医师采取紧急措施给予急救。

2）保持呼吸道通畅：及时清理呼吸道分泌物，鼓励病人咳嗽、咳痰，特别是咳血性痰病人；对气管插管或切开、应用呼吸机辅助呼吸者，加强呼吸道管理，包括湿化气道、吸痰及保持管道通畅等。

（2）减轻疼痛

1）妥善固定胸部。

2）遵医嘱给予镇痛药物。

3）病人咳嗽、咳痰时，协助或指导其用双手按压患侧胸壁，以减轻疼痛。

（3）病情观察

1）密切观察生命体征、神志、胸部活动及呼吸等情况，若有异常，及时报告医师并协助处理。

2）观察病人有无皮下气肿，记录气肿范围，有异常立即告知医师。

（4）术前护理：做好血型及交叉配血试验、术区备皮等术前准备。

**2. 术后护理**

（1）病情观察：密切观察呼吸、血压、脉搏及神志的变化，观察胸部活动情况，及时发现有无呼吸困难或反常呼吸运动，有异常及时通知医师并协助其处理。

（2）防治感染

1）监测体温，如果体温超过 38.5℃，且持续不退，应报告医师并协助处理。

2）采用翻身、叩背、雾化吸入等方法，协助并鼓励病人深呼吸、咳嗽、排痰，以减少呼吸系统并发症。

3）及时更换创面敷料，保持敷料清洁、干燥和引流管通畅。

**（五）护理评价**

**1.** 病人疼痛是否得到缓解。

**2.** 病人呼吸功能是否恢复正常。

**3.** 病人是否发生肺部和胸腔感染等并发症，是否及时处理并得到控制。

**【健康教育】**

**1. 合理饮食**　食用清淡且富含营养的食物，多食水果、蔬菜，保持大便通畅；忌食辛辣、生冷、油腻食物，以防助湿生痰；多饮水。

**2. 休息与活动**　保证充足睡眠，骨折已临床愈合者可逐渐练习床边站立、床边活动、室内步行等活动，系好肋骨固定带。骨折完全愈合后，可逐渐加大活动量。

**3. 用药指导**　遵医嘱按时服用药物，服药时注意防止剧烈呛咳、呕吐而影响伤处愈合。

**4. 复诊指导**　定期复查，不适随诊。

# 第三节　气　　胸

**案例 19-2**

患者，男性，25 岁，以"外伤后胸闷、胸痛伴呼吸困难"为主诉入院。

体格检查：T 36.9℃，P 86 次/分，R 24 次/分，BP 115/85mmHg。患者呼吸困难明显，口唇发绀。听诊：左肺呼吸音粗，右肺未闻及呼吸音。

辅助检查：胸部 X 线示右侧肺萎缩和胸膜腔积气，穿刺抽出气体。

**问题：**

1. 此患者首先考虑的诊断是什么？其处理原则有哪些？

2. 请为本病例患者制订护理计划。

胸膜腔内积气称为气胸（pneumothorax）。在胸部损伤中，气胸的发生率仅次于肋骨骨折。根据胸膜腔的压力情况，气胸可分为闭合性气胸（closed pneumothorax）、开放性气胸（open pneumothorax）和张力性气胸（tension pneumothorax）。

## 【病因】

**1. 闭合性气胸**　多并发于肋骨骨折，由于肋骨断端刺破肺，空气进入胸膜腔所致。

**2. 开放性气胸**　多并发于刀刃锐器或弹片火器等导致的胸部穿透伤。

**3. 张力性气胸**　主要是由于较大的肺泡破裂、较深较大的肺裂伤或支气管破裂。

## 【病理生理】

由于肺组织、气管、支气管、食管破裂，空气逸入胸膜腔，或因胸壁伤口穿破胸膜，胸膜腔与外界沟通，外界空气进入胸膜腔形成气胸。

**1. 闭合性气胸**　胸腔内负压被部分抵消，胸膜腔内压仍低于大气压。胸膜腔内的积气量决定伤侧肺萎缩程度。随着胸膜腔内积气量与肺萎陷程度逐渐增加，肺表面的裂口逐渐缩小，直至吸气时肺表面裂口也不再开放，气体不再进入胸膜腔，气胸稳定，之后积气被缓慢吸收。闭合性气胸病人，伤侧肺部分萎陷、有效气体交换面积减少，通气血流比率失衡，影响肺的通气和换气功能。伤侧胸内压增加，可引起纵隔向健侧移位。

**2. 开放性气胸**　胸膜腔通过胸壁伤口或软组织缺损处与外界大气相通，外界空气可随呼吸自由进出胸膜腔。

（1）呼吸功能障碍

1）胸壁伤口大小决定空气的进出量，伤口大于气管口径时，空气出入量多，胸膜腔内压几乎等于大气压，伤侧肺将完全萎陷，丧失呼吸功能。

2）双侧胸膜腔内压力失衡，患侧胸膜腔内压明显高于健侧，使纵隔向健侧移位，导致健侧肺的扩张受限。

（2）纵隔扑动（mediastinalflutter）：随着呼吸时两侧胸膜腔压力不均衡的周期性变化，纵隔在吸气时移向健侧，呼气时移向伤侧，这种纵隔的位置随呼吸而左右摆动的现象，称为纵隔扑动（图19-3）。纵隔扑动影响静脉回心血流，导致循环功能障碍。

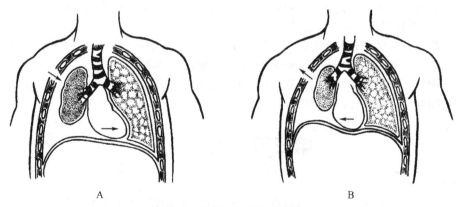

图 19-2　开放性气胸的纵隔扑动

A. 吸气；B. 呼气

（3）低氧气体重复交换：病人吸气时健侧肺扩张，不仅吸入从气管进入的空气，而且也吸入由患侧肺排出的含氧量低的气体；而呼气时健侧肺气体不仅排出体外，同时亦排至患侧支气管和肺内，使低氧气体在双侧肺内重复交换而致病人严重缺氧。

**3. 张力性气胸**　由气管、支气管或肺损伤裂口与胸膜腔相通，且形成活瓣，吸气时气体从裂口进入胸膜腔，呼气时裂口活瓣关闭，气体不能经原破裂口排出，使胸膜腔内积气不断增多，压力逐步升高，导致胸膜腔压力高于大气压，又称为高压性气胸（high pressure pneumothorax）。

（1）呼吸循环功能障碍：胸膜腔压力升高使患侧肺严重萎陷，纵隔明显向健侧移位，健侧肺组织受压，腔静脉回流受阻，导致呼吸、循环功能严重障碍。

（2）气肿形成：由于胸膜腔内压高于大气压，使气体经支气管、气管周围疏松结缔组织或壁层胸膜裂口处进入纵隔或胸壁软组织，并向皮下扩散，形成纵隔气肿（mediastinal emphysema）或颈、面、胸部等处的皮下气肿（subcutaneous emphysema）。

【临床表现】

**1. 闭合性气胸**

（1）症状：根据胸膜腔内积气的量和速度，轻者可无症状或出现胸闷、胸痛，重者可出现明显的呼吸困难。肺萎陷在 30% 以下者为小量气胸，病人无明显呼吸和循环功能紊乱的症状；肺萎陷在 30%～50% 者为中量气胸；肺萎陷在 50% 以上者为大量气胸。后两者均可出现明显的低氧血症的症状。

（2）体征：可见患侧胸部饱满，叩诊呈鼓音；呼吸活动度降低，气管向健侧移位，听诊呼吸音减弱甚至消失。

**2. 开放性气胸**

（1）症状：明显呼吸困难、鼻翼扇动、口唇发绀，重者伴有休克症状。

（2）体征：可见患侧胸壁的伤道、颈静脉怒张、呼吸时可闻及气体进出胸腔伤口发出吸吮样"嘶嘶"声音，称为胸部吸吮伤口（sucking wound）；颈部和胸部皮下可触及捻发音；心脏、气管向健侧移位；患侧胸部叩诊呈鼓音，听诊呼吸音减弱或消失。

**3. 张力性气胸**

（1）症状：严重呼吸困难、烦躁、意识障碍、发绀、大汗淋漓、昏迷、休克，甚至窒息。

（2）体征：患侧胸部饱满，叩诊呈鼓音；呼吸幅度降低，听诊呼吸音消失；气管明显移向健侧，颈静脉怒张，多有皮下气肿。

【辅助检查】

**1. 影像学检查**　主要为胸部 X 线检查。

（1）闭合性气胸：显示不同程度的肺萎陷和胸膜腔积气，有时可伴少量胸腔积液，其显示的胸腔积气征象，往往比实际气胸量程度轻。

（2）开放性气胸：显示患侧胸腔大量积气、肺萎陷，气管和心脏等纵隔内器官向健侧移位。

（3）张力性气胸：显示胸腔严重积气、肺完全萎陷，气管和心脏等纵隔内器官向健侧移位，并可能有纵隔和皮下气肿。

**2. 诊断性穿刺**　胸腔穿刺既能明确有无气胸的存在，又能抽出气体降低胸腔内压，缓解症状。张力性气胸者胸腔穿刺有高压气体向外冲出，外推针筒芯，抽气后症状缓解，但很快又可加剧。

【处理原则】

以抢救生命为首要原则。处理包括封闭胸壁开放性伤口，通过胸腔穿刺抽吸或胸腔闭式引流排出胸腔内的积气、积液，防治感染。

**（一）胸腔闭式引流**

**1. 目的**

（1）引流胸膜腔内积气、血液和渗液，并预防其返流。

（2）重建胸膜腔负压，使肺复张。

（3）平衡胸腔压力，保持纵隔的正常位置，预防纵隔移位和肺萎陷。

**2. 适应证**

（1）中量、大量气胸，开放性气胸，张力性气胸。

（2）胸腔积液、脓胸、乳糜胸。

（3）胸腔穿刺术治疗后肺无法复张者。

（4）剖胸手术后引流。

（5）需使用机械通气或人工通气的气胸或血胸者。

（6）拔除胸腔引流管后气胸或血胸复发者。

**3. 胸管种类**

（1）用于排气为主：宜选择质地较软、管径为 1cm 的塑胶管，既能引流，又可减少局部刺激和疼痛。

（2）用于排液为主：引流管宜选择质地较硬、不易打折和堵塞，利于通畅引流，管径为 1.5～2cm 的橡皮管。

**4. 胸膜腔引流装置**　是介于病人的胸膜腔和外界大气之间起隔绝作用的无菌装置。临床上常用于血胸、气胸等胸部损伤治疗时或剖胸手术后，引出胸膜腔内气体或液体并阻止外界空气进入胸膜腔，重建胸膜腔负压状态，保持纵隔的正常位置，促进肺复张。传统的闭式胸腔引流装置有单瓶、双瓶和三瓶 3 种（图 19-3）。目前临床广泛应用的是各种一次性使用的胸膜腔引流装置。

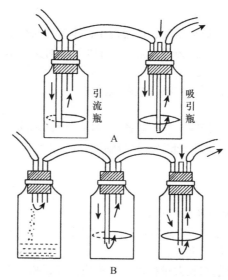

图 19-3　双瓶或三瓶水封区胸腔闭式引流装置

（1）单瓶水封闭式引流：水封瓶的橡胶瓶塞上有两个孔，分别插入长、短两根管。瓶中约 500ml 生理盐水，长管的下口插至液面下 3～4cm 且保持直立。短管作为空气通路，下口远离液面，使瓶内空气与外界大气相通。使用时，长管的上端与病人的胸膜腔引流管相连接，接通后即可见长管下端玻璃管内水柱升高至液平面以上 8～10cm，随着病人呼吸上下波动；若无波动，则提示引流管道不通畅。

（2）双瓶水封闭式引流：在单瓶式基础上增加了一个集液瓶，收集胸腔引流液，在引流液体时，水封瓶下的密闭系统不会受到引流量的影响。

（3）三瓶水封闭式引流：在双瓶式基础上增加了一个施加抽吸力的负压控制瓶。其抽吸力的大小取决于通气管插入液面的深度。当抽吸力超过没入液面的通气管的高度所产生的压力时，就会有外界空气吸入此引流系统中。若通气管插入 15～20cm，则对该病人所施加的负压抽吸力，即为 15～20cmH₂O（1.47～1.96kPa）。若抽吸力超过插入液面的通气管的高度所产生的压力时，就会将外界空气吸入此引流系统中，防止抽吸力过大引起胸膜损伤。

**5. 置管和置管位置**　通常在手术室置管，紧急情况下可在急诊室或病人床旁行胸腔闭式引流术置管。根据临床诊断和胸部 X 线检查结果决定置管位置。

（1）积气：因积气多向上聚集，故气胸引流一般在前胸壁锁骨中线第 2 肋间隙。

（2）积液：胸腔积液则在腋中线与腋后线间第 6 或 7 肋间隙插管引流。

（3）脓液：脓胸通常选择脓液积聚的最低位置进行置管。

## （二）不同类型气胸的处理

**1. 闭合性气胸**

（1）小量气胸者，积气一般在 1～2 周内可自行吸收，无须特殊处理，但应注意观察其发展变化。

（2）中量或大量气胸者，应行胸膜腔穿刺抽尽积气以减轻肺萎陷，必要时行胸腔闭式引流术，排出积气，促使肺尽早膨胀；应用抗生素防治感染。

**2. 开放性气胸**

（1）紧急封闭伤口：首要的急救措施是紧急封闭伤口。为抢救生命赢得时间，立即变开放性气胸为闭合性气胸。使用无菌敷料如纱布、棉垫或利用身边清洁器材如衣物、塑料袋等制作不透气敷料和加压物品，在病人深呼气末时封闭吸吮伤口，加压包扎固定，并迅速转送至医院。

（2）安全转运：在运送医院途中若病人呼吸困难加重或有张力性气胸表现时，应在病人呼气时暂时开放密闭敷料，排出胸腔内高压气体后再封闭伤口。

（3）急诊处理：及时清创、缝合胸壁伤口，并行胸腔穿刺抽气减压，暂时解除呼吸困难，行胸腔闭式引流。

（4）预防和处理并发症：吸氧，缓解病人缺氧的状况；补充血容量，纠正休克；应用抗生素预防感染。

（5）手术治疗：对疑有胸腔内脏器损伤或进行性出血者行开胸探查术，止血、修复损伤脏器。

**3. 张力性气胸**　是可迅速致死的急危重症，需紧急抢救。

（1）迅速排气减压：张力性气胸致呼吸困难病人的首要处理措施是迅速排气减压。紧急情况下，应迅速在病人锁骨中线第 2 肋间隙，用粗针头穿刺胸膜腔排气减压，并外接单向活瓣装置。紧急情况下可在针柄部外接剪有小口的柔软小口塑料袋、气球等，使胸腔内高压气体易于排出，并能阻止外界气体进入胸腔。

（2）安置胸腔闭式引流：胸腔闭式引流装置的排气孔外接可调节恒定负压的吸引装置，加快气体排出，促使肺复张。待漏气停止 24 小时后，X 线检查证实肺已复张，方可拔除胸腔引流管。

（3）开胸探查：若胸腔引流管内持续不断溢出大量气体，呼吸困难未改善，肺膨胀困难，提示可能有肺和支气管的严重损伤，应考虑开胸探查手术或胸腔镜手术探查并修补伤口。

## 【护理】

## （一）护理评估

**1. 术前评估**

（1）健康史

1）一般情况：了解病人的年龄、性别、职业、经济状况、社会背景、文化背景等。

2）受伤史：了解病人受伤时间与经过、受伤部位、暴力大小，有无恶心、呕吐，伤后意识状态，接受的处理情况。

3）既往史：有无胸部外伤史、胸部手术史等疾病史和过敏史等。

（2）身体状况

1）症状：评估生命体征是否平稳，有无呼吸困难或发绀，有无休克或意识障碍；是否有咳嗽、咳痰，痰液性状及量；有无咯血、咯血次数和量等。

2）体征：评估受伤部位及性质；有无开放性伤口，伤口是否肿胀；有无活动性出血；是否有肋骨骨折、反常呼吸运动或胸部吸吮伤口，气管位置有无偏移；有无颈静脉怒张或皮下气肿，肢体活动情况，有无休克表现等。

3）辅助检查：根据血常规、胸部 X 线、B 超等检查结果，评估气胸的程度、性质及有无胸腔内脏器损伤等。

（3）心理-社会状况：了解病人有无恐惧或焦虑，程度如何。病人及家属对损伤及预后的认知、心理承受能力及对本次损伤相关知识的了解程度。

**2. 术后评估**

（1）术中情况：了解手术术式、麻醉方式和效果、术中出血、补液、输血情况和术后诊断。

（2）术后情况：麻醉是否清醒，生命体征是否平稳，评估末梢循环、引流情况，有无出血、感染等并发症。

（3）心理-社会状况：评估病人的心理状态，有无紧张等不良情绪。病人和家属能否配合进行术后早期活动和康复锻炼，是否了解出院后继续治疗的相关知识。

### （二）常见护理诊断/问题

**1. 气体交换障碍**　与胸部损伤、疼痛、胸廓活动受限或肺萎陷有关。

**2. 急性疼痛**　与组织损伤有关。

**3. 潜在并发症**　胸腔或肺部感染等。

### （三）护理目标

**1.** 病人能维持正常的呼吸功能，呼吸平稳。

**2.** 疼痛得到缓解或控制，自述疼痛减轻。

**3.** 病人未发生胸腔或肺部感染等并发症，或并发症得到及时发现和处理。

### （四）护理措施

**1. 非手术治疗护理/术前护理**

（1）现场急救：病人若出现危及生命的征象时，护士协同医师施以急救。

1）开放性气胸：立即用敷料封闭胸壁伤口，使之成为闭合性气胸，阻止气体继续进入胸腔。

2）闭合性或张力性气胸：积气量多者，应立即协助医师行胸膜腔穿刺抽气或胸腔闭式引流。

（2）保持呼吸道通畅

1）吸氧：呼吸困难和发绀者，及时给予吸氧。

2）有效咳嗽、排痰：及时清理口腔、呼吸道内的呕吐物、分泌物、血液及痰液等，保持呼吸道通畅，预防窒息。痰液黏稠不易咳出者，应用祛痰药物、超声雾化吸入，以稀释痰液利于排出，必要时鼻导管吸痰。

3）建立人工气道：不能有效排痰或呼吸衰竭者，实施气管插管或气管切开给氧、吸痰或呼吸机辅助呼吸。

4）体位：病情稳定者取半坐卧位，使膈肌下降，有利呼吸。

（3）缓解疼痛：病人因疼痛不敢咳嗽、咳痰时，协助或指导病人及其家属用双手按压患侧胸壁，以减轻伤口震动产生疼痛；必要时遵医嘱给予镇痛药。

（4）病情观察：动态观察病人生命体征和意识等变化，尤其观察病人呼吸的频率、节律和幅度；有无气促、呼吸困难、发绀和缺氧等症状；有无气管移位或皮下气肿的情况；是否发生低血容量性休克等。

（5）预防感染：对开放性损伤者，遵医嘱注射破伤风抗毒素及抗生素。

（6）术前准备

1）输液管理：病情危重，有胸腔内脏器、血管损伤出血或呼吸困难未能缓解者除做好常规准备外，还应遵医嘱及时输血、补液并记录液体出入量，避免输液过快、过量而发生肺水肿。

2）术前准备：急诊手术病人，做好血型鉴定、交叉配血及药物过敏试验，术区备皮；择期手术者，做好开放性伤口处理，术前晚禁食、禁饮。

**2. 术后护理**

（1）病情观察：病人术后返回病房，密切观察病人生命体征的变化，给予心电监测，并详细记录。妥善安放、固定各种管路并保持通畅。

（2）呼吸道管理

1）协助病人咳嗽、咳痰：卧床期间，定时协助病人翻身、坐起、叩背、咳嗽，痰液黏稠者，可给予雾化吸入；鼓励并指导病人做深呼吸运动，促使肺复张，预防肺不张或肺部感染等并发症的发生。

2）人工气道的护理：实施气管插管或气管切开呼吸机辅助呼吸者，做好呼吸道护理，主要包括气道的湿化、吸痰及保持管道通畅等，以维持有效气体交换。

（3）基础护理：由于切口疼痛及留置各种管道，病人自理能力下降，根据病人病情和需要做好基础护理和生活护理，如口腔护理、皮肤护理、会阴护理等；鼓励并协助病人早期下床活动，促进疾病康复。

（4）胸腔闭式引流的护理

1）保持管道密闭性

A. 用凡士林纱布严密覆盖胸壁引流管周围。

B. 水封瓶始终保持直立，长玻璃管没入水中 3～4cm。

C. 更换引流瓶或搬动病人时，先用止血钳双向夹闭引流管，防止空气进入。

D. 放松止血钳时，先将引流瓶安置低于胸壁引流口平面的位置。

E. 随时检查引流装置是否密闭。

2）严格无菌技术操作，防止逆行感染。

A. 严格遵守无菌技术操作原则，保持引流装置无菌，定时更换引流装置。

B. 胸壁引流口处敷料清洁、干燥，渗湿及时更换。

C. 引流瓶低于胸壁引流口平面 60～100cm，依靠重力引流，以防瓶内液体逆流入胸膜腔，引起逆行感染。

3）保持引流通畅

A. 定时挤压引流管，防止受压、扭曲和阻塞。

B. 取半坐卧位，常变换体位，利于引流。鼓励病人咳嗽和深呼吸，利于胸腔内液体和气体的排出，促进肺复张。

4）观察记录引流

A. 密切观察并准确记录引流液的量、颜色和性状。

B. 密切观察水封瓶长玻璃管中水柱波动的情况，判断引流管是否通畅。水柱波动的幅度能够反映无效腔的大小及胸膜腔内负压的情况，一般水柱上下波动的范围为 4～6cm。若水柱波动幅度过大，提示可能存在肺不张；若水柱无波动，提示引流管不通畅或肺已经完全扩张；若病人出现气促、胸闷、气管向健侧偏移等肺受压症状，提示引流管不通畅，立即采取措施，通过捏挤或使用负压间断抽吸引流瓶中的短玻璃管的方法使其通畅，同时通知医师积极处理。

5）处理意外事件

A. 若引流管从胸腔滑脱，立即用手捏闭伤口处皮肤，消毒处理后，以凡士林纱布封闭伤口，并协助医师进一步处理。

B. 若引流瓶损坏或引流管连接处脱落，立即用双钳夹闭胸壁引流管，并更换引流装置。

6）拔引流管

A. 拔引流管指征：一般置管 48～72 小时后，临床观察引流瓶中无气体逸出且引流液颜色变浅，24 小时引流液量＜50ml、脓液＜10ml，胸部 X 线片显示肺复张良好、病人无呼吸困难或气促，即可考虑拔引流管。

B. 拔引流管方法：协助医师拔引流管，嘱病人先深吸一口气，并在深吸气末屏气。医生迅速拔引流管，立即用凡士林纱布和厚敷料封闭胸壁伤口，包扎固定。

C. 拔引流管后护理：拔引流管后 24 小时内，注意观察病人有无胸闷、呼吸困难、发绀、切口漏气、渗液、出血和皮下气肿等，有异常及时通知医师处理。

（5）并发症的护理

1）切口感染：保持切口敷料完整、清洁、干燥，及时更换。切口定期换药，同时观察切口有无红、肿、热、痛等炎症表现，如有异常，及时报告医师采取抗感染措施。

2）肺部感染和胸腔内感染：因开放性损伤易导致胸腔或肺感染，应密切观察体温变化及痰液性状，如病人出现畏寒、高热或咳脓痰等感染征象，及时通知医生，配合其处理。

### （五）护理评价

**1.** 病人呼吸功能是否恢复正常，无气促、呼吸困难或发绀等。

**2.** 病人疼痛是否减轻或消失。

**3.** 病人有无并发症的发生，或并发症被及时发现、控制。

### 【健康教育】

**1. 呼吸功能锻炼**　指导病人练习深呼吸和有效咳嗽、咳痰的方法。嘱病人出院后仍应坚持腹式呼吸和有效咳嗽。

**2. 肢体功能锻炼**　告知病人恢复期胸部仍有轻微不适或疼痛，应尽早开展循序渐进的患侧肩关节功能锻炼，促进功能恢复。但在气胸痊愈的 1 个月内，不宜参加剧烈的体育活动，如打球、跑步、抬举重物等。

**3. 定期复诊**　胸部损伤严重的病人，出院后须定期来院复诊，发现异常及时治疗。伴有肋骨骨折病人术后 3 个月应复查胸部 X 线检查，了解骨折愈合情况。

# 第四节　血　　胸

> **案例 19-3**
>
> 　　患者，男性，43 岁，以"左胸刀刺伤，伴呼吸困难 2 小时"为主诉入院。
>
> 　　体格检查：T 36.9℃，P 106 次/分，R 26 次/分，BP 89/58mmHg。患者面色苍白，四肢末梢湿冷，呼吸急促，呼吸幅度变浅，左胸锁中线第 4 肋间隙处可见一 2cm 创口。左肺呼吸音：左上减弱，左下未闻及，叩诊呈浊音。
>
> 　　辅助检查：血常规示 RBC $4.0×10^{12}$/L，Hb 90g/L，HCT 40%，血型为 O 型。胸部 X 线检查：左胸液气胸。胸腔穿刺抽出不凝血。
>
> **问题：**
>
> 　　1. 此患者首先考虑的诊断是什么？其处理原则有哪些？
>
> 　　2. 请为本病例患者制订护理计划。

　　血胸（hemothorax）是指胸膜腔积血。血胸与气胸可同时存在，称为血气胸（heimopneumothorax）。血胸的积血主要来源于心脏、胸内大血管及其分支、胸壁、肺组织、膈肌和心包血管出血。多由胸部损伤，如肋骨骨折断端或利器损伤胸部引起。

### 【分类】

按照病理生理特点，血胸分为 4 种类型。

**1. 进行性血胸**（progressive hemothorax）　指大量持续出血所致的胸膜腔积血。

**2. 凝固性血胸**　当血液在胸腔迅速积聚且积血量超过肺、心包及膈肌运动所起的去纤维蛋白作用时，胸腔内积血发生凝固，称为凝固性血胸。凝血块机化形成纤维板，限制肺及胸廓活动，进而损害呼吸功能。

**3. 迟发性血胸**（delayed hemothorax）　受伤一段时间后，因活动致肋骨骨折断端刺破肋间血管或血管破裂处血凝块脱落，发生延迟出现的胸腔内积血，称为迟发性血胸。

**4. 感染性血胸**（infective hemothorax）　血液是良好的培养基，细菌经伤口或肺破裂口侵入后，会在血液中迅速滋生繁殖，形成感染性血胸，最终导致脓血胸（pyohemothorax）。

【病理生理】

体循环动脉、心脏或肺门部大血管损伤导致大量血胸。胸膜腔积血后，随胸膜腔内血液积聚和压力增高，患侧肺受压萎陷，纵隔被推向健侧，致健侧肺也受压，并且腔静脉血液回流受阻，严重影响病人呼吸和循环。肺组织裂伤出血时，因循环压力低，出血量少而缓慢，多可自行停止；胸廓内血管、肋间血管或压力较高的动脉损伤时，出血量多且急，常不易自行停止，可造成有效循环血量减少致循环衰竭，病人可因失血性休克短期内死亡。大量持续出血所致的胸膜腔积血称为进行性血胸（progressive hemothorax）。

【临床表现】

**1. 症状**　血胸的症状与出血量、速度和个人体质相关。

（1）小量血胸（成人出血量≤0.5L）：可无明显症状。

（2）中量血胸（成人出血量0.5～1.0L）和大量血胸（成人出血量≥1.0L）：可出现低血容量性休克表现，表现为面色苍白、脉搏细速、血压下降、四肢湿冷、末梢血充盈不良等；并伴有呼吸急促等胸腔积液的表现。血胸病人并发感染，表现为高热、寒战、出汗和疲乏等全身表现。

**2. 体征**　患侧胸部叩诊呈浊音、肋间隙饱满、气管向健侧移位、呼吸音减弱或消失等。

【辅助检查】

**1. 实验室检查**　血常规示血红蛋白和血细胞比容下降。继发感染者，血白细胞计数和中性粒细胞比例增高，积血涂片和细菌培养发现致病菌。

**2. 影像学检查**

（1）胸部X线：小量血胸者，胸部X线检查仅显示肋膈角消失。大量血胸者，显示胸膜腔有大片阴影，纵隔移向健侧；合并气胸者可见液平面。

（2）胸部B超：明确胸腔积液位置和量。

**3. 胸膜腔穿刺**　抽得血性液体时即可确诊。

【处理原则】

**1. 非进行性血胸**

（1）小量积血不必穿刺抽吸，可自行吸收。

（2）中、大量血胸早期行胸膜腔穿刺抽除积血，必要时行胸腔闭式引流，促进肺膨胀，改善呼吸功能。伴有感染时应用抗生素控制感染。

**2. 进行性血胸**　补充血容量，积极防治低血容量性休克；立即开胸探查、止血。

**3. 凝固性血胸**　为预防感染和血肿机化，出血停止后数日内需经手术清除积血和血凝块。对于已机化血肿，病情稳定后早期行血肿清除和胸膜表面纤维组织剥除术。

**4. 感染性血胸**　改善胸腔引流，排尽积血、积脓；若无明显效果或肺复张不良，尽早手术清除感染性积血，剥离脓性纤维膜。近年来，胸腔镜已用于凝固性血胸、感染性血胸的处理，具有创伤小、疗效好、住院时间短等优点。

【护理】

**（一）护理评估**

**1. 术前评估**

（1）健康史

1）一般情况：病人的年龄、性别、职业、经济状况、社会背景、文化背景等；女性病人了解月经史、生育史等。

2）受伤史：了解病人受伤经过、暴力的性质、受伤部位、有无创口、创口的情况，伤后意识状态、紧急救治情况等。

3）既往史：既往有无出血性疾病、有无肺部疾病和过敏史等。

（2）身体状况

1）症状：评估有无呼吸困难或发绀、有无咯血或咳血性痰，咯血量等。

2）体征：评估有无开放性伤口、有无胸部吸吮伤口、伤口有无活动性出血；评估有无面色苍白、四肢末梢湿冷、意识障碍等失血性休克的表现；经积极抗休克治疗后，病人血压是否平稳；气管位置有否偏移。

3）辅助检查：根据胸部 X 线等检查结果，评估血胸的程度、性质及有无进行性血胸、是否合并气胸等；根据胸部 B 超，评估胸腔积液的位置和量。

（3）心理-社会状况：评估病人有无烦躁不安和恐惧、焦虑情绪；评估病人及家属对本次疾病的认知程度等。

**2. 术后评估**

（1）术中情况：了解手术探查情况、麻醉方式；术中出血、补液、输血情况；胸腔内有无异物残留等。

（2）术后情况：评估生命体征是否平稳；评估胸腔闭式引流情况；评估发生感染等并发症的危险因素。

（3）心理-社会状况：情绪是否稳定，能否主动配合术后治疗、护理及康复训练。

## （二）常见护理诊断/问题

**1. 气体交换障碍**　与胸部损伤、疼痛、胸廓活动受限、肺组织受压肺萎陷有关。

**2. 外周组织灌注无效**　与失血引起的血容量不足有关。

**3. 急性疼痛**　与胸部组织损伤有关。

**4. 潜在并发症**　感染等。

## （三）护理目标

**1.** 病人呼吸功能正常，呼吸平稳。

**2.** 维持有效的组织灌注，生命体征平稳。

**3.** 病人疼痛得到缓解或消失。

**4.** 病人未发生感染等并发症，或并发症被及时发现和处理。

## （四）护理措施

**1. 术前护理**

（1）现场急救：包括心肺复苏、保持呼吸道通畅、止血、包扎和固定等。胸部有较大异物者，不宜立即拔出，以免引起大量出血。

（2）病情观察

1）严密监测生命体征：特别注意呼吸频率、节律及呼吸音的变化，有无乏氧情况，有异常立即报告医师予以处理。

2）严密观察胸腔积液的临床表现：有无进行性加重，包括呼吸急促、肋间隙饱满、气管向健侧移位、伤侧叩诊浊音和呼吸音减低等。中、大量血胸的病人会出现不同程度的低血容量休克和胸腔积液的表现。

3）严密观察活动性出血征象：观察胸腔引流液量、颜色和性状。具备下列特征则提示存在进行性血胸：①持续脉搏加快，血压降低，或补充血容量后血压仍不稳定；②胸腔闭式引流量每小时超过 200ml，持续 3 小时；③血红细胞计数、血红蛋白量及血细胞比容持续下降，引流液的血红蛋白量和红细胞计数与周围血相接近，引流出的血液很快凝固。应积极做好开胸手术的术前准备。

（3）静脉补液：建立静脉通路，积极补充血容量和抗休克治疗；遵医嘱合理安排输注晶体和胶体溶液，根据血压和心肺功能状态等控制补液的量与速度。

**2. 术后护理**

（1）观察病情：监测生命体征及引流变化，密切观察活动性出血的征象，有异常立即报告医师并协助处理；病情危重者，监测中心静脉压。

（2）维持呼吸功能

1）密切观察呼吸频率、节律及呼吸音变化。

2）根据病情给予吸氧，观察低氧有无改善。

3）生命体征平稳时可取半卧位，利于呼吸。

4）协助病人叩背、咳痰，教会其深呼吸和有效咳嗽的方法，清除呼吸道分泌物。

（3）胸腔闭式引流护理：参见本章第三节相关内容。

（4）预防并发症：感染是常见的并发症，其护理措施主要是：

1）遵医嘱合理使用抗生素。

2）密切观察体温、局部伤口和全身情况的变化。

3）鼓励病人咳嗽、咳痰，保持呼吸道通畅，预防肺部并发症的发生。

4）闭式胸腔引流护理的过程中，严格遵守无菌操作原则，保持引流通畅，预防胸部继发感染。

**（五）护理评价**

**1.** 能否维持病人正常的呼吸功能，呼吸是否平稳。

**2.** 能否维持病人有效的组织灌注，生命体征是否平稳。

**3.** 病人疼痛发生是否缓解或无痛。

**4.** 病人是否并发症，或并发症被及时处理、控制。

**【健康教育】**

**1. 休息与营养**　指导病人合理休息，加强营养，提高机体免疫力。

**2. 呼吸功能锻炼**　指导病人腹式呼吸及有效咳嗽的方法，教会其咳嗽时用双手按压患侧胸壁，以免切口疼痛。

**3. 定期复诊**　出现呼吸困难、高热等不适时随时就诊。

# 第五节　心　脏　损　伤

**案例 19-4**

患者，男性，20 岁，以"左胸刀刺伤20分钟"为主诉入院。

体格检查：T 36.3℃，P 110 次/分，R 13 次/分，BP 70/50mmHg。患者神志不清，表情淡漠，口唇及颜面苍白，呼吸困难、气促。由他人抬入急诊室。颈静脉充盈明显，心音低钝，左胸部可见大约 1.2cm 刀口，深达胸腔，左肺未闻及呼吸音。全身皮肤均苍白。急诊全麻下行开胸探查术、左心室刀刺伤修补术。

辅助检查：血常规示 RBC $3.8×10^{12}$/L，Hb 80g/L，HCT 38%，血型为 O 型。

**问题：**

1. 此患者首先考虑是什么诊断？其处理原则有哪些？

2. 请为本病例患者制订护理计划。

心脏损伤（cardiac injury）分为钝性心脏损伤（blunt cardiac injury）与穿透性心脏损伤（penetrating cardiac injury）。

# 一、钝性心脏损伤

钝性损伤多由胸前区撞击、减速、挤压、高处坠落、冲击等暴力所致，心脏在等容收缩期遭受钝性暴力的后果最为严重。

## 【病因】

**1. 直接暴力** 多为方向盘或重物等撞击胸部。

**2. 间接暴力** 高处坠落，心脏受到猛烈震荡；腹部和下肢突然受挤压后大量血液涌入心脏，使心腔内压力骤增；突然加速或减速使心脏碰撞胸骨或脊柱。

## 【病理生理】

钝性心脏损伤的严重程度与暴力撞击的速度、质量、作用时间、心脏受力面积和心脏舒缩时相有关。

**1. 心肌挫伤**（myocardial contusion） 是临床上最常见的心脏损伤，轻者仅引起心外膜至心内膜下心肌出血，部分心肌纤维断裂；重者可发生心肌广泛挫伤及大面积心肌出血坏死，甚至瓣膜、腱索和室间隔等心内结构损伤。若心肌挫伤修复后遗留瘢痕，日后可能导致室壁瘤的发生。严重心律失常或心力衰竭为严重心肌挫伤的主要致死原因。

**2. 心脏破裂** 钝性损伤致心脏破裂者多数死于事故现场。

## 【临床表现】

**1. 症状** 轻者无明显症状，中、重度挫伤可能出现胸痛，伴心悸、气促、呼吸困难，甚至心绞痛等症状。

**2. 体征** 偶可闻及心包摩擦音，部分病人可发生前胸壁软组织损伤和胸骨骨折。

## 【辅助检查】

**1. 实验室检查** 传统监测方法为乳酸脱氢酶（LDH）及其同工酶和磷酸肌酸激酶（CK）及其同工酶活性测定。目前，已采用单克隆抗体微粒子化学发光或电化学法检查磷酸肌酸激酶同工酶的质量测定和心肌肌钙蛋白（cardiac troponin，cTn）I 或 T（cTnI/cTnT）测定。

**2. 心电图检查** 显示心动过速、ST 段抬高、T 波低平或倒置、房性或室性期前收缩或心动过速等心律失常的表现。

**3. 超声心动图** 显示心脏结构和功能的改变，如腱索断裂、室间隔穿破、瓣膜反流、室壁瘤形成等；食管超声心动图可提高心肌挫伤的检出率，同时减少病人胸部损伤时经胸探头检查的痛苦。

## 【处理原则】

**1. 非手术治疗** 主要为休息、严密监护、吸氧、镇痛、补充血容量等。临床特殊治疗主要针对心律失常和心力衰竭等严重的致命性并发症，这些并发症大多在伤后早期出现，也有迟发者。心肌挫伤后，是否发生严重并发症难以预测，若病人血流动力学不稳定、心电图异常或实验室检查上述心肌标志物异常，应转入 ICU 监护治疗。

**2. 手术治疗** 根据病人心脏受损情况，在全麻体外循环下实施房、室间隔缺损修补术、瓣膜置换术、腱索或乳头肌修复术、冠状动脉旁路移植术或室壁瘤切除术等。

# 二、穿透性心脏损伤

穿透性心脏损伤多数由火器、刃器或锐器伤及心脏所致，少数由钝性暴力导致。穿透性心脏损伤好发的部位依次为右心室、左心室、右心房和左心房；也伴有房间隔、室间隔和瓣膜损伤。

【病因】

**1. 锐器伤**　多见于刃器、火器如子弹或弹片等穿透胸壁而致心脏损伤；火器伤多导致心脏穿通伤，多数伤员死于受伤现场，异物存留心脏也较多见。

**2. 医源性心脏穿透伤**　随着心脏介入诊断与治疗技术的广泛应用，由操作所致医源性心脏穿通伤有所增加。

**3. 暴力损伤**　多见于撞击前胸、胸骨或肋骨断端移向心脏所致。

【病理生理】

穿透性心脏损伤的病理生理取决于心包、心脏损伤程度和心包引流情况。当心包无裂口或裂口较小、流出道不太通畅时，出血不易排出而积聚于心包腔内；由于心包缺乏弹性，只要心包腔内急性少量积血（0.1~0.2L）就可使心包腔内压力急剧升高并压迫心脏，阻碍心室舒张，导致心脏压塞（cardiac tamponade）。随着回心血量和心排出量的降低，静脉压增高、动脉压下降，即可发生急性循环衰竭。致伤物和致伤动能较大时，心包和心脏裂口较大，心包裂口持续开放且流出道通畅时，出血外溢，可从胸壁伤口涌出或流入胸膜腔，病人迅速发生低血容量性休克。

【临床表现】

**1. 症状**　开放性胸部损伤导致心脏破裂者，可见胸壁伤口不断涌出鲜血，病人可迅速出现低血容量性休克，甚至死亡。轻者病人出现心律失常和心力衰竭。少数病人就诊早期生命体征平稳，虽有胸部受伤史，但仅有胸部小伤口，不易察觉，易延误诊断而错过最佳抢救时机。

**2. 体征**

（1）心脏压塞征：致伤物和致伤动能较小时，心包与心脏裂口小，心包裂口易被血凝块阻塞而引流不畅，导致心脏压塞，表现为 Beck 三联症，即：

1）静脉压增高，>15cmH$_2$O（1.47kPa），颈静脉怒张。

2）心音遥远、心搏微弱。

3）脉压小，动脉压降低，甚至难以测出。

（2）心脏杂音：若有室间隔损伤，则可闻及收缩期杂音；若有瓣膜损伤，可闻及收缩期或舒张期杂音。

【辅助检查】

**1. 影像学检查**　胸部 X 线检查有助于诊断，超声心动图检查可明确有无心包积血及积血量。

**2. 心包穿刺**　抽得血液可确诊。

**3. 手术探查**　因穿透性心脏损伤的病情进展迅速，依赖胸部 X 线、心电图、超声心动图检查，甚至心包穿刺术明确诊断都比较耗时，因此，一旦不能排除心脏损伤者，应立即送具备全身麻醉手术条件的手术室，在局麻下扩探伤道以明确诊断，避免延误抢救的最佳时机。

【处理原则】

有心脏压塞或失血性休克者，立即行开胸手术。心脏介入诊治过程中发生的医源性心脏损伤，多为导管尖端戳伤。因其口径较小，发现后应立即终止操作，拔出心导管，给予鱼精蛋白中和肝素抗凝作用，进行心包穿刺抽吸积血，多能获得成功，避免开胸手术。

【护理】

（一）护理评估

**1. 术前评估**

（1）健康史

1）一般情况：病人的年龄、性别、职业等。

2）受伤史：病人受伤经过、暴力的性质（如胸部撞击、突然加减速、钝器、锐器、火器致伤等）、暴力作用于受伤部位的时间、创口的情况、紧急救治情况等。

3）既往史：既往有无心脏疾病、既往用药史等。

（2）身体状况

1）症状：失血性休克的早期症状；有无胸前区疼痛、心悸或心绞痛症状；有无气促、呼吸困难。

2）体征：生命体征，输血、补液有效的体征，病人有无胸前壁软组织损伤和胸骨骨折；有无心律失常、听诊有无心音低钝和心音遥远，伤口有无血液涌出。

3）辅助检查：评估心电图、超声心动图、心肌酶学检查是否异常。

（3）心理-社会状况：了解病人有无恐惧、焦虑甚至是濒死的感觉；医保类别及家属的支持情况等。

**2. 术后评估**

（1）术中情况：评估手术探查情况；术中是否出现心搏骤停等意外情况；术中出血、补液、输血情况；胸腔和心脏的受伤情况，如心肌、腱索、瓣膜的受伤情况，胸腔内有无异物残留等。

（2）术后情况：评估生命体征是否平稳；血流动力学是否平稳、各系统机能状态；评估心包和胸腔闭式引流情况；评估发生术后并发症的危险因素。

（3）心理-社会状况：病人情绪是否稳定；病人及家属对本次受伤后可能出现的病情变化是否了解。

### （二）常见护理诊断/问题

**1. 外周组织灌注无效** 与心脏破裂和心脏及胸腔内出血、心律失常和心力衰竭有关。

**2. 急性疼痛** 与组织损伤有关。

**3. 心脏压塞** 与心脏外伤、心肌受损有关。

**4. 心律失常** 与心肌受损有关。

**5. 潜在并发症** 胸腔感染、肺不张。

### （三）护理目标

**1.** 能维持病人的有效循环血量，纠正低血容量性休克。

**2.** 病人疼痛减轻或缓解。

**3.** 病人未发生并发症，或并发症得到及时发现与控制。

### （四）护理措施

**1. 术前护理**

（1）急救护理

1）心脏压塞：对怀疑有心脏压塞者，立即配合医师行心包腔穿刺减压术，并尽快作好剖胸探查术前准备。

2）心律失常：严密监测，及时纠正致命性心律失常。

（2）补充血容量：迅速建立至少 2 条以上静脉通路，在监测中心静脉压的前提下输血和补液，维持有效血容量和水、电解质及酸碱平衡。经急救和抗休克处理后，若病情无明显改善且出现胸腔内活动性出血者，立即做好剖胸探查止血的准备。

（3）观察病情：密切观察生命体征、神志、瞳孔、中心静脉压、末梢血氧饱和度、尿量及密切观察有无心脏压塞和致命性心律失常的发生。

（4）缓解疼痛：遵医嘱给予麻醉镇痛药；积极处理、包扎胸部伤口。

（5）预防感染：遵医嘱合理、足量、有效应用抗生素，预防感染。

**2. 术后护理** 参见本章第三节及第二十三章第一节。

### （五）护理评价

**1.** 是否能维持有效循环血量，纠正低血容量性休克。

**2.** 病人疼痛是否减轻或缓解。

**3.** 病人是否发生并发症，并发症是否得到及时控制。

【健康教育】

**1.** 参见本章第三节及第二十三章相关内容。

**2.** 心脏外伤抢救成功的病人，易发生异物遗留、创伤性室壁瘤、假性动脉瘤、反复发作的心包炎、心律失常等。因此，应告知病人出现不适随访，尽早发现和诊断心脏内的遗留病变，及时做出相应的处理。

（杨君一）

# 第二十章　脓胸病人的护理

【学习目标】

**识记**　①脓胸、局限性脓胸、全脓胸、脓气胸的概念；②脓胸手术前、后的护理措施。

**理解**　①脓胸的病因及分类；②慢性脓胸病人的临床表现及处理原则。

**运用**　运用护理程序制订脓胸病人的护理计划。

---

**案例 20-1**

患者，男性，45 岁，因突然寒战、发热，咳嗽、咳黄色浓痰，右侧胸痛，呼吸困难收入院，发病以来患者精神欠佳食欲差。

既往史：糖尿病 5 年，2 周前因肺炎住院治疗，无药物过敏史，吸烟 20 年，20 支/日。

体格检查：T 38.9℃，P 96 次/分，R 24 次/分，BP 130/80mmHg，右肋间隙饱满，语颤减弱，叩诊呈浊音，右侧呼吸音减弱。

辅助检查：血常规示 WBC $18×10^9$/L，中性粒细胞 0.88%。X 线示右第 4 肋间有一外高内低的弧形致密影。

**问题：**

1. 脓胸的临床表现及治疗原则是什么？
2. 脓胸的术后护理措施有哪些？

---

脓胸（empyema）是指脓性渗出液积聚于胸膜腔内的化脓性感染。按病理发展过程，脓胸可分为急性脓胸和慢性脓胸；按致病菌则可分为化脓性、结核性和特异病原性脓胸；按感染波及的范围又分为局限性脓胸和全脓胸。

**1. 急性脓胸**（acute empyema）　多为继发性感染，最主要的原发病灶是肺部，少数是胸内和纵隔内其他脏器或身体其他部位感染病灶。

**2. 慢性脓胸**（chronic empyema）　急性脓胸和慢性脓胸没有截然的分界线，一般急性脓胸的病程不超过 3 个月，否则即进入慢性脓胸期。

【病因】

随着抗生素的广泛应用，现今常见的致病菌主要为金黄色葡萄球菌和革兰氏阴性杆菌；结核分枝杆菌和真菌略少见，但亦较以前增多。若为厌氧菌感染，则称腐败性脓胸。

致病菌侵入胸膜腔并引起感染的途径：

（1）直接由化脓病灶侵入或破入胸膜腔，如肺脓肿或邻近组织的脓肿破裂。

（2）外伤、异物存留、手术污染、食管或支气管胸膜瘘或血肿引起继发感染。

（3）淋巴途径，如膈下脓肿、肝脓肿、纵隔脓肿、化脓性心包炎等，通过淋巴管侵犯胸膜腔。

（4）血源性播散，在败血症或脓毒血症时，致病菌可经血液循环进入胸膜腔。

形成慢性脓胸的主要原因：

（1）急性脓胸未及时治疗或处理不当，如引流太迟、引流管拔出过早、引流管过细、引流位置不当等致排脓不畅。

（2）脓腔内有异物存留，如弹片、死骨、引流管残段等，使感染难以控制。

（3）合并支气管或食管瘘而未及时处理。

（4）与胸膜腔毗邻的慢性病灶，如膈下脓肿、肝脓肿、肋骨骨髓炎等感染的反复发作。

（5）有特殊病原菌存在，如结核菌、放线菌等慢性炎症，导致纤维层增厚、肺膨胀不全，使脓腔长期不愈。

**【病理生理】**

**1. 急性脓胸**　感染侵犯胸膜后，引起大量炎性渗出。早期渗出液稀薄，呈浆液性。

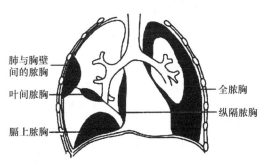

图 20-1　脓胸分类示意图

在此期内若能排出渗液，肺易复张。随着病程进展，脓细胞及纤维蛋白增多，渗出液逐渐由浆液性转为脓性，病变局限者称局限性脓胸；病变广泛，脓液布满全胸膜腔时称全脓胸。纤维蛋白沉积于脏、壁胸膜表面。初期纤维素膜附着不牢固、易脱落，以后随着纤维素层的不断增厚、韧性增强而易于粘连，使脓液局限于一定范围内，形成局限性或包裹性脓胸，常位于肺叶间、膈肌上方、胸膜腔后外侧及纵隔面等处。脓液被分割为多个脓肿时称多房性脓胸；若伴有气管、食管瘘，则脓腔内可有气体，出现气液平面，称为脓气胸。脓胸可穿破胸壁，成为自溃性脓胸或外穿性脓胸（图 20-1）。

**2. 慢性脓胸**　是在急性脓胸的病理基础上发展的。毛细血管及炎性细胞形成肉芽组织，纤维蛋白沉着机化并在脏、壁胸膜上形成韧厚致密的纤维板，构成脓腔壁。纤维板日益增厚，机化形成瘢痕而固定紧束肺组织，牵拉胸廓使之内陷，纵隔向患侧移位，并限制胸廓的活动，从而降低呼吸功能。由于壁胸膜变厚，使肋间肌萎缩、肋间隙变窄，可出现肋骨畸形及脊椎侧凸。

**【临床表现】**

**1. 急性脓胸**

（1）症状：常有高热、脉速、呼吸急促、食欲减退、胸痛及全身乏力等不适，积脓较多者尚有胸闷、咳嗽、咳痰症状，严重者可出现发绀和休克。

（2）体征：患侧呼吸运动减弱，肋间隙饱满，语颤音减弱，叩诊呈浊音；脓气胸者叩诊上胸部呈鼓音，下胸部呈浊音；听诊呼吸音减弱或消失。

**2. 慢性脓胸**

（1）症状：常有长期低热、食欲减退、消瘦、贫血、低蛋白血症等慢性全身中毒症状；有时可伴有气促、咳嗽、咳脓痰等症状。

（2）体征：可见胸廓内陷，呼吸运动减弱，肋间隙变窄；支气管及纵隔偏向患侧；听诊呼吸音减弱或消失；可由于长期影响呼吸功能，病人可有杵状指（趾）。

**【辅助检查】**

**1. 实验室检查**

（1）急性脓胸：血白细胞计数和中性粒细胞比例升高。

（2）慢性脓胸：贫血及低蛋白血症。

**2. 胸部 X 线检查**

（1）急性脓胸：少量积液显示肋膈角变钝。如脓液在下胸部，可见由外上向内下的弧形致密影，大量积液患侧呈大片致密阴影，纵隔向健侧移位。伴有气胸时，可出现气液平面，如未穿刺高度怀疑有气管、食管瘘。

（2）慢性脓胸：X 线胸片可见胸膜增厚，肋间隙变窄及大片密度增强模糊阴影，膈肌升高，纵隔移向患侧。脓腔造影或瘘管造影可明确脓腔范围和部位，但支气管胸膜瘘者慎用或禁忌。

**3. 胸膜腔穿刺**　抽得脓液即可确诊。脓液做细菌培养和药敏试验，为抗生素应用提供依据。

## 【处理原则】

**1. 急性脓胸** 原则是选择有效抗生素控制原发感染，给予支持治疗，积极排尽胸膜腔积脓、尽快促使肺复张。

（1）消除病因：如食管吻合口瘘等。

（2）尽早排尽脓液，使肺尽早复张：排净脓液的方法有胸腔穿刺和胸腔闭式引流。及早反复胸腔穿刺抽脓，也可向胸膜腔注入抗生素，如脓液稠厚不易抽出，或经过治疗，脓量不见减少或疑伴有气管、食管瘘或腐败性脓胸，宜及早行胸膜腔闭式引流术。

（3）控制感染：胸腔穿刺、脓液培养及药敏试验，选择有效抗生素局部及全身用药，控制感染。

（4）全身支持治疗：补充营养，注意水、电解质的平衡，纠正贫血。

**2. 慢性脓胸**

（1）非手术治疗：①改善病人全身情况，消除中毒症状和纠正营养不良；②积极治疗病因，消灭脓腔；③尽量使受压的肺复张，恢复肺功能。

（2）手术治疗：慢性脓胸多需手术治疗，目的是清除异物，消灭脓腔，尽可能保存肺功能。常用的手术方法：①改进引流手术；②胸膜纤维板剥除术；③胸廓成形术；④胸膜肺切除术。

## 【护理】

### （一）护理评估

**1. 术前评估**

（1）健康史

1）一般情况：了解病人的年龄、性别、婚姻和职业等；成年女性病人月经史、生育史等。

2）既往史：有无肺炎久治不愈或其他反复发作的感染性疾病，糖尿病史，发病经过及诊治过程。

（2）身体状况

1）症状：病人有无胸痛、呼吸急促；有无咳嗽，并评估咳痰，痰量、颜色及性状；病人有无发热、发绀；有无水、电解质失衡；有无全身乏力、食欲减退、消瘦、贫血、低蛋白血症等慢性全身中毒症状。

2）体征：胸部有无塌陷、畸形；肋间隙是否饱满或变窄；气管位置是否居中；纵隔有无移位。呼吸音是否减弱或消失；患侧胸部叩诊有无浊音；是否有杵状指（趾）等。

3）辅助检查：①血常规是否提示白细胞计数升高，中性粒细胞比例增高；或红细胞计数和血细胞比容降低；②有无低蛋白血症；③脓液细菌培养结果；④胸部 X 线检查有无异常发现。

（3）心理-社会状况：病人和家属对本疾病的认知、心理承受程度、有无异常情绪和心理反应等，病人经济状况及保险类别。

**2. 术后评估**

（1）术中情况：了解病人手术术式、麻醉方式、术中输血、补液情况。

（2）身体状况：术后生命体征是否平稳，是否维持有效的呼吸功能，引流管是否通畅，引流液的量、颜色、气味，术后疼痛、发热是否存在。

（3）心理-社会状态与认知程度：评估有无焦虑、担忧等，能否配合术后早期活动与康复锻炼等。

### （二）常见护理诊断/问题

**1. 低效性呼吸型态** 与脓液压迫肺组织、胸壁运动受到限制有关。

**2. 急性疼痛** 与炎症刺激有关。

**3. 体温过高** 与感染有关。

**4. 营养失调：低于机体需要量** 与营养素摄入不足、代谢增加、消耗增加、引流量过多有关。

**5. 潜在并发症**　引流管不通畅，支气管、食管胸膜瘘。

## （三）护理目标

**1.** 病人呼吸功能改善，无气促、发绀等缺氧征象。

**2.** 病人疼痛减轻或消失。

**3.** 病人体温恢复正常。

**4.** 病人营养状况逐步恢复正常。

**5.** 引流管通畅，无护理并发症。

## （四）护理措施

**1. 术前护理**

（1）改善呼吸功能

1）体位：取半坐卧位，以利呼吸和引流。有支气管胸膜瘘者取患侧卧位，以免脓液流向健侧或发生窒息。

2）吸氧：根据病人呼吸情况，酌情给氧 2～4L/min。

3）保持呼吸道通畅：痰液较多者，协助病人排痰或体位引流，并遵医嘱合理应用抗生素控制感染。

4）胸腔穿刺的配合：①穿刺前，向病人讲解穿刺的目的、步骤及配合，协助医生准备物品，摆体位；②穿刺中密切观察病人的反应；③穿刺后按压穿刺部位，观察脓液颜色、性状、量，及时送检；④如脓液黏稠不易抽出，或反复穿刺脓液不见减少或发生大量气体，疑伴有气管、食管瘘或腐败性脓胸，宜尽早行胸膜腔闭式引流术。

（2）胸腔急性大量渗液：可使肺和纵隔移向健侧，引起呼吸循环功能改变。病人可出现胸闷、心悸、气促、脉搏增快、口唇发绀、鼻翼扇动，应立即行鼻导管吸氧，协助医生做胸腔穿刺抽液。

（3）皮肤护理：避免各种感染的发生。

1）协助病人定时翻身和肢体活动，给病人擦洗身体，按摩以改善局部血液循环，增加机体抵抗力。明显消瘦的病人注意预防压疮发生。

2）保持床单位清洁，发热病人及时更换内衣裤。

3）注意口腔卫生。

（4）营养支持：增强病人对手术的耐受力。给予高蛋白、高热量和富含维生素的食物。病人食欲差，根据病人的口味与需要制订食谱，合理调配饮食，保证营养的供给。对有严重贫血和低蛋白血症者，可少量多次输入新鲜血或血浆。

（5）心理护理：急性脓胸，病情进展较快。慢性脓胸病人病程长，消耗大，病人多表现焦虑及恐惧的心理状态。常与病人交谈，帮其解决生活上的困难，坦诚回答病人有关疼痛、不适及治疗方面的问题。主动介绍疾病的治疗过程和病人需配合的事项，使病人能积极面对。

**2. 术后护理**

（1）严密监测生命体征：监测病人心率、血压、呼吸、血氧饱和度及神志变化；注意观察病人的呼吸频率、幅度，有无呼吸困难、发绀等征象，发现异常及时通知医师。

（2）维持有效呼吸

1）控制反常呼吸：慢性脓胸行胸廓成形术后病人，应让其取术侧向下卧位，用厚棉垫、胸带加压包扎，并根据肋骨切除范围，在胸廓下垫一硬枕或用 1～3kg 沙袋压迫，以控制反常呼吸。包扎松紧适宜，经常检查，随时调整。

2）保持呼吸道通畅：及时清理呼吸道，每 1～2 小时给病人翻身、叩背，鼓励其咳嗽，给予雾化吸入，帮助病人咳痰，听诊双肺呼吸音，判断有无痰鸣音，必要时行鼻导管或支气管镜吸痰。

3）呼吸功能训练：鼓励病人有效咳嗽、排痰、吹气球、使用深呼吸功能训练器，促使肺充分膨胀，增加通气容量。

（3）保持引流管通畅

1）急性脓胸：如病人能及时彻底排出脓液，使肺逐渐膨胀，脓腔闭合，一般可治愈。

2）慢性脓胸：①引流管不能过细，引流位置适当，勿插入太深，以免影响脓液排出。②若脓腔明显缩小，脓液不多，纵隔已固定，可将闭式引流改为开放式引流；开放式引流者，保持局部清洁，及时更换敷料，妥善固定引流管，防止其滑脱；引流口周围皮肤涂氧化锌软膏，防止发生皮炎；行胸膜纤维板剥脱术病人术后易发生大量渗血，严密监测生命体征及引流液的性状和量。若病人胸腔闭式引流术后 2～3 小时引流量大于 200ml/h，呈鲜红色，血压下降、脉搏增快、尿量减少、烦躁不安且呈贫血貌时，立即报告医师，遵医嘱快速输新鲜血，给予止血药，必要时做好再次开胸止血的准备。③脓胸病人的引流管极易由于脓液的黏稠沉淀造成引流管堵塞，应每 1～2 小时挤压引流管，保持通畅。

（4）减轻疼痛：指导病人做腹式深呼吸，减少胸廓运动、减轻疼痛；必要时予以镇静、镇痛处理。术后早期，保证病人不发生由于疼痛带来的不能有效咳嗽、咳痰。

（5）降温：高热者给予冰敷、乙醇溶液擦浴等物理降温措施，鼓励病人多饮水，必要时药物降温。

（6）康复训练：胸廓成形术后，病人由于手术所需切断某些肌群，特别是肋间肌，易引起脊柱侧弯及术侧肩关节的运动障碍，故病人需采取直立姿势，坚持练习头部前后左右回转运动，练习上半身的前屈运动及左右弯曲运动。自术后第 1 日起即开始上肢运动，如上肢屈伸、抬高、上举、旋转等，使之尽可能恢复到术前的活动水平。

### （五）护理评价

**1.** 病人呼吸功能改善，无气促、发绀、胸闷等症状。

**2.** 病人引流管通畅。

**3.** 病人疼痛减轻。

**4.** 病人体温恢复正常。

**5.** 病人营养状况改善，体重增加，贫血改善。

### 【健康教育】

**1. 疾病预防**　健康的生活方式是疾病预防的关键。日常加强体育锻炼，增强体质，增强机体抵抗力。防止肺部感染，对感染症状积极治疗，有效治疗急性脓胸是预防慢性脓胸的根本。

**2. 疾病康复**　嘱病人加强营养。积极纠正急性脓胸病人的消耗，纠正慢性脓胸的贫血及低蛋白血症。指导病人进行呼吸功能锻炼，增加肺活量，改善肺功能。指导胸廓成形术后病人预防脊柱侧弯及术侧肩关节运动障碍的康复锻炼。

**3.** 定期复查肺功能，有问题随时复诊。

（高　文）

第二十一章　肺部疾病病人的护理

【学习目标】

识记　肺癌、肺结核、支气管扩张的概念。

理解　肺癌、肺结核、支气管扩张的常见病因、临床表现、治疗原则及辅助检查。

运用　运用护理程序对肺癌、肺结核、支气管扩张病人实施整体护理。

# 第一节　解剖生理概要

肺是呼吸系统中最重要的器官，位于胸腔内膈肌的上方、纵隔两侧、左右各一。左肺由斜裂分为上、下两叶；右肺由斜裂和水平裂将其分为上、中、下三叶。肺呈圆锥形，有一尖、一底、三面和三缘。肺的纵隔面有一凹陷，称为肺门，有肺静脉、肺动脉、主支气管、淋巴管和神经等通过，这些结构外包结缔组织，称为肺根。

肺由支气管反复分支形成的支气管树为基础构成。气管在主动脉弓下缘约平胸骨角处分为左、右主支气管。左主支气管细而长，斜行，与中线成45°。右主支气管短而粗，走行较直，与中线成25°。呼吸道内异物、支气管镜和气管内插管均易进入右侧，左、右主支气管为一级支气管，肺叶支气管为二级支气管，肺段支气管为三级支气管。肺段支气管及其所属的肺组织称为支气管肺段，简称肺段。少量的结缔组织将相邻肺段分隔开来，轻度感染病变可局限于某个支气管肺段，严重感染病变常越过段界而蔓延。肺段易于剥离，在肺段中，肺动脉与肺段支气管分支伴行，而肺静脉的分支行于肺段之间。由于肺段的这种结构和功能相对独立，临床上常以肺段为单位进行手术切除。

**1. 呼吸功能**

（1）通气功能：肺通气是气体流动进出肺的过程，通过肺泡与外界气体间的压力差完成，此压力差源于胸廓的节律性呼吸运动，吸气时，肋间肌和膈肌收缩，使胸腔容量增大，胸膜腔内负压增高，肺组织膨胀，肺内压随之下降，气体经呼吸道进入肺泡。呼气时，肋间肌和膈肌松弛，胸壁和肺回缩，胸腔容量减少，胸膜腔内负压减小，肺内压力增高，气体经呼吸道排出体外。因此，若发生气道梗阻、胸廓和胸膜的完整性破坏、肋间肌和膈肌的功能下降及肺的弹性和顺应性下降，均会影响通气量。

（2）换气功能：肺内气体交换在肺泡和毛细血管间进行，气体由高压向低压方向扩散。肺泡内的氧分压约为105mmHg（14kPa），而肺毛细血管内血液的氧分压为40mmHg（5.3kPa），故氧由肺弥散入血，肺毛细血管内的二氧化碳分压为41.5mmHg（6.2kPa）；而肺泡内气体的二氧化碳分压为40mmHg（5.3kPa），故二氧化碳由血弥散至肺。通气功能、呼吸膜的面积和厚度及通气/血流比值等均能影响肺泡及组织间的气体交换。肺切除手术，特别是全肺切除术后，既减少了气体弥散的面积，又减少了通气量，对呼吸功能影响较大。但若肺有广泛病变或原已丧失弥散功能，切除后因血液不再流经无换气功能的肺，缺氧状况可得到一定程度的改善。

**2. 非呼吸功能**　通过呼吸可以调节血浆的碳酸含量，从而维持人体内的酸碱平衡，使得血液中的 $HCO_3^-/H_2CO_3$ 值维持在适当的范围内。

# 第二节 肺 结 核

**案例 21-1**

患者，男性，34 岁，主诉"午后低热、盗汗、咳嗽及咳痰 2 个月"入院。患病以来，患者食欲差，体重下将近 3～4kg。

既往史：身体健康，无药物过敏史，吸烟 10 年，10 支/日。

体格检查：T 37.8℃，P 102 次/分，R 20 次/分，BP 120/80mmHg，右锁骨上下区可闻及湿啰音。

辅助检查：ESR 35mm/h，结核菌素试验阳性，X 线示右肺上叶可见边缘模糊不清的斑片状阴影，中心有溶解和空洞。

**问题：**

1. 此患者评估的重点是什么？
2. 本病例患者的处理原则是什么？
3. 应从哪些方面对本病例患者进行健康教育？

肺结核（pulmonary tuberculosis）是结核分枝杆菌引起的、有较强传染性的慢性肺部疾病。中华人民共和国成立以前，该病严重影响人们的身体健康。由于卡介苗及抗结核药物的广泛应用，肺结核的发病率和死亡率都有明显下降，但近年来，肺结核发病率有回升趋势。大多数肺结核病人经内科治疗可痊愈，仅少数经内科治疗无效者才需外科手术治疗。

## 【病理生理】

肺结核的基本病理改变：渗出性改变、增生性病变和干酪样坏死。

**1. 渗出性改变** 表现为组织充血、水肿，有中性粒细胞、淋巴细胞、单核细胞浸润和纤维蛋白渗出，抗酸染色可见到结核分枝杆菌。多出现在结核炎症的早期或病灶恶化时，经及时治疗，渗出性病变可完全吸收消散。

**2. 增生性病变** 典型表现为结核结节，其中央为巨噬细胞衍生而来的朗汉斯巨细胞，周围由巨噬细胞转化来的类上皮细胞成层排列包绕。多发生在入侵的菌量较少而机体抵抗力较强时。

**3. 干酪样坏死** 合并渗出性、增生性病变及肺组织结构的坏死。多在入侵的菌量多、机体抵抗力低而变态反应过于强烈时发生。干酪灶含菌量大、传染性强、肺组织坏死不可逆。

肺内结核病灶的发展可形成以下 3 种类型的肺部病变：

（1）病灶干酪样坏死，形成空洞。

（2）支气管结核引起张力性空洞、支气管狭窄、扩张或肉芽肿。

（3）肺毁损可导致呼吸功能的病理生理改变，造成限制性阻塞性通气功能障碍、弥散功能障碍或肺内静脉分流及引起肺源性心脏病。

## 【临床表现】

**1. 症状** 全身表现为午后或傍晚低热、盗汗、疲倦乏力、食欲减退、体重下降等。发热为病人最常见的全身毒性反应，女性可出现月经不调甚至闭经。呼吸道症状为咳嗽、咳痰，干咳或咳少量黏液痰，有空洞形成时痰量增多，咯血、呼吸困难等。结核累及胸膜时表现为胸痛，少数病人可无症状。

**2. 体征** 取决于病变性质和范围，可无阳性体征或仅在锁骨上下、肩胛区闻及湿啰音。渗出性病变范围较大或干酪样坏死时可有肺实变体征，较大空洞性病变时可闻及支气管呼吸音。

**3. 并发症** 自发性气胸、脓气胸、肺源性心脏病、支气管扩张、继发性肺外结核。

## 【辅助检查】

**1. 实验室检查** 红细胞沉降率增高、结核菌素试验阳性、痰结核菌检查阳性。

**2. 影像学检查**　胸部 X 线检查不但可早期发现肺结核，而且可对病灶部位、范围、性质、发展情况和治疗效果做出判断。CT 检查可发现微小或隐蔽性病变。

**3. 支气管镜检查**　经纤维支气管镜对支气管或肺内病灶活检，可与肺癌相鉴别。

【处理原则】

**1. 非手术治疗**

（1）抗结核治疗：给予有效、规范的抗结核治疗。

（2）支持治疗：加强营养，改善全身情况。

**2. 手术治疗**　原则是尽可能切除病灶，保留健康的肺组织。术前给予 6～8 个月的抗结核治疗后，大部分病变可被吸收，此时即为手术的最佳时机；术后继续抗结核治疗 6～12 个月，以防结核复发。

（1）适应证

1）肺结核空洞：经内科治疗无效，痰结核菌阳性者，特别是张力性空洞、厚壁空洞、巨大空洞及下叶空洞。

2）结核球：直径大于 2cm，有咯血、咳痰，以及难与肺癌鉴别者。

3）纤维干酪性肺结核：病人痰菌阳性，经胸部 X 线或 CT 扫描检查见有较大的干酪块病灶，内科治疗难以奏效者。

4）并发结核性支气管扩张、支气管狭窄及肺不张者：病人痰菌阳性，并经常反复咯血或咳脓痰。

5）肺毁损：一侧肺的全部或绝大部分由于病变失去功能，并有痰菌阳性、咯血或继发感染等症状，而对侧肺基本正常。

（2）常见手术类型：依据病变范围和程度不同，可行肺段、肺叶或全肺切除术，胸廓成形术近年来应用较少。

【护理措施】

**1. 术前护理**

（1）营养支持：让病人主动参与到自己的营养状态改善当中，最好的办法是让病人能够理解改善营养的重要性，进食高热量、高蛋白质、高维生素饮食，增加机体对手术的耐受力。有咯血的病人，特别加强口腔护理，保持口腔清洁无异味，以增进食欲。

（2）呼吸道准备：术前 2 周戒烟。指导病人进行深呼吸、咳嗽锻炼，锻炼腹式呼吸、缩唇呼吸。痰液黏稠者行超声雾化吸入，以稀释痰液，提高排痰效果。咯血者，应做好安慰，避免恐慌；绝对卧床休息，患侧胸部予以冰敷，注意观察咯血量及生命体征变化。

（3）维持正常体温

1）降温：体温超过 38.5℃者，采用物理降温或遵医嘱给予药物降温；低热或盗汗者，给予温水擦浴，勤更衣，保持舒适。

2）补液：遵医嘱给予输液，补充水分。

3）抗结核治疗：遵医嘱给予抗结核药物，直至病情稳定。

（4）休息：对精神紧张、恐惧而影响休息和睡眠的病人，应找出原因，设法协助病人消除紧张与恐慌，让其得到充分休息。

**2. 术后护理**

（1）维持有效的气体交换

1）体位：麻醉清醒前去枕平卧，头偏向一侧，麻醉清醒后生命体征平稳者，鼓励病人取患侧卧位，以减少患侧肺活动并促进愈合。

2）保持呼吸道通畅：①协助咳嗽、排痰，指导病人深呼吸，有效咳嗽、排痰。②舌后坠者用手托起下颌，解除呼吸道梗阻，预防窒息；喉痉挛者立即解除诱因，加压给氧，必要时行气管插管呼吸机辅助呼吸；呼吸道分泌物过多者鼓励咳嗽排痰，用吸引器吸去咽喉及口腔内分泌物；必要时行纤维支气管镜吸痰，甚至气管切开吸痰。

3）给氧：术后常规吸氧 2～4L/min，病人出现胸闷、气促、呼吸困难时，注意肺呼吸音的变化，发现异常及时通知医师并协助处理。

（2）饮食护理：术后 12 小时可进流质饮食，24 小时后可进半流质饮食，48 小时后可进普食，以高热量、高蛋白质、高维生素的均衡饮食为宜。

（3）预防继发感染

1）协助医师治疗，遵守无菌操作原则。

2）保持病人清洁卫生和室内空气流通、清新。

3）遵医嘱使用抗结核、抗感染药物。

其他护理措施参见本章第四节。

## 【健康教育】

**1. 疾病预防** 痰菌阳性时，指导病人及家属：

（1）保持室内良好通风。

（2）痰液咳入带盖的痰杯内，用氯制剂澄清液（含有效氯 5000mg/L）浸泡 1 小时后弃去。

（3）接触痰液后用流动水清洗双手。

（4）接触未接受抗结核治疗或治疗不足 2～3 周的病人时戴口罩。

**2. 疾病知识** 向病人及家属讲解肺结核的发病原因、常见临床表现、传染途径及预防措施。

**3. 疾病康复**

（1）抗结核治疗：指导病人服药的有关知识与方法，遵医嘱服药，告知病人要维持足够的用药剂量和时间，同时教会病人观察药物的不良反应，出现异常征象，及时返院接受治疗。

（2）营养支持：抗结核治疗的同时，指导病人进食高热量、高蛋白、高纤维素饮食，以提高机体抵抗力、利于组织的修复及疾病的恢复。

# 第三节 支气管扩张

**案例 21-2**

患者，女性，38 岁，长期反复咳嗽及咳痰、痰中带血，伴喘息，痰量多，为黄绿色脓痰，晨起体位改变时剧烈咳嗽、伴咳大量痰，内科治疗近 1 年，症状无减轻。

既往史：多次患肺内感染，无药物过敏史，无吸烟史。

体格检查：T 37℃，P 88 次/分，R 20 次/分，BP 135/85mmHg。左肺下叶听诊可闻及湿啰音。

辅助检查：Hb 10g/L，RBC $3.8 \times 10^{12}$/L，WBC $8.5 \times 10^9$/L。支气管照影示：左肺下叶支气管呈囊状。

**问题：**

1. 此患者评估的重点是什么？

2. 本病例患者处理原则是什么？

3. 此患者手术后观察要点有哪些？

支气管扩张（bronchiectasis）是支气管壁及其周围肺组织的反复感染导致的支气管壁破坏、纤维化而发生的局限性或广泛性持久扩张的状态。自抗生素广泛应用以来，急、慢性呼吸道感染得到控制，该病的发病率明显下降。

## 【病因】

引起支气管扩张的原因虽然种类不一，但基本因素是感染和支气管阻塞。前者如各种病原菌及真菌引起的支气管炎、肺炎及肺结核、麻疹、百日咳等；后者如肿瘤、肿大的淋巴结及支气管异物等。感染与阻塞互为因果。

青壮年发病主要继发于感染。儿童发病主要继发于先天畸形，如先天性支气管壁软骨和支气管组织发育缺陷者，更易发生支气管扩张，但较少见。

【病理生理】

病变主要发生于肺段以下的支气管，即Ⅲ及Ⅳ级支气管，特别是垂直走向的支气管。病变通常多累及两肺的下叶，但亦有单侧发生者，其中左侧多于右侧。

病变的支气管黏膜有溃疡形成，纤毛柱状上皮细胞鳞状化生或萎缩；病变可依次损坏管壁弹力纤维、平滑肌及软骨而形成扩张。扩张形态有柱状、囊状或两者混合存在。病变部位常伴有毛细血管扩张或支气管动脉与肺动脉的终末支扩张，形成血管瘤，破裂可引起较大量的咯血。

【临床表现】

多在儿童及青年期起病，呈慢性过程。

**1. 症状**　典型症状为慢性咳嗽和大量脓痰，间断咯血，反复肺部感染。

（1）慢性咳嗽和大量脓痰：病人咳嗽多为阵发性，常与体位改变有关，每日晨及晚上卧床时咳嗽加剧、咳痰量较多。每日痰量可达数百毫升，呈黄（绿）色黏液脓性，混合厌氧菌感染时有臭味。

（2）咯血：大多数病人有反复咯血，程度不等，可痰中带血、血痰、小量咯血，亦可大量咯血。

（3）肺部感染：常发生于上呼吸道感染的向下蔓延。由于扩张的支气管扭曲、变形，引流较差，常于同一肺段反复发生肺炎，是本病的特征之一。

**2. 体征**　早期病变轻者可无明显体征。病变严重或继发感染时，常在病变部位，特别是下胸部及背部听到局限性湿啰音。长期反复感染的病人，可出现杵状指（趾）。

【辅助检查】

**1. 胸部 X 线检查**　早期可无明显异常，随着病情发展可出现肺纹理增多、紊乱或呈网格、蜂窝状改变。

**2. 胸部 CT 检查**　表现为局限性炎性浸润，肺容积缩小，支气管远端呈现柱状或囊状扩张。

**3. 高分辨 CT 薄层扫描**　是目前支气管扩张最重要的检查手段，对支气管扩张诊断的敏感性和特异性均很高。三维重建图像可以精确显示病变范围与程度。

【处理原则】

手术是治疗支气管扩张的主要手段，原则是切除病变组织，消除肺部感染、出血病灶。

**1. 适应证**

（1）一般状态良好，重要脏器的功能能够耐受手术。

（2）规范内科治疗 6 个月以上症状无减轻。

（3）病变相对局限。

（4）症状明显，如持续咳嗽，大量脓痰，反复或大量咯血。

**2. 禁忌证**

（1）一般状态差，重要脏器功能不全。

（2）肺弥漫性病变。

（3）合并肺气肿、哮喘和肺源性心脏病者。

**3. 手术方法**　根据病人一般情况和病变情况选择不同术式，通常为肺叶或肺段切除术。病变侵犯多叶或全肺，而对侧肺功能良好者，可做全肺切除术。肺移植是重度支气管扩张可供选择的治疗手段之一。局限性支气管扩张手术后症状消失或明显改善者可达 90%左右。但弥散性病变和多肺段切除病人，手术效果难以预测。

## 【护理措施】

### 1. 术前护理

（1）控制感染

1）体位引流：体位引流的作用有时较抗生素更为重要。引流前先进行超声雾化吸入或遵医嘱使用祛痰剂。根据病变的部位采取不同的体位引流，使病肺处于高位，其引流支气管开口向下可促使痰液顺体位引流至气管而咳出。

2）遵医嘱使用抗生素，痰量控制在 50ml/d 以下，为手术做好准备。

3）检查病人口腔有无溃疡、皮肤有无破溃或疖肿等，及时发现并处理感染灶。

（2）饮食指导：指导进食高蛋白质、高热量、高维生素食物，纠正贫血；避免进食生、冷食物。注意食物品种与营养成分的调配。

（3）改善环境促进舒适：咳痰后及时清洁口腔，咯血后用生理盐水漱口。及时清理病人的咳痰、污染的衣物等，保持病人周围环境安静清洁。保持室内空气流通和温湿度适宜。

（4）心理护理：疾病多为长期慢性过程，对身体损害较大，病人情绪悲观，对疾病的治疗信心不足，对手术治疗的效果即渴望又怀疑，护士应多与病人沟通，介绍手术治疗的目的、方法、效果，安慰鼓励病人。

（5）床旁准备抢救物品，防止咯血时发生窒息。

### 2. 术后护理

（1）病情观察：观察生命体征的变化。

（2）保持呼吸道通畅

1）病人全麻清醒，血压平稳后给予半坐位。使膈肌下降，胸腔扩大，利于呼吸。

2）麻醉清醒后即开始鼓励病人做深呼吸和咳嗽运动，并协助病人压迫切口，减轻疼痛。

3）如痰液黏稠不易咳出可行超声雾化吸入，或遵医嘱使用祛痰药；呼吸道内有分泌物不能排出时，可经鼻导管吸痰。必要时用纤维支气管镜或做气管切开吸痰，以防肺不张。

4）若发生严重呼吸功能不全，可行呼吸机辅助呼吸。

（3）维持胸腔引流管的通畅，记录胸腔引流量，及时发现胸腔内的活动性出血。

（4）术后运动：手术后第一日即可扶病人坐起，每日坐 3～4 次，一般在肺部分切除术后 3 日，胸腔引流管拔出以后、全肺切除术 1 周以后，病人可下床活动。术后 3～4 日帮助病人抬起术侧手臂，防止胸肌粘连而影响手臂活动，注意要向病人解释清楚，不可因疼痛而拒绝锻炼。

（5）并发症的观察与护理

1）脓胸：发生的原因有术中切断支气管时有分泌物外溢导致污染或术中分破病灶，术后发生支气管胸膜瘘或胸腔积液没有排净等。术后应密切观察病人生命体征的变化，尤其是在拔出胸腔闭式引流管后病人出现如呼吸困难、高热、胸痛胸闷等症状要及时报告医生，查找原因。

2）支气管胸膜瘘：是肺切除手术后最严重的并发症。一是因为术前支气管的残端已经存在炎症，二是由术后残端分泌物不能排出，以及手术操作不当等引起。早期病人可表现为高热伴咳胸腔积液样痰。晚期如形成脓胸，病人可咳出脓痰。支气管造影可确定瘘口的大小和位置。因此，术后注意观察病人体温的变化、咳痰的性质、有无呼吸困难，并保持胸腔闭式引流的通畅，观察引流的量、颜色、性状及病人的状态，有无继发脓胸的症状。病人情况稳定后可行手术修补。

3）食管胸膜瘘：术中分离粘连时误伤食管、食管与患肺之间可能存在先天性隐匿交通等易诱发术后的食管胸膜瘘。术后注意观察病人的生命体征和引流情况。如术后病人高热，在引流液中或穿刺液中发现食物残渣应怀疑有食管胸膜瘘。应立即胃肠减压、禁食水、保持行胸腔闭式引流术、遵医嘱给予抗生素控制感染，经肠内或肠外维持营养。

其他术后护理措施详见本章第四节。

## 【健康教育】

**1. 疾病知识**　讲解本病的病因、常见临床表现。支气管扩张手术疗效多较满意。出院后一旦症状加重，应及时就诊。

**2. 疾病康复**

（1）出院后应加强体育锻炼，生活起居规律，劳逸结合，以增强机体抵抗力。

（2）注意保暖和口腔卫生，忌烟酒及辛辣食物，避免烟雾、灰尘及不良情绪的刺激。

（3）坚持进行有效深呼吸，预防呼吸道感染，防止支气管扩张复发。

# 第四节　肺　　癌

**案例 21-3**

　　患者，男性，62 岁，3 个月前无明显诱因出现刺激性干咳，偶有痰中带血、胸痛。自诉食欲差，体重下降明显，睡眠不佳。至当地医院就诊，予抗炎治疗后，上述症状未见缓解，遂至笔者所在医院。

　　既往史：身体健康，无结核、肝炎等传染病史。吸烟 40 年，20 支/日。

　　体格检查：T 37℃，P 98 次/分，R 18 次/分，BP 120/80mmHg，右肺上叶呼吸音减弱。

　　辅助检查：X 线检查可见右肺"反 S 征"。右肺上叶不张，肺门处有一孤立的块状阴影，边缘不清，直径约 2.5cm，CT 可见肺门肿块和淋巴结肿大。

**问题：**

　　1. 此患者评估的重点是什么？

　　2. 本病例患者手术前准备有哪些？

　　3. 本病例患者手术后观察要点有哪些？

肺癌（lung cancer）多数起源于支气管黏膜上皮，因此也称原发性支气管肺癌（bronchopulmonary carcinoma）。发病年龄大多在 40 岁以上，男性多见，但女性肺癌的发病率近年明显增加。在工业发达国家和我国大城市，肺癌占男性肿瘤发病的首位。20 世纪末，已成为恶性肿瘤死因中的首位。

## 【病因】

肺癌的病因至今尚不完全明确，认为与下列因素有关。

**1. 吸烟**　长期大量吸烟是肺癌最重要的风险因素。吸烟量越多、时间越长、开始吸烟年龄越早，则肺癌发生率越高。戒烟后随戒烟时间的增加，肺癌的危险性会下降，但吸烟的致病效应不会消失。

**2. 物理、化学致癌因素**

（1）大气污染：主要与苯并芘污染大气有关，苯并芘的来源为煤和石油的燃烧、汽车尾气、公路沥青等。

（2）化学致癌物：目前公认的致癌因子有石棉、砷、镉、镍、煤、烟、焦油、氡等。

（3）电离辐射。

**3. 肺部慢性疾病**　如肺结核、硅肺、肺尘埃沉着病、慢性支气管炎等。存在肺部慢性疾病的人群，肺癌的发病率高于正常人群。

**4. 其他致病因素**　自身免疫缺陷、遗传易感性、基因变异（如 p53、nm23-H$_1$、EGFR、Ras 等基因突变及表达的变化）、饮食因素（如维生素 A 缺乏）等。

## 【病理生理】

肺癌起源于支气管黏膜上皮。癌肿可以直接向支气管腔内和（或）邻近的周围结构浸润生长，也可以通过淋巴、血行转移。肺癌的分布为右肺多于左肺，上叶多于下叶。

## （一）病理解剖学分类

**1. 中心型肺癌** 起源于肺段支气管开口以上者，位置靠近肺门，称为中心型肺癌，以鳞状上皮细胞癌和小细胞未分化癌多见。

**2. 周围型肺癌** 起源于肺段支气管以下的癌肿，位置在肺的周围部分，称为周围型肺癌，以腺癌多见。

## （二）病理组织学分类

肺癌的病理学分类采用的是 2004 年世界卫生组织（WHO）修订的病理分类标准，按细胞类型将肺癌分为九种：①鳞状细胞癌；②小细胞癌；③腺癌；④大细胞癌；⑤鳞癌；⑥肉瘤样癌；⑦类癌；⑧唾液腺型癌；⑨未分类癌。

常见的肺癌有以下 4 种：

**1. 腺癌** 近年来发病率上升明显，已超越鳞癌成为最常见的肺癌，约占 31.5%。多见于女性，与吸烟关系不大，发病年龄普遍低于鳞癌和小细胞癌，多为周围型肺癌，生长速度较慢，局部浸润和血行转移早期即可发生，淋巴转移发生较晚。细支气管肺泡癌是腺癌的特殊类型，影像学呈特征性的磨砂玻璃样病灶，显微镜下可见癌细胞沿细支气管、肺泡管和肺泡壁生长，不侵犯肺间质。

**2. 鳞状细胞癌**（鳞癌） 约占 29.4%，多见于老年男性，与吸烟关系密切，大多起源于较大的支气管，常为中心型肺癌，有向管腔内生长的倾向，早期可引起支气管狭窄、阻塞而导致肺不张或阻塞性肺炎。鳞癌的分化程度不一，生长速度较为缓慢，病程较长，肿块较大时可发生中心坏死，形成厚壁空洞甚至发生癌性肺脓肿。通常先经淋巴转移，血行转移发生较晚。

**3. 小细胞未分化癌**（小细胞癌） 约占 17.8%，是肺癌中恶性程度最高的一种。老年男性、中心型多见。细胞形态与小淋巴细胞相似，形如燕麦穗粒，旧称燕麦细胞癌。小细胞癌细胞质内含有神经内分泌颗粒，恶性程度高，侵袭力强，远处转移早，较早出现淋巴和血行转移；对放射和化学疗法敏感，但可迅速耐药，预后差。

**4. 大细胞未分化癌**（大细胞癌） 约占 9.2%，相对较少，与吸烟有关。老年男性、周围型多见。肿块往往较大，常见中心坏死。大细胞癌分化程度低，预后差。

此外，少数肺癌病人同时存在不同类型的癌肿组织，如腺癌与鳞癌并存，非小细胞癌与小细胞癌并存等。

## （三）转移

**1. 直接扩散** 癌肿沿支气管壁并向支气管腔内生长，可造成支气管管腔部分或全部阻塞，也可穿越肺叶间裂侵入相邻肺叶。癌肿突破脏层胸膜，可造成胸膜腔种植转移。癌肿还可直接侵犯胸壁、纵隔内其他组织和器官。

**2. 淋巴转移** 是常见的扩散途径。

癌细胞经支气管和肺血管周围的淋巴管，先侵入邻近的肺段或肺叶支气管周围的淋巴结，然后到达肺门或气管隆凸下淋巴结，或侵入纵隔和气管旁淋巴结，最后累及锁骨上前斜角淋巴结和颈部淋巴结。纵隔、锁骨上及颈部淋巴结转移一般发生在肺癌同侧，但也可以在对侧，即交叉转移。肺癌侵入胸壁或膈肌后，可以向腋下淋巴结或上腹部的主动脉旁淋巴结转移。肺癌可在肺内、肺门淋巴结无转移的情况下发生纵隔淋巴结转移，为跳跃转移。

**3. 血行转移** 小细胞癌和腺癌的血行转移较鳞癌常见。肺癌最常见的远处转移部位是骨骼、脑、肝、肾上腺、肺。

## 【临床分期】

肺癌的 TNM 分期对临床治疗方案的选择具有重要指导意义。国际抗癌联盟（UICC）制定的肺癌 TNM 分期标准（第 8 版）（表 21-1，表 21-2）适用于非小细胞癌和小细胞肺癌。

表 21-1 肺癌 TNM 分期标准（第 8 版）

| 分期 | 定义 |
|---|---|
| 原发肿瘤（T） | |
| $T_X$ | 未发现原发肿瘤，或通过痰细胞学或支气管灌洗发现癌细胞，但影像学及支气管镜无法发现 |
| $T_0$ | 无原发肿瘤的证据 |
| $T_{is}$ | 原位癌 |
| $T_1$ | 肿瘤最大直径≤3cm，周围包绕肺组织及脏胸膜，支气管镜见肿瘤侵及叶支气管，未侵及主支气管；不常见的表浅扩散型肿瘤，不论体积大小，侵犯限于支气管壁时，虽可能侵犯主支气管，但仍为 $T_1$<br>$T_{1a}$：直径≤1cm；$T_{1b}$：直径>1cm 且≤2cm；$T_{1c}$：直径>2cm 且≤3cm |
| $T_2$ | 肿瘤最大径>3cm 且≤5cm；或侵犯主支气管，但未侵及隆凸；或侵及脏胸膜；或有阻塞性肺炎或者部分肺不张<br>$T_{2a}$：直径>3cm 且≤4cm；$T_{2b}$：直径>4cm 且≤5cm |
| $T_3$ | 肿瘤最大直径>5cm 且≤7cm。直接侵犯以下任何一个器官：胸壁（包含肺上沟瘤）、膈神经、心包；或全肺肺不张、肺炎；或者同一肺叶出现孤立性癌结节 |
| $T_4$ | 肿瘤最大直径>7cm；无论大小，侵及以下任何一个器官：纵隔、心脏、大血管、隆凸、喉返神经、主气管、食管、椎体、膈肌；或同侧不同肺叶内孤立癌结节 |
| 区域淋巴结（N） | |
| $N_X$ | 区域淋巴结无法评价 |
| $N_0$ | 无区域淋巴结转移 |
| $N_1$ | 同侧支气管周围及（或）同侧肺门淋巴结和肺内淋巴结转移，包括直接侵犯而累及的 |
| $N_2$ | 同侧纵隔内及（或）隆凸下淋巴结转移 |
| $N_3$ | 对侧纵隔、对侧肺门、同侧或对侧前斜角肌及锁骨上淋巴结转移 |
| 远处转移（M） | |
| $M_X$ | 远处转移不能被判定 |
| $M_0$ | 没有远处转移 |
| $M_1$ | 远处转移<br>$M_{1a}$：局限于胸腔内，包括胸膜播散（恶性胸腔积液、心包积液或胸膜结节）及对侧肺叶出现癌结节；$M_{1b}$：远处器官单发转移灶；$M_{1c}$：多个或单个器官多处转移 |

表 21-2 肺癌 TNM 临床分期标准（第 8 版）

| 分期 | $N_0$ | $N_1$ | $N_2$ | $N_3$ | $M_{1a}$ | $M_{1b}$ | $M_{1c}$ |
|---|---|---|---|---|---|---|---|
| $T_{1a}$ | ⅠA1 | ⅡB | ⅢA | ⅢB | ⅣA | ⅣA | ⅣB |
| $T_{1b}$ | ⅠA2 | ⅡB | ⅢA | ⅢB | ⅣA | ⅣA | ⅣB |
| $T_{1c}$ | ⅠA3 | ⅡB | ⅢA | ⅢB | ⅣA | ⅣA | ⅣB |
| $T_{2a}$ | ⅠB | ⅡB | ⅢA | ⅢB | ⅣA | ⅣA | ⅣB |
| $T_{2b}$ | ⅡA | ⅡB | ⅢA | ⅢB | ⅣA | ⅣA | ⅣB |
| $T_3$ | ⅡB | ⅢA | ⅢB | ⅢC | ⅣA | ⅣA | ⅣB |
| $T_4$ | ⅢA | ⅢA | ⅢB | ⅢC | ⅣA | ⅣA | ⅣB |

【临床表现】

肺癌的临床表现与癌肿的部位、大小、是否压迫和侵犯邻近器官及有无转移等情况关系密切。

1. 早期　早期肺癌，尤其是周围型肺癌，病人常无任何症状，多数在行胸片或胸部 CT 检查时发现。随着肿瘤的发展，可出现咳嗽、咯血、胸痛、胸闷、发热等临床表现。

（1）咳嗽：最常见，为刺激性干咳或少量黏液痰，抗感染治疗无效。当肺癌继续长大引起支气管狭窄时，咳嗽加重，呈高调金属音。若继发肺部感染，可有脓痰，痰量增多。

（2）咯血：多为痰中带血点、血丝或断续地少量咯血；癌肿侵犯大血管可引起大咯血，但较少见。

（3）胸痛：为肿瘤侵犯胸膜、胸壁、肋骨及其他组织所致。表现为胸部不规则隐痛或钝痛，可随呼吸、咳嗽加重。

（4）胸闷、发热：出现在当癌肿引起较大支气管不同程度的阻塞，发生阻塞性肺炎和肺不张时，还可表现出局限性哮鸣、气促等症状。

**2. 晚期**　癌肿压迫或侵犯邻近器官可产生下列症状和体征。

（1）压迫或侵犯膈神经，引起同侧膈肌麻痹。

（2）压迫或侵犯喉返神经引起声带麻痹、声音嘶哑。

（3）压迫上腔静脉，引起上腔静脉阻塞综合征，表现为面部、颈部、上肢和上胸部静脉怒张、皮下组织水肿等上腔静脉回流受阻症状。

（4）侵犯胸膜，可引起胸膜腔积液，常为血性积液，大量积液可导致病人呼吸困难；癌肿侵犯胸膜和胸壁还可引起剧烈持续的胸痛。

（5）癌肿侵入纵隔和压迫食管可引起吞咽困难。

（6）肺上沟瘤，亦称 Pancoast 肿瘤，侵入纵隔和压迫位于胸廓上口的器官或组织，如第 1 肋间、锁骨下动脉和静脉、臂丛神经等而产生剧烈胸肩痛、上肢静脉怒张、上肢水肿、臂痛和上肢运动障碍；若压迫颈交感神经则会引起同侧上眼睑下垂、瞳孔缩小、眼球内陷、面部无汗等颈交感神经综合征（Horner 综合征）表现。

**3. 远处转移的临床表现**　由于侵入器官的不同而产生不同的临床症状。

（1）脑转移可引起头痛、恶心等神经系统症状和体征。

（2）骨转移可有骨痛、血液碱性磷酸酶或血钙升高的表现。

（3）肝转移可出现右上腹痛、肝大、碱性磷酸酶、谷草转氨酶、乳酸脱氢酶或胆红素升高。

（4）淋巴结转移可引起淋巴结肿大。

**4. 副癌综合征**　少数病例由于肿瘤产生内分泌物质，临床上可出现骨关节病综合征（杵状指、关节痛、骨膜增生等）、男性乳房增大、Lambert-Eaton 综合征、Cushing 综合征、多发性肌肉神经痛等非转移性全身症状，其中以骨骼异常表现最多见。这些症状和体征在切除肿瘤后可减轻或消失。

**【辅助检查】**

**（一）影像学检查**

**1. 胸部 X 线正侧位片**　可以发现大部分的肺内病灶，是常用的筛查方法。当癌肿阻塞支气管后，相应的肺组织出现肺炎征象，甚至是肺不张；癌肿转移到肺门及纵隔淋巴结可出现肺门阴影或纵隔阴影增宽，不张的上叶肺与肺门肿块联合可形成"反 S 征"影像；转移的淋巴结压迫神经时可见膈肌抬高，透视可见膈肌反常运动；晚期病人可有胸膜腔积液甚至是肋骨破坏。

**2. CT**　是发现肺癌最有效的手段。CT 可以显示病灶的局部影像、肿瘤范围、与邻近器官的关系、淋巴结转移等，是制订手术方案的重要依据。肺癌常见的 CT 影像：肺门肿块、分叶征、毛刺征、空泡征、磨砂玻璃样阴影（GGO）等。

**3. 其他**　PET-CT 可对于病灶进行精准定位和分期，提高诊断的准确性；胸部 MRI、超声检查、骨扫描等。

**（二）病理学检查**

**1. 痰细胞学检查**　脱落的癌细胞可随痰咳出，故痰中找到癌细胞即可确诊。中心型肺癌伴有血痰的病例，痰中找到癌细胞的概率较高。临床可疑肺癌者应连续送检 3 次或 3 次以上的痰细胞检查。

**2. 支气管镜检查**　临床怀疑肺癌的病例应常规行支气管镜检查。支气管镜检查可直接观察病变部位，在直视下取得病理标本，准确定位，对制订手术切除范围，确立手术方式意义重大。

**3. 其他** 如纵隔镜检查、经胸壁针吸细胞学或组织学检查（transthoracic needle aspiration，TTNA）、支气管内超声引导针吸活检术（endobronchial ultrasound-guided transbronchial needle aspiration，EBUS-TBNA）、胸腔积液的检查、转移病灶活检、胸腔镜检查等均可采取病理组织进行活检。

【处理原则】

肺癌的治疗方法主要有外科手术治疗、放射治疗、化学药物治疗、靶向治疗等。非小细胞癌与小细胞癌的治疗原则差异较大。非小细胞癌依据 TNM 分期进行以手术治疗为主的综合治疗，辅以放疗、化疗、靶向治疗等；小细胞癌由于远处转移发生较早，除早期（$T_{1\sim2}N_0M_0$）的病人适于手术治疗外，其他则以非手术治疗为主。

**1. 手术治疗** 如能早发现、早诊断，肺癌的外科手术治疗可以达到治愈效果。手术方式首选解剖性肺叶切除和淋巴结清扫。由于肿瘤和病人耐受性因素，又分为扩大切除和局部切除。扩大切除如双肺叶切除；若癌肿位于一个肺叶内，但已侵及局部主支气管或中间支气管，则保留正常的邻近肺叶，可以切除病变的肺叶及一段受累的支气管，再吻合支气管上下切端，称为支气管袖状肺叶切除；若相伴的肺动脉局部受侵，也可同时做部分切除，端端吻合，称为肺动脉袖状肺叶切除术；局部切除是指切除范围小于一个肺叶的术式。主要用于非常早期的肺癌和耐受不良的老人。

胸部小切口和胸腔镜套管切口因为具有创伤小、效果好的优点，正在逐步替代传统的开胸切口。

**2. 放射治疗** 是肺癌局部治疗的方法之一。主要用于有纵隔淋巴结转移的病人；高龄或心肺等重要脏器功能不全，无法耐受手术的病人；控制肺癌的症状；处理手术后残留病灶和配合化学治疗。在各种类型的肺癌中，小细胞癌对放射治疗敏感性较高，鳞癌次之，腺癌最差。

**3. 化学治疗** 可分为术前化疗（也称为新辅助化疗）、术后化疗（也称为辅助化疗）和系统化疗三种。分化程度低的肺癌，尤其是小细胞癌对化学治疗特别敏感，鳞癌次之，腺癌最差。

**4. 靶向治疗** 针对肿瘤特有的基因异常进行的治疗称为靶向治疗。靶向治疗针对性强，对靶向肿瘤疗效好且副作用小。在肺癌领域得到应用的靶点有表皮生长因子受体（EGFR）、血管内皮生长因子（VEGF）和间变淋巴瘤激酶（ALK）。对中国非小细胞癌病人，最重要的靶向药物是 EGFR 的小分子抑制剂（如吉非替尼、厄洛替尼）。在东亚肺腺癌病人中，特别是女性和非吸烟者 EGFR 基因突变比例超过 50%，高于其他人种，对于携带 EGFR 基因突变者，EGFR 抑制剂治疗有效率和疾病控制时间远高于传统化学治疗。

**5. 免疫治疗** ①特异性免疫治疗法：用经过处理的自体肺癌细胞或加用佐剂后，做皮下接种治疗。②非特异性免疫治疗法：用卡介苗、短小棒状杆菌、转移因子、干扰素、胸腺素等生物制品或左旋咪唑等药物激发和增强人体免疫功能，以抵制肿瘤生长，增强机体对化学治疗药物的耐受性而提高治疗效果。

**6. 中医治疗** 按病人临床症状、脉象、舌苔等辨证论治，部分病人的症状可得到改善；亦可用于减轻放射治疗及化学治疗的副作用，提高机体的抵抗力，增强疗效并延长生存期。

【护理】

**（一）护理评估**

**1. 术前评估**

（1）健康史

1）一般情况：包括性别、年龄、职业、婚姻等。

2）既往史：有无主动与被动吸烟；有无化学物质接触史；是否接受多次或大剂量的电离辐射；居住环境、饮食习惯如何；家族其他成员有无相同疾病或其他肿瘤；有无其他伴随疾病和可能对本次疾病造成影响的疾病，如糖尿病、冠心病等。

（2）身体状况

1）症状：有无咳嗽、咳痰，咳痰量及性状；有无痰中带血或咯血；有无胸痛，疼痛的部位和性质；有无呼吸困难、发绀。

2）体征：有无杵状指（趾）；有无压迫症状，如声音嘶哑、头面部水肿等。

3）辅助检查：胸部 X 线、CT、超声、痰细胞学检查、肺功能等辅助检查结果。

（3）心理-社会状况：病人对疾病的认知程度和对手术的接受程度；病人有无焦虑、恐惧及产生的原因；家属对病人的关心、支持程度和家庭对手术的经济承受能力。

**2. 术后评估**

（1）术中情况：了解病人术式和麻醉方式、手术时间、病变组织切除情况，术中有无出血、补液和输血情况，术中有无呼吸、心搏骤停等意外情况发生，术后确诊诊断等。

（2）身体状况：病人的生命体征是否平稳；麻醉是否清醒；末梢充盈情况；呼吸的频率、节律和幅度；肺部呼吸音情况、有无呼吸困难；切口敷料是否干燥、有无渗血；各引流管是否通畅，引流液的颜色、性质和引流量情况等。

（3）心理-社会状态与认知程度：了解病人的心理状态和情绪变化、对手术的认可程度、对疾病的认知、能否配合早期活动和康复训练、是否接受出院后的继续治疗。

## （二）常见护理诊断/问题

**1. 气体交换受损**　与肺组织病变、感染、肺不张、麻醉、肺膨胀不良、呼吸道阻塞、肺切除后换气功能降低等因素有关。

**2. 清理呼吸道无效**　与术后疼痛、呼吸道分泌物黏稠、咳痰无力有关。

**3. 营养失调**　与肿瘤引起机体代谢增加、手术创伤有关。

**4. 疼痛**　与肿瘤压迫和手术创伤有关。

**5. 焦虑与恐惧**　与缺乏疾病相关知识，担心手术效果、疼痛刺激、疾病的预后、环境生疏不适等因素有关。

**6. 潜在并发症**　肺不张、脓胸、出血、支气管胸膜瘘、呼吸窘迫综合征、心律失常、肺水肿等。

## （三）护理目标

**1.** 病人恢复正常的气体交换功能。

**2.** 病人保持呼吸道通畅。

**3.** 病人营养状况改善。

**4.** 病人疼痛减轻或消失。

**5.** 病人情绪稳定，焦虑、恐惧减轻或消失。

**6.** 病人未发生并发症或并发症得到及时发现和处理。

## （四）护理措施

**1. 术前护理**

（1）呼吸道准备：改善肺泡的通气及换气功能，预防术后感染。

1）术前严格戒烟：术前应戒烟 2 周以上。

2）保持呼吸道通畅：呼吸道分泌物多者，通过改变体位进行体位引流；痰液黏稠不易咳出者，行超声雾化后协助病人叩背；遵医嘱给予支气管扩张剂、祛痰剂等药物促进病人排痰。必要时行气管内吸痰或经支气管镜吸痰。注意观察痰液的量、颜色、黏稠度及气味。

3）有效控制感染：积极治疗肺内感染、肺不张等呼吸系统炎症。根据痰液及咽部分泌物做细菌培养选用有效的抗生素，观察治疗效果。及时发现并治疗其他感染病灶，如龋齿、口腔溃疡等，同时治疗其他容易继发感染的因素，如治疗糖尿病、皮肤感染病灶等。

4）呼吸功能训练：通过指导病人进行腹式呼吸、缩唇呼吸、有效咳嗽训练，降低肺叶切除术后对呼吸功能的影响，改善呼吸功能，促进排痰，降低并发症发生风险，改善呼吸功能。

（2）改善营养状态：由于恶性肿瘤组织生长代谢旺盛，加上手术创伤应激状态下的静息能量消耗、蛋白质分解、脂肪分解均增高，术前应指导病人改善营养状态，以增强抵抗力、提高手术耐受。

1）了解病人的饮食习惯，指导高蛋白、高维生素、高热量的饮食。诊疗和护理操作尽量避开进食时间，以创造良好的进食环境。进食前后清洁口腔。

2）判定病人是否存在营养不良，根据病人营养状态和化验结果，遵医嘱补充营养物质和电解质；必要时可经肠内或肠外途径补充。

（3）心理护理：主动关心、体贴病人，向病人介绍病房环境、经治医师和责任护士。讲解疾病相关知识，让病人了解疾病的治疗过程；对病人担心和疑虑的问题给予讲解。在进行各种治疗护理操作时履行告知义务，让病人有充分的心理准备。介绍同种疾病手术成功的病例，增强病人的信心。鼓励家属给病人以心理和经济方面的帮助与支持。

**2. 术后护理**

（1）病情观察：术后持续心电监护24～48小时，严密观察病人生命体征、血氧饱和度、末梢循环和尿量情况，每15分钟记录1次，以防发生出血、心功能不全和有效循环血量不足等并发症。平稳后改为30分钟至1小时1次，麻醉清醒前还应注意观察病人有无恶心、呕吐，防止发生因呕吐引起窒息；观察有无延迟清醒，防止因麻醉副作用引起的呼吸暂停；有效约束四肢，防止因病人躁动导致气管插管和各管路的脱落。

（2）体位：麻醉清醒前，病人取平卧位，头偏向一侧，防止呕吐物、分泌物吸入呼吸道而导致窒息或并发吸入性肺炎。麻醉清醒后且血压稳定给予半坐卧位，使膈肌下降，以利于呼吸和引流。特殊情况下，应根据肺部手术情况和病人情况综合考虑，给予病人特定体位。①肺段切除术或楔形切除术者，尽量选择健侧卧位，以促进患侧肺组织扩张。②一侧肺叶切除者，如呼吸功能尚可，可取健侧卧位，以利于手术侧残余肺组织的膨胀与扩张；如呼吸功能较差，则取平卧位，避免健侧肺受压而限制肺的通气功能。③全肺切除术者，可取1/4侧卧位，避免过度侧卧，预防纵隔移位和压迫健侧肺而致呼吸循环功能障碍。④血痰或支气管瘘管者，取患侧卧位，防止发生窒息。

（3）呼吸道的护理

1）给氧：由于肺通气量和弥散面积减少、麻醉不良反应、疼痛、肺复张不良病人会有不同程度的缺氧，手术后常规给吸氧2～4L/min，根据血气分析结果调整氧流量。

2）呼吸的观察：观察呼吸频率、节律及幅度是否正常；听诊双肺呼吸音有无减弱或消失、有无痰鸣音；观察有无呼吸困难、气促、发绀等缺氧征象及动脉血氧饱和度情况。

3）气管插管的观察：术后带气管插管返回病房者，严密观察气管插管的位置和深度，听诊肺部呼吸音，防止滑出或移向一侧支气管。若有异常及时通知医师。

4）促进有效的咳嗽、咳痰：在病人清醒、生命体征平稳后，利用翻身、叩背、雾化吸入等护理方法促进咳嗽、咳痰，每1～2小时1次。咳嗽前给病人叩背，病人咳嗽时，协助并教会其按压固定胸部手术切口，以减轻震动引起的疼痛；呼吸道分泌物黏稠者，可行超声雾化吸入；对于咳痰无力者，在协助病人排痰无效的情况下，可行鼻导管深部吸痰或纤维支气管镜吸痰。全肺切除术后，因其支气管残端缝合处在隆凸下方，行深部吸痰时极易刺破，故操作时吸痰管进入长度以不超过气管的1/2为宜。

5）呼吸机辅助呼吸的观察：应用呼吸机辅助呼吸的病人，保证管道连接紧密，注意观察各项设定参数，及时吸引呼吸道内分泌物；听诊肺部呼吸音，观察胸廓运动幅度；定时湿化气道；定时送检动脉血气分析。

（4）胸腔闭式引流的护理

1）保持胸腔闭式引流的通畅：注意观察引流瓶的长管内水柱是否随呼吸上下波动。定时挤压引流管，防止堵塞。观察引流液的量、颜色和性状，防止发生进行性出血。一般术后24小时内引流量约500ml，为手术创伤引起的渗血、渗液及术中冲洗胸腔残余的液体。

2）全肺切除术后胸腔引流管的护理：一侧全肺切除术后，病人的胸腔引流管一般呈钳闭状态，以保证术后患侧胸腔内有一定的渗液，减轻或纠正两侧胸膜腔内压力的不平衡。因此，全肺切除术后要随时观察病人有无纵隔移位的发生，包括观察病人气管是否居中、有无明显的呼吸困难。若气管明显向健侧移位，表明有发生纵隔移位的可能，应立即听诊肺呼吸音，在排除肺不张后可酌情放出适量的气体或引流液，以纠正纵隔移位。但每次放液量不宜超过 100ml，速度宜慢，避免快速大量放液引起纵隔突然移位，导致心搏骤停。

3）术后拔引流管：术后 24～72 小时，病情平稳，无呼吸困难，引流液颜色逐渐变浅，无气体及液体引流，X 线片显示肺膨胀良好，胸腔内无积气、液，可拔出胸腔引流管。

（5）疼痛的护理：术后当日病人会有较明显的切口疼痛，可根据医嘱给予止痛剂。如术后切口疼痛缓解后再次加重，伴体温增高，要注意有无切口感染的可能。部分病人在术后肺膨胀后，胸腔闭式引流管刺激胸膜，病人表现为随呼吸变化的刺激性疼痛，应注意与其他性质的疼痛相鉴别。

（6）切口护理：保持切口敷料清洁干燥无渗血和渗液，发现异常及时通知医师处理。

（7）一侧肺组织全切后应严格控制输液量和速度：一侧肺组织全切后，剩余的肺组织要承担肺循环的全部循环血量，因此易出现肺动脉压力升高、肺循环阻力增大而导致急性肺水肿。故全肺切除术后应严格控制输液量和输液速度，24 小时补液量控制在 2000ml 内，速度宜慢，以 20～30 滴/分为宜，并记录出入液量，维持液体平衡，预防肺水肿的发生。

（8）补充营养：术后病人意识恢复，拔出气管插管后开始少量饮水。如无恶心、呕吐现象，肠蠕动恢复后开始进食，从全流质逐步过渡到普食，以不引起不适为度，一般 3～4 天可过渡到正常饮食。饮食为高蛋白质、高热量、丰富维生素、清淡易消化饮食，保证营养，促进病人康复。

（9）活动：原则是循序渐进，避免引起不适。

1）术后鼓励病人早期下床活动：可有效预防肺部并发症，改善呼吸循环功能，增进食欲，帮助病人逐步适应肺切除术后余肺的呼吸容量，促进康复。术后第 1 日，生命体征平稳后，鼓励及协助病人在床上坐起，双腿下垂或在床旁站立。术后第 2 日起，可扶持病人围绕病床行走 3～5 分钟，之后根据病人情况逐渐增加活动量。活动期间注意观察病人有无不适，如出现不适应减少活动量或停止活动。一般术后 3 日内（年老体弱、有心脑血管疾病者术后 7 日内）蹲便易引起直立性低血压，应协助病人在床上使用便器或坐位排便。

2）早期进行手臂和肩关节的运动：有效预防术侧胸壁肌肉粘连、肩关节强直。病人病情平稳后即可协助其进行臂部、躯干和四肢的主动运动。术后第 1 日开始做肩、臂的主动运动，如术侧手臂上举、爬墙及肩关节旋前旋后运动，以每 4 小时 1 次为宜。全肺切除术后的病人，鼓励取直立的功能位，防止脊椎侧弯畸形。

（10）并发症的观察与护理

1）出血：一般多发生在术后 24 小时内。出血原因为胸膜粘连离断处出血或渗血、胸壁血管损伤后出血、肺的大血管损伤等；应密切观察病人的生命体征变化、伤口敷料有无渗血，胸腔引流液的量、颜色和性状，考虑有活动性出血可能的，应立即通知医师，在监测中心静脉压下加快输血、补液速度，遵医嘱给予止血药，保持胸腔引流管的通畅。观察引流液的变化，判断抢救措施是否有效。出现以下情况应立即做好再次开胸止血的手术准备：①当引流的血性液体量较多，每小时引流量大于 100ml；②引流出的血液很快凝固；③拍胸片显示患侧较大片高密度阴影；④病人出现血容量不足的表现。

2）肺炎和肺不张：肺叶或肺局部切除术后发生患侧余肺一叶肺不张并不少见。全肺切除术后发生健侧肺不张虽不多见但极为严重。肺不张发生的原因，主要是术后咳嗽无力、支气管内分泌物及小的凝血块排出不畅等。病人表现为烦躁不安、气短或憋气，听诊肺局部呼吸音减弱或消失，气管可偏向健侧，血气分析显示低氧血症、高碳酸血症，胸片可证实肺不张的存在。肺不张应注重预防，做好呼吸道的护理，鼓励病人有效的咳嗽、咳痰，必要时行鼻导管深部吸痰或协助医师行支气管镜吸痰，严重时可行气管切开，以确保呼吸道通畅。

3）心律失常：多发生于术前合并有心血管系统疾病，术中发生心搏骤停、休克的病人。好发于术后 4 日内。全肺切除术后的病人约有 20%可出现心动过速、心房纤颤、室性或室上性期前收缩等心律失常表现。术后应持续心电监护，如有异常，立即报告医师，控制静脉输液量和速度。遵医嘱酌情应用抗心律失常药，观察心律失常是否得到纠正。

4）支气管胸膜瘘：目前肺切除后发生支气管胸膜瘘已极少见，总的发生率不到 1%，一般发生于术后 7～10 天，与手术缝合技术、支气管残端血运不良或支气管缝合处感染等有关。表现为术后 3～14 日仍可从胸腔引流管持续引出大量气体，病人出现刺激性咳嗽、呼吸困难、发热、痰中带陈旧性血、液气胸。可用亚甲蓝注入胸膜腔，病人咳出蓝染的痰液即可确诊。一旦发生支气管胸膜瘘，胸腔可很快发生感染而形成脓胸，应及时行胸腔闭式引流，观察引流情况，遵医嘱使用抗生素以预防感染；小瘘口可自行愈合，但应延长胸腔引流时间。必要时再次开胸手术修补。

5）肺水肿：与原有心脏疾病、输血输液过多过快、病肺切除或余肺膨胀不全使肺泡毛细血管床容积减少有关，以全肺切除病人更为明显。病人出现呼吸困难、发绀、心动过速、咳粉红色泡沫痰等，立即减慢输液速度，控制液体入量，给予吸氧，氧气以 50%乙醇湿化；保持呼吸道通畅；遵医嘱给予心电监护及强心、利尿、镇静和激素治疗，安抚病人的紧张情绪。

6）肺栓塞：内源性或外源性栓子阻塞肺动脉引起肺循环功能障碍。多见于周围血管疾病、手术后血液高凝状态、长期卧床、术中肺血管损伤，病人突然发生不明原因的呼吸困难、咳嗽、咯血、虚脱、面色苍白、出冷汗等，并有脑缺氧症状。对存在高危因素的病人，手术前给予药物抗凝，预防血栓形成，指导病人早期下床活动，促进血液回流。一旦发生肺栓塞，应绝对卧床休息，高浓度吸氧；根据情况监测中心静脉压，控制输液入量及速度，镇静、镇痛、抗休克治疗。抗凝治疗或溶栓治疗后维持抗凝，注意监测病人的凝血功能，观察病人皮肤黏膜出血征象。

7）心肌梗死：多见于有心血管病史、术后肺功能下降、呼吸道分泌排出不畅等。病人出现血氧饱和度下降、胸痛、呼吸困难、心律失常、低血压、休克、心力衰竭等，一旦发生，应予卧床休息，吸氧，心电监测及心理护理，遵医嘱予镇痛、扩冠、溶栓、抗心律失常、抗休克等处理。

## （五）护理评价

**1.** 病人呼吸功能有无改善，有无呼吸困难、发绀等缺氧表现。

**2.** 病人营养状态是否改善。

**3.** 病人心理状态是否改善。

**4.** 病人对疾病认知程度是否提高，是否明确相关自我护理及用药知识。

**5.** 病人并发症是否得以预防，或及时发现和处理。

## 【健康教育】

**1. 早期诊断**　40 岁以上人群应定期进行胸部 X 线普查，尤其是反复呼吸道感染、久咳不愈或咳血痰者，应提高警惕，做进一步的检查。

**2. 戒烟**　使病人了解吸烟的严重危害，积极戒烟。

**3. 疾病康复**

（1）指导病人出院回家后数周内，坚持进行腹式深呼吸和有效咳嗽，以促进肺膨胀。出院后半年不得从事重体力活动。

（2）保持良好的口腔卫生，如有口腔疾病应及时治疗。注意环境空气新鲜，避免出入公共场所或与上呼吸道感染者接近。避免居住或工作于布满灰尘、烟雾及化学刺激物品的环境。

（3）对需进行放射治疗和化学治疗的病人，指导其坚持完成放射治疗和化学治疗的疗程，并告知注意事项以提高疗效，定期返院复查。

（4）若有伤口疼痛、剧烈咳嗽及咯血等症状或有进行性倦怠情形，应返院复诊。

（5）保持良好的营养状况，注意每日保持充分休息与活动。

（高　文）

# 第二十二章 食管疾病病人的护理

【学习目标】

**识记** ①食管癌分型及转移途径；②食管癌病人的护理诊断和护理措施。

**理解** 食管癌病人的临床表现、辅助检查和处理原则。

**运用** 运用护理程序对食管疾病病人实施整体护理。

## 第一节 解剖生理概要

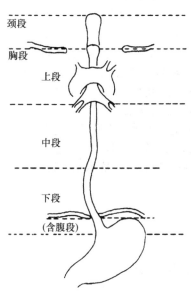

图 22-1 国际抗癌联盟食管分段标准

食管（esophagus）是一前后扁平的管状肌性器官，是消化管各部中最狭窄的部分。成人食管长 25～30cm，上方起于咽食管括约肌，入口处距门齿约 15cm，前在环状软骨下缘水平，后相当于第 6 颈椎平面，在气管后面向下进入后纵隔，在相当于第 11 胸椎水平穿过膈肌的食管裂孔，下连胃贲门部。

食管有 3 处生理性狭窄：第一处狭窄为食管的起始处，相当于第 6 颈椎体下缘水平，距中切牙约 15cm；第二处狭窄为食管在左主支气管的后方与其交叉处，相当于第 4、5 胸椎体之间水平，距中切牙约 25cm；第三处狭窄为食管通过膈的食管裂孔处，相当于第 10 胸椎体水平，距中切牙约 40cm。上述三处狭窄虽属生理性，但常为食管异物、肿瘤、憩室、瘢痕性狭窄的好发部位。

临床上采用国际抗癌联盟食管分段标准（图 22-1）将食管分为，①颈段：自食管入口（环状软骨水平）至胸廓入口处（胸骨上切迹下缘）。②胸段：又分为上、中、下三段。胸上段从胸廓入口至气管分叉平面；胸中段和下段为自气管分叉平面至胃食管交界处全长二等份。胸中段与胸下段食管的交界处接近肺下静脉平面处。③腹段：为食管裂孔至贲门。

食管壁自管腔向外由黏膜、黏膜下层、肌层和外膜层构成。食管无浆膜层，是术后易发生吻合口瘘的因素之一。食管的血液供应来自不同的动脉，呈节段性，颈段食管主要由甲状腺下动脉分支供血，胸上段食管来自主动脉弓发出的支气管动脉的食管分支，胸中、下段食管接受胸主动脉起始部食管固有动脉及肋间动脉分支，胃食管连接部由胃后动脉及膈动脉分支供给。尽管这些动脉间有交通支，但不丰富，特别是主动脉弓以上的部位血液供应差，故食管手术后愈合能力较差。

食管有丰富的黏膜及黏膜下淋巴网，淋巴经垂直方向通过肌层引流至淋巴结，颈及上胸段食管淋巴引流至颈部淋巴结，部分注入锁骨上淋巴；胸段食管淋巴注入气管旁淋巴结、纵隔淋巴结；下段食管淋巴注入腹腔淋巴结。

胸导管起于腹主动脉右侧的乳糜池，向上经主动脉裂孔进入胸腔的后纵隔，位于椎骨和食管之间。胸导管接受膈以下所有器官和组织的淋巴液；左上肢、头和颈的左半及胸壁、纵隔器官、左肺和左膈的一部分淋巴液也流入胸导管。胸导管较粗，接受乳糜，破裂时将损失血液中大量的血浆蛋白等营养物质。

食管的主要功能是将食物迅速送入胃内。食管的横纹肌由喉返神经支配，平滑肌由迷走神经和交感神经支配。食管黏膜对机械性刺激敏感，对不同食物有不同的运动反应，食物越粗糙，蠕动越有力。

# 第二节　食　管　癌

**案例 22-1**

患者，男性，57 岁，河南林县人，农民，因进行性吞咽困难 3 个月就诊。

自诉近来反复发生吞咽粗硬食物时有胸骨后烧灼感，体重下降 4kg。

既往史：吸烟 15 支/日，30 年，饮酒，250ml/d，30 年，平时喜欢吃腌制咸菜、泡菜；爱吃过烫的食物，既往无肝炎、结核、高血压、糖尿病。

家族史：10 年前父亲死于食管癌。

体格检查：T 36.0℃，P 80 次/分，R 18 次/分，BP 120/85mmHg，消瘦。

辅助检查：食管镜检查示食管中段有一长约 5cm 的管腔狭窄，黏膜中断。病理检查提示鳞癌。

**问题：**

1. 此患者首先考虑的诊断是什么？

2. 若患者拟行手术治疗，术前应做哪些准备？

食管癌（esophageal carcinoma, carcinoma of the esophagus）是一种常见的上消化道恶性肿瘤。目前被列为全球第九大恶性疾病。食管癌的发病率和死亡率各国差异很大。欧、美等国发病率很低，为（2～5）/10 万。亚洲国家的发病率为（1.2～32）/10 万。我国是世界上食管癌高发地区之一，农村多于城市，发病率约为 16.7/10 万，死亡率约为 13.4/10 万。在我国，食管癌发病率呈现独特的地域分布特征，以太行山南段的河南、河北、山西三省交界地区的发病率最高，可达 32/10 万。此外，山东、江苏、福建、安徽、湖北、陕西、新疆等地尚有相对集中的高发区。食管癌的发病男性高于女性，为（3～4）：1，发病年龄多在 50 岁以上。

【病因】

食管癌的确切病因尚不清楚，可能与下列因素有关。

**1. 亚硝胺及真菌**　亚硝胺是公认的化学致癌物。在高发区的粮食和饮水中其含量显著增高，与食管癌和食管上皮重度增生的患病率呈正相关。有些真菌能促使硝酸盐还原成亚硝酸盐，促进二级胺的形成，使二级胺比发霉前增高 5～100 倍，少数真菌还能合成亚硝胺。

**2. 遗传因素**　食管癌的发病常表现出家族聚集现象，我国河南林县食管癌有阳性家族史者占 60%。在食管癌高发家族中，染色体数目及结构异常者显著增多。

**3. 营养不良及微量元素缺乏**　饮食缺乏动物蛋白、新鲜蔬菜和水果，摄入的维生素 A、维生素 $B_1$、维生素 $B_2$、维生素 C 缺乏，是食管癌的危险因素。食物、饮水和土壤内的某些微量元素较低，也与食管癌的发生有关。

**4. 不良饮食习惯**　吸烟和重度饮酒已证明是其重要原因。研究显示，吸烟者食管癌的发生率增加 3～8 倍，而长期饮烈性酒增加 7～50 倍。进食过硬、过热、过快食物等因素易致食管上皮损伤，增加了对致癌物的敏感性。

**5. 其他因素**　食管的慢性炎症、黏膜损伤和慢性刺激也和食管癌的发病有关，如贲门失弛缓症、胃食管长期反流引起的 Barrett 食管（食管末端黏膜上皮柱状细胞化）等均有癌变的风险。

【病理与分型】

胸中段食管癌较多见，下段次之，上段较少，贲门部腺癌可向上延伸累及食管下段。高发区（如中国）以鳞癌为主，占 95% 以上，非高发区（美国和欧洲）的腺癌已超过鳞癌，占 50% 以上。

**1. 分型** 按病理形态，中晚期食管癌可分为 5 型。

（1）髓质型：最常见，约占 60%。侵及全层，管壁明显增厚，同时向腔内外生长，使癌肿的上下缘呈坡状隆起，切面呈灰白色为均匀致密的实体肿块，可引起中重度梗阻，造影可见充盈缺损及狭窄，病变晚期切除困难。

（2）蕈伞型：约占 15%。瘤体呈卵圆形扁平肿块状，向腔内呈蘑菇样突起。隆起的边缘与周围黏膜境界清楚，梗阻症状较轻，造影见食管肿块上下缘形成圆形隆起的充盈缺损，易切除。

（3）溃疡型：约占 10%。瘤体的黏膜面呈深陷而边缘清楚的溃疡，侵及食管壁并向管壁外层生长，梗阻症状轻，常伴有疼痛，造影可见溃疡龛影，易穿孔。

（4）缩窄型：约占 10%。瘤体形成明显的环行狭窄，狭窄上方食管明显扩张，较早出现梗阻症状，切除率低。

（5）腔内型：较少见，占 2%～5%。癌肿呈息肉样向食管腔内突出，易切除。

**2. 转移途径** 主要通过淋巴转移，血行转移发生较晚。

（1）直接扩散：癌肿最先向黏膜下层扩散，继而向上、下及全层浸润，很易穿透疏松的外膜侵入邻近器官。

（2）淋巴转移：首先进入黏膜下淋巴管，通过肌层到达与肿瘤部位相应的区域淋巴管。颈段癌可转移至喉后、颈深和锁骨上淋巴结；胸段癌转移至食管旁淋巴结后，可向上转移至胸顶纵隔淋巴结，向下累及贲门周围的膈下及胃周淋巴结，或沿着气管、支气管至气管分叉及肺门淋巴结。但中、下段癌亦可向远处转移至锁骨上淋巴结、腹主动脉旁和腹腔丛淋巴结，这均属晚期。

（3）血行转移：发生较晚，较少见。主要向肺、肝、肾、肋骨、脊柱等转移。

## 【临床分期】

对食管癌进行临床分期，可以帮助了解病情、设计治疗方案及比较治疗效果。国际抗癌联盟与美国癌症联合会（AJCC）于 2017 年 7 月联合发布第 8 版食管癌 TNM 分期标准（表 22-1，表 22-2），对原发肿瘤（T）、区域淋巴结（N）、远处转移（M）及分化程度（G）进行了修订，新增了鳞癌的位置分类（L）。第 8 版标准分别对临床（cTNM）、病理（pTNM）及新辅助治疗后（ypTNM）进行分期，不再使用共同的分期系统；同时鳞癌和腺癌的各类分期系统均有差异。

**表 22-1 食管癌 TNM 分期标准**（第 8 版）

| 分期 | 定义 |
| --- | --- |
| 原发肿瘤（T） | |
| $T_x$ | 原发肿瘤不能确定 |
| $T_0$ | 无原发肿瘤证据 |
| $T_{is}$ | 重度不典型增生 |
| $T_1$ | 侵犯黏膜固有层、黏膜肌层或黏膜下层：$T_{1a}$ 侵犯黏膜固有层或黏膜肌层，$T_{1b}$：侵犯黏膜下层 |
| $T_2$ | 侵犯食管肌层 |
| $T_3$ | 侵犯食管纤维膜 |
| $T_4$ | 侵犯食管周围结构：$T_{4a}$ 侵犯胸膜、心包、奇静脉、膈肌或腹膜，$T_{4b}$ 侵犯其他邻近结构如主动脉、椎体、气管等 |
| 区域淋巴结（N） | |
| $N_x$ | 区域淋巴结转移无法评估 |

续表

| 分期 | 定义 |
|---|---|
| $N_1$ | 1～2 枚区域淋巴结转移 |
| $N_2$ | 3～6 枚区域淋巴结转移 |
| $N_3$ | ＞7 枚区域淋巴结转移 |
| 远处转移（M） | |
| $M_0$ | 无远处转移 |
| $M_1$ | 有远处转移 |
| 位置分裂（L） | 食管鳞癌 |
| $L_x$ | 无法评估 |
| 上段 | 颈部食管下至奇静脉弓下缘水平 |
| 中断 | 奇静脉弓下缘至下肺静脉水平 |
| 下段 | 下肺静脉下至胃，包括食管胃交界 |
| 分化程度（G） | 食管鳞癌 |
| $G_x$ | 分化程度不能确定 |
| $G_1$ | 高分化癌：角质化为主，伴颗粒层形成和少量非角质化基底样细胞成分，肿瘤细胞排列成片状、有丝分裂少 |
| $G_2$ | 中分化癌：组织学特征多变，从角化不全到低度角化。通常无颗粒形成 |
| $G_3$ | 低分化癌：通常伴有中心坏死，形成大小不一巢样分布的基底样细胞巢主要由肿瘤细胞片状或路面样分布组成，偶可见角化不全或角质化细胞。"未分化"癌组织进一步检测为鳞状细胞组织，或仍为未分化癌，属于此类 |
| 分化程度（G） | 食管腺癌 |
| $G_x$ | 分化程度不能确定 |
| $G_1$ | 高分化癌：大于 95%肿瘤细胞为分化较好的腺体组织 |
| $G_2$ | 中分化癌：50%～95%肿瘤细胞为分化较好的腺体组织 |
| $G_3$ | 低分化癌：肿瘤细胞成巢状或片状，小于 50%有腺体形成；"未分化"癌组织进一步检测为腺体组织，属于此类 |

表 22-2　食管癌 TNM 临床分期标准（第 8 版）

| 分期 | 鳞癌 | | | | | 腺癌 | | | | |
|---|---|---|---|---|---|---|---|---|---|---|
| | $N_0$ | $N_1$ | $N_2$ | $N_3$ | $M_1$ | $N_0$ | $N_1$ | $N_2$ | $N_3$ | $M_1$ |
| $T_{is}$ | 0 | | | | | 0 | | | | |
| $T_1$ | I | I | III | IV$_A$ | IV$_B$ | I | II$_A$ | IV$_A$ | IV$_A$ | IV$_B$ |
| $T_2$ | II | II | III | IV$_A$ | IV$_B$ | II$_B$ | III | IV$_A$ | IV$_A$ | IV$_B$ |
| $T_3$ | II | III | III | IV$_A$ | IV$_B$ | III | III | IV$_A$ | IV$_A$ | IV$_B$ |
| $T_{4a}$ | IV$_A$ | IV$_A$ | IV$_A$ | IV$_A$ | IV$_B$ | III | III | IV$_A$ | IV$_A$ | IV$_B$ |
| $T_{4b}$ | IV$_A$ | IV$_A$ | IV$_A$ | IV$_A$ | IV$_B$ | IV$_A$ | IV$_A$ | IV$_A$ | IV$_A$ | IV$_B$ |

## 【临床表现】

**1. 症状**

（1）早期：食管癌早期常无明显症状，易被忽略。偶尔在吞咽粗硬食物出现某种或某些不适感，包括一过性轻度哽噎感、异物感、闷胀感、烧灼感，可间断或反复出现，进展缓慢。症状时轻时重，哽噎停滞感常通过饮水缓解。

（2）中晚期：食管癌的典型症状为进行性吞咽困难，先是进食固体食物困难，渐至不能下咽半流质，最后滴水难进。局部水肿及神经肌肉反应可使吞咽困难加重，症状可重于狭窄。

随着肿瘤发展，食管癌压迫、浸润周围器官或向远处转移出现相应的晚期症状，若出现持续而严重的胸背部疼痛，提示为肿瘤外侵犯的表现。肿瘤侵犯喉返神经可出现声音嘶哑；压迫颈交感神经节可产生 Horner 综合征；侵入气管、支气管，可形成食管–气管或食管–支气管瘘，出现吞咽水或食物时剧烈呛咳，并发生呼吸系统感染；肿瘤溃破或侵犯大血管可引起纵隔感染和致死性的大呕血。

**2. 体征** 病人逐渐消瘦、贫血、无力及营养不良，出现恶病质状态。中晚期病人可触及锁骨上淋巴结肿大。若有肝、脑等脏器转移，可出现黄疸、腹水、昏迷等表现。

## 【辅助检查】

**1. 食管吞钡双重对比造影** 早期表现：①食管黏膜皱襞紊乱、粗糙或有中断现象；②小的充盈缺损；③局限性管壁僵硬，蠕动中断；④浅在小龛影。中、晚期有明显的不规则狭窄和充盈缺损，病变段管壁僵硬。严重狭窄者近端食管有不同程度扩张。

**2. 内镜及超声内镜检查** 纤维食管镜检查+活检可以确诊。在食管镜检查时可同时做染色检查法，早期病变在内镜下难以区分时，可使用 0.5%～2%甲苯胺蓝或将 3%～5% Lugol's 碘溶液行食管黏膜染色。甲苯胺蓝使正常组织不着色，使肿瘤组织着蓝色；Lugol's 碘使正常食管黏膜上皮被染成黑色或棕绿色，肿瘤组织不被碘染色而呈黄色，这是上皮细胞内糖原与碘的反应，而肿瘤组织因癌细胞内的糖原消耗殆尽，故仍呈碘本身的黄色。食管超声内镜检查（EUS）可用于判断食管癌的浸润深度及向壁外浸润和淋巴结转移情况，对评估外科手术可切除性有帮助。

**3. 胸、腹部增强 CT 检查** 能显示食管癌向管腔外扩展的范围及淋巴结转移情况，辅助判断能否手术切除。

**4. 气管镜检查** 肿瘤在隆嵴以上应行气管镜检查，同时应注意腹腔脏器及淋巴结有无肿瘤转移。

**5. 放射性核素检查** 利用某些亲肿瘤的核素，如 $^{32}$磷、$^{131}$碘、$^{67}$镓等，对早期食管癌病变的发现有帮助。

## 【处理原则】

以手术为主，辅以放疗、化疗等综合治疗。

**1. 非手术治疗**

（1）放射疗法：①术前放疗，可增加手术切除率，提高远期生存率。一般放疗结束 2～3 周后再做手术。②术后放疗，对术中切除不完全的残留癌组织在术中做金属标记，术后 3～6 周开始术后放射治疗。③单纯放射疗法，多用于颈段、胸上段食管癌；也可用于有手术禁忌证且病人尚可耐受放疗者。④三维适形放疗技术，是目前较先进的放疗技术。

（2）化学治疗：食管癌对化疗药物敏感性差，采用化疗与手术治疗相结合或与放疗相结合的综合治疗，有时可提高疗效，或使食管癌病人症状缓解，存活期延长。但要定期检查血常规，并注意药物不良反应。

（3）免疫及中医中药治疗等亦有一定疗效。

**2. 手术治疗** 手术是治疗食管癌的首选方法，术前应进行 TNM 分期。手术原则是肿瘤完全切除和淋巴结清扫。若全身情况和心肺功能良好，无明显远处转移征象，可考虑手术治疗。对估计切除可能性小的较大鳞癌而全身情况良好的病人，术前可先做放射治疗，待瘤体缩小后再手术。

常用的手术方式有非开胸及开胸食管癌切除术 2 种。目前对中段以上的食管癌多主张采用颈–胸–腹三切口方法，并同时行淋巴结清扫。食管癌切除后常用胃、结肠重建食管（图 22-2、图 22-3），以胃最为常见。

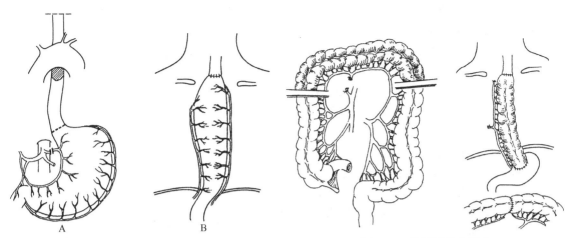

图 22-2　食管癌切除后胃代食管术　　　　　　图 22-3　横结肠代食管术

A. 上、中段食管癌的切除食管范围；B. 胃代食管，颈部吻合术

　　对晚期食管癌、不能根治或放射治疗、进食有困难者，为改善生活质量，可做姑息性减状手术，如胃或空肠造口术、食管腔内置管术、食管分流术等，以达到改善营养、延长生命的目的。

　　局限于黏膜层且不伴淋巴结转移者可考虑内镜下治疗，如内镜下黏膜切除术（EMR），术后 5 年生存率可达 86%～100%。

**【护理】**

**（一）护理评估**

**1. 术前评估**

（1）健康史

1）一般情况：了解病人的年龄、性别、婚姻、职业、居住地；评估病人饮食习惯（是否有饮酒、吃腌菜）和有无进行性吞咽困难等病史。

2）既往史：病人有无食管慢性炎症、糖尿病、冠心病和高血压等。

3）家族史：询问病人家属家族中是否有食管癌或其他肿瘤病人等。

（2）身体状况

1）症状和体征：评估病人在吞咽食物时，有无哽噎感；有无呕吐；有无进行性吞咽困难；有无疼痛及疼痛的部位和性质；疼痛是否影响睡眠；评估病人的营养状况，有无消瘦、贫血、脱水或衰弱；了解病人有无锁骨上淋巴结肿大和肝肿块；有无腹水、胸腔积液等。

2）辅助检查：了解食管吞钡造影、纤维内镜及超声内镜检查、CT 等结果，以判断肿瘤的位置、有无扩散或转移等。

（3）心理-社会状况：病人对该疾病的认知程度及主要存在的心理问题；家属对病人的关心程度、支持程度、家庭经济承受能力等。

**2. 术后评估**

（1）术中情况：术后首先了解手术术式、麻醉方式及病变组织切除情况，术中出血、补液、输血情况等。

（2）身体状况：了解病人麻醉是否清醒，生命体征是否平稳，气管插管位置是否改变、呼吸型态有无异常，有无呼吸浅快、发绀、呼吸音减弱，血氧饱和度是否正常等。了解病人伤口敷料是否干燥，有无渗液、渗血，胸腔闭式引流及胃肠减压引流是否通畅，引流量、性质与颜色等。

（3）心理-社会状况：评估病人是否存在焦虑、恐惧等不良心理；能否配合治疗、护理和康复训练；有无家庭功能失调及对病人支持无力等。

（4）并发症的评估：评估有无潜在的吻合口瘘、乳糜胸、出血、感染等并发症发生。

## （二）常见护理诊断/问题

**1. 营养失调：低于机体需要量**　与进食量减少或不能进食、消耗增加等有关。

**2. 体液不足**　与吞咽困难、水分摄入不足有关。

**3. 焦虑**　与对癌症的恐惧和担心疾病预后等有关。

**4. 潜在并发症**　肺不张、肺炎、出血、吻合口瘘、乳糜胸等。

## （三）护理目标

**1.** 病人营养状况有所改善。

**2.** 病人的水、电解质得以维持平衡。

**3.** 病人自述焦虑减轻，表现为情绪稳定。

**4.** 病人未发生并发症或并发症得到及时发现和处理。

## （四）护理措施

**1. 术前护理**

（1）心理护理：食管癌病人可因进行性加重的吞咽困难、日渐减轻的体重感到焦虑不安甚至恐惧。同时，病人往往对所患疾病有部分认识，求生的欲望十分强烈，迫切希望能早日手术，恢复进食，但对手术能否彻底切除病灶、今后的生活质量、麻醉和手术意外、术后伤口疼痛及可能出现的术后并发症等表现出紧张、恐惧甚至明显的情绪低落、失眠和食欲下降。因此，护士要注意加强与病人及家属的沟通，仔细了解病人及家属对疾病和手术的认知程度，了解病人的心理状况。根据病人的具体情况，实施耐心的心理疏导。讲解手术和各种治疗与护理的意义、方法、大致过程、配合与注意事项。营造安静舒适的环境，以促进睡眠，并积极争取亲属在心理上、经济上的积极支持和配合，解除病人的后顾之忧。

（2）营养支持和维持水、电解质平衡：大多数食管癌病人因不同程度吞咽困难而出现摄入不足、营养不良、水及电解质失衡，使机体对手术的耐受力下降。故术前应保证病人营养素的摄入。能进食者，鼓励病人进食高热量、高蛋白质、丰富维生素饮食；告知病人不可进食较大、较硬的食物，宜进半流质或水分多的软食；若病人进食时感食管黏膜有刺痛，可给予清淡无刺激的食物；若病人仅能进食流质而营养状况较差，可遵医嘱补充水和电解质或提供肠内、肠外营养。

（3）术前准备

1）呼吸道准备：吸烟者，术前 2 周劝其严格戒烟。指导并训练病人有效咳嗽和腹式深呼吸，以减轻术后呼吸道分泌物、利于排痰、增加肺部通气量、改善缺氧、预防术后肺炎和肺不张的发生。

2）胃肠道准备：①饮食：术前 3 日改为流质饮食，术前 12 小时禁食，8 小时禁饮；②食管癌出现梗阻和炎症者：术前 1 周遵医嘱给予病人分次口服抗生素溶液，可起到局部抗感染作用；③对进食后有滞留或反流者：术前 1 日晚遵医嘱予以生理盐水 100ml 加抗生素经鼻胃管冲洗食管及胃，可减轻局部充血水肿，减少术中污染、预防吻合口瘘；④拟行结肠代食管手术者：术前 3～5 日口服肠道不吸收的抗生素，如甲硝唑、庆大霉素或新霉素等，术前 2 日进食无渣流质，术前晚行清洁灌肠或全肠道灌洗后禁饮禁食；⑤术日晨常规置胃管，胃管通过梗阻部位时不能强行进入，以免穿破食管，可置于梗阻部位上端，在手术中直视下再置于胃中。

**2. 术后护理**

（1）监测并记录生命体征：术后 2～3 小时内，严密监测病人的心率、血压及呼吸频率、节律等生命体征的变化；待生命体征平稳后改为每 30 分钟至 1 小时测量 1 次。

（2）饮食护理：①术后早期吻合口处于充血水肿期，需禁饮、禁食 3～4 日，拔出胃管前，向病人说明尽量不要下咽口水和痰液，以减少食管吻合口感染的发生。②禁食期间持续胃肠减压，遵医嘱给予肠内和肠外营养支持。③停止胃肠减压 24 小时后，若无呼吸困难、胸内剧痛、患侧呼吸音减弱及高热等吻合口瘘的症状时，可开始进食。先试饮少量水，术后 5～6 日可进全清流质，每

2 小时给 100ml，每日 6 次。术后 3 周病人若无特殊不适可进普食，但仍应注意少食多餐，细嚼慢咽，进食不宜过多、过快。④避免进食生、冷、硬食物（包括质硬的药片和带骨刺的鱼肉类、花生、豆类等），以防后期吻合口瘘。⑤食管癌、贲门癌切除术后，胃液可反流至食管，病人可有反酸、呕吐等症状，平卧时加重。因此，嘱病人进食后 2 小时内勿平卧，睡眠时将床头抬高。⑥食管–胃吻合术后，由于胃拉入胸腔、肺受压，病人可出现胸闷、进食后呼吸困难，建议病人少食多餐，1～2 个月后，症状多可缓解。

（3）呼吸道护理：食管癌术后病人易发生呼吸困难、缺氧，并发肺不张、肺炎甚至呼吸衰竭，主要与下列因素有关：年老的食管癌病人常伴有慢性支气管炎、肺气肿、肺功能低下等；开胸手术破坏了胸廓的完整性；肋间肌和膈肌的切开，使肺的通气泵作用严重受损；术中对肺较长时间的挤压牵拉造成一定的损伤；术后迷走神经功能亢进，引起气管、支气管黏膜腺体分泌增多；食管–胃吻合术后，胃拉入胸腔，使肺受压、肺扩张受限；术后切口疼痛、虚弱致咳痰无力，尤其是颈–胸–腹三切口病人。护理措施：①密切观察呼吸型态、频率和节律，听诊双肺呼吸音是否清晰，有无缺氧征兆；②气管插管者，及时吸痰，保持气道通畅；③术后第 1 日每 1～2 小时鼓励病人深呼吸、吹气球、使用深呼吸训练器，促进肺膨胀；④痰多、咳嗽无力的病人出现呼吸浅快、发绀、呼吸音减弱等痰阻塞现象时，立即行鼻导管深部吸痰，必要时行纤维支气管镜吸痰或气管切开吸痰。

（4）胃肠道护理

1）胃肠减压的护理：①术后 3～4 日内持续胃肠减压，妥善固定胃管，防止脱出。②严密观察引流液的量、性状及颜色并准确记录。术后 6～12 小时可从胃管内抽吸出少量血性液或咖啡色液，之后引流液颜色逐渐变浅。若引流出大量鲜血或血性液，病人出现烦躁、血压下降、脉搏增快、尿量减少等，应考虑吻合口出血，须立即通知医师并配合处理。③经常挤压胃管，应避免管腔堵塞。胃管不通畅者，可用少量生理盐水冲洗并及时回抽，避免胃扩张使吻合口张力增加而并发吻合口瘘。④胃管脱出后应严密观察病情，不应盲目再插入，以免戳穿吻合口，造成吻合口瘘。待肛门排气、胃肠减压引流量减少后，拔出胃管。

2）结肠代食管（食管重建）的术后护理：①保持置于结肠袢内的减压管通畅；②注意观察腹部体征，了解有无发生吻合口瘘、腹腔内出血或感染等，发现异常及时通知医师；③若从减压管内吸出大量血性液，或呕吐大量咖啡样液体，伴全身中毒症状，应考虑代食管的结肠袢坏死，需立即通知医师并配合抢救；④结肠代食管后，因结肠逆蠕动，病人常嗅到粪便味，需向病人解释原因，并指导其注意口腔卫生，一般此情况于半年后可逐步缓解。

3）肠内营养管的护理：病人术后多常规留置肠内营养管，如胃十二指肠管、胃造瘘管或空肠造瘘管等。护理措施：①观察营养管周围有无渗液或胃液漏出。由于渗液或胃液对皮肤刺激性较大，应及时更换渗湿的敷料，并在营养管周围涂氧化锌软膏或置凡士林纱布保护皮肤，防止发生皮炎。②妥善固定营养管，防止脱出或阻塞。

（5）胸腔闭式引流的护理：参见第十九章第三节。

（6）并发症的预防和护理

1）出血：观察并记录引流液的性质、量。若引流量持续 2 小时都超过 4ml/（kg·h），伴血压下降、脉搏增快、躁动、出冷汗等低血容量表现，应考虑有活动性出血，及时报告医师，并做好再次开胸的准备。

2）吻合口瘘：是食管癌手术后极为严重的并发症，颈部吻合口瘘对病人不造成威胁，经引流多能愈合。胸内吻合口瘘多发生在术后 5～10 日，病死率高达 50%。①发生原因：食管具有无浆膜覆盖、肌纤维呈纵形走向，易发生撕裂等解剖特点；食管血液供应呈节段性，易造成吻合口缺血；吻合口张力太大；感染、营养不良、贫血、低蛋白血症等。②表现：术后病人出现呼吸困难、胸腔积液和全身中毒症状，如高热、寒战甚至休克等。③护理：积极预防感染、贫血、低蛋白血症等；保持胃肠减压通畅，降低吻合口张力；密切观察病人有无吻合口瘘的表现，一旦出现上述症状，立即通知医师并配合处理，包括：嘱病人立即禁食；协助行胸腔闭式引流并常规护理；遵医嘱予以抗感染治疗及营养支持；严密观察生命体征，若出现休克症状，积极抗休克治疗；需再次手术者，积极配合医师完善术前准备。

3）乳糜胸：食管、贲门癌术后并发乳糜胸是比较严重的并发症，多因伤及胸导管所致，多发生在术后 2～10 日，少数病人可在 2～3 周后出现，注意观察呼吸困难、心悸、低血压等呼吸和循环系统表现。术后早期由于禁食，乳糜液含脂肪甚少，胸腔闭式引流可为淡血性或淡黄色液，但量较多；恢复进食后，乳糜液漏出量增多，大量积聚在胸腔内，可压迫肺及纵隔并使之向健侧移。由于乳糜液中 95%以上是水，并含有大量脂肪、蛋白质、胆固醇、酶、抗体和电解质，若未及时治疗，可在短时期内造成全身消耗、衰竭而死亡，故须积极预防和及时处理。主要护理措施：①禁食，给予肠外营养支持；②若诊断成立，应迅速协助医生处理，迅速安置胸腔闭式引流，必要时低负压吸引，及时引流胸腔内乳糜液，使肺膨胀；③需手术行胸导管结扎术者，积极配合医生，完善术前准备。

### （五）护理评价

**1.** 病人营养状况有无改善，体重是否增加。

**2.** 病人是否能维持水、电解质平衡，尿量是否正常。

**3.** 病人焦虑是否减轻或缓解。

**4.** 病人并发症是否得以预防或发生后是否得到及时处理。

## 【健康教育】

**1. 疾病预防**　避免接触引起癌变的因素，如减少饮用水中亚硝胺及其他有害物质；应用维 A 酸类化合物及维生素等预防药物；积极治疗食管上皮增生；避免过烫、过硬饮食等；加大防癌宣传教育，在高发区人群中做普查和筛查。

**2. 饮食指导**　根据不同术式，向病人讲解术后进食时间，指导选择合理的饮食及注意事项，预防并发症的发生。

**3. 活动、休息、锻炼**　保证充足睡眠，劳逸结合，逐渐增加活动量。术后早期不易下蹲大小便，以免引起直立性低血压或发生意外。因开胸手术需切断胸部肌肉，术后应注意锻炼，防止肌肉粘连，预防术侧肩关节强直和肌肉萎缩。

**4. 随访**　定期复查和进行相应检查，坚持后续治疗。若术后 3～4 周再次出现吞咽困难，可能为吻合口狭窄，应及时就诊。

（吴　颖）

# 第二十三章　心脏疾病病人的护理

【学习目标】

**识记**　①体外循环、法洛四联症、Beck 三联症、室间隔缺损、冠状动脉粥样硬化性心脏病、胸主动脉瘤概念；②体外循环术后的护理措施；③先天性心脏病、后天性心脏病手术前后护理。

**理解**　①体外循环的建立；②各种先天性心脏病的临床表现及处理原则；③各种后天性心脏病的病因、病理生理、临床表现及处理原则。

**运用**　运用护理程序对心脏外科疾病病人实施整体护理。

# 第一节　概　　述

## 一、解剖生理概要

心脏是一个中空的肌性纤维性器官，位于胸腔纵隔内；前方紧靠胸骨体和第 2～6 肋骨，大部分被胸膜和肺所遮盖；后方平第 5～8 胸椎，有食管、迷走神经及胸主动脉；上方连接出入心脏的大血管；下方为膈；两侧与胸膜腔和肺相邻。心脏是血液循环的动力装置，将来自静脉系统未氧合的血液泵入肺，形成肺循环；将已氧合的血液泵入全身组织器官，形成体循环，供应全身组织代谢所需的氧和营养素。

**1. 心脏的内部结构**　心脏内部分为左、右心房和左、右心室 4 个心腔。左、右心房之间为房间隔，左、右心室之间为室间隔。左心房、室之间的瓣膜称二尖瓣，右心房、室之间的瓣膜称三尖瓣，左心室与主动脉之间的瓣膜称主动脉瓣，右心室与肺动脉之间的瓣膜称肺动脉瓣。心脏各瓣膜的作用是防止血液返流。

心壁可分为 3 层：最内层为心内膜，从心脏内面覆盖心脏和瓣膜；中层为心肌层，心室肌较心房肌厚，左心室室壁肌厚达 8～15mm，约为右心室肌壁厚度的 3 倍；外层为心外膜，即浆膜心包的脏层，紧贴于心脏表面，与浆膜心包壁层之间形成一个间隙，称为心包腔，腔内含少量浆液，在心脏收缩和舒张时起润滑作用。当心包腔内积液量增多达一定程度时可产生心脏压塞的症状和体征。

**2. 心脏的血液供应**　心脏的血液供应来自左、右冠状动脉。冠状动脉的主干走行于心脏的表面，其分支穿行于心肌，并在心内膜下层形成网络。多数情况下，左冠状动脉起自升主动脉根部左侧，向左下方分出前室间支到心尖部、旋支到左心后部，供应左心室前部、室间隔前部和左心房；右冠状动脉起自升主动脉右侧，供应室间隔后部、右心房和右心室。静脉与动脉相伴随，回流的静脉血绝大部分由冠状静脉窦汇入右心房。

**3. 神经支配**　心脏由交感神经和副交感神经支配，共同作用调节心脏的心率、心肌收缩及心脏外周血管的收缩和舒张。

## 二、体　外　循　环

**案例 23-1**

患儿，女性，6 岁，以"活动后气促，加重 2 个月"为主诉入院。

体格检查：T 36.8℃，HR 112 次/分，R 18 次/分，BP 90/55mmHg。神志清楚，查体合作。

口唇轻度发绀,双肺呼吸音粗,心律齐。$A_2 < P_2$(主动脉瓣区第二心音<肺动脉瓣区第二心音),胸骨左缘第3、4肋间可闻及Ⅲ~Ⅳ/Ⅵ级粗糙收缩期杂音。

　　辅助检查:心脏彩超汇报结果提示先心病室间隔缺损。

　　治疗方案:择期行全麻体外循环下,室间隔缺损修补术。

**问题:**
1. 此患儿首先考虑的诊断是什么?其处理原则有哪些?
2. 请为本病例患儿制订护理计划。

　　体外循环(extracorporeal circulation or cardiopulmonary bypass,CPB)指将回心的上、下腔静脉血和右心房静脉血引出体外,经人工心肺机(artificial heart-lung machine)进行氧合并排出 $CO_2$,经过调节温度和过滤后,再由人工心泵输回体内动脉,继续血液循环的生命支持技术。体外循环可暂时取代心肺功能,在阻断病人心脏血流的状态下,维持全身器官的血液供应和气体交换,为实施心内直视手术提供无血或少血的手术野。

## 【人工心肺机的基本组成】

**1. 人工心**　即血泵,是暂时代替人体心脏泵血功能的装置,分为:

(1)非搏动泵:通过泵头转动挤压泵管单向排出血液,泵出血液方式为平流。

(2)搏动泵:泵出血液方式具有搏动性,有利于微循环的灌注。

**2. 人工肺**　即氧合器,是暂时代替人体肺在体外进行气体交换的装置。具有氧合静脉血、排出 $CO_2$ 的功能。常用两种类型:

(1)鼓泡式氧合器:是将引出体外的静脉血与输入的氧气直接混合,形成血气泡,完成氧合并排出二氧化碳;再经除泡滤过后成为氧合血,流入贮血器,再经血泵泵回体内,参与血液循环。因氧气和血液直接接触易导致血液蛋白变性,故其使用的安全时限为3小时。

(2)膜式氧合器(膜肺):是利用可透气的高分子薄膜材料分隔氧气和红细胞,氧合过程中血液和氧气不直接接触,而是通过透析作用进行气体交换,无须去泡处理,可以明显减少血液成分的破坏和微气栓的产生,适宜较长时间的体外循环,因此目前临床应用广泛。

**3. 变温器**　是利用循环水温和导热薄金属隔离板,降低或升高体外循环血液温度的装置。

**4. 过滤器**　体外循环的动、静脉系统均有过滤装置,用于有效滤除血液成分,如血小板、纤维素或气体等形成的微栓等。

**5. 血液浓缩器**　又称血液超滤器。原理是利用半透膜两侧的压力阶差,滤出水分和小于半透膜孔隙的可溶性中小分子物质。血液浓缩器与体外循环管路以并联方式连接,其入口与动脉端相连,出口与静脉回流室相连。

**6. 附属装置**　包括各种血管插管、连接管道、贮血器及检测系统等。

## 【体外循环的建立】

　　心内直视手术通常以胸骨正中切口进胸,显露心脏,套绕上、下腔静脉阻断带和升主动脉牵引带,随后全身肝素化(体内肝素用量以2~3mg/kg计算)。经升主动脉插管与人工心肺机动脉端连接;经上、下腔静脉分别插腔静脉引流管,与人工心肺机静脉血回收管连接。监测活化凝血酶时间(activated clotting time,ACT),使其延长到480~600秒以上,开动心肺机转流,建立体外循环(图23-1)。转流后,每隔30分钟重复监测ACT,根据实测值,确定肝素追加量,使其值维持在上述安全转流水平。为预防重要脏器缺血、缺氧,体外循环常以降低体温来提高安全性,即在开始转流时,将血液降温至25~30℃,以降低代谢率、减少转流量、保证机体有氧代谢、避免血液成分受损和心肌损伤;待手术即将结束,再将血液温度回升至常温。心肺转流结束后需静脉注射适量鱼精蛋白,以终止肝素的抗凝作用;拔出动脉插管和上、下腔静脉插管。

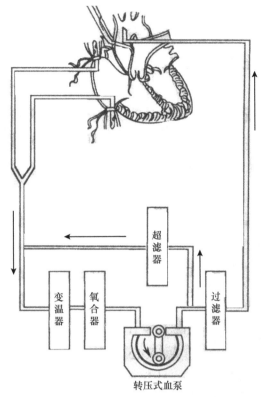

图 23-1  体外循环装置示意图

## 【体外循环后的病理生理变化】

体外循环作为一种非生理过程，可导致人体产生下列病理生理变化。

**1. 凝血机制紊乱**  主要为红细胞破坏、血红蛋白下降、溶酶激活、纤维蛋白原和血小板减少等，引起术后大量渗血。

**2. 水、电解质与酸碱失衡**  主要为低钾血症、代谢性酸中毒和呼吸性碱中毒。低血钾是由于术前长期服用强心、利尿药物而转流过程中尿量增多引起；代谢性酸中毒是由于组织灌注不良、代谢产物堆积所致；呼吸性碱中毒常因过度换气所致。

**3. 重要器官功能减退**  体外循环可对心肌细胞产生损害；长时间的低血压、低灌注量、酸中毒造成脑损伤和脑循环障碍；低灌注量和大量游离血红蛋白等可影响肾脏功能，甚至造成肾衰竭；微栓、氧自由基等毒性物质的释放、炎性反应引起的肺间质水肿、出血和肺泡萎缩等可导致呼吸功能不全，甚至呼吸衰竭。

## 【处理原则】

维持血流动力学稳定，保持血容量平衡；应用呼吸机辅助呼吸，促进有效通气；及时纠正水、电解质和酸碱失衡；合理应用抗生素预防感染。

## 【护理】

### （一）护理评估

**1. 术前评估**

（1）健康史

1）一般情况：包括年龄、性别、身高、体重等，病人的身高和体重对计算体表面积和给药剂量有重要意义。

2）既往史：了解病人的过敏史、手术史、成人女性病人的月经史和生育史等；既往有无出血性疾病和出凝血功能的异常，以及近期是否服用抗凝药物或其他药物等；有无外伤史或其他伴随疾病。

3）家族史：了解家族中有无心脏疾病病人。

（2）身体状况

1）症状与体征：①病人是否出现心悸、气短、乏力、呼吸困难、发绀等表现；②评估病人生命体征和重要器官功能状态；③评估病人饮食习惯、生长发育和营养状况；④评估病人活动耐力和自理能力等，判断其对手术的耐受力。

2）辅助检查：包括各项实验室检查，心电图，X线、超声心动图等影像学检查，及其他特殊检查。

（3）心理–社会状况

1）评估病人和家属对疾病、治疗方案、手术风险、术前配合、术后康复和预后知识的了解和掌握程度，对手术的接受情况。

2）评估病人的心理反应，是否存在焦虑、恐惧和无助的心理。

3）评估病人及家庭的经济承受能力和社会支持情况。

**2. 术后评估**

（1）术中情况

1）手术方式、手术名称和麻醉方式，术中出血、补液、输血、用药情况。

2）术中转流、循环阻断时间和术中回血情况。

3）术中各系统器官功能状况。

4）术中有无意外及特殊处理等情况。

（2）身体状况

1）循环功能：评估病人心电监护指标的动态变化；观察皮肤色泽、温度、湿度和末梢血管充盈情况等外周血管循环状况。

2）呼吸功能：评估呼吸功能和肺部呼吸音情况，查看气管插管位置，注意呼吸机的工作状态和各项参数是否正常；监测血氧饱和度和观察有无缺氧表现。

3）生命体征及意识：评估病人的生命体征是否平稳；评估病人全麻后清醒程度，清醒后是否躁动。

4）伤口及引流情况：评估手术切口有无渗血、感染等情况；评估心包、纵隔引流管位置、是否通畅及引流情况。

（3）心理–社会状况：了解病人及其家属术后的心理状态，进一步评估引起术后心理变化的原因，如切口是否疼痛、对疾病预后的了解情况、康复训练和早期活动是否配合、对出院后的延续护理是否清楚、是否担忧医疗费用等因素。

## （二）常见护理诊断/问题

**1. 焦虑与恐惧**　与心脏疾病和体外循环手术有关。

**2. 低效性呼吸型态**　与手术、麻醉、人工辅助呼吸、体外循环和术后伤口疼痛有关。

**3. 心排出量减少**　与心脏疾病、心功能减退、血容量不足、心律失常、水及电解质失衡有关。

**4. 潜在并发症**　急性心脏压塞、肾功能不全、感染、脑功能障碍等。

## （三）护理目标

**1.** 病人及家属焦虑、恐惧情绪减轻或消失。

**2.** 病人能够维持有效的气体交换。

**3.** 病人心功能恢复正常，能维持有效的血液循环。

**4.** 病人未发生并发症或并发症得到及时发现和处理。

## （四）护理措施

**1. 术前护理**

（1）心理护理：病人常对手术存在焦虑和恐惧心理，并因精神过分紧张引起心动过速或心律失常，导致心力衰竭。因此术前应与病人沟通，针对具体情况给予心理护理。

1）介绍疾病和手术相关知识，耐心解答提问。

2）鼓励病人说出内心感受。

3）为病人介绍手术室及监护室环境，告知其手术简要过程及术后注意事项。

4）安排其与术后病人进行交流，增强其对手术治疗的信心。

（2）改善心功能：术前多休息，少活动，睡眠充足，遵医嘱服用改善心功能的药物，如洋地黄类制剂和利尿药等。若有心悸、气喘、水肿、尿少者，应先内科治疗，待心功能改善后，考虑手术治疗。对于呼吸困难、心悸气短者间断或持续吸氧，取半卧位。

（3）加强术前监测：每日监测体温、心率、血压，每周监测体重。病人进入手术室麻醉诱导前，进行循环监测，包括动脉压、中心静脉压、尿量、心排出量、血氧饱和度等，发现异常，及时处理。

（4）防治感染：保暖防寒，防止呼吸道感染；术前进行深呼吸和有效咳嗽训练，防止术后肺部并发症；有感染者治疗感染灶；体外循环心内直视手术创伤较大，且病人抵抗力较差，术后一旦发生感染，后果严重，因此，术前应遵医嘱预防性应用抗生素。吸烟病人戒烟 3 周以上。

（5）加强营养支持：进食高热量、高蛋白及丰富维生素食物，必要时进行静脉高营养治疗；心功能欠佳者，限制钠盐摄入，钠盐小于 3g/d；低蛋白血症和贫血者，遵医嘱给予白蛋白、新鲜血输入。

（6）遵医嘱用药：术前 2～3 日给予口服泼尼松 10mg，每日 3 次，预防应激综合征的发生。

（7）完善术前检查：包括血常规、血型、交叉配血、尿常规、肾功能、凝血功能、血清电解质、心电图和超声心动图等。

**2. 术后护理**

（1）交接病人，安置合适体位

1）交接病人：向医师了解手术情况、机器运转及心脏阻断时间、术中病情变化及用药情况，核对带回药物浓度、维持用量和各种管道及皮肤情况；保持各种管道和引流通畅，观察和记录引流液的量和性质。

2）安置合适体位：未清醒病人取平卧位，头偏向一侧。有气管插管及辅助通气者，头颈保持平直位，防止气管插管扭曲影响通气。清醒前固定好病人肢体，防止因躁动发生各钟管路脱落；病人清醒、循环稳定后解除约束，取半卧位。

（2）改善心功能，维持有效循环

1）持续心电监护：观察心率、心律、有创血压、末梢血氧饱和度、中心静脉压、肺动脉压、左心房压等数值的变化，发现异常及时通知医师处理。

2）观察周围循环情况：观察病人皮肤颜色、温度、湿度、口唇、甲床毛细血管充盈和动脉搏动情况，及早发现微循环灌注不足和组织缺氧。注意保暖。

3）补充血容量：体外循环后，病人由于凝血功能较差、创面大、失血量较多且时间长，渗血不能立即停止，出现血容量不足，及时补充血容量，必要时，补充新鲜血、血小板浓缩液或冷冻血浆。

（3）加强呼吸道管理，维持有效通气：体外循环术后病人常规使用机械通气以支持呼吸功能，最终达到改善氧合、减少呼吸肌做功、降低肺血管阻力、促进心功能恢复的目的。

1）密切观察：观察病人有无发绀、鼻翼扇动、点头或张口呼吸；呼吸频率、节律和幅度，双肺呼吸音是否对称；呼吸机是否与其呼吸同步；监测动脉血气分析，根据情况及时调整呼吸机参数。

2）气管插管拔除前护理：①妥善固定气管插管，定时测量气管插管距门齿的距离并做好标记，必要时镇静，防止气管插管脱出或移位；②吸氧，维持充分的氧合状态；③保持呼吸道通畅，防止发生肺不张，及时清理呼吸道分泌物和呕吐物，保持呼吸道通畅，防止气道堵塞，导致肺不张。定时翻身叩背、有效吸痰。吸痰时注意事项：选择粗细合适的吸痰管，吸痰时注意无菌操作，动作轻柔敏捷，避免损伤呼吸道黏膜；吸痰前后充分给氧，每次吸痰时间不超过 15 秒，以免机体缺氧；注意观察痰液的颜色、性质、量，以及病人的心率、心律、血压和血氧饱和度，若出现心电图异常或血氧饱和度下降时立即停止吸痰；痰多、黏稠时，可经气管滴入灭菌用水后再吸痰。

3）气管插管拔出后的护理：待病人完全清醒、生命体征平稳、自主呼吸完全恢复后，可拔出气管插管。拔管后：①取半坐卧位。②吸氧，以维持充分的氧合状态，防止低氧血症对各重要器官的损害。③鼓励病人咳痰，定时协助病人翻身、叩背，促进咳嗽和痰液的排出。咳痰时，指导病人用双手按在胸壁切口处，以减轻切口疼痛；痰液黏稠者给予雾化吸入，以减轻喉头水肿、降低痰液黏稠度。④指导病人进行深呼吸锻炼，以促进肺膨胀。⑤防寒保暖，避免受凉后并发呼吸道感染。

4）危重病人需要气管切开时，护士应配合医师行气管切开并进行气管切开术后护理。

（4）维持正常体温：每 30 分钟测体温 1 次；注意保暖，防止体温下降发生寒战，消耗体力，加重心脏负担；体温急剧升高时，可遵医嘱采用物理降温或用药降温。

（5）维持水、电解质和酸碱平衡

1）监测和记录：包括 24 小时出入水量和每小时尿量，评估血容量是否充足。

2）处理低血钾：体外循环后由于血液稀释、术后过度换气、人工心肺机高流量氧气送入、激素的应用、尿排出量增多和高血糖等原因出现低血钾，而病人长期心功能差、长期服用洋地黄和利尿药亦可引起细胞内缺钾，应遵医嘱补钾。

3）纠正代谢紊乱：呼吸性碱中毒或酸中毒可以通过调节辅助呼吸的频率和潮气量予以纠正；代谢性酸中毒时可遵医嘱静脉补充 5%碳酸氢钠 100～250ml。

（6）心包纵隔引流管的护理：评估心包纵隔引流管的位置，保持引流管通畅，每 2 小时挤压 1 次，记录引流液的性质和量；若单位时间内突然引流量减少，且有中心静脉压升高、血压下降，提示心包引流不畅、心脏压塞，立即通知医师并协助处理；病情允许，尽早拔除引流管。

（7）并发症的护理

1）急性心脏压塞：①原因：体外循环破坏血小板，使纤维蛋白原、凝血因子损耗增多造成凝血功能障碍，以及应用止血药物后形成血凝块等因素均可造成心包腔内积血、血块凝聚，从而引起急性心脏压塞。②表现：病人出现静脉压升高（中心静脉压≥25cmH$_2$O，颈静脉怒张），心音遥远、心搏微弱，脉压小、动脉压降低的 Beck 三联征；引流量由多突然减少，挤压引流管有血凝块流出等。③护理：保持引流管通畅，观察并记录引流液的颜色、性状及量；监测中心静脉压，使其维持在 5～12cmH$_2$O；严密观察病情，一旦出现心脏压塞的表现，及时通知医师处理。

2）低心排出量综合征：①原因：体外循环过程中阻断心脏循环，心脏缺血、缺氧及再灌注损伤，使心肌收缩不全出现低心排出量。②表现：病人血压下降，脉压变小，心率增快，脉搏细弱，中心静脉压上升，末梢循环差，四肢发冷，尿量减少。③护理：监测心排出量（CO）、心排指数（CI）、体循环阻力（SVR）和肺循环阻力（PVR）等数值的变化，及早发现低心排出量，及时报告医师处理；补充血容量，纠正水、电解质及酸碱平衡失调和低氧血症；遵医嘱使用正性肌力药物和血管活性药物，以恢复心脏和其他重要器官的供血供氧，应用输液泵控制输液速度和用量，并观察用药效果；当药物治疗效果不佳或反复发作室性心律失常时，可行经皮主动脉内球囊反搏（intra-aortic balloon pumping，IABP）。

3）感染：①原因：心脏手术创伤较大、手术时间长、体外循环的实施及心力衰竭、缺氧引起病人自身抵抗力降低等，增加了病人术后感染的机会。②表现：病人术后体温上升至 38℃以上且持续不退，伤口局部隆起、触痛明显、并溢出白色分泌物等感染现象。③护理：密切监测体温变化；

严格遵守无菌操作原则；保持手术切口干燥，定期换药；注意口腔和皮肤卫生；病人病情平稳后，及时撤出各种管道；合理使用抗生素；加强营养支持。

4）肾功能不全：①原因，体外循环的低血流量和低灌注压、红细胞破坏而致的血浆游离血红蛋白的增多、低心排出量或低血压、缩血管药物应用不当或肾毒性药物的大量应用等因素均可造成病人肾功能不全。②表现，病人出现少尿、无尿、高血钾、血尿素氮和血清肌酐升高等。③护理，术后留置导尿，保持尿量在 1ml/（kg·h）以上；密切监测肾功能，每小时测尿量 1 次，每 4 小时测尿 pH 和比重，观察尿色变化、有无血红蛋白尿等；发生血红蛋白尿者，给予高渗性利尿或静脉滴注 4%碳酸氢钠碱化尿液，防止血红蛋白沉积在肾小管导致肾功能损害；尿量减少时及时找出原因；停用肾毒性药物；怀疑肾衰竭者应限制水和电解质的摄入；若确诊为急性肾衰竭，考虑做透析治疗。

5）脑功能障碍：①原因，因长时间体外循环及灌注压过低造成脑缺血缺氧，以及体外循环中产生的各种微栓子造成脑梗死等引起脑功能障碍。②表现，与脑病灶的部位、性质和病变程度有关，常出现清醒延迟、昏迷、躁动、癫痫发作、偏瘫、失语等症状。③护理，术后严密观察病人的意识、瞳孔、肢体活动情况；若出现头痛、呕吐、躁动、嗜睡等异常表现及神经系统的阳性体征时，及时通知医师，协助处理。

**（五）护理评价**

**1.** 病人的焦虑、恐惧是否减轻或消失。

**2.** 病人心功能是否改善，恢复全身有效循环。

**3.** 病人是否恢复正常的气体交换功能。

**4.** 病人并发症是否得到有效预防或并发症得到及时发现和处理。

# 第二节　先天性心脏病

先天性心脏病（congenital heart disease，CHD）简称先心病，是胎儿心脏及大血管在母体内发育异常所造成的先天畸形，是小儿最常见的心脏病。当今医疗技术的发展推动先天性心脏病的治疗新发展。例如，应用先天性心脏病介入治疗关闭动脉导管、房间隔缺损和室间隔缺损；应用球囊导管扩张狭窄的瓣膜（如肺动脉瓣狭窄）和血管。心脏外科手术方面，体外循环、深低温麻醉下心脏直视手术的发展及带瓣管道的使用，使某些复杂心脏畸形在婴儿期或新生儿期就可以进行手术，大大提高了先天性心脏病根治手术效果。

先天性心脏病的种类很多，可有 2 种以上畸形并存，根据左、右两侧及大血管之间有无分流可将其分为 3 类。

**1. 左向右分流型**（left-to-right shunt lesions）（潜伏青紫型）　正常情况下由于体循环压力高于肺循环，平时血液从左向右分流而不出现青紫，当大哭、屏气或任何病理情况下导致肺动脉或右心室压力增高并超过左心压力时，则可使血液自右向左分流而出现暂时性青紫，如动脉导管未闭、房间隔缺损和室间隔缺损等。

**2. 右向左分流型**（right-to-left shunt lesions）（青紫型）　某些原因，如右心室流出道狭窄，致使右心压力增高并超过左心，使血流从右向左分流；或因大动脉起源异常，使大量静脉血流入体循环，病人出现持续性青紫，如法洛四联症和大动脉转位等。

**3. 无分流型**（non-shunt lesions）（无青紫型）　心脏左、右两侧或动、静脉之间无异常通路或分流，无发绀，如肺动脉狭窄和主动脉缩窄等。

# 一、动脉导管未闭

**案例 23-2**

　　患儿，男性，6 岁，以"心脏杂音 6 年"为主诉入院。

　　既往史：患儿平时较易感冒，无发绀，活动耐力较同龄儿童稍差，近 1 年来活动后感气短、咳嗽。无抽搐史。

　　体格检查：T 36.9℃，HR 96 次/分，R 18 次/分，右上肢 BP 120/60mmHg，右下肢 BP 140/50mmHg。患儿神志清楚，口唇无发绀，双肺呼吸音清，未闻及干、湿啰音。心律齐，第 2 肋间可闻及双期连续性机械样杂音 V～VI/VI级，向锁骨上窝传导，伴细震颤，$P_2$ 亢进，股动脉枪击音（＋），水冲脉，毛细血管波动征（－），腹软，无腹痛，双下肢无水肿。

　　辅助检查：心脏彩超汇报结果提示先天性心脏病，非紫绀型，动脉导管未闭，二尖瓣返流（轻度），左心室收缩功能正常。

**问题：**

　　1. 此患儿首先考虑的诊断是什么？其处理原则有哪些？

　　2. 请为本病例患儿制订护理计划。

　　动脉导管未闭（patent ductus arterious，PDA）是由于各种原因造成婴儿时期动脉导管未能正常闭合，是常见的小儿先天性心脏病之一，占先天性心脏病发病率的 12%～15%。动脉导管是胎儿期连接升主动脉峡部和左肺动脉根部之间的正常结构，是胎儿期血液循环的重要通道。足月产婴儿出生后，10～20 小时内导管即发生功能性关闭；约 85% 的足月产婴儿在出生后 2 个月内动脉导管闭合，成为动脉韧带；逾期不闭合者，临床上称为动脉导管未闭。动脉导管未闭，可单独存在，或与主动脉狭窄、室间隔缺损、法洛四联症等其他心血管畸形并存。

## 【病因】

　　与胎儿发育的宫内环境因素和遗传因素有关。

## 【病理生理】

　　动脉导管未闭的患儿，出生后主动脉压力升高，肺动脉压力下降，主动脉血持续流向肺动脉，形成左向右分流，分流量取决于主动脉和肺动脉之间的压力阶差和动脉导管粗细。左向右分流血量增加肺循环血量，左心回血量增多，左心容量负荷增加，导致左心室肥大，甚至左心衰。肺循环血量增加引发肺小动脉反应性痉挛，使肺动脉压力升高，长期痉挛导致肺小动脉管壁增厚和纤维化，造成右心阻力负荷加重和右心室肥大。随着肺循环阻力持续升高，若肺动脉压接近或超过主动脉压力，呈现双向甚至逆转为右向左分流，出现发绀、艾森曼格综合征（Eisenmenger syndrome），最终可致右心衰而死亡。

## 【临床表现】

　　**1. 症状**　动脉导管细、分流量小者，临床上可无症状；动脉导管粗、分流量大者，出现心悸、气促、咳嗽、乏力和多汗等症状。婴儿可出现喂养困难及生长发育迟缓等，易反复发生肺部感染、呼吸窘迫和心力衰竭。当病情发展为严重肺动脉高压且出现右向左分流时，可表现为下半身发绀和杵状指（趾），称为"差异性发绀"。

　　**2. 体征**

　　（1）心脏杂音：在胸骨左缘第 2 肋间可闻及粗糙响亮的连续性机器样杂音，杂音占据整个收缩期和舒张期，向颈部和背部传导，局部可触及震颤；肺动脉高压者可闻及收缩期杂音，肺动脉瓣区第二心音亢进；左向右分流量大者，因相对性二尖瓣狭窄可闻及心尖部舒张中期隆隆样杂音。

　　（2）周围血管征：由于动脉舒张压降低，脉压增大，出现周围血管征，如颈动脉搏动加强、甲床毛细血管搏动、水冲脉和股动脉枪击音，但随着肺动脉压力的增高和分流量的下降而不明显，甚至消失。

**【辅助检查】**

**1. 心电图检查** 正常或左心室肥大；肺动脉高压者表现为左、右心室肥大。

**2. 胸部 X 线检查** 心影随分流量增加而增大，左心缘向左下延长；主动脉结凸出，降主动脉呈漏斗状；肺动脉圆锥平直或隆出；肺血管影增粗。

**3. 超声心动图检查** 左心房和左心室内径增大；二维超声心动图可直接探查到未闭的动脉导管，并可测其长度和内径；多普勒超声可发现异常血液信号。

**【处理原则】**

主要为手术治疗。

**1. 适应证和禁忌证** 早产儿、婴幼儿反复发生肺炎、呼吸窘迫、心力衰竭或喂养困难者应及时手术治疗。无明显症状者，多主张于学龄前择期手术。艾森曼格综合征者禁忌手术。

**2. 手术方法**

（1）动脉导管结扎术：导管直径在 1cm 以下、导管壁弹性好、无中度以上肺动脉高压的婴幼儿，可经胸部后外侧切口或胸腔镜技术进入左侧胸腔进行手术。

（2）动脉导管直视闭合术：用两把导管钳钳闭动脉导管后，在两钳之间边切边连续缝合主动脉和肺动脉边缘。

（3）体外循环下导管闭合术：适合并发严重肺动脉高压、年龄较大的患儿。手术中经肺动脉切口显露并直接缝闭动脉导管内口。

（4）导管封堵术：应用心导管放置一适当的封堵器材达到闭塞动脉导管的目的，适合大部分病人。

**【护理】**

**（一）常见护理诊断/问题**

**1. 有感染的危险** 与心脏疾病引起肺充血和机体免疫力低下有关。

**2. 低效性呼吸型态** 与缺氧、手术、麻醉、应用呼吸机、体外循环、术后伤口疼痛有关。

**3. 潜在并发症** 高血压、喉返神经损伤等。

**（二）护理措施**

**1. 术前护理** 参照本章第一节。

**2. 术后护理**

（1）预防感染：①避免感冒；②保持手术切口清洁干燥；③严格执行无菌操作技术，做好各种管道的护理；④遵医嘱合理使用抗生素，并监测体温，定期检查血常规了解白细胞计数。

（2）加强呼吸道管理：①密切观察呼吸频率、节律、幅度和双肺呼吸音，及时发现异常情况；②术后辅助通气时间为 1～2 小时，及时清理呼吸道分泌物；③病情稳定并完全清醒后，拔出气管插管，改用面罩雾化吸氧；④鼓励病人深呼吸、咳嗽、咳痰，预防肺不张。

（3）心包纵隔引流管的护理：间断挤压引流管，观察并记录引流液的性状及量。若引流量持续 2 小时超过 4ml/（kg·h），考虑有活动性出血，及时报告医师，并做好再次开胸止血的准备。

（4）并发症的预防和护理

1）高血压：①原因：手术结扎导管后导致体循环血流量突然增大。②表现：术后可出现高血压。若持续增高可导致高血压危象，表现为烦躁不安、头痛、呕吐，有时伴腹痛。③护理：术后密切监测血压变化，并观察患儿有无烦躁不安、头痛、呕吐等高血压脑病的表现；控制血压，控制液体入量。若血压偏高时，遵医嘱用输液泵给予硝普钠或酚妥拉明等降压药。给药后，密切观察血压变化、药物疗效和不良反应，准确记录用药剂量，根据血压变化遵医嘱随时调整剂量，保持血压稳定。硝普钠现配现用，保存与使用时注意避光，静脉滴注 4 小时后更换药液，每小时观察 1 次，如果溶液由红色变为红棕色或蓝色，立即更换，以免药物分解、影响疗效。需要延续使用时，要预先配好药液，更换操作要迅速，避免因药物中断引起血压波动；保持患儿安静，必要时遵医嘱给予镇静、镇痛药物。

2）左侧喉返神经损伤：①原因：左侧喉返神经由左侧迷走神经经主动脉弓下方发出，紧绕导管下缘，向后沿食管、气管沟上行，支配左侧声带。手术中极易误伤，导致左侧声带麻痹。②表现：声音嘶哑。③护理：术后拔除气管插管后，先鼓励患儿发音。若术后 1～2 日出现单纯性声音嘶哑，则可能是术中牵拉、挤压喉返神经或局部水肿所致，告知患儿应禁声和休息；应用激素和营养神经药物，一般 1～2 个月后可逐渐恢复。

## 【健康教育】

**1. 早期预防** 加强妊娠期保健，妊娠早期适量补充叶酸，积极预防风疹、流感等病毒性疾病，并避免与发病有关的因素接触，保持健康的生活方式。

**2. 合理饮食** 食用富含高蛋白、高维生素、易消化的食物，保证充足的营养，以利生长发育。少食多餐，避免过量进食加重心脏负担。

**3. 休息和活动** 养成良好的起居习惯，交代患儿根据心功能恢复情况逐渐增加活动量，避免劳累。

**4. 预防感染** 先天性心脏病的病人体质弱，易感染疾病，应嘱其注意个人和家庭卫生，减少细菌和病毒入侵；天气变化注意防寒保暖，不去人员密集的公共场所，避免呼吸道感染。

**5. 疾病自我管理** 教会患儿家属：①严格遵医嘱服用强心、利尿、补钾药，不可随意增减药物剂量，观察用药后反应。②了解疾病康复情况，如尿量、脉搏、体温、血压、皮肤颜色、术后切口变化。③复诊指导：建议每年进行 1 次心电图、胸部 X 线和超声心动图检查。④若有烦躁、心率过快、呼吸困难等症状，可能发生心力衰竭，及时送医院就诊。出现不适时随诊。

# 二、房间隔缺损

---

**案例 23-3**

患儿，女性，5 岁，以"发现心脏杂音 1 年"为主诉入院。

既往史：患儿平素易感冒，活动如同龄常儿，活动后无胸闷气短、偶有口唇发绀，无晕厥现象。

体格检查：T 36.8℃，HR 106 次/分，R 20 次/分，BP 92/56mmHg。神志清楚，言语清楚，口唇无发绀，查体合作，双肺呼吸音粗，未闻及干、湿啰音。心律齐，第 2、3 肋间可闻及Ⅲ～Ⅵ级柔和吹风样收缩期杂音，$P_2$ 亢进伴固定分裂，无杵状指（趾）。饮食睡眠尚可，大小便正常。

辅助检查：心脏彩超回报结果提示先天性心脏病（非紫绀型）、房间隔缺损、三尖瓣返流（轻度）、肺动脉高压（中度）、左心室收缩功能正常。

问题：

1. 此患儿首先考虑的诊断是什么？其处理原则有哪些？

2. 请为本病例患儿制订护理计划。

---

房间隔缺损（atrial septal defect，ASD）是左、右心房之间的间隔先天性发育不全导致的左、右心房之间形成异常通路，是常见的小儿先天性心脏病之一，占我国先天性心脏病发病率的 5%～10%。

## 【病因】

与胎儿发育的宫内环境因素、母体情况和遗传基因有关。

## 【分类】

**1. 原发孔型缺损**　位于冠状静脉窦前下方，缺损下缘靠近二尖瓣瓣环，常伴有二尖瓣大瓣裂缺。根据最新的命名分类，原发孔型房间隔缺损被归入房室间隔缺损（心内膜垫缺损）。

**2. 继发孔型缺损**　常见，位于冠状静脉窦后上方。分为中央型（卵圆孔型）、上腔型（静脉窦型）、下腔型和混合型。多数为单孔缺损，少数为多孔缺损或是筛状缺损。继发孔缺损常伴有肺动脉瓣狭窄、二尖瓣狭窄等其他心内畸形。

## 【病理生理】

正常左心房压力（8～10mmHg）略高于右心房（3～5mmHg）。经房间隔缺损血液左向右分流，分流量多少取决于缺损大小、两侧心房压力差、两侧心室充盈压和肺血管阻力。原发孔型房间隔缺损的分流量与二尖瓣返流程度有关。分流所致容量负荷增加造成右心房、右心室增大和肺动脉扩张。早期肺小动脉痉挛，随时间延长，逐渐出现肺小动脉管壁细胞增生、管壁增厚，形成阻力性肺动脉高压。当右心房压力高于左心房时，血液右向左分流，引起发绀，即艾森曼格综合征。

## 【临床表现】

**1. 症状**　房间隔缺损的症状与缺损大小和分流量多少有关系。缺损小者，儿童期可无明显症状，常在体检时发现；一般到了青年期，由于左心血流量减少，才出现劳力性气促、乏力、心悸，易出现呼吸道感染；继发肺动脉高血压和右心衰。原发孔房间隔缺损伴有严重二尖瓣关闭不全者，婴儿期就可出现心力衰竭及肺动脉高压症。

**2. 体征**

（1）视诊：原发孔缺损心脏明显增大，心前区隆起。继发孔缺损可出现发绀、杵状指（趾）。

（2）触诊：心前区有抬举冲动感，少数可触及震颤。

（3）听诊：肺动脉瓣区可闻及Ⅱ～Ⅲ级吹风样收缩期杂音，伴第二音亢进和固定分裂。分流量大者心尖部可闻及柔和的舒张期杂音。肺动脉高压者，肺动脉瓣区收缩期杂音减轻，第二心音亢进和分裂加重。

## 【辅助检查】

**1. 心电图检查**　继发孔型电轴右偏，右心室肥大，可合并不完全或完全性右束支传导阻滞。原发孔型电轴左偏，P-R间期延长，左心室肥大。房间隔缺损晚期常出现心房颤动、心房扑动。

**2. 胸部 X 线检查**　右心房和右心室增大，肺动脉段突出，主动脉结缩小，呈典型的"梨形心"，肺纹理增多，可见"肺门舞蹈征"。原发孔型显示左心室扩大。

**3. 超声心动图检查**　明确显示缺损位置、大小、肺静脉的位置和心房水平分流的血流方向，以及缺损与上腔静脉、下腔静脉及二尖瓣、三尖瓣的位置关系。原发孔型可有右心、左心扩大和二尖瓣裂缺、反流。

**4. 右心导管检查**　测定肺动脉压力并计算肺血管阻力，当右心房血氧含量超过上腔静脉、下腔静脉血氧含量1.9 1%，或者右心导管进入左心房，提示存在房间隔缺损。

## 【处理原则】

以手术治疗为主。适宜的手术年龄为2～5岁。

**1. 适应证和禁忌证**　原发孔房间隔缺损、继发孔房间隔缺损合并肺动脉高压者应尽早手术。艾森曼格综合征是手术禁忌证。

**2. 手术方法**　在体外循环下切开右心房，直接缝合或修补缺损；介入封堵和经胸封堵分别在X线和心脏超声引导下植入封堵器封闭房间隔缺损，无需体外循环，创伤小，恢复快，适用于继发孔型且房间隔缺损大小、位置适宜的病人。

## 【护理】

### （一）常见护理诊断/问题

**1. 急性疼痛** 与手术切口有关。

**2. 活动无耐力** 与氧的供需失调有关。

**3. 潜在并发症** 急性左心衰、心律失常等。

### （二）护理措施

**1. 术前护理** 参照本章第一节。

**2. 术后护理**

（1）有效镇痛：判断疼痛的程度，可遵医嘱给予镇痛药。

（2）并发症的护理

1）急性左心衰：多见于年龄较大的病人。①原因：由于长期左向右分流，病人左心发育较差，房缺修补术后，左心室前负荷增加；若术中、术后输液的量或速度未控制则易诱发急性左心功能不全。②表现：呼吸困难、咳嗽、咳痰、咯血等急性肺水肿症状。③护理：严格控制输液量及输液速度；术前可疑左房高压（＞20～25mmHg）或左心功能不全者，需 24 小时监测左房压，注意是否出现肺静脉高压；出现呼吸困难、发绀、咳泡沫痰时，警惕急性肺水肿，立即通知医师并协助处理；遵医嘱及时应用吗啡、强心剂、利尿剂、血管扩张剂，并及时清理气道内分泌物；应用呼气末正压辅助呼吸，并及时清理气道内分泌物。

2）心律失常：术后出现的房性心律失常或室性期前收缩（较少见房室传导阻滞），严密监测动态心电图；建立静脉输液通道，以便及时使用抗心律失常药物治疗；安置心脏起搏器者按常规护理。通常给予对症治疗即可恢复。

## 【健康教育】

参见本章第二节中"动脉导未闭"的相关内容。

# 三、室间隔缺损

**案例 23-4**

患儿，女性，14 岁，以"发现心脏杂音 1 年"为主诉入院。

体格检查：T 37.0℃，HR 86 次/分，R 16 次/分，BP 115/70mmHg。全收缩期杂音，神志清楚，口唇轻度发绀，双肺呼吸音粗，未闻及干、湿啰音。心律齐，第 3、4 肋间可闻及Ⅲ～Ⅵ级，伴细震颤，略增强。腹软，肝脾肋下未触及。无杵状指。

辅助检查：心脏彩超结果提示先天性心脏病（非紫绀型）、室间隔缺损（膜部），三尖瓣返流（轻度），肺动脉高压（轻度）。

问题：

1. 此患儿首先考虑的诊断是什么？其处理原则有哪些？

2. 请为本病例患儿制订护理计划。

室间隔缺损（ventricular septal defect，VSD）是胎儿期室间隔发育不全所致的心室间异常交通。可单独存在，也可合并其他复杂心血管畸形，是发病率最高的小儿先天性心脏病之一，占我国先天性心脏病发病率的 20%～30%。

## 【病因与分类】

病因与胎儿发育的宫内环境因素、母体情况和遗传基因有关。根据缺损解剖位置不同，分为膜部缺损、漏斗部缺损和肌部缺损 3 类。膜部缺损最多，肌部缺损最少见。

【病理生理】

正常左心室压力高于右心室，室间隔缺损时，左心室血液经缺损向右心室分流，分流量取决于左、右心室的压力阶差、缺损大小和肺血管阻力。缺损小、分流量小，不引起肺动脉压力升高；缺损大、分流量大，右心容量负荷增大，肺动脉压力逐渐增高，肺小动脉反应性痉挛，长期大量的左向右分流，使肺小动脉继发性管壁内膜增生和中层增厚、纤维化，管腔狭小，肺血管阻力增加，最终导致梗阻性肺动脉高压，致使左向右分流明显减少，后期肺循环阻力超过体循环阻力时，右心室压力超过左心室压力，出现右向左逆流，引起发绀、艾森曼格综合征，最终可因严重缺氧和右心衰而死亡。

【临床表现】

**1. 症状**　取决于室间隔缺损大小。缺损小、分流量小者常无明显症状。缺损大、分流量大者出生后即出现症状，表现为多汗、呼吸急促、喂养困难、发育迟缓、反复发生呼吸道感染、活动耐力较同龄人差，甚至发生充血性心力衰竭，当发展为进行性梗阻性肺动脉高压者，逐渐出现发绀等缺氧症状和右心衰。室间隔缺损病人易并发感染性心内膜炎。

**2. 体征**　胸骨左缘2～4肋间闻及Ⅲ级以上粗糙响亮的全收缩期杂音，向四周广泛传导。分流量大者，心前区轻度隆起，收缩期杂音最响的部位可触及收缩期震颤，心尖部可闻及柔和的功能性舒张中期杂音。随着肺动脉压力增高，收缩期杂音逐渐减轻甚至消失，而肺动脉瓣区第二音显著亢进，分裂明显，可伴肺动脉瓣关闭不全的舒张期杂音。

【辅助检查】

**1. 心电图检查**　缺损小者，心电图正常或电轴左偏；缺损大者，左心室高电压，左心室肥大。肺动脉高压时，双心室肥大、右心室肥大或伴劳损。

**2. 胸部X线检查**　缺损小者，肺充血及心影改变轻；缺损较大者，心影轻度到中度扩大，肺动脉段凸出，肺纹理增多，肺野充血；重度梗阻性肺动脉高压时，肺门血管影明显增粗，肺外周血管影减少，肺血管影呈"残根征"。

**3. 超声心动图检查**　可以明确诊断。显示缺损大小、位置和分流方向、合并畸形，初步了解肺动脉压力。室间隔缺损时左心房、左心室扩大或双室扩大。

【处理原则】

**1. 非手术治疗**　缺损小、无血流动力学改变、有自行闭合可能者，门诊随访观察。

**2. 手术治疗**　根据症状体征、心功能、缺损大小和位置、肺动脉高压程度、房室扩大等情况综合判断。年龄和体重不是手术的决定因素。

（1）适应证和禁忌证

1）适应证

A. 大室间隔缺损（缺损直径大于主动脉瓣环直径的2/3）：新生儿或婴幼儿出现喂养困难、反复肺部感染、充血性心力衰竭时，应尽早手术。大龄儿童和成人出现肺/体循环血流量比＞2、心脏杂音明显、X线检查显示肺充血、超声心动图显示左向右分流为主时，应积极手术。

B. 中等室间隔缺损（缺损直径为主动脉瓣环直径的1/3～2/3）：出现反复肺部感染、发育迟缓等症状，且伴心脏扩大、肺充血、肺动脉高压时，应尽早手术。

C. 小室间隔缺损（缺损直径小于主动脉瓣环直径的1/3）：随访观察，约半数室间隔缺损在3岁以前自然闭合，以膜部缺损最为多见。一旦超声心动图、X线检查或心电图显示心脏扩大、肺充血，尤其合并感染性心内膜炎时，应积极手术。

D. 特殊情况：肺动脉瓣下（干下型）缺损易并发主动脉瓣脱垂导致主动脉瓣关闭不全，应尽早手术。

2）禁忌证：艾森曼格综合征者禁忌手术。

（2）手术方法：主要手术治疗方法是在低温体外循环下行心内直视手术。缺损小者可直接缝合，缺损大者用自体心包片或人工补片材料修补。介入封堵（X线引导）和经胸封堵（超声引导）是治疗室间隔缺损的新方法，在肌部缺损和小的膜部缺损的治疗上有一定的优势。

【护理】

## （一）常见护理诊断/问题

**1. 生长发育迟缓** 与先天性心脏病引起缺氧、心功能减退、营养摄入不足有关。

**2. 焦虑与恐惧** 与陌生环境、心脏疾病、手术和使用呼吸机等仪器有关。

**3. 心输出量减少** 与心脏疾病、心功能减退、血容量不足、心律失常、水及电解质失衡等有关。

**4. 低效性呼吸型态** 与缺氧、手术、麻醉、应用呼吸机辅助呼吸、体外循环、术后伤口疼痛等有关。

**5. 潜在并发症** 感染、心律失常、急性左心衰、急性心脏压塞、肾功能不全、脑功能障碍等。

## （二）护理措施

**1. 术前护理** 参照本章第一节。

**2. 术后护理**

（1）交接病人，安置合适体位：参见本章第一节。

（2）病情监测

1）体温：由于病人一般在低温麻醉下手术，术后要做好保暖工作。四肢末梢循环差者可用热水袋缓慢复温，但水温不宜超过 37℃；注意病人皮肤色泽和温度、口唇、甲床、毛细血管和静脉充盈情况。若体温大于 38℃，成人或较大的患儿可采用冰袋或乙醇溶液擦浴等方式物理降温；婴幼儿体表面积小，为不影响其循环功能，可采用药物降温，但 6 个月以内的患儿禁用阿司匹林、吲哚美辛栓降温。

2）血压：心脏外科手术病人常经桡动脉插管进行有创动脉压监测，可连续观察动脉收缩压、舒张压和平均动脉压的变化。动脉测压时应注意：严格执行无菌操作；测压前调整零点；操作过程中严防空气进入导致气栓；定时观察动脉穿刺部位有无出血、肿胀，导管有无脱落，以及远端皮肤颜色和温度等。

3）心功能：术后 48 小时内，每 15 分钟连续监测并记录生命体征，待病情平稳后改为 30 分钟监测 1 次；监测心电图，及时发现不同类型的心律失常；监测左心房压、右心房压、肺动脉压和肺动脉楔压，为恢复并维持正常的血流动力学提供客观依据。在测定压力时注意防止导管折断或接头脱落、出血；若病人有咳嗽、呕吐、躁动、抽搐或用力时，应在其安静 10～15 分钟后再测定，否则将影响测量结果。

4）循环血量：记录每小时尿量、24 小时出入水量，以评估循环容量是否足够或超负荷。

（3）维持呼吸功能，促进有效通气：病人术后常规使用呼吸机辅助通气。详见本章第一节。

（4）维持营养和体液平衡：病人清醒并拔除气管插管后，无呕吐可分次少量饮水，但不宜过早进食，以防误吸；术后 24 小时肠蠕动恢复后，开始进流质饮食，逐步过渡到半流质及普食。术后早期为减轻心脏负荷、限制液体摄入量，可用利尿药排出体内潴留的水分；同时警惕因限制液体或过度利尿而发生低钠血症、低氯血症、低钾血症和低钙血症，按医嘱补液、用药，以维持内环境稳定。

（5）切口与引流管的护理：术后胸带固定手术切口，以减轻疼痛；观察切口是否有渗血和感染，保持切口清洁干燥，定期换药，敷料如有渗透应立即通知医师更换。保持心包、纵隔引流管通畅，间断挤压引流管，观察并记录引流液的性状及量。若引流量持续 2 小时超过 4ml/（kg·h），应考虑有活动性出血，及时报告医师，并做好再次开胸止血的准备。

（6）给药护理：应用血管活性药物时，遵医嘱配制药物，剂量精确，使用输液泵控制输液速度和用量。

（7）活动和功能锻炼：保证充足休息，定时翻身，鼓励卧床病人尽早做四肢运动，防止深静脉血栓形成。病人病情稳定后可逐渐下床运动，根据病人心功能恢复情况制订功能锻炼计划。

（8）心理护理：病人麻醉苏醒后对监护室陌生环境、留置的各种管道和呼吸机、监护仪器等存在恐惧心理，护士要自我介绍并耐心介绍环境，告知手术已做完，消除病人恐惧，使其情绪稳定并配合治疗和护理。

（9）并发症的观察和护理

1）心律失常。①原因：与缺损距离房室结和希氏束较近及手术操作技巧等因素有关。②表现：以交界性心动过速和右束支传导阻滞、房室传导阻滞多见。③护理：持续心电监护，密切观察病人心律、心率的变化；如出现心律失常，及时通知医师，遵医嘱给予抗心律失常药物，观察药物的疗效及副作用；安置心脏起搏器者按护理常规维护。

2）急性左心衰。①原因：室间隔修补术后，左向右分流消除，左心血容量增多，输液量过多、输液速度过快均可诱发急性左心衰。②表现：病人出现呼吸困难、咳嗽、咳痰、咯血等急性肺水肿症状。③护理：持续监测心功能，加强观察，警惕急性肺水肿；术后早期应控制静脉输入晶体液，以 1ml/（kg·h）为宜，并注意观察及保持左房压不高于中心静脉压；记录 24 小时出入水量；若病人出现左心衰，立即通知医师并协助处理，嘱病人绝对卧床休息，给氧，限制钠盐摄入；遵医嘱给予强心、利尿药，并观察用药后疗效和副作用，特别是洋地黄毒性反应。

3）其他并发症：参见本章第一节"体外循环"术后并发症的护理。

## 【健康教育】

参见本章第二节。

# 四、法洛四联症

**案例 23-5**

患儿，女性，7 岁，以"发现心脏杂音 6 年半"为主诉入院。

既往史：自幼活动后胸闷、气短、口唇及颜面发绀、喜蹲踞，有晕厥史。

体格检查：T 36.2℃，HR 118 次/分，R 16 次/分，BP 右上肢 120/85mmHg、左下肢 127/90mmHg、右下肢 140/80mmHg。患儿神志清楚，查体合作。发育迟缓，口唇略发绀，双肺呼吸音粗。第 2～4 肋间可触及收缩期震颤，闻及收缩期Ⅲ～Ⅳ/Ⅵ级杂音。$A_2 > P_2$，$P_2$ 听不清。腹软，无压痛，无周围血管征。双下肢无水肿，未见杵状指。饮食、睡眠可，二便正常。

辅助检查：心脏彩超结果汇报示先天性心脏病（紫绀型），肺动脉瓣增厚，回声增强，瓣环部宽 12.1mm，开放略受限，右心室前壁增厚，延至右心室流出道、主动脉骑跨、室间隔间距 17.1mm。可见蓝色为主双向分流信号。房间隔中断，断端 7mm。

问题：

1. 此患儿首先考虑的诊断是什么？其处理原则有哪些？

2. 请为本病例患儿制订护理计划。

法洛四联症（tetralogy of Fallot，TOF）是右心室漏斗部或圆锥动脉干发育不全引起的一种心脏畸形，主要包括肺动脉狭窄、室间隔缺损、主动脉骑跨和右心室肥厚 4 种解剖畸形。该病是一种最常见的紫绀型先天性心脏病，占所有先天性心脏病的 12%～14%。

## 【病因】

与胎儿发育的宫内环境因素、母体情况和遗传基因有关。

## 【病理生理】

法洛四联症的病理生理改变取决于肺动脉狭窄的程度：窄和室间隔缺损两种畸形的相互影响。由于主动脉瓣口靠近室间隔缺损，故左右心室收缩期峰压相等，而血液经室间隔缺损分流的方向和多少取决于肺动脉狭窄的程度。轻度肺动脉狭窄时，心室水平主要是左向右分流，肺循环血量超过体循环血量，这类病人临床上称为淡红色四联症，发绀不明显，有的在婴幼儿期会出现心力衰竭。中度肺动脉狭窄时，在心室水平的分流是双向的，婴儿多在开始活动时才出现发绀。重度肺动脉狭窄时，在心室水平主要是右向左分流，病人发绀明显，行动受限，常有蹲踞或晕厥现象。

## 【临床表现】

**1. 症状** 发绀、喜爱蹲踞和缺氧发作是法洛四联症的主要症状，表现取决于肺动脉狭窄的严重程度。

（1）发绀：随年龄增长加重。由于组织缺氧，动脉血氧饱和度降低，新生儿即可出现发绀，啼哭、情绪激动时症状加重，引起喂养困难、生长发育迟缓，体力和活动力较同龄人差。

（2）喜爱蹲踞：蹲踞是特征性姿态。蹲踞时，患儿下肢屈曲，静脉回心血量减少，减轻了心脏负荷；同时增加体循环阻力，提高了肺循环血流量，使发绀和呼吸困难症状暂时有所缓解。

（3）缺氧发作：表现为活动后突然呼吸困难，发绀加重，出现缺氧性晕厥和抽搐，甚至死亡，常见于漏斗部重度狭窄患儿。

**2. 体征** 生长发育迟缓；口唇、指（趾）甲床发绀，杵状指（趾）是最常见的体征，缺氧越严重，杵状指（趾）越明显；肺动脉压低，肺动脉瓣区第二音减弱或消失。胸骨左缘第 2～4 肋间可闻及 II～III 级喷射性收缩期杂音，肺动脉狭窄轻者，杂音较响。严重肺动脉狭窄者可听不到杂音。

## 【辅助检查】

**1. 实验室检查** 由于机体缺氧，骨髓造血系统代偿性增生，红细胞计数和血细胞比容均升高，且与发绀成正比。红细胞计数上升到 $12 \times 10^{12}$/L，血红蛋白在 150～200g/L，动脉血氧饱和度在 40%～90%。

**2. 心电图检查** 电轴右偏，右心室肥大。

**3. 影像学检查**

（1）胸部 X 线检查：心影正常或稍扩大，肺动脉段凹陷，心尖钝圆，呈"靴状心"。升主动脉增宽，肺血管纹理纤细。

（2）超声心动图检查：绝大多数法洛四联症可通过超声心动图检查明确诊断。二维/切面超声心动图显示升主动脉内径增宽，骑跨于室间隔上方，室间隔连续性中断，右心室增大，右心室流出道、肺动脉瓣或肺动脉主干狭窄。多普勒超声可见心室水平右向左分流的血流信号。

（3）心导管和造影检查：对于超声心动图不能明确诊断、病情复杂者，可进行该检查。

## 【处理原则】

主要是手术治疗，包括姑息手术和矫治手术。

**1. 适应证** 肺动脉及左、右分支发育正常的法洛四联症患儿应力争在 1 岁内行矫治术。对于生后病情发展严重、婴儿期严重缺氧、屡发呼吸道感染和晕厥者，或不具备手术医疗条件者可先行姑息手术。

**2. 手术方式**

（1）姑息手术：全麻下行锁骨下动脉-肺动脉吻合术或右心室流出道补片扩大术，以增加肺循环血流量，改善缺氧，等条件成熟后再做畸形根治手术。

（2）矫治手术：在低温体外循环下，经右心房或右心室切口，疏通右心室流出道、修补室间隔缺损，同时矫正所合并的其他心内畸形。

【护理】

（一）常见护理诊断/问题

**1. 活动无耐力**　与缺氧和呼吸困难有关。

**2. 低效性呼吸型态**　与缺氧、手术、麻醉、体外循环和术后伤口疼痛等有关。

**3. 潜在并发症**　灌注肺、低心排出量综合征等。

（二）护理措施

**1. 术前护理**

（1）休息：严格限制病人活动量，避免患儿哭闹和情绪激动，以免加重心脏负担，减少急性缺氧性昏厥的发作。

（2）纠正缺氧：吸氧，氧流量4～6L/min，每日2～3次，每次20～30分钟。改善微循环，纠正组织严重缺氧。必要时遵医嘱输注改善微循环的药物，如低分子右旋糖酐等。多饮水，以防止脱水导致血液黏稠度增加，诱发缺氧发作。

（3）防治感染：预防呼吸道和口腔黏膜感染；治疗身体各处存在的感染灶。

（4）加强营养：指导进食易消化、高蛋白、高热量、高维生素饮食，避免过饱。对于喂养困难的婴儿，吸奶时往往因气促乏力而停止吮吸，且易呕吐和大量出汗，故喂奶时可用滴管滴入，减轻患儿体力消耗。

**2. 术后护理**

（1）病情观察：密切监测病人心律、心率、血压等生命体征的变化，带有临时起搏器的病人应固定好起搏导线并按起搏器常规护理。

（2）维持循环功能稳定：遵医嘱应用多巴胺及多巴酚丁胺改善心功能，观察用药效果；维持有效循环血量，定期测定血浆胶体渗透压，维持在17～20mmHg。

（3）并发症的预防及护理

1）灌注肺：是法洛四联症矫治术后的一种严重并发症。①原因：可能与肺动脉发育差、体-肺侧支多或术后液体输入过多有关。②表现：急性进行性呼吸困难、发绀、血痰和难以纠正的低氧血症。③护理：用呼气末正压通气方式辅助通气，密切监测呼吸机的各项参数，注意气道压力的变化；及时清理呼吸道内分泌物，注意观察痰液的颜色、性质、量及唇色、甲床颜色、血氧饱和度、心率、血压等；拔除气管插管后，延长吸氧时间3～5日，结合肺部体疗协助病人拍背排痰；严格限制液体入量，监测血浆胶体渗透压。在术后急性渗血期，根据血浆胶体渗透压的变化，遵医嘱及时补充血浆及清蛋白。

2）低心排出量综合征：参见本章第一节。

【健康教育】

参见本章第二节。

# 第三节　后天性心脏病

后天性心脏病（acquired heart disease）是指出生后由于各种原因导致的心脏疾病，是临床最常见的心脏病之一，约占我国心脏外科病人的30%。最常见的是风湿热所致的风湿性瓣膜病。风湿性瓣膜病最常累及二尖瓣，其次为主动脉瓣，右心瓣膜如三尖瓣、肺动脉瓣则较少累及。风湿性病变可单独累及一个瓣膜区，也可同时累及几个瓣膜区，以二尖瓣合并主动脉瓣病变较多见。此外，冠状动脉粥样硬化性心脏病及胸主动脉瘤的发病率亦呈逐年上升趋势。

# 一、二尖瓣狭窄

**案例 23-6**

患者，女性，37岁，以"反复呼吸困难9年，加重10天"为主诉入院。

院前治疗经过：10天前患者因感冒并发并加重，出现夜间阵发性呼吸困难，不能平卧。尿少口服利尿剂后日间尿量500~600ml，双下肢水肿，曾于7天前给予强心、利尿对症治疗后好转，饮食、睡眠尚可，二便正常。

体格检查：T 36.0℃，HR 92次/分，R 18次/分，BP 120/80mmHg。神志清楚，口唇发绀，双肺呼吸音粗，可闻及哮鸣音。双肺底可闻及少许湿啰音。心律齐，$A_2 < P_2$，心尖部可闻及舒张期隆隆样杂音，主动脉瓣听诊区可闻及Ⅲ~Ⅵ级收缩期吹风样杂音。

辅助检查：心脏彩超汇报结果示二尖瓣狭窄、主动脉瓣关闭不全、左心房附壁血栓、肺动脉高压。

**问题：**

1. 此患者首先考虑的诊断是什么？其处理原则有哪些？
2. 请为本病例患者制订护理计划。

二尖瓣狭窄（mitral stenosis，MS）指二尖瓣瓣膜受损、瓣膜结构和功能异常所导致的瓣口狭窄。

## 【病因】

主要由风湿热所致。风湿热反复发作并侵及二尖瓣后，在瓣膜交界处黏着融合，造成瓣口狭窄，瓣叶增厚、挛缩、变硬和钙化等都进一步加重瓣口狭窄，并限制瓣叶活动。在儿童和青年期发作风湿热后，往往在20~30岁及以后才出现临床症状。

## 【病理生理】

正常成人二尖瓣瓣口的横截面积为 $4~6cm^2$。当瓣口面积小至 $1.5~2.0cm^2$（轻度狭窄）时可能出现心脏杂音，但无明显临床症状；当瓣口面积在 $1.0~1.5cm^2$（中度狭窄）时即可出现血流动力学改变和临床症状；当瓣口面积小于 $1.0cm^2$（重度狭窄）时，血流障碍更加明显，出现严重的临床症状，此时左心房压力升高，肺静脉压升高，肺毛细血管扩张、淤血，影响肺内气体交换；发生劳力性呼吸困难；当肺毛细血管压力增高超过正常血浆胶体渗透压 30mmHg（4.0kPa）时，即可发生急性肺水肿，晚期右心室排血负担加重，右心室逐渐肥厚、扩大，最终引起右心衰。

## 【临床表现】

**1. 症状** 因肺淤血和肺水肿而出现劳力性呼吸困难、咳嗽、咯血、端坐呼吸和夜间阵发性呼吸困难；还可出现心悸、头晕、乏力等心排出量不足的表现。

**2. 体征** 二尖瓣面容，面颊和口唇轻度发绀；心尖部可扪及舒张期震颤；心尖部闻及第一心音亢进，舒张中期隆隆样杂音；在胸骨左缘第3、4肋间可闻及二尖瓣开放拍击音；右心衰者可见颈静脉怒张、肝大、腹水和双下肢水肿。

## 【辅助检查】

**1. 心电图检查** 轻度狭窄者心电图正常；中、重度狭窄者表现为电轴右偏、P波增宽、呈双峰或电压增高（二尖瓣型P波）；肺动脉高压者可出现右束支传导阻滞或右心室肥大；病程长者常显示心房颤动。

**2. 胸部X线检查** 病变轻者无明显异常，中度、重度狭窄者可见左心房和右心室扩大，心脏影呈梨形。长期肺淤血者肺门增大而模糊，有时在可见双肺下部及肋膈角处一细直的水平线，称

Kerley B 线。

**3. 超声心动图检查** 可显示出二尖瓣狭窄的程度。M 型超声心动图检查显示二尖瓣前后叶活动异常，呈同向运动，形成"城墙样"的长方波；二维超声可观察到二尖瓣瓣叶活动差、增厚和变形，二尖瓣口狭窄，左心房、右心室、右心房扩大，而左心室正常。

【处理原则】

**1. 非手术治疗** 适用于无症状或心功能Ⅰ级的病人。处理原则：休息，避免剧烈活动，控制钠盐摄入，预防感染，定期（6～12 个月）复查；呼吸困难者口服利尿剂，避免和控制诱发急性肺水肿的因素，如急性感染、贫血等。

**2. 手术治疗**

（1）适应证：心功能Ⅱ级以上且瓣膜病变明显者，需择期手术。心功能Ⅳ级、急性肺水肿、大咯血、风湿热活动和感染性心内膜炎等情况，原则上应积极内科治疗，病情改善后尽早手术；如内科治疗无效，则应急诊手术，挽救生命。已出现心房颤动的病人，心功能进行性减退，易发生血栓栓塞，应尽早手术。

（2）手术方法：常用手术方式包括①二尖瓣交界扩张分离术，目前多采用经皮穿刺球囊导管扩张术；②二尖瓣替换术，在体外循环直视下进行二尖瓣置换术。临床上使用的人工瓣膜有机械瓣膜和生物瓣膜 2 种。

【护理】

**（一）常见护理诊断/问题**

**1. 活动无耐力** 与心排出量减少有关。

**2. 低效性呼吸型态** 与缺氧、手术、麻醉、应用呼吸机、体外循环、术后伤口疼痛有关。

**3. 潜在并发症** 出血、动脉栓塞等。

**（二）护理措施**

**1. 术前护理**

（1）注意休息：限制病人活动量，促进休息，避免情绪激动。

（2）改善循环功能：密切观察心率和血压变化；吸氧，改善缺氧情况；限制液体摄入；遵医嘱应用强心、利尿、补钾药物。

（3）加强营养：指导病人进食高热量、高蛋白及丰富维生素食物，限制钠盐摄入。低蛋白血症和贫血者，给予清蛋白、新鲜血输入。

（4）预防感染：指导病人戒烟；预防呼吸系统感染；保持口腔和皮肤卫生，避免黏膜和皮肤损伤；治疗感染灶，预防性应用抗生素。

（5）心理护理：与病人建立信任关系，介绍疾病和手术相关知识。

**2. 术后护理**

（1）维持循环功能稳定

1）加强血流动力学监测：应用多功能监测仪动态监测血流动力学变化，包括血压、中心静脉压等，根据血流动力学指标补充血容量。

2）按医嘱应用强心、利尿、补钾和血管活性药物，应用输液泵或注射泵控制输液速度和输液量；观察药物疗效和副作用，出现异常，立即通知医师。

3）观察尿量，记录每小时尿量和 24 小时出入水量，术后 24 小时出入水量应基本呈负平衡。

4）观察心率和心律变化，警惕出现心律失常。

5）观察体温、皮肤温度和色泽，了解外周血管充盈情况。

（2）加强呼吸道护理：对留有气管插管的病人，及时吸痰和湿化气道；气管插管拔出后定期协助病人翻身、叩背，指导其咳嗽、咳痰，保持气道通畅。

（3）抗凝治疗：行瓣膜置换术的病人，术后24～48小时即给予华法林抗凝治疗，抗凝治疗效果以凝血酶原时间活动度国际标准比值（international normalized rate，INR）保持在2.0～2.5为宜。机械瓣置换术后的病人，须终身抗凝治疗；置换生物瓣的病人需抗凝3～6个月。抗凝治疗期间需定期监测INR，调整华法林的剂量；同时应密切观察病人有无牙龈出血、鼻出血、血尿等出血征象。

（4）并发症的护理

1）出血：与手术或抗凝过度有关。若引流量持续2小时超过4ml/（kg·h）或有较多血凝块，伴低血容量表现，考虑有活动性出血，及时报告医师处理。

2）动脉栓塞：动脉栓塞多是抗凝不足的表现，应警惕病人有无突发晕厥、偏瘫或下肢厥冷、疼痛、皮肤苍白等血栓形成或肢体栓塞的现象。

【健康教育】

**1. 用药指导**　遵医嘱正确指导病人使用强心、利尿、抗凝等药物。应用抗凝药物需告知病人：①随意减药会造成瓣膜无法正常工作，随意加药会引起身体各部分出血的危险。②用药期间应注意观察有无牙龈黏膜出血、鼻腔出血，皮肤瘀斑和血尿等抗凝过量引起的出血表现，或下肢厥冷、疼痛、皮肤苍白等抗凝剂不足的表现，出现任何异常时均应及时就诊。③服用抗凝药物期间应注意与其他药物的反应，如苯巴比妥类药物、阿司匹林、双嘧达莫（潘生丁）、吲哚美辛（消炎痛）等药物能增强抗凝作用；维生素K等止血药则降低抗凝作用，需在医师指导下使用上述药物。④复诊指导：瓣膜置换术后半年内，每个月定期复查凝血酶原时间（PT）和INR，根据结果遵医嘱调整用药。半年后，置入机械瓣的病人每6个月定期复查1次。

**2. 防治感染**　注意个人和家庭卫生，减少细菌和病毒入侵；注意防寒保暖，预防呼吸道感染；及时治疗感染性疾病，避免引起感染性心内膜炎。

**3. 休息与活动**　一般术后休息3～6个月，避免劳累；根据心功能恢复情况逐渐增加活动量，以不引起胸闷、气急为宜。避免重体力劳动和剧烈运动。

**4. 饮食指导**　均衡饮食，少食多餐，避免加重心脏负担。少吃维生素K含量高的食物，如菠菜、白菜、菜花、胡萝卜、西红柿、蛋、猪肝等，以免降低抗凝药物的作用。

**5. 性生活与妊娠**　术后不影响性生活，妊娠一般以术后1～2年心功能完全恢复为宜。生育期女性病人应避孕，以免妊娠加重心脏负担，若坚持生育，详细咨询医师，保健指导。

**6. 自我保健**　定期复诊，病人若出现心悸、胸闷、呼吸困难、皮下出血等不适时及时就诊。

# 二、二尖瓣关闭不全

**案例 23-7**

患者，男性，50岁，以"反复胸闷气短10余年，加重1年"为主诉入院。

体格检查：T 36.8℃，P 82次/分，R 18次/分，BP 120/90mmHg。HR 105次/分，心律绝对不齐，心音强弱不等，$A_2 < P_2$，心尖部听诊闻及舒张期杂音。腹软，无压痛，肝肋下未触及，心功能Ⅴ级，肌力正常，双下肢无水肿，巴氏征（－）。

辅助检查：心脏彩超汇报结果提示：二尖瓣狭窄（重度）伴关闭不全（轻度）、主动脉瓣轻度痉挛，左心房近心耳处附壁血栓，三尖瓣（轻、中度）返流、主动脉瓣轻度返流，肺动脉高压（重度），收缩功能正常。胸部X线示：心界向左下扩大，肺动脉段凸出，双肺纹理增强紊乱。心电图示：心房颤动。

问题：

1. 此患者首先考虑的诊断是什么？其处理原则有哪些？

2. 请为本病例患者制订护理计划。

二尖瓣关闭不全（mitral regurgitation）指二尖瓣瓣膜受损害、瓣膜结构和功能异常导致的瓣口关闭不全,造成左心室血液部分返流至左心房。半数以上的二尖瓣关闭不全病人常合并二尖瓣狭窄。

## 【病因】

主要由于风湿性炎症累及二尖瓣所致；感染性心内膜炎可造成二尖瓣瓣叶赘生物或穿孔；其他原因所致的腱索断裂、乳头肌功能不全或二尖瓣脱垂等均可造成二尖瓣关闭不全。

## 【病理生理】

左心室收缩时因二尖瓣关闭不全,部分血液返流入左心房,致使左心房因血量增多而压力升高,逐渐产生代偿性扩大或肥厚。左心室舒张时,左心房过多的血流入左心室,使之负荷加重,左心室也逐渐扩大和肥厚,进而肺静脉淤血,肺循环压力升高引起右心功能不全。左心功能长期负荷过重,最终导致左心衰。

## 【临床表现】

**1. 症状** 病变轻、心功能代偿良好者可无明显症状；病变较重或病程长者,因回流入左心房血量增多,心搏量减少可出现心悸、乏力和劳累后气促等症状。急性肺水肿、咯血和右心衰是晚期出现的症状, 较二尖瓣狭窄者少见。

**2. 体征** 心尖冲动增强,并向左下移位。心尖部可闻及全收缩期杂音,向腋部传导,第一心音减弱或消失,肺动脉瓣区第二心音亢进。晚期病人出现右心衰体征,如颈静脉怒张、肝大及下肢水肿等。

## 【辅助检查】

**1. 心电图检查** 轻者可正常,较重者显示电轴左偏、二尖瓣型 P 波、左心室肥大和劳损。

**2. 胸部 X 线检查** 左心房和左心室均明显扩大,钡餐 X 线检查可见食管受压向后移位。

**3. 超声心动图检查** 左心房、左心室扩大,二尖瓣活动度大且关闭不全。

## 【处理原则】

**1. 非手术治疗** 无症状的轻、中度二尖瓣关闭不全者主要内科对症治疗,定期随访观察。

**2. 手术治疗** 症状明显、心功能改变、心脏扩大者均应及时在体外循环下实施手术。手术方法：①二尖瓣修复成形术,适用于瓣膜病变轻、活动度较好者,利用病人自身组织和部分人工代用品修复二尖瓣,以恢复瓣膜完整性；②二尖瓣置换术,适用于二尖瓣损伤严重、不宜实施修复成形术者。

## 【护理】和【健康教育】

参见本章第一节"体外循环"和本章本节中"二尖瓣狭窄"的相关护理内容。

# 三、主动脉瓣狭窄

**案例 23-8**

患者,女性,59 岁,以"活动后心前区疼痛 10 年,加重 1 年"为主诉入院。

体格检查：T 36.3℃,HR 80 次/分,R 18 次/分,BP 130/80mmHg。患者神志清楚,言语流利,伸舌居中,口唇无发绀,双肺呼吸音粗,未闻及干、湿啰音。心界扩大,律齐,主动脉瓣听诊区可闻及Ⅲ～Ⅵ级粗糙喷射性收缩期杂音,向颈部传导。腹软,双下肢无水肿。

辅助检查：多普勒示主动脉瓣狭窄瓣关闭不全。心电图示左室肥厚伴萎缩。局麻下行冠脉造影术示多支多处冠状动脉狭窄,主动脉瓣狭窄伴关闭不全。

**问题：**

　　1. 此患者首先考虑的诊断是什么？其处理原则有哪些？

　　2. 请为本病例患者制订护理计划。

　　主动脉瓣狭窄（aortic stenosis，AS）是主动脉瓣瓣叶形态和结构改变使瓣口狭窄，导致心脏在收缩时血流在主动脉瓣水平受阻。单纯主动脉瓣狭窄较少见，常合并主动脉瓣关闭不全和二尖瓣病变等。

### 【病因】

　　多由于风湿热累及主动脉瓣所致，也可由先天性狭窄或老年性主动脉瓣钙化造成。

### 【病理生理】

　　正常成人主动脉瓣瓣口横截面积为 $3\sim4cm^2$，当瓣口面积小于 $1.0cm^2$ 会产生明显的跨瓣压差。主动脉瓣狭窄时，左心室后负荷增加促使左心室收缩压力升高，导致左心室向心性肥厚，顺应性降低，心排出量减少，进入冠状动脉和脑的血流量减少，常出现心、脑供血不足的症状。

### 【临床表现】

　　**1. 症状**　轻度主动脉瓣狭窄者无明显症状。中度和重度狭窄者可表现为乏力、眩晕、心绞痛、劳累后气促、运动时昏厥、端坐呼吸、急性肺水肿，还可并发感染性心内膜炎，甚至猝死。

　　**2. 体征**　胸骨右缘第 2 肋间能扪及收缩期震颤。主动脉瓣区可闻及收缩期喷射性杂音，向颈部传导。主动脉瓣区第二心音延迟并减弱。重度狭窄者血压偏低、脉压小和脉搏细弱。

### 【辅助检查】

　　**1. 心电图**　电轴左偏，左心室肥大伴劳损，T 波倒置，部分病人可出现左束支传导阻滞。

　　**2. 胸部 X 线**　早期心影无改变；病变加重后可见左心室增大，升主动脉扩张；晚期可有肺淤血。

　　**3. 超声心动图**　显示主动脉瓣增厚、变形或钙化，活动度减小和瓣口缩小等征象。

　　**4. 心导管**　左心导管检查可测定左心室与主动脉之间的收缩压力阶差，明确狭窄的程度；选择性左心室造影可显示狭窄的瓣口、左心室腔大小及是否伴有二尖瓣关闭不全。

### 【处理原则】

　　**1. 非手术治疗**　无症状的轻、中度狭窄者可进行内科治疗。

　　**2. 手术治疗**　主动脉瓣置换术为治疗成人主动脉瓣狭窄的主要方法。通过手术可以消除主动脉瓣跨瓣压力阶差，减轻左心室后负荷，缓解左心室肥厚。

　　（1）适应证：重度狭窄者伴心绞痛、昏厥或心力衰竭等症状应尽早实施手术。无症状的重度狭窄者，如伴有心脏进行性增大和（或）明显左心室功能不全，也需手术治疗。

　　（2）手术方式：常用手术方式包括①直视主动脉瓣切开术，适用于瓣膜柔软、弹性好的病人；②主动脉瓣置换术，切除病变的瓣膜，进行人工瓣膜置换，适用于严重瓣膜病变或伴关闭不全的成年病人。

### 【护理】和【健康教育】

　　参见本章第一节和本章本节。

## 四、主动脉瓣关闭不全

　　主动脉瓣关闭不全（aortic regurgitation，AR）指主动脉瓣膜受损害引起的瓣叶变形、纤维化、增厚、钙化，活动受限，影响瓣叶边缘对合，使瓣口关闭不全，常伴有不同程度的主动脉瓣狭窄。

【病因】

主要病因是风湿热和老年主动脉瓣变性钙化。此外，梅毒、感染性心内膜炎、马方综合征（Marfan syndrome）、先天性主动脉瓣畸形、主动脉夹层等也均可引起主动脉瓣关闭不全。

【病理生理】

因主动脉瓣关闭不全，舒张期血液自主动脉返流入左心室，左心室接受来自左心房和主动脉的血液而过度充盈，容量负荷过重，致肌纤维伸长、收缩力增强，并逐渐扩大和肥厚。在心功能代偿期，左心室排血量可高于正常；当功能失代偿时，心排出量减低、左心房和肺动脉压力升高，出现左心衰。主动脉瓣关闭不全同时引起动脉舒张压下降，冠状动脉灌注量随之降低，左心室高度肥厚时耗氧量增加，可引起心肌供血不足。

【临床表现】

**1. 症状** 轻度关闭不全、心脏功能代偿好的病人无明显症状。重度关闭不全者可表现为乏力、心悸、劳累后气促，严重者常发生心绞痛、端坐呼吸、阵发性呼吸困难及晕厥。

**2. 体征**

（1）心脏体征：心界向左下方增大，心尖部可见抬举性搏动。胸骨左缘第3、4肋间和主动脉瓣区可闻及叹息样舒张早、中期或全舒张期杂音，向心尖传导。

（2）周围血管征：重度关闭不全者可出现颈动脉搏动明显，水冲脉，股动脉枪击音，口唇、甲床毛细血管搏动等周围血管征。

【辅助检查】

**1. 心电图检查** 电轴左偏，左心室肥大伴劳损。

**2. 胸部 X 线检查** 左心室明显增大，向左下方延长；主动脉结隆起，升主动脉和弓部增宽，左心衰可见肺淤血征象。

**3. 超声心动图检查** 显示主动脉瓣关闭不全的原因和瓣膜的形态，了解血液返流的严重程度。

**4. 心导管检查** 左心导管检查可测定左室舒张末容积、左室收缩末容积、左室射血分数、左室舒张末压及左室厚度。

【处理原则】

若病人出现以下临床征象，如心绞痛、左心衰或心脏逐渐扩大，可在数年内死亡，应尽早施行手术。手术方式主要为主动脉瓣置换术。

【护理】和【健康教育】

参见本章第一节和本章本节。

## 五、冠状动脉粥样硬化性心脏病

**案例 23-9**

患者，男性，62岁，以"反复心前区疼痛4年，加重1个月"为主诉入院。

既往史：糖尿病史35年；高血压病史16年。

体格检查：T 36.3℃，HR 76 次/分，R 18 次/分，BP 110/70mmHg。患者神志清，言语流利，双肺呼吸音粗。

辅助检查：心电图示 II 、III、aVF、ST 段下降 0.15mV，$V_1$～$V_5$ 可见 Q 波，冠脉造影术显示：前降支及右冠闭塞，左主干90%狭窄。心脏彩超示：主动脉硬化，右冠瓣钙化，主动脉瓣返流，左心室大，左室间隔部及侧壁运动减弱，二尖瓣、三尖瓣返流，肺动脉高压，肺动脉返流，左室舒张收缩功能均减低。

**问题：**

1. 此患者首先考虑的诊断是什么？其处理原则有哪些？

2. 请为本病例患者制订护理计划。

冠状动脉粥样硬化性心脏病（atherosclerotic coronary artery disease）简称冠心病，是由于冠状动脉粥样硬化使管腔狭窄或阻塞，引起冠状动脉供血不足，导致心肌缺血、缺氧或坏死的一种心脏病。主要侵及冠状动脉主干及其近段分支，左冠状动脉的前降支和回旋支的发病率高于右冠状动脉。

## 【病因】

病因尚未完全明确，已公认的主要危险因素有高脂血症、高血压、吸烟与糖尿病等。

## 【病理生理】

冠状动脉血流量是影响心肌供氧最主要的因素。当冠状动脉粥样硬化使管腔狭窄时，冠状动脉血流量减少，心肌供氧和需氧失去平衡，此时心肌需氧量增加，而冠状动脉供血量不能相应增加，从而加重心肌缺血、缺氧。粥样硬化斑块破裂和急性冠状动脉血栓形成后可导致相应区域心肌血液供应锐减，可立即降低心肌工作性能。若心肌梗死后 1 小时内恢复再灌注，部分心肌细胞功能可以恢复，若再灌注时间超过 2～6 小时，则心肌梗死无法逆转。急性心肌梗死可引起严重心律失常、心源性休克、心力衰竭甚至猝死。

## 【临床表现】

临床表现与冠状动脉粥样硬化狭窄的程度及受累血管的支数密切相关。

**1. 心绞痛**　情绪激动、体力劳动或饱餐等情况下，可因心肌需氧量增加而引起或加重心肌供血、供氧不足，出现心绞痛。

**2. 心肌梗死**　冠状动脉急性阻塞或长时间痉挛，以及血管腔内血栓形成，引起心肌梗死。心肌梗死时心绞痛剧烈，持续时间长，休息和含服硝酸甘油片不能缓解；可伴恶心、呕吐、大汗、发热、发绀、血压下降、心律失常、心源性休克、心力衰竭甚至猝死。

## 【辅助检查】

**1. 实验室检查**　急性心肌梗死早期磷酸肌酸激酶及其同工酶的活性或质量、肌红蛋白、肌钙蛋白均出现异常改变。

**2. 心电图检查**　心肌缺血发生心绞痛时心电图以 R 波为主的导联中可见 ST 段压低、T 波低平或倒置的心内膜下心肌缺血性改变，以及室性心律失常或传导阻滞。心肌梗死时，表现为坏死性 Q 波、损伤性 ST 段和缺血性 T 波改变。

**3. 超声心动图检查**　可对冠状动脉、心肌、心腔结构及血管、心脏的血流动力学状态提供定性、半定量或定量的评价。

**4. 冠状动脉造影术检查**　可准确了解粥样硬化的病变部位、血管狭窄程度和狭窄远端冠状动脉血流通畅情况。

## 【处理原则】

冠心病的治疗可分为药物治疗、介入治疗和外科手术治疗，应根据病人具体情况选择治疗方案。

**1. 药物治疗**　可以缓解症状、减缓病变发展，恢复心肌血液灌注。

**2. 介入治疗**　是应用心导管技术，在冠状动脉造影的基础上经皮穿刺血管，将导管送达冠状动脉并以球囊扩张狭窄的病变部位，达到解除狭窄、增加血供和使闭塞的冠状动脉再通的目的。主要适用于单支或局限性血管病变及急性心肌梗死时。介入治疗主要包括经皮冠状动脉腔内成形术

（percutaneous transluminal coronary angioplasty，PTCA）；有时还在病变部位放入冠状动脉内支架，即支架植入术（intracoronary stent implantation，STENT）。

**3. 手术治疗** 目的是通过血管旁路移植绕过狭窄的冠状动脉，为缺血心肌重建血运通道，以改善心肌供血、供氧，缓解和消除心绞痛等症状。

（1）适应证：①药物治疗不能缓解的心绞痛，且冠状动脉造影显示冠状动脉两支或两支以上的狭窄病变大于 70%；②左冠状动脉主干狭窄和前降支狭窄者；③出现心肌梗死并发症，如室壁瘤形成、室间隔穿孔、二尖瓣乳头肌断裂或功能失调；④介入治疗术后狭窄复发者。

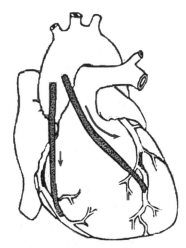

图 23-2 升主动脉–冠状动脉的大隐静脉旁路移植

（2）手术方式：冠状动脉旁路移植术（coronary artery bypass graft，CABG）为常用的手术方式，即取一段自体静脉血管移植到冠状动脉主要分支狭窄的远端，以恢复病变冠状动脉远端的血流量，改善心肌功能（图 23-2）。自体血管主要有乳内动脉、桡动脉、胃网膜右动脉、大隐静脉、小隐静脉等。

## 【护理】

### （一）常见护理诊断/问题

**1. 活动无耐力** 与心功能不全和心绞痛有关。

**2. 焦虑与恐惧** 与疾病和手术有关。

**3. 心排出量减少的危险** 与术后低心排出量综合征有关。

**4. 潜在并发症** 出血、肾衰竭等。

### （二）护理措施

主要介绍冠状动脉旁路移植术的护理。

**1. 术前护理**

（1）心理护理：介绍周围环境，讲解疾病和手术相关知识，消除焦虑、恐惧心理。

（2）减轻心脏负担：①活动与休息，保证睡眠，避免劳累和情绪波动；②合理膳食，多食高维生素、粗纤维素、低脂的食物，防止便秘；③给氧，间断或持续吸氧，预防重要脏器缺氧发生；④镇静，日给予少量镇静药物，减少由于精神紧张引起的心肌耗氧增加。

（3）术前指导：手术前 3～5 日停用阿司匹林等抗凝剂；指导病人深呼吸、有效咳嗽，床上肢体功能锻炼等。

**2. 术后护理**

（1）监测循环和呼吸功能：①保持血压稳定；②持续心电监护，警惕心律失常和心肌梗死的发生；③监测血氧饱和度和动脉氧分压，防止发生低氧血症；④观察体温和末梢循环，术后早期积极复温，促进末梢循环恢复；⑤观察呼吸频率、幅度和双侧呼吸音，监测呼吸功能。

（2）抗凝治疗护理：术后遵医嘱使用抗凝、抗血小板聚集类药物，如肝素、阿司匹林、双嘧达莫（潘生丁），以防搭桥的血管发生阻塞，注意观察用药后反应，如局部胃肠道不适和全身出血，密切观察全身皮肤状况及凝血酶原时间；观察手术切口及下肢取血管处伤口有无渗血；观察并记录引流液的量及性质，判断有无胸内出血或心脏压塞的预兆，发现异常及时通知医师并协助处理。

（3）取静脉的手术肢体的护理。术后局部加压包扎，观察：①手术切口是否有渗血；②周围血管充盈情况，大隐静脉–冠状动脉旁路术后，观察肢体远端的足背动脉搏动情况和足趾温度、颜色、水肿、感觉和运动情况。

（4）术后功能锻炼：术后 2 小时可以进行术侧下肢、脚掌和趾的被动锻炼，以促进侧支循环的建立；休息时注意抬高患肢，以减轻肿胀，避免足下垂；术后24小时根据病人病情鼓励下床运动，站立时勿持续时间过久；逐渐进行肌肉被动和主动训练。

## 【健康教育】

**1. 了解心血管疾病危险因素**　包括吸烟、过量饮酒、高血脂、情绪波动等，提高疾病预防的意识。

**2. 倡导健康的生活方式**

（1）养成良好的生活习惯，注意劳逸结合。

（2）合理均衡饮食，进食低盐、低脂和优质蛋白质饮食，多吃蔬菜、水果；少食多餐，切忌暴饮暴食。

（3）加强运动，控制体重，逐渐增加运动量。

（4）保持心情愉悦。

**3. 用药指导**　术后病人终身服用抗凝药如阿司匹林、双嘧达莫，详细向病人介绍用药方法，观察药物常见副作用，如服用阿司匹林可见皮下出血点或便血，告知出现异常及时就诊。指导病人外出时务必随身携带硝酸甘油类药物，以防心绞痛发生。

**4. 恢复期自我保健**　术后病人胸骨愈合大约需要3个月时间，在恢复期内：

（1）避免胸骨受到较大的牵张，如举重物、抱小孩等。

（2）保持正确的姿势，当身体直立或坐位时，尽量保持上半身挺直，两肩向后展。

（3）每日做上肢水平上抬练习，避免肩部僵硬。

（4）为促进下肢血液循环，腿部可穿弹力护袜；床上休息时，脱去护袜，抬高下肢。

**5. 定期复诊**　出院后3～6个月复查1次，之后根据病情调整复查时间。出现不适及时就诊。

# 第四节　胸主动脉瘤

**案例 23-10**

患者，男性，75岁，以"左腰痛4小时，胸痛3小时"为主诉入院。

院前发病经过：患者于4小时前出现左腰部疼痛，呈持续性剧痛，伴大汗淋漓；此后1小时出现胸部撕裂样疼痛。无心慌、胸闷、气促、恶心及呕吐。

体格检查：T 36.3℃，HR 80次/分，R 15次/分，BP 160/100mmHg。患者神志清楚，查体配合。左胸呼吸运动减弱，呼吸音低，可闻及湿啰音。心前区无隆起、心尖正常，心浊音界向左扩大，$L_2$～$L_4$肋间可闻及Ⅱ～Ⅵ收缩期杂音，无传导。腹平软，未闻及血管杂音，肠鸣音减弱。左肾区叩击痛（＋）。双下肢无水肿，足背动脉搏动可触及，左侧较右侧稍弱。

辅助检查：尿常规示尿胆红素（＋＋＋）、尿蛋白（＋＋＋）、尿潜血（＋＋＋）。血常规：RBC $3.88×10^{12}$/L，WBC $16.4×10^9$/L，中性粒细胞83.3%。发病后6～14小时内心肌梗死三项检查示肌红蛋白略偏高，肌钙蛋白及肌酸激酶同工酶均正常。心电图：左心室肥大、各导联ST段未抬高、ST-T无动态变化，$V_5$、$V_6$的R波振幅有下降。$V_7$及$V_8$、$V_9$有q波及Q波。胸部正位片：左心缘未显示，上纵隔影增宽。胸CT：左肺萎陷，纵隔心影向左移位，降主动脉可见双腔结构。增强扫描：降主动脉可见大小不等的真假双腔，分界清晰。汇报结果：降主动脉夹层动脉瘤。

治疗方案：全麻左心转流下行降主动脉夹层动脉瘤置换术。

**问题：**

1. 此患者首先考虑的诊断是什么？其处理原则有哪些？

2. 请为本病例患者制订护理计划。

各种疾病造成主动脉壁正常结构的损害,尤其是承受压力和维持大动脉功能的弹力纤维层变脆弱和破坏,使局部主动脉在血流压力的作用下逐渐膨大扩张,形成主动脉瘤(aortic aneurysm)。胸主动脉各部包括主动脉升、主动脉弓、主动脉降部(主动脉降部以膈为界分为主动脉胸部和主动脉腹部)均可发生主动脉瘤称为胸主动脉瘤(thoracic aortic aneurysm)(图 23-3)。

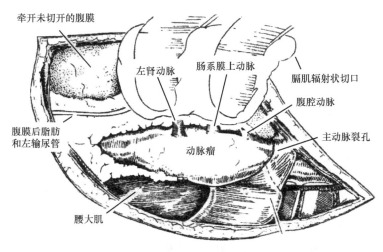

图 23-3　暴露胸主动脉瘤

【病因】

主动脉瘤是多种致病因素相互影响、共同作用的结果,常见的原因:

**1. 动脉粥样硬化** 动脉粥样硬化时粥样硬化斑块影响了管腔内血液营养向动脉壁输送、供应,使主动脉壁变性、坏死,特别是承受压力和维持大动脉功能的弹力纤维破坏后,易形成动脉瘤。

**2. 主动脉中层囊性坏死** 某些先天性疾病和遗传性疾病如马方综合征,使主动脉壁中层发生囊性坏死,弹力纤维消失,伴有黏液性变,主动脉壁薄弱,形成主动脉瘤;有时还形成夹层。

**3. 创伤性动脉瘤** 多因胸部挤压伤、汽车高速行驶突然减速碰撞胸部或从高处坠下,引起胸主动脉破裂。主动脉全层破裂者,病人在短时间内即因大量失血死亡;如主动脉内膜和中层破裂,但外层或周围组织仍保持完整,则可形成假性动脉瘤或夹层。

**4. 感染性因素** 常继发在感染性心内膜炎的基础上;梅毒等因素也可引起。

【分类】

**1. 按发生的部位分类** 胸主动脉瘤可为升主动脉瘤(约占 50%)、弓部动脉瘤(约占 10%)、降主动脉瘤(约占 30%)、胸腹主动脉瘤(约占 10%)。

**2. 根据主动脉壁病变层次和范围分类** 胸主动脉瘤可分为真性动脉瘤(true aneurysm)、假性动脉瘤(false aneurysm)及主动脉夹层动脉瘤(aortic dissection aneurysm)。

**3. 按照病理形态分类** 胸主动脉瘤可分为以下 3 类。

(1)囊性动脉瘤:病变仅累及局部主动脉壁,突出呈囊状,与主动脉腔相连的颈部较窄。

(2)梭形动脉瘤:病变累及主动脉壁全周,长度不一,瘤壁厚薄不均匀。动脉瘤壁及邻近主动脉可有钙化,动脉瘤内壁可附有血栓。动脉瘤可压迫和侵蚀邻近器官和组织,产生相应的临床症状,最后常因自行破裂引起大出血致死。

(3)夹层动脉瘤:主动脉壁发生中层坏死或退行性病变,当内膜破裂时,血液在主动脉压力作用下,在中层内形成血肿并主要向远端延伸形成夹层。

## 【病理生理】

胸主动脉瘤常见于中老年人，遗传性、感染性或创伤性病因所致动脉瘤好发于青壮年。病程早期多无症状、体征，常在影像学检查时偶尔发现。根据 Laplace 定律，$T=p \cdot r$（$T$：张力，$p$：压力，$r$：半径），主动脉瘤壁承受张力与动脉血压和瘤体半径成正比。动脉瘤形成后不可逆转的持续增大，增加左心室容量负荷并压迫周围组织结构。自然病程进展快，预后不良，死亡原因主要为动脉瘤破裂。通常，病程进展和最终破裂与病因、瘤体大小、是否合并主动脉夹层有关；已确诊胸主动脉瘤未经治疗者破裂时间平均为 2 年，生存时间少于 3 年。

## 【临床表现】

胸主动脉瘤的早期多无症状，当瘤体增大到一定程度、压迫或侵犯邻近器官和组织后才出现临床症状。常见的主要症状：

**1. 胸痛**　胸骨后或背部呈间歇性或持续性胀痛或跳痛。若肋骨、胸骨、脊椎受侵蚀及脊椎神经受压迫时，胸痛加重。

**2. 侵蚀和压迫邻近器官组织的表现**

（1）压迫症状：主动脉弓部动脉瘤压迫气管、支气管可引起刺激性咳嗽和呼吸困难；压迫喉返神经引起声音嘶哑；压迫交感神经可引起 Horner 综合征；压迫膈神经引起膈肌麻痹；压迫左无名静脉可使左上肢静脉压高于右上肢。

（2）侵蚀症状：因升主动脉根部动脉瘤累及主动脉瓣瓣环，使其扩大引起主动脉瓣关闭不全的表现。动脉瘤逐渐增大可达颈部胸骨切迹上方，或侵蚀破坏胸廓骨骼，使胸壁出现搏动性肿块。

**3. 胸主动脉瘤破裂的表现**　急性胸痛；出血，瘤体破入气管可引起大咯血，缺如食管可引起大呕血；可引起失血性休克，甚至死亡。

## 【辅助检查】

**1. 心电图检查**　无异常改变，合并高血压和主动脉瓣病变的病人可出现左室肥厚。

**2. 胸部 X 线检查**　后前位纵隔增宽，气管、食管被推挤移位，并可见主动脉壁钙化。

**3. 超声心动图检查**　对主动脉根部、升部和主动脉弓的病变诊断准确，不仅可显示瘤体大小，还可发现瘤体内血栓。

**4. CT、MRI 检查**　可清楚地了解胸主动脉瘤的部位、范围、大小、与周围器官的关系、动脉瘤体结构、有无动脉硬化斑块和附壁血栓形成等。

## 【处理原则】

胸主动脉瘤破裂可引起病人死亡，因此无论动脉瘤大小，均应早期手术治疗。行动脉瘤切除、人工血管重建或置换术是目前常用的手术方法。近年来，随着介入治疗的发展，经股动脉置入带膜支架（或称支撑性人工血管），进行封闭内膜破口、腔内血管成形术，也取得良好效果。

## 【护理】

### （一）常见护理诊断/问题

**1. 急性疼痛**　与肋骨、胸骨、脊椎受动脉瘤侵蚀及脊椎神经受压迫有关。

**2. 恐惧**　与病情凶险及对疾病预后的不确定性有关。

**3. 低效性呼吸型态**　与手术、麻醉、疼痛和应用呼吸机等有关。

**4. 潜在并发症**　出血、感染、动脉瘤破裂、电解质失衡等。

### （二）护理措施

**1. 术前护理**

（1）卧床休息：绝对卧床休息，保持安静，必要时应用镇静剂。

（2）监测病情：监测生命体征和重要脏器的功能；监测血压，遵医嘱使用降压药物；主动脉弓部病变的病人注意观察神志的改变，如有主动脉破裂的先兆，通知医师，做好抢救准备。

（3）营养支持：合理膳食，防止便秘。

（4）疼痛管理：评估疼痛的位置、性质、持续时间、诱因等，指导病人放松的技巧，遵医嘱使用镇痛药物。

（5）心理护理：介绍疾病的相关知识；耐心解答问题，稳定病人情绪。

**2. 术后护理**

（1）加强病情监测：①动态监测病人的心率、心律、血压和心电图变化。②监测皮肤温度、色泽，四肢末梢动脉搏动以及动脉血乳酸水平，了解远端血供是否充足。③监测呼吸功能、呼吸频率、呼吸幅度和双侧呼吸音。④观察尿量、尿颜色、尿比重，监测肾功能指标，记录每小时尿量，了解肾功能；观察病人意识状态，四肢活动情况及病理征等，了解中枢神经系统的功能状态。

（2）维持循环和内环境稳定：补充有效血容量，维持血压稳定。主动脉手术吻合口多、创面大，维持血压稳定同时，积极补充循环血量，保证重要器官的血液灌注。①维持血压稳定，遵医嘱使用降压药；严格控制输液速度；适量使用镇静、镇痛药物，避免血压波动；吸痰前给予镇静降压药物，吸痰动作轻柔。②纠正电解质、酸碱平衡，监测血气分析结果，根据血气分析报告及时评估病人的酸碱平衡及电解质情况并提前干预。

（3）加强呼吸道管理：术后辅助通气，并适当延长辅助通气时间，减少呼吸做功，减轻心脏负担；根据呼吸监测结果调整呼吸机参数；及时清理呼吸道内分泌物，待病人完全清醒、病情稳定且达到满意自主呼吸后，拔除气管插管；拔管后改用面罩雾化吸氧，鼓励病人深呼吸、咳痰，预防肺不张。

（4）并发症的预防和护理：参见体外循环术后并发症的预防与护理。

**【健康教育】**

**1. 倡导健康的生活方式**　合理饮食、控制体重、戒烟限酒、心情愉快、规律生活。

**2. 用药指导**　服用降压药物时，应注意监测血压水平，根据血压遵医嘱调整药物剂量和种类。

**3. 休息与活动**　保证休息，避免劳累；术后心功能Ⅰ～Ⅱ级的病人，可恢复适当的学习、工作。避免重体力劳动和剧烈运动。

**4. 定期复查**，病情变化随诊。

（杨君一）

# 第二十四章　腹外疝病人的护理

**【学习目标】**

**识记**　①腹股沟区的解剖概要；②疝、腹外疝、腹股沟斜疝、腹股沟直疝、股疝的定义；③腹外疝的基本结构、病理类型。

**理解**　①腹外疝的病因；②腹股沟斜疝与腹股沟直疝的临床特点；③腹股沟疝的处理原则。

**运用**　运用护理程序对腹外疝病人实施整体护理。

## 第一节　解剖生理概要

**【腹股沟区解剖概要】**

**1. 腹股沟区的解剖层次**　腹股沟区是位于下腹部前外侧壁的类三角形区域，其上界为髂前上棘至腹直肌外侧缘水平线，下界为腹股沟韧带，内界为腹直肌外侧缘。由浅而深，有以下各层。

（1）皮肤、皮下组织、浅筋膜。

（2）腹外斜肌：在腹股沟区移行为腱膜，即腹外斜肌腱膜，该腱膜下缘在髂前上棘至耻骨结节之间向上、向后反折并增厚形成腹股沟韧带。腹外斜肌腱膜在耻骨结节上外方形成一三角形裂隙，即腹股沟管浅环（外环或皮下环）。

（3）腹内斜肌和腹横肌：腹内斜肌位于腹股沟韧带外侧 1/2，腹横肌位于腹股沟韧带外侧 1/3，两者均不附着于腹股沟韧带而形成游离缘，在腹股沟韧带内侧 1/2 形成一处空隙，无肌肉覆盖。

（4）腹横筋膜：位于腹横肌深面。在腹股沟中点上方 2cm，腹壁下动脉外侧，男性精索或女性子宫圆韧带穿过腹横筋膜而形成一卵圆形裂隙，即为腹股沟管深环（内环或腹环）。

（5）腹膜外脂肪和腹膜壁层。

从腹股沟区的解剖层次可见，腹股沟内侧 1/2 部分，腹壁强度较薄弱，容易发生腹股沟疝。

**2. 腹股沟管**　是一潜在管道，位于腹前壁、腹股沟韧带内上方，由外向内下斜行的肌肉筋膜间裂隙，长 4~5cm，男性有精索通过，女性有子宫圆韧带通过。腹股沟管有上、下、前、后四个壁及内外两个口。腹股沟管的前壁有皮肤、皮下组织、腹外斜肌腱膜和腹内斜肌，在外侧 1/3 处有腹内斜肌的起始部；后壁为腹横筋膜和腹膜，其内侧 1/3 处有腹股沟镰；上壁为腹内斜肌与腹横肌的弓状下缘；下壁为腹股沟韧带和腔隙韧带。内口为内环（腹环、深环），是腹横筋膜的卵圆形裂隙，外口为外环（皮下环、浅环），是腹外斜肌腱膜下的三角形裂隙，它们的大小一般可容纳一指尖。

**3. 直疝三角**（Hesselbach 三角，海氏三角）　外侧边是腹壁下动脉，内侧边是腹直肌外侧缘，底边为腹股沟韧带。此处腹壁缺乏完整的腹肌覆盖，且腹横筋膜又比周围部分薄，因此易发生疝，腹股沟直疝在此由后向前突出，形成半球形包块。

**4. 股管**　是一个狭长的漏斗形间隙，长 1~1.5cm，内含脂肪、疏松结缔组织和淋巴结。股管有上、下两口，上口称股环，直径约 1.5cm，有股环隔膜覆盖；下口为卵圆窝，卵圆窝是股部深筋膜上的一个薄弱部分，覆盖一层薄膜，称筛状板，下肢大隐静脉在卵圆窝处穿过筛状板进入股静脉。股管前缘为腹股沟韧带，后缘为耻骨梳韧带，内缘为腔隙韧带，外缘为股静脉。

# 第二节 概 述

体内某个组织或脏器离开其正常的解剖部位，通过先天或后天形成的薄弱点、缺损或孔隙进入另一部位，称为疝（hernia）。疝多发生在腹部，分为腹内疝和腹外疝。

腹外疝（abdominal external hernia）是腹腔内组织或脏器连同壁层腹膜，经过腹壁薄弱点或孔隙向体表突出而形成的包块，是外科最常见的疾病之一。其中腹股沟斜疝发病率最高。

腹内疝（abdominal internal hernia）是因腹内组织或脏器进入腹腔间隙囊内而形成的疝，如网膜孔疝。

## 【病因】

腹壁强度下降和腹内压力增高是腹外疝形成最重要的两个因素。

**1. 腹壁强度下降** 是腹外疝发病的基础。引起腹壁强度降低的潜在因素有很多，常见因素有①先天性因素：某些脏器或组织穿过腹壁的部位薄弱，如精索或子宫圆韧带穿过腹股沟管、股动静脉穿过股管、脐血管穿过脐环等；腹白线发育不全也可成为腹壁的薄弱点。②后天性因素：腹壁手术切口愈合不良、外伤、感染引起腹壁缺损，年老体弱或肥胖引起腹壁肌肉萎缩等。研究发现，腹股沟疝病人体内腱膜中胶原代谢紊乱，羟脯氨酸含量减少，腹直肌前鞘中成纤维细胞增生异常，超微结构中含有不规则的微纤维，共同影响腹壁的强度。吸烟的直疝病人，血浆中促弹性组织离解活性显著高于正常人。

**2. 腹腔内压力增高** 是诱发腹外疝的重要因素，如慢性咳嗽、长期便秘、反复呕吐、排尿困难（良性前列腺增生、膀胱结石、包茎等）、妊娠、腹水、举重、搬运重物、婴儿经常啼哭等。正常人腹壁强度正常，虽然经常出现腹腔内压力增高的情况，但是不足以发生腹外疝。

## 【病理解剖】

典型的腹外疝由疝囊、疝内容物和疝外被盖三部分组成。

**1. 疝囊** 是指壁层腹膜经过疝环向外突出的囊袋状物，由疝囊颈、疝囊体组成。疝囊颈指疝囊与腹腔相连接的狭窄部，位置相当于疝门，多呈环形，也称疝环，是腹壁薄弱或缺损处；各类疝多以疝门部位而命名，如腹股沟疝、股疝、脐疝、切口疝、白线疝等；由于肠内容物经常经此进出，常因摩擦而增厚，是高位结扎疝囊的标志。疝囊体是疝囊的膨大部分，形成囊腔。

**2. 疝内容物** 是指从腹腔进入疝囊的脏器和组织。常见的内容物多活动度大，以小肠最为多见，其次是大网膜，其他有盲肠、阑尾、乙状结肠、横结肠、膀胱、卵巢、输卵管、Meckel 憩室等，但较少见。

**3. 疝外被盖** 指疝囊以外的腹壁各层组织，通常由筋膜、肌肉、皮下组织和皮肤组成，上述各层组织常因疝内容物出入、停留而扩大或受压，疝外被盖可变薄甚至萎缩。

## 【临床类型】

按疝内容物的病理变化和临床表现，腹外疝可分为下列类型。

**1. 易复性疝**（reducible hernia） 最常见，疝内容物很容易回纳腹腔的疝，称为易复性疝。一般疝内容物仅在站立、行走、奔跑、体力劳动及咳嗽、排便等腹内压升高时突出，平卧、休息或用手轻推即可回纳入腹腔。有的腹股沟疝的疝囊位于腹股沟管内，肠内容物突出时，视诊看不到，称为隐匿性疝，很易自然回纳，也属易复性疝。

**2. 难复性疝**（irreducible hernia） 疝内容物不能或不能完全回纳腹腔但并不引起严重症状者，称为难复性疝。常因疝内容物（多数是大网膜，也有小肠）反复突出，表面受摩擦而损伤，与疝囊发生粘连所致；也有些病程冗长的巨型疝，疝门十分宽大，周围组织萎缩变薄，或已消失成缺损，毫无抵挡作用、大量疝内容物随着重力下坠而久留在疝囊内，逐渐变成难复性疝。腹腔后位的脏器，在疝的形成过程中，尤其是髂窝处后腹膜与后腹壁结合极为松弛，易被推移，以至盲肠、阑尾、乙状结肠、膀胱等，也滑出疝门，构成疝囊的一部分，称为滑动性疝，多见于右侧，左、右发病率之比约为 1：6。由于滑动过程容易发生粘连，滑动性疝通常也属难复性疝。与易复性疝一样，难复性疝的内容物无血运障碍，临床症状不严重。

**3. 嵌顿性疝**（incarcerated hernia） 指疝环较小而腹腔内压力突然增高，疝内容物强行进入疝囊，随后被弹性回缩的疝环卡住，使得疝内容物不能回纳，发生疼痛等一系列症状者，称为嵌顿性疝。如嵌顿的内容物为小肠，则产生急性肠梗阻症状；如果嵌顿的内容物仅为肠壁的一部分，系膜侧肠壁及其系膜并未进入疝囊，称为肠管壁（Richter）疝；如嵌顿的内容物为梅克尔憩室，则称为里脱（Littre）疝。嵌顿性疝的主要病理特征是肠腔受压静脉回流受阻，动脉血运尚未受阻。及时解除嵌顿，病变肠管可以恢复正常。

**4. 绞窄性疝**（strangulated hernia） 肠管嵌顿如不能及时解除，肠壁及其系膜受压情况进一步加重，肠管动脉血供减少，直至完全阻断，肠管出现血液循环障碍甚至坏死者，称为绞窄性疝。此时肠系膜动脉搏动消失，肠壁逐渐失去光泽与活力，发紫变黑，疝囊内渗液出现淡红色或暗红色甚至出现脓性渗液，积脓的疝囊可自行穿破或手术误切而发生肠瘘。

当肠管嵌顿或绞窄时，常伴有急性机械性肠梗阻。肠管壁疝因嵌顿的内容物仅为部分肠壁，肠管并未完全梗阻。逆行性嵌顿性疝是指嵌顿的内容物为两个以上肠袢使肠袢呈"W"形者，疝囊内嵌顿的各肠袢之间的肠管可隐匿于腹腔内，不仅在疝囊内的，而且在腹腔内的中间肠袢均可发生坏死。因此，手术必须将腹腔内有关的肠袢拉出切口外做仔细检查，判断肠管活力，以防隐匿于腹腔内的坏死肠袢被遗漏而危及病人生命。

临床上，绞窄是嵌顿的进一步发展，是不能截然分开的两个连续性阶段。疝嵌顿或绞窄后有三大主要症状：①疝块突然突出肿大，伴有明显疼痛，与既往不同，不能回纳入腹腔；②疝块坚实、变硬、有明显压痛，嘱病人咳嗽时疝块无冲击感也不像往常那样呈膨胀性肿块；③肠梗阻症状：剧烈的阵发性腹痛，伴有呕吐，排气排便停止，肠鸣音亢进，稍晚时还可出现腹胀。儿童的疝，由于疝环组织一般比较柔软，嵌顿后绞窄的机会较少。

# 第三节　腹　股　沟　疝

**案例 24-1**

患者，男性，64 岁，因右腹股沟区出现可复性肿块 10 余年，肿块不能回纳伴腹痛 5 小时而入院。

患者 10 年前右侧腹股沟区出现可复性肿块，站立行走或咳嗽时突出，肿块突出时伴局部酸胀及腹部胀痛，肿块可下降至阴囊，肿块不突出时无特殊不适。起病后患者未做特殊处理，5 小时前患者因做重体力活，肿块再次突出，并不能回纳，同时伴腹部阵发性绞痛、呕吐、局部酸胀、肛门排气减少，呕吐物为胃内容物。

既往有慢性支气管炎病史，无高血压、糖尿病等病史，无药物过敏史，吸烟每天约 1 包，少量饮酒，大小便正常。

体格检查：T 36.7℃，P 108 次/分，R 22 次/分，BP 138/88mmHg。一般情况可，心脏检查正常，肺部呼吸音粗，未闻及干、湿啰音，腹平坦，右下腹明显压痛，无反跳痛与肌紧张，肝脾不大，腹部叩诊无移动性浊音，双肾区无叩击痛，肠鸣音减弱，右腹股沟区可见 12cm×8cm×8cm 大小肿块，直达阴囊，局部压痛明显，肿块质较硬，不能回纳至腹腔，肿块透光试验阴性。

辅助检查：血常规示红细胞 $4.6×10^{12}$/L，血红蛋白 142g/L，白细胞 $8.4×10^9$/L，中性粒细胞 65%。腹部 X 线检查发现液气平面。

**问题：**
　　1. 此患者首先考虑的诊断是什么？处理原则有哪些？
　　2. 此患者的高危因素有哪些？
　　3. 请你为本病例患者制订护理计划。
　　4. 你应从哪些方面对本病例患者进行健康教育？

　　腹股沟疝（inguinal hernia）是指发生在腹股沟区域的腹外疝，腹腔内脏器或组织经由腹股沟区的薄弱点或缺损向体表突出形成的包块。根据疝环与腹壁下动脉的关系，腹股沟疝分为腹股沟斜疝和腹股沟直疝，其中以腹股沟斜疝最多见。

　　腹股沟斜疝（indirect inguinal hernia）是指疝囊经腹壁下动脉外侧的腹股沟管深环（内环、腹环）突出，向内、向下、向前斜行经过腹股沟管，穿过腹股沟管浅环（外环、皮下环）并可进入阴囊的疝。

　　腹股沟斜疝是最多见的腹外疝，发病率占全部腹外疝的 75%～90%，或占腹股沟疝的 85%～95%。多见于儿童和成年人。男性多见，男女发病比约为 15∶1，右侧比左侧多见。腹股沟斜疝有先天性和后天性两种。前者的发病原因为睾丸下降过程中，腹膜鞘突未闭或闭锁不全，形成先天性斜疝的疝囊，右侧睾丸下降比左侧稍晚，鞘突闭锁也较晚，故右侧腹股沟斜疝较多（图 24-1）。后者的发病原因除了腹股沟区有先天性缺损外，腹内斜肌和腹横肌的发育不全起主要作用（图 24-2）。

　　腹股沟直疝（direct inguinal hernia）是指疝囊经腹壁下动脉内侧的直疝三角直接由后往前突出的疝，不经过内环，也不进入阴囊，多见于老年人。

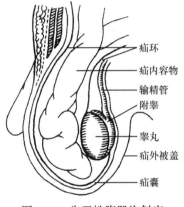

图 24-1　先天性腹股沟斜疝

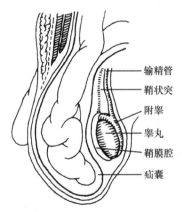

图 24-2　后天性腹股沟斜疝

## 【临床表现】

### 1. 腹股沟斜疝

　　腹股沟斜疝的基本临床表现为腹股沟区有一突出的肿块，开始时肿块较小，仅仅通过内环进入腹股沟管，疝环处仅有轻度坠胀感，随着肿块增大，可穿过外环甚至进入阴囊，肿块突出而明显。

　　（1）易复性斜疝：腹股沟区有肿块，有时下腹部胀痛。早期肿块较小，局限于腹股沟区，随病程进展，肿块逐渐增大并进入阴囊或大阴唇，形成带蒂柄的梨状肿块，肿块常在站立、行走、劳动或咳嗽时出现，安静、平卧或用手将肿块向腹腔推送后消失，回纳后，手指经皮肤深入浅环，可感浅环扩大、腹壁软弱，若病人咳嗽，手指处可有膨胀性冲击感；用手紧压深环，嘱病人站立并咳嗽，疝块不出现，一旦移开手指，可见疝块由外上向内下鼓出。疝内容物若为肠袢，肿块柔软、光滑，叩诊呈鼓音，听诊有肠鸣音，回纳时有阻力，一旦回纳，疝块即消失，常可听见肠袢回纳腹腔时发出的声音；疝内容物若为大网膜，肿块坚韧，回纳较慢。

（2）难复性斜疝：常有不同程度的酸胀和下坠感。由于疝内容物与疝囊壁经常摩擦引起轻度炎症，两者之间逐渐形成粘连，疝内容物不能完全推回腹腔，滑动性斜疝还常有消化不良和便秘等症状。

（3）嵌顿性斜疝：通常发生在强体力劳动或腹腔内压力骤然增高时，疝块突然增大、变硬并伴有明显疼痛，平卧或用手推送不能使疝块回纳。嵌顿物若为肠袢可伴有腹部绞痛、恶心、呕吐、肛门停止排气排便等机械性肠梗阻的表现；嵌顿物若为大网膜，局部疼痛常较轻。疝一旦嵌顿，自行回纳机会较少，多数病人症状逐渐加重，如处理不及时，将逐渐发展为绞窄性斜疝。肠管壁疝嵌顿时，由于不一定有肠梗阻表现，局部肿块又不明显，容易被忽略而致肠管壁局部坏死。

（4）绞窄性斜疝：临床症状多较严重，疝内容物穿孔时，疼痛因疝内容物压力骤降而暂时缓解，故疼痛暂时缓解而肿块仍存在时，病情并不一定好转。绞窄时间长，疝内容物易发生感染，侵犯周边组织，严重者可发生急性腹膜炎及脓毒症，危及生命。

**2. 腹股沟直疝**　常见于年老体弱者，当病人站立或腹腔内压力增高时，在腹股沟内侧、耻骨结节外上方出现一半球形肿块，不伴有疼痛或其他症状，不进入阴囊。因疝囊颈宽大，疝块多能自行回纳，极少发生嵌顿。其临床表现与腹股沟斜疝有较大区别（表24-1）。

表 24-1　腹股沟疝临床表现与区别

| 区别项目 | 腹股沟斜疝 | 腹股沟直疝 |
|---|---|---|
| 好发年龄 | 儿童与青壮年 | 老年体弱者 |
| 突出途径 | 经过腹股沟外环突向阴囊 | 由直疝三角区向前突出，不进阴囊 |
| 疝块外观 | 椭圆形、圆形或梨形 | 宽大的半球形 |
| 压迫内环 | 还纳后疝块不再出现 | 疝块仍然可以突出 |
| 精索与疝囊的关系 | 精索在疝囊后方 | 精索在疝囊前外方 |
| 疝囊颈与腹壁下动脉的关系 | 疝囊颈在腹壁下动脉外侧 | 疝囊颈在腹壁下动脉内侧 |
| 嵌顿机会 | 较多 | 少见 |

**【辅助检查】**

**1. 实验室检查**　疝内容物如果继发感染，血常规提示白细胞计数增多、中性粒细胞比例增高。

**2. 透光试验**　用手电筒照射肿块部位，观察肿块是否透光。睾丸鞘膜积液的肿块完全局限在阴囊内，用透光试验检查肿块，鞘膜积液多透光（阳性），而阴囊部位疝块不透光（阴性）。但是，婴幼儿的疝块，因组织菲薄，常能透光，应注意鉴别。

**【处理原则】**

成人腹股沟疝不能自愈，早期手术复发率低，效果良好。若不能及时处理，腹壁缺损将逐渐加重，术后复发率高，且可能发生嵌顿或绞窄而危及生命。因此，除少数特殊情况外，腹股沟疝一般均应尽早手术治疗。

**1. 非手术治疗**

（1）棉线束带或绷带压迫腹股沟管深环：婴儿在成长过程中，腹肌逐渐加强，部分患儿有自愈可能。目前主张1岁以内的患儿，可暂不手术，可使用棉线束带或绷带压迫腹股沟管内环，防止疝块突出（图24-3）。

（2）医用疝带的使用：年老体弱或伴有其他疾病不宜手术者，可在白天使用医用疝带，使用前回纳疝内容物入腹腔，将疝帽覆盖

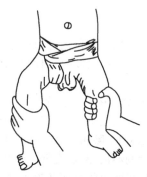

图 24-3　腹股沟斜疝棉线束带法

于腹股沟管疝内环处，使腹股沟管恰好闭合，以阻止疝块突出，然后固定腰围。长期佩戴疝带可使疝内容物与疝囊颈粘连，增加难复性疝的发病率。

**2. 手术治疗**　腹股沟疝最有效的治疗方法是手术修补，手术前必须处理腹内压增高的因素，避免术后复发。常用的手术方法：

（1）传统疝手术：主要有疝囊高位结扎，加强或修补腹股沟管管壁。

1）疝囊高位结扎术：婴幼儿的腹肌在发育中可逐渐增强而使腹壁加强，通常仅实施单纯疝囊高位结扎就能获得满意的疗效、不需要实施修补术。

2）加强或修补腹股沟管管壁：成年病人都存在程度不同的腹股沟管前壁或后壁薄弱或缺损，单纯性疝囊高位结扎不足以预防腹股沟疝的复发，故在疝囊高位结扎的基础上加强或修补腹股沟管管壁，才有可能得到彻底的治疗。

（2）无张力疝修补术（tension-free hernioplasty）：传统疝修补术存在手术部位缝合张力大，术后有牵扯感、疼痛等缺点。无张力疝修补术是在无张力的情况下，用人工高分子合成网片进行修补，具有组织相容性好、无毒、强度高、作用持久等特点，术后疼痛轻、恢复快、复发率低、手术部位牵扯感小，但因人工高分子修补材料属于异物，有潜在排异和感染的风险，故在临床上应合理使用。常用的无张力疝修补有三种：①平片无张力疝修补术；②疝环充填式无张力疝修补术；③巨大补片加强内脏囊手术。

（3）经腹腔镜疝修补术（laparoscopic inguinal herniorrhaphy，LIHR）：基本原理是从腹腔内部用合成网片加强腹壁缺损，还有用钉或缝线使内环缩小。具有创伤小、疼痛轻、恢复快、复发率低、无局部牵扯感等优点，但需全身麻醉，手术费用较高。对于双侧腹股沟疝的修补，尤其是多次复发或隐匿性疝，腹腔镜疝修补术更有优势。

**3. 嵌顿疝和绞窄性疝的处理原则**

（1）嵌顿疝：具备下列情况者可试行手法复位：①嵌顿时间在3～4小时，局部压痛不明显，无腹膜刺激征者；②年老体弱或伴有其他较严重疾病，估计肠袢尚未坏死者。复位手法必须轻柔，复位后严密观察腹部情况，观察有无腹膜炎或肠梗阻等表现，如有这些表现，应尽早手术治疗。

（2）绞窄性疝：紧急手术治疗，术前纠正水和电解质紊乱。手术的关键是正确判断疝内容物的活力，如肠管有活力则还纳腹腔，如肠管确已坏死，则在病人全身情况允许下，切除肠管并吻合。绞窄内容物为网膜，可予切除。

## 【护理】

### （一）护理评估

**1. 术前评估**

（1）健康史：①了解病人的性别、年龄、职业及女性病人的生育史；②了解腹股沟疝发生、病情发展情况及对日常生活的影响等；③询问病人有无慢性咳嗽、便秘、排尿困难、腹水、妊娠等腹腔内压力增高的因素，有无外伤、手术、切口感染等病史；了解病人营养发育状态、有无糖尿病及其他慢性疾病病史等。

（2）身体状况，①症状和体征：评估突出疝块的部位、大小、质地、有无压痛、可否回纳，压迫深环观察疝块是否突出；有无腹膜刺激征、腹腔内感染征象、肠梗阻症状和水、电解质紊乱等。②辅助检查：了解血常规白细胞计数和中性粒细胞比例是否增高等、腹部X线检查有无肠梗阻影像；了解阴囊透光试验结果；老年病人还应了解心、肝、肺、肾功能及血糖情况等。

（3）心理-社会状况：评估病人心理状况，有无因疝块反复突出影响工作和生活而焦虑，注意家庭其他成员对病人生活和情绪的影响；评估病人及家属对预防腹腔内压力增高等相关疾病知识的了解程度；了解家庭经济状况及社会支持情况等。

**2. 术后评估**

（1）手术情况：手术方式、麻醉方式，术中组织切除范围、出血、补液及引流管安置等情况。

（2）身体状况：评估病人生命体征、腹部与创口情况。

（3）心理状态与认知程度：是否仍存在紧张、焦虑的心理状态，对术后早期活动是否配合，对术后康复有无信心，对出院后的继续治疗是否清楚。

### （二）常见护理诊断/问题

**1. 急性疼痛** 与疝块嵌顿或绞窄及手术创伤有关。

**2. 焦虑** 与疝块反复突出影响生活、担心手术及术后康复等因素有关。

**3. 知识缺乏** 缺乏腹外疝病因、预防腹腔内压力增高及术后康复等知识。

**4. 潜在并发症** 肠绞窄坏死、术后阴囊水肿、切口感染、腹膜炎及术后疝复发。

### （三）护理目标

**1.** 病人疼痛缓解或消失。

**2.** 病人情绪稳定，焦虑减轻或消失。

**3.** 病人知晓腹外疝的病因、预防和康复等知识。

**4.** 病人未出现并发症或者并发症被及时发现并妥善处理。

### （四）护理措施

**1. 非手术治疗的护理/术前护理**

（1）心理护理：向病人解释腹外疝的病因和诱因、手术治疗的必要性及手术方法，以减轻病人对手术的焦虑、恐惧心理。

（2）卧床休息：疝块较大、年老体弱或伴有其他严重疾病暂时不能手术者，嘱卧床休息、减少活动，病人离床时使用医用疝带压迫疝环口，避免腹腔内容物突出引起嵌顿。

（3）消除腹腔内压力增高的因素：对引起腹腔内压力增高的因素，如慢性咳嗽、便秘、排尿困难、腹水等给予相应治疗；指导病人注意保暖，预防呼吸道感染；养成良好的排便习惯，保持排便通畅；妊娠期间下床活动时可用医用疝带压迫内环口。

（4）观察病情：观察病人疼痛变化，若出现明显腹痛，疝块突然增大、变硬，不能自行回纳腹腔，高度怀疑嵌顿疝或绞窄疝，应立即配合医生处理；嵌顿疝行手法复位时，若剧烈疼痛，可遵医嘱给予镇静、止痛治疗；手法复位24小时内严密观察病人生命体征，观察腹部症状及体征，注意是否出现腹膜炎及肠梗阻，配合医生做好急诊手术准备。

（5）急诊术前护理：嵌顿性疝或绞窄性疝，特别是合并肠梗阻的病人，往往有脱水、酸中毒及全身中毒症状，甚至发生感染性休克，应紧急手术治疗。术前应予禁食、胃肠减压，纠正水、电解质及酸碱平衡失调，抗感染，必要时备血。

（6）常规术前准备：①年老体弱、腹壁肌肉薄弱病人术前应加强腹壁肌肉训练，练习床上排便；②术前戒烟2周；③术前会阴部备皮；④术前排空大小便，必要时术前晚灌肠，术前导尿；⑤糖尿病、肥胖、消瘦、高龄、复发疝、免疫功能低下者等，遵医嘱预防性使用抗生素。

**2. 术后护理**

（1）休息与活动：传统疝修补术后当日病人取平卧位，膝下垫一软枕，使髋关节微屈，以松弛腹股沟区切口张力、降低腹腔内压力，利于减轻切口疼痛、促进切口愈合，次日改半坐卧位，术后3～5日可以下床活动。无张力疝修补术后当日或次日即可下床活动。年老体弱、复发疝、巨大疝、绞窄疝等病人可适当推迟下床活动时间。

（2）饮食：术后根据麻醉方式及病情指导饮食。一般术后6～12小时，无恶心、呕吐，可进流质或半流质饮食，次日可进软食或普食。肠切除吻合术后应禁食，肛门排气后方可进食。

（3）预防阴囊水肿：阴囊皮肤松弛、位置较低，渗液和渗血容易积聚。为避免阴囊内积血、积液，促进淋巴回流，术后可用阴囊托或丁字带兜起阴囊，观察阴囊肿胀情况，配合医生做好引流护理。

（4）预防感染：切口感染是疝复发的主要原因之一，预防感染的措施包括①观察体温和脉搏变化，观察切口有无红、肿、疼痛，阴囊部位有无出血、血肿；②保持切口敷料清洁、干燥，尤其婴幼儿更要加强护理，一旦发现敷料脱落或污染，应及时更换；③嵌顿性疝或绞窄性疝行肠切除、肠吻合术后，易发生感染，应合理应用抗生素。

（5）防止腹腔内压力增高：术后注意保暖，防止受凉引起咳嗽；咳嗽时用手按压切口，减轻震动引起的切口疼痛、防止切口裂开；保持排便通畅；稳定情绪，降低腹腔内压力。

【护理评价】

**1.** 病人疼痛是否减轻或缓解。

**2.** 病人情绪是否得到控制。

**3.** 病人是否能正确说出腹外疝的病因、预防和康复等知识。

**4.** 病人是否出现阴囊水肿、切口感染等并发症，是否及时发现和处理并发症。

【健康教育】

**1. 知识宣教**

（1）了解病人对疾病和手术的顾虑，解除顾虑，取得病人配合。

（2）解释腹外疝的原因和诱因、不同疝修补术的特点。

**2. 出院指导**

（1）注意休息与适当活动，3个月内避免重体力劳动和提举重物。

（2）避免引起腹腔内压力增高的因素，如剧烈咳嗽、用力排便。

（3）适宜饮食，保持排便通畅。

（4）自我观察症状，若疝复发，应尽早诊治。

# 第四节　其他腹外疝

**案例 24-2**

患者，女性，45岁，因右侧腹股沟韧带下方卵圆窝处反复出现的半球形肿块3月余，肿块不能回纳伴腹痛10小时而入院。

患者3个月前右侧腹股沟韧带下方卵圆窝处反复出现半球形肿块，站立行走或干农活时突出，肿块突出时伴局部酸胀及腹部胀痛，肿块不突出时无明显不适。起病后未做处理，10小时前因干重体力活，肿块再次突出，并不能回纳至腹腔，肿块发硬，疼痛剧烈，同时伴阵发性腹部绞痛、呕吐、肛门停止排气。

既往身体健康，孕3产3，月经正常，无高血压、糖尿病等病史，无药物过敏史，不吸烟，不饮酒，大小便正常。

体格检查：T 38.5℃，P 118次/分，R 24次/分，BP 90/58mmHg。一般情况可，心肺检查正常，腹平坦，右下腹明显压痛，有反跳痛与肌紧张，肝脾不大，腹部叩诊无移动性浊音，双肾区无叩击痛，肠鸣音减弱，右腹股沟韧带下方可见6cm×5cm×5cm大小肿块，局部压痛明显，肿块质硬，不能回纳至腹腔。

辅助检查：血常规示红细胞 $4.3×10^{12}/L$，血红蛋白 138g/L，白细胞 $16.4×10^9/L$，中性粒细胞85%。腹部X线检查发现液气平面。

问题：

1. 此患者首先考虑的诊断是什么？处理原则有哪些？

2. 此患者的高危因素有哪些？

3. 请你为本病例患者制订护理计划。

4. 你应从哪些方面对本病例患者进行健康教育？

# 一、股　疝

股疝（femoral hernia）是指腹腔内组织或脏器通过股环，经股管向卵圆窝突出形成的疝。股疝多见于 40 以上经产妇女，发病率占腹外疝的 3%～5%。

## 【病因】

股管是一狭长的漏斗形间隙，女性骨盆较宽大，联合肌腱和腔隙韧带薄弱，使股管上口宽大松弛，多次妊娠导致腹腔内压力增高是主要原因。

## 【病理生理】

由于股管几乎是垂直的，疝块在卵圆窝处向前转折形成锐角，股环较小，周边组织坚韧，容易嵌顿引起肠梗阻，嵌顿概率高达 60%，一旦嵌顿，未及时处理，可迅速发展为绞窄性疝。

## 【临床表现】

病人站立或咳嗽时，常在腹股沟韧带下方卵圆窝处出现半球形肿块，易复性疝局部轻度胀痛，症状比较轻，容易忽视。因疝囊外有较多脂肪堆积，平卧回纳内容物后，疝块不能完全消失。股疝发生嵌顿时，除局部有剧痛，常伴有明显的急性机械性肠梗阻症状，严重者可以掩盖股疝的局部症状。

## 【处理原则】

由于股疝极易嵌顿、绞窄，易并发急性肠梗阻，故在确诊后尽早手术，目的是关闭股环、封闭股管。对于嵌顿性疝和绞窄性疝，更应紧急手术。常采用 McVay 修补术，也可采用无张力疝修补术或经腹腔镜疝修补术。

# 二、切　口　疝

切口疝（incisional hernia）是指发生在腹壁手术切口处的疝。发生率约为腹外疝的第三位。腹部手术后一期愈合的切口，切口疝的发病率通常在 1% 以下，切口裂开、感染、二期愈合的切口，切口疝的发病率可达 10%。

## 【病因】

**1. 腹腔内压力增高**　术后腹胀明显、剧烈咳嗽、便秘等引起腹腔内压力增高。

**2. 解剖因素**　腹部纵向切口易发生切口疝。原因：①除腹直肌外，腹壁各层肌肉及筋膜等组织的纤维大多为横向走行，纵向切口必然切断上述纤维；②缝合的组织经常受到肌肉的横向牵引；③肋间神经被切断也可导致腹直肌强度下降。

**3. 手术因素**　手术操作不当是切口疝的重要原因，常见的有：①切口过长导致切断的肋间神经过多；②腹壁切口缝合不严密、缝合张力过大；③引流物留置过多、过久。

**4. 切口愈合不良**　切口感染导致腹壁组织损伤是引起切口疝的重要原因，占切口疝的 50% 左右；切口内血肿、糖尿病、营养不良、肥胖等也可导致切口愈合不良。

## 【临床表现】

腹壁切口处有肿块突出是其主要症状，肿块小者直径数厘米，大者直径可达 15～20cm，甚至更大，肿块在站立或用力时更加明显，平卧休息时缩小或消失。疝块较大时，可有腹部隐痛、牵拉下坠感等不适，伴食欲减退、恶心、便秘等。多数切口疝内容物可与腹膜外腹壁组织粘连而成为难复性疝，伴有不完全性肠梗阻。检查时可见瘢痕处肿块，疝内容物可达皮下，若为肠管可见肠型和蠕动波。肿块复位后，多数可扪及腹肌裂开所形成的疝环边缘。疝环一般较宽大，很少发生嵌顿。

**【处理原则】**

腹壁切口疝一旦发生，不能自愈，手术修补是最主要的治疗方法。可用自体组织或人工高分子合成补片修补。手术步骤：①切除切口瘢痕；②显露疝环后，沿其边缘解剖出腹壁各层组织；③回纳疝内容物后，在无张力条件下修复各层腹壁组织。

# 三、脐　　疝

脐疝（umbilical hernia）是指腹腔内组织或脏器通过脐环突出形成的疝。临床上常分为婴儿脐疝和成人脐疝两种。

**【病因】**

**1. 小儿脐疝**　脐环闭锁不全或脐部瘢痕组织不够坚固，小儿经常啼哭或便秘时出现，多属易复性疝，极少发生嵌顿和绞窄。

**2. 成人脐疝**　为后天性疝，较少见，多数是中年经产妇女；也可见于妊娠和腹水病人由于腹腔内压力长期增高，腹壁强度降低，当腹内压增大时发生疝，由于疝环小，嵌顿机会较多。

**【临床表现】**

**1. 小儿脐疝**　哭闹时出现脐部肿块，安静平卧时肿块消失。

**2. 成人脐疝**　脐部肿块，因疝环小，易嵌顿而出现肿块疼痛、变硬，妊娠和肝硬化腹水病人的脐疝有时会发生自发性破裂。

**【处理原则】**

**1. 小儿脐疝**　未闭锁的小儿脐环在 2 岁时多能自行闭锁，除了嵌顿的紧急情况外，2 岁前可采取非手术疗法；满 2 岁后，如脐环直径＞1.5cm，可手术治疗；原则上，5 岁以上儿童均需手术治疗。

**2. 成人脐疝**　切除疝囊，缝合疝环。

# 四、白　线　疝

白线疝（hernia of linea alba）是指发生于腹部正中线（白线）处的疝，绝大多数在脐上，也称上腹疝。

**【临床表现】**

早期白线疝肿块小，无症状，不易被发现，随病情发展可出现白线区域明显肿块，伴有上腹疼痛、消化不良、恶心、呕吐等症状。病人平卧休息，回纳疝块后，可扪及白线区域缺损。

**【处理原则】**

疝块较小且无明显症状者，可先观察；症状明显者，手术切除突出的脂肪，缝合白线缺损，缺损大者，可用人工高分子修补材料进行修补。

（吴　丹）

# 第二十五章　急性化脓性腹膜炎病人的护理

【学习目标】

**识记**　①急性化脓性腹膜炎和腹腔脓肿的概念；②急性化脓性腹膜炎的病因与分类。

**理解**　①急性化脓性腹膜炎的病理生理过程与转归；②急性化脓性腹膜炎、膈下脓肿和盆腔脓肿的临床特点；③急性化脓性腹膜炎的处理原则。

**运用**　运用护理程序对急性化脓性腹膜炎病人实施整体护理。

# 第一节　解剖生理概要

【腹膜的解剖】

腹膜是一层很光滑的浆膜，表面是一层扁平的间皮细胞，排列规则，深面依次为基膜、浆膜下层、富含血管的结缔组织、脂肪细胞、胶原和弹力纤维。腹膜分为互相连续的壁腹膜（壁层）和脏腹膜（脏层）两部分，壁腹膜贴附于腹壁、横膈脏面和盆壁内面；脏腹膜覆盖在脏器的表面，并延

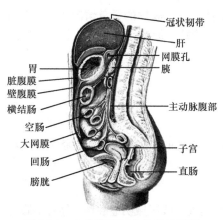

图 25-1　女性腹腔正中矢状切面图

伸成为韧带、系膜和网膜，把内脏固定于膈肌、后腹壁或盆腔壁，其中，覆盖于横结肠的腹膜下垂形成大网膜。腹膜腔是壁层和脏层之间的潜在间隙，是人体最大的体腔，可容纳数升液体或气体（如腹水、血液、脓液），正常情况下，腹膜腔内含有 75～100ml 少量黄色清亮液体。男性腹腔是封闭的，女性腹腔则经输卵管漏斗、子宫、阴道与外界相通。腹膜腔分大腹腔和小腹腔两部分，经由网膜孔相通。小腹腔位于小网膜，胃后壁和胃结肠韧带的后方，其余部分包括盆腔在内均称为大腹膜腔。平卧时小腹腔的后上部及膈下位置低于大腹腔，大腹腔的感染液易积蓄于膈下区或小腹腔形成脓肿，可引起严重的全身中毒症状。因此，化脓性腹膜炎或手术后的病人应取半卧位，有利于脓液积聚于髂窝和盆腔，该处吸收功能较弱，有利于炎症局限，全身中毒症状较轻，治疗上也较为简便（图 25-1）。

腹膜下层的脂肪组织中布满血管网，淋巴管网和神经末梢。腹膜的淋巴液先流入腹部淋巴结，再汇合于胸导管。腹膜的动脉来自肋间动脉和腹主动脉的分支，静脉则回流到门静脉和下腔静脉。壁腹膜由肋间神经及腰神经的分支支配，属周围神经，对痛觉敏感，定位准确，尤其当壁层腹膜受炎症刺激后可引起疼痛、压痛、反跳痛及腹肌紧张，即腹膜刺激征。膈肌中心部分的腹膜受到刺激，通过膈神经的反射作用，可引起肩部放射性痛或呃逆。脏腹膜由交感神经及迷走神经分支支配，属内脏神经，痛觉定位差，但对牵拉、压迫、膨胀等刺激敏感。通常表现为腹部钝痛，严重刺激时可以引起心率变慢、血压下降和肠麻痹等。

【腹膜的生理概要】

**1. 滑润作用**　腹膜是双向半透性薄膜，因此，腹膜能向腹腔内渗出少量液体，起到润滑和减少脏器间摩擦的作用。

**2. 防御作用** 腹膜抗感染能力强，当细菌和异物侵入腹腔时，腹腔渗出液中的淋巴细胞和吞噬细胞将其吞噬包围和吸收，在腹膜炎时，腹膜渗出的大量液体可起到稀释毒素和减少刺激的作用。

**3. 吸收作用** 腹腔具有强大吸收能力，不但能将腹腔内积液、血液、空气、电解质、尿素等吸收，也可以吸收细菌和毒素以减轻对腹膜的刺激，但严重腹膜炎时，可因腹膜吸收大量的毒性物质而引起中毒性休克。腹腔上部腹膜的吸收能力比盆腔腹膜的吸收能力要强。

**4. 修复作用** 渗出液中的纤维蛋白沉积在病变部位形成粘连，防止感染扩散并可修复受损的组织。大网膜有丰富的血液供应和大量的脂肪组织，活动度较大，能够移动到所能及的病灶处将其包裹、填塞，使炎症局限、损伤修复，有"腹腔卫士"之称，但也可因此形成腹腔内广泛的纤维性粘连，是导致粘连性肠梗阻的重要原因。

# 第二节 急性化脓性腹膜炎

> **案例 25-1**
>
> 患者，男性，40岁，2小时前突然出现腹部剧烈疼痛并迅速波及全腹，急诊入院。既往有胃溃疡病史10余年。
>
> 体格检查：T 38℃，P 108 次/分，R 23 次/分，BP 100/65mmHg。神志清楚，检查尚合作，急性痛苦面容，屈膝平卧不愿翻动体位。头颈无异常，双肺呼吸音清楚，腹式呼吸弱，全腹压痛、反跳痛、肌紧张，以上腹部为重，肝浊音界缩小，肠鸣音减弱。
>
> 辅助检查：血常规检查示 WBC $15×10^9/L$，中性粒细胞 77.5%。X线检查示膈下游离气体。
>
> **问题：**
> 1. 此患者首先考虑的诊断是什么？其处理原则有哪些？
> 2. 请为本病例患者制订护理计划。

急性化脓性腹膜炎（acute pyogenic peritonitis）是指由化脓性细菌包括需氧菌和厌氧菌或两者混合引起的腹膜及腹膜腔急性炎症。按感染范围分可分为弥漫性腹膜炎和局限性腹膜炎，当炎症累及整个腹膜腔时称为急性弥漫性腹膜炎。按发病机制其可分为原发性腹膜炎与继发性腹膜炎。

**【病因与分类】**

**1. 原发性腹膜炎**（primary peritonitis） 又称自发性腹膜炎，腹腔内无原发性病灶，临床较少见。致病菌多为溶血性链球菌、肺炎双球菌或大肠杆菌等。细菌进入腹腔的途径常有①血行播散：当病人抵抗力低下时，致病菌从呼吸道或泌尿系统的感染灶经血行播散至腹膜，多发生于婴幼儿；②逆行性感染：来自女性生殖道的致病菌可通过输卵管直接向上扩散至腹膜腔，如淋菌性腹膜炎；③直接扩散：腹腔内及邻近脏器细菌通过腹膜层直接扩散至腹膜腔，如泌尿系感染时，细菌可通过腹膜层扩散至腹膜腔，引起腹膜炎；④透壁性感染：正常情况下，细菌不能通过肠壁，但在营养不良、肾病或肝硬化并发腹水等病人机体抵抗力降低时，肠道内细菌有可能通过肠壁直接进入腹膜腔，进而引起腹膜炎。原发性腹膜炎感染范围广，多与脓液性质及细菌种类有关。

**2. 继发性腹膜炎**（secondary peritonitis） 临床上急性腹膜炎多指继发性腹膜炎，其中以继发性化脓性腹膜炎最为多见。常继发于腹腔内脏器的炎症、破裂、穿孔、腹部创伤或手术等，大量消化液及细菌进入腹腔引起急性炎症。其主要致病菌是消化道的常驻细菌，最常见为大肠杆菌，其次为厌氧杆菌、链球菌、变形杆菌、铜绿假单胞菌等，大多为混合性感染，毒性强。临床引起继发性腹膜炎的常见原因如图25-2。

（1）腹腔内脏器穿孔或破裂：空腔脏器穿孔、腹壁损伤或内脏破裂，是急性继发性化脓性腹膜炎最常见的原因，以急性阑尾炎坏疽穿孔最常见，其次为胃十二指肠溃疡急性穿孔。胃肠道穿孔时，胃肠道内容物流入腹腔，刺激腹膜，则产生化学性腹膜炎，继发细菌感染后成为化脓性腹膜炎；急

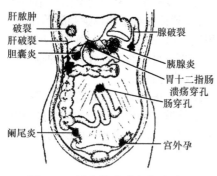

肝脓肿破裂
肝破裂
胆囊炎
腺破裂
胰腺炎
胃十二指肠溃疡穿孔
肠穿孔
阑尾炎
宫外孕

图 25-2　继发性腹膜炎常见原因

性胆囊炎，胆囊壁的坏死穿孔可形成严重的胆汁性腹膜炎。腹部损伤引起的脏器破裂，如肝、脾、膀胱、肠管破裂等，均可导致急性腹膜炎。

（2）腹腔内脏器官炎症扩散：也是引起继发性腹膜炎常见的原因，如急性阑尾炎、急性胰腺炎等，含有细菌的渗出液在腹腔内扩散引起腹膜炎。此外，女性的腹膜腔经输卵管、子宫、阴道与体外相通，因此，女性急性输卵管炎、阴道炎、产褥感染等，可经输卵管向上蔓延至盆腔，引起急性腹膜炎。

（3）腹腔内脏器缺血：如肠扭转、嵌顿性疝、肠系膜血管栓塞或血栓形成等致肠壁损伤，缺血、缺氧甚至坏死，肠壁失去正常的屏障作用，肠内细菌可经肠壁侵入腹腔，并伴随炎性渗出而产生腹膜炎。

（4）其他：腹部手术或腹腔穿刺污染，胃、肠、胆道手术后的吻合口漏等。

【病理生理】

**1. 急性化脓性腹膜炎的病理生理过程**

（1）炎症反应：细菌或胃肠内容物进入腹腔后，刺激腹膜立即产生反应，腹膜充血、水肿并失去原有的光泽，继之产生大量浆液性渗出液以稀释腹腔内的毒素，并出现大量巨噬细胞、中性粒细胞，加上坏死组织、细菌和凝固的纤维蛋白，使渗出液变混浊而形成脓液，以大肠杆菌为主的脓液呈黄绿色，有特殊的粪便臭味。腹腔渗液中大量的细菌和毒素可经腹膜吸收、区域淋巴管进入血液循环，引起一系列全身中毒反应和感染性休克。

（2）血流动力学改变：腹膜腔内大量渗出液及肠麻痹导致的肠道内积液，引起缺水和电解质紊乱，血浆蛋白减少，血容量锐减。

（3）腹部局部变化：由于多种炎症介质释放、自主神经受损、淋巴回流紊乱等因素，引起腹腔内脏器进行性水肿、胃肠道蠕动障碍，加上过度液体复苏和器官内容物漏入腹腔，导致腹腔内压极度升高（腹内压≥20mmHg），引起少尿，肺、肾及腹腔内脏器灌注不足，导致多器官功能障碍，称为腹腔间隔室综合征（abdominal compartment syndrome，ACS）。

（4）代谢紊乱：低血容量、气体交换受损和感染性休克可引起机体一系列代谢障碍。常见的有：代谢性酸中毒、蛋白质合成障碍和丢失过多引起的低蛋白血症、葡萄糖利用障碍引起的血糖升高、低钾血症和低钠血症等。

**2. 腹膜炎的转归**　主要取决于两个方面，一方面是病人全身和局部的防御能力，另一方面是致病菌的性质、毒力、数量和作用时间。

（1）炎症趋于恶化：①细菌及其内毒素刺激细胞防御机制，激活多种炎症介质，如白介素-1、白介素-6 和弹性蛋白酶等可升高，导致全身炎症性反应；②细菌入侵、毒素吸收，导致感染性休克；③腹膜充血、水肿并渗出大量液体，血浆蛋白减低和贫血，加之发热、呕吐，肠麻痹致肠腔积液，出现低血容量休克；④腹腔内高压，多器官功能障碍。

（2）炎症局限和消散：年轻体壮、抗病能力强者，可使病菌毒力减弱。病变损害轻的能与邻近的肠管、其他脏器及大网膜粘连，将病灶包围，使病变局限于腹腔内的一个部位形成局限性腹膜炎。渗出物逐渐吸收，炎症消散，自行修复而痊愈。如局限部位化脓，积聚于膈下、髂窝、肠袢间、盆腔，则可形成局限性脓肿。

（3）肠梗阻形成：腹膜炎治愈后，腹腔内多有不同程度的粘连，大多数粘连无不良后果，一部分肠管粘连可造成扭曲或形成锐角，发生机械性肠梗阻，即粘连性肠梗阻。

**【临床表现】**

腹膜炎病人的临床表现随病因不同而有差异，可以是突然发生，也可以是逐渐出现的，如为脏器穿孔或破裂引起的腹膜炎发病突然，症状明显；而因脏器炎症或病变引起的腹膜炎多先有原发病的症状，之后逐渐出现腹膜炎的表现，如阑尾炎、胆囊炎。

**1. 症状**

（1）腹痛：是最主要的症状，疼痛性质取决于腹膜炎的种类、病因、炎症的范围和病人的身体素质及反应。一般呈持续性剧烈腹痛，难以忍受，并迅速扩展，深呼吸、咳嗽，变换体位时疼痛加剧。腹痛范围多从原发病变部位开始，随炎症扩散而向全腹蔓延。

（2）恶心、呕吐：由于腹膜受刺激，引起反射性恶心、呕吐，呕吐物为胃内容物；麻痹性肠梗阻时可出现持续性呕吐，呕吐物可含有黄绿色胆汁，甚至棕褐色肠内容物伴恶臭。

（3）感染中毒症状：病人可出现寒战、高热、脉速、呼吸浅快等症状；体温、脉搏逐渐升高和加快，两者呈正相关，如果脉搏快而体温反而下降，提示病情恶化。老年和体弱的病人体温可不升高。病情进一步发展，腹膜渗出大量液体，可出现缺水、代谢性酸中毒及感染性休克等，表现为皮肤干燥、眼窝凹陷、面色苍白、口唇发绀、体温骤升或骤降、血压下降、神志恍惚等。

**2. 体征**

（1）一般表现：病人多呈急性痛苦病容，喜仰卧位，双下肢屈曲。

（2）腹部体征：腹部拒按，体征随腹膜炎的轻重、病情变化和发病原因而不同。①视诊：腹胀明显，腹部膨隆，腹式呼吸减弱或消失；腹胀加重提示病情恶化。②触诊：腹部压痛、反跳痛和腹肌紧张，称为腹膜刺激征，是腹膜炎标志性体征，以原发病灶处最为明显。腹膜刺激症状的范围与腹膜炎范围一致，局限性腹膜炎，腹膜刺激症状局限于腹部的一处，而弥漫性腹膜炎，腹膜刺激症状则遍及全腹；并可见到腹式呼吸变浅，腹壁反射消失，肠鸣音减少或消失；压痛和反跳痛几乎始终存在，而腹肌紧张程度则随病因和病人全身情况不同而有差异：消化性溃疡穿孔可引起强烈的腹肌紧张，甚至呈"木板样"强直，而老年人、幼儿及极度衰弱病人，腹肌痉挛或强直征象不明显，易被忽视。③叩诊：胃肠胀气时可呈鼓音；胃十二指肠穿孔溢出气体时，肝浊音区缩小或消失；腹腔内有渗出液时移动性浊音阳性。④听诊：早期肠鸣音可活跃，晚期肠鸣音减弱，肠麻痹时肠鸣音可完全消失。

（3）直肠指检：直肠前窝饱满及触痛，提示感染已扩散至盆腔或形成盆腔脓肿。

**【辅助检查】**

**1. 实验室检查**

（1）血常规：可见白细胞计数及中性粒细胞比例增高。严重的弥漫性腹膜炎或机体抵抗力低下的病人，由于大量白细胞渗入腹腔，白细胞计数可不增高或低于正常，仅中性粒细胞比例增高，并可见核左移及中毒颗粒。

（2）尿常规：尿液因失水而浓缩，可出现蛋白或管型尿，尿酮可呈阳性。

**2. 影像学检查**

（1）X 线检查：腹部立、卧位 X 线片可见小肠普遍胀气并有多个小液平面的肠麻痹征象；胃肠穿孔时，立位 X 线片多可见膈下游离气体。

（2）B 超检查：显示腹腔内有不等量的液体，但不能鉴别液体的性质。在 B 超引导下行腹腔穿刺抽液或腹腔灌洗可帮助诊断。

（3）CT 检查：腹腔胀气时超声检查难以诊断，可选 CT 检查，尤其有对腹腔实质性脏器的病变和评估腹腔内液体量有诊断价值。

**3. 腹腔穿刺抽液术或腹腔灌洗术**　根据叩诊或 B 超检查进行穿刺定位。依据抽出液的性质、气味、混浊度，涂片镜检、腹腔渗液细菌培养及淀粉酶测定等判断病因（表 25-1）。

表 25-1　急性腹膜炎腹腔穿刺的阳性表现

| 穿刺液性状 | 可能疾病类型 |
| --- | --- |
| 黄绿色、混浊，含胆汁，无臭味；有时混有食物残渣 | 胃十二指肠急性穿孔 |
| 色黄、混浊，含稀薄粪便，有臭味 | 小肠穿孔或破裂 |
| 色黄、混浊，含较多胆汁，无臭味 | 胆囊炎穿孔 |
| 稀薄脓性，白色或微黄，略有臭味 | 急性阑尾炎穿孔 |
| 血性、一般无臭味，胰淀粉酶含量高 | 急性重症胰腺炎 |
| 血性、臭味重 | 肠绞窄坏死 |
| 草绿色透明黏性液 | 结核性腹膜炎 |
| 鲜红色血液，放置数分钟不凝固 | 肝脾破裂 |

**4. 腹腔镜检查**　可直观观察腹腔内积液、腹腔炎症状、准确定位损伤器官和部位，并进行腹腔镜下冲洗引流等治疗。可用于病情相对稳定、临床症状不典型，以上检查均不能确诊者。

**【处理原则】**

积极处理原发病灶，消除病因；清理或引流腹腔渗液，控制炎症。急性化脓性腹膜炎的治疗包括非手术治疗和手术治疗。

**1. 非手术治疗**

（1）适应证：①对病情较轻或病程已超过 24 小时，且腹部体征已减轻或有减轻趋势者；②伴有严重心、肺等脏器疾病不能耐受手术者；③确诊的原发性腹膜炎；④伴有休克、较严重的营养不良或水、电解质紊乱等情况需术前给予纠正者，可行非手术治疗作为手术前的准备工作。

（2）处理措施：①一般采取半卧位，以利炎症局限和引流，减轻全身中毒症状，且减轻因腹胀而影响呼吸和循环功能；休克病人则应取平卧位或中凹卧位。②禁食和胃肠减压。③静脉输液，纠正水、电解质及酸碱平衡失调。④营养支持。⑤合理使用抗生素，采用广谱抗生素或抗生素联合用药。⑥镇静、止痛和吸氧等处理；诊断明确，可用哌替啶类止痛；诊断不明时，暂不用止痛剂，以免掩盖病情。

**2. 手术治疗**　继发性腹膜炎绝大多数需要手术治疗。

（1）适应证：①经上述非手术治疗 6~8 小时后（一般不超过 12 小时），腹膜炎症状及体征不缓解反而加重者；②腹腔内原发病严重，如胃肠道或胆囊坏死穿孔、绞窄性肠梗阻、腹腔内脏器损伤破裂、胃肠手术后短期内吻合口漏所致的腹膜炎；③腹腔内炎症较重，有大量积液，出现严重的肠麻痹或中毒症状，尤其是有休克表现者；④腹膜炎病因不明且无局限趋势者。

（2）手术目的：①明确病因，处理原发病，如缝合穿孔胃肠道，切除穿孔坏疽的阑尾等；②彻底清理腹腔，吸净腹腔内的脓液及液体，清除食物残渣、粪便、异物等；③放置引流管，充分引流渗液，防止发生腹腔脓肿。

（3）手术方式：除传统的剖腹探查术之外，近年腹腔镜探查术应用广泛。腹腔镜技术具有清洗腹腔彻底、创伤小、恢复快、并发症少等优点，急诊腹腔镜手术不但能明确诊断还可及时进行修补和切除病灶，为弥漫性腹膜炎的诊治提供了很好的微创治疗方法。

（4）术后处理原则：禁食、胃肠减压、补液、应用抗生素和营养支持治疗，保证引流管通畅；密切观察病情变化，防治并发症。

**【护理】**

**（一）护理评估**

**1. 术前评估**

（1）健康史：询问病人年龄、婚姻、职业和生活习惯，既往有无结核、糖尿病、高血压病史。

询问有无疾病相关的病史，如有无胃十二指肠溃疡病史，慢性阑尾炎、胆囊炎发作史，有无其他腹腔内脏器疾病和外伤手术史。了解近期有无呼吸道、泌尿道感染病史，营养不良或其他导致抵抗力低下的疾病。

（2）身体状况：①局部，评估是否有腹痛，了解腹痛发生的时间、部位、性质、程度及伴随症状；有无压痛、反跳痛、腹肌紧张及其部位、程度和范围；了解呕吐物的颜色、量和性质等；检查有无肠鸣音减弱或消失，有无移动性浊音。②全身状况，检查病人生命体征、精神状态及饮食和活动情况；了解有无感染性中毒反应；注意有无水、电解质及酸碱平衡失调的表现；有无休克征象，如口干、肢端发冷、血压下降等。③辅助检查，了解血常规、腹部 X 线、B 超、CT 检查及诊断性腹腔穿刺术等辅助检查结果。

（3）心理-社会状况：观察病人情绪变化和心理反应，有无焦虑、恐惧等表现；评估病人的认知程度和治疗的合作情况；注意家庭其他成员对病人生活和情绪的影响，了解家庭成员态度及经济承受能力等。

**2. 术后评估**　了解麻醉方式、手术类型、腹腔引流管放置情况，评估引流通畅程度、引流液性质等；了解皮肤及切口愈合情况；评估术后病人生命体征；了解病人及家属对手术的心理应对和对术后护理与康复的认识程度等。

**（二）常见护理诊断/问题**

**1. 急性疼痛**　与腹膜炎炎症刺激和手术相关。

**2. 体温过高**　与腹膜炎炎症反应、毒素吸收相关。

**3. 体液不足**　与腹膜腔内大量渗出、高热或体液丢失过多相关。

**4. 焦虑**　与病情严重、躯体不适、担心术后康复及预后等有关。

**5. 潜在并发症**　腹腔脓肿、切口感染等。

**（三）护理目标**

**1.** 病人疼痛程度减轻。

**2.** 病人炎症得以控制，体温逐渐降至正常范围。

**3.** 病人水、电解质平衡得以维持，未发生酸碱失衡。

**4.** 病人焦虑程度减轻，情绪稳定，配合治疗和护理。

**5.** 病人未发生腹腔脓肿等并发症，或并发症得以及时发现和有效处理。

**（四）护理措施**

**1. 非手术治疗的护理/术前护理**

（1）体位：一般取半卧位，有利于腹腔内渗出液流向盆腔，减少吸收和减轻中毒症状；腹腔内脏器下移，有利于呼吸和循环；半卧位时腹肌松弛，有利于减轻腹肌紧张引起的腹胀等不适。休克病人取休克卧位。尽量减少搬动和按压腹部，以减轻疼痛。

（2）禁食、胃肠减压：胃肠穿孔病人必须禁食，并留置胃管持续减压，禁食、胃肠减压期间应给予肠外营养支持。目的：①吸出胃肠道内容物和气体，减少胃肠道内积气、积液；②减少消化道内容物继续流入腹腔；③改善肠壁的血运；④有利于炎症的局限和吸收；⑤促进肠道恢复蠕动。

（3）镇静、镇痛：遵医嘱予镇痛处理，缓解病人的痛苦。已确诊者，可使用哌替啶类止痛药；对于诊断不明或需进一步观察者，暂不用止痛药，以免掩盖病情，可协助病人采取舒适体位，并根据医嘱给予吸氧治疗。

（4）控制感染：继发性腹膜炎多为混合感染，应遵医嘱合理使用抗生素，可根据细菌培养及药物敏感试验结果选用抗生素，并观察抗生素的使用效果和不良反应。

（5）维持生命体征稳定和体液平衡：迅速建立静脉输液通道，遵医嘱补充液体、电解质等，注意输液总量，合理安排各类液体输注的顺序，并根据病人临床表现和补液的监测指标及时调整输液的速度和成分。病情严重者可输血浆、白蛋白或全血，以纠正因腹腔渗出大量血浆引起的低蛋白血症和贫血。病人有明显中毒症状并休克时，应迅速建立 2 条静脉输液通路，补液扩容，给予抗休克治疗，并密切观察病人生命体征、意识状态、皮肤黏膜温度和色泽情况。如输液、输血病人症状未改善，可遵医嘱使用激素、血管收缩剂或扩张剂。

（6）营养支持：禁食期间，根据医嘱给予肠内外营养支持，改善病人的营养状况，提高机体的防御能力和修复能力。因急性腹膜炎病人分解代谢增强，体内蛋白质被大量消耗，故补充热量的同时应补充氨基酸、白蛋白等。

（7）做好病情监测和记录：主要观察要点为①观察病情变化，监测生命体征；②病人腹部症状和体征的动态变化；③监测尿量，留置导尿，记录 24 小时液体出入量，必要时行中心静脉导管监测中心静脉压；④监测心电图、血细胞比容、血清电解质及血气分析等检查结果。

（8）心理护理：急性腹膜炎病情发展迅速、病情凶险，病人常会产生焦虑、恐惧心理。应对病人及家属做好解释和安慰，讲解有关腹膜炎疾病的相关疾病知识和治疗护理措施，稳定病人情绪，减轻焦虑，树立治愈疾病的信心，取得病人对治疗及护理的配合。

（9）其他：如发热的护理、吸氧护理、术前准备等。

**2. 术后护理**

（1）病情观察：①密切监测生命体征的变化，危重病人注意循环、呼吸、肾功能的监测和维护；②注意监测尿量，并记录 24 小时液体出入量；③观察腹部体征的变化，观察有无膈下脓肿或盆腔脓肿的表现，及时发现异常，并通知医生配合处理；④观察病人的引流情况和伤口愈合情况，及早发现切口感染征象。

（2）体位与活动：全麻术后未清醒者给予去枕平卧位，头偏向一侧，防止呕吐引起窒息或吸入性肺炎，保持呼吸道通畅。全麻清醒后或硬膜外麻醉病人平卧 6 小时后，血压、脉搏平稳可改为半卧位，鼓励病人翻身、早期下床活动，预防肠粘连。

（3）禁食、胃肠减压：术后继续禁食、胃肠减压，肠蠕动恢复后拔出胃管，给予流质饮食，逐步恢复正常饮食。留置胃肠减压期间予以口腔护理。

（4）补液和营养支持：合理补充水、电解质和维生素，必要时输新鲜血、血浆，根据病人营养状况，给予肠内或肠外营养支持，以维持术后机体康复需要和提高防御能力。

（5）并发症护理：①遵医嘱使用有效抗生素控制感染；②做好引流管护理：标识清晰，妥善固定，有效引流，做好观察和记录，及时拔管；③切口护理：保持敷料清洁和干燥，观察切口愈合情况和有无感染征象。

**（五）护理评价**

**1.** 病人腹痛、腹胀程度是否缓解。

**2.** 病人炎症是否得到控制，体温是否降至正常。

**3.** 病人水、电解质和酸碱失衡是否纠正。

**4.** 病人焦虑程度是否减轻，情绪是否稳定，是否能配合治疗和护理。

**5.** 病人是否发生腹腔脓肿等并发症，若发生是否能够得到及时发现和有效处理。

**【健康指导】**

**1. 疾病知识指导** 提供疾病治疗及护理知识。

**2. 饮食指导** 术后饮食要循序渐进、少量多餐，进食富含蛋白质、能量和维生素的食物，促进机体恢复和切口愈合。

**3. 活动指导** 解释术后早期活动的重要性，鼓励尽早下床活动，促进肠功能恢复，防止术后肠粘连。

**4. 复诊和随诊** 术后定期门诊复查。出现体温升高、腹痛、腹胀、呕吐或原有消化道症状加重时，应立即就诊。

# 第三节　腹腔脓肿

**案例 25-2**

　　患者，女性，26 岁，因急性穿孔性阑尾炎入院，入院后行阑尾切除术，手术后第 6 天患者自述口干发热，大便频繁，自觉大便排不净。

　　体格检查：T 39℃，P 118 次/分，R 23 次/分，BP 100/65mmHg，患者神志清楚，检查尚合作，痛苦面容，腹式呼吸弱，肠鸣音减弱。伤口无红肿，排便次数增多，黏液便，伴有里急后重。直肠指检：直肠前壁有触痛和波动感。

　　辅助检查：血常规检查示 WBC 15.8×10$^9$/L，中性粒细胞 76.5%。

**问题：**

　　1. 此患者首先考虑的诊断是什么？其处理原则有哪些？

　　2. 请为本病例患者制订护理计划。

　　腹腔脓肿（intra-abdominal abscess）是指腹腔内某一间隙或部位局限性脓液积聚，是膈肌以下、盆底以上躯干的腹腔内任何部位脓肿的总称。多继发于急性腹膜炎，或腹腔内手术形成的脓液在腹腔内积聚，被肠袢、内脏、肠壁、网膜或肠系膜等粘连包裹，与游离腹腔隔开而成。腹腔脓肿可分为一个或数个，以脓肿发生部位命名，其中膈下脓肿、盆腔脓肿最多见（图 25-3）。

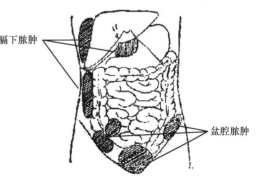

图 25-3　腹腔脓肿的常见部位

## 一、膈下脓肿

　　横膈以下横结肠及其系膜以上的区域称膈下区。脓液积聚在一侧或两侧膈肌下与横结肠及其系膜的间隙内者，称为膈下脓肿（subphrenic abscess）。

### 【病因】

　　膈下脓肿均为感染性液体积聚而形成，病人平卧时，膈下部位处于最低点，脓液易积聚于此。脓肿的位置与原发病相关，如十二指肠溃疡穿孔、胆囊及胆管化脓性疾病常引起右膈下脓肿；而胃穿孔、脾切除后并发感染，出血性坏死性胰腺炎常引起左膈下脓肿。病因主要有以下 3 个方面。

　　**1. 急性腹膜炎**　急性腹膜炎病人经手术或药物治疗后，腹腔内的脓液不能被完全吸收者可发生局限性脓肿。

　　**2. 邻近器官的化脓性感染**　如胆囊及胆管化脓性疾病、急性坏死性胰腺炎、肝脓肿等的炎症扩散可引起膈下脓肿。

　　**3. 术后并发症**　如胃肠道手术、胆囊手术，术后发生吻合口瘘，极易引起膈下脓肿。

### 【病理生理】

　　膈下区域血液淋巴系循环丰富，膈肌运动活跃，容易使感染扩散。小的膈下脓肿经非手术治疗可被吸收。较大的脓肿可因长期感染使身体消耗以至衰竭，死亡率较高。膈下感染可引起反应性胸腔积液，或经淋巴途径蔓延到胸腔引起胸膜炎或胸腔积液；亦可穿破膈肌引起脓胸。穿透消化道管壁可引起消化道反复出血、肠瘘或胃瘘。如病人的抵抗力低下可致感染扩散，引起脓毒血症。

## 【临床表现】

**1. 症状**

（1）全身症状：发热是膈下脓肿的主要症状，初为弛张热，后表现为持续的高热，体温达 39℃左右。病人可出现脉搏增快，舌苔厚腻，逐渐出现全身乏力、盗汗、厌食、消瘦等全身表现。

（2）局部症状：脓肿部位可有持续性的钝痛，深呼吸时疼痛加重，疼痛的位置常常位于肋缘下或剑突下，有时可牵涉至颈部、肩部；脓肿刺激膈肌可引起呃逆；膈下感染可通过淋巴系统回流引起胸膜炎，出现咳嗽、胸痛、气促等不适；脓肿若穿破到胸腔可发生脓胸。近些年由于大量应用抗生素，膈下脓肿的局部症状多不典型。

**2. 体征** 患侧上腹部或背部有深压痛，可有季肋区叩痛；严重时可出现局部皮肤凹陷性水肿，局部皮肤温度升高；患侧胸部呼吸时胸廓活动度变小，肋间隙不如健侧明显，肺下部呼吸音减弱或消失，有时可闻及湿啰音；右膈下脓肿可使肝脏浊音界扩大。

## 【辅助检查】

**1. 血常规检查** 白细胞计数及中性粒细胞比例升高。

**2. 影像学检查** 胸部 X 线检查可见患侧膈肌升高，肋膈角模糊、积液，膈下可见占位阴影。部分脓肿腔内含有气体，可有气液平面。超声和 CT 检查可提高膈下脓肿的诊断率。在超声引导下进行诊断性穿刺，抽出脓液可做细菌培养及药物敏感试验。

## 【处理原则】

小的膈下脓肿经非手术治疗可被吸收，较大脓肿需要手术治疗，同时要加强支持治疗，包括补液、必要时输注新鲜血或血浆、营养支持和应用抗生素抗感染。具体手术方法：

**1. 经皮穿刺插管引流术** 在 B 超引导下经皮穿刺插管引流术，可同时抽尽脓液、冲洗脓腔，并注入有效的抗生素进行治疗。适用于贴近腹壁的局限的单个脓肿，创伤小，治疗效果好。

**2. 脓肿切开引流术** 术前经 B 超和 CT 检查确定脓肿部位，选择适当的切口，置入多孔引流管或双套引流管，进行负压吸引或低压灌洗。

## 【护理措施】

**1. 体位** 取半卧位，并经常变换体位，以利于脓液的引流和呼吸。

**2. 发热护理** 高热者采取物理降温或药物降温措施。

**3. 控制感染** 遵医嘱给予抗生素治疗；指导多饮水和进高营养饮食，提高机体防御和修复能力，改善全身中毒症状。

**4. 脓肿引流的护理** 鼓励病人深呼吸，保持引流管引流通畅，以促进脓液的排出和脓腔的愈合。其他同"腹腔引流管"的护理。

**5. 其他** 参见本章第二节。

# 二、盆 腔 脓 肿

## 【病因与病理】

盆腔处于腹腔的最低点，腹腔内炎性渗出物或脓液易积聚于此而形成盆腔脓肿（pelvic abscess）。因盆腔腹膜面积小，吸收毒素能力有限，因此，盆腔脓肿时全身中毒症状常较轻。

## 【临床表现】

**1. 症状** 盆腔脓肿病人的全身症状较轻而局部症状却相对明显。在急性腹膜炎的治疗过程中，如阑尾炎穿孔或结肠、直肠术后的病人，出现体温正常后又再次升高，伴有典型的直肠或膀胱刺激症状，如里急后重（自觉大便排不净）、排便次数增多而量少、黏液便，尿频、尿急和排尿困难等，应考虑盆腔脓肿的可能。

**2. 体征**　腹部检查多无阳性体征。直肠指检多有阳性表现，可发现肛管括约肌松弛，在直肠前壁可触及直肠腔内膨隆，有触痛，有时可触及波动感。

【辅助检查】

**1. 血常规检查**　白细胞计数及中性粒细胞比例升高。

**2. 影像学检查**　下腹部超声检查、经直肠或阴道 B 超检查可明确脓肿的位置和大小。必要时可行 CT 检查，进一步明确诊断。

**3. 其他**　已婚女性病人还可经阴道检查，经后穹穿刺抽脓有助于诊断。

【处理原则】

**1. 非手术治疗**　盆腔脓肿较小或未形成时，以抗生素治疗，辅以腹部热敷、温热盐水、中药灌肠及物理透热等疗法。

**2. 手术治疗**　形成较大脓肿者，须进行手术切开引流，可经肛门在直肠前壁波动处穿刺，抽出脓液后，切开脓腔，排出脓液，放置软橡皮管引流 3~4 天。已婚女性病人可行阴道后穹穿刺后切开引流。

【护理措施】

遵医嘱做好腹部热敷、温热盐水、中药灌肠及物理透热等疗法，并密切观察病情变化，及时了解盆腔脓肿的消退情况。对盆腔脓肿引起的排便和排尿异常，应积极采取对症措施，缓解病人症状。其他护理措施可参考膈下脓肿的护理。

（刘秀秀）

# 第二十六章 腹部损伤病人的护理

## 【学习目标】

**识记** ①腹部损伤的致伤因素和分类；②腹部实质性脏器和空腔脏器两类损伤的临床特点。

**理解** ①腹部损伤的早期诊断和处理原则；②诊断性腹腔穿刺术和腹腔灌洗术的目的和意义，说明穿刺抽得的液体或腹腔灌洗液观察和分析的方法。

**运用** 运用护理程序对腹部损伤病人实施整体护理。

# 第一节 概 述

腹部损伤（abdominal injury）是指各种外源性致伤因素作用于机体，导致腹壁和（或）腹腔内部组织器官结构完整性受损，同时或相继出现一系列功能障碍。严重时可引起大出血或严重感染而死亡。腹部损伤在平时和战时都较多见。致伤因素和机体状况不同，病人的出现的临床表现和预后不同，使诊断、治疗和护理难度增大，应早期明确诊断，及时、正确、有效处理。

## 【分类】

按照损伤是否穿透腹壁，腹腔是否与外界相通，将腹部损伤分为2类。

**1. 开放性损伤** 根据腹壁伤口是否穿破腹膜分为穿透伤（多伴内脏损伤）和非穿透伤（偶伴内脏损伤）。穿透伤中，有入口和出口者称为贯通伤，有入口而无出口者称为盲管伤。开放性损伤诊断常较明确。

**2. 闭合性损伤** 体表无伤口，腹壁和内脏均有可能存在损伤。闭合性损伤因体表无伤口，要确定有无内脏损伤，有时较困难。

此外，由于进行穿刺、刮宫、灌肠等各种诊疗操作而导致的腹部损伤称为医源性损伤。

## 【病因与发病机制】

开放性损伤常由刀刃、枪弹等锐器所引起，常见受损的内脏依次为肝、小肠、胃、结肠、大血管等。

闭合性损伤常由坠落、挤压、拳击等钝性暴力所致，常见受损的内脏依次为脾、肾、小肠、肝、肠系膜等。

腹部损伤的严重程度、是否涉及内脏损伤及所涉及的脏器，与暴力的强度、速度、着力部位、作用方向及内脏的解剖特点、生理状态及是否有病理改变等因素有关。例如，空腔脏器在充盈时比排空时更易破裂；肝、脾组织结构脆弱、血供丰富、位置比较固定，受到暴力打击后易致破裂；肠道的固定部分（空肠上段、回肠末段等）比活动部分更易受损；上腹受挤压时，胃窦、十二指肠水平部或胰腺可被压在脊柱上而破裂。

腹部损伤可存在一处或以上的内脏损伤或同时合并腹部以外脏器的损伤，如合并颅脑损伤、胸部损伤和脊柱骨折等。

## 【临床表现】

因致伤因素和伤情不同，腹部损伤后的临床表现差异极大，可从无明显症状体征到出现休克，甚至濒死状态。

### （一）单纯腹壁损伤

症状和体征较轻，可表现为受伤部位疼痛、出血、肿胀、皮下瘀斑、压痛，或腹腔内脏器外露等。

## （二）腹腔内脏器损伤

**1. 实质性脏器损伤**

（1）症状

1）失血性表现：实质脏器损伤如肝、脾、肾和大血管破裂等，主要表现为腹腔内（或腹膜后）出血症状。病人出现面色苍白，脉搏增快、脉压变小，严重时出现血压下降，甚至休克。腹腔内积血多时可有明显腹胀。

2）腹痛：多呈持续性，一般不剧烈，肩部放射痛提示肝或脾存在损伤。

（2）体征

1）腹膜刺激征：当肝破裂伴大量胆汁漏出，或者胰腺损伤伴有胰液溢入腹腔时，可出现明显的腹膜刺激征。

2）腹部肿块：肝、脾包膜下破裂或肠系膜、大小网膜内出血时可扪及腹部肿块。

3）血尿：肾脏损伤时可出现血尿。

4）移动性浊音：移动性浊音阳性虽然是内出血的有力证据，但出现较晚，对早期诊断帮助不大。

**2. 空腔脏器损伤**　如胃、肠、胆囊、膀胱破裂等，主要表现是弥漫性腹膜炎。可出现剧烈的腹痛、恶心、呕吐等胃肠道症状及稍后出现的全身感染中毒症状，继而可因肠麻痹出现腹胀、肠鸣音减弱或消失，严重时可发生感染性休克。最突出的症状为腹膜刺激征，其程度因进入腹腔的空腔脏器内容物不同而异。通常胃液、胆汁、胰液刺激最强，肠液次之，血液最轻。空腔脏器破裂处也可有出血，但出血量一般不大。空腔脏器破裂时腹腔内可有游离气体，表现为肝浊音界缩小或消失。

## 【辅助检查】

**1. 实验室检查**　红细胞、血红蛋白、血细胞比容下降提示实质脏器破裂出血；白细胞总数及中性粒细胞比值明显升高提示可能存在空腔脏器破裂；血或尿淀粉酶升高提示胰腺或十二指肠损伤；血尿则提示有泌尿系统损伤。

**2. X线检查**　腹部透视显示膈下新月形阴影（游离气体）提示胃十二指肠破裂；右膈肌升高及右下胸肋骨骨折，可能存在肝破裂的可能；腹膜后积气常见于腹膜后十二指肠或结肠损伤。

**3. 超声检查**　主要用于诊断肝、脾、胰、肾等的损伤，可了解脏器损伤情况，腹腔内有无积液和积气。

**4. CT检查**　对确定实质性脏器损伤的部位、范围和程度有重要诊断价值。可显示肝、脾、胰、肾的包膜是否完整，大小及形态是否正常等。但对空腔脏器损伤的诊断价值不大。

**5. 腹腔镜检查**　可直接观察损伤脏器的确切部位及损伤程度，判断出血的来源。

**6. 其他检查**　可疑肝、脾、胰、肾、十二指肠等脏器损伤，经上述检查方法未能证实者，选择性血管造影有一定的诊断价值。MRI检查对血管损伤和某些特殊部位的血肿，如十二指肠壁间血肿有较高的诊断价值，而磁共振胰胆管造影（MRCP）适用于胆道损伤的诊断。

**7. 腹腔穿刺与腹腔灌洗术**　阳性率可达90%以上，对于判断腹腔内脏有无损伤和哪类脏器损伤有很大帮助。因此，未能明确诊断的病人可行腹腔穿刺术或腹腔灌洗术。禁忌证：严重腹腔胀气、中晚期妊娠、既往有手术或炎症史、躁动不合作者。

（1）诊断性腹腔穿刺术

1）穿刺点选择：穿刺点通常选择脐和髂前上棘连线中、外1/3交界处或经脐水平线与腋前线相交处（图26-1）。有骨盆骨折者，应在脐平面以上穿刺，以免误入腹膜后血肿而误诊为腹腔内出血。

2）穿刺要点：病人向穿刺侧侧卧位5分钟，行局部麻醉后进行穿刺，应避开充盈的膀胱和腹直肌。穿刺后，经针管把有多个侧孔的细塑料管送入腹腔深处进行抽吸（图26-2）。抽到液体后，应观察其性状，必要时可做涂片检查，以判断是哪类脏器受损。抽不到液体也不能完全排除无脏器损伤，应密切观察病情，可重复穿刺或在超声检查引导下行腹腔穿刺术，必要时行腹腔灌洗术。

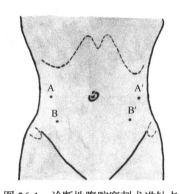

图26-1 诊断性腹腔穿刺术进针点

A.A'经脐水平线与腋前线交点；B.B'脐和髂前上棘连线的中、外

1/3 交点

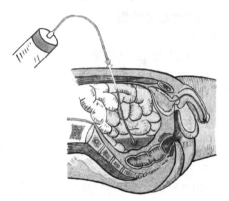

图26-2 诊断性腹腔穿刺抽液方法

3）穿刺抽得液体的观察和分析：①穿刺液中淀粉酶含量增高时，提示为胰腺或胃十二指肠损伤；②抽到的血液迅速凝固，多为误入血管所致；③抽到的血液不凝固，提示为实质性脏器或大血管破裂所致的内出血，因腹膜的去纤维作用而使血液不凝固。

（2）诊断性腹腔灌洗术

1）穿刺点选择：与诊断性腹腔穿刺术相同。

2）灌洗要点：经针管把有多个侧孔的细塑料管送入腹腔，通过细塑料管向腹腔内缓慢注入 500～1000ml 无菌生理盐水，利用虹吸作用使腹腔内灌洗液流回输液瓶中（图26-3）。

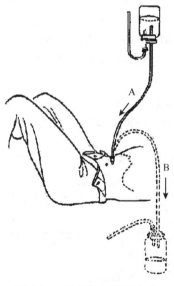

图26-3 诊断性腹腔灌洗术

3）腹腔灌洗液的观察与分析：取输液瓶中液体进行肉眼或显微镜下检查，必要时涂片、培养或检测淀粉酶含量。符合以下任何1项即为阳性：①灌洗液含有肉眼可见的为血液、胆汁、胃肠内容物或证明是尿液；②显微镜下，红细胞计数超过 $100×10^9$/L 或白细胞计数超过 $0.5×10^9$/L；③淀粉酶超过 100U/dl（Somogyi法）；④灌洗液中发现细菌。诊断性腹腔灌洗虽很敏感，但亦存在少数假阳性及假阴性结果的可能。

【处理原则】

根据病史、临床表现及辅助检查阳性结果可明确诊断。

**1. 急救处理** 如腹部以外另有伴发损伤，应全面权衡轻重缓急。首先处理对生命威胁最大的损伤，如心搏骤停者心肺复苏是首要的任务；其次要控制明显的外出血、开放性气胸或张力性气胸；同时尽快恢复循环血容量、控制休克和进展迅速的颅脑损伤；最后进行腹部损伤的救治，实质性脏器损伤常可发生威胁生命的大出血，故比空腔脏器损伤更为紧急；如腹内脏器或组织自腹壁伤口突出，可用消毒碗覆盖保护，勿强行回纳，以免加重腹腔污染。回纳应在手术室经麻醉后进行。

**2. 非手术治疗**

（1）防治休克：已发生休克的内出血病人要积极抢救，力争将收缩压升至 90mmHg 以上后再进行手术；若经积极的抗休克治疗，仍未能纠正，提示腹内有进行性大出血，应在抗休克的同时，迅速剖腹探查并止血。空腔脏器穿破者，休克发生较晚，多属失液引起的低血容量性休克，一般应在纠正休克的前提下进行手术。

（2）抗感染：可预防或治疗可能存在的腹腔内感染，对于空腔脏器破裂者应使用足量抗生素。

（3）禁食与胃肠减压：疑有空腔脏器破裂或出现明显腹胀时立即行胃肠减压，并禁食、禁饮。

（4）镇静、镇痛：诊断已明确者，可给予镇静剂或止痛药。

**3. 手术治疗**　对于已确诊或高度怀疑腹腔内脏器损伤时，应做好紧急手术前准备，并力争尽早手术。有条件者可选择腹腔镜探查，其损伤比剖腹探查小。虽然探查结果有可能为阴性，但腹内脏器损伤一旦被漏诊，有导致死亡的可能，所以严格掌握指征后剖腹探查术所付出的代价是值得的。

（1）不能排除腹腔内脏器损伤或病人出现以下情况时，应尽快行剖腹探查，以免耽误病情。①全身情况有恶化趋势，出现口渴、烦躁、脉率增快或体温及白细胞计数上升或红细胞计数进行性下降者；②腹痛和腹膜刺激征有进行性加重或范围扩大者；③肠鸣音逐渐减弱、消失或腹部逐渐膨隆者；④膈下有游离气体，肝浊音界缩小或消失，或者出现移动性浊音者；⑤积极救治休克而情况不见好转或继续恶化者；⑥消化道出血者；⑦腹腔穿刺抽出气体、不凝血、胆汁、胃肠内容物等者；⑧直肠指诊有明显触痛者。

（2）方法与程序：有腹腔出血时，开腹后应立即吸出积血、清除凝血块，迅速查明来源，进行处理。肝、脾、肠系膜和腹膜后的胰、肾是常见的出血来源。如果没有腹腔内大出血，应对腹腔脏器进行系统、有序的探查。做到既不遗漏伤情，也不做不必要的重复探查。待探查结束，对探查所得伤情做全面估计，然后按轻重缓急逐一予以处理。原则上是先处理出血性损伤，后处理穿破性损伤；对于穿破性损伤，应先处理污染重的损伤，后处理污染轻的损伤。根据需要选用放置乳胶管引流、双套管等进行负压吸引。

## 【护理】

### （一）术前评估

**1. 健康史**

（1）一般情况：包括年龄、性别、婚姻、职业、饮食情况，女性病人的月经情况。

（2）外伤史：了解受伤时间、受伤地点、伤情，暴力方向、强度、速度和着力部位，受伤后的伤情变化、处理情况及其效果。

（3）既往史：了解有无糖尿病、高血压等病史，既往治疗情况，有无腹部手术史、药物过敏史等。

（4）家族史：了解有无家族遗传病，如地中海贫血等。

**2. 身体状况**

（1）症状与体征

1）腹部情况：①腹痛情况，评估腹部损伤后有无腹痛及腹痛情况，如腹痛的特点、部位、持续时间、伴随症状和有无放射痛，有无腹膜刺激征；②腹壁伤口情况，评估腹壁有无伤口、伤口情况，伤口有无脏器脱出；③腹腔内脏器损伤情况，评估肝浊音界是否有改变，直肠指检有无阳性发现，肠蠕动是否减弱或消失，腹部有无移动性浊音。

2）全身情况：①评估生命体征；②有无早期休克征象：评估有无面色苍白、出冷汗、脉率加快等；③感染表现：评估有无体温升高、脉搏增快等全身中毒症状；④其他损伤：评估是否合并胸部、颅脑、四肢及其他部位损伤。

（2）辅助检查：①实验室检查，了解红细胞计数、白细胞计数、血红蛋白、血细胞比容及血尿淀粉酶等变化；②影像学检查，了解 X 线、超声等影像学检查有无异常；③了解诊断性腹腔穿刺与腹腔灌洗结果。

**3. 心理-社会状况**　评估病人及家属对突发腹部损伤的心理承受能力、对预后的担心程度及对相关知识的了解程度；评估病人的经济承受能力和社会背景等。

## （二）术后评估

**1. 术中情况** 了解麻醉方式、手术类型和手术过程等。

**2. 身体状况** 密切观察生命体征的变化；评估症状和体征的变化；观察引流管、引流液情况及伤口、手术切口的愈合情况；评估红细胞计数，血红蛋白、血细胞比容，血清电解质和肌酐等有无异常等。

**3. 心理–社会状况** 评估病人及家属对手术的心理应对情况及对术后护理与康复的认知程度。

## （三）常见护理诊断/问题

**1. 体液不足** 与损伤致腹腔内出血、液体渗出、呕吐、禁食等有关。

**2. 疼痛：腹痛** 与腹部损伤、手术有关。

**3. 焦虑/恐惧** 与急性创伤、大出血等，以及担心手术和疾病的预后等有关。

**4. 潜在并发症** 休克、损伤器官再出血、腹腔感染等。

## （四）护理目标

**1.** 病人体液平衡得到维持，生命体征平稳。

**2.** 病人腹痛缓解。

**3.** 病人焦虑/恐惧程度减轻，情绪稳定。

**4.** 病人未出现并发症，或并发症得到及时发现和处理。

## （五）护理措施

腹部损伤的病人往往病情复杂、情况紧急，应根据病人的具体情况做好急救护理、术前护理和术后护理。

**1. 急救护理** 按病情的轻重缓急，做好急救护理。急救措施包括：①心肺复苏，解除呼吸道梗阻、持续胸外心脏按压和保持呼吸道通畅是关键；②处理张力性气胸，配合医师行胸腔穿刺排气；③止血，根据情况迅速采取有效的止血措施；④补液，迅速建立2条以上静脉输液通路，遵医嘱及时输液，必要时输血；⑤腹部伤口处理，有开放性腹部损伤者，妥善处理伤口，如伴腹腔内脏器或组织自腹壁伤口突出，可用消毒碗覆盖保护，切勿强行回纳。在急救过程中应密切观察病情变化。

**2. 非手术治疗的护理/术前护理**

（1）病情观察：①生命体征，15～30分钟测量生命体征1次；②观察病人意识情况；③腹部症状与体征，30分钟进行腹部评估1次，尤其注意腹痛、腹膜刺激征的程度；④24小时出入水量，观察和记录呕吐量，胃肠减压引流液的颜色、性状和量等，观察每小时尿量，必要时插导尿管以监测尿量；⑤实验室检查，每30～60分钟采集1次静脉血，了解红细胞计数、白细胞计数、血红蛋白和血细胞比容以判断腹腔内有无活动性出血；⑥协助医师行诊断性腹腔穿刺术或腹腔灌洗术，并及时了解穿刺液或灌洗液的检验结果。

（2）休息与体位：绝对卧床休息，若病情稳定，可取半卧位。不随意搬动病人，以免加重伤情。

（3）禁食、禁灌肠、胃肠减压：诊断未明确之前应禁饮、禁食和禁灌肠，以防止肠内容物漏出增加。怀疑有空腔脏器损伤者，应及尽早行胃肠减压，减少胃肠内容物漏出，减轻腹痛。

（4）维持体液平衡：补充足量的液体和电解质，维持有效循环血量，使收缩压升至90mmHg以上，防治水、电解质紊乱。

（5）预防感染：遵医嘱合理使用抗生素。

（6）镇静镇痛：诊断未明确前，禁用镇痛药；诊断明确者，遵医嘱及时给予镇静解痉药或镇痛药。

（7）术前准备：一旦决定手术，应尽快地进行术前准备。

（8）心理护理：关心病人，加强沟通，予心理疏导。告知疾病的发展过程，宣教各项检查、治疗和护理的目的、注意事项，使病人能积极配合。

**3. 术后护理**

（1）病情观察：①严密观察生命体征及血流动力学变化；②观察腹部伤口和切口，注腹部症状与体征，及时发现并发症；③危重病人注意加强呼吸、循环和肾功能的监测。

（2）心理护理：解释术后注意事项，继续给予心理支持。

（3）体位与活动：全麻清醒或硬膜外麻醉平卧6小时后、血压平稳者改为半卧位，以利于腹腔引流，改善呼吸循环功能。术后鼓励病人早期下床活动，以促进肠蠕动恢复、预防肠粘连。

（4）禁食、胃肠减压：待肠蠕动恢复、肛门排气后停止胃肠减压。根据病情从流质饮食开始，逐渐过渡到普食，必要时给予完全胃肠外营养。

（5）静脉补液：进行静脉补液，维持水、电解质和酸碱平衡。

（6）抗感染：术后继续遵医嘱使用抗生素，控制腹腔内感染。

（7）腹腔引流护理：①引流管：妥善固定，标识清楚，保持通畅，防止逆行性感染。②引流袋：普通引流袋每日更换，抗反流型引流袋可2～3日更换1次。③引流液：观察并记录引流液的颜色、性质和量，维持有效引流。若发现引流突然减少，病人伴有腹胀、发热，应及时检查引流管有无堵塞或滑脱。④皮肤护理：保持引流管周围皮肤干燥清洁，有渗液时要及时更换敷料。⑤拔管指征：引流液的量<10ml/d且非脓性，无发热、无腹胀、白细胞计数恢复正常时，可考虑拔出腹腔引流管。

（8）并发症的观察和护理：①受损器官再出血，表现为腹痛缓解后又突然加剧，同时出现面色苍白、呼吸及脉搏增快，血压不稳定或下降、肢端温度下降等；腹腔引流管间断或持续引流出鲜红血液；血红蛋白和血细胞比容降低。一旦出现以上情况，立即通知医生并协助处理；取平卧位（休克病人可取休克体位），建立静脉通道，以备输血和输液用，密切观察神志、生命体征、尿量、腹痛情况，做好紧急手术准备。②腹腔脓肿，表现为术后数日，病人体温持续不退或下降后又升高，可伴有腹痛、腹胀、呃逆、直肠或膀胱刺激征；辅助检查显示血白细胞计数和中性粒细胞比值明显升高；遵医嘱使用抗生素，做好脓肿切开引流或物理疗法的护理配合，给予高蛋白、高热量、高维生素饮食或肠外营养支持。

**【护理评价】**

**1.** 病人是否体液平衡得以维持，生命体征稳定。

**2.** 病人腹痛是否缓解或减轻。

**3.** 病人焦虑与恐惧情绪是否减轻或稳定。

**4.** 病人是否出现腹腔感染、腹腔脓肿或粘连性肠梗阻等并发症，并发症是否得到及时发现和处理。

**【健康教育】**

**1. 疾病知识**　讲解本疾病的相关知识，使病人及其家属认识本疾病，积极配合治疗。出院后适当休息，增加营养，进行康复锻炼。

**2. 急救知识**　普及各种急救知识，使病人能进行简单的急救或自救。

**3. 安全知识**　加强宣传安全知识宣教，避免意外损伤的发生。

**4. 复诊指导**　指导病人定期复查，若出现不适应随时就诊。

# 第二节　常见的脏器损伤

**案例 26-1**

患者，男性，35岁，因右下胸及上腹部挫伤6小时入院。

患者因骑摩托车时发生撞车，右下胸及上腹部受车把直接撞击后出现上腹部持续剧痛，向右肩放射，并感觉腹痛范围增大，以右侧显著。2小时来有口渴，心悸和轻度烦躁不安。

既往体健，嗜酒，无肝炎、结核病、高血压等病史。

体格检查：T 36.5℃，P 102 次/分，R 24 次/分，BP 92/60mmHg。神志清楚，轻度不安，颜面及结膜稍苍白，心肺未见异常，右下胸及上腹部可见挫伤痕迹、明显压痛，腹稍胀，全腹有压痛、反跳痛和肌紧张，压痛以右上腹最为显著，腹部叩诊鼓音，移动性浊音（＋），肠鸣音弱。

辅助检查：RBC $3.0×10^9/L$，Hb 92 g/L，WBC $12×10^9/L$。腹部平片可见小肠液气平面，未见膈下游离气体。

**问题：**

1. 此患者首先考虑的诊断是什么？处理原则是什么？
2. 请你为本病例患者制订护理计划。
3. 你应从哪些方面对本病例患者进行健康教育？

# 一、脾 损 伤

在腹腔脏器中，脾是最容易受损的器官之一。脾损伤（splenic injury）在腹部损伤中可高达40%～50%。其中，脾破裂的发生率在腹部闭合性损伤中占20%～40%，在开放性损伤中约占10%。有慢性病理改变的（如血吸虫病等）脾更易破裂。单纯脾破裂的死亡率约为10%。

## 【分类】

根据病理解剖进行分类，脾破裂分为3类。

**1. 中央型破裂** 破裂处位于脾实质深部。

**2. 被膜下破裂** 破裂处在脾实质周边部，被膜完整。

**3. 真性破裂** 破损累及被膜，临床所见的脾破裂约85%为真性破裂。

中央型破裂和被膜下破裂因被膜完整，出血量受到限制，故临床上并无明显内出血征象而不易被发现，形成的血肿最终被吸收。但血肿（特别是被膜下血肿）形成1～2周后，在外力的作用下可以突然转为真性破裂，引起大出血。

## 【临床表现】

**1. 血肿形成** 中央型破裂和被膜下破裂因被膜完整，出血量受到限制，故临床上并无明显内出血征象而不易被发现，可形成血肿而被吸收。少数中央型血肿可因并发感染而形成脓肿。

**2. 失血性表现** 真性破裂出血量较大，可迅速发展为失血性休克，甚至未及时抢救已致死亡。

**3. 腹痛** 持续性腹痛，程度常不严重，可引起左侧肩部牵涉痛。

## 【辅助检查】

**1. 影像学检查** 超声检查、CT 检查可判断脾破裂程度；CT 检查更为精确，能清晰地显示脾的被膜是否完整、大小及形态结构是否正常。

**2. 实验室检查** 红细胞计数、血红蛋白及血细胞比容可有不同程度下降。

## 【处理原则】

随着对脾功能认识的深化和选择性非手术治疗的出现，在坚持"抢救生命第一，保留脾第二"的原则下，条件允许的情况下应尽量保留脾或脾组织。

**1. 非手术治疗**

（1）适应证：无休克或容易纠正的一过性休克，影像学检查证实脾裂伤比较局限、表浅，且无合并其他腹腔脏器损伤者。

（2）主要措施：①绝对卧床休息至少1周；②禁食、胃肠减压；③输血补液；④根据病情应用止血药和抗生素；⑤严密观察生命体征和腹部体征，及时了解辅助检查的变化。

**2. 手术治疗**

（1）适应证：①观察中继续出血或发现有其他脏器损伤者；②不符合非手术治疗条件者。

（2）手术方法

1）保留脾手术：脾单纯缝合术、脾修补术、脾捆扎术、生物胶黏合止血、脾动脉结扎、脾部分切除术等。

2）脾切除术：不符合保脾手术的病人，应尽快实施脾切除术。

脾切除术后的病人，主要是婴幼儿，对感染的抗力减弱，甚至可发生以肺炎球菌为主要病原菌的脾切除后凶险性感染（overwhelming post splenectomy infection，OPSI）而致死。

**【护理措施】**

**1. 出血**　是脾切除术后早期常见的并发症，应注意掌握下床活动时机；同时应密切监测病人生命体征、尿量的变化。

**2. 发热**　部分脾切除的病人术后会持续发热 2~3 周，体温 38~40℃，称为"脾热"，予物理降温、补充水与电解质等处理。其他护理措施参见本章第一节。

# 二、肝损伤

肝损伤（liver injury）在腹部损伤中占 20%~30%，右肝破裂较左肝为多。肝损伤的致伤因素、病理类型和临床表现与脾外伤相似，主要危险是失血性休克、胆汁性腹膜炎和继发感染。肝外伤后可能有胆汁溢出，故腹痛和腹膜刺激征常较脾破裂者更为明显。

**【分类】**

肝损伤可分为以下 3 类。

**1. 真性肝破裂**　肝的被膜和实质均有裂伤。

**2. 被膜下血肿**　被膜完整但实质有裂伤，此类型肝损伤可能转为肝破裂而导致腹腔内出血。

**3. 中央型肝破裂**　肝深部实质裂伤，伴或不伴有被膜裂伤。此类型肝损伤可能转为真性破裂或发展为继发性肝脓肿。

**【临床表现】**

**1. 失血性表现**　与肝破裂的程度和出血量多少有关，严重时可出现失血性休克。肝破裂后，血液有时可能通过胆管进入十二指肠而出现黑便或呕血。

**2. 腹痛**　呈持续性，可出现同侧肩部牵涉痛。因肝外伤后可能有胆汁溢入腹腔，故腹痛和腹膜刺激征常较脾破裂更为明显。

**3. 继发性脓肿**　中央型肝破裂或被膜下血肿的继发性感染可形成肝脓肿，出现全身感染征象。

**【辅助检查】**

**1. 影像学检查**　超声检查、CT 检查可明确肝破裂程度，CT 检查的诊断效果更佳。

**2. 实验室检查**　红细胞计数、血红蛋白及血细胞比容可有不同程度下降。

**【处理原则】**

**1. 非手术治疗**　轻度肝实质裂伤、血流动力学指标稳定、经补充血容量后病情保持稳定的伤员，均可在严密观察下进行非手术治疗，治疗时间在 1 周以上。

**2. 手术治疗**　肝火器伤、累及空腔脏器的非火器伤应手术治疗。经补充血容量后生命体征仍不稳定或需大量输血才能维持血压稳定者，提示仍有活动性出血，应尽早剖腹探查手术。手术方式包括肝脏单纯缝合术、肝部分切除术、肝动脉结扎术等。

**【护理措施】**

胆瘘是术后常见并发症，术后应保持引流管通畅，并密切观察引流情况。其他护理措施参见本章第一节。

# 三、胰腺损伤

胰腺损伤（pancreatic injury）常系上腹部强力挤压暴力直接作用于脊柱所致，占腹部损伤的1%～2%，胰腺颈部和体部损伤多见，常属于严重多发伤的一部分。胰腺位置深而隐蔽，故易漏诊。胰腺损伤后常并发胰瘘，死亡率高达20%。

**【临床表现】**

胰腺损伤后，胰液可积聚于网膜囊内而表现为上腹明显压痛和肌紧张，还可因膈肌受刺激而出现肩部疼痛。外渗的胰液经网膜孔或破裂的小网膜进入腹腔后，可出现弥漫性腹膜炎而引起剧烈腹痛。但单纯胰腺钝性损伤，临床表现不明显，往往容易延误诊断。

**【辅助检查】**

**1. 影像学检查**　超声检查可发现胰腺周围积血和积液。CT检查能显示胰腺轮廓的完整情况，经十二指肠胰胆管镜造影（ERCP）则可明确有无主胰管断裂。

**2. 实验室检查**　腹腔穿刺液、血尿淀粉酶升高等对诊断均有一定参考意义。

**【处理原则】**

高度怀疑或诊断为胰腺损伤者、有明显腹膜刺激征者，均应立即手术治疗。手术的目的是止血、合理切除胰腺、控制胰腺外分泌、处理合并伤及充分引流。根据伤情选择不同的术式，包括胰腺缝合修补术、部分切除术等。充分而有效的腹腔及胰周引流是保证各类胰腺手术的效果和预防术后并发症的必要措施。

**【护理措施】**

胰腺损伤术后有发生胰瘘的风险，多发生于术后5～7日，一般多可在4～6周自愈，应保持腹腔引流管通畅，每日或隔日监测腹腔引流液中淀粉酶的含量，同时密切观察病人的症状与体征，以及时发现和处理。其他护理措施参见本章第一节。

# 四、胃十二指肠和小肠损伤

腹部损伤时很少累及胃，胃损伤（gastric injury）多发生在胃膨胀时。十二指肠位置较深，损伤的发生率较胃损伤低，但一旦损伤，病情进展快，诊治困难，死亡率可高达25%。小肠占据中、下腹的大部分空间，受外伤的机会比较多，小肠损伤后可在早期即产生明显的腹膜炎。

**【临床表现】**

**1. 腹痛**　胃十二指肠损伤合并破裂者，腹痛较剧烈，且呈进行性加重；十二指肠位于腹膜后，一旦破裂，腰部疼痛较剧烈，而腹部疼痛较轻。小肠破裂后早期表现多数不明显，晚期可出现腹痛、腹胀。

**2. 腹胀**　胃破裂后出现膈下游离气体、肝浊音界消失，早期即出现气腹。小肠破裂后仅少数病人有气腹。

**3. 腹膜刺激征**　胃十二指肠破裂后，消化液流入腹腔内，可立即出现剧烈腹痛及腹膜刺激征。小肠液pH中性，小肠破裂后腹膜刺激征的发生率低，甚至无弥漫性腹膜炎的表现。

**4. 恶心、呕吐**　多由腹腔内出血或消化液刺激腹膜的自主神经引起，合并腹膜炎时恶心、呕吐明显加重。也可因肠麻痹而导致持续性呕吐。

【辅助检查】

**1. 影像学检查**　早期腹部 X 线检查可发现腹腔内、膈下游离气体；超声检查在确定腹腔内积液的量有重要的意义；CT 检查对十二指肠损伤的诊断也有帮助。

**2. 诊断性腹腔穿刺和腹腔灌洗**　准确率可达 90% 以上。

**3. 实验室检查**　红细胞计数、血红蛋白和血细胞比容下降提示有大量失血；白细胞计数增多提示有感染。

**4. 腹腔镜探查**　可清晰、准确地对腹腔内脏器进行探查，但不适用于血流动力学不稳定的病人。

【处理原则】

关键是全身抗休克和及时得当的手术处理。

**1. 非手术治疗**　主要包括：①抗休克；②抗感染；③禁食、胃肠减压。

**2. 手术治疗**　手术目的包括术中彻底探查、清理腹腔、修复受损脏器。手术时应彻底探查胃十二指肠和小肠的各个部位，以免遗漏。同时根据损伤的部位、程度、范围、原因、局部和全身情况、损伤时间等进行综合分析，选择适当的术式。

【护理措施】

胃、十二指肠和小肠破损后易发生腹腔感染，术后遵医嘱及时给予抗生素治疗。密切观察腹部体征、监测体温变化，以及时发现腹腔脓肿等并发症。其他护理措施参见本章第一节。

# 五、结肠、直肠损伤

结肠损伤（colon injury）发生率较小肠低，结肠内容物液体成分少而细菌含量多，故腹膜炎出现得较晚，但较严重。由于结肠壁薄、血液供应差、含菌量大，故除少数裂口小、腹腔污染轻、全身情况良好的病人可以考虑一期修补或一期切除吻合外，大部分病人应先采用肠造口术或肠外置术处理，待 3~4 周病人情况好转后，再行瘘口关闭。一期修复手术的主要禁忌证：①腹腔严重污染；②全身严重多发伤或腹腔内其他脏器合并伤，须尽快结束手术；③全身情况差或伴有肝硬化、糖尿病等。

直肠损伤（rectal injury）少见。直肠上段在盆底腹膜返折之上，损伤后其临床表现与结肠破裂是基本相同的。直肠下段则在返折之下，损伤后将引起严重的直肠周围间隙感染，但并不表现为腹膜炎，诊断容易延误。腹膜外直肠损伤的临床表现：①血从肛门排出；②会阴部、骶尾部、臀部、大腿部的开放伤口有粪便溢出；③尿液中有粪便残渣；④尿液从肛门排出，直肠指诊可发现直肠内有出血，有时还可摸到直肠破裂口。直肠会阴部损伤后应按损伤的部位和程度选择不同的术式。直肠损伤的处理原则是早期彻底清创，修补直肠破损，行转流性结肠造瘘和直肠周围间隙彻底引流。直肠上段破裂，应剖腹进行修补。直肠下段破裂应充分引流直肠间隙以防感染扩散，并行乙状结肠造口术直至直肠伤口愈合。

（吴丽娟）

# 第二十七章　胃十二指肠疾病病人的护理

【学习目标】

**识记**　胃十二指肠溃疡、胃癌的概念、病因和临床表现。

**理解**　胃十二指肠溃疡、胃癌的病理生理特点、辅助检查、处理原则。

**运用**　运用护理程序对胃十二指肠溃疡、胃癌病人实施整体护理。

## 第一节　解剖生理概要

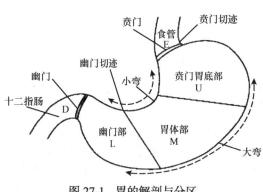

图 27-1　胃的解剖与分区

### 【胃的解剖】

**1. 胃的位置与分区**　胃位于上腹部,介于食管和十二指肠之间,上端由贲门与食管相连,下端经幽门与十二指肠连接。胃分上、下两缘:下缘在左侧,呈弧形突出为胃大弯;上缘偏右侧,与大弯相对应处向内凹陷为胃小弯。胃大弯和胃小弯平均分成三等份的连线将胃分为 3 个区域,自上而下依次为贲门胃底部区、胃体部区、幽门区(图 27-1)。

**2. 胃的韧带**　胃与邻近器官有韧带相连,凭借韧带被固定在上腹部,这些韧带包括胃膈韧带、肝胃韧带、脾胃韧带及胃结肠韧带。

**3. 胃的血管**　胃的血液供应来源于腹腔动脉及其分支。胃小弯侧有胃左、右动脉形成的动脉弓,胃大弯侧有胃网膜左、右动脉形成的动脉弓,胃底部有胃短动脉(源于脾动脉),上述动脉之间有丰富的吻合,形成网状分布,以供血于胃。胃的静脉与同名动脉伴行,最后汇入门静脉。

**4. 胃的淋巴引流**　胃黏膜下淋巴管网丰富,胃的淋巴回流沿主要动脉分布,与动脉血流逆向引流淋巴液。胃周围淋巴依据主要引流方向分为 4 群:①胃小弯上部淋巴液引流到腹腔淋巴结群;②胃小弯下部淋巴液引流到幽门上淋巴结群;③胃大弯右侧淋巴液引流到幽门下淋巴结群;④胃大弯上部淋巴液引流到胰脾淋巴结群。胃的淋巴液分别注入胃周围淋巴结,最后经腹主动脉周围淋巴结汇入胸导管。

**5. 胃的神经**　胃受中枢神经和内在的自主神经支配,中枢神经通过自主神经系统的交感神经和副交感神经支配胃,胃的交感神经来源于腹腔神经丛节后纤维,兴奋时抑制胃的运动和分泌。胃的副交感神经来自左、右迷走神经,兴奋时增强胃的运动和分泌,迷走神经至胃窦部的最后 3~4 支形成"鸭爪",控制胃窦的运动和幽门的排空。

**6. 胃壁结构**　胃壁由外向内依次为浆膜层、肌层、黏膜下层和黏膜层。胃的浆膜层即脏腹膜。胃壁肌层为发达的平滑肌。黏膜下层有丰富的血管、淋巴管及神经丛。胃的黏膜层含大量胃腺,分布在胃底和胃体。胃腺由功能不同的细胞组成:①主细胞,分泌胃蛋白酶原和凝乳酶原;②壁细胞,分泌盐酸和抗贫血因子,是维持胃 pH 的主要分泌细胞;③黏液细胞,分泌含碱性因子的黏液。贲门腺分布在贲门部,主要分泌黏液;幽门腺分布在胃窦和幽门区,除含有主细胞和分泌黏蛋白原的细胞外,还有分泌胃泌素的 G 细胞、分泌生长抑素的 D 细胞及内分泌细胞等。

**【胃的生理】**

胃可接纳、储存食物，具有运动和分泌两大功能。

**1. 胃的运动**　胃通过运动，将食物与胃液研磨、搅拌、混匀，进行初步消化，胃的运动方式包括近端的经常而缓慢的紧张性收缩和远端的蠕动。混合性食物从进食到胃完全排空需 4～6 小时。

**2. 胃液分泌**　胃腺分泌胃液，正常成人每日分泌量为 1500～2500ml。胃液的主要成分为胃酸、酶、电解质、黏液和水分。胃酸的酸度取决于酸性和碱性成分的比例，并与分泌速度和胃黏膜血液流速有关。胃液分泌可分为基础分泌（消化间期分泌）和餐后分泌（消化期分泌）。基础分泌是指不受食物刺激时的自然胃液分泌，其量较小。餐后胃液分泌明显增加，食物是胃液分泌的自然刺激物，餐后分泌可分为 3 个时相：迷走相（头相）、胃相和肠相。

**【十二指肠的解剖与生理】**

十二指肠位于幽门和十二指肠悬韧带（Treitz 韧带）之间，长约 25cm，呈 "C" 形，环绕胰腺头部，是小肠中最为固定的部分。十二指肠由近至远分为球部、降部、水平部和升部，球部是十二指肠溃疡好发部位，降部的十二指肠乳头是寻找胆管和胰管开口的标志。十二指肠的血液供应来自胰十二指肠上、下动脉。

十二指肠接受胆汁和胰液，并能分泌碱性十二指肠液，内含多种消化酶，如肠蛋白酶、乳糖酶、脂肪酶等。同时，还有分泌激素的作用，如促胃液素、抑胃肽、胆囊收缩素、促胰腺素、肠抑肽等。

# 第二节　胃十二指肠溃疡

**案例 27-1**

患者，男性，43 岁，因反复上腹部烧灼样疼痛 4 年，再发加重 2 小时入院。

患者反复腹部烧灼样疼痛 4 年余，饥饿时和夜间疼痛明显，进食后疼痛缓解，药物治疗后效果不明显。2 小时前进食午餐后出现上腹部剧痛，迅速波及全腹，伴恶心、呕吐、肩部牵涉痛。

体格检查：T 36.9℃，P 101 次/分，R 20 次/分，BP 96/72mmHg。患者神志清楚，表情痛苦，面色苍白，蜷曲体位。腹式呼吸减弱，全腹有明显压痛，反跳痛明显，腹肌紧张，叩诊有移动性浊音，肝浊音界缩小或消失；听诊肠鸣音消失。

辅助检查：血常规示 WBC $14×10^9$/L，中性粒细胞 83%。其他实验室检查结果无异常。

**问题：**

1. 此患者首先考虑的诊断是什么？其处理原则是什么？

2. 若患者行胃大部切除术，术后应提供哪些护理措施？

胃十二指肠溃疡（gastroduodenal ulcer）是指胃十二指肠局限性圆形或椭圆形的全层黏膜缺损，也称消化性溃疡（peptic ulcer）。因溃疡的形成与胃酸-胃蛋白酶的消化作用有关而得名。大部分溃疡病人经内科治疗，可以取得显著的疗效，外科治疗主要是针对溃疡产生的并发症，如急性穿孔、出血、瘢痕性幽门梗阻或溃疡恶性变等。胃十二指肠急性穿孔（acute perforation of gastroduodenal ulcer）是胃十二指肠溃疡常见的并发症，起病急、变化快、病情重，需要紧急处理。胃十二指肠溃疡出血是上消化道出血中最常见的原因，5%～10%的病人需要外科手术治疗。由于幽门管、幽门溃疡或十二指肠球部溃疡反复发作而形成瘢痕狭窄，合并幽门痉挛水肿时，可引起幽门梗阻（pyloric obstruction）。

**【病因】**

**1. 幽门螺杆菌（*Helicobacter pylori*，*Hp*）感染**　是消化性溃疡的主要病因。我国胃十二指肠溃疡病人幽门螺杆菌检出率显著高于普通人群，幽门螺杆菌感染可破坏胃黏膜上皮细胞与胃黏液的屏障功能，导致胃酸分泌增加及相关调节机制障碍，从而引起胃十二指肠溃疡。

**2. 胃酸分泌异常** 胃酸分泌过多激活胃蛋白酶，使胃十二指肠黏膜发生"自身消化"。十二指肠溃疡可能与迷走神经张力及兴奋性过度增高、壁细胞数增多、壁细胞对促胃液素刺激的敏感性增高有关。

**3. 胃黏膜屏障受损** 许多药物可破坏胃黏膜屏障而导致溃疡，如非甾体抗炎药、肾上腺皮质激素、酒精、咖啡因等。长期使用非甾体抗炎药者胃溃疡的发生率显著增高，非甾体抗炎药引起溃疡发生的危险性除与服用的种类、剂量、疗程有关外，还与同时服用抗凝药、糖皮质激素等有关。

**4. 其他因素**

（1）吸烟：可能与吸烟增加胃酸分泌、抑制碳酸氢盐分泌、降低幽门括约肌张力和影响前列腺素合成有关。

（2）应激与心理因素：长期精神紧张、焦虑或过劳易使溃疡发作或加重。

（3）遗传：如消化性溃疡的病人家族史可能有幽门螺杆菌感染的"家庭聚集"现象；O 型血者发生消化性溃疡的危险性比其他血型者更高。

【病理生理与分型】

**1. 胃十二指肠溃疡** 本病属慢性溃疡，多为单发。胃溃疡多发生于胃小弯，以胃角多见，胃窦部与胃体也可见，胃大弯、胃底少见。十二指肠溃疡主要发生在球部，球部以下的溃疡称为球后溃疡。典型的胃十二指肠溃疡呈圆形或椭圆形缺损，可深达黏膜下层。

根据溃疡发生的部位和胃酸的分泌量，胃溃疡可分为：①Ⅰ型，溃疡位于胃小弯角切迹附近，低胃酸，属最常见类型，占 50%～60%；②Ⅱ型，胃溃疡合并十二指肠溃疡，与长期应用非甾体抗炎药有关，高胃酸，约占 20%；③Ⅲ型：溃疡位于幽门管或幽门前，高胃酸，约占 20%；④Ⅳ型：溃疡位于胃上部 1/3、胃小弯高位接近贲门处，常为穿透性溃疡，易发生出血或穿孔，低胃酸，多见于老年人，约占 5%。

**2. 胃十二指肠溃疡并发症**

（1）胃十二指肠溃疡穿孔：活动期的胃十二指肠溃疡可以逐渐加深侵蚀胃或十二指肠壁，由黏膜至肌层，穿破浆膜而形成穿孔。十二指肠溃疡穿孔好发于十二指肠球部前壁，而胃溃疡穿孔好发于胃小弯，其余分布在胃窦及其他部位。急性穿孔时，有强烈刺激性的胃酸、胆汁、胰液等消化液和食物溢入腹腔，导致剧烈腹痛和大量腹腔渗出液，6～8 小时后细菌开始繁殖并逐渐转变为化脓性腹膜炎。因强烈的化学刺激、细胞外液的丢失及细菌毒素吸收等因素，可导致病人休克。

（2）胃十二指肠溃疡大出血：溃疡基底部的血管壁被侵蚀并导致破裂出血。胃溃疡大出血好发于胃小弯，出血源自胃左、右动脉及其分支或肝胃韧带内较大的血管。十二指肠溃疡大出血好发于球部后壁，出血源自胰十二指肠上动脉或胃十二指肠动脉及其分支。大出血后血容量减少、血压降低、血流缓慢，可在血管破裂处形成血凝块而暂时止血。由于胃酸、胃肠道蠕动和胃十二指肠内容物与溃疡病灶的接触，暂时停止的出血可能再次出血。

（3）瘢痕性幽门梗阻：Ⅱ型、Ⅲ型胃溃疡及十二指肠球部溃疡比较常见。溃疡引起幽门梗阻的原因有痉挛、炎症水肿及瘢痕 3 种。前两种梗阻是暂时的、可逆性的，在炎症消退、痉挛缓解后梗阻解除。瘢痕性幽门梗阻则由溃疡反复发作形成瘢痕狭窄，梗阻是永久性的，必须手术治疗。

梗阻初期：胃排空受阻，胃蠕动增强而使胃壁肌代偿性肥厚，胃轻度扩大。后期：胃代偿功能减退，失去张力，胃高度扩大，蠕动消失。胃内容物滞留，促使胃泌素分泌增加及胃酸分泌亢进而致胃黏膜糜烂、充血、水肿和溃疡。胃内容物滞留引起呕吐，食物不能进入十二指肠，导致病人吸收不良而引起贫血、营养不良、水及电解质丢失，导致脱水、低氯低钾性碱中毒等。

【临床表现】

**1. 胃十二指肠溃疡** 上腹部疼痛是本病的主要症状，且腹痛与进食密切相关。部分病人可伴有进食后饱胀、嗳气、反酸等消化不良症状。

（1）胃溃疡：多于餐后 0.5～1 小时开始疼痛，持续 1～2 小时后消失，进食后疼痛不能缓解，甚至加重，对抗酸药物疗效不明显。节律性腹痛特点不如十二指肠溃疡典型，腹部压痛点常位于剑突与脐间的正中线或略偏左。胃溃疡经抗酸治疗后易复发，易发生大出血、急性穿孔等并发症，约 5%病例可发生恶变。

（2）十二指肠溃疡：上腹部或剑突下烧灼痛或钝痛，表现为餐后延迟痛（餐后 3～4 小时）、饥饿痛或夜间痛，服用抗酸药物或进食能使疼痛缓解或停止，腹部压痛点在脐部偏右上方。腹痛具有周期性发作的特点，以秋冬和冬春之交发作多见，发作与缓解交替出现，每次发作时症状持续数周后缓解，间歇 1～2 个月再发。若缓解期短，发作期延长，腹痛程度加重，提示溃疡病变加重。

**2. 胃十二指肠溃疡并发症**

（1）胃十二指肠溃疡穿孔：多在夜间空腹或饱食后突然发生，表现为突发上腹部刀割样剧痛，迅速扩散至全腹，但以上腹部为重，有时伴肩部或肩胛部牵涉痛；表情痛苦，蜷曲体位，腹式呼吸减弱或消失；全腹有明显压痛，反跳痛明显，腹肌紧张呈"板样"强直；叩诊有移动性浊音，肝浊音界缩小或消失；肠鸣音减弱或消失。病人可见面色苍白、脉搏细速、血压下降等休克表现，常伴恶心、呕吐。继发细菌感染后，腹痛加重。

（2）胃十二指肠溃疡大出血：溃疡大出血的临床表现取决于出血量和出血的速度。呕血和柏油样黑便为主要症状。多数病人仅有黑便而无呕血，出血量大且速度快者可伴大量呕血，呕血色泽红，便血色泽由黑色转为紫色。呕血前常有恶心，便血前多突然有便意。呕血或便血前后可有心悸、头晕、目眩甚至晕厥。若出血缓慢，病人血压、脉搏改变不明显。若短时间内失血量超过 800ml，可出现休克症状，表现为焦虑不安、四肢湿冷、脉搏细速、呼吸浅快、血压降低等。病人可有腹部稍胀、上腹部轻压痛、肠鸣音亢进等体征。

（3）瘢痕性幽门梗阻：腹痛与反复呕吐是幽门梗阻的主要表现。进食后上腹部膨胀不适、阵发性胃收缩痛，伴有嗳气、恶心，随着症状加重，出现腹痛与呕吐。呕吐多在下午或夜间发生，量大，一次可达 1000～2000ml，呕吐物含大量腐败酸臭味宿食，但不含胆汁。呕吐后病人自觉胃部饱胀改善，故病人常自行诱发呕吐以减轻症状。病人常有少尿、便秘及消瘦、皮肤干燥弹性消失、贫血等营养不良表现。查体可见上腹部隆起、胃型和蠕动波，晃动上腹部可闻及"振水声"。

【辅助检查】

**1. 实验室检查**　胃十二指肠溃疡穿孔病人可见白细胞及中性粒细胞比例增高。胃十二指肠溃疡出血病人可见红细胞计数、血红蛋白、血细胞比容等进行性下降。

**2. X 线检查**　胃十二指肠溃疡病人 X 线钡餐检查可见龛影，龛影呈圆形或椭圆形，边缘光滑整齐；十二指肠溃疡因溃疡周围炎症水肿、肌肉痉挛、瘢痕收缩及周围粘连等，使球部变形；约 80%溃疡伴急性穿孔病人站立位 X 线检查可见膈下新月状游离气体影；幽门梗阻 X 线钡餐检查可见胃高度扩张，24 小时后仍有钡剂存留（正常 4 小时内排空）。

**3. 血管造影**　选择性腹腔动脉或肠系膜上动脉造影可明确溃疡出血病人的病因与出血部位。

**4. 内镜检查**　是诊断胃十二指肠溃疡的首选和主要方法，可明确溃疡部位，并可取活检做病理及幽门螺杆菌检查。还可明确溃疡出血的原因和部位，出血 24 小时内胃镜检查的阳性率可达 70%～80%。幽门梗阻者可见胃内有大量潴留的胃液和食物残渣。

**5. 诊断性腹腔穿刺**　胃十二指肠溃疡急性穿孔病人，必要时可行诊断性腹腔穿刺，抽出液可含有胆汁或食物残渣。

【处理原则】

处理原则包括非手术治疗和手术治疗。

**1. 非手术治疗**　无严重并发症的多采取非手术治疗。

（1）一般治疗：避免和减少致病因素。①生活规律，劳逸结合，保持乐观，尽量减少情绪激动和精神应激；②饮食规律，定时进餐，细嚼慢咽，注意营养，避免烟酒及其他刺激性食物；③避免应用致溃疡药物。

（2）药物治疗：使用根除幽门螺杆菌、抑制胃酸分泌及保护胃黏膜等的药物。必要时输液以维持水、电解质平衡并给予营养支持，全身应用抗生素控制感染。

（3）禁食、胃肠减压：胃十二指肠溃疡出现并发症者如不能立即手术，应禁食、留置胃管进行胃肠减压和引流。

**2. 手术治疗**

（1）适应证：胃溃疡由于较易复发和恶变，临床手术治疗的适应证较宽，主要有：①经系统严格的内科治疗3个月以上仍不愈合或愈合后短期内又复发者；②并发急性大出血、瘢痕性幽门梗阻、溃疡穿孔及溃疡穿透至胃壁外者；③溃疡巨大（直径＞2.5cm）或高位溃疡者；④胃十二指肠复合性溃疡者；⑤胃溃疡癌变或不能排除癌变者。

（2）手术方式：胃大部切除术（subtotal gastrectomy）是治疗胃十二指肠溃疡及其并发症的首选术式。胃大部切除术主要包括胃组织的切除和重建胃肠连续性。胃大部切除术治疗溃疡的原理：①切除胃窦部，减少G细胞分泌的促胃液素所引起的体液性胃酸分泌；②切除大部分胃体，减少了分泌胃酸、胃蛋白酶的壁细胞和主细胞数量；③切除了溃疡本身及溃疡的好发部位。

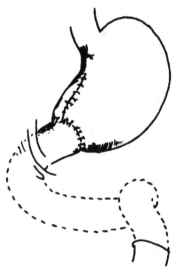

图27-2　毕Ⅰ式胃大部切除术

胃大部切除术的范围是胃远端2/3～3/4，包括部分胃体、胃窦部、幽门和十二指肠球部的近胃部分。胃大部切除术后胃肠道重建的基本方式包括胃十二指肠吻合或胃空肠吻合。术式包括毕（Billroth）Ⅰ式胃大部切除术、毕Ⅱ式胃大部切除术和胃大部切除后胃空肠Roux-en-Y吻合术。

1）毕Ⅰ式胃大部切除术：多适用于治疗胃溃疡。切除远端胃大部后，将残胃与十二指肠吻合（图27-2）。优点是重建后的胃肠道接近正常解剖生理状态，术后因胃肠功能紊乱而引起的并发症较少；缺点是有时为避免残胃与十二指肠吻合口的张力过大致使切除胃的范围不够，增加了术后溃疡复发机会。

2）毕Ⅱ式胃大部切除术：适用于各种胃十二指肠溃疡，特别是十二指肠溃疡者。远端胃大部切除后，缝闭十二指肠残端，残胃和上段空肠吻合（图27-3）。术后溃疡复发率低，但胃空肠吻合改变了正常的解剖生理关系，术后发生并发症较毕Ⅰ式多。

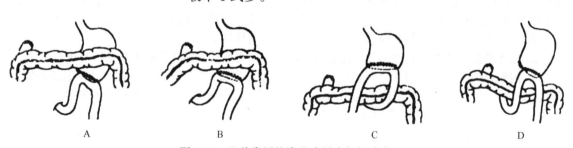

| A | B | C | D |

图27-3　几种常用的毕Ⅱ式胃大部切除术

A. 霍（Hoffmeister）氏法；B. 波（Polya）氏法；C. 莫（Moynihan）氏法；D. 艾（V.Eiselsberg）氏法

3）胃大部切除术后胃空肠Roux-en-Y式吻合术：胃大部切除后，关闭十二指肠断端，于距Treitz韧带10～15cm处切断空肠横，远断端与残胃吻合，近断端与距前述胃肠吻合口45～60cm的远断端空肠行端侧吻合。此术式可防止胆胰液流入残胃导致的反流性胃炎。

另外，胃十二指肠溃疡急性穿孔者可行穿孔修补术；胃十二指肠溃疡大出血者可行溃疡底部贯穿缝扎术。

## 【护理】

### （一）护理评估

**1. 术前评估**

（1）健康史：评估病人的一般情况，如年龄、性别、职业、饮食习惯、性格特点等；了解病人用药史，特别是有无非甾体抗炎药及肾上腺皮质激素等药物服用史；了解病人既往是否有长期溃疡病史，家族中有无胃十二指肠疾病的病人。

（2）身体状况：评估腹痛发生的时间、部位、性质、范围，了解腹痛与进食的关系，是否周期性发作，有无腹部压痛、反跳痛、肌紧张及其部位；是否有呕血、黑便等症状；病人是否有腹胀、恶心、呕吐及发生的时间；评估病人有无生命体征改变、感染或休克发生；了解瘢痕性幽门梗阻病人有无水、电解质紊乱及营养失衡。

（3）心理-社会状况：了解病人对疾病的态度，情绪是否稳定，对疾病、检查、治疗及护理是否配合，对医院环境是否适应，对手术是否接受及程度；了解家属及亲友的心理状态，家庭经济承受能力等。

**2. 术后评估**

（1）术中情况：了解麻醉和手术方式、术中出血、补液、输血等情况。

（2）身体状况：评估病人生命体征、胃肠减压引流、肠蠕动恢复情况，以及有无并发症的发生。

（3）心理-社会状况：了解病人对疾病康复的认知程度，是否配合治疗，情绪是否稳定；了解其社会支持情况。

### （二）常见护理诊断/问题

**1. 恐惧、焦虑**　与疾病困扰，担心预后有关。

**2. 急性疼痛**　与病变侵蚀胃十二指肠黏膜、穿孔后消化液对腹膜的强烈刺激及手术创伤等有关。

**3. 体液不足**　与急性穿孔后禁食，腹膜大量渗出、胃十二指肠溃疡出血致血容量降低，幽门梗阻病人呕吐导致水和电解质丢失及手术禁食水等有关。

**4. 营养失调：低于机体需要量**　与摄入不足、禁食及手术创伤等有关。

**5. 潜在并发症**　出血、感染、吻合口瘘、消化道梗阻、倾倒综合征、十二指肠残端破裂等。

### （三）护理目标

**1.** 病人情绪稳定，恐惧、焦虑减轻或消失。

**2.** 病人疼痛减轻或缓解。

**3.** 病人水、电解质平衡得以维持，生命体征稳定。

**4.** 病人营养状况得到改善。

**5.** 病人术后未发生并发症，或并发症得到及时发现与处理。

### （四）护理措施

**1. 非手术治疗的护理/术前护理**

（1）体位护理：取平卧位或半卧位，半卧位有利于漏出的消化液积聚于盆腔最低位，减少毒素的吸收，同时也可减轻腹壁张力和疼痛。有呕血者头偏向一侧；伴有休克者取休克体位。

（2）饮食护理：根据病人情况，指导少量多餐，给予高蛋白、高热量、富含维生素、易消化、无刺激的食物。出现并发症者暂禁食，出血停止或非完全性幽门梗阻者，可进流质或无渣半流质饮食。术前1日进流质饮食，术前12小时禁食、禁饮。

（3）用药护理：督促病人按时应用减少胃酸分泌、解痉及抗酸的药物，并观察药物疗效。

（4）胃肠减压：保持引流通畅和有效负压，减少胃内容物继续外漏，清除血凝块或减轻胃组织水肿，注意观察和记录引流液的颜色、性状和量。观察有无鲜红色血液从胃管引出，以判断有无活动性出血和止血效果。

（5）胃十二指肠溃疡并发症的观察和护理：①急性穿孔，严密观察病人生命体征、腹痛、腹膜刺激征、肠鸣音变化等；输液维持水、电解质平衡，应用抗生素抗感染，预防及治疗休克，做好急诊手术准备。②溃疡大出血，严密观察呕血、黑便情况，并判断记录出血量，注意有无循环血量不足的表现；禁食，输液、输血，应用止血药物；同时做好急诊手术准备。③幽门梗阻：完全性梗阻病人禁食、水；不完全性梗阻者，给予无渣半流质饮食，以减少胃内容物潴留；遵医嘱输血补液，改善营养状况，纠正低氯、低钾性碱中毒；做好术前准备，术前 3 天，每晚用 300～500ml 温生理盐水洗胃，以减轻胃壁水肿和炎症，以利于术后吻合口愈合。

（6）心理护理：对于急性穿孔和大出血的病人，及时安慰病人，缓解紧张、恐惧情绪，解释相关的疾病和手术的知识，增强其战胜疾病的信心，使病人能积极配合治疗和护理。

**2. 术后护理**

（1）体位与活动：病人全麻清醒前去枕平卧，头偏向一侧，麻醉清醒、血压平稳后取低半卧位，有利于呼吸和循环，减少切口缝线张力。病人卧床期间，协助病人翻身。在病情允许的情况下，鼓励病人早期活动，促进肠蠕动恢复，预防术后肠粘连和下肢深静脉血栓等并发症发生。协助病人术后第 1 日坐起轻微活动，第 2 日在床边活动，第 3 日在病室内活动。活动量因人而异，对年老体弱或病情较重者，活动量适当减少。

（2）病情观察：术后严密观察生命体征变化，每 30 分钟测量 1 次直至生命体征平稳，病情平稳后延长测量间隔时间。观察病人神志、尿量、切口渗血、渗液情况。评估病人有无疼痛，疼痛的程度、性质，适当应用止痛药物；应用自控止痛泵者，应注意预防并处理可能发生的并发症，如尿潴留、恶心、呕吐等。保持静脉输液通畅，记录 24 小时出入量。

（3）引流管护理：术后病人置有胃管、腹腔引流管、导尿管等，妥善固定并准确标记各引流管，避免滑脱；保持引流通畅，防止引流管受压、扭曲、折叠；观察并记录引流液的颜色、性状和量。部分病人胃管需接负压吸引装置，维持适当的负压，避免负压过大损伤胃黏膜；术后 24 小时内若有较多鲜红色血性液体从胃管引流出，需立即报告医师并配合处理。术后 3～4 天，胃肠引流量逐渐减少，肠蠕动恢复，肛门排气后，可拔出胃管。

（4）饮食与营养：病人拔出胃管前禁食，禁食期间通过静脉补充液体，以维持水、电解质平衡，必要时给予肠外或肠内营养，改善病人的营养状况，以利于切口愈合。拔胃管后当日可饮少量水或米汤；第 2 天进半量流质饮食，若病人无腹痛、腹胀等不适，第 3 天进全量流食，第 4 天可进半量流质饮食，第 10～14 天可进软食。食物宜温、软、易于消化，忌生、冷、硬和刺激性食物，少进食牛奶、豆类等产气食物；进食应少量多餐，循序渐进，开始可每日 5～6 餐，之后逐渐减少进餐次数并增加每次进餐量，逐渐过渡为正常饮食。

（5）并发症观察和护理

1）术后出血：胃大部切除术后 24 小时内，由胃管中引流出 100～300ml 暗红色或咖啡样液体，且逐渐减少、变淡至自行停止，属手术后正常现象。如胃管内引流出鲜红色血液超过 100ml/h，甚至出现呕血和黑便，多属吻合口活动出血。应严密观察病人生命体征、神志、尿量的变化，加强对腹腔引流管和胃肠减压管的观察，准确记录引流液的颜色和量；遵医嘱应用止血药、输血，或冰盐水洗胃；少数病人经上述处理出血不止，出血量＞500ml/h 者，积极完善术前准备。

2）十二指肠残端破裂：是毕Ⅱ式胃大部切除术后早期严重并发症。因十二指肠残端处理不当，或因空肠输入袢梗阻致十二指肠内张力过高所致。多发生在术后 24～48 小时，表现为右上腹突发剧烈疼痛，局部明显压痛、反跳痛、腹肌紧张等急性腹膜炎症状，白细胞计数增加，腹腔穿刺可抽出胆汁样液体。处理：立即行十二指肠残端缝合，在十二指肠腔内置管减压，术后持续负压引流。护理：术后密切观察病人有无十二指肠残端破裂的临床表现，发现后及时通知医师、积极行术前准备；术后保持负压吸引持续通畅；遵医嘱补液，纠正水、电解质和酸碱平衡失调；遵医嘱经静脉或空肠造口补充营养、抗生素抗感染治疗。

3）吻合口破裂或吻合口瘘：是胃大部切除术后早期严重并发症之一。与缝合不当、吻合口张力过大、组织供血不足等因素有关，贫血、水肿、低蛋白血症的病人更易发生。常发生于术后 1 周左右。病人出现高热、脉速、腹痛及弥漫性腹膜炎的表现，引流出含肠内容物的混浊液体。如发生较晚，多形成局部脓肿或外瘘。出现吻合口破裂须立即行手术处理；形成局限性脓肿或向外穿破而发生腹外瘘，应先行禁食、胃肠减压、局部引流、肠外营养和抗感染等综合措施，必要时行手术治疗。护理：完善术前准备；插胃管，行胃肠减压；遵医嘱补液、使用抗生素及进行营养支持；保持瘘口周围皮肤清洁干燥。

4）胃排空障碍：也称胃瘫。常发生在术后 4～10 天，多在拔出胃管后开始进食或进食数日内出现上腹饱胀、钝痛，继而呕吐带有食物的胃液和胆汁；消化道 X 线造影检查可见胃膨胀、无张力、胃肠吻合口通过欠佳。处理包括禁食、胃肠减压，肠外营养支持，维持水、电解质和酸碱平衡，应用促胃动力药物，一般均能经非手术治愈。若病人经保守治疗，症状不改善，考虑可能合并机械性梗阻。

5）术后梗阻：根据梗阻部位分为输入袢梗阻、输出袢梗阻和吻合口梗阻，前两者见于毕 II 式胃大部切除术后。①输入袢梗阻：急性完全性输入袢梗阻的典型症状是突然发生上腹部剧痛，频繁呕吐，量少、不含胆汁，呕吐后症状不缓解，上腹偏右有压痛，甚至可扪及包块，应紧急手术治疗；慢性不完全性输入袢梗阻表现为进食后 15～30 分钟，上腹阵发性胀痛，喷射状呕吐大量胆汁，不含食物，呕吐后症状缓解，如症状在数周或数月内不能缓解，也需手术治疗。②输出袢梗阻：多因粘连、大网膜水肿或坏死、或炎性肿块压迫等所致；表现为上腹饱胀，呕吐食物和胆汁。若非手术治疗无效，应手术解除梗阻。③吻合口梗阻：主要表现为进食后上腹饱胀、呕吐，呕吐物为食物，不含胆汁。X 线检查可见造影剂完全停留在胃内，非手术治疗措施同胃排空障碍，若非手术治疗无效，可手术解除梗阻。

6）倾倒综合征：由于胃大部切除术后，失去幽门对胃排空的控制，导致胃排空过快所产生的一系列综合征。根据症状出现的早晚而分两种类型。①早期倾倒综合征：多因餐后大量高渗性食物快速进入小肠，致肠道大量分泌肠源性血管活性物质，如血管活性肽、5-羟色胺、神经紧张素等，加上渗透压作用，大量细胞外液进入肠腔，引起一系列血管舒缩功能紊乱和胃肠道症状；多于进食后 30 分钟内，病人出现心悸、心动过速、出汗、全身无力、面色苍白等表现，伴有恶心、呕吐、腹部绞痛、腹泻等消化道症状。护理应指导病人少量多餐，避免过甜、过咸、过浓流质食物，宜进食低碳水化合物、高蛋白饮食，进餐时限制饮水，进餐后平卧 20 分钟。多数病人经调整饮食后，症状能减轻或消失，术后半年到 1 年内能自愈，极少数症状持久而严重者应手术治疗。②晚期倾倒综合征：又称低血糖综合征，多因进食后胃排空过快，含糖食物快速进入小肠后被迅速吸收，血糖骤升，刺激胰岛素大量释放，引起反应性低血糖；病人表现为餐后 2～4 小时出现头晕、心慌、无力、出冷汗、脉细弱甚至晕厥，也可导致虚脱。出现症状时补进糖类饮食即可缓解；应指导病人饮食中减少碳水化合物含量，增加蛋白质比例，少量多餐可防止其发生。

**（五）护理评价**

**1.** 病人情绪是否稳定，恐惧焦虑是否减轻或消失。

**2.** 病人疼痛是否减轻或缓解。

**3.** 病人水、电解质平衡是否得以维持，生命体征是否稳定。

**4.** 病人营养状况是否得到改善。

**5.** 病人术后是否发生并发症，或并发症是否得到及时发现与处理。

**【健康教育】**

**1. 饮食指导**　饮食宜少量多餐，进高蛋白、低脂饮食，补充铁剂和足量维生素，少食盐腌和烟熏食品，避免过冷、过烫、过辣及煎、炸食物。

**2. 生活方式**　告知病人戒烟、戒酒，注意休息，适当锻炼，避免过劳。

**3. 心理调节**　指导病人自我调节情绪，强调保持乐观的重要性。

**4. 用药指导** 教会病人正确服药方法和注意事项，避免使用阿司匹林、吲哚美辛等对胃黏膜有损害性的药物。

**5. 定期复诊** 讲解手术后并发症的临床表现和注意事项；嘱病人定期门诊随访，如有不适及时就诊。

# 第三节 胃　癌

---

**案例 27-2**

患者，男性，55 岁，因上腹胀痛、呕吐 7 天入院就诊。

患者反复上腹部疼痛 10 余年，药物治疗效果不佳，症状逐渐加重，7 天前开始出现中上腹胀痛不适，进食加重，出现恶心、呕吐，呕吐物为宿食，有酸臭味，常发生在下午和晚上。患者长期食用腌制食品，有吸烟史 30 余年。

体格检查：T 36.8℃，P 84 次/分，R 20 次/分，BP 120/80mmHg。右上腹可扪及肿块，有压痛。

辅助检查：胃镜检查胃窦部有隆起病变，超声探测肿瘤未突破肌层。实验室检查大便隐血试验阳性。

**问题：**

1. 此患者首先考虑的诊断是什么？其发病原因与哪些因素有关？
2. 其处理原则是什么？术后有哪些并发症？
3. 你应从哪些方面对本病例患者进行健康教育？

---

胃癌（gastric carcinoma）是指发生于胃黏膜上皮的恶性肿瘤，是我国最常见的恶性肿瘤之一，其死亡率仅次于肺癌，男性的发病率明显高于女性，男女之比约为 2 : 1，好发年龄在 50 岁以上，近些年有年轻化趋势。

## 【病因】

胃癌的病因尚未完全清楚，目前认为与下列因素有关。

**1. 地域环境** 胃癌发病有明显的地域差别，中国、日本、俄罗斯、南非、智利和北欧等国家和地区发病率较高，而北美、西欧、印度的发病率则较低。我国西北与东部沿海地区胃癌的发病率明显高于南方地区。流行病学调查资料显示，从胃癌高发区国家向低发区国家的移民，第一代仍保持胃癌高发病率，第二代显著下降，至第三代发生胃癌的危险性与当地居民相当。故环境因素在胃癌发生中起重要作用。某些环境因素，如火山岩地带、高泥炭土壤、水土含硝酸盐过多、微量元素比例失调或化学污染可直接或间接经饮食途径参与胃癌的发生。

**2. 饮食生活** 长期食用腌制、熏、烤食品者胃癌的发病率高，可能与上述食品中亚硝酸盐、真菌毒素、多环芳烃化合物等致癌物或前致癌物的含量高有关。食物中缺乏新鲜蔬菜、水果也与发病有一定关系。吸烟增加胃癌发病风险。

**3. Hp 感染** 是引发胃癌的主要因素之一。我国胃癌高发区成人 Hp 感染率在 60% 以上，较低发区明显高。Hp 能促使硝酸盐转化成亚硝酸盐及亚硝胺而致癌；Hp 感染引起胃黏膜慢性炎症并通过加速黏膜上皮细胞的过度增殖导致畸变致癌；Hp 的毒性产物如 CagA、VacA 可能具有促癌作用。

**4. 癌前疾病和癌前病变** 胃癌的癌前疾病（precancerous diseases）是指一些使胃癌发病危险性增高的良性胃疾病，如慢性萎缩性胃炎、胃息肉、胃溃疡、残胃炎等。癌前病变（precancerous lesion）指的是容易发生癌变的病理组织学变化，并未达到恶性病变，是从良性上皮组织转变成癌过程中的交界性病理变化，如胃黏膜上皮的异型增生易发展成胃癌。

**5. 遗传和基因** 遗传与分子生物学研究显示，有血缘关系的胃癌病人的亲属其胃癌发病率比对照组高 4 倍。有资料显示胃癌与癌基因、抑癌基因、凋亡相关基因及转移相关基因等改变有关。

**【病理生理与分型】**

胃癌好发于胃窦部，其次为胃底贲门部，发生在胃体者较少。

**1. 大体分型**

（1）早期胃癌：是指癌组织仅限于黏膜和黏膜下层。癌灶直径在 5mm 以下称微小胃癌，直径 10mm 以下称小胃癌，癌灶仅在胃镜黏膜活检时诊断为胃癌、切除后胃标本未见癌组织称"一点癌"。根据病灶形态分 3 型：Ⅰ型隆起型，癌灶突出胃腔；Ⅱ型浅表型，癌灶较平坦，没有明显的隆起与凹陷；Ⅱ型还有 3 个亚型，即Ⅱa 浅表隆起型、Ⅱb 浅表平坦型和Ⅱc 浅表凹陷型。Ⅲ型凹陷型，较深的溃疡。

（2）进展期胃癌：癌组织超过黏膜下层侵入胃壁肌层，为中期胃癌；病灶达浆膜下层或超过浆膜向外浸润至邻近器官或有转移，为晚期胃癌。中、晚期胃癌统称为进展期胃癌。国际按 Borrmann 分型法分为 4 型：Ⅰ型（结节型），边界清楚且突入胃腔的块状肿块；Ⅱ型（溃疡局限型），边界清楚、略隆起的溃疡状癌灶；Ⅲ型（溃疡浸润型），边缘模糊不清楚的浸润性溃疡状癌灶；Ⅳ型（弥漫浸润型），癌组织沿胃壁各层全周性浸润生长而致边界不清。若全胃受累，胃腔缩窄、胃壁僵硬如革囊状，称为"皮革胃"，此型恶性程度最高，转移较早，预后最差。

**2. 组织学分型**　组织学上，胃癌以腺癌为主，少见的有腺鳞癌、鳞状细胞癌、未分化癌等。腺癌可分为乳头状腺癌、管状腺癌、低分化腺癌、黏液腺癌和印戒细胞癌。

**3. 胃癌的扩散与转移**　①直接浸润：侵及邻近器官及组织，如食管、大网膜、结肠、肝、脾、胰腺等。②淋巴转移：是主要转移途径，早期胃癌可有淋巴转移，进展期胃癌淋巴转移率高达 70% 左右。胃癌的淋巴结转移率与肿瘤的浸润深度成正比。一般情况下胃癌的转移是按淋巴流向转移，但也可发生跳跃式淋巴转移。终末期胃癌可经胸导管向左锁骨上淋巴结转移，或经肝圆韧带淋巴管转移到脐周。③血行转移：常发生于晚期胃癌，常见转移的器官有肝、肺、胰、骨骼等处，以肝转移最常见。④腹腔种植转移：癌细胞穿透浆膜可脱落种植形成转移结节，最终出现大量癌性腹水。

**4. 临床病理分期**　根据国际抗癌联盟（UICC）和美国癌症联合会（AJCC）于 2016 年 10 月共同公布的第 8 版胃癌 TNM 临床分期标准，将胃癌划分为Ⅰ～Ⅳ期（表 27-1）。

**表 27-1　胃癌 TNM 临床分期标准（第 8 版）**

| 分期 | $N_0$ | $N_1$ | $N_2$ | $N_3$ | 任何 N、$M_1$ |
|---|---|---|---|---|---|
| Tis | 0 | | | | ⅣB |
| $T_1$ | Ⅰ | ⅡA | ⅡA | ⅡA | ⅣB |
| $T_2$ | Ⅰ | ⅡA | ⅡA | ⅡA | ⅣB |
| $T_3$ | ⅡB | Ⅲ | Ⅲ | Ⅲ | ⅣB |
| $T_{4a}$ | ⅡB | Ⅲ | Ⅲ | Ⅲ | ⅣB |
| $T_{4b}$ | ⅣA | ⅣA | ⅣA | ⅣA | ⅣB |
| 任何 T，$M_1$ | ⅣB | ⅣB | ⅣB | ⅣB | ⅣB |

T 代表原发肿瘤浸润胃壁的深度。$T_1$：肿瘤侵犯固有层、黏膜肌层或黏膜下层；$T_2$：肿瘤浸润至固有肌层；$T_3$：肿瘤穿透浆膜下结缔组织而未侵犯脏腹膜或邻近结构；$T_{4a}$：肿瘤侵犯浆膜；$T_{4b}$：肿瘤侵犯邻近组织或脏器。

N 表示局部淋巴结的转移情况。$N_0$：无区域淋巴结转移（受检淋巴结个数≥15）；$N_1$：1～2 个区域淋巴结转移；$N_2$：3～6 个区域淋巴结转移；$N_3$：7 个以上区域淋巴结转移。

M 代表肿瘤远处转移情况。$M_0$：无远处转移；$M_1$：有远处转移。

**【临床表现】**

**1. 早期胃癌**　早期多无明显症状，少数病人有上腹隐痛、反酸、嗳气，进食后腹胀、恶心、呕吐等，或类似消化道溃疡的症状，无特异性，易被忽视。

**2. 进展期胃癌** 随着病情发展，早期症状日益加重，最常见的是疼痛和体重减轻。病人常有明显的上消化道症状，如上腹部疼痛加重，这种疼痛不能被进食或服用制酸剂缓解。病人常有早饱感及软弱无力，早饱感是指病人虽感饥饿，但稍进食即感饱胀不适，早饱感是胃壁受累的表现。除食欲减退、乏力、消瘦外，部分病人可伴恶心、呕吐。此外，因肿瘤的部位不同可有以下特殊表现：贲门胃底癌累及食管下段时可有胸骨后疼痛和进行性吞咽困难；幽门附近的胃癌有幽门梗阻表现，呕吐宿食；肿瘤破坏血管后可有呕血、黑便，继之出现贫血。晚期病人可在上腹部扪及肿块，有压痛。

胃癌发生并发症或转移时可出现相应症状，如转移至肝脏可引起肝大、右上腹痛、黄疸和（或）发热、腹水；腹膜有转移时也可发生腹水，移动性浊音阳性；肿瘤侵及胰腺时，可出现背部放射性疼痛；侵犯门静脉或脾静脉时有脾脏增大；转移至肺可引起咳嗽、呃逆、咯血，累及胸膜可产生胸腔积液而发生呼吸困难；有远处淋巴结转移时可扪及 Virchow 淋巴结，质硬不活动。

## 【辅助检查】

**1. 内镜检查** 是诊断早期胃癌的最有效办法，可直接观察胃黏膜病变部位，并取病变组织做活检确定诊断，可提高小胃癌和微小胃癌的检出率。通过超声探测成像可了解肿瘤浸润深度及有无转移，有助于确定分期，以决定是否可在内镜下切除。

**2. X 线钡餐** X 线气钡双重造影对比检查可发现较小而表浅的病变。进展期肿块型胃癌表现为突向腔内的充盈缺损；溃疡型胃癌主要显示胃黏膜集中、中断、紊乱和局部蠕动波不能通过；浸润型胃癌可见胃壁僵硬、蠕动波消失。

**3. CT 检查** 显示胃癌病变范围、淋巴结转移情况，有助于诊断及术前对胃癌做出临床分期。

**4. 实验室检查** 大便潜血试验呈持续阳性，胃液游离酸测定多显示游离酸缺乏或减少。肿瘤标志物癌胚抗原（CEA）、CA19-9 和 CA125 可作为判断肿瘤预后和治疗效果的指标。

## 【处理原则】

早发现、早诊断、早治疗是提高胃癌疗效的关键，外科手术是主要的治疗手段。中晚期胃癌病人则以化学治疗、放射治疗、免疫治疗等综合治疗为主。

**1. 手术治疗**

（1）根治性手术：指手术切除包括癌肿和可能受浸润胃壁在内的胃大部或全部，加区域淋巴结清扫和消化道重建。手术效果取决于胃癌的分期、浸润的深度和扩散范围。如果无手术禁忌证或远处转移，应尽可能手术切除。

（2）姑息性切除：对于肿瘤广泛浸润并转移、不能完全切除者，可通过手术解除梗阻症状，缓解病人痛苦，延长生存期，如姑息性胃切除术、胃空肠吻合术、空肠造口术、胃造瘘术等。

**2. 内镜下治疗** 早期胃癌可在内镜下行剥离切除术。由于早期胃癌可能有淋巴结转移，故需对切除的癌变息肉进行病理检查，如癌变累及到根部或表浅型癌肿侵袭到黏膜下层，需追加手术治疗。

**3. 化学治疗**

（1）术前新辅助化疗：对于无远处转移的进展期胃癌，可行术前的新辅助化疗，使肿瘤缩小，增加手术根治及治愈的机会。以下情况为化疗禁忌：4 周内进行过大手术、急性感染期、严重营养不良、胃肠道梗阻、重要脏器功能严重受损、血白细胞计数 $<3.5 \times 10^9/L$、血小板计数 $<80 \times 10^9/L$。

（2）术后辅助化疗：目的在于杀灭残留的亚临床癌灶或术中脱落的癌细胞，提高综合治疗效果，常用的化疗途径有口服、静脉、腹膜腔、动脉插管区域灌注给药等。多选用多种化疗药联合应用以提高疗效。

**4. 其他治疗** 包括放射治疗、热疗、免疫治疗、中医中药治疗等。

## 【护理】

### （一）常见护理诊断/问题

**1. 疼痛** 与癌细胞浸润及手术创伤有关。

**2. 营养失调: 低于机体需要量** 与胃癌造成吞咽困难、消化吸收障碍有关。

**3. 预感性悲哀** 与病人知道疾病的预后有关。

**4. 活动无耐力** 与疼痛及病人机体消耗有关。

**5. 有感染的危险** 与化疗致白细胞减少、免疫功能降低有关。

**6. 潜在并发症** 出血、感染、吻合口破裂或瘘、术后梗阻、倾倒综合征等。

### (二)护理目标

**1.** 病人能应用缓解疼痛的方法和技巧,疼痛缓解。

**2.** 病人营养状况得到改善。

**3.** 病人能用积极的心态面对疾病,情绪稳定。

**4.** 病人的体力得以改善。

**5.** 化疗病人未发生感染。

**6.** 病人术后并发症得到预防、及时发现与处理。

### (三)护理措施

**1. 术前护理**

(1)饮食护理:胃癌病人术前常由于食欲减退、消耗增加、恶心呕吐等导致营养状况欠佳,告知病人营养支持对机体恢复的重要性,对能进食病人鼓励其尽可能进食高蛋白、高热量、高维生素、低脂肪、易消化、少渣的流质或半流质饮食。提供良好的进食环境,并注意食物的色、香、味,增进食欲。不能进食的病人遵医嘱静脉补液,必要时输血浆或全血,改善营养状况,提高手术耐受性。

(2)术前准备:术前良好的胃肠道和呼吸道准备有利于有效预防术后并发症。术前应劝告吸烟者戒烟,指导病人进行有效咳嗽和深呼吸训练,预防术后肺部感染和肺不张。幽门梗阻者的术前护理同本章第二节。

(3)心理护理:多与病人及家属沟通,了解病人的心理状况,关心、安慰病人,鼓励病人表达自身感受,向病人解释胃癌手术治疗的必要性,帮助其消除负性情绪,增强治疗信心。

**2. 术后护理** 参见本章第二节。

### (四)护理评价

**1.** 病人是否能应用缓解疼痛的方法和技巧,疼痛是否缓解。

**2.** 病人是否能建立合理的饮食习惯和结构,营养状况是否得到改善。

**3.** 病人是否能用积极的心态面对疾病,情绪是否稳定。

**4.** 病人体力是否得以改善。

**5.** 化疗病人是否发生感染。

**6.** 病人术后并发症是否得到预防、及时发现与处理。

**【健康教育】**

**1. 生活方式** 指导病人保持乐观情绪,注意休息,适当活动,劳逸结合,认识到喝酒、抽烟等不良习惯对其疾病的危害性。

**2. 饮食指导** 饮食宜少量多餐,进食营养丰富的食物,以后逐步过渡至均衡饮食,避免生、冷、硬、油煎、熏烤、腌制及易胀气的食物。

**3. 预防措施** 积极治疗幽门螺杆菌感染和癌前病变,高危人群定期检查。

**4. 复诊指导** 胃癌病人定期复诊,检查肝功能、血常规,术后 3 年内每 3~6 个月复查 1 次,3~5 年每半年复查 1 次,5 年后每年 1 次;内镜检查每年 1 次。如果有腹部不适、肝区肿胀、锁骨上淋巴结肿大等表现时应及时就诊。

(王文杰)

# 第二十八章 小肠疾病病人的护理

【学习目标】

**识记** 肠梗阻、肠瘘的定义；肠梗阻和肠瘘的病因、分类、临床表现、辅助检查。

**理解** ①解释肠梗阻和肠瘘的病理生理变化；②比较单纯性肠梗阻和绞窄性肠梗阻的临床特点；③归纳肠梗阻和肠瘘的处理原则。

**运用** ①运用护理程序对肠梗阻手术病人实施整体护理；②运用护理程序对肠瘘病人实施整体护理。

## 第一节 解剖生理概要

【解剖】

小肠包括十二指肠、空肠及回肠三部分，正常成人小肠全长约 5.5m，但存在个体差异。十二指肠呈 "C" 形，全长约 25cm，始于胃幽门，止于十二指肠空肠曲，位置深且固定；空、回肠间没有明确的解剖标志，一般将小肠上 2/5 段称空肠，下 3/5 段称回肠，两者通过小肠系膜固定于腹后壁。回肠末端通过回盲瓣与盲肠连接。小肠肠壁的组织结构由内而外依次为黏膜、黏膜下层、肌层及浆膜层。

空肠和回肠的血液供应来自肠系膜上动脉，该动脉跨过十二指肠水平部，进入小肠系膜根部，分出胰十二指肠下动脉、回结肠动脉、右结肠动脉、中结肠动脉和 12～16 支空肠、回肠动脉；各支相互吻合形成动脉弓，最后发出直支到达肠壁，营养空、回肠。小肠的静脉分布与动脉类似，最后汇合形成肠系膜上静脉，与脾静脉汇合形成门静脉。

空肠黏膜下有孤立淋巴小结，至回肠则有许多淋巴集结。小肠淋巴液由乳糜管流经肠系膜根部的淋巴结，后经肠系膜上动脉周围淋巴结、腹腔淋巴结，最后到达乳糜池。

小肠接受自主神经支配。交感神经兴奋可引起肠蠕动减弱，肠腺分泌减少及血管收缩；迷走神经兴奋则促进肠蠕动、增加肠腺分泌。小肠的痛觉由内脏神经的传入纤维传导。

【生理】

小肠是消化和吸收食物的主要部位。除了胰液、胆汁和胃液在小肠起消化作用外，小肠黏膜还分泌含多种酶的碱性肠液。食糜在小肠内消化分解为可吸收的葡萄糖、氨基酸、脂肪酸后，由小肠黏膜吸收。小肠还吸收大部分的水、电解质、无机盐、各种维生素、胆固醇，以及包括胃肠道分泌液、脱落的胃肠道上皮细胞等成分在内的大量内源性物质。正常成人每日经小肠重吸收的液体量可达 8000ml，因此小肠若出现肠梗阻、肠瘘等疾病，可引起严重的营养障碍和水、电解质平衡失调。

小肠还可分泌多种胃肠激素，如促胃液素、胰高血糖素、生长抑素、抑胃多肽、胃动素、缩胆素、神经降压素等，调节消化道的功能。

肠道还发挥重要的屏障和免疫功能。在生理情况下，肠道内有很多细菌，肠屏障能阻止肠道内细菌、毒素外溢至肠道外。在肠道抗原物质刺激下，肠淋巴组织可产生以抗体介导为主的免疫防御反应。肠固有层的浆细胞可分泌以 IgA 为主的多种免疫球蛋白。

## 第二节 肠 梗 阻

**案例 28-1**

患者，男性，60 岁，因腹胀、腹痛伴呕吐 3 天入院。患者 1 周前无明显诱因出现腹痛、腹胀，不愿进食，每日呕吐数次，为胃内容物，排便量很少，偶尔排气，精神较差，软弱无力，睡眠不好。1年前曾行肝左叶及胆囊切除术。

　　**体格检查**：T 36.6℃，P 94 次/分，R 25 次/分，BP 138/80mmHg。一般情况尚好，腹部尚平软，脐周有压痛，未触及包块。

　　**辅助检查**：血常规示 WBC $12.5×10^9$/L，中性粒细胞 75.3%。腹部 X 线片示：右上腹部可见部分小肠扩张，有数个液气平面。

**问题**：

　　1. 此患者首先考虑的诊断是什么？其处理原则有哪些？

　　2. 请为本病例患者制订护理计划。

肠内容物由于各种原因不能正常运行，通过肠道障碍，称肠梗阻（intestinal obstruction），是常见的外科急腹症之一。肠梗阻不但可以引起肠管形态和功能的改变，还可导致全身性生理功能紊乱，临床表现复杂多变，发展迅速，严重时可危及病人的生命。

### 【分类】

**1. 按病因分类**

（1）机械性肠梗阻（mechanical intestinal obstruction）：最常见，是由于机械性因素导致的肠腔狭小或不通、肠内容物不能通过。主要原因：①肠腔内阻塞，如结石、粪块、寄生虫、异物等阻塞；②肠管外受压，如肠扭转、腹腔内肿瘤压迫、粘连引起肠管扭转、嵌顿疝等；③肠壁病变，如肿瘤、肠套叠、先天性发育畸形（如肠道闭锁、肠狭窄等）、炎症性狭窄等。

（2）动力性肠梗阻（dynamic intestinal obstruction）：是由于神经抑制或毒素刺激引起肠壁肌肉功能紊乱，使肠蠕动消失或肠管痉挛，而本身无器质性肠腔狭窄。可分为麻痹性肠梗阻（paralytic ileus）及痉挛性肠梗阻（spastic ileus）两类。前者较常见，是严重的神经、体液及代谢改变所致，多发生于急性弥漫性腹膜炎、低钾血症、细菌感染及某些腹部手术后等；后者较少见，可继发于急性肠炎、慢性铅中毒和肠功能紊乱等，多为暂时性。

（3）血运性肠梗阻（vascular intestinal obstruction）：是由于肠系膜血栓形成、血管栓塞等，使肠管血运障碍、肠失去蠕动能力，导致肠内容物停止运行。

（4）假性肠梗阻（pseudo-obstruction）：无明显诱因，属于慢性疾病，亦可能是遗传性疾病。临床表现呈反复发作的肠梗阻症状，但十二指肠和结肠蠕动可能正常。

**2. 按肠壁有无血运障碍分类**

（1）单纯性肠梗阻：仅肠内容物通过受阻，而无肠管血运障碍。

（2）绞窄性肠梗阻（strangulated intestinal obstruction）：因血管腔栓塞或血栓形成、肠系膜血管或肠壁小血管受压而使相应的肠段急性缺血，导致肠坏死、穿孔。

**3. 其他分类**

（1）根据梗阻的部位：可分为高位肠梗阻（空肠）和低位肠梗阻（回肠、结肠）。

（2）根据梗阻的程度：可分为完全性肠梗阻和不完全性肠梗阻。

（3）根据梗阻的发展过程：可分为急性肠梗阻和慢性肠梗阻。

上述肠梗阻的类型并不是固定不变的，随着病情的发展，某些类型的肠梗阻在一定条件下可以相互转换。单纯性肠梗阻如治疗不及时可发展为绞窄性肠梗阻；若一段肠袢两端完全阻塞，则成为闭袢性肠梗阻，容易发生肠坏死和穿孔。

### 【病理生理】

肠梗阻发生后，肠管局部和机体全身将出现一系列复杂的病理生理变化。

**1. 局部变化**　主要变化为肠腔膨胀和积气、积液。单纯性机械性肠梗阻早期，一方面，肠管内的气体和消化液积聚在梗阻以上肠腔内，使肠蠕动增加，肠内压增高，肠管扩张、膨胀；另一方面，梗阻以下的肠管则瘪陷、空虚。肠梗阻部位越低，时间越长，肠腔积气、积液引起肠膨胀越明显。急性完全性梗阻时，肠腔内压力不断增加，肠壁静脉回流受阻，使得肠壁血运障碍，肠壁失去活力，肠管变成紫黑色。最后，引起肠管缺血坏死而溃破穿孔。

慢性不完全性肠梗阻局部改变主要是由长期肠蠕动增强，导致梗阻近端肠壁代偿性肥厚和肠腔膨胀，远端肠管则变细、肠壁变薄。

**2. 全身性变化**

（1）水、电解质、酸碱平衡失调：低位肠梗阻时，病人体液的丢失主要是由于肠管活力丧失，无法正常吸收胃肠道分泌的大量液体，丢失的液体多为碱性或中性，丢失的钠、钾离子多于氯离子，并且毛细血管通透性增加导致血浆渗出，积存在肠腔、腹腔内，同时组织灌注不良导致酸性代谢产物增加、尿量减少等均易引起严重的代谢性酸中毒；高位肠梗阻时频繁呕吐、不能进食，易出现脱水，并且因大量胃酸和氯离子丢失，出现代谢性碱中毒。

（2）血容量下降：肠梗阻时，肠壁血运障碍，丢失大量液体至肠腔和腹腔内，蛋白质分解增多，肝合成蛋白的能力下降等，都可加剧血浆蛋白的减少和血容量的下降。

（3）休克及多器官功能障碍：体液大量丧失、血容量减少、电解质紊乱、酸碱平衡失调、肠坏死、穿孔、细菌大量繁殖、中毒等均可引起休克。肠腔大量积气、积液，引起腹内压升高、膈肌上抬，影响肺气体交换；同时腹内压增高阻碍了下腔静脉回流，从而导致呼吸、循环功能障碍。

【临床表现】

不同类型肠梗阻的原因、部位、病变程度、发病急慢及临床表现有所不同，但都存在肠内容物不能顺利通过肠腔，其共同表现为腹痛、呕吐、腹胀及停止排便排气。

**（一）症状**

**1. 腹痛** 单纯性机械性肠梗阻由于梗阻部位以上肠管强烈蠕动，病人表现为阵发性绞痛，多位于腹中部，伴有高亢的肠鸣音。疼痛发作时，病人自觉腹内有"气块"窜动，并受阻于某一部位，即梗阻部位；当腹痛间歇期不断缩短，甚至呈持续性剧烈腹痛时，应考虑有绞窄性肠梗阻发生的可能。麻痹性肠梗阻病人腹痛的特点为全腹持续性胀痛或不适。

**2. 呕吐** 与肠梗阻发生的部位、类型有关。在肠梗阻早期，呕吐多为反射性，呕吐物以胃液及食物为主。一般梗阻部位越高，发生呕吐越频繁，呕吐物主要为胃及十二指肠内容物等；低位肠梗阻呕吐出现较迟、呕吐次数少，呕吐物初为胃内容物，后期的呕吐物为粪样的肠内容物。麻痹性肠梗阻时呕吐呈溢出性。绞窄性肠梗阻呕吐物为血性或棕褐色液体。

**3. 腹胀** 程度与梗阻部位及性质有关，症状发生时间较腹痛、呕吐晚。高位肠梗阻腹胀不明显；低位及麻痹性肠梗阻腹胀明显，遍及全腹。闭袢性肠梗阻及肠扭转病人腹胀多不对称，腹周膨胀明显。

**4. 停止排便排气** 完全性肠梗阻，肠内容物积存在梗阻部位以上，梗阻部位以下的肠管处于空虚状态，表现为停止排便排气；但在高位肠梗阻早期，由于梗阻以下肠腔内仍残存粪便及气体，可在灌肠后或自行排出，故不应因此而排除肠梗阻或不完全性肠梗阻。不完全性肠梗阻可有多次少量排便排气；绞窄性肠梗阻可排血性黏液样便。

**（二）体征**

**1. 局部** ①腹部视诊：机械性肠梗阻可见肠型和蠕动波；肠扭转时腹胀多不对称；麻痹性肠梗阻腹胀则均匀。②触诊：单纯性肠梗阻肠管膨胀，有轻度压痛，但无腹膜刺激征；绞窄性肠梗阻时，可有固定压痛和腹膜刺激征；蛔虫性肠梗阻，常在腹中部触及条索状团块；肠套叠时可扪及腊肠样肿块。③叩诊：绞窄性肠梗阻时，腹腔有渗液，移动性浊音可呈阳性。④听诊：机械性肠梗阻时肠鸣音亢进，有气过水音或金属音；麻痹性肠梗阻时，则肠鸣音减弱或消失。

**2. 全身** 肠梗阻初期，病人全身情况无明显变化。梗阻晚期或绞窄性肠梗阻病人可出现唇干舌燥、眼窝凹陷、皮肤弹性减退、尿少或无尿等脱水表现及休克征象。

> **知识链接 28-1：**
>
> 如何诊断绞窄性肠梗阻？
>
> 判断病人是单纯性还是绞窄性肠梗阻极为重要，关系到治疗方法的选择和病人的预后。有下列表现者，应考虑绞窄性肠梗阻的可能。
>
> 1. 腹痛发作急骤，初始即为持续性剧烈疼痛，或在阵发性加重之间仍有持续性疼痛。有时可出现腰背部痛。
>
> 2. 病情发展迅速，早期出现休克，抗休克治疗后改善不明显。
>
> 3. 呕吐出现早而频繁，呕吐物、胃肠减压抽出液、肛门排出物为血性。腹腔穿刺抽出血性液体。
>
> 4. 腹胀不对称，腹部有局部隆起或触及有压痛的肿块（孤立胀大的肠祥）。
>
> 5. 有腹膜炎的表现，体温上升、脉率增快、白细胞计数增高。
>
> 6. 腹部 X 线检查见孤立扩大的肠祥。
>
> 7. 经积极非手术治疗，症状体征无明显改善。

## 【辅助检查】

**1. 实验室检查** 单纯性肠梗阻的早期实验室检查无明显变化，后期若肠梗阻病人出现脱水、血液浓缩，可引起血红蛋白、血细胞比容及尿比重均升高。绞窄性肠梗阻时，白细胞计数及中性粒细胞可明显增加，呕吐物和粪便检查有大量红细胞或潜血试验阳性。血气分析、血清电解质、血尿素氮及肌酐检查出现异常结果，提示电解质、酸碱失衡或肾功能障碍。

**2. X 线检查** 对诊断肠梗阻有很大价值。正常情况下，在腹部 X 线片上只显示胃和结肠内气体，小肠内气体不显示（小肠内容物运行很快，气体和液体充分混合）。一般在梗阻 4～6 小时后，X 线检查即可显示出肠腔内的积气，腹部立位或侧卧位透视或摄片可见多个气液平面及胀气肠祥，但无此征象时也不能排除肠梗阻的可能。梗阻的部位不同，X 线呈现出不同的特点：空肠梗阻时，空肠黏膜环状皱襞可显示"鱼骨刺"状改变；回肠扩张的肠祥多，可见阶梯状的液平面；肠扭转时可见孤立、突出的胀大肠祥；麻痹性肠梗阻时，胃泡影增大，小肠、结肠全部胀气。当怀疑肠套叠、乙状结肠扭转或结肠肿瘤时，可行钡剂灌肠或 CT 检查，以明确梗阻的部位和性质。

## 【处理原则】

纠正全身性生理紊乱和解除梗阻。具体治疗方法应根据肠梗阻的病因、性质、类型、部位、程度及病人的全身情况而决定。

**1. 基础治疗** 不论采用非手术治疗或手术治疗，均需应用的基本处理。主要措施包括禁食、胃肠减压，纠正水、电解质及酸碱平衡失调，抗感染、给氧，可给予生长抑素以减少胃肠液的分泌量，酌情应用解痉药。

**2. 解除梗阻**

（1）非手术治疗：适用于单纯性肠梗阻、麻痹性肠梗阻、某些炎症引起的不完全性肠梗阻及肠套叠早期。具体措施除上述基础治疗外还包括中医中药治疗、口服或胃肠道灌注植物油、针刺疗法、腹部按摩等。

（2）手术治疗：用于各种类型的绞窄性肠梗阻及由肿瘤、先天性肠道畸形引起的肠梗阻，非手术治疗无效的病人。

手术方式大体可归纳为以下 4 种。①解除梗阻的手术：如粘连松解术、肠切开取异物、肠套叠复位、肠扭转复位术等；②肠段切除术：如肠肿瘤、炎症性狭窄或局部肠祥已坏死，则应做肠切除肠吻合术；③肠短路吻合术：当肠梗阻原因既不能简单解除，又不能切除，则可将梗阻近端与远端

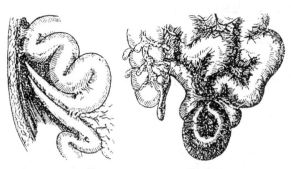

图 28-1 粘连性肠梗阻

肠袢行短路吻合术；④肠造口或肠外置术：一般情况极差或肠梗阻部位病变不能切除的低位梗阻病人，可行肠造口术，暂时解除压力。对单纯性结肠梗阻，一般采用梗阻近侧（横结肠）造口，以解除梗阻；如已有肠坏死或肠肿瘤，则切除坏死或肿瘤肠段并将断端外置作造口术，之后行二期手术重建肠道的连续性。

**【几种常见的肠梗阻】**

**1. 粘连性肠梗阻**　粘连性肠梗阻（图 28-1）是指肠粘连或腹腔内粘连所致的肠梗阻，临床最常见，可分为先天性和后天性两种：先天性者较少见，可因发育异常或胎粪性腹膜炎所致；后天性者多见，常由腹腔内手术、炎症、创伤、出血、异物等引起，临床上以手术后所致的粘连性肠梗阻最为多见。发病前常有肠道功能紊乱、暴饮暴食等诱因。粘连性肠梗阻在间歇期并无症状，当有其他因素（如腹泻、炎症等）时则出现症状。

肠梗阻的治疗原则适用于粘连性肠梗阻，要点在于区别其类型为单纯性还是绞窄性，完全性还是不完全性。单纯性肠梗阻可先行非手术治疗，绞窄性和完全性则应实施手术治疗。反复发作者可根据病情立即或择期手术，但手术后仍可能形成粘连甚至肠梗阻。

**2. 肠扭转**（intestinal volvulus）　是一段肠袢沿系膜长轴旋转或两短肠袢扭缠成结而造成闭袢性肠梗阻，既有肠管梗阻，又有肠系膜血液循环障碍，病情凶险、发展迅速。诱发因素为肠内容重量骤增或突然改变体位。肠扭转起病时腹痛剧烈，且无间歇期，早期即可出现休克。

肠扭转的好发部位是小肠和乙状结肠（图 28-2）。小肠扭转常为突发性，持续性疼痛阵发性加剧，疼痛可放射至腰背部，呕吐频繁，腹部可触及压痛的扩张肠袢，肠鸣音减弱，可闻及气过水声；腹部 X 线检查符合绞窄性肠梗阻表现。乙状结肠扭转常发生于乙状结肠冗长、有便秘的老年人，腹部持续胀痛，排便后腹痛可缓解，左腹部膨胀，可见肠型。腹部 X 线检查可见马蹄状的巨大充气肠袢，钡剂灌肠可见扭转部位钡剂受阻，呈"鸟嘴状"。

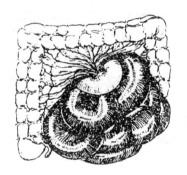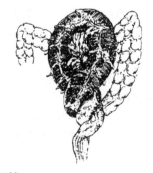

图 28-2 肠扭转

肠扭转应及早进行手术治疗，将扭转的肠袢回转复位可降低死亡率，减少小肠切除后的短肠综合征。复位后观察肠管血液循环恢复情况，明确坏死的肠段应切除。早期乙状结肠扭转可在内镜下将肛管通过扭转部位进行减压，肛管保留 2～3 日。

**3. 肠套叠**　肠管的一段套入其相连的肠管腔内称为肠套叠（intussusception）。原发性肠套叠绝大部分发生于婴幼儿，由于盲肠活动度过大或食物性质改变导致肠蠕动节律失调所致，多为回结肠套叠（图 28-3）；继发性肠套叠多发生于成年人，由于肠腔内或肠壁器质性病变导致肠蠕动节律失调所致，如肠息肉、肿瘤等。临床上三大症状为腹痛、血便和腹部包块。表现为突然发作的剧烈的阵发性腹痛，伴有呕吐和果酱样血便，腹部触诊可扪及腊肠型、表面光滑、压痛、活动度差的肿块，常位于脐右上方。

临床上，常用空气、氧气或钡剂灌肠法进行治疗。一般空气压力先用 60mmHg，经肛管注入结肠内，在 X 线透视下明确诊断后，继续注气加压至 80mmHg，直至套叠复位。如果套叠不能复位，或病期超过 48 小时，怀疑有肠坏死或出现腹膜刺激征，应立即手术。

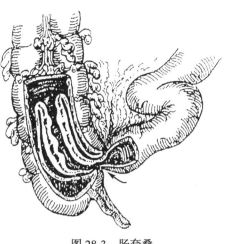

图 28-3　肠套叠

### 【护理】

#### （一）护理评估

**1. 健康史** 了解病人的年龄、性别，了解有无导致肠腔狭小、肠壁动力障碍及肠系膜血管栓塞或血栓形成等原因。例如，粘连性肠梗阻多有腹部手术、感染或创伤史；风湿性心脏病病人易患血运性肠梗阻；习惯性便秘的老年人易发生乙状结肠扭转及粪块肠梗阻；婴幼儿易患肠套叠；农村小儿易患蛔虫性肠梗阻等。

**2. 身体状况**

（1）局部：评估腹痛、腹胀等症状的程度、持续时间、有无进行性加重；观察呕吐物、排泄物、胃肠减压抽出液的量、颜色、性状；有无腹膜刺激征、腹膜刺激征的程度及范围。评估肠梗阻的类型及严重程度。

（2）全身：评估生命体征的变化情况；有无眼窝凹陷、皮肤弹性降低等明显的脱水体征；有无出现水、电解质、酸碱失衡或休克的征象。

（3）辅助检查：实验室检查是否提示有水、电解质及酸碱失衡及其类型，腹部 X 线检查的异常情况。

**3. 心理-社会状况** 评估病人的心理状况，有无过度焦虑或恐惧，对围术期的认知程度；了解病人的家庭、社会支持情况，包括家属对肠梗阻的认知程度，对病人心理和经济的支持情况等。

#### （二）常见护理诊断/问题

**1. 急性疼痛** 与肠蠕动增强或肠壁缺血有关。

**2. 体液不足** 与频繁呕吐、腹腔及肠腔大量积液、胃肠减压等有关。

**3. 潜在并发症** 术后肠粘连、腹腔感染、肠瘘等。

#### （三）护理目标

**1.** 病人腹痛程度减轻。

**2.** 病人体液能维持平衡，能维持重要器官、脏器的有效灌注量。

**3.** 病人未发生肠粘连、腹腔感染等并发症或上述并发症得以及时发现和有效处理。

#### （四）护理措施

**1. 非手术治疗护理/术前护理**

（1）体位：取低半卧位，减轻腹肌紧张，使膈肌下降，有利于病人的呼吸。

（2）饮食与营养支持：需禁食，应给予胃肠外营养。若病人开始排气、排便，腹痛、腹胀消失 12 小时后，可进流质饮食，忌食易产气的甜食和牛奶等；如无不适，24 小时后进半流质饮食；3 日后进软食。

（3）胃肠减压：有效的胃肠减压可解除单纯性肠梗阻和麻痹性肠梗阻。胃肠减压可减少胃肠道积存的气体、液体，减轻肠腔膨胀，有利于肠壁血液循环的恢复，减轻肠壁水肿；还可以降低腹内压，改善因膈肌抬高而导致的呼吸与循环障碍。胃肠减压期间应保持减压管通畅和减压装置有效的负压，注意观察引流液的颜色、性质、量，并及时准确记录。如发现血性液体，应考虑绞窄性肠梗阻的可能。

（4）病情监测：定时测量生命体征，注意观察腹痛、腹胀和呕吐等变化，及时了解病人各项实验室指标。警惕绞窄性肠梗阻的发生，此类病人病情危重，应在抗休克、抗感染的同时，积极做好术前准备。

（5）缓解疼痛：在确定无肠绞窄后，可遵医嘱应用阿托品、654-2等抗胆碱类药物以解除胃肠道平滑肌的痉挛，抑制胃肠道腺体的分泌，缓解病人的腹痛。若为不完全性、痉挛性或单纯蛔虫所致的肠梗阻，可顺时针轻柔按摩腹部，并配合应用针刺疗法，缓解疼痛。

（6）记录出入量及合理输液：肠梗阻病人应密切观察并记录呕吐量、胃肠减压量及尿量等；应结合病人脱水程度、血清电解质和血气分析结果合理安排输液种类、速度和量。当尿量＞40ml/h，可遵医嘱补钾。

（7）呕吐护理：呕吐时坐起或头偏向一侧，及时清除口腔内呕吐物，防止误吸；呕吐后保持口腔清洁；观察和记录呕吐物颜色、性状和量。

（8）术前准备：慢性不完全性肠梗阻，需做肠切除手术者，除一般术前准备外，应按要求做肠道准备。急诊手术者，紧急做好备皮、配血、输液等术前准备。

（9）心理护理：因急性肠梗阻多起病急骤，病情较重，病人忍受病痛折磨，会产生不同程度的焦虑或恐惧；对于手术及预后的顾虑，尤其是粘连性肠梗阻反复多次发作，或多次手术，常使病人情绪消沉、悲观失望甚至不配合治疗与护理。医护人员应关心、关爱、体贴和安慰病人，帮助病人减轻负担，消除顾虑，积极配合治疗，早日康复。

（10）其他：向胃肠减压管内注入生植物油或中药等，可以润滑肠管或是刺激肠蠕动恢复。注入药物后，须夹管1~2小时；中药应浓煎，每次100ml左右，防止量过多引起病人呕吐、误吸。

**2. 术后护理**

（1）体位：全麻术后暂时予以平卧位，头偏向一侧；血压平稳后给予半卧位，以改善病人的呼吸、循环功能，同时也有利于引流。

（2）饮食：术后暂禁食，给予静脉补液。待肠蠕动恢复后可开始进少量流质；进食后若无不适，逐步过渡至半流质。

（3）管道的护理：术后胃肠减压的护理同手术前，如病人留置引流管，应妥善固定引流管并保持通畅，观察记录引流液颜色、性质、量。更换引流管时注意无菌操作。胃管一般在肛门排气、肠蠕动恢复后即可拔出；腹腔引流管一般放置2~3日，当病人病情好转、引流量逐渐减少、24小时少于20ml时即可拔出；若发生吻合口瘘，则留置引流管7~10日。

（4）术后并发症的观察和护理

1）肠梗阻：一般由广泛性肠粘连未能分离完全，或手术后胃肠道处于暂时麻痹状态，加上腹腔炎症，重新引起粘连而导致。鼓励病人术后早期活动，以促进机体和胃肠道功能的恢复，防止肠粘连。如患者病情平稳，术后24小时即可开始床上活动，3日后下床活动。若出现阵发性腹痛、腹胀、呕吐等，应积极采取非手术治疗措施。

2）腹腔内感染及肠瘘：监测生命体征变化及切口情况，若术后3~5日出现体温升高、切口红肿及剧痛时应怀疑切口感染；若出现局部或弥漫性腹膜炎表现，腹腔引流管周围流出液体带粪臭味时，应警惕腹腔内感染及肠瘘的可能。根据医嘱行全身营养支持和抗感染治疗，局部双套管负压引流；引流不畅或感染不能局限者做好再次手术的准备。

**（五）护理评价**

**1.** 病人腹痛程度是否减轻。

**2.** 病人脱水是否得到纠正，电解质是否维持在正常范围。

**3.** 病人是否发生肠粘连、腹腔内感染、肠瘘等并发症，或上述并发症是否及时发现和处理。

【健康教育】

**1. 饮食指导**　注意饮食卫生，养成饭前、便后洗手的良好习惯，减少肠道寄生虫病，正确使用驱虫药。少食刺激性强的食物，宜进高蛋白、高维生素、易消化吸收的食物。避免暴饮暴食，饭后避免剧烈活动。

**2. 保持排便通畅**　老年便秘者应注意保持大便通畅，可适当给予缓泻剂，避免用力排便。

**3. 自我监测**　指导病人自我监测病情，若出现腹痛、腹胀、呕吐、停止排便等不适，及时就诊。

# 第三节　肠　瘘

案例 28-2

患者，男性，84 岁，因腹痛 3 天、发现下腹部窦道 1 天就诊。

体格检查：T 37.7℃，P 95 次/分，R 24 次/分，BP 145/85mmHg。一般情况尚可，上腹部见一长约 7cm 的瘢痕，下腹部见一长约 15cm 的瘢痕，下腹部窦道，窦道位于脐下 4cm，大小约 1cm×1cm，有少量淡黄色液体流出，有臭味，瘘口周围皮肤发红、伴有疼痛。

问题：

1. 此患者首先考虑的诊断是什么？其处理原则有哪些？

2. 请为本病例患者制订护理计划。

肠瘘（intestinal fistula）是指肠道与其他脏器、体腔或体表之间存在病理性通道，肠内容物经此进入其他脏器、体腔或至体外，引起严重感染、体液失衡、营养不良等改变。肠瘘是腹部外科中常见重症疾病之一，可引起一系列病理生理紊乱及严重并发症，甚至危及病人生命。

【病因】

**1. 先天性**　与胚胎发育异常有关，如卵黄管未闭所致脐肠瘘。

**2. 后天性**　占肠瘘发生率的 95%以上。常见病因：①腹部手术损伤，占绝大多数，常见原因为手术误伤肠壁或吻合口愈合不良；②腹部创伤，受损的肠管若未经及时处理可发展为肠瘘；③腹腔或肠道感染，如腹腔脓肿、克罗恩（Crohn）病、溃疡性结肠炎、肠结核、肠系膜缺血性疾病；④腹腔内脏器或肠道的恶性病变，如肠道恶性肿瘤等。

**3. 治疗性**　是指根据治疗需要而施行的人工肠造瘘，如空肠造瘘、结肠造瘘等。

【分类】

**1. 按肠腔是否与体表相通**

（1）肠外瘘：较多见，指肠腔通过瘘管与体表相通。肠外瘘又可根据瘘口的形态分为管状瘘及唇状瘘。前者常见，是指肠壁瘘口与腹壁外口之间存在一瘘管；后者可直接在创面观察到破裂的肠管及在瘘口处外翻成唇状的肠黏膜。

（2）肠内瘘：指肠腔通过瘘管与腹内其他脏器或肠管的其他部位相通，如胆囊横结肠瘘、直肠膀胱瘘等。

**2. 按瘘管所在的部位**

（1）高位瘘：包括胃、十二指肠、位于 Treitz 韧带 100cm 范围内空肠上段的瘘。

（2）低位瘘：指距离 Treitz 韧带 100cm 以外远的空肠下段、回肠与结肠的瘘。

**3. 按肠道连续性是否存在**

（1）侧瘘：肠壁瘘口范围小，仅有部分肠壁缺损，肠腔仍保持其连续性。

（2）端瘘：肠腔连续性完全中断，其近侧端与体表相通，肠内容物经此全部流出体外，亦称为完全瘘。此类瘘很少见，多为治疗性瘘。

**4. 按肠瘘的日排出量**

（1）高流量瘘：指每日消化液排出量在 500ml 以上。

（2）低流量瘘：指每日消化液排出量在 500ml 以内。

【病理生理】

肠瘘形成后的病理生理改变与瘘管的部位、大小、数目等相关。一般而言，高位肠瘘以水、电解质紊乱及营养丢失较为严重；而低位肠瘘以继发性感染更明显。

**1. 水、电解质及酸碱失衡** 正常成人每日所分泌的约 8000ml 消化液绝大部分由肠道回吸收，仅有 150ml 液体随粪便排出体外。一旦发生肠瘘，消化液可经瘘管排至体外、其他器官或间隙，或因消化道短路过早地进入低位消化道，导致重吸收率大大降低，消化液大量丢失，严重时可引起周围循环和肾衰竭。同时还可出现相应电解质的丧失，如以胃液丢失为主，丧失的电解质主要为 $H^+$、$Cl^-$、$K^+$，病人可出现低氯低钾性碱中毒；如以肠液丢失为主，丧失的电解质主要为 $Na^+$、$K^+$ 及 $HCO_3^-$，病人表现为代谢性酸中毒及低钠、低钾血症。

**2. 营养不良** 消化液大量流失，消化液中大量消化酶和蛋白质的丧失，以及炎症、创伤的额外消耗，均可导致蛋白质的分解代谢增加，引起负氮平衡及多种维生素的缺乏。病人表现为体重骤减，并发贫血、低蛋白血症，若未及时处理，终可因恶病质而死亡。

**3. 消化液腐蚀及感染** 由于排出的消化液中含有大量消化酶，可消化腐蚀瘘管周围的组织及皮肤，引起局部糜烂、出血并继发感染。其次，消化液若流入腹膜腔或其他器官内，还可引起弥漫性腹膜炎、腹腔内器官感染、腹腔脓肿等。

【临床表现】

**1. 腹膜炎和腹腔脓肿** 腹膜炎多发生在创伤或手术后 3～5 日，病人有腹痛、腹胀、恶心、呕吐，或由于麻痹性肠梗阻而停止排便、排气。腹腔脓肿多发生于瘘形成后 7～10 日。排至腹腔的肠内容物引起腹腔内纤维素性渗出等炎性反应，若漏出物和渗出液得以局限，则形成腹腔内脓肿，病人可表现为恶心、呕吐、腹泻、里急后重等。

**2. 腹壁瘘口** 肠外瘘者，可于体表找到瘘口，并见消化液、肠内容物及气体排出。若发生腹腔内脓肿，则瘘口排出大量的脓性液体甚至脓血性液体。瘘口排出物的性状与瘘管位置有关，如高流量的高位小肠瘘，漏出的肠液中往往含有大量胆汁、胰液等，多呈蛋花样、刺激性强，腹膜刺激征明显；而结肠瘘等低位肠瘘，若瘘口小，其漏出液排出量小，因漏出液内含有粪渣，有臭气，也可形成局限性腹膜炎。

**3. 瘘口周围皮肤糜烂** 瘘口周围皮肤被消化液等腐蚀，出现红肿、糜烂、剧痛，甚至继发感染，破溃出血。

**4. 其他** 继发感染的病人体温升高，达 38℃ 以上；病人可出现严重水、电解质及酸碱平衡失调，严重脱水者可出现低血容量性休克。有可能并发脓毒症、多器官功能障碍综合征，甚至死亡。

【辅助检查】

**1. 实验室检查** 血常规检查可出现血红蛋白值、红细胞计数下降；严重感染时白细胞计数及中性粒细胞比例升高。反映营养及免疫状态的血清蛋白、转铁蛋白、血清蛋白水平和总淋巴细胞计数下降；血生化检查可有血清 $Na^+$、$K^+$ 浓度降低等电解质紊乱的表现；肝酶谱（GPT，GOT，AKP，γ-GT 等）及胆红素值升高。

**2. 特殊检查** ①口服染料或药用炭：是最简便实用的检查手段，适用于肠外瘘形成早期。通过口服或胃管内注入亚甲蓝、骨炭末等染料后，观察、记录染料从瘘口排出的部位、排出量及时间等，以初步判断瘘的部位和瘘口大小；②瘘管组织活检及病理学检查：可明确是否存在结核、肿瘤等病变。

**3. 影像学检查** ①超声及 CT 检查：有助于发现腹腔深部脓肿、积液、占位性病变及其与胃肠道的关系等；②瘘管造影：适用于瘘管已形成者。有助于明确瘘的长度、部位、大小、走向、脓腔范围及引流通畅程度，同时还可了解其周围肠管或与其相通的肠管情况。

【处理原则】

**1. 非手术治疗**

（1）输液及营养支持：补液，纠正水、电解质及酸碱失衡；根据病情给予肠外或肠内营养支持。

（2）控制感染：根据肠瘘的部位及其常见菌群或药物敏感性试验结果选择抗生素。

（3）经皮穿刺置管引流：肠瘘后腹腔感染比较局限或者少数脓肿形成而病人全身情况差、不能耐受手术引流者，可在超声或 CT 引导下，经皮穿刺置管引流。

（4）药物治疗：生长抑素制剂如奥曲肽等，可降低胃肠分泌量，从而降低瘘口肠液的排出量，以减少液体丢失。当肠液明显减少时，改用生长激素，可促进蛋白质合成，加速组织修复。

（5）封堵处理：对于瘘管比较直的单个瘘，可用胶片、医用胶等材料进行封堵瘘口。

**2. 手术治疗**

（1）早期腹腔引流术：肠瘘发生后，腹膜炎症状明显，甚至有明显中毒症状者及经皮穿刺置管引流有困难者，应早期行腹腔引流术。术中可在瘘口附近放置引流管或双套管，以有效引流肠液，促进局部炎症消散、组织修复及瘘管愈合。

（2）瘘口造口术：对于瘘口大、腹腔污染严重、不能耐受一次性彻底手术者，可行瘘口造口术。待腹腔炎症完全控制、粘连组织大部分吸收、病人全身情况改善后再行二次手术，切除瘘口，肠管行端端吻合。

（3）肠段部分切除吻合术：对经以上处理不能自愈的肠瘘均需进一步手术治疗。可切除瘘管附近肠袢后行肠段端端吻合，该方法最常用且效果最好。

（4）肠瘘局部楔形切除缝合术：较简单，适合于瘘口较小且瘘管较细的肠瘘。

【护理】

**（一）护理评估**

**1. 健康史** 了解病人的年龄、性别，既往有无腹部手术及外伤史、各种急慢性肠道疾病史及个人卫生情况等。

**2. 身体状况**

（1）局部：评估腹痛、腹胀等症状的程度、持续时间、有无进行性加重；呕吐物和漏出液体的量、颜色、性状；瘘口周围皮肤情况；有无腹膜刺激征及其程度和范围；有无腹泻、里急后重等症状。

（2）全身：评估生命体征的变化情况，尤其是体温；有无水、电解质、酸碱失衡或休克的现象。

（3）辅助检查：实验室检查是否提示有水、电解质、酸碱失衡及感染的发生；口服染料或药用炭判断漏口的位置和大小；影像学检查的进一步诊断。

**3. 心理−社会状况** 评估病人的心理状况，有无过度焦虑、恐惧，或对体外瘘口感到悲观失望；了解病人的家庭、社会支持情况，包括家属对肠瘘的认知程度、对病人心理和经济的支持情况等。

**（二）常见护理诊断/问题**

**1. 体液不足** 与禁食、肠液大量外漏有关。

**2. 体温过高** 与腹腔感染有关。

**3. 营养失调：低于机体需要量** 与肠液大量丢失、炎症引起的机体消耗状态有关。

**4. 皮肤完整性受损** 与瘘口周围皮肤被消化液腐蚀有关。

**5. 潜在并发症** 出血、腹腔感染、粘连性肠梗阻等。

### （三）护理目标

**1.** 病人机体维持体液平衡。

**2.** 病人体温正常，腹腔内没有感染的发生。

**3.** 病人营养充足，可满足机体需要量。

**4.** 病人瘘口周围皮肤没有红、肿、溃烂等情况的发生。

**5.** 病人未发生出血、腹腔感染等并发症，或上述并发症得到及时的发现并控制。

### （四）护理措施

**1. 非手术治疗护理/术前护理**

（1）维持体液平衡：遵医嘱纠正水、电解质及酸碱平衡失调，并根据病人生命体征、皮肤弹性、出入液量、血电解质及血气分析检测结果，及时调整液体与电解质的种类与量。记录 24 小时液体出入量，包括瘘口丢失的液体量。

（2）控制感染

1）体位：取低半坐卧位，有利于呼吸及引流，使漏出液积聚于盆腔，减少毒素的吸收。

2）合理应用抗生素：遵医嘱根据细菌培养和药物过敏试验合理应用抗生素。

3）负压引流的护理：经手术切口或瘘管内放置双套管行腹腔灌洗并持续负压吸引，以充分稀释肠液，减少肠液的溢出，减轻瘘口周围组织的侵蚀程度，促进局部炎症消散和肉芽组织生长，从而为瘘管的愈合创造有利条件。①调节负压大小：一般情况下负压以 75～150mmHg（10～20kPa）为宜，具体应根据肠液黏稠度及日排出量调整。注意避免负压太大造成肠黏膜吸附于管壁引起损伤、出血，或负压过小致引流不充分。当瘘管形成、漏出液少时，应降低压力。②保持引流管通畅：妥善固定引流管，保持各处连接紧密，避免扭曲、脱落；定时挤压引流管，并及时清除双腔套管内的血凝块、坏死组织等，避免堵塞；可通过灌洗的声音判断引流效果，若冲洗过程中听到明显气过水声，表明引流效果好；若出现管腔堵塞，可沿顺时针方向缓慢旋转松动外套管，若无效，应通知医师，另行更换引流管。③调节灌洗液的量及速度：灌洗液的量及速度取决于引流液的量及性状。一般每日的灌洗量为 2000～4000ml，速度为 40～60 滴/分，若引流量多且黏稠，可适当加大灌洗的量及速度；在瘘管形成、肠液溢出减少后，灌洗量可适当减少。灌洗液以等渗盐水为主，若有脓腔形成或腹腔内感染严重，灌洗液中可加入敏感抗生素。注意保持灌洗液的温度在 30～40℃，避免过冷对病人造成不良刺激。④观察和记录：观察并记录引流液的量及性状，且减去灌洗量，以计算每日肠液排出量，通过灌洗量和引流量判断进出量是否平衡。若灌洗量大于引流量，常提示吸引不畅，须及时处理。多发瘘者常多根引流管同时冲洗和引流，应分别标记引流管，并分别观察、记录。灌洗过程中应观察病人有无心慌、气急、面色苍白、畏寒等不良反应，一旦出现应立即停止灌洗，对症处理。

（3）瘘口周围皮肤的护理：保持腹腔引流通畅、充分有效，减少漏出；保持瘘口周围皮肤清洁、干燥，避免瘘液外溢侵蚀周围皮肤；局部清洁后涂抹复方氯化锌软膏、皮肤保护粉或皮肤保护膜加以保护。若局部皮肤发生糜烂，可采取红外线或超短波等进行理疗。对于人工肠造瘘口，还应注意观察造瘘口肠黏膜的血液循环，有无出血或坏死。

（4）营养支持：在肠瘘发病初期原则上应停止经口进食，可通过中心静脉置管行全胃肠外营养，达到补充所需热量及减少肠液分泌的目的。应注意输液的速度和中心静脉导管的护理，避免导管相关性感染。随着漏出液的减少和肠功能的恢复，逐渐恢复肠内营养，以促进肠蠕动及胃肠激素释放，增加门静脉系统血流，增强肠黏膜屏障功能。可通过胃管或空肠喂养管给予要素饮食，但应注意逐渐增加营养液注入的量及速度，避免引起渗透性腹泻。

（5）瘘口堵塞护理：对应用堵片治疗的病人，须注意观察堵片有无发生移位或松脱。若发现异常，及时通知医师，予以调整或更换合适的堵片。

（6）术前准备。除胃肠道手术前的常规护理外，还包括以下护理措施：①肠道准备，术前 3

日进少渣半流质饮食，并口服肠道不吸收抗生素；术前 2 日进无渣流质饮食，术前 1 日禁食。术前 3 日起每日以生理盐水灌洗瘘口 1 次，术日晨从肛门及瘘管行清洁灌肠。②皮肤准备，术前认真清除瘘口周围皮肤的污垢及油膏，保持局部清洁。③保持口腔卫生，由于病人长期未经口进食，易发生口腔溃疡等，应予生理盐水或漱口液漱口 2 次/日，并观察口腔黏膜改变，及时处理口腔病变。

（7）心理护理：由于肠瘘多发生于术后，且疾病初期病人的局部及全身状况较差，病情易反复，病人易产生悲观、失望等消极情绪。通过针对性心理护理方法，向病人及其家属解释肠瘘的发生、发展过程和治疗方法，并向病人介绍愈合良好的康复病人，消除其心理顾虑，增强对疾病治疗的信心，以积极配合各项治疗和护理。

**2. 术后护理** 除肠道手术后常规护理，还应注意以下几点。

（1）饮食：可遵医嘱适当延长禁食时间至 4～6 日，有助于避免再次发生肠瘘，禁食期间继续全胃肠外营养支持，并做好相应护理。

（2）引流管护理：肠瘘术后留置的引流管较多，包括腹腔负压引流管、胃肠减压管、导尿管等。准确标记各种管道，妥善固定，避免扭曲、滑脱；更换引流袋时严格无菌技术操作，注意连接紧密；保持各管道引流通畅，负压引流管须根据引流情况及时调整负压；观察并记录各引流液的颜色、性状和量。发现异常情况及时通知医师，并协助处理。

（3）并发症的观察与护理

1）术后出血：常见原因有①术中止血不彻底，引起创面渗血；②负压吸引力过大，损伤肠黏膜；③创面感染侵蚀到血管，引起出血。护理：应严密监测生命体征，观察切口渗血、渗液情况，以及各引流液的性状、颜色和量。若发现出血，及时通知医师，并协助处理。

2）切口或腹腔感染：由于肠瘘病人营养物质大量流失，全身状况较差，术后容易发生切口及腹腔感染，甚至再次发生肠瘘，应加强监测。除保持引流通畅、预防性应用抗生素外，尚需注意观察切口有无红肿、发热；腹部有无压痛、反跳痛、肌紧张等腹膜刺激征表现；有无切口局部或腹部疼痛、腹胀、恶心、呕吐等不适，以及生命体征的变化，及早发现感染征象。

3）粘连性肠梗阻：若术后病人活动少、体质虚弱，或并发术后腹腔感染，均可导致肠粘连。

护理：术后病人麻醉反应消失、生命体征平稳后，可予半坐卧位；指导病人在术后早期进行床上活动，如床上肢体伸屈运动；若病人病情平稳，鼓励其尽早下床活动，以促进肠蠕动；观察病人是否出现腹痛、腹胀、恶心、呕吐、停止排便及排气等肠梗阻症状，一旦出现上述症状，应及时汇报医师，并配合医师进行相应处理。

**（五）护理评价**

**1.** 病人机体是否维持体液平衡。

**2.** 病人体温是否正常，腹腔内有无感染的发生或感染是否已被控制。

**3.** 病人营养是否充足，可否满足机体需要量。

**4.** 病人皮肤情况是否良好，有无红、肿、溃烂等情况的发生。

**5.** 病人有无出现出血、腹腔感染等并发症，或上述并发症是否得到及时发现和控制。

**【健康教育】**

**1. 饮食指导** 少食刺激性强的食物，宜进高蛋白、高维生素、易消化吸收的食物。避免暴饮暴食，饭后忌剧烈活动。

**2. 自我监测** 指导病人自我监测病情，若出现腹痛、腹胀、呕吐、停止排便等不适，及时就诊。

（史铁英）

# 第二十九章 阑尾炎病人的护理

**【学习目标】**

**识记** ①阑尾手术切口的标记点；②急性阑尾炎的概念；③急性阑尾炎手术病人的护理措施。

**理解** ①急性阑尾炎的病因和病理类型、临床表现、辅助检查和处理原则；②特殊类型阑尾炎的临床表现和处理原则。

**运用** 运用护理程序对急性、慢性阑尾炎病人实施整体护理。

## 第一节 解剖生理概要

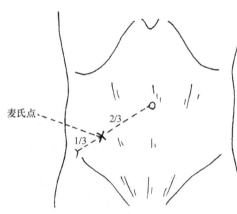

图 29-1 阑尾体表投影（麦氏点）

阑尾（appendix）位于右髂窝部，为一管状器官，远端为盲端，近端开口于盲肠，位于三条结肠带在盲肠根部的汇合点，外形呈蚯蚓状，长度为 2~20cm，一般为 6~8cm，直径 0.5~0.7cm。其体表投影在脐与右髂前上棘连线中外约 1/3 交界处，称为麦氏（McBurney）点，是阑尾手术切口的标记点（图 29-1）。绝大多数阑尾属腹膜内器官，由于阑尾基底部与盲肠关系恒定，因此阑尾的位置会随盲肠位置改变而改变，其尖端指向有 6 种类型：①回肠前位；②盆位；③盲肠后位；④盲肠下位；⑤盲肠外侧位；⑥回肠后位。

阑尾系膜内的血管主要由阑尾动脉、阑尾静脉组成。阑尾动脉是回结肠动脉的分支，是一种无侧支的终末动脉，当血运障碍时，易致阑尾坏死。阑尾静脉与阑尾动脉伴行，最终汇入门静脉。当阑尾发生炎症时，细菌栓子脱落可引起门静脉炎和细菌性肝脓肿。

阑尾是一个淋巴器官，参与 B 淋巴细胞的产生和成熟。阑尾壁内有丰富的淋巴组织，被认为与回肠末端 Peyer 淋巴滤泡一起可产生淋巴细胞和抗体，对防止病毒等感染有一定的作用。阑尾的淋巴管与系膜内的血管伴行，淋巴液可引流至结肠系膜淋巴结及肠系膜上动脉周围淋巴结。阑尾的黏膜和黏膜下层中的淋巴组织，易增生，造成阑尾管腔狭窄。阑尾的淋巴组织在出生后开始出现，12~20 岁时达到高峰，有 200 多个淋巴滤泡，之后逐渐减少，30 岁后滤泡明显减少，60 岁后基本消失。阑尾黏膜深部有嗜银细胞，是发生阑尾类癌的组织学基础。

阑尾的神经由交感神经纤维经腹腔丛和内脏小神经传入，由于其传入的脊髓节段在第 10、11 胸节，所以在急性阑尾炎发病初期，常表现为脐周的牵涉痛，属内脏性疼痛。

## 第二节 急性阑尾炎

**案例 29-1**

患者，男性，40 岁，因转移性右下腹痛 6 小时伴恶心、呕吐入院就诊。患者素来身体良好，此次腹痛无明显诱因。

体格检查：T 36.8℃，P 112 次/分，R 24 次/分，BP 130/84mmHg。一般情况尚好。腹部平

坦，右下腹压痛，反跳痛，肌紧张，肠鸣音减弱。

　　辅助检查：血常规示 WBC $11.42 \times 10^9/L$，中性粒细胞 78.2%。

**问题：**

　　1. 此患者首先考虑的诊断是什么？其处理原则有哪些？

　　2. 请为本病例患者制订护理计划。

阑尾炎是指发生在阑尾的炎症，有急、慢性之分。急性阑尾炎（acute appendicitis）是外科常见病，是最常见的急腹症。可发生于各个年龄层，多发生于 20～30 岁，男性发病率高于女性。

## 【病因】

阑尾炎的发病是由其自身解剖特点决定的，由于其解剖结构为一细长的盲管，开口狭小，系膜短，使阑尾蜷曲，造成阑尾管腔易于阻塞；管腔内富含微生物，肠壁内有丰富的淋巴组织，故易发生感染。一般认为急性阑尾炎症的发生是由以下因素综合造成的。

**1. 阑尾管腔阻塞**　是急性阑尾炎最常见的病因。阑尾管腔阻塞的原因主要包括淋巴滤泡明显增生和管腔中的肠石，其中前者约占 60%，多见于年轻人，后者约占 35%。此外还有异物、炎性狭窄、食物残渣、蛔虫、肿瘤、阑尾蜷曲等原因可能会引起阻塞。当阑尾管腔阻塞后，黏液仍继续分泌，管腔内压力上升，可使血运发生障碍，阑尾炎症加剧。

**2. 细菌入侵**　阑尾管腔阻塞后，细菌在阑尾腔内生长繁殖并分泌内毒素和外毒素，引起阑尾管腔内和阑尾壁的急性感染。随着阑尾壁间质压力升高，动脉血流受阻，造成阑尾缺血，最终可造成阑尾梗死和坏疽。常见的致病菌为革兰氏阴性杆菌和厌氧菌。

**3. 其他原因**　长期高脂、高糖、低纤维的饮食可致肠蠕动减慢、菌群改变、粪便黏稠而易形成粪石，发生梗阻；阑尾先天畸形，如阑尾过长、过度扭曲、管腔细小、血运不佳等都可能诱发急性阑尾炎；胃肠道功能障碍可引起阑尾痉挛，造成或加重阑尾管腔的梗阻及阑尾壁的缺血，使阑尾管腔黏膜受损，细菌入侵引起阑尾炎。

## 【病理生理】

急性阑尾炎的组织学改变是局部黏膜充血、水肿、中性粒细胞浸润等急性炎症表现。炎症可向深部发展，或继而血管内血栓形成，导致组织坏死、肠壁感染、穿孔。

### （一）临床病理分类

根据急性阑尾炎的临床过程和病理解剖学变化，可分为 4 种类型。

**1. 急性单纯性阑尾炎**（acute simple appendicitis）　属轻型阑尾炎或病变早期，病变局限于黏膜和黏膜下层。阑尾外观轻度肿胀，浆膜充血并失去正常光泽，表面有少量纤维素性渗出物。镜下可见阑尾各层水肿和中性粒细胞浸润，黏膜表面有小溃疡和出血点。

**2. 急性化脓性阑尾炎**（acute suppurative appendicitis）　常由急性单纯性阑尾炎发展而来，病变达肌层和浆膜层。阑尾外观肿胀明显，浆膜高度充血，表面覆有纤维素性（脓性）渗出物。镜下可见阑尾黏膜溃疡面增大，各层均有小脓肿，腔内有积脓。阑尾周围的腹腔内有稀薄脓液，形成局限性腹膜炎。

**3. 坏疽性**（gangrene appendicitis）**及穿孔性阑尾炎**（perforated appendicitis）　阑尾病变进一步加剧，阑尾管壁坏死或部分坏死，呈暗紫色或黑色。管腔梗阻或积脓，压力升高，管壁血运障碍，严重者发生穿孔，穿孔部位多在阑尾根部和尖端。穿孔如未被包裹，感染将继续扩散，可引起急性弥漫性腹膜炎。

**4. 阑尾周围脓肿**（periappendiceal abscess）　急性阑尾炎化脓、坏疽或穿孔，若此过程进展较慢，大网膜可以至右下腹部，将阑尾包裹并形成粘连，形成炎性肿块或阑尾周围脓肿。

### （二）急性阑尾炎的转归

**1. 炎症消退** 部分单纯性阑尾炎经及时药物治疗后，炎症逐渐消退，大部分将转为慢性阑尾炎，炎症易复发。

**2. 炎症局限** 部分化脓、坏疽或穿孔性阑尾炎被大网膜和邻近肠管包裹粘连后，使炎症局限，形成阑尾周围脓肿。常需大量抗生素或中药治疗，治愈过程比较缓慢。

**3. 炎症扩散** 当阑尾炎症较重，且发展迅速，未及时进行手术切除，又未能被大网膜包裹局限时，可发生炎症扩散，进而发展为弥漫性腹膜炎、化脓性门静脉炎或感染性休克等。

### 【临床表现】

**1. 症状**

（1）转移性右下腹痛：腹痛常突然发生，始于上腹部，逐渐移向脐周，数小时（6～8 小时）后转移并固定于右下腹。70%～80%的病人有此典型的腹痛特点，部分病人也可在发病初即表现为右下腹痛。腹痛的特点与阑尾的位置和病理类型密切相关。

1）不同位置的阑尾炎腹痛特点：①盲肠后位阑尾炎疼痛部位在右侧腰部；②盆位阑尾炎疼痛在耻骨上区；③肝下区阑尾炎可引起右上腹痛；④极少数左下腹部阑尾炎表现为左下腹痛。

2）不同类型的阑尾炎腹痛特点：①单纯性阑尾炎表现为轻度隐痛；②化脓性阑尾炎为阵发性胀痛和剧痛；③坏疽性阑尾炎呈持续性剧烈腹痛；④穿孔性阑尾炎因阑尾腔压力骤减，腹痛可暂时减轻，但出现腹膜炎后，腹痛又呈持续加剧并且范围扩大。

（2）胃肠道症状：早期可有轻度厌食、恶心或呕吐的症状，呕吐多为反射性，呕吐物为食物残渣及胃液，晚期呕吐则与腹膜炎导致麻痹性肠梗阻有关。有些病人可发生腹泻、排便次数增多、里急后重、尿痛等症状。弥漫性腹膜炎可致麻痹性肠梗阻而表现为腹胀、排气排便减少。

（3）全身表现：多数病人早期有乏力表现。急性单纯性阑尾炎，体温轻度升高；炎症重时会出现中毒症状，表现为心率增快，体温可达 38℃以上。阑尾穿孔并腹腔广泛感染时，可导致弥漫性腹膜炎，还可出现血容量不足及败血症表现。若发生化脓性门静脉炎则可能出现寒战、高热和轻度黄疸。

**2. 体征**

（1）右下腹压痛：压痛在腹痛转移至右下腹之前就已存在，是急性阑尾炎最常见的重要体征。压痛点通常位于麦氏点，亦可随阑尾的解剖位置变异而改变，但始终在一个固定的位置。压痛程度与病变的程度相关，当阑尾炎症扩散或穿孔时，疼痛和压痛的范围随之扩大，但仍以阑尾所在部位的压痛最明显。

（2）腹膜刺激征：化脓性和坏疽性阑尾炎引起腹膜炎后，可出现局限性或弥漫性腹膜刺激征，包括腹肌紧张、压痛、反跳痛和肠鸣音减弱或消失等，这是壁层腹膜受炎症刺激出现的防御性反应。但小儿、老人、孕妇、肥胖、虚弱者或盲肠后位阑尾炎时，腹膜刺激征可不明显。

（3）右下腹包块：阑尾周围脓肿较大时，可在右下腹扪及一压痛性肿块，边界不清且活动度差。

（4）可作为辅助诊断的特殊体征

1）结肠充气试验（rovsing sign）：病人仰卧位，检查者右手压迫左下腹降结肠区，再用左手按压近端结肠，结肠内气体可传至盲肠和阑尾，引起右下腹疼痛者为阳性（图 29-2）。

2）腰大肌试验（psoas sign）：病人左侧卧位，右侧下肢向后过伸，出现右下腹疼痛者为阳性，常说明阑尾位于腰大肌前方，为盲肠后位或腹膜后位（图 29-3）。

3）闭孔内肌试验（obturator sign）：病人仰卧位，使右下肢髋关节及膝关节均屈曲 90°，将右大腿向内旋转，引起右下腹疼痛者为阳性，提示阑尾位置靠近闭孔内肌（图 29-4）。

4）直肠指检：盆腔位急性阑尾炎行直肠指检时，直肠右前方有明显触痛，甚至可触及炎性包块。若阑尾穿孔，直肠前壁有广泛触痛。若发生盆腔脓肿，有时可触及痛性肿块。

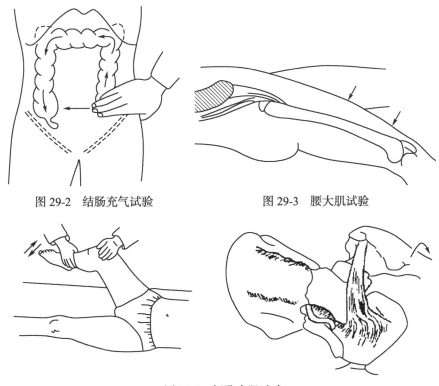

图 29-2　结肠充气试验　　　　　　图 29-3　腰大肌试验

图 29-4　闭孔内肌试验

【辅助检查】

**1. 实验室检查**　大多数急性阑尾炎病人血白细胞计数和中性粒细胞比例增高。白细胞计数可升高到（10～20）×$10^9$/L，发生核左移。部分单纯性阑尾炎或老年病人白细胞可无明显升高。在生育期有闭经史的女病人，应检查血清 β-hCG，以排除异位妊娠的情况。血清淀粉酶和脂肪酶检查可除外胰腺炎。

**2. 影像学检查**　在急性阑尾炎的诊断中不是必需的，当诊断不明确时，可选择性使用。

（1）腹部 X 线检查：可见盲肠扩张和气液平面，偶见钙化的粪石和异物；还可排除一些易与阑尾炎相混淆的疾病，如溃疡病、慢性结肠炎、癌肿等。X 线钡剂灌肠，可见阑尾不充盈或充盈不全，阑尾腔不规则，72 小时后透视复查阑尾腔内仍有钡剂残留，有助于明确诊断。

（2）超声检查：可显示阑尾肿大或脓肿，推测病变的严重程度及病理类型；还可排除慢性胆囊炎、慢性附件炎及慢性泌尿系感染等。

（3）CT 检查：可获得与 B 超检查相似的结果，对阑尾周围脓肿更有帮助。

**3. 腹腔镜检查**　腹腔镜可以直接观察阑尾情况，也能分辨与阑尾炎有相似症状的其他脏器疾病，对明确诊断具有决定性的作用。一旦确诊可同时在腹腔镜下做阑尾切除术。

【处理原则】

一旦确诊，绝大多数急性阑尾炎应早期施行阑尾切除术。

**1. 非手术治疗**　适用于不同意手术的单纯性阑尾炎及急性阑尾炎的早期阶段，或急性阑尾炎诊断尚未明确、病程已超过 72 小时、炎性肿块和（或）阑尾周围脓肿已形成，全身情况差或伴存其他严重器质性疾病等有手术禁忌者。治疗措施主要有卧床休息、禁食、合理使用有效抗生素、补液治疗和中药治疗等。对阑尾周围脓肿病人，待肿块消失 3 个月后再行阑尾切除术。

**2. 手术治疗**　根据急性阑尾炎的不同临床类型，选择不同手术方法。

（1）急性单纯性阑尾炎：行阑尾切除术，切口一期缝合。

（2）急性化脓性或坏疽性阑尾炎：行阑尾切除术，若腹腔已有脓液，应仔细清除，用湿纱布蘸净脓液后关闭腹膜，并根据病情放置腹腔引流管。注意保护切口，一期缝合。

（3）穿孔性阑尾炎：手术切除阑尾，术中注意保护切口，清除腹腔脓液或冲洗腹腔后，冲洗切口，一期缝合，根据情况放置腹腔引流管。术后有感染时及时引流。

（4）阑尾周围脓肿：尚未破溃时，先行非手术治疗或在超声引导下穿刺抽脓或置管引流；若已形成阑尾周围脓肿，应适当进行抗生素治疗或同时局部外敷药物，以促进脓肿吸收。脓肿扩大无局限趋势者，宜先行 B 超检查确定切口部位，再行手术切开引流，以引流为主；如阑尾显露方便，也应切除阑尾，否则待伤口愈合，3 个月后再行阑尾切除术。

（5）腹腔镜阑尾切除术：急性单纯性阑尾炎、急性化脓性或坏疽性阑尾炎、穿孔性阑尾炎等临床类型的阑尾炎也可采用腹腔镜阑尾切除术。腹腔镜阑尾切除术可以减少手术的创伤和疼痛，切除的阑尾经套管取出而不接触伤口，大大降低了伤口感染的风险，缩短术后恢复时间。

## 【护理】

### （一）护理评估

#### 1. 健康史

（1）一般情况：了解病人年龄、性别，女性病人月经史、婚育史；询问其饮食习惯，如有无暴饮暴食、有无不洁饮食史，是否经常进食高脂肪、高糖、少纤维食物等。

（2）现病史：有无腹部疼痛及其伴随症状，评估腹痛的特点、部位、程度、性质、疼痛持续的时间及腹痛的诱因、缓解和加重的因素等；有无恶心、呕吐、腹泻等胃肠道症状。

（3）既往史：有无急性阑尾炎发作、胃十二指肠溃疡穿孔、右侧肾、输尿管结石、急性肠系膜淋巴结炎、急性胆囊炎或妇科疾病史；有无手术治疗史。对老年人还需了解是否有心血管、肺部等方面的疾病及有无糖尿病、肾功能不全的病史等。

#### 2. 身体状况

（1）局部：评估腹部压痛的部位，麦氏点有无固定压痛，有无腹膜刺激征；右下腹有无肿块；腰大肌试验、结肠充气试验、闭孔内肌试验的结果；直肠指诊有无直肠前壁触痛或触及肿块等。

（2）全身：有无乏力、发热、恶心、呕吐、腹泻、里急后重等。新生儿需评估有无缺水和（或）呼吸困难的表现；妊娠中后期急性阑尾炎的病人可出现流产或早产征兆，注意观察其腹痛的性质有无改变，有无阴道流血。

（3）辅助检查：评估血常规白细胞计数和中性粒细胞的比例；了解腹部平片检查是否提示盲肠扩张及 CT 或超声检查有无提示阑尾肿大或脓肿形成等。

#### 3. 心理-社会状况
了解病人及家属对急性腹痛、阑尾炎及对手术的认知程度及心理承受能力；妊娠期病人及其家属对胎儿风险的认知、心理承受能力等。

### （二）常见护理诊断/问题

**1. 急性疼痛** 与阑尾炎症刺激壁腹膜或手术创伤有关。

**2. 体温过高** 与阑尾炎症有关。

**3. 潜在并发症** 腹腔脓肿、门静脉炎、出血、切口感染、阑尾残株炎及粘连性肠梗阻等。

### （三）护理目标

**1.** 病人疼痛减轻或缓解。

**2.** 病人体温恢复正常，舒适感增加。

**3.** 病人未发生腹腔脓肿、门静脉炎、出血等并发症，或并发症被及时发现并有效处理。

### （四）护理措施

#### 1. 非手术治疗的护理/术前护理

（1）病情观察：加强巡视，观察并记录病人的生命体征和精神状态、腹部症状和体征的变化；

出现右下腹痛加剧、范围扩大、腹膜刺激征明显、发热、白细胞计数和中性粒细胞比例增高，应做好急诊手术的准备。

（2）体位：协助病人安置舒适的体位，半卧位有利于炎症局限，同时可帮助病人放松腹肌，减轻腹部张力，缓解腹痛。

（3）饮食：非手术治疗期间，对病情稳定的单纯性阑尾炎病人可给予流质饮食，而病情较重的病人应遵医嘱予以禁食，必要时进行胃肠减压，同时给予肠外营养；禁服泻药及灌肠，防止肠蠕动加快，增高肠内压力，导致阑尾穿孔或炎症扩散。

（4）控制感染：遵医嘱及时合理应用有效的抗生素；脓肿形成者配合医师行脓肿穿刺抽液，根据脓液的细菌培养和药敏结果选用有效的抗生素。

（5）镇痛：已明确诊断或已决定手术的病人疼痛剧烈时可遵医嘱予以解痉或止痛药，以缓解疼痛。但在腹痛的观察期间，禁止使用吗啡类镇痛药物，以免掩盖病情。

（6）并发症的观察和护理

1）腹腔脓肿：是阑尾炎未经有效治疗的结果。以阑尾周围脓肿最常见，也可在盆腔、膈下或肠间隙等部位形成脓肿。临床表现有压痛性肿块，麻痹性肠梗阻所致的腹胀，亦可出现直肠、膀胱刺激症状及全身感染中毒症状等。超声和 CT 检查可协助定位。可在 B 超引导下穿刺抽脓、冲洗或置管引流。必要时做好急诊手术的准备。

2）内、外瘘形成：阑尾周围脓肿若未及时引流，少数病例可向小肠或大肠内穿破，也可向膀胱、阴道或腹壁穿破，形成内、外瘘，此时瘘液可经瘘管排出。应注意观察有无瘘液流出并做好 X 线钡剂检查或经外瘘置管造影的准备。

3）化脓性门静脉炎（pylephlebitis）：少见。急性阑尾炎时细菌栓子脱落进入阑尾静脉中，可沿肠系膜上静脉至门静脉，导致化脓性门静脉炎。表现为寒战、高热、轻度黄疸、肝大、剑突下压痛等。若进一步加重可致感染性休克和脓毒症，亦可发展为细菌性肝脓肿。一旦发现，除应用大剂量抗生素治疗外，还须做好急诊手术的准备。

（7）急诊手术前准备：拟急诊手术者应紧急做好备皮、配血、输液等术前准备。

**2. 术后护理**

（1）病情观察：定时监测血压、脉搏、呼吸、体温，并准确记录；注意观察病人手术切口及腹部体征的变化，注意倾听病人的主诉，保持切口敷料清洁干燥，发现异常及时通知医师。术后 1 周内禁忌灌肠和使用泻剂，以免因肠蠕动增强致阑尾残端结扎脱落。

（2）体位：全麻术后清醒或椎管内麻醉平卧 6 小时后，血压、脉搏平稳者改为半卧位，以降低腹壁张力，减轻切口疼痛，有利于呼吸和引流，并可预防膈下脓肿形成。

（3）饮食：肠蠕动恢复前暂禁食，在此期间可予静脉补液；肠蠕动恢复后，逐步恢复经口进食，勿进食过多易产气的食物，如甜食、豆制品和牛奶等，以免引起腹胀。

（4）腹腔引流管的护理：阑尾切除术后较少留置引流管，仅在局部有脓肿或阑尾残端包埋不满意或处理困难时放置。目的在于引流脓液，若有肠瘘形成，引流管可引流肠内容物。注意妥善固定引流管，防止引流管扭曲、受压，保持引流管通畅；经常从近端至远端挤压引流管，防止因血块或脓液而堵塞；定期更换引流袋；观察并记录引流液的颜色、性状及量，如有发现异常，及时通知医生并配合处理。引流管一般放置 1 周左右拔出。

（5）抗生素的应用：术后遵医嘱合理应用有效抗生素，控制感染，防止并发症发生。

（6）活动：鼓励病人术后早期在床上翻身、活动肢体，待麻醉反应消失后即下床活动，以促进肠蠕动恢复、减少肠粘连的发生。

（7）并发症的观察和护理

1）出血：多因阑尾系膜的结扎松脱，导致系膜血管出血。表现为腹痛、腹胀、面色苍白、血压下降、脉搏细速，腹部叩诊可有移动性浊音，术后安置腹腔引流管者，可见引流管中引出血性液。一旦发生出血，应立即遵医嘱输血、补液，做好急诊手术准备，必要时再次手术止血。

2）切口感染：是阑尾切除术后最常见的并发症，多见于化脓性或穿孔性阑尾炎。表现为术后2～3日体温升高，切口胀痛或跳痛、红肿、压痛，甚至出现波动等。感染伤口先试行穿刺抽出脓液，或在波动处拆除缝线敞开引流，排出脓液，定期换药。

3）粘连性肠梗阻：与局部炎症重、手术损伤、切口异物和术后长期卧床等因素有关，病情重者做好手术的准备。

4）阑尾残株炎：阑尾切除时若残端保留过长（超过1cm），或肠石遗留，术后残株易复发炎症，表现为阑尾炎的症状，X线钡剂检查可明确诊断。症状较重者，应手术切除阑尾残株。

5）粪瘘：少见，发生的原因有残端结扎线脱落、盲肠原有结核或癌肿等病变、盲肠组织水肿脆弱术中缝合时裂伤等。可于术后数日内见切口处排出粪臭分泌物，其余表现类似阑尾周围脓肿。若为非结核或癌肿等病变，经换药等非手术治疗后，粪瘘多可自行闭合，少数需手术治疗。

（8）心理护理：给予病人心理支持，尽可能满足其生活上的需求。让病人学会转移注意力的方法，减轻焦虑。

### （五）护理评价

**1. 病人疼痛**是否减轻或缓解。

**2. 病人体温**是否恢复正常。

**3. 病人是否发生腹腔脓肿、门静脉炎、出血等并发症**，或并发症是否得到及时发现和处理。

### 【健康教育】

**1. 社区预防指导** 指导健康人群改变不良的饮食习惯，如改变高脂肪、高糖、低膳食纤维的饮食习惯，注意饮食卫生。积极治疗或控制消化性溃疡、慢性结肠炎等。

**2. 疾病知识指导** 向病人讲解阑尾炎治疗、护理的相关知识。告知手术准备及术后康复方面的相关知识及配合要点。

**3. 出院后自我监测** 告诉病人出院后，若出现腹痛、腹胀等不适，应及时就诊。阑尾周围脓肿未切除阑尾者，3个月后再行阑尾切除术。

# 第三节　其他类型阑尾炎

## 一、慢性阑尾炎

### 【病因】

慢性阑尾炎（chronic appendicitis）多由急性阑尾炎转变而来，少数病变开始即呈慢性过程。由于急性阑尾炎发作时病灶未能彻底去除、残留感染，病情迁延不愈而致，病史明确，诊断容易。部分慢性阑尾炎没有急性阑尾炎发作史，症状隐蔽，有时出现阑尾压痛，可能与阑尾慢性梗阻有关。

### 【病理】

主要病理改变是阑尾壁有不同程度的纤维化和慢性炎症细胞浸润。多数慢性阑尾炎由于阑尾腔内粪石、虫卵等异物，或阑尾扭曲、粘连，淋巴滤泡过度增生，导致阑尾管腔变窄而发生慢性炎症变化。阑尾壁纤维组织增生、脂肪增加和管壁变厚，管腔狭窄或闭塞，妨碍了阑尾腔排空并压迫阑尾壁神经末梢而引起疼痛等症状。

### 【临床表现】

**1. 症状** 多不明显。既往有急性阑尾炎发作病史，表现为右下腹经常性疼痛，部分病人仅有隐痛或不适感，剧烈运动或不洁饮食后可诱发急性疼痛。

**2. 体征** 病人经常有阑尾部位的局限性压痛，位置较固定。部分病人在左侧卧位时右下腹可扪及阑尾条索。

**【处理原则】**

诊断明确后行手术切除阑尾，并行病理检查以证实诊断。

# 二、特殊类型的阑尾炎

**1. 新生儿急性阑尾炎**　少见。由于新生儿不能提供病史，早期临床表现无特殊性，仅有厌食、恶心、呕吐、腹泻和缺水等症状，发热及白细胞计数升高不明显，早期诊断较困难，穿孔率高达80%，病死率亦较高。应认真检查并注意患儿的右下腹部压痛和腹胀等体征。应早期手术治疗。

**2. 小儿急性阑尾炎**　小儿大网膜发育不全，难以起到足够的保护作用。患儿不能清楚地提供病史，早期诊断比较困难。临床特点：①病情发展快且较重，最常见的主诉是全腹疼痛，早期即出现高热、呕吐等症状；②右下腹体征不明显，不典型，但有局部明显压痛和肌紧张；③穿孔率较高，并发症和死亡率也较高。

处理原则为尽早手术，输液、纠正脱水，合理应用广谱抗生素，积极预防和处理休克、阑尾穿孔和腹膜炎等并发症。

**3. 妊娠期急性阑尾炎**　较常见。临床特点：①妊娠中晚期盲肠和阑尾被增大的子宫推挤，向右上腹移位，压痛点随之上移；②腹壁被抬高，炎症刺激不到壁腹膜，故腹膜刺激征不明显；③大网膜不易包裹，腹膜炎不易被局限，易在上腹部扩散；④炎症刺激子宫，易引起流产或早产，威胁母子安全。

处理原则为妊娠早期以手术切除阑尾为主，妊娠后期的腹腔感染难以控制，也应早期手术。围术期加用黄体酮，尽量不用腹腔引流。术后应用青霉素类广谱抗生素。临产期急性阑尾炎或并发阑尾穿孔、全身感染症状严重时，可考虑经腹行剖宫产术，同时切除阑尾。护理时严密观察胎心音的变化、病情的进展情况，注意评估病人和家属对胎儿风险的认知，对疾病和治疗的心理承受能力及应对能力。

**4. 老年人急性阑尾炎**　随着人口老龄化，老年人急性阑尾炎的发病率升高。老年人对疼痛感觉迟钝，腹肌薄弱，防御功能减退。临床特点：①病人主诉不强烈，体征不典型，体温和血白细胞升高不明显；②临床表现轻而病理改变重；③老年人多伴动脉硬化，阑尾动脉亦有相应变化，易导致阑尾缺血坏死或穿孔；④老年人大网膜多有萎缩，阑尾穿孔后炎症不易局限，常发生弥漫性腹膜炎；⑤老年人常伴发心血管疾病、糖尿病等，使病情更趋复杂严重。

处理原则为一旦诊断明确，及时手术治疗。加强围术期护理，注意观察伴随疾病的变化，预防并发症的发生。

**5.AIDS/HIV 感染病人的急性阑尾炎**　由于该类病人的免疫功能缺陷或异常，临床症状及体征不典型，病人的白细胞计数不高，常被延误诊断和治疗。B 超和 CT 检查有助于诊断。

处理原则为早期诊断并手术治疗，可获较好的短期生存，否则穿孔率较高（占 40%）。不应将AIDS/HIV 病人视阑尾切除的手术禁忌证。

（史铁英）

# 第三十章 结、直肠和肛管疾病病人的护理

**【学习目标】**

识记 大肠癌、直肠肛管良性疾病的概念、病因、病理与分型、临床表现。

理解 大肠癌、直肠肛管良性疾病的辅助检查、处理原则。

运用 应用护理程序对结、直肠和肛管疾病病人实施整体护理。

## 第一节 解剖生理概要

**【解剖与生理】**

**（一）结肠**

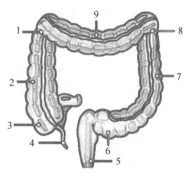

图 30-1 结、直肠解剖图

1. 结肠肝曲；2. 升结肠；3. 盲肠；4. 阑尾；5. 直肠；6. 乙状结肠；7. 降结肠；8. 结肠脾曲；9. 横结肠

结肠介于回肠与直肠之间，起自回盲瓣，全长约150cm，包括盲肠、升结肠、横结肠、降结肠和乙状结肠。结肠壁组织由外向内可分为浆膜层、肌层、黏膜下层和黏膜层。结肠具有结肠带、结肠袋和肠脂垂三个解剖标志。在回肠进入盲肠的入口处，肠壁黏膜、黏膜下层与增厚的环形肌共同形成单向开放的回盲瓣，具有括约肌功能，可防止结肠内容物逆流入回肠，亦可阻止回肠内容物过快进入结肠。升结肠与横结肠交界处，称结肠肝曲；横结肠与降结肠交界处，称结肠脾曲。盲肠、升结肠、结肠肝曲和横结肠右半部组成右半结肠；左半横结肠、结肠脾曲、降结肠和部分乙状结肠组成左半结肠（图30-1）。

结肠具有吸收、分泌、储存和转运功能。右半结肠可吸收水分、电解质、葡萄糖和胆汁酸等，结肠能分泌碱性黏液保护结肠黏膜，并润滑结肠内大便，利于大便排出。结肠内大量细菌可分解发酵食物残渣等，应用肠内物质合成人体所需维生素B复合物、维生素K等。

**（二）直肠肛管**

**1. 直肠** 位于盆腔后下部，上续乙状结肠下连肛管，全长约15cm。直肠下部扩大形成直肠壶腹，是粪便排出体外前暂存的部位。直肠以腹膜返折为界分为上、下段直肠。上段直肠的两侧和前面有腹膜覆盖，前面腹膜向上向前经膀胱或子宫，折返成直肠膀胱陷凹或直肠子宫陷凹，是腹腔最低点。直肠肌层分外层纵肌、内层环肌两层。内层环肌在直肠下端增厚形成肛管内括约肌，属于不随意肌，可协助排便，但没有括约肛门的功能。

直肠下端与管径较小的肛管相连，括约肌收缩时其黏膜可出现8～10个隆起的垂直皱襞，称为肛柱。两个相邻肛柱基底部间由半月形皱襞相连，称为肛瓣。肛瓣及其相邻两肛柱之间的直肠黏膜形成向上开口的袋状小隐窝，深 3～5mm，称肛窦（或称肛隐窝）。肛管、肛柱相连的部位，有形似三角形的乳头状隆起，称肛乳头。肛柱下端与肛瓣边缘共同形成状似锯齿的环行线，称为齿状线。齿状线是直肠和肛管的交界线，是重要的解剖标志，位于齿状线上、下的血供、淋巴回流、神经支

配和组织结构各不相同。

**2. 肛管** 解剖学肛管上起齿状线下至肛门缘,全长 1.5～2cm。外科肛管是上自肛管直肠环上缘下至肛门缘,全长 3～4cm。肛管为肛管内、外括约肌所环绕,呈环状收缩封闭肛门。肛管直肠环由肛管内括约肌、直肠纵肌纤维、肛管外括约肌深部、耻骨直肠肌纤维共同组成,是括约肛管的重要解剖结构,手术时不慎完全切断将引起大便失禁。

**3. 直肠肛管生理功能** 直肠有排便、吸收及分泌功能。直肠可吸收少量的水分、盐和药物;可分泌黏液协助排便。肛管主要生理功能是排便。排便反射是非常复杂的神经反射,始发部位是直肠下端,若手术时全部切除直肠,可因排便反射丧失出现大便失禁,应充分重视。

# 第二节 直肠肛管良性疾病

**案例 30-1**

患者,女性,46 岁,因反复发生无痛性便血 4 年、伴肛门肿物脱出 1 年入院。患者 4 年前出现便时出鲜血,便后出血自行停止,不伴疼痛。1 年前排便时肛门有肿物脱出,平卧时可自行回纳。患者喜食辛辣食物,大便较干结,2～3 日 1 次。

辅助检查:肛门镜检查见膝胸位 6 点齿状线上有一暗红色结节凸起。

**问题:**

1. 此患者首先考虑的诊断是什么?其处理原则有哪些?

2. 请为本病例患者制订护理计划。

## 一、痔

痔(hemorrhoid)现代概念认为痔是肛垫病理性肥大、移位及肛周皮下血管丛血流淤滞形成的局部团块,是最常见的肛肠疾病。可发生于任何年龄,其发病率随年龄增长而增高。

【病因】

病因尚未完全明确,目前得到认可的学说主要有:

**1. 肛垫下移学说** 肛垫是位于肛管黏膜下由静脉(或称静脉窦)、平滑肌、弹性组织和结缔组织组成的一层环状的肛管血管垫。肛垫协助括约肌封闭肛门,调节排便,是痔的好发部位。正常情况下,肛垫排便时被推挤下移,排便后自行回缩至原位;若在反复便秘、妊娠等引起腹内压增高的因素下,肛垫弹性回缩减弱,纤维间隔逐渐松弛,肛垫出现充血、病理性肥大、下移脱出形成痔。

**2. 静脉曲张学说** 认为痔的形成与直肠静脉回流受阻、静脉扩张淤血有关。直肠静脉是门静脉系统的属支,静脉腔内无静脉瓣,且静脉管壁薄、位置表浅、周围组织松弛。直肠肛管位于腹腔最下部,很多引起腹内压增高的因素如便秘、妊娠、盆腔巨大肿瘤及长期坐立等均可阻碍直肠静脉回流。

此外,长期大量饮酒和进食辛辣刺激性食物使局部充血,营养不良可使局部组织萎缩松弛,肛周感染可引起静脉周围炎,上述因素均可诱发痔的发生。

【分类】

痔根据所发生的部位不同分为三类(图 30-2)。

**1. 内痔**(internal hemorrhoid) 是肛垫的支持结构伴肛垫内静脉丛及动静脉吻合支发生病理性改变并下移形成,位于齿状线上方,其表面为直肠黏膜覆盖。内痔好发部位为截石位 3 点、7 点、11 点方向。

**2. 外痔**(external hemorrhoid) 是齿状线下方的直肠下静脉丛的病理性扩张或血栓形成,位于齿状线下方,其表面为肛管皮肤覆盖。

**3. 混合痔**(mixed hemorrhoid) 是由内痔通过静脉丛吻合支和相应部位的外痔静脉丛互相吻

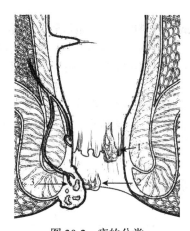

图 30-2 痔的分类

1. 内痔；2. 外痔；3. 混合痔

合而成。位于齿状线上下，其表面被直肠黏膜和肛管皮肤覆盖。内痔发展到第Ⅲ度以上时，多表现为混合痔。

【临床表现】

**1. 内痔** 主要表现为便血和痔块脱出。无痛性间歇性便后出鲜血是常见症状；若发生血栓、嵌顿、感染时可出现剧烈疼痛。内痔分度：Ⅰ度，便时带血、滴血或喷射样出血，便后出血可自行停止，无痔脱出；Ⅱ度，常有便血，排便时痔块脱出，便后自行还纳；Ⅲ度，偶有便血，腹内压增高时痔块脱出，需用手辅助回纳；Ⅳ度，偶有便血，痔块长期脱出于肛门，不能回纳或回纳后又立即脱出。

**2. 外痔** 主要表现是肛门不适、潮湿不洁、有时伴瘙痒。结缔组织外痔（皮垂）及炎性外痔较常见。若发生血栓形成，疼痛剧烈，称为血栓性外痔。

**3. 混合痔** 兼有内痔及外痔的表现。严重时痔块可呈环状脱出肛门外，状似梅花，称为环状痔；若痔发生嵌顿，静脉回流受阻可至水肿、淤血甚至坏死，临床上称为嵌顿性痔或绞窄性痔。

【辅助检查】

**1. 直肠肛门检查** 肛门视诊除Ⅰ度内痔外，其他三度均可观察到痔的大小、部位。直肠指诊可了解直肠内有无其他病变。

**2. 肛门镜检查** 可确诊，能观察到痔块情况及直肠黏膜有无充血、水肿、溃疡、肿块等。

【处理原则】

痔的治疗重点是解除症状，遵循三个原则：①无症状的痔无须治疗；②有症状的痔注重减轻或消除症状而非根治；③首选非手术治疗。

**1. 非手术治疗**

（1）一般治疗：痔的初期及无症状的痔适用此疗法。具体包括：①增加膳食纤维摄入，保持大便通畅，纠正不良排便习惯，防治便秘和腹泻；②温水坐浴：改善局部血液循环；③血栓性外痔经局部热敷、外敷消炎止痛药物，如症状缓解可不行手术；④嵌顿性痔初期可轻柔按摩、挤压痔核和肛缘，将痔核回纳，防止其再脱出。

（2）注射疗法：适用于治疗Ⅰ度、Ⅱ度出血性内痔。注射方法是在痔核上方黏膜下层内注入硬化剂并轻柔按摩注射部位，可使痔块周围产生无菌性炎症反应，黏膜下组织纤维增生，痔块硬化萎缩。

（3）套扎疗法：适用于Ⅰ～Ⅲ度内痔。将特制胶圈套入内痔根部，利用胶圈的弹性收缩作用阻断血运，使痔萎缩、脱落。

（4）多普勒超声引导下痔动脉结扎术：具有微创优势，适用于治疗Ⅱ～Ⅳ度的内痔。利用多普勒超声寻找齿状线上方2～3cm的痔动脉，直接进行结扎，阻断痔的血流供应，使痔萎缩从而控制症状。

**2. 手术治疗** 保守治疗效果差，非手术治疗失败时可行手术切除痔。

（1）痔切除术：常用于Ⅱ、Ⅲ度内痔和混合痔的治疗。手术原则上将痔块完全或部分切除。

（2）吻合器痔上黏膜环形切除术（PPH手术）：常用于Ⅲ～Ⅳ度内痔、环形痔和保守治疗失败的Ⅱ度内痔，部分Ⅱ度大出血内痔和直肠黏膜脱垂同样适用。此法是经特殊管状吻合器，环形切除距齿状线2cm以上的直肠黏膜2～4cm，从而上提固定脱垂肛垫，较传统手术时间短、恢复快。

【护理】

（一）护理评估

**1. 健康史** 评估病人平时饮食习惯及排便情况，有无嗜酒、喜食辛辣刺激食物及便秘；是否存在妊娠、前列腺肥大及长期坐立等腹内压增高因素；有无肛周反复感染病史。

**2. 身体状况**　评估有无排便时便血、疼痛，肛门有无瘙痒，便后有无肿块脱出等。了解肛门镜检查痔块的大小、数目及部位，查看直肠黏膜有无充血、水肿、溃疡等。

**3. 心理-社会状况**　评估病人对疾病的了解程度和心理反应，是否掌握围术期配合知识。

## （二）常见护理诊断/问题

**1. 疼痛**　与内痔嵌顿、血栓形成、手术创伤等有关。

**2. 便秘**　与不良饮食习惯、排便习惯有关。

**3. 潜在并发症**　尿潴留、切口出血与感染、肛门狭窄等。

## （三）护理目标

**1. 病人疼痛有效缓解或消失。**

**2. 病人大便通畅。**

**3. 病人未出现尿潴留、切口出血等并发症，或发生后被及时发现和处理。**

## （四）护理措施

**1. 非手术治疗的护理/术前护理**

（1）疼痛的护理

1）回纳痔块：便后及时回纳脱出痔块，手法轻柔，避免损伤；尽早复位嵌顿性痔，血栓性外痔局部可使用抗生素软膏。

2）温水坐浴：可消除水肿，改善局部血液循环，有效缓解疼痛症状。排便后需及时清洁肛周，配制 1：5000 高锰酸钾溶液 3000ml 温水坐浴 20～30 分钟，温度为 43～46℃，每日 2～3 次。

（2）饮食的护理：鼓励病人多饮水，多食新鲜蔬果等含纤维素丰富的食物，忌饮酒、忌食辛辣刺激性食物。

（3）排便的护理：养成良好的排便习惯，建立定时大便的规律，忌人为控制排便，加强运动促进肠蠕动，避免久站、久蹲、久坐。

**2. 术后护理**

（1）疼痛的护理：动态进行疼痛评估，分析术后疼痛原因如括约肌痉挛、排便时刺激伤口、敷料填塞过多等，及时对症处理。

（2）饮食与活动：术后 1～2 天以流质、半流质饮食为主，减少肠蠕动及粪便的形成，有利于创面修复与愈合。术后 3 天可过渡为普食，同时注意多食新鲜蔬果，保持大便通畅，防止便秘。活动不宜过早，术后 24 小时可逐渐下床活动，伤口愈合后可正常劳动，避免久站、久蹲、久坐。

（3）排便的护理：术后当日不宜排便，第一次排便以术后第 2～3 天为宜，有利于切口的愈合。保持大便通畅，忌用力排便及灌肠，必要时可口服缓泻剂。

（4）并发症的预防与护理

1）尿潴留：术后因麻醉、切口疼痛、床上排尿不习惯等因素可造成尿潴留，应鼓励病人术后 24 小时内，每 4～6 小时自行排尿一次。若术后 8 小时仍未排尿且自觉膀胱区胀满，可诱导排尿或行导尿术。

2）术后出血：肛管直肠静脉丛血管丰富、术中止血不彻底、术后排便用力均易导致创面出血。术后应严密观察伤口敷料渗血情况，正确指导排便，如出现面色苍白、冷汗、心慌等并伴肛门坠胀感加重、敷料渗血增多，应及时处理。

3）创面感染：观察术后创面是否受粪便、尿液的污染而发生感染。术后加强会阴部护理，保持肛周皮肤清洁，便后温水坐浴，加强切口换药护理。

4）肛门狭窄：观察术后病人有无排便困难及大便变细。如因术后瘢痕挛缩致肛门狭窄，应及早行扩肛治疗。

### （五）护理评价

**1.** 病人疼痛是否得到有效缓解。

**2.** 病人大便是否通畅。

**3.** 病人是否发生出血、肛门狭窄等并发症，或发生后是否得到及时发现和处理。

## 二、直肠肛管周围脓肿

直肠肛管周围脓肿（perianorectal abscess）是直肠肛管周围软组织或直肠肛管周围间隙内的急性化脓性感染并伴脓肿形成。

### 【病因与病理】

绝大部分直肠肛管周围脓肿因肛腺感染所致，也可继发于肛周皮肤感染、外伤、肛裂等。肛腺开口于肛窦，肛窦似口袋且开口向上，排便时粪块可擦伤或嵌入其内易引发肛窦炎，进而累及肛腺。若感染继续蔓延至直肠肛管周围间隙的疏松脂肪结缔组织，则极易扩散，形成不同部位的脓肿。脓肿自然溃破或切开引流后易形成肛瘘。直肠肛管周围炎症的急性期表现为脓肿，慢性期表现则为肛瘘。

### 【临床表现】

**1. 肛门周围脓肿**　以肛门周围皮下脓肿最常见，以局部症状为主，全身感染症状不明显。主要表现为肛周持续跳动性疼痛，排便、局部受压、咳嗽时疼痛加剧。病变早期局部红肿伴硬结、压痛，脓肿形成后有波动感，穿刺可抽出脓液。

**2. 坐骨肛管间隙脓肿**　也称坐骨直肠窝脓肿，较为多见。因坐骨直肠间隙较大，形成的脓肿较大而深，全身感染症状明显，早期即可出现寒战、高热、食欲、恶心、乏力不适等。无明显局部体征，继之患侧出现持续性胀痛并逐渐发展为持续性跳痛，随后可出现肛周红肿、双臀不对称，行走或排便时疼痛加剧。如炎症波及直肠和膀胱，可出现里急后重、排尿困难。局部触诊及直肠指检时患侧有深压痛。如处理不及时，较大脓肿可穿入肛管周围间隙，且穿出皮肤，形成肛瘘。

**3. 骨盆直肠间隙脓肿**　也称骨盆直肠窝脓肿，临床少见。此间隙空间大、位置深，全身感染症状重而局部症状不明显。发病初期即有高热、寒战等全身中毒症状，局部表现为排便不尽、直肠坠胀感，常伴排尿困难。直肠指诊可在直肠壁上触及隆起肿块，伴深压痛及波动感。

**4. 其他**　直肠后间隙脓肿、肛管括约肌间隙脓肿、高位肌间脓肿、直肠壁内脓肿，由于脓肿位置较深，局部症状多不明显，主要表现有会阴、直肠部坠胀感，排便时疼痛加重，病人同时有不同程度全身感染症状。直肠指诊时可扪及痛性肿块。

### 【辅助检查】

**1. 直肠指诊**　表浅部位病变可触及压痛性肿块甚至波动感，深部脓肿可伴深压痛，偶可触及局部隆起肿块。

**2. 诊断性穿刺**　局部穿刺抽出脓液可确诊。脓液可行细菌培养及药物敏感试验。

**3. 实验室检查**　全身感染症状的病人白细胞计数及中性粒细胞比例升高，感染严重者可见核左移和中毒颗粒。

**4. 直肠超声及 MRI 检查**　直肠超声有助于深部脓肿判断，可协助诊断。MRI 对肛门周围脓肿的诊断很有意义，可明确脓肿与括约肌的关系、有无感染内口及内口到脓肿的通道。

### 【处理原则】

**1. 非手术治疗**　措施：①抗生素治疗；②温水坐浴；③局部理疗；④排便疼痛者可口服缓泻剂或液状石蜡促进排便、缓解疼痛。

**2. 手术治疗**　一旦明确诊断，应早期行脓肿切开引流术。手术方法包括脓肿切开引流术、一次性挂线引流术等。

【护理诊断/问题】

**1. 疼痛**　与肛周感染或手术有关。

**2. 便秘**　与肛周疼痛惧怕排便有关。

**3. 体温过高**　与肛周脓肿继发全身感染有关。

【护理措施】

**1. 疼痛护理**　协助病人采取舒适体位，避免病变部位受压；使用1：5000高锰酸钾溶液坐浴；排便疼痛者适量服用缓泻剂；术后切口疼痛遵医嘱给药。

**2. 排便护理**　指导病人多食新鲜蔬果，多饮水，忌食辛辣刺激食物。鼓励病人定时排便，忌因疼痛惧怕排便。

**3. 控制感染**　根据药敏试验结果合理选择抗菌药控制感染。行脓肿切开引流者，应密切观察并记录引流物性质、颜色及量。遵医嘱定时冲洗脓腔，保持引流通畅，脓液变稀、引流量少于50ml/d时可考虑拔管。

# 三、肛　瘘

肛瘘（anal fistula）是指肛管或直肠与肛管周围皮肤相通的肉芽肿性管道，由内口、瘘管、外口组成。

【病因及病理】

肛瘘大多数由直肠肛管周围脓肿进展而来，是肛管直肠周围炎症的慢性期表现。内口是感染原发部位，外口位于肛周皮肤，多为脓肿破溃或切口引流处，连接内、外口的管道由脓腔周围增生的纤维组织包绕形成即瘘管。致病菌从内口不断进入瘘管，且外口愈合时间快，常发生假性愈合而形成脓肿。脓肿反复发作可从原外口破溃或从肛周皮肤其他部位破溃，形成有多个瘘管和外口的复杂性肛瘘。

【分类】

**1. 按外口与瘘管数目分类**　①单纯性肛瘘：仅有单一瘘管及外口；②复杂性肛瘘：同时存在多个瘘管及外口，甚至有分支。

**2. 按瘘管位置高低分类**　①低位肛瘘：瘘管位于外括约肌深部以下，包括低位单纯性肛瘘和低位复杂性肛瘘；②高位肛瘘：瘘管位于外括约肌深部以上，包括高位单纯肛瘘和高位复杂性肛瘘。此分类法临床较为常用。

**3. 按瘘管与括约肌关系分类**　①肛管括约肌间型；②经肛管括约肌型；③肛管括约肌上型；④肛管外括约肌外型（图30-3）。

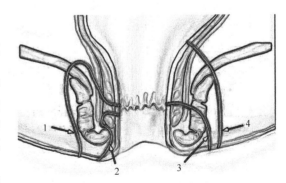

图30-3　肛瘘的四种解剖类型
1. 肛管括约肌上型；2. 肛管括约肌间型；3. 经肛管括约肌型；
4. 肛管括约肌外型

【临床表现】

**1. 症状**　瘘口排脓、肛周瘙痒、疼痛、发热等症状反复发作是其临床特点。因外口排出的脓性分泌物刺激肛周皮肤，引起肛门口潮湿、瘙痒，甚至湿疹。较大的高位肛瘘，瘘管不受括约肌控制，常有粪便及气体排出。当外口假性愈合暂时封闭时，瘘管中脓液引流不畅而再次形成脓肿，可有直肠肛管周围脓肿症状，脓肿破溃或切开引流后症状缓解。部分病人在脓肿形成时局部有明显疼痛，可伴有发热、头痛、寒战、乏力等全身感染症状。

**2. 体征**　肛周皮肤可见单个或多个红色乳头状隆起的外口，挤压时有脓液或脓血性分泌物排出。

【辅助检查】

明确内口位置对确诊肛瘘非常重要。

**1. 肛门指诊**　肛门指诊时内口处有轻压痛，偶可扪及硬结样内口及条索样瘘管。

**2. 肛门镜检查**　内镜检查有时可见内口。

**3. 染色检查**　生理盐水润湿白色纱布条填入肛管和直肠下端，再将亚甲蓝溶液 1～2ml 自外口注入，观察纱布条染色部位以判断内口位置。

**4. 影像学检查**　瘘管碘油造影是临床常规检查方法，MRI 检查可清楚显示瘘管位置及瘘管与括约肌的关系。

**5. 实验室检查**　当有脓肿形成时，血常规检查可有白细胞计数和中性粒细胞比例增高。

【治疗原则】

肛瘘极少自愈，未及时治疗可导致反复发作。

**1. 堵塞法**　利用甲硝唑、生理盐水冲洗瘘管后，自外口注入生物蛋白胶，该法创伤小，但治愈率低，适用于单纯性肛瘘。

**2. 手术治疗**　目的是将瘘管切开或切除，形成开放创面，促进伤口愈合，注意避免损伤肛门括约肌，防止肛门失禁及肛瘘复发。

（1）瘘管切开术：适用于低位肛瘘。将瘘管切开，通过肉芽组织生长促使伤口愈合。

（2）挂线疗法：适用于有内、外口且距肛门 3～5cm 以内的高、低位单纯性肛瘘，或作为复杂性肛瘘切除的辅助治疗。挂线疗法是利用有腐蚀作用的药线或橡皮筋的机械性压迫作用，使结扎的肌组织发生血液循环障碍而坏死、脱落。此法可缓慢切开肛瘘，防止肛门失禁。

（3）肛瘘切除术：适用于低位单纯性肛瘘，切开瘘管且切除瘘管壁直至健康组织，敞开创面或部分缝合创面，使其逐渐愈合。

【护理诊断/问题】

**1. 疼痛**　与肛周炎症和手术有关。

**2. 皮肤完整性受损**　与脓肿破溃、肛周瘙痒、手术治疗等有关。

**3. 潜在并发症**　肛门狭窄、肛门失禁等。

【护理措施】

**1. 疼痛的护理**　清淡饮食，多食蔬菜、水果，多饮水，忌辛辣刺激性食物。保持大便通畅，必要时可口服缓泻剂，排便疼痛时可用止痛剂。

**2. 皮肤的护理**　及时清除肛周分泌物，保持肛周皮肤清洁、干燥，皮肤瘙痒禁忌搔抓，避免造成皮肤损伤和感染。术后第二日开始早晚和便后使用 1∶5000 高锰酸钾溶液温水坐浴，局部可涂抹抗生素软膏。挂线治疗者每 5～7 天到门诊收紧药线至药线脱落。

**3. 术后并发症预防和护理**　术后 5～10 日内用示指扩肛，每日 1 次，可防止肛门狭窄。肛门括约肌松弛者，术后 3 日起可指导病人练习提肛运动。定期行直肠指诊，观察伤口愈合情况。

# 四、肛　裂

肛裂（anal fissure）是指齿状线以下肛管皮肤层裂伤后形成的经久不愈的缺血性溃疡，是一种常见的肛管疾病，多见于青、中年人。

【病因】

病因尚未明确，大多数肛裂形成的直接原因是慢性便秘、粪便干结导致的排便时肛管及其皮肤层的机械性损伤。好发于肛管后正中线，此处肛管外括约肌浅部在肛管后方形成的肛尾韧带较坚硬，伸缩性欠佳、血运差，且排便时肛管后壁承受压力最大。

【病理】

急性肛裂大多病程短，裂口新鲜且边缘整齐，创面浅且伴弹性、无瘢痕。慢性肛裂因反复发作与感染，创面基底深且不整齐，色灰白，边缘纤维化增厚。

肛裂多为单发的纵行、梭形溃疡或感染裂口。裂口上端的肛瓣和肛乳头水肿，形成肥大肛乳头；下端因炎性水肿及静脉、淋巴回流受阻，皮肤形成袋状皮垂向下突出于肛门外，外观似外痔，称"前哨痔"。肛裂、肥大肛乳头、前哨痔常同时存在，称肛裂"三联征"。

【临床表现】

**1. 症状**　肛裂病人大多有长期便秘病史，典型症状为疼痛、便秘和出血。

（1）疼痛：剧烈且有典型周期性，为肛裂主要症状。排便时干硬粪块刺激溃疡面神经末梢，肛门可立刻出现烧灼样或刀割样疼痛；便后数分钟疼痛自行缓解；随后因肛门括约肌出现反射性肌痉挛，再次发生剧痛且持续时间较长，一般可持续30分钟至数小时，直至肛门括约肌疲劳、松弛后疼痛缓解。

（2）便秘：肛裂形成后病人因疼痛剧烈害怕排便，从而引起便秘，干硬的粪便又加重肛裂，形成恶性循环。

（3）便血：排便时由于粪便干硬擦伤溃疡面或撑开肛管撕拉裂口，其创面常有少量出血。可见排便时滴血、粪便表面或便纸上少量鲜血。

**2. 体征**　典型体征是肛管后正中部位肛裂"三联征"。

【辅助检查】

难以确诊者需在局部麻醉下行直肠指诊或肛门镜检查，可取活组织行病理检查明确诊断。确诊者，不宜做直肠指诊或肛门镜检查，以免增加病人痛苦。

【处理原则】

保持大便通畅；解除肛门括约肌痉挛，缓解疼痛；促使创面愈合。

**1. 非手术治疗**　①口服通便药物如缓泻剂或液状石蜡，润滑干硬粪块；②排便前后用1：5000高锰酸钾溶液坐浴，保持肛周清洁，改善局部血液循环，促进炎症吸收，解除括约肌痉挛，缓解疼痛；③扩肛疗法：病人取侧卧位，局麻后术者用示指和中指循序渐进、持续地扩张肛管，解除括约肌痉挛，扩大并开放创面，促进溃疡愈合。

**2. 手术治疗**　适用于经久不愈、非手术治疗效果差且症状较重的陈旧性肛裂，手术方式包括肛裂切除术和肛管内括约肌切断术，前者目前已较少使用。

**3. 激光治疗**　适用于慢性肛裂的治疗，具有切割止血迅速、止痛效果显著、不易感染、瘢痕小愈合快、并发症少等优点。

【护理】

**（一）常见护理诊断/问题**

**1. 疼痛**　与排便时粪块刺激创面、肛管括约肌痉挛、手术创伤有关。

**2. 便秘**　与大便干结、病人惧怕疼痛不愿排便有关。

**3. 潜在并发症**　出血、大便失禁等。

**（二）护理措施**

**1. 缓解疼痛**　便后温水坐浴，以保持肛周清洁、松弛肛门括约肌、缓解疼痛、改善局部血液循环、促进创面愈合。必要时可给予止痛药物。

**2. 保持大便通畅**　调整饮食结构，鼓励多饮水，多食新鲜蔬果及高纤维素食物，限制辛辣、刺激性食物，以促进胃肠蠕动，预防便秘。进行适当的体育锻炼。必要时可口服缓泻剂、番泻叶泡茶饮用，以润滑、松软粪块并促进排便。

**3. 心理护理**　向病人讲解肛裂相关知识，给予心理支持，缓解其因排便疼痛带来的恐惧，鼓励病人有便意时及时排便。

**4. 术后并发症的预防和护理**

（1）切口出血：多发生于术后1～7天，多因术后便秘、剧烈咳嗽等导致创面裂开或出血。术后应保持大便通畅，防治便秘；注意保暖，预防感冒；指导病人避免升高腹内压的因素。密切观察伤口敷料渗血情况，如有活动性出血应紧急压迫止血。

（2）排便失禁：多因术中不慎切断肛管直肠环所致。密切观察病人每日排便次数、量及性状。如有肛门括约肌松弛，可在术后第3日起指导病人练习提肛运动。若为完全大便失禁，则应加强臀部皮肤护理，避免失禁性皮炎发生，必要时行肛门成形手术。

# 第三节 大 肠 癌

**案例 30-2**

患者，男性，58岁，因排便困难进行性加重4个月、大便带血10余天入院。患者4个月前无明显诱因出现排便困难，表现为排便时间延长，大便变细、量少，2～3次/日，无黏液脓血便、腹痛及里急后重等症状。10余天前发现便中带血，出血量少，附于大便表面。患者吸烟25年余，20支/日，饮酒30余年，白酒约50ml/d。

体格检查：T 36.5℃，P 82次/分，R 18次/分，BP 135/85mmHg。直肠指检进指2～3cm扪及突向肠腔肿块，活动度可，退指指套见血染。

辅助检查：肠镜示直肠距肛门3cm处可见新生物，侵及肠壁半圈，表面充血、溃烂。

**问题：**

1. 此患者首先考虑的诊断是什么？如需手术宜选取何种手术方式？
2. 本病例患者存在哪些护理问题？应采取哪些护理措施？
3. 如何对患者进行健康教育？

大肠癌是临床常见的消化道恶性肿瘤，为结肠癌（carcinoma of colon）和直肠癌（carcinoma of rectum）的总称。2015年中国癌症统计数据显示：我国结直肠癌发病率、死亡率在全部恶性肿瘤中均位居第五位，城市地区远高于农村，且结肠癌发病率显著上升。

## 【病因】

大肠癌的病因尚不明确，可能和以下因素有关。

**1. 生活方式及饮食习惯** 高脂肪、高蛋白与低膳食纤维饮食，过多腌制、油煎炸食品摄入，缺乏体育锻炼、超重或肥胖，缺乏维生素、微量元素及矿物质，均可能增加大肠癌的发病风险。

**2. 遗传因素** 遗传性大肠癌发病率约占总体发病率的6%，常见的有家族性腺瘤性息肉病（familiar adenomatous polyposis，FAP）和遗传性非息肉性结直肠癌，此类人群发病风险高于一般人群。

**3. 癌前病变** 目前被公认的癌前病变有家族性肠息肉病。此外，大肠腺瘤、溃疡性结肠炎、克罗恩病及血吸虫性肉芽肿等与大肠癌的发生有密切关系。

## 【病理与分型】

**1. 大体分型** 根据肿瘤的大体形态可分为隆起型、溃疡型、浸润型。

（1）隆起型：肿瘤向肠腔内突出，呈结节状、菜花样或息肉状隆起，较大肿块表面易产生溃疡，向周围浸润少，预后较好。

（2）溃疡型：最常见的类型，肿瘤中心凹陷形成溃疡，边缘凸起，溃疡底部深达或超过肌层并向周围浸润。此型分化程度低，转移较早。

（3）浸润型：肿瘤沿肠壁各层弥漫浸润，易引起局部肠壁增厚，使肠腔狭窄而发生梗阻。分化程度低、转移早、预后差。

**2. 组织学分类**

（1）腺癌：癌细胞主要含柱状细胞、黏液分泌细胞、未分化细胞，分类为管状腺癌、乳头状腺癌、黏液腺癌、印戒细胞癌等，其中管状腺癌最为常见。

（2）腺鳞癌：由腺癌细胞、鳞癌细胞构成，分化多为中分化至低分化，主要见于直肠下段和肛管，较少见。

（3）未分化癌：癌细胞较小，形态较一致，排列无规律，弥漫呈片状或团状，预后差。

**3. 临床分期** TNM 分期是国际公认的大肠癌分期标准。

T 指原发肿瘤。$T_x$ 原发肿瘤无法评估；$T_0$ 无原发肿瘤证据；$T_{is}$ 原位癌局限于上皮内或侵犯黏膜固有层；$T_1$ 肿瘤侵犯黏膜下层；$T_2$ 肿瘤侵犯固有肌层；$T_3$ 肿瘤穿透固有肌层到达浆膜下层或侵犯无腹膜覆盖的结直肠旁组织；$T_4$ 肿瘤穿透腹膜脏层或直接侵犯或粘连于其他器官或结构。

N 指区域淋巴结。$N_x$ 区域淋巴结无法评估；$N_0$ 无区域淋巴结转移；$N_1$ 有 1～3 枚区域淋巴结转移；$N_2$ 有 4 枚及以上区域淋巴结转移。

M 指远处转移。$M_x$ 远处转移无法评估；$M_0$ 无远处转移；$M_1$ 有远处转移。

**4. 扩散与转移方式**

（1）直接浸润：癌肿可沿肠壁纵轴、环状及肠壁深层浸润扩散，直接浸润可穿透浆膜层侵犯邻近子宫、膀胱等脏器；下段直肠癌因缺乏浆膜层屏障作用，易向四周浸润，侵犯邻近脏器如输尿管、前列腺、阴道等。

（2）淋巴转移：是大肠癌主要的转移途径。①结肠癌：可顺次沿结肠壁、结肠旁淋巴结、肠系膜血管周围和系膜血管根部淋巴结转移。②直肠癌：上段直肠癌向上沿直肠上动脉、肠系膜下动脉及腹主动脉周围淋巴结转移。下段直肠癌向上方和侧方转移，侧方经直肠下动脉旁淋巴结至髂内淋巴结，向下沿肛管动脉、阴部内动脉旁淋巴结达到髂内淋巴结。齿状线周围癌肿可向上、侧、下方转移，向下转移可引起腹股沟淋巴结肿大。

（3）血行转移：癌肿可侵入静脉后沿门静脉系统转移至肝，也可侵入体循环转移至肺、脑、骨等。肝转移是大肠癌病人最主要的死亡原因。

（4）种植转移：结肠癌脱落的癌细胞可在腹膜种植转移，大网膜结节和癌肿周围壁腹膜的沙粒状结节最为常见。直肠癌发生种植转移概率较小。

【临床表现】

**1. 结肠癌** 早期常无明显症状，病情发展到一定程度可出现下列症状。

（1）排便习惯和大便性状改变：常为最早出现的症状。表现为排便次数增加、大便不成形或稀便。因癌肿表面易发生溃疡、出血及感染，常表现为便中带血、脓性或黏液性粪便。

（2）腹痛：也是常见早期症状之一，多表现为定位不确切的持续性隐痛，或仅感腹部不适或饱腹感；当癌肿并发感染或肠梗阻时腹痛加重或为阵发性绞痛。

（3）腹部肿块：质硬呈结节状，位于横结肠和乙状结肠的癌肿可有一定活动度。癌肿穿透肠壁并发感染时，腹部肿块固定且伴明显压痛。

（4）肠梗阻：结肠癌中晚期多见，多呈慢性低位不完全性肠梗阻，主要表现为腹胀、便秘、腹部胀痛或腹部阵发性绞痛。如发生完全梗阻，上述症状加剧。

（5）全身症状：由于慢性失血、癌肿破溃、感染、毒素吸收等，病人可有贫血、体重下降、乏力、发热等全身症状。晚期可出现肝大、黄疸、腹水、锁骨上淋巴结肿大及恶病质等。

结肠癌癌肿部位和病理类型不同，临床表现也各有差异。右半结肠肠腔较大，癌肿呈肿块型突出于肠腔，粪便稀薄，表现为腹泻、便秘交替出现，便血常与粪便混合，其特点是以腹部包块、贫血、消瘦为主要表现，肠梗阻症状不明显。左侧结肠肠腔相对较小，癌肿环状浸润易引起缩窄，粪便成形，以肠梗阻症状较多见。

**2. 直肠癌** 早期症状不明显，仅有少量便血和排便习惯改变。当癌肿破溃或感染时可出现下述症状。

（1）直肠刺激症状：癌肿刺激直肠，病人便意频繁，排便习惯改变，便前常感肛门下坠，伴里急后重、排便不尽感，晚期可伴下腹疼痛。

（2）黏液血便：癌肿破溃后可出现大便表面带血及黏液，严重感染时可出现脓血便。黏液血便是直肠癌最常见的临床症状。

（3）肠腔狭窄症状：癌肿累及肠腔全周引起肠管狭窄，初期大便变形、变细，随疾病进展可产生腹痛、腹胀、排便困难等慢性肠梗阻症状。

（4）转移症状：当癌肿侵犯骶前神经，病人可出现骶尾部剧烈持续性疼痛；如侵犯前列腺、膀胱，可出现膀胱刺激症状；如侵犯阴道，可引起直肠阴道瘘。晚期直肠癌病人伴肝转移，可有肝大、腹水、黄疸、恶病质等。

【辅助检查】

**1. 直肠指检** 为诊断直肠癌最重要的方法。在我国直肠癌病人中低位直肠癌约占 70%，指检可了解癌肿大小、质地、部位、距肛缘距离、基底部活动度、与周围脏器关系、有无指套血染等。

**2. 实验室检查**

（1）大便隐血试验：可作为大规模普查或高危人群初筛手段，阳性者需行进一步检查。

（2）肿瘤标志物：癌胚抗原（carcinoembryonic antigen，CEA）和 CA19-9 被公认在大肠癌诊断和术后监测中有重要意义。CEA 主要用于直肠癌的预后预测和复发监测。

**3. 影像学检查**

（1）钡剂灌肠：诊断结肠癌的重要手段，可排除结、直肠多发癌和息肉病，对直肠癌诊断意义不大，疑有肠梗阻者慎用。

（2）超声检查：腔内超声可对大肠癌进行癌肿浸润深度及淋巴结转移情况检测。腹部超声可检测有无复发转移。

（3）CT 检查：可明确癌肿位置及癌肿侵犯肠壁的深度，查看是否侵犯邻近器官，有无肝、肺转移灶等，提供大肠癌的临床分期。

（4）MRI 检查：对直肠癌的诊断和术前分期、大肠癌肝转移病灶的评价等有重要价值。

（5）PET-CT 检查：对病灶进行定性的同时尚能准确定位，提高诊断的准确性，为排除远处转移及评估手术价值时可行此检查。

**4. 内镜检查** 通过直肠镜、乙状结肠镜和纤维结肠镜检查，可了解病变位置、大小、形态及肠腔狭窄程度等，并可在直视下取活体组织行病理学检查，是诊断大肠癌最有效的方法。

【处理原则】

**1. 手术治疗** 手术切除是大肠癌的主要治疗方法。辅助化疗、放疗可一定程度上提高手术疗效。

（1）结肠癌

1）结肠癌根治术：切除范围须含距癌肿边缘 10cm 的两端肠段，还包括所属系膜和区域淋巴结。①右半结肠切除术：盲肠、升结肠、结肠肝曲的癌肿适用，切除范围含 15～20cm 回肠末段、盲肠、升结肠、右半横结肠和大网膜，以及相应的系膜和淋巴结，行回肠、横结肠端端吻合或端侧吻合；②横结肠切除术：横结肠中部癌适用，切除范围含全部横结肠及其大网膜、系膜和淋巴结；③左半结肠切除术：结肠脾曲、降结肠和乙状结肠癌肿适用，切除范围含左半横结肠、降结肠、部分或全部乙状结肠及其相应大网膜、系膜和淋巴结，端端吻合横结肠和乙状结肠或直肠；④单纯乙状结肠癌切除术：适用于癌肿位于乙状结肠中部且体积较小、乙状结肠较长者。

2）结肠癌并发急性肠梗阻的手术：行胃肠减压，纠正水、电解质紊乱和酸碱失衡等术前准备，紧急手术解除梗阻，根据病情行一期吻合术或二期根治性手术。

（2）直肠癌

1）局部切除术：适用于瘤体小、$T_1$、分化程度高的早期直肠癌。手术方式包括经肛局部切除和骶后径路局部切除术。

2）腹会阴联合直肠癌根治术（Miles 术）：适用于腹膜返折以下的直肠癌。术中大范围切除肿瘤组织达到根治目的。手术切除乙状结肠远端、全直肠、肠系膜下动脉及其区域淋巴结、全直肠系膜、肛提肌、坐骨直肠窝内脂肪、肛管及肛门周围 3～5cm 皮肤、皮下组织及全部肛门括约肌，于左下腹行永久乙状结肠造口。

3）经腹直肠癌切除术（直肠低位前切除术，Dixon 术）：适用于腹膜返折以上直肠癌。此术式是保留肛门括约肌功能的代表术式，要求癌肿距齿状线 5cm 以上，远端切缘与癌肿下缘距离在 2cm 以上。

4）经腹直肠癌切除、近端造口、远端封闭手术（Hartmann 术）：手术原则是完成乙状结肠造瘘，封闭直肠残端。适用于基础情况差，或已有肝脏、腹腔内远处转移而不能耐受 Miles 术和直肠癌伴急性肠梗阻不宜接受 Dixon 术的病人。

5）其他手术：行直肠癌根治术时，同时切除癌肿侵犯的子宫，称后盆腔脏器清扫；如癌肿侵犯膀胱，则需一并切除直肠和膀胱（男性）或直肠、子宫和膀胱（女性），称全盆腔清扫术。

直肠癌常用手术方式如图 30-4、图 30-5 所示。

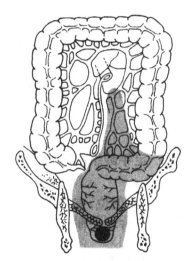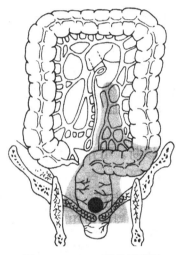

图 30-4 Miles 手术切除范围示意图　　图 30-5 Dixon 手术示意图

（3）大肠癌腹腔镜切除术：腹腔镜手术是逐步完善成熟的微创切除技术，具有切口小、痛苦少、恢复快、技术要求高等特点。但腹腔内广泛转移的晚期病人不适用此法。

**2. 放射治疗**　主要目的是辅助治疗和姑息治疗。术前放疗可缩小肿瘤体积，提高手术切除率、降低术后复发率。术后放疗作为姑息性治疗，适用于肿瘤局部复发、远处转移无法手术的晚期癌肿病人。

**3. 化学治疗**　常用给药途径包括静脉给药、术前区域动脉灌注化疗、术后腹腔置管灌注给药及温热灌注化疗、淋巴靶向治疗等。研究表明术前化疗能缩小癌肿病灶，降低肿瘤分期，降低术后复发转移率，且可对术后化疗方案的制订及预后评价提供参考。中低位、中晚期直肠癌建议行新辅助化疗。

**4. 其他治疗**　大肠癌靶向治疗、基因治疗等正进行着广泛而深入的研究。电灼、激光凝固、烧灼、液氮冷冻、金属支架扩张肠腔等也应用于低位直肠癌伴肠梗阻病人。

**【护理】**

**（一）护理评估**

**1. 健康史**　评估病人年龄、性别，饮食习惯，有无烟、酒嗜好；了解是否合并高血压、糖尿病；家族成员中有无家族性腺瘤性息肉病、遗传性非息肉病性结肠癌、大肠癌等；既往有无大肠腺瘤病、溃疡性结肠炎、克罗恩病、血吸虫性肉芽肿等疾病。如拟行肠造口者需评估职业、动手能力、皮肤过敏情况等。

**2. 身体状况**　评估病人排便习惯有无改变，是否出现大便次数增多及性状改变，有无出现腹泻、便秘、腹痛、腹胀、肛门停止排气排便等肠梗阻表现，有无大便表面带血或黏液脓血便。评估全身营养状况，有无贫血、肝大、黄疸、消瘦等症状。腹部触诊及直肠指诊能否扪及肿块，评估肿块位置、大小、活动度、有无压痛等。了解癌胚抗原测定、大便隐血试验、影像学、内镜检查及重要脏器功能检查结果。

**3. 心理-社会状况** 评估病人及家属对疾病的了解程度和心理反应，对治疗方案的接受度，了解病人家庭经济状况和支持程度，是否掌握围术期配合及结肠造口知识，对可能发生的并发症、使用人工肛门带来的不便有无足够的心理承受能力。

### （二）常见护理诊断/问题

**1. 焦虑** 与担心疾病预后及术后造口影响生活和社交有关。

**2. 营养失调：低于机体需要量** 与癌症消耗、手术创伤、放化疗反应有关。

**3. 身体意象紊乱** 与结肠造口后排便方式改变有关。

**4. 知识缺乏** 缺乏疾病、手术应对及造口护理相关知识。

**5. 潜在并发症** 切口感染、肠吻合口瘘、造口并发症等。

### （三）护理目标

**1.** 病人能正确认识疾病，情绪稳定，焦虑减轻。

**2.** 病人营养状况能满足机体需要量。

**3.** 病人能积极适应并认可形象改变。

**4.** 病人了解疾病相关知识，掌握造口袋的使用及自我护理。

**5.** 病人术后并发症得到预防、及时发现和处理。

### （四）护理措施

**1. 非手术治疗的护理/术前护理**

（1）心理护理：大肠癌病人对于疾病预后、治疗方式有不同程度的担忧，尤其是需要行肠造口者，因担心自身形象改变会出现焦虑、恐惧、缺乏自信，甚至拒绝治疗。护士应讲解疾病相关知识，术前通过图片、模型、实物及视频等介绍造口的意义、功能及护理方法，亦可组织预后较好的病人与之分享交流，使其认识到只要护理得当，肠造口对日常生活和工作的影响并不大。此外，应取得家属和亲友的理解、配合和支持，全方位给予病人鼓励和关怀。

（2）营养支持：术前给予足够的营养支持，鼓励病人补充高蛋白质、高热量、高维生素、易于消化的少渣饮食。食欲减退、难以进食或行肠道准备需禁食者，可给予静脉营养支持。必要时，可少量多次输入新鲜血和白蛋白，以纠正贫血和低蛋白血症。急性肠梗阻者，宜尽早纠正水、电解质紊乱和酸碱失衡，提高病人手术耐受性。

（3）肠道准备：术前充分的肠道准备非常重要，可减少肠腔内粪便容积及细菌数量，有效避免术中污染、术后感染，预防吻合口瘘。

1）饮食准备：传统饮食准备要求病人术前3日进少渣半流质饮食，术前1～2日进无渣流质饮食。大肠癌病人多因肿瘤消耗而营养不良，传统饮食准备易导致和加重代谢紊乱和主观耐受下降等，临床也可采用口服肠内营养制剂行术前准备。一般术前3天开始口服全营养素，每天4～6次至术前12小时。肠内营养既可满足营养需求，也可加快术后肠功能恢复，降低肠源性感染。

2）肠道清洁：目前多利用全肠道灌洗法，对年老体弱、心肾功能不良者可考虑配合灌肠法。

A. 导泻法：高渗性导泻（容积性泻药）：常用硫酸镁、甘露醇、乳果糖等，术前一天口服，利用制剂高渗压作用，吸收肠道内水分，使肠内容物在短期内剧增，促进肠蠕动，达到清洁肠道的作用。等渗性导泻（电解质溶液）：常用复方聚乙二醇电解质散溶液，它是一种等渗、非吸收性的液体，可促进肠蠕动，达到清洁肠道的目的。中药导泻：常用番泻叶等植物，此类植物可被大肠内细菌分解产生蒽醌，刺激肠道蠕动促进排便。

B. 灌肠法：常用0.1%～0.2%肥皂水、磷酸钠灌肠剂及甘油灌肠剂等清洗肠腔至粪便清水样，肉眼查看无粪渣。癌肿导致肠腔狭窄者应在直肠指诊或直肠镜下引导进行，选用管径适宜的肛管，动作轻柔。高位直肠癌不宜采用高压灌肠，以免癌细胞扩散。

3）肠道药物使用：口服肠道不吸收抗生素，可减少肠腔内细菌，控制肠源性感染。常用甲硝唑、庆大霉素及新霉素等药物，因其可抑制肠道大肠杆菌的生长，使维生素K的合成和吸收减少，肠道准备期间需补充维生素 K。

（4）肠造口腹部定位：肠造口又称人工肛门，是指将近端肠段固定于腹壁外，粪便由此排出体外。为了达到满意的造口位置，术前需行腹部肠造口定位。造口位置需根据手术方式和病人生活习惯进行选择。肠造口位于腹直肌内，不会缩入皮肤皱褶中影响造口袋的使用，造口处皮肤应平整无皱褶凹陷、无瘢痕及慢性皮肤疾病，避开切口部位和骨突处，且留有足够造口袋张贴的面积。

（5）其他术前准备：女性病人术前 3 日每晚需行阴道冲洗，减少和避免术中、术后感染。根据病情术日晨置入胃管减轻腹胀；留置尿管维持膀胱排空，防止术中损伤输尿管和膀胱，预防术后尿潴留。

**2. 术后护理**

（1）病情观察：根据病情及医嘱严密监测术后生命体征至病情平稳，动态评估病人疼痛评分，如有病情变化及时配合医生处理。

（2）体位：全麻术后未清醒者宜取平卧位，头偏向一侧；病情平稳后可改为半卧位，利于腹腔引流。

（3）饮食：①传统饮食护理：术后早期禁食禁饮、持续胃肠减压，静脉补充水、电解质及营养物质，准确记录出入液量；术后 48～72 小时肠蠕动恢复、肛门排气，如无腹胀、恶心等不适，可停止胃肠减压，进食流质饮食，避免产气食物；术后 1 周可进食少渣半流质饮食，2 周后可过渡到普食，以补充高热量、高蛋白、维生素丰富的易消化少渣食物为宜。②肠内营养：目前研究表明，术后早期给予肠内全营养制剂可促进肠道功能恢复，有助于维持肠黏膜屏障功能的稳定与完整，减少肠源性感染的发生；若无不适，一般于术后 6 小时左右即可给予肠内全营养制剂。③造口病人饮食护理：注重饮食卫生，避免生冷、辛辣等刺激性食物，防止不洁饮食致细菌性肠炎引起腹泻；避免食用过多粗纤维和产气、胀气食物，以高热量、高蛋白、维生素丰富的少渣食物为主，有助于大便干燥成形。

（4）活动：术后卧床期间应鼓励病人勤翻身、活动四肢。术后 1 天如病情稳定，协助病人早期下床活动，促进肠蠕动恢复，防止肠粘连。

（5）引流管护理

1）腹腔引流管护理：根据需要选择合适的引流装置，保持引流通畅，避免管道扭折、受压、堵塞和脱落，观察并记录引流液的颜色、性状及量的变化。可根据引流液的性状调整负压的大小，术后 5～7 天，若无渗血、渗液积留，且引流量少且性状无异常时，可考虑拔出引流管。

2）留置尿管护理：应做好尿道口及会阴部清洁，保持尿管通畅，观察尿液性状；拔管前需行膀胱舒缩功能的训练，防止排尿功能障碍。

（6）肠造口护理：是大肠癌术后护理重点。

1）一般护理：肠造口开放前用凡士林纱布将其周围予以保护，术后 2～3 日肠蠕动恢复后拆除凡士林纱布，开放肠造口，及时擦净肠管渗液和分泌物，更换敷料，避免感染。

2）肠造口观察：①血供情况：术后早期造口轻度水肿属正常现象，一周左右即可消退；正常造口颜色鲜红，光滑湿润，如造口颜色由鲜红变为暗紫，应考虑肠造口黏膜缺血；如局部或全部肠管变黑应警惕肠管缺血坏死。②性状与高度：肠造口呈圆形或椭圆形，结肠造口比回肠造口口径大；高度一般突出皮肤 1～2cm，利于排泄物进入造口袋内。

3）肠造口袋的使用：常用造口袋可分为一件式和两件式，材质有透明和不透明两种。肠造口病人初期可选用透明式造口袋便于观察造口及排便情况。选用造口袋时注意底盘需适应病人造口大小，固定稳妥不易渗漏，对皮肤刺激小，易于佩戴、更换并有一定的隐蔽性。①一件式造口袋的使用及更换方法：取下脏污造口袋，一手轻压造口袋底盘上缘皮肤，一手轻柔自上而下地撕除底盘，注意勿撕伤皮肤；清洁造口及周围皮肤，观察造口颜色及周围皮肤情况；裁剪：用造口测量尺测量造口的大小、形状，在造口袋底盘上裁剪大小合适的开口（直径应以大于造口 0.2cm 为宜）；撕除底盘上的粘贴保护纸，将底盘平整服帖地粘在造口周围皮肤上，均匀按压使底盘与皮肤紧密贴合。②两件式造口袋：仅需粘贴好底盘后将便袋扣于底盘上即可。造口袋内排泄物达 1/3 时，应及时倾倒或更换，避免重力牵拉影响底盘粘贴。

4）肠造口并发症的观察和护理

A. 造口缺血坏死：多因造口血液循环不良，张力过高所致。术后需严密观察造口血供情况，及时解除对造口产生压迫的因素。若造口黏膜发紫、发黑，需及时配合医生进行处理。

B. 造口出血：多为肠造口黏膜与皮肤连接处毛细血管或小静脉出血及肠系膜小动脉止血不良所致。可用1%肾上腺素溶液湿润纱布压迫局部，大量出血时应积极寻找出血点予以缝扎止血。

C. 造口回缩：造口肠段肠系膜过短受牵拉、造口缝线脱落、造口感染等均可致造口内陷，需再次手术重建造口。

D. 造口狭窄：如术后瘢痕挛缩引起造口狭窄，可待造口愈合拆线后定期扩张造口。

E. 造口旁疝：因造口位于腹直肌外、造口旁腹壁薄弱区形成及持续腹内压升高等导致。应指导病人尽量避免增加腹内压的行为，症状较轻者可佩戴疝气带压迫，严重者可考虑手术修补。

F. 造口脱垂：因肠段保留过长、固定欠牢固、腹壁肌层开口过大及术后腹内压增高等引起。轻度无须处理，中度可手法复位及腹带加压包扎，重度需手术处理。

G. 造口周围皮肤炎症：主要包括粪水性皮炎、过敏性皮炎、毛囊炎等。多因自我护理不当、排泄物长时间刺激造口周围皮肤所致。应指导病人正确使用造口用品，掌握造口护理方法。

5）心理护理：为了帮助病人接纳并主动参与造口的护理，医护人员、家庭及社会组织应给予病人心理康复支持。鼓励病人表达对手术创伤的体验和感受，针对性地进行心理疏导。组织多种形式的病员交流活动，引导鼓励病人以积极的态度面对造口。家属应和病人一起积极参与造口的护理，良好的家庭支持系统有助于病人重塑自信心，更好地适应和回归社会。

（7）预防和处理术后并发症

1）切口感染：术后保持伤口敷料清洁、干燥，及时换药。肠造口病人应将腹壁切口与造口间用塑料薄膜隔开，避免造口排泄物污染腹壁切口。密切观察病人生命体征变化和切口有无红、肿、热、痛等炎症反应。会阴部切口，可在术后4～7日用1：5000高锰酸钾温水坐浴，使用抗生素预防感染，正确安排换药顺序。如发生感染，需开放伤口，彻底清创。

2）吻合口瘘：吻合口瘘的发生与病人全身营养状况差、术前肠道准备不充分、吻合口血运差和张力大、盆腔感染等有关。为避免吻合口张力过大，术后7～10天应禁忌灌肠。术后严密观察病人有无吻合口瘘的症状，若突发腹痛伴明显腹膜炎体征，吻合口处引流管引流出混浊便样物或脓液等，应禁食、行胃肠减压、肠外营养支持、应用抗生素控制感染、充分引流，必要时行手术处理。

### （五）护理评价

**1.** 病人能否正确认识疾病，是否保持情绪稳定，焦虑是否减轻。

**2.** 病人营养状况能否满足机体需要量。

**3.** 病人能否积极适应并认可自身形象改变。

**4.** 病人有无了解疾病相关知识，能否掌握造口袋的使用及自我护理。

**5.** 病人是否发生切口感染、肠吻合口瘘、造口并发症等，或发生后是否得到及时发现和处理。

### 【健康教育】

**1. 疾病预防**　定期体检，提高结直肠慢性炎症及癌前病变检出率，积极干预高危人群。调整饮食结构，多进食新鲜蔬菜、水果等高维生素、高纤维食物，减少动物性脂肪摄入。

**2. 生活指导**　适量参加体育活动，生活规律，保持心情愉快，尽快重返正常生活。造口者应避免增加腹内压的剧烈运动，穿衣柔软、宽松，不宜腰部穿衣过紧，以免对造口造成压迫。

**3. 结肠造口灌洗**　指导病人进行造口灌洗，每日或隔日定时将37～40℃的温水500～1000ml经造口注入结肠，灌注时间为10～15分钟，灌洗液完全注入后，肠腔内尽量保留10～20分钟，使结肠扩张后反射性收缩，再经造口将肠腔内容物排出体外。结肠造口灌洗通过训练肠道的规律蠕动达到人为控制排便的效果，形成排便规律，能显著降低造口分泌物对皮肤的刺激，减轻或消除造口异味，减少肠道积气。

**4. 定期门诊随访**　大肠癌病人术后每3～6个月定期门诊复查，接受放、化疗者，应动态监测血常规变化，及时纠正降低的白细胞和血小板。

（罗　凤）

# 第三十一章　门静脉高压症病人的护理

**【学习目标】**

**识记**　①门静脉高压症的定义、分类及病因；②门静脉和腔静脉之间的交通支；③门静脉高压症的临床表现和辅助检查。

**理解**　①门静脉高压症的病理生理；②肝脏储备功能 Child-Pugh 分级；③食管胃底静脉曲张破裂出血病人的处理原则。

**应用**　运用护理程序对门静脉高压症病人实施整体护理。

---

**案例 31-1**

患者，男性，46 岁，因餐后呕血和黑便 1 小时急诊入院。患者 1 小时前晚餐后自感上腹部隐痛不适，随即呕吐鲜血约 1000ml，呕血后约半小时感腹部绞痛，排黑便 2 次，量约 500g，随后感心慌、四肢乏力、出冷汗。患者既往有乙型肝炎病史 10 年，家族史无特殊。

体格检查：T 36.8℃，R 24 次/分，P 130 次/分，BP 70/50mmHg。

辅助检查：血常规示 RBC $3.0×10^{12}$/L，Hb 90g/L，WBC $3.4×10^9$/L，PLT $71×10^9$/L；尿常规：未见明显异常；肝功能：总胆红素 18μmol/L，结合胆红素 24μmol/L。B 超示大量腹水。

**问题：**

1. 此患者首先考虑的诊断是什么？
2. 本病例患者的高危因素有哪些？
3. 本病例患者的处理原则是什么？
4. 请根据护理程序为患者实施整体护理。

---

门静脉高压症（portal hypertension）指当门静脉系统血流受阻、发生淤滞，引起门静脉及其分支压力增高，继而导致脾大伴脾功能亢进、食管胃底静脉曲张破裂大出血、腹水等一系列临床表现的疾病。

**【解剖概要】**

门静脉在肝门处分为左、右两支，分别入左、右半肝并逐渐分支，其小分支和肝动脉小分支的血流汇合于肝小叶的肝窦（肝毛细血管网），然后汇入肝小叶中央静脉，再注入小叶下静脉、肝静脉，最后汇入下腔静脉。门静脉系位于两个毛细血管网之间，一端是胃、肠、脾、胰毛细血管网，另一端是肝小叶肝窦。门静脉和肝动脉的小分支还在肝小叶间汇管区借着无数动静脉间的小交通支相互流通，这种动静脉间的小交通支一般仅在肝内血流增加或受阻时才开放。

门静脉无瓣膜，其压力通过流入的血量和流出阻力形成并维持。门静脉血流阻力增加，常是门静脉高压症的始动因素。在我国，肝炎后肝硬化是引起肝窦和窦后阻塞性门静脉高压症的常见病因。

正常人全肝血流量每分钟约为 1500ml，其中门静脉血流量占 70%～75%，肝动脉血流量占 25%～30%，门静脉和肝动脉对肝供氧比例各为 50%左右。门静脉正常压力在 13～24cmH$_2$O（1.27～2.35kPa）。门静脉高压症时，门静脉压力可升高至 25～50cmH$_2$O（2.45～4.90kPa），当肝静脉压力梯度（HVPG）<16cmH$_2$O（1.6kPa）时，食管胃底曲张静脉很少破裂出血。

门静脉系和腔静脉系之间存在 4 组交通支（图 31-1），这些交通支在正常情况下都很细，血流量很少，当门静脉高压症时这些交通支往往开放。①食管胃底下段交通支：临床上最重要，胃冠状

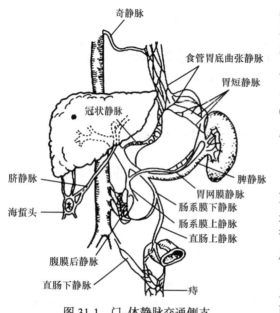

图 31-1　门–体静脉交通侧支

静脉–胃短静脉通过食管–胃底静脉与奇静脉、半奇静脉的分支吻合，流入上腔静脉；②直肠下端、肛管交通支：直肠上静脉与直肠下静脉、肛管静脉吻合，流入下腔静脉；③前腹壁交通支：脐旁静脉与腹上、下深静脉吻合，分别流入上、下腔静脉；④腹膜后交通支：肠系膜上、下静脉分支与下腔静脉分支在腹膜后相互吻合。

【分类与病因】

约 90% 以上的门静脉高压症由肝硬化引起。南方地区，主要是血吸虫病性肝硬化，其他地区主要是肝炎后肝硬化。根据门静脉血流受阻因素所在的部位，门静脉高压症可以分为肝前型、肝内型和肝后型 3 类。

**1. 肝前型门静脉高压症**　因门静脉主干及其主要属支血栓形成等致门静脉分叉之前血流受阻而引起。此类病人肝功能多正常或轻度异常，预后较肝内型好。常见病因：①肝外门静脉血栓，如由脐炎、急性阑尾炎、胰腺炎等导致的感染引起，创伤或肿瘤也可引起；②上腹部肿瘤对门静脉或脾静脉的浸润、压迫；③在小儿，多为门静脉主干先天性畸形，如门静脉闭锁、狭窄或海绵样变性。

**2. 肝内型门静脉高压症**　在我国最常见，占 95% 以上。根据血流受阻的部位可分为窦前型、窦型和窦后型。窦前型以南方多见的血吸虫病肝硬化为代表。窦型和窦后型在门静脉高压症中最常见，在我国常为肝炎后肝硬化所引起，在西方国家常以酒精性肝硬化引起。某些非肝硬化性肝病如先天性肝纤维化、脂肪肝、肝炎等也可导致窦型门静脉高压症。

**3. 肝后型门静脉高压症**　各种原因导致主要肝静脉流出道（包括肝静脉、下腔静脉甚至右心）被阻塞而引起，如巴德–吉亚利综合征（Budd-Chiari syndrome）、缩窄性心包炎、严重右心衰等。

【病理生理】

门静脉高压症形成之后，可发生下列病理变化。

**1. 脾大（splenomegaly）、脾功能亢进（hypersplenism）**　门静脉压力增高后，由于血液淤滞，可出现充血性脾大。长期充血引起脾内纤维组织和脾组织再生，继而发生脾功能亢进。

**2. 静脉交通支扩张**　肝内门静脉通路受阻时，由于门静脉无瓣膜，上述 4 个交通支开放而扩张，形成静脉曲张。其中，以胃底、食管下段交通支距离门静脉主干和腔静脉最近，承受压力差最大，静脉曲张改变最严重。其他交通支，如直肠上、下静脉丛扩张可引起继发性痔；脐旁静脉与腹上、下深静脉交通支扩张，可引起前腹壁静脉曲张甚至海蛇头征（曲张静脉以脐为中心呈放射状分布，形似海蛇头）；腹膜后的小静脉也可明显扩张、充血。

**3. 腹水**　门静脉压力升高，使门静脉系统毛细血管床的滤过压增加，同时肝硬化引起低蛋白血症，血浆胶体渗透压下降及淋巴液生成增加，促使液体从肝表面、肠浆膜面漏入腹腔而形成腹水。门静脉高压时虽然静脉内血流量增加，但中心血流量却是降低的，继发刺激醛固酮分泌过多，导致钠、水潴留而加剧腹水形成。

【临床表现】

门静脉高压症在我国是常见病，症状因病因不同而有所差异，但主要是脾大和脾功能亢进、呕血和（或）黑便、腹水。

**1. 脾大、脾功能亢进**　所有病人均有不同程度的脾大，严重者脾下极可达盆腔，巨脾在血吸虫病性肝硬化病人中多见。早期肿大的脾质软，晚期质地变中等硬度，少数因脾周围粘连而活动度减小。脾大均伴发程度不同的脾功能亢进，引起外周血细胞计数减少，其中以白细胞和血小板计数减少为最常见。病人表现为黏膜及皮下出血；少数容易发生感染，感染后较难控制。

**2. 呕血和（或）黑便** 由食管胃底曲张静脉破裂出血所致，是门静脉高压症常见的危及生命的并发症。出血部位多在食管下段和胃上端；发生急性出血时，病人呕吐鲜红色血液，排出柏油样黑便。

**3. 腹水** 表现为腹胀、食欲减退、呼吸急促等；大出血常引起或加剧腹水形成；有些顽固性腹水甚难消退；少部分病人出现腹水感染、脐疝。

**4. 其他** 多数病人有乏力、厌食，部分病人有恶心、呕吐、腹泻、营养不良、嗜睡等肝性脑病症状，以及面色灰暗、黄疸、下肢水肿、胸腹壁静脉曲张、颈胸部蜘蛛痣、肝掌和男性乳腺增生症等体征。

【辅助检查】

**1. 实验室检查** ①血常规：脾功能亢进时，白细胞及血小板计数减少，血红蛋白和血细胞比容下降；②肝功能检查：有不同程度的损害和酶谱变化，血清胆红素增高，低蛋白血症，白/球蛋白倒置，凝血酶原时间延长。

国内常用 Child-Pugh 分级评估肝硬化程度和肝储备功能（表 31-1）。

表 31-1 Child-Pugh 分级

| 项目 | 异常程度评分 | | |
| --- | --- | --- | --- |
| | 1 | 2 | 3 |
| 血清胆红素（mmol/L） | <34.2 | 34.2～51.3 | >51.3 |
| 血浆清蛋白（g/L） | >35 | 28～35 | <28 |
| 凝血酶原延长时间（s） | 1～3 | 4～6 | >6 |
| 凝血酶原比率 | 30% | 30%～50% | <30% |
| 腹水 | 无 | 少量，易控制 | 中等量，难控制 |
| 肝性脑病 | 无 | 轻度 | 中度以上 |

注：肝功能良好者（A 级）为总分 5～6 分；肝功能中等者（B 级）为总分 7～9 分；肝功能差者为总分 10 分以上。

**2. 影像学检查**

（1）食管 X 线钡餐检查：钡剂充盈时曲张静脉使食管轮廓呈虫蚀状改变；排空时，曲张静脉呈蚯蚓样或串珠状负影。

（2）胃镜检查：能确定曲张静脉的程度，以及是否有胃黏膜病变或溃疡等。

（3）超声检查：可以显示腹水、肝密度及质地异常、门静脉扩张；多普勒超声可以显示血管开放情况，测定血流量，但对于肠系膜上静脉和脾静脉的诊断精确性稍差。门静脉高压症时门静脉内径≥1.3cm。

（4）CT 与 MRI 检查：CT 可测定肝体积以推测分流术后肝性脑病发生率；MRI 不仅可以准确测定门静脉血流方向及血流量，还可将门静脉高压症病人的脑生化成分做出曲线并进行分析，为制订手术方案提供依据。

（5）门静脉造影：可以准确了解门静脉及其分支情况，特别是胃冠状静脉的形态学改变，并可直接测定门静脉压力。但该项为创伤性检查，较少采用。

【处理原则】

外科治疗主要是预防和控制急性食管胃底曲张静脉破裂引起的上消化道出血；其次是解除或改善脾大伴脾功能亢进，治疗顽固性腹水。根据病人具体情况，采用非手术治疗、手术治疗。

### （一）食管胃底曲张静脉破裂出血的治疗

**1. 非手术治疗** 适应证：①黄疸、大量腹水、肝功能严重受损（Child-Pugh C 级）的病人发生大出血；②上消化道大出血病因不明和诊断未明确者；③作为手术前的准备工作。主要措施如下。

（1）紧急处理：①补充血容量，开通静脉通道、快速输液、输血。若收缩压低于 80mmHg，应快速输血，肝硬化者宜用新鲜全血，因其含氨量低，且保存有凝血因子，有利止血和预防肝性脑病。应注意，避免过量扩容，以防门静脉压力反跳性增高而引起再出血。②绝对卧床休息。③维持呼吸道通畅，防止呕血误吸引起窒息或吸入性肺炎。

（2）药物止血：首选血管收缩药或与硝酸酯类血管扩张药合用。①血管加压素：可使内脏小动脉收缩、减少门静脉回血量，降低门静脉压力，使曲张静脉破裂处形成血栓而达到止血作用，对高血压和冠心病病人不适用，必要时加用硝酸甘油以减轻副作用；②生长抑素：能选择性减少内脏血流量，尤其是门静脉系的血流量，从而降低门静脉压力，有效控制出血。

（3）内镜治疗（endoscopic treatment）：采用双极电凝、激光、注射硬化剂和套扎等方法止血。①硬化剂注射疗法（EVS）：经纤维内镜将硬化剂（鱼肝油酸钠等）直接注射到曲张静脉腔内，使曲张静脉闭塞，其黏膜下组织硬化，以治疗食管静脉曲张出血和预防再出血；②经内镜食管曲张静脉套扎术（EVL）：比硬化剂注射疗法相对简单和安全，此法治疗后近期再出血率较高。硬化剂注射疗法和套扎术对胃底曲张静脉破裂出血均无效。

（4）介入放射疗法：经颈内静脉在肝静脉与门静脉的主要分支间置入支架，建立门体分流通道，即肝内门体分流术（transjugular intrahepatic portosystemic shunt，TIPS）。TIPS 的内支撑管的直径为 8～12mm，TIPS 可明显降低门静脉压力，一般可降低至原来压力的一半，能治疗急性出血和预防复发出血。目前 TIPS 主要适用于食管胃底曲张静脉破裂出血经药物和硬化剂治疗无效、肝功能失代偿、等待肝移植的病人。

（5）三腔二囊管压迫止血：利用充气气囊分别机械性压迫胃底及食管下段破裂的曲张静脉而起止血作用，是治疗食管胃底曲张静脉破裂出血简单而有效的方法，通常用于对血管加压素或内镜治疗无效的病人。该管有三腔，一腔为圆形气囊，可充气 150～200ml 后压迫胃底；一腔为长椭圆形气囊，可充气 100～150ml 后压迫食管下段；一腔为胃腔，经此腔可吸引、冲洗或注入药物。牵引重量约为 0.25kg（图 31-2）。

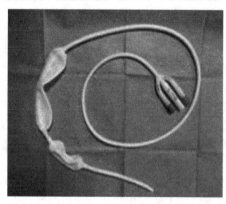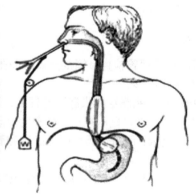

图 31-2 三腔二囊管

**2. 手术治疗** 适应证：①无黄疸和明显腹水（肝功能 A、B 级）病人发生大出血；②经非手术治疗 24～48 小时无效者。食管胃底曲张静脉一旦破裂出血，反复出血概率很高，且每次出血必将损害肝脏。积极手术止血不仅可以防止再出血，也是预防肝性脑病的有效措施。

（1）分流术。①近端脾肾静脉分流术：脾切除后，将脾静脉近端和左肾静脉端侧吻合；②"限制性"侧侧门腔静脉分流术：将门静脉直接和下腔静脉行侧侧吻合；③肠系膜上、下腔静脉间桥式

"H"形分流术：即在下腔静脉和肠系膜上静脉之间用人造血管或自体静脉架桥吻合；④远端脾肾静脉分流术（Warren 手术）：即不切脾，将脾静脉远端与左肾静脉进行端侧吻合，同时离断门－奇静脉侧支，是选择性门体分流术的一种。这种方式可以在保存门静脉入肝血流的基础上降低食管胃底曲张静脉的压力。

（2）断流术：切除脾，同时手术阻断门奇静脉间反常血流，以达到止血的目的。断流手术的方式有很多，最有效的是脾切除加贲门周围血管离断术，不仅离断了食管胃底的静脉侧支，还保存了门静脉入肝血流。这一术式适合于门静脉循环中没有可供与体静脉吻合的通畅静脉，肝功能差（Child-Pugh C 级），既往分流手术和其他非手术疗法失败而又不适合分流手术的病人，急诊手术常采用该术式。

## （二）严重脾大，合并明显脾功能亢进的治疗

最多见于晚期血吸虫病人，也见于脾静脉栓塞引起的左侧门静脉高压症。对于这类病人单纯行脾切除术效果良好。

## （三）肝硬化引起的顽固性腹水的治疗

肝硬化引起的顽固性腹水有效的治疗方法是肝移植。其他疗法包括 TIPS 和腹腔－上腔静脉转流术。

## 【护理】

### （一）护理评估

**1. 术前评估**

（1）健康史

1）一般情况：年龄、性别、长期大量饮酒史等。

2）既往史：评估有无慢性肝炎、血吸虫病、黄疸、腹水、呕血、黑便、肝性脑病等病史；有无血液病、溃疡病、食管异物，以及服用激素和非甾体抗炎药等。

3）发病诱因：了解发病与饮食的关系，如出血前是否进食粗硬、刺激性食物；是否有剧烈咳嗽、呕吐等导致腹腔内压力骤然升高的因素。

（2）身体状况

1）局部状况：腹围大小，有无腹部膨隆、腹壁静脉曲张；有无腹水、下肢水肿；肝、脾大小和质地；有无移动性浊音等。

2）全身状况：评估病人生命体征、意识状态、面色、肢端温度及皮肤色泽、尿量变化，判断有无出血性休克、肝性脑病先兆症状等；有无黄疸、肝掌、蜘蛛痣及皮下出血点，下肢有无水肿，营养状态等；有无呕血或黑便，呕吐物或排泄物的量及色泽。

3）辅助检查：了解血常规、肝功能和影像学等检查结果；了解胃镜、X 线钡餐和腹部 CT 等检查可帮助判断食管胃底静脉曲张程度及出血部位。

（3）心理－社会状况

1）病人对突然大量出血是否感到紧张、恐惧。

2）病人是否因长期反复发病，工作和生活受到影响而感到焦虑不安和悲观失望。

3）家庭成员能否提供足够的心理和经济支持。

4）病人及家属对门脉高压症的治疗、预防再出血的知识的了解程度。

**2. 术后评估**

（1）手术情况：了解麻醉方式和手术类型、范围，术中出血量、补液量及引流管安置情况。

（2）身体状况：评估病人生命体征、意识状态、血氧饱和度、尿量、肝功能等；了解有无出血、肝性脑病、感染等并发症的发生；胃肠减压管、腹腔引流管是否通畅，引流液的颜色、性状和量有何变化。

（3）心理–社会状况：了解病人对疾病和术后各种不适的心理反应；病人及家属对术后康复过程及出院健康教育知识的掌握程度。

## （二）常见护理诊断/问题

**1. 恐惧** 与突然大量呕血、便血、肝性脑病及病情危重等有关。

**2. 体液不足** 与食管胃底曲张静脉破裂出血有关。

**3. 体液过多：腹水** 与低蛋白血症、门静脉压增高、血浆胶体渗透压降低及醛固酮分泌增加等有关。

**4. 营养失调：低于机体需要量** 与肝功能损害、营养素摄入不足和消化吸收障碍等有关。

**5. 潜在并发症** 出血、肝性脑病、感染、门静脉血栓形成、肝肾综合征等。

## （三）护理目标

**1.** 病人恐惧减轻或缓解，情绪稳定。

**2.** 病人体液不足得到改善。

**3.** 病人腹水减少，尿量增加，体液平衡得到维持。

**4.** 病人营养不良得到纠正，体重增加。

**5.** 病人并发症得到预防，或并发症被及时发现和处理。

## （四）护理措施

**1. 非手术治疗护理/术前护理**

（1）心理护理：门静脉高压症病人，因长期患有肝病，合并上消化道出血时，出血量大，病人常紧张、恐惧。护士应沉着、冷静，将病人迅速安置在重症监护室或抢救室，配合抢救的同时，避免床边讨论病情，稳定病人情绪，帮助病人树立战胜疾病的信心。

（2）控制出血，维持体液平衡。①恢复血容量，纠正体液失衡：迅速建立2条静脉通路，按出血量调节输液种类和速度，尽快备血、输血；注意补钾、控制钠的摄入，纠正水、电解质紊乱并预防过度扩容，注意有无水、电解质及酸碱平衡失调；保证心、脑、肝、肾等重要器官的血流灌注，避免不可逆性损伤。宜输新鲜血，因其含氨量低、凝血因子多，有利于止血及预防肝性脑病。②止血药物的应用与护理：冰盐水或冰盐水加去甲肾上腺素胃内灌洗至回抽液清澈；低温灌洗液可使胃黏膜血管收缩，减少血流，降低胃分泌及运动，从而达到止血的作用；按时应用止血药，注意药物不良反应；及时清理呕吐物、排泄物，特别是意识不清者呕血时注意防止误吸。

（3）病情观察：定时测量血压、脉搏、呼吸，监测中心静脉压和尿量；准确观察和记录出血的特点，如呕血前常有上腹部不适及恶心感；注意呕血和大便的颜色、性状、量。

（4）三腔二囊管压迫止血的护理：①病人取侧卧位或头侧转，及时清除口腔、鼻咽腔分泌物，防止吸入性肺炎。②用液状石蜡滑润鼻腔，保持黏膜湿润；观察调整牵引绳松紧度，防止鼻黏膜及口腔黏膜长期受压发生糜烂、坏死；三腔管压迫期间应每12小时放气20～30分钟，使胃黏膜局部血液循环暂时恢复，避免黏膜因长期受压而糜烂、坏死。③观察、记录胃肠减压引流液的量、颜色、性质，判断出血是否停止，这是决定紧急手术与否的关键。④床边备剪刀，若气囊破裂或漏气，气囊可上升阻塞呼吸道，引起呼吸困难甚至窒息，应立即用剪刀将三腔管剪断。⑤拔管：三腔管放置时间不宜超过3日，以免食管胃底黏膜长时间受压而缺血、坏死；气囊压迫48～72小时后可考虑拔管。先放松牵引，彻底抽出气囊内气体，继续观察24小时，若无出血，让病人吞服液状石蜡30～50ml，缓慢、轻巧地拔出三腔管；若气囊压迫48小时后，胃管内仍有新鲜血液抽出，说明压迫止血无效，应做好紧急手术止血的准备。

（5）预防食管胃底曲张静脉出血。①择期手术，术前可输全血，补充维生素B、维生素C、维生素K及凝血因子，以防术中和术后出血；②术前一般不放置胃管，必须放置时，应选择细、软胃管，插入时涂大量润滑油，动作轻巧；③避免腹内压增高因素，如剧烈咳嗽、打喷嚏、便秘、用力排便等，以免引起腹内压升高诱发曲张静脉破裂出血；④禁烟、酒，少喝咖啡和浓茶；避免进食粗糙、干硬、带骨或鱼刺、油炸及辛辣食物；饮食不宜过热，以免损伤食管黏膜而诱发上消化道出血；⑤合理休息与适当活动，避免过于劳累，一旦出现头晕、心慌和出汗等不适，立即卧床休息。

（6）控制或减少腹水形成。①卧位与休息：注意休息，术前尽量取平卧位，以增加肝、肾血流灌注；若有下肢水肿，可抬高患肢减轻水肿。②饮食指导：注意补充营养，纠正低蛋白血症，限制液体和钠的摄入，每日钠摄入量限制在 5～8g，液体入量约为 1000ml。少食咸肉、酱菜、酱油、罐头和含钠味精等含钠高的食物。③用药护理：遵医嘱合理使用氨苯蝶啶等利尿剂，同时记 24 小时出入量，观察有无低钾、低钠血症。④测量腹围和体重：每日测腹围 1 次，每周测体重 1 次；标记腹围测量部位，每次在同一时间、同一体位和同一部位测量。

（7）保护肝功能，预防肝性脑病。①休息与活动：肝功能较差者以卧床休息为主，安排少量活动。②改善营养状况：肝功能尚好者，给予高能量、适量蛋白、丰富维生素、低脂饮食，纠正贫血、改善凝血功能，贫血严重或凝血机能障碍者可输注新鲜血和肌肉注射维生素 K，改善凝血功能。血浆白蛋白低下者，可静脉输入人体白蛋白等。③常规给氧，保护肝功能。④药物的应用：遵医嘱给予保肝药物，避免使用红霉素、巴比妥类、盐酸氯丙嗪等有损肝脏的药物。⑤纠正水、电解质和酸碱失衡；积极预防和控制上消化道出血；及时处理严重的呕吐和腹泻；避免快速利尿和大量放腹水。⑥防止感染。⑦保持肠道通畅：及时清除肠道内积血；遵医嘱服用新霉素或链霉素等肠道不吸收的抗生素，以减少肠道细菌量，避免胃肠道残血被分解产生氨，诱发肝性脑病；防止便秘，口服硫酸镁溶液导泻或酸性液灌肠。

（8）术前准备：除根据病人情况做好急症或择期手术前的各项常规准备外，还应指导病人做好以下肠道准备：术前 2～3 日口服肠道不吸收的抗生素，以减少肠道氨的产生、预防术后肝性脑病；术前 1 日晚做清洁灌肠，避免术后因肠胀气而致血管吻合口受压。此外，脾-肾分流术前要明确肾功能是否正常。

**2. 术后护理**

（1）休息与活动：①断流术和脾切除术后，麻醉作用消失、生命体征平稳后取半卧位；②分流术者，为使血管吻合口保持通畅，取平卧位或低坡半卧位（<15°），1 周后可逐步下床活动。

（2）严密观察病情：观察并记录生命体征、神志、面色、尿量、引流液的量和颜色等；分流术取自体静脉者，观察局部有无静脉回流障碍；取颈内静脉者观察有无头痛、呕吐等颅内压增高表现。

（3）营养支持：术后早期禁食，禁食期间予肠外营养支持；术后 24～48 小时肠蠕动恢复后可进流质饮食，之后逐步改为半流质及软食。

（4）并发症的观察及护理

1）出血：定时观察血压、脉搏、呼吸及有无伤口或消化道出血情况。膈下置引流管者应注意记录引流液的性状和量，如在 1 小时流出 200ml 以上血性液体应告知医师，及时妥善处理。

2）肝性脑病：分流术后部分门静脉血未流经肝脏解毒而直接进入体循环，因其血氨含量高，加之术前肝功能已有不同程度受损及手术对肝功能的损害等，术后易诱发肝性脑病。护理：①病情观察：术后遵医嘱定时复查肝功能及测定血氨浓度，并密切观察病人有无性格、行为及睡眠习惯改变，有无定向力减退、黄疸加深、扑翼样震颤，甚至肝臭、嗜睡、昏迷等肝性脑病的临床表现。及时发现欣快感、表情淡漠、行为异常或扑翼样震颤等前驱症状，通知医师并配合抢救和处理。②吸氧：行半肝以上切除者，术后应间歇吸氧 3～4 天，保护肝功能。③避免和祛除诱因：如上消化道出血、高蛋白饮食、感染、便秘、大量排钾利尿、使用镇静催眠药物等。④保持肠道 pH 为酸性：以生理盐水或弱酸性溶液灌肠，禁用肥皂水。⑤减少体内氨水平：遵医嘱正确使用谷氨酸钾等药物降低血氨；限制蛋白质摄入，减少血氨来源；遵医嘱口服抗生素，抑制肠道细菌繁殖，减少肠道产氨；便秘时口服乳果糖，促进肠道氨的排出。⑥饮食护理：严格限制蛋白质摄入量，以高糖补充热量，病情改善后再逐步增加蛋白质供给。⑦安全护理：专人护理，上床栏，躁动时用约束带，床旁备抢救物品和药品。⑧其他：保持呼吸道通畅；积极防治呼吸系统、泌尿系统等部位的感染；维持水、电解质和酸碱平衡等。

3）感染：常见部位为腹腔、呼吸系统和泌尿系统，术后应加强观察。护理措施：①遵医嘱及时使用有效的抗生素。②引流管的护理：膈下置引流管者应保持负压引流系统的无菌、通畅；观察和记录引流液的性状和量；引流液逐日减少、色清淡、每日＜10ml 时可拔管。③加强基础护理：有黄疸者加强皮肤护理，卧床期间防止压疮发生；注意会阴护理；禁食期间注意口腔护理；鼓励深呼吸、咳嗽、咳痰，予以超声雾化吸入，防止肺部并发症。

4）静脉血栓：断流手术或分流手术后均可形成门静脉系统血栓，以前者为多，特别是脾切除术后发生率更高，应定时行超声检查以明确有无血栓形成。手术后应注意监测血常规和凝血功能，必要时遵医嘱给予阿司匹林、双嘧达莫等抗凝治疗，应注意用抗凝药物前后的凝血时间变化。脾切除术后不用维生素 K 和其他止血药物，以防血栓形成。

## （五）护理评价

**1.** 病人是否情绪稳定，是否能配合各项诊疗和护理。

**2.** 病人是否生命体征平稳、体液平衡、尿量正常。

**3.** 病人是否腹水减少、腹围缩小、腹胀减轻。

**4.** 病人营养需要是否得到满足，低蛋白血症或贫血是否得到控制或改善。

**5.** 病人术后并发症是否得到预防，是否被及时发现和处理。

## 【健康教育】

**1. 饮食指导** 禁烟、酒，少喝咖啡、浓茶，避免粗糙、干硬、过热、辛辣食物，以免损伤食管和胃黏膜，诱发出血；少量多餐，养成规律进食习惯；进食高热量、丰富维生素饮食，维持足够的能量摄入；肝功能损害较轻者，可酌情摄取优质高蛋白饮食（50～70g/d）；肝功能严重受损及分流术后病人应限制蛋白质摄入；有腹水病人限制水和钠摄入。

**2. 用药指导** 按医嘱指导病人正确服用保肝药物。

**3. 生活指导** ①向病人说明休息、饮食与门静脉高压症发病的密切关系，保证充分休息，逐步增加活动量，避免劳累和过度活动，一旦出现头晕、心慌、出汗等症状，应卧床休息；②避免咳嗽、打喷嚏、用力排便等引起腹内压增高的因素以免诱发曲张出血；③保持乐观、稳定的心理状态，避免精神紧张、情绪波动及抑郁等不良情绪；④用软毛牙刷刷牙，防止牙龈出血；⑤指导病人制订戒烟、戒酒计划。

**4. 定期复诊** 指导病人及家属掌握出血先兆、基本观察方法和主要急救措施，熟悉紧急就诊的途径和方法；定期复查肝功能。

（曾　琨）

# 第三十二章　肝疾病病人的护理

【学习目标】

**识记**　①细菌性肝脓肿、阿米巴性肝脓肿、原发性肝癌和继发性肝癌的定义；②细菌性肝脓肿的病因、辅助检查；③原发性肝癌的病因、病理类型、转移途径和辅助检查。

**理解**　①细菌性肝脓肿与阿米巴性肝脓肿的异同点；②肝脓肿和肝癌的处理原则；③原发性肝癌常见并发症的预防及护理。

**运用**　①运用护理程序对细菌性肝脓肿病人实施整体护理；②运用护理程序对原发性肝癌病人实施整体护理。

# 第一节　解剖生理概要

肝疾病是最常见的腹部疾病之一，包括肝脏的先天性畸形、炎症性疾病、肿瘤、外伤、寄生虫病和门静脉高压症等，与胆道疾病密切相关，相互影响。

【解剖】

肝脏（liver）是人体最大的实质性脏器，重1200～1500g。大部分位于右上腹部的膈下和季肋深面，其左外叶横过腹中线达左季肋部。肝上界相当于右锁骨中线第5、6肋间，下界与右肋缘平行。肝脏膈面和前面分别有左右三角韧带、冠状韧带、镰状韧带和肝圆韧带使其与膈肌和前腹壁固定，脏面有肝胃韧带和肝十二指肠韧带。门静脉、肝动脉和肝胆管在肝脏脏面横沟各自分出左、右干进入肝实质内，称第一肝门（图32-1）。

肝脏血液循环丰富，25%～30%来自肝动脉，70%～75%来自门静脉。门静脉主要汇集来自肠道的血液，供给肝脏营养，肝动脉压力大、血液含氧量高，供给肝所需氧量的40%～60%。肝实质内门静脉、肝动脉和肝胆管三者的分布行径大致相同，且被共同包裹在Glisson纤维鞘内。通常以门静脉为代表，称为门静脉系统或Glisson系统。右纵沟的后上端左、中、右3支肝静脉主干汇入下腔静处，是肝血液的流出道，称第二肝门。肝右后下静脉和尾状叶静脉流入肝后方的下腔静脉，称第三肝门。

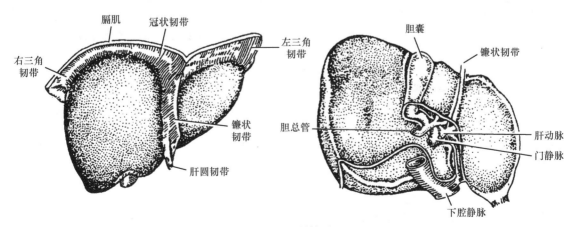

图32-1　肝外观

## 【生理功能】

**1. 分泌胆汁** 肝每日持续分泌胆汁 600～1000ml，经胆管流入十二指肠，帮助脂肪消化及脂溶性维生素 A、维生素 D、维生素 E、维生素 K 的吸收，主要成分有胆汁酸、胆固醇、脂肪酸等。

**2. 代谢功能**

（1）糖代谢：肝是糖异生的主要器官，能将碳水化合物、蛋白质和脂肪转化为糖原，储存于肝内。当血糖降低时，又将糖原分解为葡萄糖释放入血。

（2）蛋白质代谢：肝有合成、脱氨和转氨作用，合成人体重要的蛋白质，肝细胞有多种转氨酶，将一种氨基酸转化为另一种氨基酸，将代谢的氨转化成尿素排泄至体外。

（3）脂肪代谢：肝具有维持体内磷脂和胆固醇等脂质恒定的作用，使之保持一定的浓度和比例。

（4）维生素代谢：肝可将胡萝卜素转化为维生素 A 并储存，肝还可储存 B 族维生素、维生素 C、维生素 D、维生素 E 和维生素 K。

（5）激素代谢：肝对雌激素、抗利尿激素和醛固酮等多种激素具有灭活作用。

**3. 凝血功能** 肝能合成纤维蛋白原、凝血酶原及凝血因子 V、Ⅶ～Ⅻ，储存的维生素 K 对凝血酶原和凝血因子Ⅶ、Ⅸ、Ⅹ的合成有重要作用。

**4. 解毒功能** 肝通过分解、氧化和结合等方式使体内代谢过程中产生的毒素或外来有毒物质、药物失去毒性或排出体外。

**5. 吞噬或免疫功能** 肝通过单核–吞噬系统的 Kupffer 细胞的吞噬作用，将细菌、抗原抗体复合物、色素和其他碎屑从血液中排出。

此外，肝是产生免疫球蛋白和补体的主要器官，亦是处理抗原、抗体的重要场所，对机体免疫起调节作用。

**6. 储备与再生功能** 肝内有维生素 B、叶酸、铁、铜等造血因素，间接参与造血；肝具有强大的再生能力，动物实验证明将正常肝脏切除 70%～80%，仍可维持正常的生理功能，且能在 6 周左右生长到接近原来的重量。肝有储藏大量血液，当急性失血时，有一定调节血液循环的作用。

# 第二节 肝 脓 肿

**案例 32-1**

患者，男性，44 岁，因发热及右上腹疼痛 10 天入院。厌食，软便，既往有坏疽性阑尾炎病史，约 4 个月前行腹腔镜阑尾切除术，腹膜拭子培养出大肠杆菌，但未行厌氧菌培养。近期无外出旅游史，无牙科手术史。

体格检查：T 39℃，P 112 次/分，R 22 次/分，BP 130/80mmHg。面色轻度苍白，巩膜无黄染。右上腹压痛，无腹胀，肝脏无肿大。

实验室检查：WBC 13.7×10⁹/L，中性粒细胞 78%；Hb108g/L，CRP 325mg/L。肝功能检查、肌酐、尿素氮和电解质均正常。

腹部超声和 CT 示：肝Ⅵ段有一 7.6cm×7.5cm×5.3cm 的脓肿并蔓延至肝肾隐窝和后腹膜，包括肾旁间隙。在超声引导下，10F 猪尾导管经皮置入脓肿处引流，流出棕色奶油状脓液约 40ml。细菌培养发现星座链球菌、卵形拟杆菌和多形拟杆菌。

**问题：**

1. 此患者首先考虑的诊断是什么？
2. 本病例患者的高危因素有哪些？
3. 本病例患者出现了哪些临床表现？
4. 本病例患者的处理原则是什么？
5. 请根据护理程序为患者实施整体护理。

肝脓肿（liver abscess）是细菌、真菌或溶组织阿米巴原虫等多种微生物引起的肝脏化脓性病变，属于继发感染性疾病。根据病原的不同常可分为细菌性肝脓肿和阿米巴性肝脓肿两种。

# 一、细菌性肝脓肿

细菌性肝脓肿（bacterial liver abscess）指化脓性细菌引起的肝内化脓性感染。以男性多见。

## 【病因】

肝有肝动脉和门静脉双重血液供应，又通过胆道与肠道相通，因而易受细菌感染。致病菌多为大肠杆菌、金黄色葡萄球菌、链球菌、类杆菌属等。细菌入侵肝脏的常见途径有：

**1. 胆道系统** 细菌入侵肝脏最主要的途径。胆管结石或胆道蛔虫症等并发急性化脓性胆管炎累及胆总管时，细菌沿胆管上行，感染肝而形成细菌性肝脓肿。

**2. 肝动脉** 体内任何部位的化脓性病变，如化脓性骨髓炎、肺炎、中耳炎、亚急性细菌性心内膜炎、痈等并发菌血症时，细菌随肝动脉入侵而在肝内形成多发性脓肿，多见于右肝或累及全肝。

**3. 门静脉系统** 化脓或坏疽性阑尾炎、化脓性盆腔炎等腹腔感染，菌痢、溃疡性结肠炎等肠道感染及痔核感染等细菌可经门静脉系统入肝引起肝脓肿。随着抗生素的广泛应用，此途径的感染已少见。

**4. 淋巴系统** 肝毗邻部位化脓性感染，如胆囊炎、膈下脓肿或肾周脓肿及化脓性腹膜炎等，细菌可经淋巴系统入侵肝。

**5. 直接入侵** 肝开放性损伤时，细菌直接从伤口入侵；肝闭合性损伤伴有肝内小胆管破裂或肝内血肿形成均可使细菌入侵而引起肝脓肿。

**6. 隐匿性感染** 由于抗生素的广泛应用和耐药，隐匿性肝脓肿的发病率呈上升趋势。该类病人常伴有免疫功能低下和全身代谢性疾病，如目前大部分细菌性肝脓肿常伴有糖尿病。

## 【病理生理】

细菌侵入肝后，引起肝的炎症反应，形成许多小脓肿。经抗生素治疗后小脓肿多能吸收；但当机体抵抗力低下或治疗不及时，炎症加重，肝组织可形成单发或多发脓肿；多发小脓肿也可逐渐扩大并相互融合成为较大脓肿。因此，细菌性肝脓肿可以是单发性，也可以是多发性，但以后者多见。

由于肝血供丰富，一旦脓肿形成，大量毒素被吸收入血，临床常出现严重的毒血症表现。当脓肿进入慢性期，脓肿壁肉芽组织生长及纤维化形成，临床症状便逐渐减轻或消失。肝脓肿如未能得到适当控制，感染可向周围扩散引起严重并发症。

## 【临床表现】

**1. 症状**

（1）寒战和高热：最常见的早期症状。体温可高达 39～40℃，多为弛张热，伴大量出汗，脉率增快。

（2）肝区疼痛：肝区呈持续性胀痛或钝痛，有时可伴有右肩牵涉痛，多因肝大、肝包膜急性膨胀和炎性渗出物的局部刺激而引起。

（3）消化道及全身症状：因脓毒症反应及全身消耗而引起，病人常有乏力、食欲减退、恶心、呕吐；少数病人可有腹泻、腹胀、呃逆等症状；炎症累及胸部可致刺激性咳嗽或呼吸困难等。

**2. 体征** 最常见的体征为肝区压痛、肝大伴触痛、右下胸部和肝区叩击痛。若脓肿位于右肝前缘表浅部位，可伴右上腹肌紧张和明显触痛。巨大肝脓肿，可使右季肋呈饱满状态，局部皮肤温度升高、红肿、压痛甚至局限性隆起。严重者或并发胆道梗阻可出现黄疸。病人营养消耗大，在短期内出现贫血、消瘦、恶病质等消耗面容。

**3. 并发症** 细菌性肝脓肿可向周围脏器穿透引起严重并发症，如急性化脓性腹膜炎、膈下脓肿、脓胸、化脓性心包炎，严重者致心脏压塞及上消化道大出血。

## 【辅助检查】

**1. 实验室检查** 白细胞和中性粒细胞比值明显升高，血清转氨酶升高。

**2. 影像学检查**

（1）X线检查：肝阴影增大；右肝脓肿显示右膈肌抬高、局限性隆起和活动受限；有时示胸腔积液。X线钡餐造影有时可见胃小弯受压和推移。

（2）B超检查：首选方法，能分辨肝内直径 1~2cm 的液性病灶，并明确其部位和大小。

（3）CT、MRI、放射性核素扫描：对肝脓肿的定位与定性有很大诊断价值。

**3. 诊断性肝穿刺** 必要时可在超声定位下或肝区压痛最明显处行诊断性穿刺，抽出脓液即可证实，脓液送细菌培养。

## 【处理原则】

早期诊断，积极治疗，包括处理原发病、防治并发症。

**1. 非手术治疗** 适用于急性期肝局限性炎症、脓肿尚未形成及多发性小脓肿、较大脓肿的基础治疗。

（1）全身支持治疗：①营养支持，积极补液，纠正水、电解质酸碱失调；补充维生素 B、维生素 C、维生素 K；必要时反复多次输清蛋白或血浆，纠正低蛋白血症；②护肝治疗。

（2）应用抗生素：大剂量、联合应用抗生素。在未确定病原菌前，可首选对大肠杆菌、金黄色葡萄球菌及厌氧性细菌等敏感的抗生素，然后根据细菌培养、药物敏感试验结果选用有效抗生素。重度感染者，应用强有力的广谱抗生素。多发性小脓肿经抗生素治疗无效者，可经肝动脉或门静脉置管应用抗生素。

（3）积极处理原发病灶：尽早处理胆道结石与感染、阑尾炎等腹腔感染。

**2. 手术治疗**

（1）经皮肝穿刺抽脓或脓肿置管引流术：单个较大的脓肿如已经液化，可在超声定位引导下穿刺抽脓，抽脓后可向脓腔内注入抗生素或置管引流术。

（2）脓肿切开引流术：适用于脓肿较大有穿破可能或已穿破胸腔或腹腔并发腹膜炎、脓胸者；位于肝左外叶脓肿，穿刺易污染腹腔；胆源性肝脓肿或慢性肝脓肿者，在抗生素治疗同时行脓肿切开引流术，放置 2 条引流管以便术后冲洗。常用的手术途径有经腹腔、经前侧腹膜外、经后侧腹膜外脓肿切开引流术。如果脓肿破入腹腔、胸腔或胆源性肝脓肿，应同时行腹腔、胸腔引流；胆道感染并发肝脓肿，需同时做胆总管引流。

（3）肝叶切除术：适用于慢性厚壁肝脓肿切开引流术后长期不愈，或肝内胆管结石合并左外叶多发性肝脓肿致肝叶严重破坏者。

## 【护理】

### （一）护理评估

**1. 术前评估**

（1）健康史：询问病人是否有手术病史，既往肝功能情况；有无胆结石、骨髓炎、中耳炎等化脓性感染疾病病史。

（2）身体状况：观察病人何时出现寒战、高热、食欲减退、恶心、呕吐等症状；有无腹部刺激征，腹水进展或消退情况；肝区有无压痛、触痛、叩击痛；了解发热、出汗程度等；病人有无消瘦、乏力、贫血、黄疸、下肢水肿等。

（3）心理-社会状况：观察病人情绪变化，是否担心手术及预后等。注意家庭其他成员对病人生活和情绪的影响。

**2. 术后评估**

（1）了解病人手术、麻醉方式及效果。

（2）评估病人生命体征是否平稳，病人疼痛的程度；病人有无高热、休克症状。

（3）引流管是否通畅，引流液的颜色、性状和量。

## （二）常见护理诊断/问题

**1. 体温过高** 与肝脓肿及其产生的毒素吸收有关。

**2. 营养失调：低于机体需要量** 与进食减少、感染、高热引起分解代谢增强有关。

**3. 疼痛** 与炎症导致肝脏包膜张力增加等有关。

**4. 潜在并发症** 腹膜炎、膈下脓肿、胸腔内感染、休克等。

## （三）护理目标

**1.** 病人体温恢复正常。

**2.** 病人营养状态得到改善。

**3.** 病人疼痛减轻或缓解。

**4.** 病人未出现腹膜炎、膈下脓肿等并发症，或者上述并发症被及时发现并妥善处理。

## （四）护理措施

**1. 非手术治疗护理/术前护理**

（1）高热护理：①保持病室内温度、湿度适宜，定时通风，保持空气新鲜，维持室内温度在18～22℃，湿度在50%～60%；②病人衣着适量，及时更换汗湿的衣裤和床单，保持清洁和舒适，注意观察病人有无因高热、大汗引起虚脱或惊厥等并发症；③加强观察，动态监测体温，当体温高于39℃时，先给予物理降温，无效则遵医嘱给予药物降温，降温过程中观察出汗情况、注意保暖，必要时抽血做血培养；④高热病人每日至少摄入2000ml液体，以防高渗性缺水，口服不足者给予静脉补液、补钠，纠正体液失衡。

（2）用药护理：①遵医嘱尽早合理使用抗生素，把握给药间隔时间与药物配伍禁忌，并注意观察药物不良反应；②长期应用抗生素者，应观察口腔黏膜，注意有无腹泻、腹胀等，警惕假膜性肠炎及继发双重感染，必要时做咽拭子、大小便等真菌培养。

（3）营养支持：①鼓励病人多进食高蛋白、高热量、富含维生素和膳食纤维的食物，保证足够的液体摄入量；②贫血、低蛋白血症者应输注血液制品；③进食较差、营养不良者，提供肠内、外营养支持。

（4）病情观察：加强生命体征、腹部及胸部症状与体征的观察，特别注意有无脓肿破溃引起的腹膜炎、膈下脓肿、胸腔内感染、心脏压塞等严重并发症。

（5）保持口腔、皮肤清洁，预防口腔、皮肤感染。

**2. 术后护理**

（1）病情观察：①严密观察病人的病情，监测生命体征的变化；②观察发热、肝区疼痛等肝脓肿症状及改善情况，遵医嘱应用敏感抗生素，观察药物疗效及毒副作用；③复查B超，了解脓肿好转情况；④注意观察术后有无腹腔出血、胆漏及腹膜炎的征象；⑤位置较高的右肝后叶、膈顶部脓肿引流时，注意呼吸、胸痛和肺部体征；⑥观察病人的疼痛，指导病人缓解疼痛的方法，减少止痛药的使用。

（2）嘱病人卧床休息，取舒适半卧位，利于引流；保持病室安静、舒适的环境，避免不良环境引起病人烦躁情绪。

（3）引流管护理：妥善固定引流管，并保持通畅，保持伤口敷料清洁、干燥，每天更换引流袋，引流量<10ml即可拔管。术后早期一般不冲洗，以免脓液流入腹腔，术后1周左右开始冲洗脓腔，每日用生理盐水或含甲硝唑盐水多次或持续冲洗脓腔,注意出入量,观察和记录脓腔引流液的颜色、性状和量。

（4）高热护理：持续高热时行物理降温，头部置冰袋，鼓励病人多饮水，做好口腔护理。监测体温、脉搏、呼吸，观察降温效果，必要时药物退热、镇静并吸氧，及时补充水、电解质维持酸碱平衡。

### （五）护理评价

**1.** 病人体温是否恢复正常。

**2.** 病人营养状态是否得到改善。

**3.** 病人疼痛是否得到减轻或缓解。

**4.** 病人是否出现腹膜炎、膈下脓肿等并发症，或上述并发症是否被及时发现并妥善处理。

### 【健康教育】

**1. 心理指导**　介绍肝脓肿预防和治疗的一般知识，告知病人疾病的治疗及预后，减轻病人的心理压力。

**2. 出院指导**　多进高热量、高蛋白、富含维生素和纤维素的食物，适量锻炼，注意个人卫生；遵医嘱服药，忌用对肝脏有损害的药物，保护肝功能。若出现发热、肝区疼痛等症状及时就诊。

## 二、阿米巴性肝脓肿

> **案例 32-2**
>
> 　　患者，男性，32 岁，回族，西藏自治区卫校教师，已婚。因发热、黄疸、肝区疼痛伴肿块，急诊入医院传染科。
>
> 　　患者几年前常有痢疾史。近年来伴发热、咳嗽，X 线胸透见右肋夹角模糊，当地医院诊断为肺结核，治疗半年余，症状未见改善。近 2 个月来经常发热、乏力、消瘦、黄疸进行性加重，右上腹出现压痛。患者长期居住西藏拉萨地区，平素喜食生的牛羊肉类。两年前曾去中印边界亲戚家做客，当地有喝生水的习惯。
>
> 　　体格检查：T 38.7℃，P 90 次/分，R 22 次/分，BP 135/80mmHg，精神萎靡，消瘦，皮肤黄染。右上腹有明显压痛，肝肋下 2 指可触及。
>
> 　　辅助检查：腹部 B 超见肝区中部有一 3cm×4cm×2.5cm 的囊肿性病灶，可见液平。大便检查见阿米巴包囊。
>
> **问题：**
>
> 　　1. 此患者首先考虑的诊断是什么？
>
> 　　2. 本病例患者的高危因素有哪些？
>
> 　　3. 本病例患者出现了哪些临床表现？
>
> 　　4. 本病例患者的处理原则是什么？
>
> 　　5. 请根据护理程序为患者实施整体护理。

阿米巴性肝脓肿（amebic liver abscess）是由于溶组织阿米巴从肠道病变处经血流进入肝脏，使肝发生坏死而形成，是肠道阿米巴病最常见的并发症。

### 【病因与病理】

阿米巴原虫从结肠溃疡处肠壁小静脉经门静脉、淋巴管或直接侵入肝内。进入肝脏的滋养体可能被消灭，也可能阻塞门静脉小分支末梢引起缺血性肝细胞坏死，同时产生溶组织酶，溶解肝组织而形成肝脓肿，其内为液化的肝组织和血液。典型的阿米巴性肝脓肿常位于肝右叶顶部，多为单发性的，容积较大，有时达 1000～2000ml。

【临床表现】

**1. 症状**　起病较缓慢，病程一般较长，病情较细菌性肝脓肿轻。可见高热或不规则发热、盗汗、食欲不佳。

**2. 体征**　肝大显著，多为肝右叶肿大伴触痛，可有局限性隆起。

**3. 并发症**　脓肿可穿破膈肌形成脓胸或肺脓肿，再穿破支气管造成胸膜-肺-支气管瘘；穿破至心包引起心包炎；穿破腹腔时引起腹膜炎；亦可穿破至胃、大肠、肾盂等处，造成各脏器的阿米巴病。

阿米巴性肝脓肿与细菌性肝脓肿的鉴别见表 32-1。

表 32-1　细菌性肝脓肿与阿米巴肝脓肿的鉴别

|  | 细菌性肝脓肿 | 阿米巴性肝脓肿 |
| --- | --- | --- |
| 病史 | 继发于胆道感染 | 继发于肠阿米巴痢疾 |
| 病程 | 病情急骤严重，全身脓毒血症明显 | 起病较缓慢，病程较长，症状较轻 |
| 血液化验 | 白细胞计数增加，中性粒细胞可高达 90%。有时血培养阳性 | 白细胞计数可增加，血液细菌培养阴性 |
| 粪便检查 | 无特殊发现 | 可找到阿米巴滋养体 |
| 脓肿穿刺 | 多为黄白色脓液，涂片和培养发现细菌 | 多为棕褐色脓液，镜检有阿米巴滋养体 |
| 诊断性治疗 | 抗生素治疗有效 | 抗阿米巴治疗好转 |
| 脓肿 | 较小，多发 | 较大，多单发肝右叶 |

【辅助检查】

**1. 实验室检查**　血白细胞计数升高，血清阿米巴抗体阳性，血细菌培养阴性。大便检查，部分病人可以找到阿米巴滋养体。

**2. 影像学检查**　与细菌性肝脓肿相似。

**3. 诊断性穿刺**　必要时可在超声定位下行诊断性穿刺，抽出脓液为棕褐色，无臭味，镜检有时可见阿米巴滋养体。

【处理原则】

**1. 非手术治疗**　主要采用甲硝唑、氯喹、依米丁、环丙沙星等抗阿米巴药物治疗，必要时反复超声定位穿刺抽脓及全身营养支持疗法，较小的脓肿一般可经非手术治疗治愈。合并细菌感染者尽早使用抗生素。对病情重、脓腔较大或非手术治疗脓腔未见缩小者，可行经皮肝穿刺置管闭式引流，应严格保持无菌，以免继发细菌感染。

**2. 手术治疗**　阿米巴肝脓肿切开引流可能引起继发细菌感染而增加病死率。但如果出现下列情况，应在严格无菌原则下手术切开排脓并采用持续负压闭式引流：①经抗阿米巴治疗及穿刺抽脓，脓肿未见缩小、高热不退者；②脓肿伴继发细菌感染，经综合治疗不能控制者；③脓肿已穿破入胸腹腔或邻近器官；④直径在 10cm 以上巨大脓肿或较浅表脓肿；⑤脓肿位于左肝外叶，有穿入心包危险者。

【护理措施】

**1. 用药护理**　遵医嘱指导病人正确使用抗阿米巴药物，对用药反应事先做好必要的解释；鼓励病人坚持用药，至消化道隔离至连续 3 次粪便检查未查出滋养体或包囊为止；注意观察病人药物不良反应。同时，在"临床治愈"后如脓腔仍存在，嘱病人继续服用 1 个疗程甲硝唑。

**2. 饮食护理**　加强营养支持，鼓励病人多进食富含营养的食物，多饮水。

**3. 病情观察** 密切观察病情变化，及时发现继发细菌感染征象。对剧烈腹痛、频繁腹泻者给予解痉药，亦可腹部热水袋热敷。如经适当处理后腹痛仍不缓解，应警惕并发症的发生，如肠穿孔、出血等。

**4. 标本送检** 送检大便标本应新鲜，选取脓血部分，便盆应清洁，气温低时将便盆温热后立即送检，以免滋养体死亡，影响检出率。

**5. 对症护理** 注意观察有无贫血并给予对症护理；做好发热病人的护理；腹泻严重至脱水或进食差者，适当静脉补液等。

**6. 生活护理** 做好口腔、皮肤护理；便后温水清洗肛周皮肤，并涂润滑油保护；注意手卫生，勤换内衣裤。

**7. 引流的护理** 参照细菌性肝脓肿的护理。

【健康教育】

**1. 饮食与活动** 进食高热量、高蛋白、富含维生素和纤维素的食物，注意饮食卫生，改变不良饮食习惯。积极锻炼，增强抗病能力。

**2. 出院指导** 指导遵医嘱服药，若出现发热、肝区疼痛等症状，及时就诊。

# 第三节 肝 癌

---

**案例 32-3**

患者，男性，47 岁，工人，因右上腹痛半年，加重伴食欲不振、上腹包块 1 个月入院。患者半年前无明显诱因出现右上腹钝痛，为持续性，有时向右肩背部放射，无恶心、呕吐或其他不适，自服"去痛片"可缓解，未予注意。1 个月来，腹痛加重，服止痛药效果不好，并觉右上腹饱满，似有包块，伴腹胀、食欲不振、恶心。发病以来，偶有发热（体温最高 37.8℃），大小便正常，体重下降约 5kg。既往有乙型肝炎病史多年。

体格检查：T 36.8℃，P 79 次/分，R 19 次/分，BP 114/70mmHg。皮肤无黄染，巩膜轻度黄染，结膜略苍白，口唇苍白，右上腹饱满，轻度压痛。肝大，右肋下 5cm，边缘钝、质韧，有触痛，Murphy 征（−），腹部叩诊鼓音，肝上界叩诊在第 5 肋间，肝区叩痛。

辅助检查：Hb 88g/L，WBC 5.5×10⁹/L，ALT 84U/L，TBIL 130.0U/L，DBIL 110.0U/L，ALP 188U/L，GGT 64U/L，AFP 880μg/ L，CEA 24μg/ L。腹部 B 超：肝右叶实性占位，直径约 8cm，肝内外胆管不扩张。

**问题：**

1. 此患者首先考虑的诊断是什么？
2. 本病例患者的高危因素有哪些？
3. 本病例患者出现了哪些临床表现？
4. 本病例患者的处理原则是什么？
5. 请根据护理程序为患者实施整体护理。

---

肝恶性肿瘤（malignant tumors of the liver）可分为原发性和转移性两类。原发性肝恶性肿瘤源于上皮组织者称为原发性肝癌（primary liver cancer），最多见；源于间叶组织者称为原发性肝肉瘤（primary liver sarcoma），如血管内皮瘤、恶性淋巴瘤、纤维肉瘤等，较少见。转移性肝癌系肝外器官的原发癌或肉瘤转移到肝所致。

手术是唯一可能根治肝癌的治疗手段，消融、介入、放疗等治疗在短期也能取得一定的治疗效果。但是由于乙型肝炎、肝硬化等病因无法去除，肝癌复发的概率很高，早期预防、早期诊断、早期治疗，以及术后的定期复查、系统综合治疗等都是肝癌防治的重点。

# 一、原发性肝癌

原发性肝癌是我国常见的恶性肿瘤，在我国，肝癌年死亡率占肿瘤死亡率的第二位。病人的年龄大多为 40～50 岁，男性比女性多见。

## 【病因】

原发性肝癌的病因尚未明确，目前认为可能与以下因素有关。

**1. 肝硬化**　肝癌合并肝硬化的比率很高。

**2. 病毒性肝炎**　临床上肝癌病人常有急性肝炎-慢性肝炎-肝硬化-肝癌的病史，即肝炎-肝硬化-肝癌逐步演变的"三部曲"，被认为是肝癌最主要的发生过程。

**3. 黄曲霉毒素**　主要是黄曲霉毒素 B，来源于霉变的玉米和花生等。

**4. 饮水污染**　各种饮水类型与肝癌发病关系依次为：宅沟水（塘水）＞泯沟水（灌溉水）＞河水＞井水。污水中已发现如水藻毒素等很多种致癌或促癌物质。

**5. 其他**　亚硝酸盐、烟酒、肥胖等可能与肝癌发病有关；肝癌还有明显的家族聚集性。

## 【病理生理】

**1. 按大体病理形态分型**　结节型、巨块型和弥漫型。

**2. 按肿瘤大小分型**　微小肝癌（直径≤2cm）、小肝癌（2cm＜直径≤5cm）、大肝癌（5cm＜直径≤10cm）、巨大肝癌（直径＞10cm）。

**3. 病理组织学分型**　分为肝细胞癌(hepatocellular carcinoma, HCC)、肝内胆管细胞癌(intrahepatic cholangiocarcinoma, ICC)、混合型肝癌 3 类。

**4. 转移途径**　原发性肝癌预后较差，早期转移是其重要原因之一。通常先有肝内播散，然后再出现肝外转移。主要的转移途径：①门静脉系统转移，形成门静脉癌栓，是最常见的转移途径；②肝外血行转移，其部位最多见于肺，其次为骨、脑等；③淋巴转移，肝癌转移至肝门淋巴结为最多，其次为胰周、腹膜后、主动脉旁和左锁骨上淋巴结；④直接浸润转移，肝癌向横膈及结肠、胃等邻近器官直接蔓延浸润也不少见；⑤腹腔种植性转移，癌细胞脱落植入腹腔引起腹膜转移和血性腹水。

## 【临床表现】

原发性肝癌临床表现不典型，早期缺乏特异性表现，中、晚期可有以下局部和全身症状。

**1. 症状**

（1）肝区疼痛：最常见和最主要的症状，多呈间歇性或持续性钝痛、胀痛或刺痛，夜间或劳累后加重。疼痛部位与病变位置有密切关系。

（2）消化道症状：食欲减退、腹胀、消化不良、恶心、呕吐和腹泻等，因缺乏特异性而易被忽视，且早期不明显。

（3）发热：一般为低热，偶达 39℃以上，呈持续发热或午后低热或弛张型高热。其特点为抗生素治疗无效，而吲哚美辛剂常可退热。

（4）乏力、消瘦：早期不明显；全身衰弱，随病情发展而逐渐加重；晚期少数病人可呈恶病质状，体重进行性下降，可伴有贫血、出血、腹水和水肿。

（5）转移灶症状：肿瘤转移之处有相应症状，有时成为发现肝癌的初现症状。如转移至肺可引起咳嗽、咯血；胸膜转移可引起胸痛和血性胸腔积液；转移到脊柱或压迫脊髓神经可引起局部疼痛和截瘫等；颅内转移可出现相应的神经定位症状和体征，如颅内压增高。

（6）伴癌综合征（paraneoplastic syndrome）：即肝癌组织本身代谢异常或肿痛引起的内分泌或

代谢紊乱的症候群，较少见，有时可先于肝癌本身的症状。主要有低血糖、红细胞增多症、高胆固醇血症及高钙血症等。

**2. 体征**

（1）肝大与肿块：为中晚期肝癌最主要体征，肝呈进行性肿大、质地较硬、表面高低不平、有明显结节或肿块。

（2）黄疸：是中晚期肝癌的常见体征，弥漫性肝癌及胆管细胞癌最易出现黄疸。黄疸多因胆管受压或癌肿侵入胆管致胆管阻塞，亦可因肝门转移、淋巴结肿大压迫胆管所致。

**3. 其他** ①肝外转移：如发生肺、骨、脑等肝外转移，可呈现相应部位的临床症状；②合并肝硬化者：常有肝掌、蜘蛛痣、脾大、腹水和腹壁静脉曲张等肝硬化静脉高压症表现。

**4. 并发症** 肝性脑病、上消化道出血、癌肿破裂出血、肝肾综合征及继发性感染（肺炎、败血症、真菌感染）等。

【辅助检查】

**1. 实验室检查**

（1）肝癌血清标志物检测：①甲胎蛋白（alpha-fetoprotein，AFP）测定：是诊断原发性肝细胞癌最常用的方法和最有价值的肿瘤标志物，正常值<20μg/L。AFP≥400μg/L，持续性升高并排除活动性肝病、妊娠、生殖腺胚胎源性肿瘤等，即可考虑肝癌的诊断；AFP 低度升高者，应动态观察，结合肝功能变化及影像学检查综合判断；②其他肝癌血清标志物：异常凝血酶原（DCP）和岩藻糖苷酶（AFU）对 AFP 阴性的肝细胞癌诊断有一定价值。

（2）血清酶学：各种血清酶检查对原发性肝癌的诊断缺乏专一性和特异性，只能作为辅助指标。血清碱性磷酸酶（AKP）、乳酸脱氢酶等可能增高。

**2. 影像学检查**

（1）超声检查：是诊断肝癌最常用的方法，可作为高发人群首选的普查方法或用于术中病灶定位。可显示肿瘤的大小、形态、所在部位及肝静脉或门静脉内有无癌栓等。

（2）CT 和 MRI 检查：能显示肿瘤的位置、大小、数目及其与周围器官和重要血管的关系，有助于制订手术方案。

（3）肝动脉造影：此方法肝癌诊断准确率最高，可达 95%左右，可发现直径>0.5cm 的肝癌及其血供情况。因属侵入性检查手段，仅在无法确诊或定位时才考虑采用。

**3. 肝穿刺活组织检查** 可以获得肝癌的病理学确诊依据，具有确诊的意义，但有出血、肿瘤破裂和肿瘤沿针道转移的危险。

【处理原则】

（一）非手术治疗

**1. 介入治疗**

（1）肝动脉栓塞化疗（transcatheter arterial chemoembolization，TACE）：是经股动脉达肝动脉做选择性肝动脉插管，经导管注入栓塞剂和抗癌药物。适用于不能手术切除的中晚期肝癌病人；能手术切除，但因高龄或严重肝硬化等不能或不愿手术的肝癌病人。经剖腹探查发现癌肿不能切除，或作为肿瘤姑息切除的后续治疗者，可采用肝动脉和（或）门静脉置泵（皮下埋藏式灌注装置）做区域化疗栓塞。经栓塞化疗后，部分中晚期肝癌肿瘤缩小，为二期手术创造了条件。但对有顽固性腹水、黄疸及门静脉主干瘤栓的病人则不适用。

（2）局部消融治疗：主要包括射频消融（RFA）、微波消融（MWA）、冷冻治疗（cryoablation）、高功率超声聚焦消融（HIFU）及无水乙醇注射治疗（PEI）；具有微创、安全、简便和易于多次施行的特点。适合于瘤体较小而又无法或不宜手术切除者，特别是肝切除术后早期肿瘤复发者。

**2. 放射治疗** 肿瘤较局限、无远处广泛转移而又不适宜手术切除者，或手术切除后复发者，可采用放射为主的综合治疗。

**3. 生物治疗**　主要是免疫治疗,可与化疗等联合应用。可配合手术、化疗、放疗以减轻对免疫的抑制,消灭残余肿瘤细胞。

**4. 中医中药治疗**　常与其他治疗配合应用,以改善病人全身情况,提高机体免疫力。适用于晚期肝癌病人和肝功能严重失代偿无法耐受其他治疗者,亦可配合手术、放疗和化疗以减少不良反应、提高疗效。

**5. 系统治疗**　①分子靶向药物治疗:索拉非尼是一种口服的多靶点、多激酶抑制剂,能够延缓 HCC 进展,明显延长晚期病人生存期,且安全性较好;②系统化疗:指通过口服或静脉途径给药进行化疗的方式。

**6. 综合治疗**　主要应用于中期大肝癌,经综合治疗使之成为可切除的较小肝癌。通常多以肝动脉结扎加肝动脉插管化疗的二联方式为基础,外放射治疗或放射性核素标记特异性抗体(或单克隆抗体)或碘化油($^{131}$I- lipiodol)等内放射治疗为三联,加免疫治疗为四联。以三联以上治疗效果最佳。

**7. 预防**　原发性肝癌的病因不明,故目前尚无针对性预防措施。积极防治病毒性肝炎、中毒性肝炎和肝硬化,以及对慢性肝炎、肝硬化进行严密的跟踪随访,对降低肝癌发病率有重要意义。乙型肝炎病毒灭活疫苗预防注射对防治肝炎有一定疗效,因而对降低肝癌的发病率也能起一定的作用;此外,粮食防霉、饮水防污染等对预防本病也有效。

### (二)手术治疗

**1. 肝切除术**　目前治疗肝癌首选和最有效的方法。

(1)适应证:①诊断明确,肿瘤病变局限于一叶或半肝而无严重肝硬化者;②全身状况良好,心、肺、肾等重要内脏器官功能无严重障碍,肝功能代偿良好、氨基转移酶和凝血酶原时间基本正常;③无明显黄疸、腹水或远处转移者;④第一、第二肝门及下腔静脉未受侵犯。

(2)禁忌证:有明显黄疸、腹水、下肢水肿、远处转移及全身衰竭等晚期表现和不能耐受手术者。

**2. 手术探查**　对不能切除肝癌的病人可做液氮冷冻、激光气化、微波或作肝动脉结扎插管,以备术后做局部化疗。也可做皮下植入输液泵、术后连续灌注化疗。

**3. 复发性肝癌再切除**　术后 5 年复发率在 50% 以上,在病灶局限、病人尚能耐受手术的情况下,可再次施行手术治疗。复发性肝癌再切除是提高 5 年生存率的重要途径。

**4. 肝移植**　原发性肝癌是肝移植的指征之一,疗效高于肝切除术,但术后较易复发。目前在我国,肝癌肝移植仅作为补充治疗,用于无法手术切除、不能进行射频、微波治疗和肝动脉栓塞化疗、肝功能不能耐受的病人。

### 【护理】

### (一)护理评估

**1. 术前评估**

(1)健康史

1)一般情况:了解病人的年龄、性别及是否居住于肝癌高发区。

2)病因和相关因素:有无病毒性肝炎、肝硬化等肝病史;有无长期进食霉变食品和亚硝酸盐类致癌物等;家族中有无肝癌或其他癌症病人。

3)既往史:有无癌肿和手术史;有无其他系统伴随疾病;有无过敏史等。

(2)身体状况

1)局部:有无肝大、肝区压痛、上腹部肿块等。肿块的大小、部位,质地是否较硬,表面是否光滑;有无肝浊音界上移;有无腹水、脾大等肝硬化表现。

2）全身：有无肝病面容、贫血、黄疸、水肿等体征；有无消瘦、乏力、食欲减退及恶病质表现；有无肝性脑病、上消化道出血及各种感染表现等。

3）辅助检查：了解病人 AFP 水平、血清酶谱、肝炎标志物等检查结果；超声、CT、MRI、PET-CT 和肝动脉造影等检查证实有无肝占位；了解肝功能及其他重要脏器损害程度；了解肝穿刺活组织检查或腹腔镜探查结果。

（3）心理–社会状况

1）认知程度：病人及家属对疾病本身、治疗方案、疾病预后及术前、术后康复知识的了解和掌握程度。

2）心理承受能力：病人及家属对疾病、手术及预后所产生的恐惧、焦虑程度和心理承受能力。

3）社会支持状况：亲属对病人的关心程度、支持力度，家庭的经济能力；社会和医疗保障系统支持程度。

**2. 术后评估**

（1）手术情况：手术方式、麻醉方式，术中组织切除范围、出血、补液及引流管安置等情况。

（2）监测病人生命体征、意识状态、血氧饱和度、尿量、肝功能等；监测腹部与创口情况，观察胃管、腹腔引流管等是否通畅，引流液的颜色、量及性状等。

（3）心理状态与认知程度：是否仍存在紧张、焦虑的心理状态，对术后早期活动是否配合，对术后康复有无信心，对出院后的继续治疗是否清楚。

## （二）常见护理诊断/问题

**1. 悲伤** 与担忧手术效果、疾病预后和生存期限有关。

**2. 疼痛** 与肿瘤迅速生长导致肝包膜张力增加或手术、介入治疗、放疗、化疗后的不适有关。晚期疼痛与全身广泛转移、侵犯后腹膜或癌症破裂出血有关。

**3. 营养失调：低于机体需要量** 与厌食、胃肠道功能紊乱、放疗和化疗引起的胃肠道不良反应、肿瘤消耗等有关。

**4. 潜在并发症** 消化道或腹腔内出血、肝性脑病、膈下积液或脓肿、肺部感染等。

## （三）护理目标

**1.** 病人愿意表达出悲伤，能面对疾病、手术和预后，并参与到治疗和护理的决策。

**2.** 病人疼痛减轻或缓解。

**3.** 病人能进食富含蛋白、能量、维生素等营养均衡的食物或接受营养支持治疗。

**4.** 病人未出现消化道或腹腔内出血、肝性脑病等并发症，或上述并发症能被及时发现和处理。

## （四）护理措施

**1. 非手术治疗的护理/术前护理**

（1）病情观察：观察病人有无恶心、呕吐、腹痛、腹胀、腹泻情况，肝区疼痛的性质、部位、程度、持续时间及有无强迫体位；有无门静脉高压等所致的出血征象，如黑便、呕血、大便潜血；病人意识状态、活动能力、进食及营养状态等。

（2）心理护理：大多数肝癌病人因长期乙肝和肝硬化病史，心理负担较重，再加上癌症诊断，对病人和家庭都是严重的打击，护理人员应：①鼓励病人说出内心感受和最关心的问题，进行疏导、安慰病人，尽量解释各种治疗、护理知识，帮助病人树立治疗疾病的信心；②加强与家属的沟通和联系，共同讨论制订诊疗措施，给予家属精神安慰，鼓励家属与病人多沟通交流；③通过各种心理护理措施减轻病人焦虑和恐惧，以最佳心态接受治疗和护理。

（3）疼痛护理：①评估疼痛发生的时间、部位、性质、诱因和程度，是否呈间歇性或持续性钝痛或刺痛，与体位有无关系，是否夜间或劳累时加重；有无牵涉痛，是否伴有嗳气、腹胀等消化道症状；②遵医嘱按照癌症三级止痛方案给予镇痛药物，并观察药物效果及不良反应；③指导病人控制疼痛和分散注意力的方法。

（4）改善营养状况：给予高蛋白、高热量、高维生素、易消化饮食，调整食物色、香、味，增进病人食欲，少量多餐。合并肝硬化有肝功能损害者，应适当限制蛋白质摄入；有肝昏迷者应禁蛋白，清醒后恢复期低蛋白饮食。必要时可给予肠外营养支持，输血浆或清蛋白等，补充维生素 K 和凝血因子等，以改善贫血、纠正低蛋白血症和凝血功能障碍，提高手术耐受力。

（5）护肝治疗：嘱病人保证充分睡眠和休息，禁酒。遵医嘱给予支链氨基酸治疗，避免使用红霉素、巴比妥类等有损肝脏的药物。

（6）维持体液平衡：对肝功能不良伴腹水者，严格控制水和钠的摄入量；遵医嘱合理补液与利尿，注意纠正低钾血症；应用利尿剂时遵医嘱准确记录 24 小时出入水量；每日测量记录体重及腹围变化；大量腹水病人取半卧位，以减轻呼吸困难，每日液体摄入量不超过 1000ml，并给予低盐饮食。

（7）预防出血：①改善凝血功能，大多数肝癌合并肝硬化，术前 3 日开始给予维生素 K，适当补充血浆和凝血因子，以改善凝血功能，预防术中、术后出血。②告诫病人尽量避免致癌肿破裂出血或食管下段胃底静脉曲张破裂出血的诱因，如剧烈咳嗽、用力排便等致腹内压骤升的动作和外伤等。③遵医嘱应用 $H_2$ 受体阻断剂，预防应激性溃疡出血。④病情观察：动态观察血压变化及大便颜色、性质、肠鸣音、大便潜血、血红蛋白的变化。⑤癌肿破裂出血的观察和护理：若病人突发腹痛，伴腹膜刺激征，应高度怀疑肝癌破裂出血，及时通知医师，积极配合抢救，做好急诊手术的各项准备；对不能手术的晚期病人，可采用补液、输血、应用止血剂、支持治疗等综合性方法处理。

（8）术前准备：除以上护理措施和常规腹部手术术前准备外，必须根据肝切除手术大小备充足的血和血浆，并做好术中物品准备，如化疗药物、皮下埋藏式灌注装置、预防性使用抗生素、特殊治疗设备等。

**2. 术后护理**　术后一般护理、肝性脑病的观察及护理参见门静脉高压症病人的护理，其他并发症的观察及护理如下。

（1）出血：是肝切除术后常见的并发症之一，术后应注意预防和控制出血。①严密观察病情变化：术后 48 小时内应有专人护理，动态观察病人生命体征的变化。②体位与活动：手术后病人血压平稳，可取半卧位；术后 1～2 日应卧床休息，不宜早期活动，避免剧烈咳嗽和打喷嚏等，以防止术后肝断面出血。③引流液的观察：保持引流通畅，严密观察引流液的量、性质和颜色。一般情况下，手术后当日可从肝周引流管引出鲜红血性液体 100～300ml，若血性液体增多，应警惕腹腔内出血。④若明确为凝血机制障碍性出血，可遵医嘱给予凝血酶原复合物、纤维蛋白原，输新鲜血，纠正低蛋白血症。⑤若短期内或持续引流较大量的血性液体，或经输血、输液，病人血压、脉搏仍不稳定时，应做好再次手术止血的准备。

（2）膈下积液及脓肿：是肝切除术后一种严重并发症，多发生在术后 1 周左右。若病人术后体温下降后再度升高，或术后发热持续不退，同时伴右上腹部胀痛、呃逆、脉速、血白细胞计数升高，中性粒细胞达 90%以上等，应疑有膈下积液或膈下脓肿，超声等影像学检查可明确诊断。护理措施：①保持引流通畅；妥善固定引流管；每日更换引流袋，观察引流液颜色、性状及量；若引流量逐日减少，一般在手术后 3～5 日拔出引流管；对经胸手术放置胸腔引流管的病人，应按胸腔闭式引流的护理要求实施。②若已形成膈下脓肿，必要时协助医师行超声定位引导下穿刺抽脓或置管引流，后者应加强冲洗和吸引护理；鼓励病人取半坐位，以利于呼吸和引流。③严密观察体温变化，高热者给予物理降温，必要时药物降温，鼓励病人多饮水。④加强营养支持治疗和抗菌药物的应用护理。

（3）胆汁漏：是因肝断面小胆管渗漏或胆管结扎线脱落、胆管损伤所致。注意观察术后有无腹痛、发热和腹膜刺激症状，切口有无胆汁渗出或（和）腹腔引流液有无含胆汁。如有上述表现，应高度怀疑胆汁漏，即予调整引流管，保持引流通畅，并注意观察引流液的量与性质变化；如发生局部积液，应尽早超声定位穿刺置管引流；如发生胆汁性腹膜炎，应尽早手术。

**3. 介入治疗的护理**

（1）介入治疗前准备：查阅各种检查结果，判断有无禁忌证；耐心向病人解释介入治疗（肝动脉插管化疗）的目的、方法及治疗的重要性和优点，帮助病人消除紧张、恐惧心理，争取主动配合。穿刺处皮肤准备，术前禁食4小时，备好所需物品及药品，检查导管质量，防止术中出现断裂、脱落或漏液等。

（2）介入治疗后的护理

1）预防出血：术后病人取平卧位，24～48小时卧床休息；穿刺处拔管时局部压迫15分钟后加压包扎1小时，穿刺侧肢体制动6小时；严密观察穿刺侧肢端皮肤的颜色、温度及足背动脉搏动，注意穿刺点有无出血现象；24小时内防止局部出血。

2）导管护理：妥善固定和维护导管；严格遵守无菌操作，每次注药前消毒导管，注药后用无菌纱布包扎，防止逆行感染；注药后用肝素稀释液冲洗导管以防导管堵塞。

3）栓塞后综合征的护理：肝动脉栓塞化疗后多数病人可出现发热、肝区疼痛、恶心、呕吐、心悸、白细胞计数下降等临床表现，称为栓塞后综合征。护理措施：①控制发热，一般为低热，若体温高于38.5℃，可予物理、药物降温；②镇痛，肝区疼痛多因栓塞部位缺血坏死、肝体积增大、包膜紧张所致，必要时可适当给予止痛剂；③恶心、呕吐，为化疗药物的反应，可给予甲氧氯普胺、氯丙嗪等；④当白细胞计数低于 $4×10^9$/L 时，应暂停化疗并应用升白细胞药物；⑤治疗后嘱病人大量饮水，减轻化疗药物对肾的毒副作用，观察排尿情况。

4）并发症的观察及护理：若因胃、胆、胰、脾动脉栓塞而出现上消化道出血及胆囊坏死等并发症时，及时通知医师并协助处理。肝动脉栓塞化疗可造成肝细胞坏死，加重肝功能损害，应注意观察病人的神志、有无黄疸，注意补充高糖、高能量营养素，积极给予保肝治疗，防止肝衰竭。

**（五）护理评价**

**1.** 病人是否能正确面对疾病、手术和预后。

**2.** 病人疼痛是否减轻或缓解。

**3.** 病人营养状况是否改善，体重得以维持或增加。

**4.** 病人是否出现消化道或腹腔内出血、肝性脑病等并发症，或上述并发症是否被及时发现和处理。

**【健康教育】**

**1. 疾病知识** 防治肝炎，不吃霉变食物。有肝炎、肝硬化病史者和肝癌高发地区人群应定期做 AFP 检测或超声检查，以便早期发现。

**2. 心理护理** 告知病人和家属肝癌虽然是严重疾病，但不是无法治疗，应树立战胜疾病的信心，坚持综合治疗。给予晚期肝癌病人精神上的支持，鼓励病人和家属共同面对疾病，尽可能让病人平静舒适。

**3. 饮食指导** 多吃高热量、优质蛋白质、富含维生素和纤维素的食物。避免高蛋白饮食，以免增加肝脏负担诱发肝性脑病。食物以清淡、易消化为宜。若有腹水、水肿，应控制水和食盐的摄入量。

**4. 自我观察和定期复查** 若病人出现水肿、体重减轻、出血倾向、黄疸和乏力等症状，及时就诊。定期随访，第1年每1～2个月复查AFP、胸片和B超检查，早期发现临床复发或转移迹象。

# 二、继发性肝癌

**案例 32-4**

患者，女性，59岁，因头晕、心悸2月余入院，确诊结肠癌1年，重度贫血貌，全身皮黏膜无黄染及出血点，肝区痛，食欲减退。

> **体格检查**：T 36.3℃，P 83 次/分，R 16 次/分，BP 110/70mmHg。
>
> **辅助检查**：实验室检查示 Hb54g/L，血电解质、肝肾功能、血脂等无明显异常，乙肝两对半"小三阳"，肿瘤指标示 CEA 210.90μg/L，CA19-9 148.42kU/L。腹部彩超示肝内多发实性占位，全腹 CT 扫描考虑结肠肝曲结肠癌并肝内多发转移瘤。
>
> **问题**：
> 1. 此患者首先考虑的诊断是什么？
> 2. 本病例患者有哪些临床表现？
> 3. 本病例患者的处理原则是什么？

继发性肝癌（secondary hepatic cancer）系人体其他部位恶性肿瘤转移至肝并在肝内继续生长、发展而发生的肿瘤，其组织学特征与原发性肝癌相同，也称转移性肝癌（metastatic liver cancer）。肝是最常见的血行转移器官，癌细胞转移到肝的主要途径为经门静脉、肝动脉、淋巴回流和直接蔓延 4 种。继发性肝癌可以是单个或多个结节，弥漫性更多见。转移性肝癌很少伴有肝硬化，而肝硬化也较少发生转移癌。

【临床表现】

常以原发癌所引起的症状和体征为主要表现，并有肝区痛；转移性肝癌较小时无症状，往往在影像学检查或剖腹探查时发现；少数诊断为转移性肝癌病人找不到肝外原发病灶；若原发癌切除后出现肝区间歇性不适或疼痛，应考虑有肝转移；部分病人有肝大及质地坚硬且触痛的癌结节；随病情发展，病人可有乏力、食欲减退、体重减轻；晚期病人可出现贫血、黄疸和腹水等。

【辅助检查】

AFP 检测常为阴性，肝功能检查多正常；CEA、CA19-9、CA125 等对胃肠道癌、胰腺癌、胆囊癌等的肝转移有诊断价值；B 超、CT、MRI、PET-CT、肝动脉造影等影像学检查有重要诊断价值，并能判断病变部位、数目、大小；CT 典型的转移瘤影像，可见"牛眼征"。

【处理原则】

肝切除是治疗转移性肝癌最有效的办法，同时根据病人情况及原发性肿瘤病理性质，行综合治疗。

**1. 手术治疗**　方法与原发性肝癌相似：①如转移癌病灶为孤立性，或虽为多发但局限于肝的一叶或一段，而原发肿瘤已被切除，病人全身情况允许，又无其他部位转移者，应首选肝叶（段）切除术；②如原发和肝继发性肿瘤同时发现又均可切除，且符合肝切除条件者，则根据病人耐受能力，采取与原发肿瘤同期或分期手术治疗。

**2. 化学治疗**　全身或局部化疗（TACE）可以控制肿瘤生长，缓解病人症状，应根据原发癌细胞的生物学特性，以及对化疗药物的敏感性选用相应药物治疗。

**3. 其他**　无水乙醇注射、射频消融、冷冻等局部治疗可与手术切除相互补充。

【护理措施】

参见本章第三节。

（曾　琨）

# 第三十三章 胆道疾病病人的护理

【学习目标】

**识记** ①胆囊结石、胆管结石、急性胆囊炎、急性梗阻性化脓性胆管炎的概念；②胆石症及胆道感染的病因；③胆石症、胆道感染及胆道蛔虫病的临床表现。

**理解** ①胆道系统的解剖生理特点；②胆道疾病特殊检查的护理要点；③胆石症及胆道感染的发病机制与病理生理；④胆石症及胆道感染病人的处理原则。

**运用** 运用护理程序对胆道疾病病人实施整体护理。

## 第一节 解剖生理概要

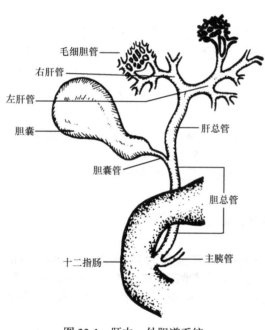

毛细胆管
右肝管
左肝管
胆囊
胆囊管
肝总管
胆总管
十二指肠
主胰管

图 33-1 肝内、外胆道系统

【胆道解剖】

胆道起自肝脏内的胆小管，出肝门至十二指肠与胰管汇合，开口于十二指肠大乳头，分肝内胆道和肝外胆道两部分（图 33-1）。

### （一）肝内胆道

肝内胆道起自胆小管（bile canaliculus），胆小管是相邻两个肝细胞膜内凹形成的毛细胆管，逐级汇合成小叶间胆管、肝段胆管、肝叶胆管和左、右肝管肝内段，出肝门后续于左、右肝管肝外段。肝内胆道与肝内门静脉、肝动脉分支伴行，三者被结缔组织包绕，共同形成 Glisson 系统。左、右肝管为一级支，左内叶、左外叶、右前叶、右后叶胆管为二级支，肝段胆管为三级支。

### （二）肝外胆道

**1. 左右肝管和肝总管** 左肝管稍长，长 2.5～4cm，右肝管较短，长 1～3cm。左、右肝管出肝后在肝门处汇合形成肝总管。左肝管与肝总管交角小于右肝管与肝总管交角。肝总管长约 3cm，于肝十二指肠韧带内下行，并与胆囊管汇合形成胆总管。

**2. 胆总管** 由肝总管和胆囊管汇合形成，其长度受两者汇合位置影响，一般长 7～9cm，直径为 0.4～0.8cm，若直径超过 1cm，可视为病理状态。胆总管可分为 4 段：①十二指肠上段，向下行经肝十二指肠韧带右缘内、肝固有动脉的右侧、肝门静脉的前方，至十二指肠上部上缘；②十二指肠后段，该段胆总管经十二指肠上段后方下行，至胰头后方；③胰腺段：经胰头后方胆总管沟，向下行至十二指肠降部中段；④十二指肠壁段，该段斜穿十二指肠后内侧壁并与胰管汇合，汇合处管道稍膨大称肝胰壶腹，也称 Vater 壶腹，开口于十二指肠大乳头。有少数情况，胆总管与主胰管未汇合，分别开口于十二指肠。在胆总管和胰管末端及肝胰壶腹周围有增厚的平滑肌环绕，形成 Oddi 括约肌（图 33-2）。该肌平时保持收缩状态，进食后，在神经体液调节下，Oddi 括约肌会产生舒张运动，起到调控胆汁和胰液排入十二指肠腔的作用，并可阻止十二指肠内容物的逆流。

**3. 胆囊**　外形为长梨形的囊状器官，位于肝脏的胆囊窝内，具有储存和浓缩胆汁的功能。胆囊长 5～8cm，宽 3～5cm，容量为 40～60ml；分底、体、颈、管 4 部分。胆囊底为盲端，常露出于肝前缘的胆囊切迹处。胆囊底的体表投影位于右肋弓与右锁骨中线交点附近，胆囊炎症时，此处可有压痛。胆囊底向左上延续为体部，再向前上弯曲变窄延续为胆囊颈，然后转向后下方延续为胆囊管，胆囊颈与胆囊管相续处较狭窄。胆囊颈右侧壁常见囊状膨大，称 Hartmann 囊，胆囊结石易滞留此处。胆囊管长 2～3cm，直径为 0.2～0.4cm。胆囊颈和胆囊管黏膜突入管腔形成螺旋状皱襞，称 Heister 瓣，可控制胆汁的进出流动。

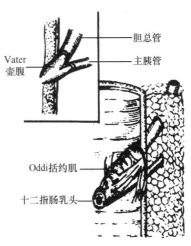

图 33-2　胆总管下段与主胰管汇合处

肝的脏面、胆囊管、肝总管所围成的三角形区域称为胆囊三角（也称 Calot 三角），此区内有肝右动脉、胆囊动脉及胆囊淋巴结等结构，可作为手术中寻找胆囊动脉和胆管的标志。

### （三）胆道的血管、淋巴和神经

**1. 血管**　胆道的血液供应丰富，主要来自肝总动脉及其分支，这些动脉的分支攀附于胆道管壁周围，相互吻合成丛。胆囊、胆总管上部由胆囊动脉供血，胆总管下部由胰十二指肠动脉及十二指肠后动脉的分支供应。肝外胆道的静脉直接汇入门静脉。

**2. 淋巴**　肝外胆道的淋巴主要引流入胆囊淋巴结、肝淋巴结及肝总管和胆总管后方的淋巴结。

**3. 神经**　胆道神经纤维分布丰富，受内脏神经管理，主要来自腹腔丛的迷走神经和交感神经支配。

### （四）胆道的组织结构

肝外胆道壁由黏膜、肌层、外膜 3 层组成。黏膜游离面为单层柱状上皮；肌层为平滑肌，肌束间有弹性纤维，肌纤维受刺激后可导致痉挛性收缩而产生疼痛；外膜为疏松结缔组织，含神经、血管和淋巴管等。

胆囊黏膜有向内突起的皱襞，皱襞可随胆囊舒缩发生大、小及高、矮变化。黏膜上皮细胞为单层柱状，其游离面形成许多微绒毛。上皮细胞主要为吸收功能，也具有分泌作用。

**【胆道系统的生理】**

胆道系统的主要生理功能是运输、储存、浓缩胆汁，并调节胆汁排入十二指肠。

### （一）胆汁的生成、分泌、功能及代谢

**1. 胆汁的分泌和功能**　胆汁是一种有色、味苦、较稠的液体，主要由肝细胞分泌，约占胆汁分泌量的 3/4，胆管细胞分泌的黏液物质，约占 1/4。肝胆汁呈金黄色，弱碱性（pH=7.4），胆囊胆汁因浓缩呈深棕色，弱酸性（pH=6.8）。成人每日胆汁分泌量为 800～1200ml，其中 97% 是水，其他成分主要有胆盐、胆固醇、卵磷脂和胆色素等。

**2. 胆汁的生理功能**　胆汁的主要作用是促进脂肪的消化和吸收。①乳化脂肪：胆汁可降低脂肪表面张力，使之乳化成微滴，增加脂肪酶的作用面积，促进其分解消化；②促进脂肪和脂溶性维生素吸收：脂肪分解产物及脂溶性维生素与胆盐结合增加其水溶性而促进吸收；③中和胃酸及促进胆汁自身分泌；④刺激肠蠕动，抑制肠道内致病菌生长繁殖。

**3. 胆汁分泌排放的调节**　食物是胆汁分泌的自然刺激物，糖、脂肪和混合食物、蛋白质的刺激作用依次增加。胆汁的分泌受神经体液因素调节，迷走神经兴奋引起胆汁分泌增加和胆囊收缩。对胆汁分泌和排放起调节的体液物质主要有促胰液素、促胃液素、缩胆囊素及胆盐。

**4. 胆汁的代谢**　胆盐和卵磷脂可聚合成微胶粒，胆固醇溶于微胶粒内部，共同形成水溶性复合物溶于胆汁。胆盐、卵磷脂和胆固醇比例失调，可造成胆固醇容易析出形成胆固醇结石。

正常情况下，胆红素在肝内与葡萄糖醛酸结合，形成可溶性结合胆红素。如果胆红素在肝内没有与葡萄糖醛酸结合，或胆道大肠杆菌感染所产生的 β-葡萄糖醛酸酶将结合胆红素水解为非结合

胆红素，后者容易与 $Ca^{2+}$ 结合成胆红素钙而发生沉淀，促使胆红素结石形成。

进入肠道的胆盐，在发挥其生理功能后，90%以上在回肠被重吸收入血，经肝门静脉回流入肝脏，再形成胆汁排入小肠，这一过程称为胆盐的肠-肝循环。

### （二）胆管的生理功能

主要为输送胆汁的生理功能，其分泌的黏液也参与形成胆汁。空腹和餐间 Oddi 括约肌处于收缩状态，胆汁流入胆囊；进餐后，胆囊收缩，Oddi 括约肌松弛，胆汁排出至十二指肠。

### （三）胆囊的生理功能

胆囊通过黏膜及壁内肌组织发挥功能。

**1. 储存和浓缩胆汁** 首先在空腹及餐间由肝脏分泌的胆汁流入胆囊进行储存；然后储存的胆汁被胆囊黏膜吸收其中的水及无机盐类，使胆汁浓缩达 5～10 倍。

**2. 分泌功能** 胆囊黏膜每天可分泌约 20ml 黏液性物质，主要为黏蛋白，具有保护和润滑作用。

**3. 调节胆管内压和排出胆汁** 胆囊肌及 Oddi 括约肌协同工作可调节胆管内的压力，促使胆汁流动及排出。

## 第二节 胆道疾病的特殊检查和护理

胆道疾病常用的检查方法有超声检查、放射学检查和胆道镜检查等。

# 一、超 声 检 查

### （一）腹部超声

超声检查是诊断胆道疾病的首选方法，具有无创、简便、经济且准确率高的特点。术前超声诊断胆囊结石、胆囊息肉样病变、急性胆囊炎、慢性胆囊炎、胆囊癌及胆管结石等病变的准确率可达95%～98%，术中超声可进一步提高肝胆疾病的诊断率，评估病变切除的可能性；胆管结石术后，超声可帮助确定有无术后残存结石。

**1. 目的** 了解肝内、外胆管及胆囊病变部位和大小；判断胆道梗阻部位及原因；引导肝胆管穿刺、取石、引流。

**2. 适应证** 胆囊结石、胆囊炎、胆道肿瘤、胆道蛔虫、胆道畸形等胆道系统疾病的诊断。

**3. 护理** ①检查前准备：检查前 3 日禁食牛奶、豆制品、糖类等易发酵产气的食物；检查前 1日晚餐进清淡饮食，以保证胆囊和胆管内胆汁充盈；检查当日空腹，禁食、禁水，以减少腹腔肠管气体干扰；肠道气体过多或便秘者可事先口服缓泻剂或灌肠。②检查中护理：病人多取仰卧位，以减少腹腔脏器重叠效应；左侧卧位有利于显示胆囊颈及肝外胆管病变；坐位或站位可用于胆囊位置较高者。

### （二）超声内镜

超声内镜（endoscopic ultrasonography，EUS）检查是一种直视性的腔内超声技术，可同时进行电子内镜和超声检查。EUS 对胆总管下段和壶腹部行近距离超声检查，不受胃肠道气体影响，准确率高，并可进行活检。

**1. 目的** 了解胆总管病变部位及大小；判断胆道梗阻部位及原因。

**2. 适应证** 胆总管结石、胆总管中下段肿瘤、胆囊微小结石及胆囊淤泥等胆道疾病的诊断。

**3. 护理** ①检查前准备：检查前 4～6 小时禁食，检查开始前松开衣领和裤带，如有活动性义齿应先取下。②检查中护理：取左侧屈膝卧位，嘱病人深吸气咬紧牙垫，保持头放低稍后仰位，以增大咽喉部的间隙，利于插镜和分泌物流出；出现恶心、呕吐或呛咳时，保持呼吸道通畅，防止发生误吸或窒息；观察病人的呼吸和面色情况，必要时监测 $SpO_2$、心率及心律的变化。③检查后护理：检查后禁食 2 小时，待喉部麻醉药或镇静药作用消失后方可进食；行细针穿刺活检者需禁食 4～

6 小时。密切观察生命体征、腹部体征和有无出血等情况。

# 二、放射学检查

目前诊断胆道疾病常用的放射学检查有经内镜逆行胰胆管造影（endoscopic retrograde cholangiopancreatography，ERCP）、经皮肝穿刺胆管造影（percutaneous transhepatic cholangiography，PTC）、磁共振胰胆管造影（magnetic resonance cholangiopancreatography，MRCP）。随着检查技术的发展，腹部平片、口服法胆道造影及静脉胆道造影等检查方法因对胆道疾病的诊断价值有限，已不作为临床的常规检查。CT、MRI 虽具有成像无重叠、分辨率高等特点，但在胆道疾病的诊断方面不具有特异性。正电子发射计算机断层显像（positron emission computed tomography，PECT）通称 PET-CT，可用于诊断胆道系统肿瘤，但由于价格昂贵，多用于肿瘤病人的全身检查或术后复查。

## （一）ERCP

ERCP 是在纤维十二指肠镜直视下，通过十二指肠乳头将导管插入胆管和（或）胰管内进行造影，适用于低位胆管梗阻的诊断。ERCP 有诱发急性胰腺炎和胆管炎的可能，诊断性 ERCP 现已部分被 MRCP 替代。

**1. 目的**　①直接观察十二指肠及乳头的病变，并可取样活检；②收集十二指肠液、胆汁及胰液进行理化及细胞学检查；③通过造影显示胆道系统和胰管梗阻的部位和病因；④可行鼻胆管引流或行内镜括约肌切开术（endoscopic sphincterotomy，EST），作为术前减轻黄疸或恶性肿瘤致梗阻性黄疸的非手术治疗手段。

**2. 适应证**　胆道疾病伴黄疸，疑为胆源性胰腺炎、胆胰或壶腹部肿瘤、先天性胆胰异常。

**3. 禁忌证**　急性胰腺炎、碘过敏者。

**4. 护理**

（1）检查前准备：评估心肺功能、凝血酶原时间及血小板计数；指导病人练习左侧卧位和吞咽动作；检查前 6~8 小时禁食；检查开始前 15~20 分钟肌内注射地西泮 5~10mg、山莨菪碱 10mg 及哌替啶 50mg，口服咽部局麻药。

（2）检查中护理：插内镜时指导病人进行深呼吸并放松，若造影过程中出现呼吸抑制、血压下降、呛咳、呕吐、躁动等特殊情况，及时终止操作并做相应处理。

（3）检查后护理：观察病人体温及腹部体征；胰管未显影者检查后禁食 2 小时，胰管显影者术后暂禁食，待血淀粉酶水平正常后可进食低脂半流质饮食；遵医嘱预防性使用抗生素。EST 术后观察病人腹部体征及有无呕血、黑便等消化道出血的症状。鼻胆管引流者，观察引流液的颜色、量和性状。

## （二）PTC

PTC 是在 X 线电视或 B 超监视下，用细针经皮肤穿刺将导管送入肝内胆管，注入造影剂使肝内外胆管迅速显影的检查方法。PTC 为有创检查，可发生胆瘘、出血、胆道感染等并发症，近年来已不常使用。经皮肝穿刺胆管引流（percutaneous biliary drainage，PTBD）是在 PTC 基础上向扩张的肝内胆管置入导管减压并引流，可用于术前减轻黄疸，对不能手术的梗阻性黄疸病人也可作为永久性的治疗措施。

**1. 目的**　了解肝内外胆管病变部位、范围、程度和性质，必要时可置管引流胆汁。

**2. 适应证**　原因不明的梗阻性黄疸行 ERCP 失败者、术后疑有残余结石或胆管狭窄者、超声提示肝内胆管扩张者。

**3. 禁忌证**　心肺功能不全、凝血时间异常、急性胆道感染及碘过敏者。

**4. 护理**

（1）检查前准备：评估凝血酶原时间及血小板计数，有出血倾向者予以维生素 $K_1$ 注射，待出血倾向纠正后再行检查。有感染者遵医嘱应用抗生素。检查前 1 日晚口服缓泻剂或灌肠，检查前 4~6 小时禁食；检查开始前做碘过敏试验并排空膀胱。

（2）检查中护理：根据穿刺位置采取相应的体位，经肋间穿刺时取仰卧位，经腹膜外穿刺时取俯卧位。指导病人保持平稳呼吸，避免屏气或深呼吸。严密观察病人神志、面色、心率、血压、血氧饱和度及腹部体征，出现异常立即停止操作并进行抢救。

（3）检查后护理：①检查后禁食2小时；平卧4~6小时，卧床休息24小时，避免增加腹压；②严密观察生命体征、腹部体征，及早发现和处理出血、胆汁性腹膜炎等并发症；③PTBD引流管管道较细，置管早期因胆汁黏稠、出血和血块形成等极易造成管道堵塞，应仔细观察并维持管道通畅；④遵医嘱应用抗生素及止血药。

### （三）MRCP

MRCP可显示整个胆道系统的影像，在诊断先天性胆管囊状扩张症及梗阻性黄疸方面有重要价值，具有无创、胆道成像完整等优点，可替代PTC和ERCP。

**1. 目的** 了解肝、胆、胰的形态结构及其内部的结石、肿瘤、梗阻、扩张等情况。

**2. 适应证** 主要用于超声诊断不清、疑有胆道肿瘤及指导术中定位。

**3. 禁忌证** 置有心脏起搏器、神经刺激器、人工心脏瓣膜、心脏血管支架、眼球异物、动脉瘤夹及金属节育环的病人。

**4. 护理** ①检查前准备：嘱病人取下义齿、发夹、戒指、耳环、钥匙、手表、硬币等一切金属物品，以免造成金属伪影而影响成像质量，手机、磁卡亦不能带入检查室；指导病人完成吸气-呼气-闭气的呼吸方法，减少扫描中因腹部呼吸运动造成的伪影。告知病人检查中梯度场启动可有噪声，以取得配合；对儿童及不能配合检查的病人，检查前适当应用镇静药。②检查中护理：指导病人取平卧位，保持身体制动状态，采用正确的呼吸方法配合检查者完成扫描。

### （四）胆管造影

胆道手术中可经胆囊管插管、胆总管穿刺或置管行胆道造影。行胆总管T管引流或其他胆管置管引流者，拔管前常规经T管或经置管行胆道造影。

**1. 目的** 了解胆道有无残余结石、异物及通畅情况；了解胆总管与肠吻合口是否通畅。

**2. 适应证** 术中疑有胆道残余结石、狭窄或异物者；胆总管切开留置T管引流者。

**3. 护理** ①检查前准备：T管造影检查一般于术后2周进行，检查前嘱病人排便，必要时给予灌肠。②检查中护理：协助病人取仰卧位，左侧抬高约15°；消毒T管的体外部分并排出管内空气，将装有造影剂的注射器连接T管，使造影剂借助注射器自身重力的作用自行流入胆道，注入后立即摄片。③检查后护理：造影完毕后将T管连接引流袋，开放T管引流24小时以上，排出造影剂。必要时遵医嘱使用抗生素。

# 三、胆道镜检查

胆道镜检查可协助诊断和治疗胆道结石，了解胆道有无狭窄、畸形、肿瘤和蛔虫等，亦可在胆道镜直视下行取石术或取活组织行病理检查。

### （一）术中胆道镜

采用纤维胆道镜或硬质胆道镜经胆总管切开处进行检查。

**1. 目的** 了解胆管内病变以决定是否探查胆道。

**2. 适应证** 疑有胆管内结石残留、胆管内肿瘤、胆总管下段及肝内胆管主要分支开口狭窄者。

**3. 护理** 操作过程中随时协助吸尽溢出的胆汁和腹腔内渗出物，防止并发症。

### （二）术后胆道镜

经T管窦道或皮下空肠插入纤维胆道镜进行检查和治疗，还可经胆道镜采用特制器械行EST。

**1. 目的** 判定有无残余结石或胆管狭窄，进行取石、取虫、冲洗、止血、灌注抗生素等治疗。

**2. 适应证** 胆道术后残余结石、胆道蛔虫、狭窄、出血等；胆道冲洗或灌注药物。

3. **禁忌证**　严重心功能不全、胆道感染或有出血倾向者。

4. **护理**　检查后观察病人有无发热、恶心、呕吐、腹泻和胆道出血等；观察有无腹膜炎体征，及时发现和处理。

# 第三节　胆　石　症

**案例 33-1**

患者，女性，45 岁，因上腹部剧烈疼痛，伴恶心、呕吐 3 小时急诊入院。患者于 3 小时前进食油腻食物后，突发右上腹剧烈疼痛，呈阵发性，疼痛可放射至右肩背部。伴恶心、呕吐 1 次，呕吐物为胃内容物。

体格检查：T 38.3℃，P 90 次/分，R 24 次/分，BP 110/80 mmHg。患者神志清楚，急性痛苦面容，巩膜无黄染。腹部平软，右上腹有深压痛，可触及胆囊，心肺未见异常。

实验室检查：血常规示白细胞 $11.8×10^9$/L，中性粒细胞 77%。

B 超检查显示胆囊增大壁增厚，其内有强回声光团。

**问题：**

1. 此患者最有可能的诊断是什么？

2. 此患者应如何治疗？

3. 请为本病例患者制订护理计划。

胆石症（cholelithiasis）是指发生在胆囊和胆管内的结石，是胆道系统常见病和多发病。在我国，胆石症的患病率约为 10%，女与男比例为 2.57:1。

**【胆石的分类】**

可按胆结石的化学成分或结石所在部位的不同进行分类（图 33-3）。

**1. 按化学成分分类**

（1）胆固醇结石：以胆固醇为主要成分，外观呈白黄、灰黄或黄色，质硬，单发或多发，形状和大小不一，呈多面体、圆形或椭圆形，表面多光滑，剖面呈放射状排列的条纹，X 线检查多不显影。

（2）胆色素结石：以胆色素为主要成分，形状及大小不一，呈粒状、长条状或铸管形，一般为多发。可分为：①黑色胆色素结石，无胆汁酸、无细菌、质硬，几乎均发生在胆囊内；②棕色胆色素结石，有胆汁酸、有细菌、质软易碎，主要发生在肝内、外胆管内。

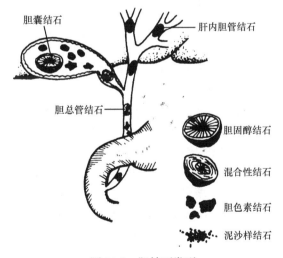

图 33-3　胆结石类型

（3）混合型结石：由胆红素、胆固醇、钙盐等多种成分混合而成。根据所含成分比例的不同，呈现不同的形状、颜色和剖面结构。

**2. 按结石所在部位分类**　可分为：①胆囊结石；②肝外胆管结石；③肝内胆管结石。

**【胆石的成因】**

胆石的成因十分复杂，是多因素综合作用的结果。

**1. 胆道感染**　胆汁淤滞、细菌或寄生虫入侵等引起胆道感染，大肠杆菌产生的 β-葡萄糖醛酸酶使可溶性的结合性胆红素水解为非结合性胆红素，后者与钙盐结合形成胆红素钙，成为胆色素结石的起源。

**2. 胆道异物** 蛔虫、华支睾吸虫等虫卵或成虫的尸体可成为结石的核心，促发结石形成；胆道手术后的手术线结或 Oddi 括约肌功能紊乱时，食物残渣随肠内容物反流入胆道成为结石形成的核心。

**3. 胆道梗阻** 引起胆汁滞留，滞留胆汁中的胆色素在细菌作用下分解为非结合性胆红素，形成胆色素结石。

**4. 代谢因素** 由于胆汁的成分和理化性质发生改变，使胆汁中胆固醇浓度明显增高，胆汁酸盐和卵磷脂含量相对减少，不足以转运胆汁中的胆固醇，使胆汁中的胆固醇呈过饱和状态并析出、沉淀、结晶，从而形成胆固醇结石。此外，胆汁中的某些成核因子（糖蛋白、黏蛋白和 $Ca^{2+}$ 等）有明显的促成核作用，缩短了成核时间，促进了结石的生长。

**5. 胆囊功能异常** 胆囊收缩功能减退，胆囊内胆汁淤滞亦有利于结石形成。胃大部或全胃切除、迷走神经干切断术后、长期禁食或完全肠外营养治疗的病人，可因胆囊收缩减少，胆汁排空延迟而增加发生结石的可能。

**6. 其他** 雌激素可促进胆汁中胆固醇过饱和，与胆固醇结石成因有关；遗传因素亦与胆结石的成因有关。

# 一、胆囊结石

胆囊结石（cholecystolithiasis）指发生在胆囊内的结石，主要为胆固醇结石或以胆固醇为主的混合型结石，常与急性胆囊炎并存，为常见病和多发病。主要见于 40 岁以上成年人，女性多见，发病率随年龄增长呈增高的趋势。

## 【病因】

胆囊结石成因复杂，是综合性因素作用的结果，主要与胆汁中胆固醇过饱和、胆固醇成核过程异常及胆囊功能异常有关。这些因素引起胆汁的成分和理化性质发生变化，使胆汁中的胆固醇呈过饱和状态，沉淀析出、结晶而形成结石。

## 【病理生理】

胆囊收缩、体位改变可使胆囊结石移位并嵌顿于胆囊颈部，导致胆汁排出受阻，胆囊强烈收缩而诱发胆绞痛。结石长时间持续嵌顿和压迫胆囊颈部，或排入胆总管并嵌顿，临床可出现胆囊炎、胆管炎或梗阻性黄疸。小结石可经过胆囊管排入胆总管，通过胆总管下端时可损伤 Oddi 括约肌或嵌顿于壶腹部引起胆源性胰腺炎。此外，结石及炎症反复刺激胆囊黏膜可诱发胆囊癌。

## 【临床表现】

单纯性胆囊结石，未合并梗阻或感染时，常无临床症状或仅有轻微的消化系统症状。当结石嵌顿时，则可出现明显症状和体征。

**1. 症状**

（1）胆绞痛：是胆囊结石的典型症状，表现为右上腹或上腹部阵发性疼痛，或持续性疼痛阵发性加剧，可向右肩胛部或背部放射。常发生于饱餐、进食油腻食物或睡眠中体位改变时。

（2）上腹隐痛：多数病人仅在进食油腻食物、工作紧张或疲劳时感觉上腹部或右上腹隐痛，或者有饱胀不适、嗳气、呃逆等，常被误诊为"胃病"。

**2. 体征**

（1）腹部体征：胆囊结石阻塞胆囊管却无感染时，发生胆囊积液（白胆汁），可在右上腹触及肿大的胆囊。若合并感染，右上腹可有明显压痛、反跳痛或肌紧张。

（2）黄疸：多见于胆囊炎症反复发作合并 Mirizzi 综合征的病人。Mirizzi 综合征是特殊类型的胆囊结石，由于胆囊管与肝总管伴行过长或胆囊管与肝总管汇合位置过低，持续嵌顿于胆囊颈部的结石或胆囊管结石压迫肝总管，引起肝总管狭窄；炎症反复发作导致胆囊肝总管瘘管，胆囊管消失、结石部分或全部堵塞肝总管（图 33-4）。

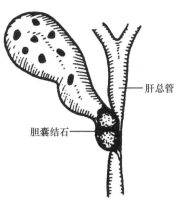

图 33-4　Mirizzi 综合征

**【辅助检查】**

首选超声检查，其诊断胆囊结石的准确率接近 100%。CT、MRI 也可显示胆囊结石，但价格昂贵，一般不作为常规检查。

**【处理原则】**

**1. 手术治疗**　胆囊结石首选的治疗方法是胆囊切除术。无症状的胆囊结石不需积极手术治疗，可观察和随访。

（1）适应证：①结石反复发作引起临床症状；②结石嵌顿于胆囊颈部或胆囊管；③慢性胆囊炎；④无症状，但结石已充满整个胆囊。

（2）手术方式：包括腹腔镜胆囊切除术（laparoscopic cholecystectomy，LC）、开腹胆囊切除术（open cholecystectomy，OC）、小切口胆囊切除术（minilaparotomy cholecystectomy，MC），首选 LC 治疗。LC 是指在电视腹腔镜窥视下，通过腹壁的 3～4 个小戳孔，将腹腔镜手术器械插入腹腔行胆囊切除术。LC 与经典的 OC 相比效果同样确切，且具有伤口小、恢复快、瘢痕小等优点，已得到迅速普及。没有腹腔镜条件下可作 MC。

行胆囊切除术时，若有下列情况应同时行胆总管探查术：①术前病史、临床表现或影像检查证实或高度怀疑胆总管有梗阻；②术中证实胆总管有病变、胆总管扩张直径超过 1cm、胆管壁明显增厚、发现胰腺炎或胰腺肿块、胆管穿刺抽出脓性或血性胆汁或胆汁内有泥沙样胆色素颗粒；③胆囊结石小，有可能通过胆囊管进入胆总管。术中应争取行胆道造影或胆道镜检查，避免盲目的胆道探查。

**2. 非手术治疗**　包括溶石治疗、体外冲击波碎石治疗、经皮胆囊碎石溶石等方法，但这些方法危险性大、效果不肯定。

**【护理】**

**（一）护理评估**

**1. 术前评估**

（1）健康史：询问病人饮食习惯，了解病人饮食是否含过量脂肪和胆固醇，询问有无与进食脂肪餐有关的消化道症状出现。

（2）身体状况：病人是否出现临床症状与结石大小、部位、合并感染、梗阻胆囊等有关。单纯性胆囊结石、无梗阻和感染时，常无临床症状或仅有轻微的消化道症状。当结石嵌顿时可出现明显症状体征，右上腹剧烈绞痛，可向右肩或背部放射，继发感染可出现右上腹压痛、反跳痛、肌紧张，Murphy 征阳性。

（3）心理–社会状况：胆囊结石反复发作，可造成病人经济上的负担，容易产生急躁、不安等心理变化。

**2. 术后评估**

（1）手术情况：了解麻醉、手术方式；术中结石清除及引流情况；引流管放置的位置及目的等。

（2）身体情况：动态评估生命体征，引流管是否通畅，引流液的颜色、量和性状等；手术切口愈合情况，有无并发症发生。

（3）认知–心理状况：了解病人及家属对术后康复知识的掌握程度等。

**（二）常见护理诊断/问题**

**1. 急性疼痛**　与胆囊结石突然嵌顿、胆汁排空受阻致胆囊强烈收缩有关。

**2. 知识缺乏**　缺乏胆石症和腹腔镜手术的相关知识。

**3. 潜在并发症**　胆瘘、感染等。

**（三）护理目标**

**1.** 病人疼痛减轻或消失。

2. 病人了解胆石症和腹腔镜手术的相关知识。

3. 病人未发生胆瘘、感染等并发症，或发生后能及时发现和处理。

### （四）护理措施

**1. 非手术治疗的护理/术前护理**

（1）疼痛护理：腹痛主要是结石嵌顿引起胆总管平滑肌及 Oddi 括约肌痉挛所致。应评估疼痛的程度，观察疼痛的部位、性质、发作时间、诱因及缓解的相关因素，评估疼痛与饮食、体位、睡眠的关系，为进一步治疗和护理提供依据。对诊断明确且剧烈疼痛者，遵医嘱给予消炎利胆、解痉镇痛药物，以缓解疼痛。吗啡类药物会引起 Oddi 括约肌痉挛，不宜使用。

（2）合理饮食：给予高热量、高蛋白、富含维生素、低脂饮食，以防诱发急性胆囊炎而影响手术治疗。若病情严重，应暂禁食，可行静脉补液、营养支持。

（3）LC 术前的特殊准备：①皮肤准备：腹腔镜手术进路多在脐部附近，嘱病人用肥皂水清洗脐部，脐部污垢可用松节油清洁；②呼吸道准备：LC 术中需将 $CO_2$ 注入腹腔形成气腹，以扩大腹腔镜手术操作所需空间并达到术野清晰的目的。$CO_2$ 弥散入血可致高碳酸血症及呼吸抑制，故术前病人应进行呼吸功能锻炼；避免感冒，戒烟，以减少呼吸道分泌物，利于术后早日康复。

**2. 术后护理**

（1）体位：协助病人取舒适体位，有节律地深呼吸，达到放松和减轻疼痛的效果。

（2）LC 术后的护理

1）饮食指导：术后禁食6小时。术后24小时内饮食以无脂流质、半流质为主，逐渐过渡至低脂饮食。

2）高碳酸血症的护理：为避免高碳酸血症的发生，LC 术后常规予低流量吸氧，鼓励病人深呼吸，有效咳嗽，促进机体内 $CO_2$ 排出。

3）肩背部酸痛的护理：腹腔中 $CO_2$ 可聚集在膈下产生碳酸，刺激膈肌及胆囊床创面，引起术后不同程度的腰背部、肩部不适或疼痛等。一般无须特殊处理，随着 $CO_2$ 排出可自行缓解。

4）并发症的观察与护理：观察生命体征、腹部体征及引流液情况。若病人出现发热、腹胀和腹痛等腹膜炎表现，或腹腔引流液呈黄绿色胆汁样，常提示发生胆瘘。一旦发现，及时通知医师并协助处理。

### （五）护理评价

1. 病人疼痛是否得到缓解或控制。

2. 病人是否了解胆石症和腹腔镜手术的相关知识。

3. 病人是否发生胆瘘、感染等并发症，或发生后是否得到及时发现和处理。

### 【健康教育】

**1. 合理饮食**　少量多餐，进食低脂、高维生素、富含膳食纤维饮食；少吃含脂肪多的食品，如肥肉、花生、核桃等。

**2. 疾病指导**　告知病人胆囊切除后出现消化不良、脂肪性腹泻等原因，解除其焦虑情绪；出院后如果出现黄疸、陶土样大便等情况应及时就诊。

**3. 定期复查**　未行手术治疗的胆囊结石病人应定期复查或尽早手术治疗，以防结石及炎症的长期刺激诱发胆囊癌。

## 二、胆管结石

**案例 33-2**

患者，男性，36 岁，因右上腹痛、寒战、黄疸 3 天入院。患者诉反复出现右上腹痛、寒战、黄疸 5 年，每次经抗炎处理后症状逐渐消失，4 天前再次发病，腹痛、发热、黄疸等症状较以前明显加重，且抗炎治疗效果不佳，黄疸持续不退。

体格检查：T 39.5℃，P 122 次/分，R 24 次/分，BP 125/85mmHg。右上腹部有压痛，肌紧张。

辅助检查检查：血常规示白细胞 15.5×10⁹/L，中性粒细胞 85%；血清总胆红素 132μmol/L，谷丙转氨酶 175U/L。B 超提示肝外胆管扩张，内有强光团伴声影。

**问题：**

1. 此患者最有可能的诊断是什么？应如何处理？
2. 请为本病例患者制订护理计划。
3. 若患者拟行胆总管切开取石+T 管引流术，术后应如何正确护理 T 管？

胆管结石根据结石所在部位分为肝内胆管结石和肝外胆管结石。

### 【病因】

肝外胆管结石分为原发性结石和继发性结石。原发性结石的成因与胆汁淤滞、胆道感染、胆道异物（包括蛔虫残体、虫卵、华支睾吸虫、缝线线结等）、胆管解剖变异等因素有关。继发性结石主要是胆囊结石排入胆总管内引起，也可因肝内胆管结石排入胆总管引起。

肝内胆管结石病因复杂，主要与胆道感染、胆道寄生虫（蛔虫、华支睾吸虫）、胆汁淤滞、胆道解剖变异、营养不良等有关。肝内胆管结石常呈肝段、肝叶分布，基于胆管解剖位置，左侧结石比右侧多见，左侧最常见的部位为左外叶、右侧为右后叶，可双侧同时存在，也可多肝段、肝叶分布。

### 【病理生理】

胆管结石所致的病理生理改变与结石的部位、大小及病史长短有关。结石主要导致：①肝胆管梗阻。胆管结石可引起胆道不同程度的梗阻，阻塞近段的胆管扩张、胆汁淤滞、结石积聚。长时间的梗阻导致梗阻以上的肝段或肝叶纤维化和萎缩，最终引起胆汁性肝硬化及门静脉高压症。②胆管炎。结石导致胆汁引流不畅，容易引起胆管内感染，反复感染加重胆管的炎性狭窄；急性感染可引起化脓性胆管炎、肝脓肿、胆道出血及全身脓毒症。③胆源性胰腺炎。结石嵌顿于壶腹部位时可引起胰腺的急性和（或）慢性炎症。④肝胆管癌。肝胆管长期受结石、炎症及胆汁中致癌物质的刺激，可发生癌变。

### 【临床表现】

**1. 肝外胆管结石**　平时可无症状或仅有上腹不适，当结石阻塞胆道并发感染时，可表现为典型的 Charcot 三联征：腹痛、寒战与高热、黄疸。

（1）腹痛：发生在剑突下或右上腹，呈阵发性绞痛或持续性疼痛阵发性加剧，疼痛可向右肩背部放射，常伴恶心、呕吐，是结石嵌顿于胆总管下端或壶腹部刺激胆管平滑肌或 Oddi 括约肌痉挛所致。

（2）寒战、高热：胆管梗阻并继发感染后引起全身中毒症状，多发生于剧烈腹痛后，体温可高达 39～40℃，呈弛张热。

（3）黄疸：是胆管梗阻后胆红素逆流入血所致。黄疸的程度取决于梗阻的程度、部位和是否继发感染。不完全性梗阻时黄疸较轻，完全性梗阻时黄疸较重；合并胆管炎时，胆管黏膜与结石的间隙随炎症的发作及控制而变化，黄疸呈间歇性和波动性。出现黄疸时，病人可有尿色变黄、大便颜色变浅和皮肤瘙痒等症状。

**2. 肝内胆管结石**　可多年无症状或仅有上腹部和胸背部胀痛不适。绝大多数病人因寒战、高热和腹痛就诊。梗阻和感染仅发生在某肝叶、肝段胆管时，病人可无黄疸；结石位于肝管汇合处时可出现黄疸。体格检查可有肝大、肝区压痛和叩击痛等体征。并发肝脓肿、肝硬化、肝胆管癌时则出现相应的症状和体征。

### 【辅助检查】

**1. 实验室检查**　胆管有梗阻者，血清胆红素升高，其中直接胆红素升高明显，氨基转移酶、碱性磷酸酶升高。尿胆红素升高，尿胆原降低或消失。并发感染者，血常规检查白细胞计数及中性粒细胞比例明显升高。糖链抗原（CA19-9）明显升高时需进一步检查排除胆管癌的可能。

**2. 影像学检查** 超声是首选方法，可发现结石并明确其大小和部位。CT、MRI 或 MRCP 等可显示梗阻部位、程度及结石大小、数量等，并能发现胆管癌。PTC、ERCP 为有创性检查，仅用于诊断困难及准备手术的病人。

【处理原则】

胆管结石以手术治疗为主。原则为尽量取尽结石，解除胆道梗阻，去除感染病灶，通畅引流胆汁，预防结石复发。

**1. 肝外胆管结石的治疗** 肝外胆管结石应积极外科手术治疗。

（1）胆总管切开取石、T 管引流术：为首选方法，此法可保留正常的 Oddi 括约肌功能。术中尽量取尽结石，必要时用胆道镜探查取石，防止结石残留。胆总管下端通畅者取石后放置 T 管（图33-5），其目的为：①引流胆汁和减压：防止胆汁排出受阻，导致胆总管内压力增高、胆汁外漏引起腹膜炎。②引流残余结石：使胆道内残余结石，尤其是泥沙样结石通过 T 管排出体外；亦可经 T 管行造影或胆道镜检查、取石。③支撑胆道：防止胆总管切开处粘连、瘢痕狭窄等导致管腔变小。

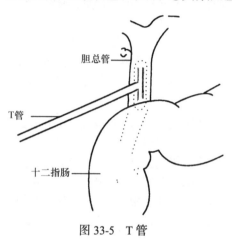

胆总管

T管

十二指肠

图 33-5　T 管

（2）胆肠吻合术：又称胆肠内引流术，该术式因废弃了 Oddi 括约肌功能，使用逐渐减少。胆总管下端严重的良性狭窄或梗阻，狭窄段超过 2cm，无法用手术方法在局部解除梗阻者，应行胆总管空肠 Roux-en-Y 吻合术，同时切除胆囊。

（3）Oddi 括约肌切开成形术：适用于胆总管结石合并胆总管下端短段（<1.5cm）狭窄或胆总管下端嵌顿结石的病人。

（4）微创外科治疗：ERCP 检查的同时行内镜括约肌切开，然后向胆总管送入取石篮取石。合并胆道感染时，可临时在内镜下安置鼻胆管引流或支撑管，此法操作简便，创伤小，尤其适用于结石数量不多、高龄或伴有重要脏器疾病不能耐受手术者。残余结石可在手术 6 周后用胆道镜取石。

> **知识链接 33-1：内镜括约肌切开术**
>
> 　　20 世纪 70 年代，自从内镜括约肌切开术（EST）首次应用于人之后，对胆道疾病的处理，尤其对胆总管结石的治疗，产生了巨大影响。在开展 EST 的早期，常受到外科专家们的批评，该技术被认为仅适用于胆囊切除术后胆管结石复发或残留的老年病人。但随着内镜技术和附属设备日趋完善，手术的成功率和安全性逐渐增加。目前，在大多数医疗机构，EST 已是治疗高龄、高风险、健康的胆总管结石和胆道术后胆总管结石病人的标准治疗方法。此外，各种年龄的急性胆管炎病人传统治疗无效时，只要可行就应该在急诊手术前采用内镜治疗。作为内镜医师必须明确界定 EST 治疗的适应证，与外科医师密切合作、互为补充，严格评估和认真选择适合 EST 治疗的病人，共同促进胆道疾病微创化治疗的进一步发展。

**2. 肝内胆管结石** 反复发作胆管炎的肝内胆管结石主要采用手术治疗。无症状、无局限性胆管扩张的 3 级胆管以上的结石，一般可不做治疗。

（1）肝切除术：肝切除术是常用的、最有效的手术方法。手术切除范围包括结石所在部位、狭窄的胆管、远端扩张的胆管。因肝内胆管结石最多见于左肝外叶，左肝外叶切除术是最多采用的方法。

（2）胆管切开取石术：肝内胆管结石行单纯胆管切开取石术很难完全取尽结石，该术式仅对肝内胆管无扩张、未合并狭窄、结石在较大胆管或并发急性胆管炎，做胆道减压和引流时采用。

（3）胆肠吻合术：是治疗肝内胆管结石合并胆管狭窄、恢复胆汁通畅的有效手段。多行肝管空肠 Roux-en-Y 吻合。Oddi 括约肌有功能时，尽量避免行胆肠吻合术。

（4）肝移植术：适用于全肝胆管充满结石无法取尽，且肝功能损害威胁病人生命时。肝内胆管结石合并全肝胆管硬化性胆管炎、囊性扩张症、肝硬化及门静脉高压，仅治疗肝内结石难以纠正全肝病理改变时，也应考虑行肝移植术。

## 【护理】

### （一）术前评估

**1. 健康史** ①一般情况：了解病人的年龄、性别、劳动强度、妊娠史等。②既往史：有无反酸、嗳气、餐后饱胀等消化道症状；有无呕吐蛔虫或粪便排出蛔虫史；有无胆囊结石、胆囊炎和黄疸病史；有无过敏史及其他腹部手术史。

**2. 身体状况** ①局部：了解腹痛的诱因、部位、性质及有无肩背部放射痛等；有无肝大、肝区压痛和叩痛等，是否触及肿大的胆囊，有无腹膜刺激征等。②全身：有无神志淡漠、烦躁、谵妄、昏迷等；有无食欲减退、恶心、呕吐、体重减轻、贫血、黄疸、寒战、高热、腹水等症状。③辅助检查：白细胞计数及中性粒细胞比例是否明显升高；肝功能是否异常，凝血酶原时间有无延长；B超及其他影像学检查结果是否提示肝内外胆管扩张和结石。

**3. 心理-社会状况** 了解病人及家属对疾病的认识；病人的社会支持系统情况、家庭经济状况等。

### （二）术后评估

**1. 手术情况** 了解麻醉、手术方式；术中梗阻解除及引流情况；各引流管放置的位置及目的等。

**2. 身体情况** 动态评估生命体征，引流管是否通畅，引流液的颜色、量和性状等；手术切口愈合情况，有无并发症发生。

**3. 认知-心理状况** 了解病人及家属对术后康复知识的掌握程度。

### （三）常见护理诊断/问题

**1. 急性疼痛** 与结石嵌顿致胆道梗阻、感染及 Oddi 括约肌痉挛有关。

**2. 体温过高** 与胆管结石梗阻导致急性胆管炎有关。

**3. 营养失调：低于机体需要量** 与疾病消耗、摄入不足及手术创伤等有关。

**4. 有皮肤完整性受损的危险** 与胆汁酸盐淤积于皮下，刺激感觉神经末梢导致皮肤瘙痒有关。

**5. 潜在并发症** 出血、胆瘘、感染等。

### （四）护理目标

**1.** 病人疼痛缓解或消失。

**2.** 病人感染得到有效控制，体温恢复正常。

**3.** 病人营养状况得到改善。

**4.** 病人皮肤、黏膜无破损和感染。

**5.** 病人并发症得到预防或被及时发现和处理。

### （五）护理措施

**1. 非手术治疗的护理/术前护理**

（1）病情观察：若病人出现寒战、高热、腹痛、黄疸等情况，应考虑发生急性胆管炎，及时通知医师，积极处理。

（2）缓解疼痛：观察疼痛的部位、性质、发作的时间、诱因及缓解的相关因素，对诊断明确且剧烈疼痛者，可给予消炎利胆、解痉镇痛药物。禁用吗啡，以免引起 Oddi 括约肌痉挛。

（3）降低体温：根据病人的体温情况，采取物理降温和（或）药物降温；遵医嘱应用足量有效的抗生素，以控制感染，恢复正常体温。

（4）营养支持：给予低脂、高蛋白、高碳水化合物、高维生素的普通饮食或半流质饮食。禁食、不能经口进食或进食不足者，通过肠外营养途径给予补充。

（5）纠正凝血功能障碍：肝功能受损者肌内注射维生素 K₁ 10mg，每日 2 次，纠正凝血功能，预防术后出血。

（6）保护皮肤完整性：指导病人修剪指甲，不可用手抓挠皮肤，防止破损。保持皮肤清洁，用温水擦浴，穿棉质衣裤。瘙痒剧烈者，遵医嘱使用药物治疗。

**2. 术后护理**

（1）病情观察：观察生命体征、腹部体征及引流情况，评估有无出血及胆汁渗漏。对术前有黄疸的病人，观察和记录大便颜色并监测血清胆红素变化。

（2）营养支持：术后禁食、胃肠减压期间通过肠外营养途径补充足够的热量、氨基酸、维生素、水、电解质等，维持病人良好的营养状态。胃管拔出后根据病人胃肠功能恢复情况，由无脂流质逐渐过渡至低脂饮食。

（3）T 管引流的护理：术后留置 T 管于胆总管内，护理要点：①妥善将 T 管妥善固定于腹壁，不可固定于床单，以防止活动时牵拉造成管道脱出。②观察并记录 T 管引流出胆汁的颜色、量和性状。正常人每日分泌胆汁 800～1200ml，呈黄绿色、清亮、无沉渣、有一定黏性。术后 24 小时内引流量为 300～500ml，恢复饮食后可增至每日 600～700ml，以后逐渐减少至每日 200ml 左右。如胆汁过多，提示胆道下端有梗阻的可能；如胆汁混浊，应考虑结石残留或胆管炎症未被控制。③保持引流通畅，引流液中有血凝块、絮状物、泥沙样结石时要经常挤捏，防止堵塞，必要时用生理盐水低压冲洗或用 50ml 注射器负压抽吸，用力要适宜，以防引起胆管出血。④预防感染：长期带管者，定期更换引流袋，保持引流管口周围皮肤清洁干燥，防止胆汁浸渍皮肤引起炎症反应；平卧时引流管的远端不可高于腋中线，坐位、站立或行走时不可高于腹部手术切口，以防胆汁逆流引起感染。⑤拔管：若引流出的胆汁色泽正常，且引流量逐渐减少，可在术后 10～14 日，试行夹管 1～2 日；夹管期间注意观察有无发热、腹痛、黄疸等症状，可经 T 管胆道造影，造影后持续引流 24 小时以上；如胆道通畅无结石或其他情况，再次夹闭 T 管 24～48 小时，病人无不适可予拔管；拔管后，残留窦道用凡士林纱布填塞，1～2 日内可自行闭合；若胆道造影发现有结石残留，则需保留 T 管 6 周以上，再做取石或其他处理。

（4）并发症的预防和护理

1）出血：可能发生在腹腔或胆管内。腹腔内出血，多发生于术后 24～48 小时内，可能与术中血管结扎线脱落、肝断面渗血及凝血功能障碍有关；胆管内出血，术后早期或后期均可发生，多为结石、炎症引起血管壁糜烂、溃疡或术中操作不慎引起；胆肠吻合术后早期可发生吻合口出血，与胆管内出血的临床表现相似。护理应严密观察生命体征、腹部体征及引流情况，若腹腔引流管引出血性液体超过 100ml/h、持续 3 小时以上并伴有心率增快、血压波动时，提示腹腔内出血；T 管引流出血性胆汁或鲜血，粪便呈柏油样，可伴有心率增快、血压下降等休克表现，提示胆管内出血。应及时通知医师并协助处理，防止失血性休克，改善和纠正凝血功能，遵医嘱予以维生素 K₁ 10mg 肌内注射，每日 2 次。

2）胆瘘：主要由胆管损伤、胆总管下端梗阻、T 管脱出所致。病人若出现发热、腹胀和腹痛等腹膜炎表现，或腹腔引流液呈黄绿色胆汁样，常提示发生胆瘘。将漏出的胆汁充分引流至体外是治疗胆瘘最重要的原则；长期大量胆瘘者应补液并维持水、电解质平衡；及时更换引流管周围被胆汁浸湿的敷料，给予氧化锌软膏涂敷局部皮肤，防止胆汁刺激和损伤皮肤。

## （六）护理评价

**1.** 病人疼痛是否得到缓解或控制。

**2.** 病人感染是否得到有效控制，体温是否恢复正常。

**3.** 病人营养需要是否得到满足，体重是否得以维持或增加。

**4.** 病人皮肤、黏膜是否破损和感染。

**5.** 病人是否发生出血、胆瘘等并发症，或发生后是否得到及时发现和处理。

**【健康教育】**

**1. 饮食指导** 注意饮食卫生和饮食结构合理，定期驱除肠道蛔虫。

**2. 定期复查** 非手术治疗病人定期复查，出现腹痛、黄疸、发热、厌油等症状时，及时就诊。

**3. 带 T 管出院指导** 保持引流通畅，妥善固定，穿宽松的衣服，以防管道受压；淋浴时，可用塑料薄膜覆盖引流管处保护，以防感染；避免提举重物或过度活动，以免牵拉 T 管导致管道脱出。出现引流液异常或管道脱出时，及时就诊。

# 第四节　胆　道　感　染

**案例 33-3**

患者，男性，41 岁，因反复上腹疼痛 10 余年，症状加重伴巩膜、皮肤黄染、畏寒、发热 2 天入院。

体格检查：T 39.5℃，P 120 次/分，R 25 次/分，BP 80/50mmHg。患者神志淡漠，上腹压痛，肌紧张。

辅助检查：血常规示白细胞 $25×10^9/L$，中性粒细胞 0.95%；血清总胆红素 209μmol/L，谷丙转氨酶 310U/L；B 超提示肝外胆管扩张，内有强光团伴声影。

**问题：**

1. 此患者最可能的诊断是什么？诊断依据是什么？

2. 如何处理本病例患者当前的紧急情况？

3. 请为本病例患者制订护理计划。

胆道感染是指胆囊壁和（或）胆管壁受到细菌侵袭而发生的炎症反应。胆道感染与胆石症互为因果关系，胆石症可引起胆道梗阻，梗阻可造成胆汁淤滞、细菌繁殖而致胆道感染；胆道反复感染又是胆石形成的重要原因。

## 一、急性胆囊炎

急性胆囊炎（acute cholecystitis）是一种常见急腹症，是由于胆囊管阻塞和细菌侵袭而引起的胆囊炎症，女性多见。根据胆囊内有无结石，将胆囊炎分为结石性胆囊炎和非结石性胆囊炎，大多数为结石性胆囊炎。

**【病因】**

**1. 急性结石性胆囊炎** ①胆囊管梗阻：结石阻塞或嵌顿于胆囊管或胆囊颈，直接损伤黏膜，以致胆汁排出受阻，胆汁淤滞、浓缩；高浓度胆汁酸盐具有细胞毒性，引起细胞损害，加重黏膜的炎症、水肿甚至坏死。②细菌感染：致病菌以大肠杆菌最多见，细菌通过胆道逆行进入胆囊，或经血液循环或淋巴途径进入，在胆汁流出不畅时造成感染。

**2. 急性非结石性胆囊炎** 病因不清楚，胆囊内胆汁淤滞和缺血可能是发病的原因。多见于严重创伤、烧伤、长期胃肠外营养、大手术（如腹主动脉瘤或心肺旁路手术）后的病人。

**【病理生理】**

**1. 急性结石性胆囊炎** 结石致胆囊管梗阻，胆囊内压升高，黏膜充血水肿、渗出增多，此时为急性单纯性胆囊炎。如病因未解除，炎症发展，病变可累及胆囊壁全层，白细胞弥漫浸润，浆膜层有纤维性和脓性渗出物覆盖，成为急性化脓性胆囊炎。如胆囊内压持续增高，导致胆囊壁血液循环障碍，引起胆囊壁组织坏疽，则为急性坏疽性胆囊炎。坏疽性胆囊炎常并发胆囊穿孔，多发生于底部和颈部。急性胆囊炎因周围炎症浸润至邻近器官，也可穿破至十二指肠、结肠等形成胆囊胃肠道内瘘。

**2. 急性非结石性胆囊炎** 病理过程与急性结石性胆囊炎基本相同，较结石性胆囊炎更易出现胆囊坏疽、穿孔。

### 【临床表现】

**1. 症状**

（1）腹痛：右上腹阵发性绞痛或胀痛，常在饱餐、进食油腻食物后或夜间发作，疼痛可放射至右肩、肩胛、右背部。

（2）消化道症状：腹痛发作时常伴有恶心、呕吐、厌食、便秘等消化道症状。

（3）发热：根据胆囊炎症反应程度不同，可有轻度至中度发热。如出现寒战、高热，提示病变严重，可能出现胆囊化脓、坏疽、穿孔或合并急性胆管炎等并发症。

**2. 体征** 右上腹可有不同程度的压痛或叩痛，炎症波及浆膜时可出现反跳痛和肌紧张。将左手压于右上肋缘下，嘱病人腹式呼吸，如出现突然吸气暂停称为 Murphy 征阳性，是急性胆囊炎的典型体征。

### 【辅助检查】

**1. 实验室检查** 血常规检查可见白细胞计数及中性粒细胞比例升高，部分病人可有血清胆红素、氨基转移酶或淀粉酶升高。

**2. 影像学检查** 首选超声检查，可显示胆囊增大，胆囊壁增厚，并可探及胆囊内结石影。CT、MRI 均能协助诊断。

### 【处理原则】

**1. 非手术治疗** 可作为手术前的准备。方法包括禁食、解痉、输液、抗感染、营养支持、纠正水、电解质及酸碱代谢失调等。大多数病人经非手术治疗后病情缓解，再行择期手术；如病情无缓解，或已诊断为急性化脓性、坏疽穿孔性胆囊炎，则需尽早手术治疗。

**2. 手术治疗** 急性期手术应力求安全、简单、有效，对年老体弱、合并多个重要脏器疾病者，选择手术方法更应慎重。①胆囊切除术：胆囊炎症较轻者可应用腹腔镜胆囊切除术（LC）；急性化脓性、坏疽穿孔性胆囊炎可采用开腹胆囊切除术（OC）或小切口胆囊切除术（MC）。②胆囊造口术：病人情况极差、不能耐受胆囊切除者，或手术技术条件有限、不能胜任胆囊切除术的情况下，可先行胆囊造口术减压引流。③超声或 CT 引导下经皮经肝胆囊穿刺引流术（percutaneous transhepatic gallbladder puncture drainage，PTGD）：可降低胆囊内压，待急性期后再行择期手术，适用于病情危重且不宜手术的化脓性胆囊炎病人。

### 【护理】

#### （一）常见护理诊断/问题

**1. 急性疼痛** 与结石嵌顿、胆汁排空受阻致胆囊强烈收缩或继发感染有关。

**2. 营养失调：低于机体需要量** 与不能进食和手术前后禁食有关。

**3. 潜在并发症** 胆囊穿孔、出血、胆瘘等。

#### （二）护理措施

**1. 非手术治疗的护理/术前护理**

（1）病情观察：严密监测生命体征，观察腹部体征变化。若出现寒战、高热、腹痛加重、腹痛范围扩大等，应考虑病情加重，及时通知医师，积极处理。

（2）缓解疼痛：嘱病人卧床休息，取舒适体位；指导病人进行有节律的深呼吸，达到放松和减轻疼痛的目的。对诊断明确且疼痛剧烈者，遵医嘱给予消炎利胆、解痉镇痛药物，以缓解疼痛，禁用吗啡。

（3）控制感染：遵医嘱合理应用抗生素，选用对革兰氏阴性细菌及厌氧菌有效的抗生素并联合用药。

（4）改善和维持营养状况：对非手术治疗的病人，根据病情决定饮食种类，病情较轻者可予清淡饮食；病情严重者需禁食和（或）胃肠减压。不能经口进食或进食不足者，可经肠外营养途径补充和改善营养状况。拟行急诊手术的病人应禁食，经静脉补充足够的水、电解质、热量和维生素等，维持水、电解质及酸碱平衡。

**2. 术后护理** 参见本章胆囊结石病人的术后护理。

## 【健康教育】

**1. 合理作息** 合理安排作息时间，劳逸结合，避免过度劳累及精神高度紧张。

**2. 合理饮食** 进食低脂饮食，忌油腻食物；宜少量多餐，避免暴饮暴食。

**3. 定期复查** 非手术治疗或行胆囊造口术的病人，遵医嘱服用消炎利胆药物；按时复查，以确定是否行胆囊切除手术。出现腹痛、发热和黄疸等症状时，及时就诊。

# 二、慢性胆囊炎

慢性胆囊炎（chronic cholecystitis）是胆囊持续、反复发作的炎症过程，超过90%的病人有胆囊结石。由于胆囊受炎症和结石的反复刺激，胆囊壁炎性细胞浸润和纤维组织增生，胆囊壁增厚并与周围组织粘连，病情严重时甚至出现胆囊萎缩，完全失去功能。慢性胆囊炎病人的症状常不典型，多数病人有胆绞痛病史，并有上腹部饱胀不适、厌油、嗳气等消化不良的症状，也可有右上腹和肩背部隐痛。体检可发现右上腹胆囊区有轻压痛或不适。B超检查显示胆囊壁增厚，胆囊排空障碍或胆囊内结石。临床症状明显并伴有胆囊结石者应行胆囊切除术。对年老体弱或伴有重要器官严重器质性病变者，可选择非手术治疗，方法包括限制脂肪饮食、口服胆盐和消炎利胆药物、中药治疗等。

# 三、急性梗阻性化脓性胆管炎

急性梗阻性化脓性胆管炎（acute obstructive suppurative cholangitis，AOSC）是胆道感染疾病中的严重类型，又称急性重症胆管炎。急性胆管炎和AOSC是胆管感染发生和发展的两个不同阶段。

## 【病因】

**1. 胆道梗阻** 最常见原因为胆管结石，此外还有胆道蛔虫、胆管狭窄、胆肠吻合口狭窄、恶性肿瘤、先天性胆道解剖异常等。胆道发生梗阻时，胆盐不能进入肠道，易造成细菌移位致急性化脓性炎症。

**2. 细菌感染** 细菌感染途径为经十二指肠逆行进入胆道或经门静脉系统入肝到达胆道。致病菌大多为肠道细菌，以大肠杆菌、变形杆菌、克雷伯菌、铜绿假单胞菌等革兰氏阴性杆菌多见，常合并厌氧菌感染。

## 【病理生理】

AOSC的基本病理变化是胆管梗阻和胆管内化脓性感染。胆管梗阻及胆道感染造成梗阻以上胆管扩张、胆管壁黏膜肿胀，梗阻进一步加重并趋向完全性；胆管内压力升高，胆管壁充血、水肿、炎症细胞浸润及溃疡形成，管腔内逐渐充满脓性胆汁或脓液，使胆管内压力继续升高，当胆管内压力超过30cmH$_2$O时，肝细胞停止分泌胆汁，胆管内细菌和毒素逆行进入肝窦，产生严重的脓毒血症，大量的细菌毒素可引起全身炎症反应、血流动力学改变和MODS。

## 【临床表现】

本病发病急，病情进展迅速，除了具有急性胆管炎的Charcot三联征（腹痛、寒战、高热、黄疸）外，还有休克及中枢神经系统受抑制的表现，称为Reynolds五联征。

**1. 症状**

（1）腹痛：表现为突发剑突下或右上腹持续性疼痛，阵发性加重，并向右肩胛下及腰背部放射。

肝内梗阻者疼痛较轻，肝外梗阻时腹痛明显。

（2）寒战、高热：体温持续升高达 39～40℃或更高，呈弛张热。

（3）黄疸：多数病人可出现不同程度的黄疸，肝内梗阻者黄疸较轻，肝外梗阻者黄疸较明显。

（4）神经系统症状：神志淡漠、嗜睡甚至昏迷；合并休克者可表现为烦躁不安、谵妄等。

（5）休克：口唇发绀，呼吸浅快，脉搏细速达 120～140 次/分，血压在短时间内迅速下降，可出现全身出血点或皮下瘀斑。

（6）胃肠道症状：多数病人伴恶心、呕吐等消化道症状。

**2. 体征** 剑突下或右上腹部不同程度压痛，可出现腹膜刺激征；肝常肿大并有压痛和叩击痛，肝外梗阻者可触及肿大的胆囊。

【辅助检查】

**1. 实验室检查** 白细胞计数升高，可超过 $20×10^9$/L，中性粒细胞比例明显升高，细胞内可出现中毒颗粒。肝功能出现不同程度损害，凝血酶原时间延长。动脉血气分析示 $PaO_2$ 下降、氧饱和度降低。常伴有代谢性酸中毒、低钠血症等。

**2. 影像学检查** 首选超声检查，可在床旁进行，以便及时了解胆道梗阻部位、肝内外胆管扩张情况及病变性质，对诊断很有帮助。如病情稳定，可行 CT、MRCP 检查。

【处理原则】

AOSC 治疗原则是积极抗休克治疗的同时，尽早手术解除梗阻并充分引流。当胆管内压力降低后，病人情况能暂时改善，利于争取时间进一步治疗。

**1. 非手术治疗** ①抗休克：补液扩容，恢复有效循环血量。使用多巴胺维持血压。②抗感染：选用针对革兰氏阴性杆菌及厌氧菌的抗生素，联合、足量用药。③纠正水、电解质及酸碱平衡：常见为等渗或低渗性缺水、代谢性酸中毒。④对症治疗：包括降温、解痉镇痛、营养支持等。⑤其他：禁食、胃肠减压。短时间治疗后病情无好转者，应考虑使用肾上腺皮质激素保护细胞膜和对抗细菌毒素。

**2. 手术治疗** 主要目的是解除梗阻、降低胆道压力，挽救病人生命。手术力求简单、有效，多采用胆总管切开减压、T 管引流术。在病情允许的情况下，也可采用经内镜鼻胆管引流术或 PTBD 治疗。急诊手术常不能完全去除病因，待病人一般情况恢复，1～3 个月后根据病因选择彻底的手术治疗。

【护理】

（一）常见护理诊断/问题

**1. 体液不足** 与呕吐、禁食、胃肠减压和感染性休克等有关。

**2. 体温过高** 与胆管梗阻并继发感染有关。

**3. 低效性呼吸型态** 与感染中毒有关。

**4. 潜在并发症** 胆道出血、胆瘘、多器官功能障碍或衰竭等。

（二）护理措施

**1. 非手术治疗的护理/术前护理**

（1）病情观察：观察神志、生命体征、腹部体征及皮肤黏膜情况，监测血常规、电解质、血气分析等结果的变化。若病人出现神志淡漠、黄疸加深、少尿或无尿、肝功能异常、$PaO_2$ 降低、代谢性酸中毒及凝血酶原时间延长等，提示发生 MODS，及时通知医师，协助处理。

（2）维持体液平衡：①观察指标，严密监测生命体征，特别是体温和血压的变化；准确记录 24 小时出入液量，必要时监测中心静脉压及每小时尿量，为补液提供可靠依据。②补液扩容，迅速建立静脉通路，使用晶体液和胶体液扩容，尽快恢复有效循环血量；必要时使用肾上腺皮质激素和血管活性药物，改善组织器官的血流灌注及氧供。③纠正水、电解质及酸碱平衡失调，监测电解质、酸碱平衡情况，确定补液的种类和量，合理安排补液的顺序和速度。

（3）维持有效气体交换：①呼吸功能监测，密切观察呼吸频率、节律和幅度；动态监测 $PaO_2$

和血氧饱和度，了解病人的呼吸功能状况，若病人出现呼吸急促、$PaO_2$ 下降、血氧饱和度降低，提示呼吸功能受损。②改善缺氧状况，非休克病人采取半卧位，使腹肌放松、膈肌下降，利于改善呼吸状况；休克病人取仰卧中凹位；根据病人呼吸型态及血气分析结果选择给氧方式和确定氧气流量或浓度，可经鼻导管、面罩、呼吸机辅助等方法给氧，改善缺氧症状。

（4）对症护理：①降温：根据体温升高的程度，采用温水擦浴、冰敷等物理降温方法，必要时使用药物降温；②控制感染：联合应用足量有效的抗生素，控制感染；③解痉镇痛：诊断明确时，可遵医嘱给予解痉镇痛药物缓解疼痛。

（5）营养支持：禁食和胃肠减压期间，通过肠外营养途径补充能量、氨基酸、维生素、水及电解质，维持和改善营养状况。凝血功能障碍者，遵医嘱予维生素 $K_1$ 肌内注射。

（6）完善术前检查及准备：如心电图、超声、血常规、凝血时间、肝肾功能等。准备术前、术中用药，按上腹部手术要求进行皮肤准备。

**2. 术后护理**　参见本章胆管结石病人的术后护理。

【健康教育】

参见本章第三节。

# 第五节　胆道蛔虫病

> **案例 33-4**
>
> 　　患者，男性，21 岁，因突发剑突下钻顶样剧烈疼痛 2 小时入院。患者自诉 2 小时前突发剑突下钻顶样疼痛，呈间歇性，发作时疼痛剧烈、辗转不安、大汗淋漓，可突然自行缓解，缓解期无任何症状。
>
> 　　体格检查：T 37.5℃，P 120 次/分，R 20 次/分，BP 90/60mmHg。神志清楚，痛苦面容。剑突下有轻度深压痛。
>
> 　　辅助检查：血常规示白细胞 $11.5 \times 10^9$ / L，中性粒细胞 72%。超声检查示胆道内有平行强光带及蛔虫影。
>
> **问题：**
>
> 　　1. 根据临床表现，此患者最有可能的诊断是什么？
>
> 　　2. 该病例患者的处理原则是什么？

胆道蛔虫症（biliary ascariasis）是常见的外科急腹症之一，是指肠道蛔虫上行钻入胆道引起的一系列临床症状。多见于青少年和儿童。随着生活环境、卫生条件和饮食习惯的改善、疾病防治工作的开展，近年来本病的发生率已明显下降。

【病因与病理生理】

蛔虫寄生在人体中下段小肠内，喜碱厌酸，有钻孔习性。当胃肠道功能紊乱、饥饿、发热、驱虫不当、妊娠等致肠道内环境发生改变时，蛔虫可上行至十二指肠，如遇 Oddi 括约肌功能失调，蛔虫可钻入胆道，机械刺激可引起 Oddi 括约肌痉挛，导致胆绞痛和诱发急性胰腺炎。蛔虫将肠道的细菌带入胆道，造成胆道感染，严重者可引起急性化脓性胆管炎、肝脓肿；如经胆囊管钻至胆囊，可引起胆囊穿孔。括约肌长时间痉挛致蛔虫死亡，其残骸日后可成为结石的核心。

【临床表现】

典型表现为突发性剑突下钻顶样绞痛，可伴右肩背部放射痛。疼痛发作时病人辗转不安、呻吟不止、大汗淋漓，可伴有恶心、呕吐或呕出蛔虫。疼痛可突然平息，又可突然再发，无一定规律。合并胆道感染时，可出现寒战、高热，也可有合并急性胰腺炎的临床表现。体征甚少或轻微，当病人胆绞痛发作时，仅在剑突下方或稍右方有深压痛。症状严重而体征轻微是胆道蛔虫病的特点。体温多不增高。少数病人可有轻微的黄疸。

**【辅助检查】**

**1. 实验室检查** 血常规检查可见白细胞计数和嗜酸粒细胞比例升高。

**2. 影像学检查** 超声为首选方法，胆管内显示有平行强光带。ERCP 可用于检查胆总管下段的蛔虫。

**【处理原则】**

**1. 非手术治疗** ①解痉镇痛：疼痛发作时可注射阿托品、山莨菪碱等，必要时可用哌替啶；②利胆驱虫：发作时口服食醋、乌梅汤、驱虫药、33%硫酸镁，或经胃管注入氧气可有驱虫作用；③控制胆道感染：多为大肠杆菌感染，选择合适的抗生素预防和控制感染；④纤维十二指肠镜驱虫：ERCP 检查如发现虫体，可用取石钳取出虫体。

**2. 手术治疗** 经积极非手术治疗未能缓解、合并胆管结石或有急性重症胆管炎、肝脓肿、重症胰腺炎等并发症者，可行胆总管切开探查、T 管引流术。术后驱虫治疗，防止胆道蛔虫复发。

**【护理】**

**（一）常见护理诊断/问题**

**1. 急性疼痛** 与蛔虫刺激致 Oddi 括约肌痉挛有关。

**2. 知识缺乏** 缺乏饮食卫生保健知识。

**（二）护理措施**

参见本章胆石症病人的护理。

**【健康教育】**

**1. 养成良好的饮食及卫生习惯** 不喝生水，蔬菜要洗净煮熟，水果应洗净或削皮后吃，饭前便后要洗手。

**2. 正确服用驱虫药** 驱虫药应于清晨空腹或晚上临睡前服用，服药后注意观察大便中是否有蛔虫排出。

# 第六节 胆 道 肿 瘤

## 一、胆囊息肉样病变

**【病理】**

胆囊息肉样病变（polypoid lesions of gallbladder）是指来源于胆囊壁并向胆囊腔内突出或隆起的病变，多为良性。病理上可分为肿瘤性息肉和非肿瘤性息肉。肿瘤性病变中良性以腺瘤为主，还包括血管瘤、脂肪瘤、平滑肌瘤、神经纤维瘤等，恶性则主要为腺癌。非肿瘤性息肉包括胆固醇息肉、炎性息肉、腺肌性增生等。由于术前难以确诊病变性质，故统称为"胆囊息肉样病变"。

**【临床表现】**

胆囊息肉样病变一般无临床症状，部分病人有右上腹部疼痛或不适，偶尔有恶心、呕吐、食欲减退等消化道症状；极个别病人可引起阻塞性黄疸、无结石性胆囊炎、胆道出血等。

**【辅助检查】**

腹部超声检查是诊断本病的首选方法，但很难分辨其良、恶性。

**【处理原则】**

有明显症状者，在排除精神因素、胃十二指肠和其他胆道疾病后，宜行手术治疗；无症状者，有以下情况需考虑手术治疗：①胆囊多发息肉样变；②单发息肉，直径＞1cm；③胆囊颈部息肉；

④胆囊息肉伴胆囊结石；⑤年龄＞60 岁，暂不手术的病人，应每 6 个月 B 超复查 1 次。有手术指征但无恶变者行胆囊切除术；若发生恶变，则按胆囊癌处理。

# 二、胆 囊 癌

胆囊癌（carcinoma of gallbladder）是指发生在胆囊的癌性病变，较少见，但在胆道系统恶性肿瘤中却是较常见的一种。90%病人发病年龄超过 50 岁，女性发病率为男性的 3～4 倍。

## 【病因】

尚不清楚，流行病学显示 80%病人合并有胆囊结石，可能与胆囊黏膜受结石长期物理性刺激、慢性炎症及细菌代谢产物中的致癌物质等因素有关。此外，可能的致癌因素还有萎缩性胆囊炎、胆囊息肉样病变、胆管囊肿空肠吻合术后、完全钙化的"瓷化"胆囊和溃疡性结肠炎等。

## 【病理】

胆囊癌多发生在胆囊体部和底部。病理上分为肿块型及浸润型，前者表现为胆囊腔内大小不等的息肉样病变，后者表现为胆囊壁增厚与肝牢固粘连。组织学上分为腺癌、未分化癌、鳞状细胞癌、腺鳞癌等，以腺癌多见，约占 85%。转移方式主要为直接浸润肝实质及邻近器官，如十二指肠、胰腺、肝总管和肝门胆管；也可通过淋巴结转移，血行转移少见。

## 【临床表现】

胆囊癌发病隐匿，早期无特异性症状。部分病人可因胆囊结石切除胆囊时意外发现。合并胆囊结石或慢性胆囊炎者，早期多表现为胆囊结石或胆囊炎的症状。当肿瘤侵犯浆膜层或胆囊床时，出现右上腹痛，可放射至肩背部，胆囊管梗阻时可触及肿大的胆囊。胆囊癌晚期，可在右上腹触及肿块，并出现腹胀、体重减轻或消瘦、贫血、黄疸、腹水及全身衰竭等。少数肿瘤可穿透浆膜，导致胆囊急性穿孔、急性腹膜炎、胆道出血等。

## 【辅助检查】

**1. 实验室检查** 血清癌胚抗原（CEA）或肿瘤标志物 CA19-9、CA125 等均可升高，但无特异性。

**2. 影像学检查** 超声、CT 检查可见胆囊壁不同程度增厚或显示胆囊内新生物，亦可发现肝转移或淋巴结肿大；增强 CT 或 MRI 可显示肿瘤的血供情况；超声引导下细针穿刺抽吸活检，可帮助明确诊断。

## 【处理原则】

首选手术治疗。化学治疗及放射治疗效果均不理想。

**1. 单纯胆囊切除术** 肿瘤仅限于黏膜层或黏膜下层，单纯胆囊切除术可达到根治的目的。此情况多见于胆囊结石或胆囊息肉样病变行胆囊切除术后发现的胆囊癌。

**2. 胆囊癌根治性切除术或扩大的胆囊切除术** 肿瘤侵及胆囊肌层或全层，伴区域性淋巴结转移。根治术切除范围包括胆囊、胆囊床外 2cm 肝组织及胆囊引流区淋巴结清扫。扩大的胆囊切除术范围还包括右半肝或右三叶肝切除、胰十二指肠切除、肝动脉和（或）门静脉重建术。

**3. 姑息性手术** 术前或术中探查确定肿瘤不能被切除，或已有远处转移，应采用非根治方法缓解症状，包括①减轻黄疸：借用内镜或介入方法在胆管受累处置入内支撑管或金属支架；②止痛：经皮腹腔神经节阻滞减缓疼痛并减少镇痛药的用量。

# 三、胆 管 癌

胆管癌（cholangiocarcinoma）包括肝内胆管细胞癌、肝门胆管癌和胆总管癌 3 种。其中肝内胆管细胞癌是发生在肝内胆管的恶性肿瘤；肝门胆管癌是指发生在左右肝管及肝总管的恶性肿瘤；胆总管癌是发生在胆总管的恶性肿瘤。肝门胆管癌及胆总管癌属肝外胆管癌，男女发病率无差异，50 岁以上多见。

## 【病因】

尚不明确，与胆囊癌的病因相似，可能与胆管慢性炎症、胆结石及胆汁淤滞有关。约 50%的病人合并胆结石。华支睾吸虫感染、肝胆管结石、原发性硬化性胆管炎、先天性胆管囊性扩张症及溃疡性结肠炎等被认为是胆管癌发生的危险因素。

## 【病理】

大多数胆管癌为腺癌，分化好；少数为未分化癌、乳头状癌或鳞癌。肿瘤多为小病灶，呈扁平纤维样硬化、同心圆生长，引起胆管梗阻，并直接浸润相邻组织。沿肝内、外胆管及其淋巴分布和流向转移，并沿肝十二指肠韧带内神经鞘浸润是其转移的特点。

## 【临床表现】

**1. 症状** ①黄疸：为进行性无痛性黄疸，包括巩膜黄染、尿色深黄、大便呈灰白色或陶土样、皮肤巩膜黄染及全身皮肤瘙痒等；②腹痛：少数无黄疸者有上腹部饱胀不适、隐痛、胀痛或绞痛；③其他：可有恶心、厌食、消瘦、乏力等；合并感染时出现急性胆管炎的临床表现。

**2. 体征** ①胆囊肿大：肿瘤发生在胆囊以下胆管时，常可触及肿大的胆囊，Murphy 征可呈阴性；当肿瘤发生在胆囊以上胆管和肝门部胆管时，胆囊常缩小且不能触及；②肝大：部分病人出现肝大、质硬，有触痛或叩痛；晚期可在上腹部触及肿块，可伴有腹水和下肢水肿。

## 【辅助检查】

**1. 实验室检查** 血清总胆红素、直接胆红素、AKP、ALP 显著升高，肿瘤标志物 CA19-9 也可能升高。

**2. 影像学检查** 超声是首选的检查方法，可见肝内、外胆管扩张或查见胆管肿瘤。MRCP 能清楚显示肝内、外胆管的影像，显示病变的部位效果优于超声、PTC、CT 和 MRI。

## 【处理原则】

手术切除是本病主要的治疗手段，化学治疗和放射治疗的效果不肯定。肝门胆管癌可行肝门胆管癌根治切除术；中、上段胆管癌在切除肿瘤后行胆总管–空肠吻合术；下段胆管癌多需行胰十二指肠切除术。肿瘤晚期无法手术切除者，为解除梗阻，可选择胆总管–空肠吻合术、U 形管引流术、PTBD 或放置支架引流等。

（陈晓霞）

# 第三十四章 胰腺疾病病人的护理

【学习目标】

**识记** ①急性胰腺炎、胰腺癌、壶腹周围癌的概念；②急性胰腺炎、胰腺癌的病因、临床表现和辅助检查。

**理解** ①急性胰腺炎的病理生理；②胰腺癌及壶腹周围癌临床表现的异同点；③急性胰腺炎、胰腺癌的处理原则。

**运用** 运用护理程序对胰腺疾病病人实施整体护理。

# 第一节 解剖生理概要

## 【解剖】

胰腺（pancreas）是人体第二大腺体，位于胃的后方，其位置较深，属腹膜后器官，斜向左上方紧贴于第1~2腰椎前面。正常人胰腺长10~20cm，宽3~5cm，厚1.5~2.5cm，重75~125g。胰腺分为头、颈、体和尾4部分，无明显界线。胰头较为膨大嵌入十二指肠环内；胰颈和胰尾之间为胰体，其后紧贴腰椎体，上腹部暴力挤压时胰腺的损伤机会最大。胰尾是胰腺左端的狭细部分，行向左上方抵达脾门。主胰管位于胰腺内与胰的长轴平行，是胰腺的输出管道，收集并排出胰液。主胰管起自胰尾部，有约85%的人的胆总管与主胰管汇合形成"共同通路"，开口于十二指肠乳头。副胰管在主胰管上方，单独开口于十二指肠。

胰腺血供丰富。胰头的血供主要来源于胃十二指肠动脉、肠系膜上动脉的胰十二指肠前、后动脉弓。胰体尾部的血供主要来源于脾动脉发出的胰背动脉和胰上动脉。胰腺的静脉多与同名动脉伴行，最终经肠系膜上静脉和脾静脉汇入门静脉系统。

胰腺有极丰富的淋巴引流，起自腺泡周围毛细淋巴管，并与胆道、十二指肠、胃窦部、脾及腹膜后的淋巴引流沟通，所以在胰腺癌时，早期便常有广泛的淋巴转移，影响手术的预后。胰腺的淋巴转移首先在其邻近部位，如胰腺上缘转移到上缘的淋巴结，下缘则至下缘淋巴结群，胰头部则转移至十二指肠的淋巴结。

胰腺受交感神经、副交感神经的双重支配。交感神经支配胰腺的疼痛，副交感神经对胰岛、腺泡和导管起调节作用。

## 【生理功能】

胰腺具有外分泌和内分泌两种功能。胰腺的外分泌产生胰液，正常成人每日分泌量为750~1500ml，主要成分为水、碳酸氢盐和消化酶等。胰液分泌受迷走神经和体液的双重调节，以体液调节为主。胰腺的内分泌由胰岛内的多种细胞参与，以β（B）细胞为主，分泌胰岛素；其次是α（A）细胞，分泌胰高血糖素；δ（D）细胞分泌生长抑素；G细胞分泌促胃液素；还有少数PP细胞分泌胰多肽，$D_1$细胞分泌血管活性肠肽（VIP）等。

# 第二节 胰 腺 炎

**案例 34-1**

患者，男性，40岁，因餐后腹痛伴恶心、呕吐急诊入院。患者于4小时前参加单位组织的聚餐，餐后 2 小时突然出现上腹部隐痛并逐渐加重，难以忍受，疼痛呈持续性，并向腰背部放射，口服止痛药无缓解；伴剧烈呕吐，呕吐出胆汁及食物，呕吐后腹痛无缓解，遂急诊入院治疗。

患者既往有胆囊结石病史 5 年，吸烟 15 年，饮酒 20 年。

体格检查：T 39℃，P 112 次/分，R 23 次/分，BP 96/64mmHg，急性病容，侧卧蜷曲位，全身皮肤黏膜无出血、无黄染，腹胀明显，上腹部压痛，腹穿抽出血样液体。

实验室检查：WBC15×10⁹/L，中性粒细胞 82%；血淀粉酶 1200U/dl，尿淀粉酶 650U/dl，腹腔穿刺液淀粉酶 512U/dl。

**问题：**

1. 该患者首先考虑的诊断是什么？诊断依据有哪些？
2. 本病例患者的发病原因有哪些？
3. 本例患者的处理原则有哪些？
4. 请为本病例患者制订护理计划。
5. 可从哪些方面对患者实施健康教育？

# 一、急性胰腺炎

急性胰腺炎（acute pancreatitis）是常见的急腹症之一，该病是由胰腺分泌的胰酶在胰腺内被异常激活，对胰腺组织自身及其周围器官产生消化作用而引起的急性化学性炎症。急性胰腺炎严重程度不一，轻型急性胰腺炎病情轻，有自限性，预后好；重型胰腺炎病情险恶，病情发展快，并发症多，病死率高。

## 【病因】

急性胰腺炎有多种致病危险因素，目前认为与下列因素有关。

**1. 胆道疾病**　是国内胰腺炎最主要的病因，由胆道疾病引起的急性胰腺炎称为胆源性胰腺炎。①胆道结石：由于主胰管与胆总管下端共同开口于十二指肠乳头，当胆总管下端发生结石嵌顿时，可使胆汁和胰液反流入胰管，激活多种酶原，引起胰腺组织不同程度的损害；②胆道炎症：急、慢性胆囊和胆管炎均可伴发十二指肠乳头炎性水肿、痉挛或壶腹部狭窄，导致急性胰腺炎发生。

**2. 过量饮酒**　是西方国家急性胰腺炎的主要病因，也是国内急性胰腺炎最常见的诱因。过量饮酒可刺激胰腺过度分泌，还可引起十二指肠乳头水肿和 Oddi 括约肌痉挛，导致胰管内压力增高，甚至细小胰管破裂，阻碍胰液和胆汁引流，胰液可进入胰腺组织间隙而引起胰腺自我消化，导致胰腺炎的发生。此外，乙醇还能直接损害胰腺腺泡细胞。

**3. 十二指肠肠液反流**　当十二指肠内压力增高，十二指肠液可向胰管内逆流，其中的肠液可激活胰液中的各种酶，从而导致胰腺组织自我消化。

**4. 创伤与手术**　上腹部损伤或手术可直接或间接损伤胰腺组织。特别是经 Vater 壶腹部的操作，如内镜逆行胰胆管照影（ERCP）和内镜经 Vater 壶腹胆管取石术等，可能导致胰腺损伤，并发急性胰腺炎。

**5. 其他**　①特异性感染性疾病：如腮腺炎病毒、肝炎病毒、伤寒杆菌等感染，可损伤胰腺组织；②药物因素：如皮质激素、利尿药及避孕药等；③内分泌和代谢因素：如妊娠、高钙血症及高脂血症等；④饮食因素：如暴饮暴食；⑤遗传和自身免疫性疾病。少数病人找不到明确的病因，被称为特发性急性胰腺炎。

## 【病理及病理生理】

急性胰腺炎的发病机制比较复杂，至今尚未完全阐明。急性胰腺炎的基本病理改变为胰腺不同程度的水肿、充血、出血和坏死。在正常情况下，胰液中的酶原不具有活性，仅在十二指肠内被激活后方有消化功能。在胆道疾病、大量饮酒、高脂餐等多种因素共同作用下，胆汁胰液分泌增多，排出受阻、反流，胰管内压力增高引起胰腺导管破裂、上皮损伤，胰腺中的大量胰酶被激活，造成胰腺小胰管破裂、腺泡损害、小血管损伤等，胰腺发生充血、水肿及急性炎症反应。镜下可见腺泡及间质性水肿，炎性细胞浸润，偶有轻度出血或局灶性坏死，称为急性水肿型胰腺炎，占急性胰腺炎的 80%～90%。如病情进一步进展，胰腺细胞的大量破坏，胰蛋白酶原及其他多种酶原，如糜蛋白酶原、弹力纤维酶原、脂肪酶原等被大量激活，导致胰腺及其周围组织的广泛出血和坏死，则形成急性出血坏死型胰腺炎。此时，胰腺高度充血水肿，腺体外观增大、肥厚，呈深红、紫黑色。腹膜后可见广泛坏死伴有血性渗液，其渗液中含有大量胰酶。镜下见脂肪和胰腺组织结构破坏，有大片出血坏死灶、大量炎性细胞浸润。继发感染可见脓肿。腹腔内血性液体吸收入血后各种酶含量增高，可损伤全身各系统、器官，尤以心血管、肺、肾更为明显。这两种胰腺炎在病理变化上并不能截然分开，后者是前者的发展。

**【临床表现】**

**1. 症状**

（1）腹痛：常在饱食、高脂餐或饮酒后突然发作，腹痛剧烈，呈刀割样、持续性疼痛，可有阵发性加剧，并向腰背部放射，病人自觉上腹及腰背部有"束带感"。腹痛的位置与病变的部位有关，如胰头病变者，腹痛以右上腹为主，并向右肩放射；病变在胰尾者，则腹痛以左上腹为重。坐位或屈膝卧位可部分减轻疼痛，一般止痛剂无效。

（2）消化道症状：病人早期呕吐剧烈而频繁，呕吐物为胃十二指肠内容物，呕吐并不能使疼痛缓解。腹胀与腹痛同时存在，因腹腔神经丛长期浸泡在含有大量胰液、坏死组织和毒素的血性腹水中，引起肠麻痹或梗阻所致。

（3）发热：多数病人有中度发热，38℃左右，持续 3～5 日；若寒战、高热，应怀疑有胆道继发感染，持续高热则提示胰腺坏死伴胆管感染。

（4）休克和脏器功能障碍：出现休克或脏器功能障碍提示出血性坏死型胰腺炎。早期病人以低血容量性休克为主，由于呕吐和胰液渗出导致体液大量丢失，引起不同程度的缺水、代谢性酸中毒及低钙血症等。后期胰腺组织坏死可合并感染性休克。伴急性肺衰竭时可有呼吸困难和发绀。有胰性脑病者可出现神经系统症状。

**2. 体征**

（1）腹膜炎体征：急性水肿型胰腺炎病人，无明显肌紧张，腹痛仅局限于上腹部；出血坏死型胰腺炎可因渗液刺激内脏神经引起麻痹性肠梗阻而出现腹胀，腹部压痛，腹肌紧张和反跳痛，肠鸣音减弱或消失，渗出液多时可有移动性浊音，腹腔穿刺可抽出血性液体，其淀粉酶含量较高。

（2）皮肤瘀斑：部分病人脐周皮肤出现蓝紫色瘀斑，称为 Cullen 征；两侧腰、季肋部和下腹部皮肤出现大片青紫色瘀斑，称为 Grey-Turner 征。其发生与胰液外渗穿过腹膜、肌层进入皮下引起脂肪溶解和坏死所致，是急性出血坏死型胰腺炎的晚期表现。

（3）黄疸：少数病人可出现梗阻性黄疸，系肿大的胰头压迫胆总管引起胆道梗阻所致，程度一般较轻。若后期出现黄疸，应考虑并发胰腺脓肿压迫胆总管所致，或由于继发肝细胞损害所致。

**【临床分期】**

**1. 急性反应期** 发病至 2 周左右，可有呼吸衰竭、肾衰竭、休克、中枢神经系统功能障碍。

**2. 全身感染期** 发病 2 周至 2 个月，常有全身细菌感染、深部真菌感染及双重感染。

**3. 残余感染期** 发病 2～3 个月以后，属于手术后期特殊表现。如腹腔残余脓肿、窦道经久不愈等。

## 【辅助检查】

### 1. 实验室检查

（1）胰酶测定：血清淀粉酶、尿淀粉酶测定是诊断急性胰腺炎最常用的指标。血清淀粉酶在起病数小时开始升高，24 小时达高峰，持续 4～5 天后逐渐下降至正常；尿淀粉酶在起病 24 小时后开始升高，48 小时达高峰，下降较缓慢，持续 1～2 周后恢复正常。血清淀粉酶正常值 40～180U/dl，尿淀粉酶正常值 80～300U/dl（Somogyi 法）。一般认为淀粉酶超过正常上限 3 倍才有诊断价值，且数值越高诊断正确率越高。但淀粉酶的升高幅度与病情严重程度不一定成正比，严重坏死型胰腺炎病人，因腺泡严重破坏，淀粉酶生成很少，故其值并无增高表现，淀粉酶可呈现正常或下降趋势。

（2）血脂肪酶测定：血清脂肪酶（正常值 23～300U/L），多在起病 24～72 小时后开始上升，持续 7～10 天，对就诊较晚的急性胰腺炎病人有诊断价值，并且特异性也较高。

（3）血生化测定：血清钙可降低、血糖可升高。血钙降低与脂肪组织坏死后释放的脂肪酸和钙离子结合，形成钙化斑有关。若血钙低于 2.0mmol/L，提示病情严重，预后不良。血糖升高可能与胰岛细胞破坏，导致胰岛素释放减少有关。持久的空腹血糖高于 10mmol/L 反映胰腺坏死，常预后较差。

（4）其他：白细胞计数及中性粒细胞比例升高、肝功能异常、血气分析指标异常等。C 反应蛋白增高，提示病情严重。诊断性穿刺，抽出血性渗液所含淀粉酶高，对诊断也很有帮助。

### 2. 影像学检查

（1）腹部超声检查：经济简便，超声检查可见胰腺肿大，亦可了解胆囊和胆道情况，主要用于诊断胆源性急性胰腺炎，了解是否存在胆囊结石和胆管结石。

（2）CT 检查：最具诊断价值的影像学检查。特别是增强 CT 扫描能诊断急性胰腺炎，并能鉴别是否合并胰腺组织坏死。在胰腺弥漫性肿大的背景上出现质地不均匀、液化和蜂窝状低密度区，则可诊断为胰腺坏死。CT 增强扫描对胰腺囊肿、假性囊肿等也具有诊断价值。

（3）MRI 及 MRCP 检查：可提供与 CT 类似的诊断信息，在评估胰腺坏死、炎症范围及有无游离气体等方面具有诊断价值。磁共振胆胰管造影（MRCP）有助于判断胆管及胰管的情况。

## 【处理原则】

急性胰腺炎尚无继发感染者，均可先采取非手术治疗，目的是抑制胰腺分泌、降低胰管内压、减少胰液外渗，防止感染及 MODS 的发生。急性出血性坏死性胰腺炎及继发感染者常需手术治疗。

### 1. 非手术治疗

（1）禁食与胃肠减压：可减少胰酶和胰液的分泌，减轻对胰腺组织的破坏，还可减轻恶心、呕吐和腹胀。

（2）补液、防止休克：静脉输液，纠正酸中毒，改善微循环，预防和治疗休克。

（3）抑制胰液分泌及抗胰酶疗法：应用抑制胰液分泌或胰酶活性的药物。胰蛋白酶抑制剂如抑肽酶，有抑制胰蛋白酶合成的作用；生长抑素如奥曲肽、善得定或施他宁，能有效抑制胰腺的外分泌功能；$H_2$ 受体拮抗剂如西咪替丁和雷尼替丁等，可间接抑制胰酶的分泌。

（4）镇痛和解痉：对腹痛较重的病人给予哌替啶止痛，但禁用吗啡，以免引起 Oddi 括约肌痉挛，同时给予山莨菪碱、阿托品等解痉药，有利于炎症的恢复。

（5）营养支持：禁食期间给予肠外营养支持，待病情稳定，肠功能恢复后，早期给肠内营养，逐渐恢复饮食。

（6）预防感染：有感染证据时可经验性或针对性使用抗生素。

### 2. 手术治疗

（1）适应证：急性胰腺炎内科治疗无效，并出现以下情况者可考虑手术治疗：①诊断不明确，且不能排除其他急腹症者；②胰腺和胰周组织继发感染者；③并发肠穿孔、大出血、胰腺脓肿或胰腺假性囊肿者；④伴有胆道梗阻，需要手术解除梗阻者；⑤经非手术治疗，临床症状继续恶化；

⑥重症胰腺炎经短期非手术治疗，MODS 不能得到纠正。

（2）手术方式：最常用手术方法为胰腺及胰周坏死组织清除加引流术。对胆源性胰腺炎病人，可行胆总管切开取石或内镜下 Oddi 括约肌切开术和 T 管引流术，可解除胆道梗阻，畅通引流。腹腔灌洗术可清除腹腔内细菌、内毒素、胰酶、炎性因子等，减少细菌毒素等物质进入血液循环后对全身脏器损害。术后胃造瘘可引流胃液，减少其对胰腺的刺激，从而降低胰液的分泌；空肠造瘘可留待肠道功能恢复时提供肠内营养。

## 【护理】

### （一）护理评估

**1. 术前评估**

（1）健康史：询问病人的饮食习惯，有无嗜油腻食物、酗酒和吸烟史。发病前有无暴饮暴食，既往有无胆道疾病、慢性胰腺炎、高脂血症或高钙血症病史。

（2）身体状况：①局部：了解有无腹部和腰背部疼痛、瘀斑；有无腹胀、恶心、呕吐等消化道症状，评估呕吐物的量、颜色和性状；有无寒战、高热；有无腹膜刺激征、黄疸、移动性浊音等症状及体征。②全身状况：检查病人生命体征、精神状态，了解病人的血压、脉搏、呼吸、体温的变化情况；有无休克征象。③辅助检查：了解淀粉酶、血生化检查的动态情况；影像学检查 B 超、CT 等结果。

（3）心理-社会状况：观察病人情绪变化，有无焦虑、恐惧等表现；评估病人的认知程度和治疗的合作情况；注意家庭其他成员对病人生活和情绪的影响，了解家庭成员态度及经济承受能力等。

**2. 术后评估**　评估麻醉方式、手术类型、病变组织切除情况，术中出血、补液、输血情况；评估术后病人生命体征；了解皮肤及切口愈合情况，有无渗血、渗液；了解各引流管放置情况，引流管的作用、部位，引流通畅程度、引流液性质等；了解有无出血、胰瘘、肠瘘的等并发症发生；了解病人及家属对手术的心理应对情况和对术后护理和康复知识的认识程度等。

### （二）常见护理诊断/问题

**1. 急性疼痛**　与胆道梗阻、胰腺及其周围组织炎症有关。

**2. 有体液不足的危险**　与炎性渗出、出血、呕吐、禁食等有关。

**3. 营养失调：低于机体需要量**　与呕吐、禁食和大量消耗有关。

**4. 体温过高**　与胰腺坏死、继发感染或并发胰腺脓肿有关。

**5. 知识缺乏**　缺乏疾病的预防、治疗及康复相关知识。

**6. 潜在并发症**　感染、出血、胰瘘、肠瘘、休克、MODS 等。

### （三）护理目标

**1.** 病人疼痛减轻或缓解，情绪稳定。

**2.** 病人呕吐症状缓解，纠正水、电解质和酸碱平衡失调，维持正常的体液量。

**3.** 病人获得足够的营养摄入，切口如期愈合。

**4.** 病人体温恢复正常。

**5.** 病人未发生并发症或并发症得到及时发现并有效处理。

**6.** 病人及家属掌握胰腺炎的预防、治疗及康复相关知识。

### （四）护理措施

**1. 非手术治疗的护理/术前护理**

（1）心理护理：由于发病突然、病情发展迅速、凶险，病人常会产生焦虑、恐惧心理；病程长，病情反复，需在重症监护室治疗，费用高，易产生悲观消极情绪；应给病人提供舒适安全的环境，理解病人的感受，耐心解答问题，给予鼓励，尽可能满足病人生活上的需求；讲解疾病治疗和康复的知识，帮助树立治愈疾病的信心，以积极的心态配合治疗。

（2）疼痛护理：禁食、胃肠减压以减少胰酶和胰液的分泌，减轻其对胰腺及其周围组织的刺激，并防止呕吐、减轻腹胀；遵医嘱予解痉止痛药和抗胰酶药物，并观察治疗效果；协助病人采取舒适体位，屈膝靠近胸部，以缓解疼痛；按摩背部，以增加舒适感。

（3）防治休克，维持水、电解质及酸碱平衡：密切观察生命体征、意识状态、皮肤黏膜温度和色泽；监测电解质及酸碱平衡情况；留置导尿，记录24小时出入液量；必要时留置中心静脉导管，监测中心静脉压的变化；休克时迅速建立2条静脉输液通路，补液扩容，重症急性胰腺炎病人易发生低钾血症、低钙血症等，根据病情及时补充电解质。

（4）营养支持：禁食期间，根据医嘱给予肠外营养支持。轻型急性胰腺炎病人1周后可开始进食无脂低蛋白流质饮食，并逐渐过渡至低脂饮食。重症胰腺炎病人待病情稳定、淀粉酶恢复正常、肠麻痹消除，可通过空肠造瘘行肠内营养支持，并逐步过渡至全肠内营养及经口进食。在病人行肠内、外营养支持治疗期间，注意有无导管性、代谢性或胃肠道并发症的发生。

（5）控制感染：发热时给予冷敷、温水及乙醇擦浴等物理降温方法，必要时给予药物降温；遵医嘱应用抗生素；密切观察体温、用药效果和不良反应。

（6）生活护理：协助病人翻身及日常生活护理，保持室内清洁、空气流通，保证病人充分休息。

**2. 术后护理**

（1）一般护理：麻醉未清醒病人，取平卧位头偏一侧，防止呕吐误吸；待麻醉清醒，血压平稳，给予半卧位，以利于腹腔引流和呼吸，使感染局限。

（2）营养支持：因禁食时间长，机体处于高分解代谢状态，同时由于大量消化液的丢失，如无合理的营养支持，必将使病人病情更加恶化，降低机体抵抗力，延迟康复。在进行肠外营养时应循序渐进，根据病人的承受力调整营养剂量和速度，及时监测血糖、尿糖情况；肠外营养2～3周后，如病情稳定，肠麻痹消除，可过渡到空肠营养，营养液应现配现用，避免被污染，温度一般为37℃左右；空肠营养1～2周后，病人肠蠕动恢复，肛门排便排气，血尿淀粉酶化验正常，无不良反应，再过渡到口服营养阶段，从流食、半流食过渡至普食。须给予病人高热量、高蛋白、低糖、低脂肪饮食，少吃多餐，注意食物多样化，不可暴饮暴食，防止再次诱发胰腺炎。

（3）引流管的护理：急性胰腺炎病人术后多留置多根引流管，包括胃管或胃造瘘管、腹腔双套管、胰周引流管、空肠造瘘管、T管及导尿管等。①了解每根引流管的作用，并标注名称及放置时间。②妥善固定：引流管远端与引流装置紧密连接并妥善固定，维持管道的正常位置，防止滑脱。③保持通畅：防止引流管扭曲、堵塞和受压；正确处理各种堵塞及引流不畅的情况。④保持无菌：定期更换敷料，保持导管周围皮肤清洁干燥，预防感染；定期更换引流袋，注意无菌操作。⑤准确记录：分别观察并记录各种引流液的性状、颜色、量。⑥注意并发症的观察及护理。

（4）腹腔双套管灌洗引流的护理：目的是冲洗脱落坏死组织、黏稠的脓液或血块。①妥善固定，持续腹腔灌洗：常用生理盐水加抗菌药，宜现配现用，冲洗速度为20～30滴/分。②保持引流通畅：持续低压吸引，负压不宜过大，以免损伤内脏血管及周围组织。③观察引流液颜色、量和性状：引流液开始为含有血块、脓液及坏死组织的暗红色混浊液体，2～3天后颜色逐渐变淡、清亮；若引流液呈血性，伴脉速和血压下降，应考虑继发出血，同时应警惕胰瘘、肠瘘而引起腹腔感染，需及时通知医生并做好急诊手术准备。④维持出入量平衡：准确记录冲洗液量及引流液量。⑤保护周围皮肤：引流管周围皮肤可用凡士林纱布覆盖或氧化锌软膏涂抹，防止皮肤侵蚀和感染。⑥拔管护理：病人体温正常并维持10天左右，白细胞计数正常，腹腔引流液少于5ml/d，引流液的淀粉酶测定值正常，可考虑拔管。

（5）空肠造瘘管护理：术后通过空肠造瘘管行肠内营养支持。护理措施：①妥善固定：管道妥善固定于腹壁，避免牵拉，防止管道脱出；②保持通畅：营养液滴注前后使用生理盐水或温开水冲洗管道；③营养液输注的注意事项：营养液应现配现用，使用时间不超过24小时，注意输注的速度、浓度和温度，观察有无腹胀、腹泻等并发症。

（6）并发症的观察及护理

1）出血：术后出血的原因包括手术创面的活动性出血、消化液腐蚀引起的腹腔大血管出血、坏死组织继发感染侵犯引起的消化道大出血或应激性溃疡出血等。护理措施：①密切观察生命体征、胃肠减压管及腹腔引流管引流液的色泽、性状和量；②监测凝血功能，纠正凝血功能紊乱；遵医嘱给予止血药和抑酸药物；③大出血时需做好急诊手术止血的准备。

2）胰瘘：病人出现明显腹痛、持续腹胀、发热、心动过速、呼吸急促等表现，合并感染时有腹膜炎表现，伤口引流出无色透明的清亮液体，应警惕发生胰瘘。护理措施：①取半卧位，减少瘘液的渗出，保持引流通畅，必要时做腹腔灌洗引流；②禁食、胃肠减压，减少胃肠液对胰腺的刺激；③营养支持：因大量胰液外溢，病人消化及吸收功能受影响，应给予积极补充热量、维生素、蛋白质以改善全身情况，促进瘘口愈合；④观察引流液颜色、量和性状，并准确记录；引流液应常规做细菌培养及药敏试验，合理选择抗生素；⑤保护瘘口周围皮肤：引流管周围皮肤可用凡士林纱布覆盖或氧化锌软膏涂抹，防止胰液侵蚀并继发感染；⑥用药护理：静脉泵入生长抑素等药物，其主要作用为可抑制胰腺分泌和松弛肠道平滑肌，减少胰瘘的发生和加快瘘口的闭合。

3）肠瘘：早期一般表现为局限性或弥漫性腹膜炎症状，病人可出现发热、腹胀、腹痛、压痛及反跳痛等症状，可引流出肠液、胆汁、食物等肠内容物，应考虑肠瘘。护理措施：①持续灌洗，低负压吸引，保持引流通畅；②纠正水、电解质和酸碱平衡紊乱；③营养支持：改善营养状况，促进合成代谢，增强机体免疫力，使感染易于控制，促进肠瘘愈合；④保护周围皮肤等。

## （五）护理评价

**1.** 病人疼痛是否缓解或消失。

**2.** 病人水、电解质和酸碱平衡失调是否纠正。

**3.** 病人是否获得足够的营养。

**4.** 病人体温是否恢复正常。

**5.** 病人及家属是否掌握急性胰腺炎预防、治疗及康复相关知识。

**6.** 病人是否发生并发症，发生后是否得到及时发现和处理。

## 【健康教育】

**1. 减少诱因**　治疗胆道疾病、戒酒、预防感染、正确服药等，预防复发。

**2. 合理饮食**　少量多餐，进食低脂食物，忌食刺激、辛辣的食物；避免暴饮暴食，养成良好的饮食习惯。

**3. 适量活动**　注意休息，适量活动；避免过度劳累和情绪波动。

**4. 监测及控制血糖、血脂**　必要时用遵医嘱用药。

**5. 复诊指导**　定期复查，出现并发症及时就诊。

# 二、慢性胰腺炎

慢性胰腺炎（chronic pancreatitis）是各种原因引起的胰腺实质节段性或弥漫性、渐进性炎症与纤维性病变，造成胰腺组织和功能的持续性、永久性损害。常伴有胰管狭窄或扩张，以及胰管结石或胰腺钙化，特点是反复发作的腹部疼痛伴不同程度胰腺内、外分泌功能减退或丧失。

## 【病因及病理】

慢性胰腺炎的发病原因受多种因素影响，我国以胆道疾病的长期存在为主要原因，欧美国家多数慢性胰腺炎与长期酗酒有关。其他少见的原因还有急性胰腺炎造成的胰管狭窄、先天性胰腺分离畸形、外伤与手术、甲状腺功能亢进、高脂血症、营养不良和吸烟等。

慢性胰腺炎的主要病理改变是胰腺萎缩，呈不规则结节样变硬；胰管狭窄伴节段性扩张，可有胰管结石或囊肿形成。显微镜下可见胰腺小叶结构破坏，腺泡细胞缺失，胞体萎缩，钙化和导管狭窄，大量纤维组织增生。

## 【临床表现】

通常将腹痛、体重下降、糖尿病和脂肪泻称为慢性胰腺炎四联症。

**1. 腹痛** 最常见症状。腹痛多位于中上腹部，亦可偏左或偏右，常放射到腰背部，呈束腰带状，平时为隐痛，发作时疼痛剧烈，呈持续性，间隔数月或数年发作一次。

**2. 体重下降** 早期可出现无食欲、饱胀感、厌油腻等表现，又因害怕进食伴随的疼痛而减少进食，造成体重减轻；后期因胰腺功能不足导致吸收不良而引起消瘦。

**3. 腹泻** 轻症病人无腹泻症状，但重症病人腺泡破坏过多，胰液分泌减少，即出现腹胀与腹泻，大便次数增多，粪便不成型，表面有油光和气泡；由于脂肪的消化、吸收障碍，粪便中的脂肪量增加并有不消化的肌肉纤维，常伴有恶臭味；大量脂肪和蛋白质丢失，病人常出现消瘦、无力和营养不良等表现。

**4. 糖尿病** 胰腺功能受损严重的病人胰岛大量被破坏，胰岛素分泌减少，糖代谢调节异常，病人出现明显的糖尿病症状。

**5. 其他** 合并胆道系统疾病伴发胆道梗阻者常出现黄疸。假性囊肿形成者可触及腹部包块。少数病人可出现胰性腹水。

## 【辅助检查】

**1. 实验室检查**

（1）胰酶测定：急性发作时，病人血清、尿淀粉酶可增高，发作间期胰酶活性正常或偏低。

（2）血常规：急性发作时，病人白细胞计数增高。

（3）粪便检查：镜下可见脂肪滴和不消化的肌肉纤维，经苏丹Ⅲ酒精染色后可见大小不等的红色小圆球，该法可作为简单初筛的基本方法。

（4）其他：如糖耐量检查、血胆红素、碱性磷酸酶等均有助于慢性胰腺炎的诊断或帮助全面了解肝功能及胆道梗阻的情况。

**2. 影像学检查**

（1）X线检查：腹部平片可能见到胰腺的结石和钙化影。

（2）B超检查：可显示胰腺体积、胰腺假性囊肿，扩张的胰管和变形的胰腺，并可显示合并的胆道疾病。

（3）CT检查：更清晰地显示胰腺形态，有无钙化点、胰管扩张或囊肿形成等。

（4）MRCP检查：能清晰显示梗阻近、远端的胆、胰管形态等。

（5）ERCP检查：可清楚见到胰管有无阻塞、狭窄或囊状扩张，最典型的表现是胰管呈不规则的串珠状扩张。

## 【处理原则】

治疗原则是减轻疼痛，改善消化功能，促进胰液引流，防止胰腺内、外分泌功能进一步减退。

**1. 非手术治疗**

（1）病因治疗：绝对戒酒；治疗胆道疾病、糖尿病；补充胰酶。

（2）营养支持：应给予高热量、高蛋白、高维生素及低脂肪饮食，且避免暴饮暴食。

（3）药物治疗：慎用可能与发病有关的药物，包括雌激素、糖皮质激素、吲哚美辛、氢氯噻嗪、甲基多巴等；在急性发作期，特别是伴有胆道感染时，应使用抗生素。如急性发作呈重症表现，应进行严密监护并选用生长抑素等药物积极治疗。

（4）镇痛：腹痛严重者，可酌情应用麻醉性止痛药，如可卡因、盐酸罂粟碱、哌替啶等阿片衍生物，也可使用小剂量的吗啡缓释片，如美施康定等。

（5）降低胰管内压力：质子泵抑制剂（PPI）、$H_2$受体阻滞剂和奥曲肽等药物可减少胰液分泌，使胰腺处于"休息"状态,降低胰管内压力而缓解疼痛。

**2. 手术治疗**　目的在于减轻疼痛,延缓疾病进展,但不能逆转病理过程。

(1)胰管减压术:常采用胰空肠吻合术,即 Puestow 术,适用于胰管有多处狭窄者。

(2)内镜下胰管括约肌切开术:目的是使胰管通畅,降低胰管内压力,减轻胰管的扩张。

(3)胆道手术:适用于胆管结石或 Oddi 括约肌狭窄者,可解除胆道梗阻,畅通引流。

(4)胰腺次全切除术:切除胰尾或胰头;胰腺切除术,适用于胰腺纤维化严重但胰管未扩张者。

**【护理】**

**(一)护理评估**

**1. 健康史**　询问病人的饮食习惯,有无饮酒和酗酒。既往有无胆道疾病和糖尿病病史。

**2. 身体状况**　评估病人的疼痛情况、程度和部位及止痛效果等。

**3. 心理–社会状况**　观察病人情绪变化,是否担心疾病预后不良。

**(二)常见护理诊断/问题**

**1. 急性疼痛**　与胰腺及其周围组织炎症、胆道梗阻和狭窄有关。

**2. 营养失调:低于机体需要量**　与呕吐、食欲减退和大量消耗有关。

**3. 焦虑**　与病情迁延、反复疼痛有关。

**(三)护理目标**

**1.** 病人胰腺炎症得到控制,或胆道梗阻和狭窄得以缓解。

**2.** 病人呕吐症状缓解,并获得足够的营养摄入。

**3.** 病人疼痛减轻或缓解,情绪稳定。

**(四)护理措施**

**1. 心理护理**　由于病情长而迁延,反复疼痛及腹泻,病人常会产生焦虑、悲观的消极情绪。应理解病人的感受,关心病人,耐心解答相关问题,尽可能满足病人日常生活的需求,帮助病人树立战胜疾病的信心。

**2. 疼痛护理**　遵医嘱予解痉止痛药,并观察治疗效果。但注意禁忌使用吗啡和可待因,以免引起 Oddi 括约肌痉挛。

**3. 饮食护理**　指导病人严格戒烟、戒酒,避免暴饮暴食,保证热量的摄入,进食高热量、高蛋白、高维生素及低脂肪饮食,避免刺激性及辛辣食物。

**4. 生活护理**　提供舒适的环境,保持室内清洁,注意空气流通,关注个人卫生,让病人充分休息;待麻醉清醒、血压平稳,给予半卧位,以利于腹腔引流和呼吸,使感染局限。

**5. 手术病人的护理**　参见急性胰腺炎病人的护理。

**(五)护理评价**

**1.** 病人胰腺炎症是否得到控制。

**2.** 病人呕吐症状是否缓解,是否获得足够的营养。

**3.** 病人疼痛是否减轻或缓解,情绪是否稳定。

# 第三节　胰腺肿瘤与壶腹周围癌

**案例 34-2**

患者,男性,50 岁,因上腹部疼痛,伴消瘦、食欲不振 1 月余,进行性加重黄疸 1 周入院。患者主诉 1 个月前无明显诱因开始出现中上腹部隐痛不适,为持续性胀痛,伴食欲不振、乏力,无恶心、呕吐,无放射痛。1 周前发现巩膜黄染,呈进行性加重,大便呈白陶土色。近 1 个月,体重减轻 5kg。

患者既往有浅表性胃炎病史 8 年，无慢性疾病史；无恶性肿瘤家族史。饮酒 20 年，每日 2 两，否认吸烟史。

体格检查：T 36.4℃，P 90 次/分，R 20 次/分，BP 130/72mmHg，神志清楚，精神一般；巩膜黄染，无肝掌、蜘蛛痣；腹软，中上腹有轻压痛，无反跳痛和肌紧张；左上腹可触及一 3cm×4cm 上缘未及的肿块，肝脾肋下未触及，胆囊未触及肿大。

辅助检查：尿常规示胆红素（+），尿胆原（+），白细胞（+）；大便常规：色灰白，OB 试验（+）；血生化：总胆红素 215.6μmol/L，间接胆红素 93.2μmol/L，谷草转氨酶 215U/L，谷丙转氨酶 263U/L；B 超示胰头部有一约 4cm 实质占位，胆总管扩张，肝内胆管扩张，主胰管扩张。

**问题：**
1. 此患者首先考虑的诊断是什么？
2. 本病例患者的处理原则有哪些？
3. 请为本病例患者制订护理计划。

# 一、胰　腺　癌

胰腺癌（cancer of the pancreas）是常见的胰腺肿瘤，是一种发病隐匿，进展迅速，恶性程度很高，治疗效果及预后极差的消化道恶性肿瘤。近年来，其发病率和死亡率明显上升。40 岁以上好发，发病率男性高于女性。多发于胰头部，约占 75%，其次为体、尾部，全胰癌少见。

## 【病因和病理】

病因不明，与高蛋白和高脂肪饮食、酗酒、糖尿病、慢性胰腺炎、环境污染及遗传因素等有关。长期吸烟是胰腺癌发生的唯一公认的危险因素。

胰腺癌可发生在胰管、腺泡或胰岛。约 90%为导管细胞腺癌，其次为腺泡细胞癌和黏液性囊腺癌。前者主要发生在胰头部，而后者则常在胰体或尾部。胰腺的大体形态取决于病程早晚及癌肿的大小。当癌肿不大时，瘤块深藏于胰腺内，不能从胰腺表面见之，只有在触诊时可扪及不规则结节。当癌肿增大后，则胰腺的外形发生改变，胰头部或体尾部有胀大的肿块。瘤块与其周围的胰腺组织分界不清，可广泛浸润胰周组织，可见纤维组织增生，腺体组织减少，与慢性胰腺炎难以鉴别。癌肿多呈灰白或灰黄白不规则形态，还可见有带棕色或棕红色的出血斑点或坏死灶。胰腺因纤维组织增生而使其质地坚实而致密。胰腺癌转移和扩散途径以局部浸润和淋巴转移为主，部分经血行转移至肝、肺、骨等处。

## 【临床表现】

### 1. 症状

（1）腹痛：上腹痛是胰腺癌常见的首发症状。早期因肿块压迫胰管，导致胰管梗阻，引起扩张、扭曲及压力增高，引起上腹部不适，或隐痛、钝痛、胀痛。中晚期因癌肿侵及腹膜后神经丛，出现持续性剧烈疼痛，疼痛可向肩背部或腰背部放射，日夜不止，屈膝卧位可减轻疼痛。胰腺体、尾部癌的疼痛部位在左上腹或脐周。

（2）黄疸：是胰腺癌，特别是胰头癌的最主要症状。由于胆总管下端受肿瘤侵犯或压迫梗阻所致。黄疸呈进行性加重，伴有皮肤瘙痒、小便深黄及陶土样大便。临床上有黄疸伴胆囊肿大而无压痛者称为库瓦西耶征（Courvoisier sign），对胰头癌具有诊断意义。

（3）消化道症状：早期常有食欲不振、上腹饱胀、消化不良等症状，部分病人有恶心、呕吐、腹泻或便秘，腹泻常为脂肪泻。胰腺癌也可发生上消化道出血，表现为呕血、黑便或仅大便潜血试验阳性；发生消化道出血的原因常为十二指肠或胃受癌肿侵犯破溃。

（4）消瘦与乏力：病人因饮食减少、消化不良、癌肿消耗等造成消瘦、乏力、体重减轻，晚期可出现恶病质。

（5）其他：可出现发热、胰腺炎发作、糖尿病、脾功能亢进和血栓性静脉炎等。

**2. 体征**　肝大、胆囊肿大、胰腺肿块，可在左上腹或脐周闻及血管杂音。晚期可出现腹水或左锁骨上淋巴结肿大。

**【辅助检查】**

**1. 实验室检查**

（1）胰酶测定和血脂肪酶测定：血、尿淀粉酶指标在胰管梗阻初期可能升高，但至晚期，因胰管长期梗阻而致胰腺组织萎缩，淀粉酶可重新降至正常范围，因此其对胰腺癌诊断的帮助不大。30%的病人可有血脂肪酶升高。

（2）血清生化检查：继发胆道梗阻或出现肝转移时，常出现血清总胆红素和结合胆红素升高，碱性磷酸酶和氨基转移酶多有升高；因胰岛细胞被破坏，病人血糖可升高及出现糖耐量异常。

（3）免疫学检查：与胰腺癌相关的肿瘤标志物包括 CA19-9、癌胚抗原（CEA）和胰胚抗原（POA）。CA19-9 对胰腺癌敏感性和特异性较好，可用于疗效判断、术后随访、监测肿瘤复发及估计预后。

**2. 影像学检查**

（1）腹部超声检查：可显示胆、胰管扩张，胆囊肿大，胰头部占位性病变，同时可发现有无肝转移和淋巴结转移。

（2）内镜超声（EUS）检查：优于腹部超声检查，检查能发现直径≤1.0cm 的小胰癌，对评估大血管受侵犯程度敏感性较高。

（3）CT 检查：为常用检查方法，能清晰显示胰腺形态、肿瘤部位、肿瘤与邻近血管的关系及后腹膜淋巴转移情况。

（4）MRI 和 MRCP 检查：MRI 显示胰腺肿块的效果较 CT 更好，诊断胰腺癌敏感性和特异性较高；MRCP 可显示胰胆管扩张、梗阻情况，具有重要诊断意义。

（5）ERCP 检查：可显示胆管或胰管狭窄或扩张，并能进行活检；还可经内镜放置鼻胆管或内支架引流，以减轻胆道压力和黄疸。

（6）PTC 和 PTCD 检查：适用于深度黄疸且肝内胆管扩张者，可清晰显示梗阻部位、梗阻上方胆管扩张程度及受累胆管改变等；也适用于术前减轻黄疸及胆汁的引流。

**3. 细胞学检查**

（1）胰液脱落细胞学检查：由于 90% 以上的胰腺癌来源于胰导管上皮，癌细胞脱落可随胰液排出。可行 ERCP 检查收集胰液进行脱落细胞检查，以监测癌细胞是否有远处转移。

（2）活组织病理学检查：可直接在超声或 CT 引导下经皮穿刺胰腺病变组织进行活检，对胰腺癌具有诊断价值。

**【处理原则】**

**1. 非手术治疗**　胰腺癌的常见化疗药物有吉西他滨、氟尿嘧啶、丝裂霉素和阿霉素等，其中，吉西他滨是晚期胰腺癌的一线化学治疗药物放射治疗、介入治疗、基因治疗亦是晚期胰腺癌的重要治疗手段。

**2. 手术治疗**　手术切除是治疗胰腺癌最有效的方法。无远处转移的胰头癌均应采取手术切除癌肿。

（1）胰十二指肠切除术（Whipple 手术）：适用于胰头癌。手术切除范围包括胰头、胆囊和胆总管、远端胃十二指肠及空肠上段，同时清除周围淋巴结，再做胰、胆和胃肠吻合，重建消化道。

（2）保留幽门的胰十二指肠切除术（PPPD）：保留全胃、幽门和十二指肠球部，其他切除范围同胰十二指肠切除术。适用于无幽门上下淋巴结转移、十二指肠切缘无癌细胞残留的壶腹周围癌。

该手术不仅具有手术时间短、术中出血少的优点，还保留了胃的正常容量和生理功能，避免了胃大部分切除术并发症，有利于改善术后营养状况。

（3）胰体尾部切除术：适用于胰体尾部癌，因确诊时多属晚期，故切除率很低。

（4）姑息性手术：适用于因高龄、合并远处转移等因素不能手术切除的胰腺癌，可行胆-肠内引流术或经内镜安置内支架，解除胆道梗阻，解除黄疸；伴有十二指肠梗阻者，可行胃-空肠吻合术，解除消化道梗阻，以保证消化道通畅；对不能切除者，可行区域性介入治疗。

## 【护理】

### （一）护理评估

**1. 术前评估**

（1）健康史：①一般情况：询问病人的饮食习惯，是否长期进食高蛋白、高脂肪饮食；有无吸烟史或长期大量饮酒；是否长期接触环境污染和有毒物质。②既往史及家族史：有无糖尿病、胆道疾病和慢性胰腺炎等病史；有无胰腺肿瘤或其他肿瘤家族史。

（2）身体状况：①评估疼痛情况，程度、部位及药物镇痛效果；有无恶心、呕吐或腹胀，有无食欲减退等症状；腹部是否触及肿大的肝和胆囊；有无移动性浊音。②评估病人有无黄疸及黄疸出现的时间、程度，是否伴有皮肤瘙痒；大便次数、颜色及性状。③了解辅助检查结果，评估疾病性质、严重程度及病人对手术的耐受力。

（3）心理-社会状况：评估病人有无焦虑、恐惧、悲观等心理反应；了解家庭其他成员对病人的支持程度等。

**2. 术后评估**

（1）手术情况：了解麻醉和手术方式；术中出血量、补液量及安置引流管的情况。

（2）身体状况：评估病人生命体征、腹部体征和引流情况；手术切口愈合情况；有无并发症；术后疼痛程度等。

（3）心理-社会状况：评估病人对疾病及术后有无各种不适心理反应，病人及家属对术后康复及健康教育知识的掌握程度。

### （二）常见护理诊断/问题

**1. 焦虑** 与病人对癌症的诊断、手术治疗缺乏信心及担心预后有关。

**2. 急性疼痛** 与胰管梗阻、癌肿侵犯腹膜后神经丛及手术创伤有关。

**3. 营养失调：低于机体需要量** 与食欲下降、呕吐及癌肿消耗有关。

**4. 潜在并发症** 出血、胰瘘、胆瘘、感染、血糖异常等。

### （三）护理目标

**1.** 病人焦虑减轻。

**2.** 病人疼痛缓解或消失。

**3.** 病人获得足够的营养摄入，营养状况得到改善。

**4.** 病人未发生并发症，或并发症得到及时发现并有效处理。

### （四）护理措施

**1. 非手术治疗的护理/术前护理**

（1）心理护理：病人易出现否认、悲观、畏惧及愤怒等不良情绪，对手术治疗产生恐惧、焦虑心理。应理解病人，通过沟通了解其真实感受，尽可能满足病人生活上的需求。讲解疾病相关知识，有针对性地进行健康指导，使病人能够配合治疗及护理。

（2）疼痛护理：科学、准确地评估病人的疼痛情况，及时干预，促进舒适和保证休息；疼痛剧烈者，应遵医嘱予镇痛药，并评估用药效果。

（3）营养支持：评估病人的营养状况，监测相关营养指标；指导病人进食高热量、高蛋白、高维生素、低脂饮食。营养不良者，可经肠内或肠外营养途径改善病人的营养状况。

（4）改善肝功能：遵医嘱给予保肝药、复合维生素 B 等；肝功能异常合并黄疸者，需皮下注射维生素 $K_1$，改善凝血功能。

（5）肠道准备：手术前 3 日开始口服抗生素抑制肠道细菌，预防术后感染；术前 2 日给予流质饮食；术前晚清洁灌肠，减少术后腹胀及并发症的发生。

（6）其他措施：血糖异常者控制血糖；有胆道梗阻并继发感染者，遵医嘱予抗生素控制感染；黄疸合并皮肤瘙痒的病人，因对其进行正确的指导和有效的护理等。

**2. 术后护理**

（1）病情观察：密切观察生命体征、腹部体征及伤口引流情况，准确记录 24 小时出入量，必要时监测中心静脉压及每小时尿量。

（2）营养支持：因禁食需行肠外营养支持，以维持水、电解质平衡，必要时输入血白蛋白。病情稳定，拔出胃管后给予流质、半流质饮食，逐渐过渡至软食、普食，指导高热量、高蛋白、低糖、低脂肪饮食，少吃多餐，保持食物多样化。术后因胰腺外分泌功能减退，易发生消化不良、腹泻等，可指导遵医嘱口服胰酶制剂。

（3）并发症的观察及护理：主要包括感染、出血、胰瘘、胆瘘、胃排空延迟。

1）感染：以腹腔内局部细菌感染最常见，若病人免疫力低下，可合并全身感染。护理：①严密观察病人有无高热、腹痛和腹胀、白细胞计数增高等表现；②遵医嘱合理使用抗生素；③加强全身支持治疗；④形成腹腔脓肿者，可在超声引导下行脓肿穿刺置管引流术。

2）出血：胰十二指肠切除术后出血是胰腺癌术后最严重的并发症，可危及病人生命。出血可发生在术后早期（24 小时以内）和晚期（24 小时以上），晚期出血常发生在术后 1 周左右。根据出血部位可分为腹腔内出血和消化道出血，两者亦可同时发生。原因：术后早期出血常因凝血功能障碍导致创面广泛渗血、手术中止血不确切或吻合口出血引起；晚期出血多因腹腔严重感染、胰瘘和（或）胆瘘的渗液腐蚀邻近血管导致血管破裂引起，也可因应激性溃疡或吻合口溃疡引起。主要临床表现：病人出现心慌、面色苍白、血压下降、脉搏细速等休克表现；或出现呕血、黑便或便血等消化道出血的表现；或腹腔引流管和胃肠减压管引流出大量鲜红色血性液体。护理：①严密监测生命体征；②观察胃肠减压和腹腔引流液的颜色、性状及量；③出血量少者可予静脉补液，使用止血药、输血等治疗，出血量大者需急诊行介入或手术止血。

3）胰瘘：是胰十二指肠切除术后最常见的并发症和导致死亡的主要原因。术后黄疸持续时间长、营养状况差、术中出血量大是术后胰瘘发生的危险因素。一旦发生胰瘘，应及时报告医生并积极协助处理，大多数胰瘘可在 2~4 周得到控制并自行愈合。护理措施参见急性胰腺炎病人的护理。

4）胆瘘：多发生于术后 5~7 日，病人有发热、腹胀、腹痛、腹膜刺激征等表现，或腹腔引流出大量黄绿色胆汁，每日数百毫升至 1000ml 不等。主要因术中胆道损伤引起。护理：①观察腹部体征及引流液情况，发现异常及时报告医生并协助处理；②取半卧位，安置腹腔引流管，保持引流通畅；③静脉补液并维持水、电解质平衡；④保护瘘口周围皮肤：及时更换引流管周围被胆汁浸湿的敷料，予氧化锌软膏或皮肤保护膜涂抹局部皮肤，防止胆汁侵蚀。

5）胃排空延迟：多见于保留幽门的胰十二指肠切除术后。胃排空延迟是术后因非机械性梗阻因素引起的以胃排空障碍为主要表现的胃动力紊乱综合征，表现为病人手术 10 日后仍不能规律进食或需胃肠减压。护理：①禁食、持续胃肠减压，严密观察并记录每日胃液量；②合理补液，定期复查电解质，维持水、电解质平衡；③给予肠外营养支持，并可安置鼻肠管输注肠内营养液；④遵医嘱合理使用胃动力药物，促进胃动力恢复；⑤遵医嘱合理使用抗生素，去除腹腔内感染，必要时予以针对性引流。多数病人经保守治疗 3~6 周可恢复。

**（五）护理评价**

**1.** 病人焦虑是否减轻，情绪是否稳定。

**2.** 病人疼痛是否缓解或得到控制。

**3.** 病人营养状况是否改善，体重是否得以维持或增加。

**4.** 病人并发症是否得到预防，或并发症是否被及时发现和处理。

# 二、壶腹周围癌

壶腹周围癌（periampullary adenocarcinoma）是指发生于胆总管末端、Vater 壶腹部和十二指肠乳头的恶性肿瘤。壶腹周围癌因其起源组织器官的不同而具有不同的临床表现，其恶性程度明显低于胰头癌，因此，手术切除率及术后 5 年生存率都明显高于胰头癌。

## 【病因和病理】

吸烟是已被证实的致病因素。可能的致病因素还包括蛋白质和脂肪摄入过多、酗酒、大量饮用浓咖啡、糖尿病、慢性胰腺炎、环境污染及遗传因素。壶腹周围癌病理组织类型以腺癌最多见，其次为乳头状癌、黏液癌。壶腹周围癌发生淋巴转移较胰头癌晚，远处转移多至肝。

## 【临床表现】

**1. 黄疸**  早期即可出现黄疸。肿瘤溃烂、坏死、脱落等可使胆道阻塞部分解除而黄疸暂时减轻；肿瘤在短期内又迅速生长，完全阻塞胆管而致黄疸再出现或加深。黄疸深浅呈波浪式变化是本病的特点。

**2. 胃肠道出血**  由癌肿组织溃烂、坏死、脱落所致。出血量较小，多数病人大便隐血试验阳性，少数有黑便，常伴有贫血。

**3. 腹痛**  由于癌肿阻塞胆管和胰管，病人常有右上腹疼痛和上腹部饱胀感，当并发胆道感染时，可出现绞痛，伴畏寒、发热、黄疸加深。

**4. 其他**  食欲减退、体重减轻、全身乏力、腹泻、陶土色粪便等。

## 【辅助检查】

实验室检查和影像学检查同胰头癌。其中 ERCP 检查可直接观察十二指肠乳头部病变，且可行活组织病理学检查，同时行胆胰管造影对明确诊断具有重要的价值。

## 【处理原则】

治疗同胰头癌，手术切除是其首选的治疗方法。行 Whipple 手术或 PPPD 治疗的效果明显好于胰头癌，5 年生存率可达 50% 左右。如有转移不能切除或合并明显心肺功能障碍不能耐受手术时，可行姑息性手术。化学疗法和免疫治疗有辅助性治疗效果，可延长病人生命及改善生活质量。

# 三、胰岛素瘤

胰岛素瘤（insulinoma）为胰岛 B 细胞肿瘤，亦称内源性高胰岛素血症，为器质性低血糖症中较常见的病因。任何年龄均可发病，发病年龄多为 40～50 岁，女性发病率较男性较高。多为单发，体积小，直径一般为 1～2cm。

## 【临床表现】

典型的临床表现为"Whipple 三联征"或胰岛素瘤三联征，主要是因为肿瘤释放过多胰岛素所致，典型症状：①阵发性低血糖或昏迷，多于空腹或运动后发作；②发作时血糖低于 2.8mmol/L；③口服或静脉注射葡萄糖后，症状缓解。低血糖可诱发儿茶酚胺症，病人表现为心慌、震颤、面色苍白、出汗、心动过速、乏力、饥饿等。为避免低血糖发作，病人常因加餐而导致肥胖。此外，低血糖可造成脑组织缺乏葡萄糖而引起神经精神症状，表现为思维不连贯、人格改变、精神错乱、癫痫发作、共济失调、语言及自主运动障碍，严重者表现为昏迷。

## 【辅助检查】

**1. 实验室检查**

（1）空腹血糖测定：反复测空腹血糖可低至 2.2mmol/L。

（2）葡萄糖耐量试验：可呈低平曲线。

（3）血清胰岛素水平：正常情况下空腹免疫活性胰岛素水平很低，几乎测不到，90%的胰岛素瘤病人空腹免疫活性胰岛素水平＞15～20μU/ml。

（4）胰岛素与血糖比值测定：正常值＜0.3，胰岛素瘤病人可大于 1。

**2. 影像学检查**　腹部超声或 CT 平扫的诊断价值有限，胰腺薄层扫描增强 CT 及三维重建可对绝大多数胰岛素瘤进行准确定位。动脉造影可发现界线较清楚的圆形浓染图像，即"灯泡征"，诊断率可达 80%。术中探查和术中超声检查诊断率可达 95%。

## 【处理原则】

**1. 手术治疗**　手术切除是治疗胰岛素瘤唯一有效的方法，一经确诊，应尽早手术治疗，手术方式应视肿瘤部位及其与胰管的关系而定。①单纯肿瘤切除术：主要针对浅表、体积小、单发的良性胰岛素瘤；②胰体尾部切除术：主要针对肿瘤位于胰腺体部、尾部、体积较大较深的胰岛素瘤；③ 胰头部的良性胰岛素瘤：采用楔形切除法，但切缘应距肿瘤 0.5～1cm。

**2. 非手术治疗**　可应用于下列情况：①解除低血糖症状；②术前准备；③已有转移而不能切除的恶性胰岛素瘤病人；④拒绝手术治疗或手术有禁忌证的病人；⑤手术未找到腺瘤或切除腺瘤不彻底，术后仍有症状者。可给予药物治疗，包括抑制胰岛 B 细胞分泌的药物（氯甲苯噻嗪、氯丙嗪、普拉洛尔、苯妥英钠等）、促肾上腺皮质激素或皮质类固醇类药物、钙离子通道阻滞（包括维拉帕米和地尔硫䓬等）和化疗药物（链脲霉素和 5-氟尿嘧啶等）。

## 【护理措施】

**1. 术前护理**

（1）心理护理：低血糖症状的反复发作，可使病人出现精神紧张、焦虑、烦躁、悲观等情绪，进而会使大脑皮质兴奋和抑制过程的平衡失调，应给病人及家属讲解低血糖症状及处理，并告知病人劳逸结合，生活有序，保持乐观、积极、向上的生活态度。

（2）饮食护理：应做到饮食规律，忌烟酒，少食油腻、忌食刺激性食物，多吃蔬菜、水果。督促病人按时加餐，避免低血糖的发生。

（3）安全管理：低血糖发作时，病人易发生跌倒、坠床等意外伤害。应注意维护环境安全，如卧床时床栏保护、外出活动时家属陪同等。

**2. 术后护理**　术后动态监测血糖，部分病人术后因正常胰腺分泌功能尚未恢复，胰岛素分泌不足，加上机体的应激反应，可发生血糖升高，应遵医嘱使用胰岛素，维持血糖在正常范围，若术后出现低血糖，应查明原因，必要时用药治疗。

## 【健康教育】

加强低血糖症状的自我观察，随身携带含糖食物。若出现大汗淋漓、神智淡漠等严重低血糖症状，应及时送医院急救。

（刘秀秀）

# 第三十五章　外科急腹症病人的护理

【学习目标】

**识记**　外科急腹症的病因和分类、临床表现。

**理解**　外科急腹症的辅助检查、处理原则。

**运用**　运用护理程序对外科急腹症病人实施整体护理。

---

**案例 35-1**

患者，男性，46 岁，因进食后腹部剧痛，伴恶心、呕吐急诊入院。患者 7 小时前进食后突发上腹部刀割样剧痛，伴恶心，呕吐 1 次为胃内容物。

体格检查：T 38.5℃，P 98 次/分，R 20 次/分，BP 142/75mmHg。患者表情痛苦，腹式呼吸减弱，全腹有压痛、反跳痛及腹肌紧张，以上腹部最明显。肝浊音界缩小，移动性浊音阴性，肠鸣音减弱。

辅助检查：白细胞计数 $13.8 \times 10^9$/L；腹部 X 线检查见膈下游离气体。

**问题：**

1. 此患者首先考虑的诊断是什么？

2. 如何为本病例患者制订护理计划？

---

急腹症（acute abdomen）是一类以急性腹痛为主要临床表现，需要早期诊断和及时处理的腹部疾病的总称。其特点是起病急、进展快、病情重、病因复杂，一旦延误诊断、处理不当，将带来严重后果甚至危及生命，应予以高度重视。

## 【病因】

引起外科急腹症的疾病较多，根据其常见病因可分类如下。

**1. 炎症性疾病**　包括急性胆囊炎、胰腺炎、胆管炎、阑尾炎、胃肠或胆囊穿孔、肝或腹腔脓肿破裂等。

**2. 出血性疾病**　可因外伤、肿瘤和炎症等引起，多见于腹部外伤致肝、脾破裂，肝癌破裂出血及腹主动脉瘤破裂等。

**3. 梗阻性疾病**　如急性肠梗阻、肠套叠、胆道系统结石梗阻等。

**4. 缺血性疾病**　常见有肠系膜静脉血栓形成、肠系膜动脉栓塞、肠扭转等。

**5. 其他**　某些腹腔外脏器疾病和全身性疾病亦可引起急性腹痛，如急性心肌梗死、急性心包炎、急性溶血、急性胸膜炎等，诊断困难，应引起重视。

## 【病理生理】

腹部的病理性或生理性刺激经交感、副交感及腹膜壁层躯体神经传送至大脑感觉中枢，产生腹痛感觉。腹痛感觉可因病因、部位、病情缓急不同而各异，有内脏痛、躯体痛和牵涉痛三种。

**1. 内脏痛**　腹腔各脏器的病理刺激通过自主神经或内脏神经传入中枢神经系统，产生腹痛感觉，称为内脏痛。特点：疼痛定位不准确，对外界强刺激痛感迟钝，但对压力和张力性刺激和内脏缺血所致的疼痛十分敏感，常伴消化道症状。

**2. 躯体痛**　壁腹膜受腹腔内炎性刺激通过脊神经传入中枢神经系统，产生的腹痛感觉，称为躯体痛。特点：痛感敏锐，定位准确，与病变器官所在的部位一致，常伴有明确的压痛、反跳痛和肌紧张。

**3. 牵涉痛**　内脏痛达到一定程度后，可牵涉相应的体表部位产生疼痛，称为牵涉痛，亦称放射痛。此因病变部位与放射痛部位的痛觉神经纤维传入同一神经根，致大脑皮质误判。

【临床表现】

急腹症的病因有炎症性、出血性、梗阻性和缺血性疾病，随病因不同其临床表现各异（详见相关疾病章节）。腹痛是急腹症主要和共同的临床表现，但不同疾病其腹痛的诱因、部位、性质、程度、缓急及转归亦不相同。

**1. 症状**

（1）腹痛

1）诱因：部分急腹症发病常有诱因，如急性胰腺炎、胆绞痛常与大量饮酒、暴饮暴食及进食油腻食物有关。胃十二指肠溃疡穿孔多有慢性胃病史。嵌顿性疝与腹内压增加有关。肠扭转病人多有饱餐后剧烈运动史。

2）部位：病变部位通常是腹痛始发部位和最严重的部位。如胃十二指肠溃疡穿孔会突发中上腹刀割样疼痛，虽随病情发展疼痛可蔓延至全腹，但中上腹仍是腹痛最明显部位。某些病变也可引起转移性腹痛或放射痛，如急性阑尾炎先表现为脐周或上腹痛，随病情发展，疼痛可转移并定位于右下腹。急性胆囊炎、胆石症病人在右上腹痛时可有右肩或右腰背部放射痛，输尿管结石可有大腿内侧或会阴部放射痛。

3）起病缓急性：炎症性疾病腹痛起病缓慢，症状逐渐加重，如急性阑尾炎、胆囊炎；空腔脏器穿孔或实质器官破裂腹痛起病急骤且迅速恶化。

4）性质：①持续性腹痛多由炎症、出血、缺血或肿瘤浸润引起，如急性胰腺炎、阑尾炎或肝破裂等；②阵发性疼痛或绞痛多由空腔脏器梗阻、痉挛引起，间歇期无腹痛，如胃肠、胆道、输尿管病变等；③持续性疼痛伴阵发性加剧，常提示炎症与梗阻并存，如绞窄性肠梗阻；④刀割样或烧灼样疼痛是化学性腹膜炎的特点，多由消化道溃疡穿孔引起，如胃十二指肠溃疡穿孔，疼痛可迅速蔓延至全腹；⑤钻顶样疼痛，多因蛔虫进入胆道刺激 Oddi 括约肌痉挛导致；⑥腹痛剧烈明显，但体征不显著，需警惕肠系膜血管栓塞，多见于高龄病人。

5）腹痛程度：一般可以提示腹腔内病变程度。炎症初期腹痛多不剧烈，表现为隐痛且定位不确切，随病情发展疼痛程度加重，定位也逐渐准确。空腔脏器穿孔引起的腹痛急骤而剧烈。实质性脏器破裂出血对腹膜刺激不强，故腹痛程度较轻。

（2）消化道症状

1）恶心、呕吐：腹痛常伴有恶心、呕吐。可根据呕吐物性质及量协助判断病变部位。幽门梗阻者呕吐物多为宿食且不含胆汁，如含胆汁提示病变部位位于胆总管远端；上消化道出血呕吐物呈咖啡色；呕吐物如为粪水样且味臭常提示低位肠梗阻。急性肠胃炎、高位小肠梗阻等一般呕吐症状早且频繁。

2）排便情况：痉挛性腹痛伴便频、大量水样便提示急性胃肠炎；腹痛后便秘或肛门停止排气、排便，提示消化道梗阻；上消化道出血者大便为柏油样便，下消化道出血者粪便可呈紫色、暗红或鲜红色。

（3）其他伴随症状：腹腔内炎症性病变常伴有不同程度的发热；肝、胆、胰疾病可出现黄疸；腹腔内出血者可见贫血貌；泌尿系统疾病可出现尿频、尿急、尿痛和血尿等。

**2. 体征**

（1）全身情况：病人呈急性痛苦面容。腹腔炎症和穿孔性疾病多为蜷曲位以减少腹膜刺激。阵发性绞痛者坐卧不宁，辗转不安。表情淡漠、皮肤苍白湿冷者，多见于贫血、休克或内出血。

（2）腹部体征

1）视诊：肠梗阻或腹膜炎晚期可见全腹膨隆，局限性腹部膨隆多见于肿瘤、肠扭转、肠套叠等。急性胃扩张或幽门梗阻时可见胃蠕动波，机械性肠梗阻时可见肠型及蠕动波。急性腹膜炎时腹式呼吸减弱或消失。嵌顿性疝病人腹股沟区域或阴囊处可见囊性肿块。

2）触诊：病人取屈膝仰卧位，充分放松腹部肌肉，顺序是从无腹痛或腹痛较轻部位检查至病变部位。腹腔炎症时触诊有压痛、反跳痛、肌紧张等腹膜刺激征。压痛最明显部位通常提示病变部位，肌紧张可反映腹腔炎症程度，明显肌紧张提示腹腔内有较严重感染或炎症。空腔脏器穿孔时胃肠内容物进入腹腔刺激腹膜，引起化学性腹膜炎，腹肌紧张为"板状腹"。腹部触诊时应注意有无肝、脾大，腹腔是否扪及肿块，发现肿块应注意其部位、大小、边界、硬度、活动度及有无压痛。

3）叩诊：需从无痛部位开始，叩痛明显的部位提示病变部位。叩诊为鼓音，提示胃肠积气或气腹。叩诊为浊音或实音提示腹腔内有肿块或液体。一般腹腔内积液大于 500ml 移动性浊音可为阳性。消化道穿孔时肝浊音界缩小或消失。

4）听诊：腹部听诊多从脐周或右下腹开始。闻及振水声提示胃肠内有大量积液，如幽门梗阻、急性胃扩张等。机械性肠梗阻肠鸣音活跃、音调高亢，伴有金属音或气过水声。麻痹性肠梗阻、低钾血症、急性腹膜炎时肠鸣音减弱或消失。腹腔内血管病变可听到血管杂音。

（3）直肠指诊：对诊断不明确者，应重视直肠指诊。指套带血可能为肠套叠、直肠癌或肠炎。盆腔积血、积脓时指检有明显触痛或波动感。

## 【辅助检查】

**1. 实验室检查**

（1）血常规：腹腔内出血常有血红蛋白和血细胞容积降低；腹腔内感染者多有白细胞计数及中性粒细胞比例升高。

（2）尿常规：泌尿系炎症时尿检白细胞计数升高，泌尿系结石病人的尿液可检出红细胞；梗阻性黄疸病人尿胆红素检测为阳性。

（3）大便常规：急性胃肠炎病人的粪便镜检可见大量红、白细胞；消化道出血者的粪便隐血试验多呈阳性。

（4）其他：急性胰腺炎病人可见血、尿和腹腔穿刺液淀粉酶升高。胆道梗阻和急性胰腺炎病人常伴肝功能的损害。

**2. 影像学检查**

（1）X 线透视或平片检查：胸腹部 X 线透视或平片是最常用的诊断方法。消化道穿孔时可见膈下游离气体；机械性肠梗阻立位腹部平片可见肠管内有多个气液平面，麻痹性肠梗阻时可见扩张的肠管；胆结石或泌尿系结石时于腹部 X 线片可见阳性结石影。

（2）超声检查：可迅速协助诊断有无腹腔内实质性脏器损伤、破裂及占位性病变，亦可用于腹腔积液和积血的定位及定量。

（3）CT 或 MRI 检查：对急腹症的诊断具有重要的作用。对实质性脏器的病变、破裂、腹腔内占位性病变及急性重症胰腺炎的诊断均极有价值。

（4）选择性动脉造影：协助明确腹腔内出血或栓塞的部位和原因，且可用于栓塞出血血管。

**3. 内镜检查**

（1）胃镜：可发现屈氏韧带以上部位的胃十二指肠的病变部位和性质。

（2）经内镜逆行胰胆管造影：可协助胆、胰疾病的诊断。

（3）肠镜：可发现结、直肠病变。

**4. 腹腔镜**　随着现代医学发展和微创外科技术的进步，腹腔镜技术以其创伤小、恢复快、诊治并进等特点在急腹症诊治中应用日渐广泛。对疑难外科急腹症或妇科急腹症可采用腹腔镜检查。

**5. 诊断性穿刺**　用于诊断不明确的急腹症。

（1）腹腔穿刺：穿刺点为两侧髂前上棘与脐连线中外 1/3 交界处。若抽出不凝血，多提示腹腔内脏出血；如抽出混浊液体或脓液，多为腹腔内感染或消化道穿孔；若抽出胆汁性液体，提示胆囊穿孔。

（2）阴道后穹穿刺：女性病人疑有盆腔积液、积血时，可经阴道后穹穿刺协助诊断。异位妊娠破裂时可抽出不凝血液。盆腔炎病人穿刺液常为脓性。

**【处理原则】**

及时、准确、有效，尽快明确诊断并采取治疗措施。

**1. 非手术治疗**

（1）适应证

1）诊断明确、病情较轻者。

2）诊断明确，但病情危重不能耐受麻醉和手术者。

3）诊断不明，但病情稳定、无明显腹膜炎体征者。

（2）治疗措施

1）严密观察生命体征、腹部症状和体征的变化。

2）禁食、胃肠减压，纠正水、电解质紊乱，积极抗休克治疗。

3）药物解痉及抗感染治疗。

4）诊断不明者禁用吗啡、哌替啶等麻醉性止痛剂，以免掩盖病情、延误诊断。禁忌灌肠、禁热敷、禁导泻，以免病情进展。

5）密切观察辅助检查结果的变化，协助诊断，及时判断病情变化。

**2. 手术治疗**　适应证包括：

（1）诊断明确、需立即处理的急腹症，如腹外伤、消化道溃疡穿孔伴弥漫性腹膜炎、急性阑尾炎、化脓性或坏疽性胆囊炎、化脓性梗阻性胆管炎、完全性肠梗阻、异位妊娠破裂等。

（2）对诊断不明，但疑有脏器坏死穿孔、腹痛和腹膜炎体征加重、腹腔有活动性出血、全身中毒症状加重或非手术治疗病情无改善者，应在非手术治疗的同时，积极完善术前准备，尽早进行手术治疗。

**【护理】**

**（一）护理评估**

**1. 健康史**　评估病人年龄、性别、职业、既往所患疾病和手术史，生育期妇女评估月经史。了解本次发病的病因、诱因、发生时间，发病前饮食、活动和情绪状况，有无外伤史等。

**2. 身体状况**

（1）腹部症状：评估腹痛的缓急、性质、部位、开始及持续时间、程度，有无消化道伴随症状及其他伴随症状。

（2）腹部检查情况：评估腹部形态，腹膜刺激征部位和程度，有无肠鸣音亢进或消失，有无移动性浊音，是否扪及包块等。

（3）全身情况：评估生命体征变化及面色、神志、表情、体位、精神状态，皮肤黏膜有无苍白、湿冷、脱水及黄疸等。

（4）了解各项实验室检查及辅助检查的结果。

（5）术后评估有无腹腔脓肿、出血和瘘等并发症的发生。

**3. 心理–社会状况**　评估病人及家属对本次疾病的认知，对疾病、手术及预后的担忧及心理承受程度等。

**（二）常见护理诊断/问题**

**1. 疼痛**　与腹腔内脏器官炎症、穿孔、破裂、出血等病变和手术有关。

**2. 体液不足**　与腹腔内脏破裂出血、腹膜炎症引起的腹腔内液体渗出、呕吐或禁食、胃肠减压等所致的液体丢失有关。

**3. 恐惧/焦虑**　与发病急骤、发展快速、病情危重有关。

**4. 潜在并发症**　休克、腹腔脓肿等。

**（三）护理目标**

**1. 病人疼痛得到缓解或控制。**

**2.** 病人维持体液平衡，未发生水、电解质和酸碱代谢失衡。

**3.** 病人正确认识疾病，恐惧与焦虑缓解，情绪稳定。

**4.** 病人休克、腹腔内残余脓肿等并发症得以预防，或及时发现和处理。

### （四）护理措施

**1. 缓解和控制疼痛**

（1）密切观察腹部症状和体征，尤其是腹痛部位、性质和程度，同时注意相关伴随症状及体温、呼吸、循环系统功能的变化。

（2）禁食和胃肠减压：减少消化液的分泌和胃内容物自穿孔处进入腹腔，减少胃内残存食物，减少胃肠内积气、积液，从而减轻腹胀和腹痛。

（3）体位：病情许可时取半卧位，有助于炎性渗液集聚盆腔，减轻腹壁张力和疼痛。

（4）解痉镇痛：采取放松疗法、分散注意力法、暗示疗法、催眠疗法或安慰剂疗法等非药物方式协助病人缓解疼痛。必要时，遵医嘱使用自控镇痛和药物镇痛，密切观察镇痛效果及不良反应。使用哌替啶类镇痛药物时，需观察有无呼吸抑制、瞳孔散大、呼吸减慢、血压降低、Oddi 括约肌痉挛等不良反应。

**2. 维持水、电解质及酸碱平衡**

（1）查找病因，有效控制体液进一步丢失。腹腔内出血或休克者，快速补液并输血，纠正血容量。

（2）观察血压、脉搏、意识、皮肤黏膜情况，必要时定时监测中心静脉压以评估体液不足的程度。

（3）建立静脉通道，遵医嘱行补液治疗，动态监测实验室检查结果，严密观察治疗效果及不良反应，防止水、电解质和酸碱平衡紊乱。

（4）准确记录 24 小时出入液量，为补液提供有效依据。

**3. 心理护理** 急腹症起病急骤，往往需要积极查找病因，病人心理冲击较大，担心疾病性质、治疗及预后，常表现为恐惧、烦躁和焦虑。护理中应主动、积极关心病人，理解并接受其感受，耐心解释各项护理治疗操作，取得病人配合，创造良好诊疗氛围，减少环境改变所致恐惧感。应针对性向病人进行心理疏导和疾病知识指导，争取家属的关心和支持。

**4. 腹腔内残余脓肿的预防和护理**

（1）体位：腹部或盆腔疾病者应取斜坡卧位，使腹腔内炎性渗液、血液或漏出物聚集并局限于盆腔。盆腔腹膜吸收毒素的能力相对较弱，可减轻全身中毒症状且有利于积液或脓液的引流。

（2）保持有效引流：保持引流管固定与通畅，密切观察引流物量、颜色和性质。若引流物为肠内容物或混浊脓性液体、腹痛加剧伴腹膜刺激征、发热、白细胞计数及中性粒细胞比例上升，多提示腹腔内感染或瘘可能，应及时遵医嘱处理。

（3）控制感染：遵医嘱合理使用抗菌药物，注意给药时间、浓度、途径及配伍禁忌。

（4）发热的处理：高热时可进行药物或物理降温，及时更换被服。

**5. 出血和瘘的预防和护理** 请参考本书相关章节。

### （五）护理评价

**1.** 病人疼痛是否得到缓解或控制。

**2.** 病人腹腔炎症是否得到控制。

**3.** 病人是否有效维持体液平衡。

**4.** 病人并发症是否得以预防或及时发现和处理。

（罗　凤）

# 第三十六章　周围血管疾病病人的护理

**【学习目标】**

**识记**　原发性下肢静脉曲张、血栓闭塞性脉管炎、动脉硬化闭塞症、深静脉血栓形成的概念、临床表现。

**理解**　①原发性下肢静脉曲张、血栓闭塞性脉管炎、动脉硬化闭塞症、深静脉血栓形成的病因；②下肢静脉曲张的特殊检查。

**运用**　运用护理程序对原发性下肢静脉曲张、血栓闭塞性脉管炎、动脉硬化闭塞症、深静脉血栓形成实施整体护理。

# 第一节　周围血管损伤

**案例 36-1**

患者，男性，18 岁，右下肢被刀刺伤后迅速涌出鲜红色血液，由"120"转运到急诊室，立即给予输血补液，急诊手术术前准备。

既往史：未提供。

查体：T 36.2℃，P 130 次/分，R 24 次/分，BP 70/40mmHg，意识清楚，表情淡漠，面色苍白，右下肢皮肤颜色苍白、皮温低、右下肢动脉远端搏动消失，毛细血管回流征消失。

辅助检查：急检血常规示血红蛋白 90g/L，红细胞 $3.0×10^{12}$/L，血型 O 型。备血。

**问题：**

对该患者的急救及术前护理有哪些？

周围血管损伤（peripheral vascular trauma）常见于生产、交通意外及各种暴力行为。在血管损伤中，以四肢血管损伤较多见，其次为颈部、骨盆部、胸部和腹部血管。严重创伤时，及时发现血管损伤并予以正确的修复是挽救生命和保全肢体的关键。

**【病因】**

**1. 直接损伤**

（1）锐器损伤：如枪弹伤、刀伤、刺伤，以及手术、血管腔内操作等医源性损伤等。

（2）钝性损伤：如挤压伤、挫伤、外来压迫（石膏固定、绷带、止血带等）、骨折断端与关节脱位等，多数为闭合性损伤。

**2. 间接损伤**　包括创伤造成的动脉强烈持续痉挛；快速活动中突然减速造成的血管震荡伤；过度伸展动作引起的血管撕裂伤等。

**【病理生理】**

主要病理改变：①血管断端收缩：动脉的部分裂伤或完全断裂均可引起血管断端收缩。当血管完全断裂时，由于血管断端的收缩及血栓的形成，出血常可自行停止。血管部分断裂时，由于壁层纵行纤维的收缩，使伤口扩大，往往导致大量出血不止。②继发性血栓形成：血管内膜撕裂伤或血管受压后，由于局部血液循环有不同程度的障碍，使得远端血流少、缓慢甚至停滞，极易引起继发性血栓形成。③组织缺血：特别是肢体动脉损伤后，远端肢体将发生明显的缺血症状。④其他病理改变：如损伤性动静脉瘘、血管损伤部位周围血肿、假性动脉瘤等。

## 【临床表现】

**1. 症状** 创伤部位伤口大量出血，肢体明显肿胀、疼痛。

**2. 体征** 动脉损伤表现为搏动性出血，呈鲜红色，动脉搏动消失并伴有远端缺血征象，局部血肿进行性扩大。静脉出血表现为自伤口深部持续涌出暗红色血液，局部出现缓慢增大的非搏动性血肿。病情急剧而危重者，易发生休克。

## 【辅助检查】

**1. 实验室检查** 血常规、血型、血细胞比容等。

**2. X线、B超、超声双维扫描、CT、MRI** 均可帮助判断血管的损伤程度和出血量及其他合并损伤。

## 【处理原则】

**1. 急救止血** 常用的止血方法：①伤口覆盖纱布后，局部压迫包扎止血；②消毒敷料填塞伤口，压迫绷带加压包扎止血；③损伤血管暴露于创口时，用止血钳或无损伤血管钳夹止血。

**2. 防治休克和感染** 立即建立静脉通路输液、输血是防治休克的主要措施，给予有效足量的抗生素预防感染。

**3. 手术治疗**

（1）止血清创：用无损伤血管钳钳夹，或经血管断端插入 Fogarty 导管并充盈球囊阻断血流，修剪无活力血管壁，清除血管腔内的血栓、组织碎片和异物。

（2）处理损伤血管：主干动、静脉损伤在病情和技术条件允许时，应积极争取修复重建。方法：①侧壁缝合术；②补片成形术；③端–端吻合术；④血管移植术。非主干动、静脉损伤或病人不能耐受血管重建术等情况下，可行血管结扎术。

## 【护理】

### （一）护理评估

**1. 健康史** 询问病人有无意外受伤史，有无凝血功能障碍。

**2. 身体状况** 观察肢体局部的出血情况，有无合并骨折等其他损伤，观察病人的神志改变、血压情况。急检血常规、血型、备血。

**3. 心理–社会状况** 观察病人情绪变化，是否担心出血危及生命。

### （二）常见护理诊断/问题

**1. 焦虑/恐惧** 与病人意外伤残有关。

**2. 组织灌注不足** 与大量失血有关。

**3. 有周围血管神经功能障碍的危险** 与肢体缺氧、创面感染和血管栓塞等有关。

**4. 潜在并发症** 感染、肢体坏死、休克、急性肾衰竭。

### （三）护理目标

**1.** 病人焦虑/恐惧程度减轻，能积极配合治疗及护理工作。

**2.** 病人皮肤红润，失血得到控制。

**3.** 病人肢体血管神经功能正常。

**4.** 病人术后未发生相关并发症，或并发症发生后能及时得到治疗与处理。

### （四）护理措施

**1. 急救与术前护理**

（1）安全转移：迅速排除造成继续损伤的原因，让病人安全快速地脱离危险环境。

（2）评估伤情：根据病人的外伤史、受伤部位和生命体征变化，进行初步检查，快速评估伤情。及时发现危及生命的创伤，并给予对症处理，如急救止血、积极抢救休克；给予氧气吸入，昏迷病人头偏向一侧，保持呼吸道通畅，防止窒息；对有骨折或疑有骨折的病人应妥善固定患肢。

（3）建立静脉通路：迅速建立静脉通路，遵医嘱尽快输血、输液，使用血管活性药物时注意观察其副作用，同时注意勿使液体从近侧损伤静脉漏出。

（4）监测生命体征：密切观察生命体征、意识、瞳孔、肢端皮肤颜色及温度、尿量变化；病情危重者，给予中心静脉压监测，以调整液体入量，维持循环稳定。

（5）术前准备：备血，需植皮者做好植皮区的皮肤准备。

**2. 术后护理**

（1）体位：患肢保暖、制动，静脉血管术后患肢宜高于心脏水平 20～30cm，动脉血管术后患肢平置或低于心脏水平。

（2）病情观察：①肢体血运的观察：术后严密观察肢体血供情况，包括肢体的动脉搏动、皮肤颜色及温度、浅静脉充盈情况等；②用药观察：遵医嘱采取抗凝治疗，预防血栓形成，注意观察有无出血渗血等抗凝过度现象，发现异常及时通知医师。

**3. 并发症的观察与护理**

（1）感染：①保持皮肤清洁、干燥，观察切口敷料有无渗血、渗液，浸湿后及时更换；②观察创面，一旦发现感染，及时通知医师并协助处理；③遵医嘱应用抗生素预防感染。

（2）骨筋膜室综合征：四肢血管损伤病人术后，如出现肢体剧痛、明显肿胀、颜色苍白、感觉和运动障碍及无法解释的发热和心率加快，应警惕筋膜间隔综合征的发生，立即通知医师并做好深筋膜切开减压的准备。

**（五）护理评价**

**1.** 病人焦虑/恐惧程度是否减轻，能否积极配合治疗及护理工作。

**2.** 病人失血是否得到控制。

**3.** 病人肢体血管神经功能是否正常。

**4.** 病人术后是否发生相关并发症，或并发症发生后能否及时得到治疗与处理。

**【健康教育】**

**1. 保护患肢** 注意保温，预防寒冷，适当运动可增加侧支循环，避免损伤，加强身体的抗病能力。

**2. 体位** 静脉损伤的病人避免久立久坐，卧床时抬高患肢，下床活动时患肢包扎弹力绷带或穿医用循序减压袜，借助压力梯度挤压血液回流；动脉损伤的肢体位置应低于心脏水平，以保证肢体供血。

**3. 功能锻炼** 术后肢体功能锻炼遵循主动、循序渐进的原则，按计划进行，促进侧支循环的建立，增加末梢组织的灌注。

**4. 定期复查** 出院1～2个月后门诊行彩色多普勒超声检查，了解血管通畅情况；如有不适，及时就诊。

# 第二节 动脉硬化闭塞症

**案例 36-2**

患者，男性，68 岁，主诉双下肢凉，半年前步行100m 后双下肢有疼痛感，休息后缓解，近日疼痛加重，夜间明显。双下肢皮温低，皮色潮红，血运差，右足为重，右脚第一足趾可见 1.0cm×1.0cm 皮肤溃疡面，有少量分泌物。双股动脉搏动正常，双腘动脉及远端未触及搏动。

既往史：高血压20 年，高脂血症，吸烟40 年，10 支/日，无饮酒史。

体格检查：T 36.5℃，P 80 次/分，R 16 次/分，BP 120/80mmHg。

辅助检查：下肢多普勒超声提示动脉内膜增厚、钙化，血栓形成。血生化示：总胆固醇 6.99mmol/L，三酰甘油 2.98mmol/L。

问题：

1. 动脉硬化闭塞症的概念及病因是什么？

2. 动脉硬化闭塞症手术前后的健康教育有哪些？

动脉硬化闭塞症（arteriosclerosis obliterans，ASO）是一种全身性疾病，表现为动脉内膜增厚、钙化、继发血栓形成等，是导致动脉狭窄甚至闭塞的一组慢性缺血性疾病。本病多见于 50 岁以上的中老年男性，以腹主动脉远端及髂-股-腘等大动脉、中动脉最易受累。

【病因】

尚不清楚，血管内膜损伤、脂质代谢紊乱和动脉分叉处血流动力学改变等可能在动脉硬化形成过程中起重要作用。流行病学研究发现的易患因素包括高脂血症、高血压、吸烟、糖尿病、血浆纤维蛋白原升高等。

【病理生理】

动脉硬化病变先起于动脉内膜，再延伸至中层，一般不累及外膜。内膜损伤后，暴露深层的胶原组织，形成由血小板和纤维蛋白组成的血栓；或者内膜通透性增加，低密度脂蛋白和胆固醇积聚在内膜下，进而局部形成血栓并纤维化、钙化成硬化斑块。脂质不断沉积，斑块下出血凝固，病变处管壁逐渐增厚，管腔狭窄，最终闭塞。斑块表面若形成溃疡，碎屑脱落常栓塞远端细小的分支动脉，造成末梢动脉床减少，指（趾）端缺血坏死。根据病变范围可分为 3 型：主-髂动脉型，主-髂-股动脉型，累及主-髂动脉及其远侧动脉的多节段型；部分病例可伴有腹主动脉瘤。

【临床表现】

症状的轻重与病程进展、动脉狭窄及侧支代偿的程度相关。病程按 Fontaine 法分为四期。

**1. Ⅰ期（轻微症状期）** 多数病人无明显临床症状或仅有患肢怕冷、行走易疲劳等轻微症状。

**2. Ⅱ期（间歇性跛行期）** 是 ASO 的特征性表现，主要症状为活动后出现间歇性跛行。病人在行走时，由于缺血和缺氧，小腿的肌肉产生痉挛、疼痛及疲乏无力，必须停止行走，休息片刻症状缓解后继续行走，症状反复出现。临床上常以跛行距离 200m 作为间歇性跛行期的分界，Ⅱ期常常被划分为Ⅱ$_a$期（绝对跛行距离＞200m）和Ⅱ$_b$期（绝对跛行距离≤200m）。

**3. Ⅲ期（静息痛期）** 以静息痛为主要症状。随着病变进一步发展，病变动脉不能满足静息时下肢血供，因组织缺血或缺血性神经炎引起持续性疼痛，即静息痛，夜间更甚。疼痛时，迫使病人屈膝抱足而坐，或辗转不安，或借助肢体下垂以减轻疼痛。此期患肢常有营养性改变，表现为皮肤菲薄呈蜡纸样、患足下垂时潮红上抬时苍白、小腿肌肉萎缩等。静息痛是患肢趋于坏疽的前兆。

**4. Ⅳ期（溃疡和坏死期）** 除静息痛外，症状继续加重，出现趾（指）端发黑、干瘪、坏疽或缺血性溃疡。如继发感染，干性坏疽转为湿性坏疽，出现发热、烦躁等全身中毒症状。病变动脉完全闭塞，侧支循环提供的血流不能维持组织存活。

【辅助检查】

**1. Buerger 试验** 病人平卧抬高下肢 45°，持续 60 秒，正常者指（趾）皮肤保持淡红色或稍微发白，若呈苍白或蜡纸样色，则提示肢体供血不足；待病人坐起，将下肢垂于床旁，正常人皮色可以在 10 秒内恢复，如果恢复时间超过 45 秒，进一步提示下肢供血缺乏，可以明确肢体缺血存在。

**2. 下肢节段性测压和测压运动试验** 踝/肱指数（ankle/brachial index，ABI），即踝部动脉与同侧肱动脉压比值，正常值≥1.0。若 ABI＜0.8，提示动脉缺血，病人可出现间歇性跛行；ABI＜0.4，提示严重缺血，病人可出现静息痛。踝部动脉收缩压在 30mmHg 以下时，病人会很快出现静息痛、溃疡或者坏疽。

**3. 多普勒超声检查** 能显示血管形态、内膜斑块的位置和厚度等。利用多普勒血流射频可分辨动脉、静脉，显示血流的流速、方向和阻力等。

**4. CT 血管造影（CTA）** 可得到动脉的立体图像。因其无创、血管显影清晰，已逐渐成为 ASO 首选检查方法。

**5. 数字减影血管造影（DSA）** 是诊断 ASO 的金标准，典型特征为受累动脉严重钙化，血管伸长、扭曲，管腔弥漫性不规则"虫蛀状"狭窄或节段性闭塞。

【处理原则】

控制易患因素、合理用药，症状严重影响生活和工作时，考虑手术治疗。

**1. 非手术治疗**　主要目的是降低血脂和血压，控制糖尿病，改善高凝状态，促进侧支循环的建立。一般治疗包括严格戒烟，进行适当的步行锻炼，注意足部护理避免损伤。药物治疗适用于早、中期病人和无法耐受手术的病人，可使用血管扩张药物、抗血小板药物和降脂药物等。

**2. 手术治疗**　目的在于通过手术或血管腔内治疗方法，重建动脉通路。临床上根据病人的动脉硬化部位、范围、血管流入道及流出道条件和全身情况，选择不同的手术方法。常见的手术方法：①经皮腔内血管成形术（percutaneous transluminal angioplasty, PTA）合并支架术，是目前治疗 ASO 的首选治疗方法；②动脉旁路手术；③血栓内膜切除术；④静脉动脉化；⑤截肢术。

**【护理】**

**（一）护理评估**

**1. 健康史**　了解病人有无心脏病、高血压、高胆固醇血症、糖尿病及长期大量吸烟史，有无感染史、外伤史，有无长期在湿冷环境下工作史。

**2. 身体状况**　患肢缺血情况：评估患肢皮肤温度、颜色及足背动脉搏动情况；评估疼痛程度、性质、持续时间，是否采取过镇痛措施及镇痛效果；患肢（趾、指）有无坏疽、溃疡与感染。

**3. 心理–社会状况**　评估病人的心理反应，有无抑郁、悲观心理，评估病人对预防本病发生相关知识的了解程度，病人的家庭及社会支持系统对病人的支持能力。

**（二）常见护理诊断/问题**

**1. 慢性疼痛**　与患肢缺血、组织坏死有关。

**2. 有皮肤完整性受损的危险**　与肢端坏疽、脱落有关。

**3. 活动无耐力**　与患肢远端供血不足有关。

**4. 潜在并发症**　出血、远端血管栓塞、移植血管闭塞、感染、吻合口假性动脉瘤。

**（三）护理目标**

**1.** 病人患肢疼痛的程度减轻。

**2.** 病人患肢皮肤无破损。

**3.** 病人活动耐力逐渐增加。

**4.** 病人术后未发生相关并发症，或并发症发生后能及时得到治疗与处理。

**（四）护理措施**

**1. 非手术治疗的护理/术前护理**

（1）心理护理：该病病程长，多呈进行性加重，故病人对该病感到十分恐惧，害怕肢体坏疽或截肢。应向病人详细解释，鼓励开导，使他们树立战胜疾病的信心，以积极的态度配合治疗。

（2）疼痛护理：创造安静、舒适的住院环境，选择合适的体位；早期轻症病人可遵医嘱应用血管扩张剂，解除血管痉挛促进侧支循环建立，改善肢体血供，缓解疼痛；疼痛剧烈的中晚期病人可遵医嘱应用麻醉性镇痛药。

（3）患肢护理：①保暖：勿使患肢暴露于寒冷的环境中，以免血管收缩；保暖可促进血管扩张，但应避免热疗，以免增加组织需氧量、加重肢体病变程度。②保持足部清洁：皮肤瘙痒时，避免用手抓痒，以免造成开放性伤口或继发感染；如有皮肤溃疡或坏死，保持溃疡部位清洁、避免受压及刺激；加强创面换药，并遵医嘱应用抗生素。

（4）体位：告知病人睡觉或休息时取头高足低位，避免长时间维持站位或坐位不变，坐位时避免双膝交叉，以防动、静脉受压，影响下肢血液循环。

（5）功能锻炼：鼓励病人每日步行，指导病人进行 Buerger 运动，促进侧支循环的建立。Buerger 运动方法：平卧，抬高患肢 45°以上，维持 2～3 分钟；再坐起，患肢自然下垂于床旁 2～5 分钟，同时做足背屈、跖屈和旋转运动；恢复平卧，将患肢放平 5 分钟，每日如此重复运动次数。

（6）饮食护理：饮食以清淡为主，可吃易消化的营养品，多食水果蔬菜、豆类食品。忌食高脂油腻、不易消化、刺激性食物及含胆固醇高的食物。

**2. 术后护理**

（1）体位：四肢动脉重建术后，取平卧位，患侧肢体安置于水平位置，避免关节过度扭曲。卧床制动2周，自体血管移植者若愈合较好，卧床制动时间可适当缩短。

（2）病情观察

1）生命体征：密切观察病人生命体征变化，记录24小时尿量，维持体液平衡。

2）患肢远端血运：①观察皮肤温度、色泽、感觉及脉搏强度，以判断血管通畅度；②患肢保暖，避免肢体暴露于寒冷环境中，以免血管收缩；③若动脉重建术后肢体出现肿胀、剧烈疼痛、麻木、皮肤发紫、皮温降低，及时报告医师，协助处理或做好再次手术的准备；④观察术后肢体肿胀情况，主要由组织间液增多及淋巴回流受阻所致，一般可在数周内消失。

（3）引流管护理：引流管通常放置在血管鞘膜外，注意观察引流的量、颜色及性状，保持引流管通畅，维持有效引流并准确记录。

（4）功能锻炼：鼓励病人早期在床上进行肌肉收缩和舒张交替运动，促进血液回流和组织间液重吸收，亦有利于减轻患肢肿胀，防止下肢深静脉血栓形成。

（5）并发症的观察与护理

1）出血：严密观察切口渗血情况，如切口出现较多鲜红色渗血或渗血范围增大，应通知医生及时处理。

2）远端血管栓塞、移植血管闭塞：观察肢体远端血供情况，如皮肤温度、颜色，出现皮肤温度降低等情况，及时通知医师给予相应处理。

3）感染：观察切口有无渗液，有无红、肿、热、痛等局部感染征象，有无畏寒、发热等全身感染征象，发现异常及时通知医师，遵医嘱合理应用抗生素。

4）吻合口假性动脉瘤：表现为局部疼痛，位置表浅者可触及动脉搏动，造影显示动脉侧壁局限性突出于血管腔外的囊状瘤腔，一经确诊，及时手术治疗。

**（五）护理评价**

**1.** 病人患肢疼痛的程度是否减轻。

**2.** 病人患肢皮肤有无破损。

**3.** 病人活动耐力是否逐渐增加。

**4.** 病人术后是否发生相关并发症，或并发症发生后能否及时得到治疗与处理。

**【健康教育】**

**1. 治疗配合** 配合完成各项检查、化验，完成术前准备，观察切口有无渗血、患肢肿胀情况，肢体远端皮肤温度、色泽、感觉及脉搏强度。

**2. 饮食指导** 进食低热量、低糖及低脂饮食，多食新鲜蔬菜、水果。

**3. 活动指导** 术前每天步行，以疼痛出现为活动量的指标，坐时避免将腿放到另一腿膝盖上，用温水洗脚。术后卧床2周，保暖，禁止局部加温，行足背屈伸运动。1个月内避免剧烈活动。

**4. 康复指导** 绝对禁烟，保护患肢，切勿赤足行走；避免外伤，避免寒冷、潮湿的刺激，冬天注意保暖。

**5. 定期复诊** 出院3~6个月后到门诊复查，以了解血管通畅情况。

# 第三节  血栓闭塞性脉管炎

**案例 36-3**

患者，男性，35岁，冷库工作8年。患者自述多年前自觉下肢发凉、麻木，行走易疲劳，脚趾有针刺样感。近来，双小腿持续性剧烈疼痛，不能行走，夜间加重，到医院就诊。

既往史：吸烟15年，每日30支左右，无饮酒史，无高血压、糖尿病，感染结核及外伤史。

体格检查：T 36.5℃，P 86次/分，R 20次/分，BP 120/80mmHg，小腿皮肤苍白，肌肉萎

缩，足背动脉搏动消失。

　　辅助检查：多普勒超声检查示病变血管狭窄、有闭塞。

**问题：**

　　1. 血栓闭塞性脉管炎病程可分为几期？

　　2. 血栓闭塞性脉管炎非手术治疗的护理措施有哪些？

　　血栓闭塞性脉管炎（thromboangitisobliterans，TAO），又称 Buerger 病，以周围血管非化脓性炎症和闭塞为特点，是一种累及血管的炎症性、节段性和周期发作的慢性闭塞性疾病。主要侵袭四肢中小动静脉，以下肢多见，如胫前动脉、胫后动脉、足背动脉、跖动脉等，好发于男性青壮年。

## 【病因】

　　目前病因尚未明确，可能与以下因素有关。

　　**1. 吸烟**　血栓闭塞性脉管炎病人绝大多数都有长期大量吸烟嗜好。

　　**2. 性激素**　绝大多数是男性发病，女性罕见。关于男性发病率高的原因可能与雄激素密切相关，女性发病率低，可能与雌激素对血管的保护作用有关。

　　**3. 寒冷**　血栓闭塞性脉管炎的发病以寒冷地区较多，且大多数病人寒冷季节发病或病情加重。

　　**4. 其他**　感染、血液凝固性增高、遗传因素、外伤、免疫等因素也与血栓闭塞性脉管炎的发病有关。

## 【病理生理】

　　血栓闭塞性脉管炎主要发生在中、小动脉，以下肢血管为主。病理变化主要是非化脓性全层血管炎症，而且呈节段性，病变节段之间有正常血管，病变和正常部分的界线分明，其病理变化分为如下四个阶段。

　　**1. 急性活动期**　为急性全层血管炎症，有组织细胞、中性粒细胞和巨细胞广泛浸润。

　　**2. 消退期**　急性炎症消退，炎性浸润细胞全部被淋巴细胞代替。动脉内弹力层增厚；中层布满滋养血管，甚至延伸至血栓，有少量成纤维细胞，外层纤维组织增生，含大量成纤维细胞。

　　**3. 稳定期**　炎症基本消失，机化血栓被纤维组织代替，有新生毛细血管形成，可使血栓机化再通，中层完整，血管壁和内膜结构仍存在，内弹力层可增厚。

　　**4. 病变后期**　血管壁和血管周围组织广泛纤维化，动脉、静脉和神经可被纤维组织包绕形成一节段闭塞的硬索状。在血管内由血栓造成闭塞的同时，侧支循环可逐渐建立，但常呈现不完全代偿，因此肢体处于动脉供血障碍状态，表现为组织慢性、进行性缺血，肢体皮肤萎缩、干燥、汗毛脱落、趾甲生长慢、畸形、肌肉萎缩、骨质疏松等。皮下脂肪吸收或纤维化，甚至累及神经，产生神经纤维化、神经炎、神经与其细胞体分离变性，后期可发生组织坏疽。

## 【临床表现】

　　临床上按肢体缺血程度和表现，分为三期。

　　**1. 局部缺血期**　主要是动脉痉挛和狭窄所致，以功能性变化为主。表现为患肢苍白发凉、酸胀乏力和感觉异常，包括麻木、刺痛和烧灼感等。患肢有麻木、怕冷和酸胀乏力等异常感觉；步行一段距离后出现患肢疼痛，停下休息后疼痛可缓解，再步行一段距离又出现疼痛，称为间歇性跛行。随着病情的进展，间歇性跛行距离逐渐缩短，休息时间延长。此期皮肤温度稍低，色泽较苍白，足背动脉搏动减弱，可反复出现游走性血栓性静脉炎，即浅表静脉发红、发热、呈条索状，有压痛。

　　**2. 营养障碍期**　动脉完全闭塞，仅靠侧支循环维持肢体的血供，以器质性病变为主。上述症状加重，由间歇性跛行转为安静状态下出现持续的疼痛，称为静息痛，尤以夜间剧烈疼痛而无法入睡。患肢皮温明显下降，肢端苍白或者发绀，可能伴有营养障碍的表现，如皮肤干燥、脱屑、脱毛、指甲增厚变形及肌肉的萎缩和松弛等；体检发现患肢动脉搏动消失，但尚未出现肢端溃疡或坏疽。

　　**3. 组织坏死期**　患肢肢端发黑、干瘪、坏疽、溃疡形成。疼痛剧烈，呈持续性，病人夜不能痒,日夜屈膝抚足而坐,或借助下垂肢体以减轻疼痛。先出现于一两个指(趾)头末端,逐渐波及整个指(趾)头,甚至相邻的指(趾)头,最后与周围组织明显分界,坏疽的肢端常自行脱落。大多为干性坏疽,若并发感染,坏疽即转为湿性。严重者出现全身中毒症状。若继发感染,干性坏疽转为湿性坏疽,病人可有高热、烦躁等脓毒血症症状,病程长者伴消瘦、贫血。

## 【辅助检查】

**1. 测定皮肤温度** 若双侧肢体对应部位皮肤温度相差2℃以上,提示皮温降低侧肢体动脉血流减少。

**2. 肢体抬高试验** 又称 Buerger 试验,病人平卧,患肢抬高45°,3分钟后若出现麻木、疼痛、足部特别是足趾和足掌部皮肤呈苍白或蜡黄色者为阳性。再让病人坐起,下肢自然下垂于床缘下45秒,若足部皮肤出现潮红或斑片状发绀等为阳性,提示患肢有严重动脉血供不足。

**3. 多普勒超声检查** 可以评价缺血程度,检查动静脉是否狭窄或者闭塞,还能测定血流方向、流速和阻力。显像仪可显示动脉的形态、直径和流速波形等,血流波形幅度降低或呈直线状,表示动脉血流减少或动脉闭塞。显像仪同时还能做节段动脉压测定,了解病变的部位和缺血程度。

**4. 动脉造影** 可以明确患肢动脉阻塞的部位、程度、范围及侧支循环建立的情况。典型征象为中、小动脉多节段狭窄或闭塞。准备手术治疗的病人,可行动脉造影,对手术方案制订有指导意义。由于动脉造影可刺激动脉引起动脉痉挛,加重患肢的缺血,因此,不能作为非手术治疗前的常规检查手段。

**5. CTA** 能在整体上显示患肢动、静脉的病变节段及狭窄程度,但对四肢末梢血管的显像常出现假阴性。

**6. DSA** 主要表现为肢体远端动脉的节段性受累,有时近端动脉也有节段性病变。病变的血管狭窄或闭塞,而受累血管之间的血管壁光滑平整,DSA 检查还可显示闭塞血管周围有无侧支循环,能与动脉栓塞鉴别。

## 【处理原则】

**1. 非手术治疗**

(1)一般处理:严格戒烟,防止受冷、受潮和外伤,肢体保暖但不能热疗,以免组织需氧量增加而加重缺氧。疼痛严重者,可用镇痛或镇静剂。早期病人可适当锻炼患肢,促进侧支循环建立。

(2)药物治疗:适用于早、中期病人。可使用血管扩张药物、改善血液循环的药物和抗血小板的药物等,还可根据中医辨证论治原则予以中药治疗。

(3)高压氧疗法:通过高压氧治疗,提高血氧含量,促进肢体的血氧弥散,改善组织的缺氧程度。

**2. 手术治疗** 目的是重建动脉血流通道,增加肢体血供,改善肢体缺血情况。常用的手术方法:

(1)腰交感神经切除术:适用于第一、二期的病人,尤其是神经阻滞试验阳性者,可解除血管痉挛和促进侧支循环形成。

(2)动脉重建术:①旁路转流术,适用于主干动脉闭塞,但在闭塞动脉的近侧和远侧仍有通畅的动脉通道者;②血栓内膜剥脱术,适用于短段动脉阻塞者。

(3)游离血管蒂大网膜移植术:适用于动脉广泛闭塞者。将游离的大网膜血管与股部血管吻合,并将裁剪延长的大网膜通过皮下隧道延伸至小腿下段,借助网膜血流向下肢远端供血。

(4)动、静脉转流术:适用于动脉广泛闭塞并且无流出道者。

(5)截肢术:对晚期病人,溃疡无法愈合,坏疽无法控制,应行截肢术。

## 【护理】

### (一)护理评估

**1. 健康史** 了解病人是否为北方寒冷地区的青壮年男性,有无吸烟嗜好,有无与免疫系统相关的疾病,以及是否有血液高凝状态等。

**2. 身体状况** 注意了解病人疼痛的时间、范围、程度及缓解方法,观察病人患肢是否伴有溃疡、感染和坏疽等。评估患肢感觉有无异常,皮肤温度是否降低,颜色是否苍白或发紫,动脉搏动有无减弱或消失等。判断病人间歇性跛行的距离和时间，Buerger 征是否为阳性。超声多普勒等检查有助于判断动脉阻塞的部位、范围和侧支循环等情况。

**3. 心理-社会状况** 由于疼痛剧烈，止痛剂使用较多，病人容易出现药物成瘾。人工血管搭桥手术可以改善症状，降低截肢平面，但术后有形成血栓的危险且费用高，病人可有较重的心理负担。本病好发于青壮年，需截肢者可能对未来的生活缺乏信心。

### （二）常见护理诊断/问题

**1. 疼痛** 与患肢缺血、组织坏死有关。

**2. 焦虑** 与患肢剧烈疼痛、久治不愈有关。

**3. 活动无耐力** 与患肢远端供血不足有关。

**4. 有皮肤完整性受损的危险** 与患肢缺血及营养障碍有关。

**5. 知识缺乏** 与缺乏本病的相关预防知识及功能锻炼方法有关。

**6. 潜在并发症** 感染、栓塞。

### （三）护理目标

**1.** 病人患肢疼痛程度减轻。

**2.** 病人焦虑、悲观程度减轻。

**3.** 病人活动耐力逐渐增加。

**4.** 患肢皮肤无破损。

**5.** 病人术后未发生相关并发症，或并发症发生后能及时得到治疗与处理。

**6.** 病人能正确阐述本病的预防知识，并学会患肢的锻炼方法。

### （四）护理措施

**1. 非手术治疗的护理/术前护理**

（1）心理护理：由于肢端疼痛和坏死使病人异常痛苦和极度焦虑，医护人员应以极大的同情心关心体贴病人，耐心做好病人的思想工作，使其情绪稳定，能配合治疗和护理。

（2）戒烟：告诉病人吸烟的危害，消除烟碱对血管的收缩作用，告知病人长期吸烟将会直接影响其预后。

（3）患肢保暖：局部不宜热敷或理疗，以免加重组织缺氧、坏死。保持室内温度适宜。在寒冷环境中避免暴露，以防血管收缩而减少患肢的血流。寒冷季节外出时应戴手套、围巾及穿毛袜。

（4）避免损伤患肢：不可使用热水袋或热水泡脚，勿用脚趾试水温，以免烫伤。避免长时间维持同一姿势，以免静脉淤血。选择合适的鞋袜，勤换袜子。皮肤痒时不可搔抓。

（5）缓解疼痛：早期轻症病人可用血管扩张剂、中医中药治疗等。对疼痛剧烈的中、晚期病人常需使用麻醉性镇痛药。若疼痛难以缓解，可用连续硬膜外阻滞的方法止痛。

（6）Buerger 运动：可促进侧支循环建立。5 遍为 1 次，每天进行 3～4 次。

（7）皮肤护理：保持溃疡部位的清洁、避免受压及刺激；加强创面换药，可选用敏感的抗生素湿敷，并遵医嘱应用抗感染药物。

（8）术前准备：除实施非手术护理措施外，按常规做好术前准备。需植皮者，做好植皮区的皮肤准备。溃疡创面术日晨给一次换药，换药后用无菌敷料包裹，以防污染手术野。

**2. 术后护理**

（1）体位与休息：静脉手术后抬高患肢30°，制动 1 周；动脉手术后患肢平放，制动 2 周。自体血管移植术后愈合较好者，卧床制动时间可适当缩短。制动期间应坚持踝关节伸屈运动，以促进小腿静脉回流。

（2）病情观察：密切观察血压、脉搏、肢体温度及切口渗血情况；血管重建术及动脉血栓内膜剥除术后，需观察患肢远端的皮肤温度、色泽、感觉和脉搏强度以判断血管通畅度。若动脉重建术后出现肢体肿胀、疼痛、皮肤颜色苍白、皮温降低，动脉搏动减弱或消失，考虑重建部位的血管发生痉挛或继发性血栓形成，应报告医师，协助处理或做好再次手术探查准备。对应用抗凝治疗病人，应观察有无切口渗血或全身出血倾向。

（3）防治感染：遵医嘱应用抗生素，保持切口敷料清洁干燥，定时更换敷料，密切观察病人的体温变化和切口情况，若切口处、穿刺点出现渗血或血肿，提示切口处出血；若动脉搏动消失、皮肤温度降低、颜色苍白、感觉麻木，提示动脉栓塞；若动脉重建术后出现肿胀，皮肤颜色发绀、温度降低，可能为重建部位的血管发生痉挛或继发性血栓形成。一旦出现，立即通知医师并协助处理。若发现伤口有红、肿、压痛等现象，可能为切口感染，应及时遵医嘱合理使用抗生素。

### （五）护理评价

**1.** 患肢疼痛程度有无减轻。

**2.** 病人焦虑、悲观程度有无减轻，如情绪是否稳定，能否配合各项治疗和护理。

**3.** 病人活动耐力有否增加，逐步增加活动量后，有无明显不适。

**4.** 皮肤有无破损，有无溃疡与感染发生，若有发生，能否得到及时发现和处理。

**5.** 病人术后是否发生相关并发症，或并发症发生后能否及时得到治疗与处理。

**6.** 病人能否正确描述本病的预防知识，并学会患肢的锻炼方法。

### 【健康教育】

**1. 戒烟** 劝告病人戒烟，以消除烟碱对血管刺激。告知病人本病的预后与能否戒烟直接相关，以取得病人的配合。

**2. 功能锻炼** 指导病人进行患肢功能锻炼，以促进侧支循环建立，改善局部症状。

**3. 保护患肢** 防止患肢受冷、受潮，避免外伤。鞋子必须柔软合适，不穿高跟鞋。穿棉制或羊毛制的袜子，每日勤换袜子，预防真菌感染。

**4. 饮食指导** 规律饮食，多食蔬菜水果，保持大便通畅；戒酒。

**5. 自我保健** 遵医嘱服药，定期门诊复查。

# 第四节　原发性下肢静脉曲张

**案例 36-4**

　　患者，男性，44 岁，理发师。双下肢蚯蚓状肿物 3 年，无特殊不适未进行治疗，近 1 个月来下肢酸胀、疼痛，休息后可缓解，久站后加重，夜间更甚。

　　既往史：无高血压、糖尿病，感染、结核及外伤史、手术史。

　　体格检查：T 36.4℃，P 80 次/分，R 18 次/分，BP 115/80mmHg，小腿内侧有蚯蚓状团块，双胫踝前可见色素沉着，左小腿足靴区有一 2cm×2cm 的溃疡。

　　辅助检查：深静脉通畅试验阳性。

**问题：**

　　1. 原发性下肢静脉曲张的护理评估有哪些？

　　2. 原发性下肢静脉曲张的特殊检查有哪些？检查的目的是什么？

原发性下肢静脉曲张（varicosity of lower extremity）是指下肢浅静脉瓣膜关闭不全，静脉内血液倒流，远端静脉淤滞，继而病变静脉壁扩张、变性、出现不规则膨出和扭曲。多发生于体力劳动强度大、从事持久站立工作，或久坐少动的人群。

### 【解剖与生理功能】

**1. 下肢静脉** 由浅静脉、深静脉、肌静脉和交通静脉组成。浅静脉位于皮下，深静脉位于肌中间与同名动脉伴行，深、浅静脉通过交通静脉连接。肌静脉位于小腿后侧屈肌内，直接汇入深静脉。

（1）浅静脉：主要有大隐静脉和小隐静脉 2 条主干（图 36-1）。大隐静脉起源足背静脉网的内侧，于内踝前方沿小腿和大腿内侧上行，在腹股沟韧带下方穿过卵圆窝进入股总静脉。大隐静脉在膝平面下，分别由前外侧和后内侧分支与小隐静脉交通（图36-2）；在注入股总静脉前，主要有五个分支：股内侧静脉、股外侧静脉、阴部外静脉、腹壁浅静脉和旋髂浅静脉。小隐静脉起自足背静脉网外侧，沿外踝后方上行，逐渐转小腿屈侧中线并穿过深筋膜注入腘静脉。

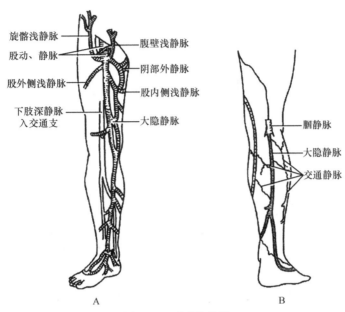

图 36-1 下肢浅静脉

A. 大隐静脉及其分支；B.小隐静脉及其分支

（2）肌静脉：包括腓肠肌静脉和比目鱼肌静脉。

（3）深静脉：主要由胫前、胫后和腓静脉组成，三者先后汇合成腘静脉，经腘窝进入内收肌管裂孔上行为股浅静脉，于大腿上部，股浅静脉与股深静脉汇合成股总静脉（图36-2）。

（4）交通静脉：大腿内侧的交通静脉大多位于大腿中下 1/3 处，小腿外侧的交通静脉多位于小腿中段（图36-3）。

**2. 下肢静脉** 瓣膜下肢静脉内有许多向心单向开放的瓣膜，阻止血液逆流，保证下肢静脉血流由下向上，由浅入深地单向回流（图36-4）。

**3. 静脉壁** 静脉壁由外膜、中膜和内膜组成。外膜主要为结缔组织，中膜为肌层，内膜为内皮细胞，静脉壁的强弱与收缩功能有关。下肢远侧深静脉及小腿浅静脉分支的管壁较近侧薄，承受的静脉血柱压力比近侧静脉高，故易发生静脉曲张。静脉壁结构异常主要是胶原纤维减少、断裂、扭曲，使静脉壁失去应有强度而扩张。

**4. 下肢血流动力学** 下肢静脉血流能对抗重力向心回流，主要依赖：静脉瓣膜向心单向开放功能，向心引导血流并防止逆流；肌关节泵的动力功能；胸腔内负压和心脏的搏动，对周围静脉血有向心吸引功能。

**【病因】**

先天性或后天性因素所致静脉壁薄弱、静脉瓣膜缺陷和浅静脉内压力持续升高是引起浅静脉曲张的主要原因。

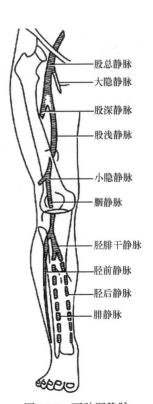

图 36-2 下肢深静脉

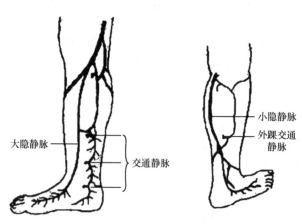

图 36-3 小腿浅静脉和交通静脉

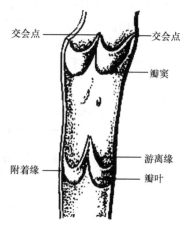

图 36-4 下肢静脉的瓣膜结构

**1. 先天因素** 先天性静脉瓣膜结构不良和静脉壁薄弱，使静脉易于扩张，近端的瓣膜产生闭锁不全，使血液倒流，久而久之便逐渐破坏了远端瓣膜，使血液回流障碍，产生静脉曲张。

**2. 后天因素** 任何增加下肢静脉瓣膜承受压力的因素和循环血量超负荷是造成下肢静脉曲张的后天因素，如长期站立、重体力劳动、妊娠、慢性咳嗽、习惯性便秘等。

【病理生理】

下肢静脉曲张的血流动力学改变主要表现为主干静脉和毛细血管压力增高。浅静脉扩张主要由前者引起，而毛细血管压力升高造成微循环障碍，引起毛细血管扩大、毛细血管周围炎及通透性增加，纤维蛋白原、红细胞等渗入组织间隙及毛细血管内微血栓形成。由于纤溶活性降低，渗出的纤维蛋白积聚、沉积于毛细血管周围，造成局部代谢障碍，导致皮肤色素沉着、纤维化、皮下脂质硬化甚至皮肤萎缩，形成静脉性溃疡。由于血清蛋白渗出和毛细血管周围纤维组织沉积，引起再吸收障碍，导致下肢水肿。小腿下内侧区域的深静脉血柱压力最大，肌泵收缩时该区域所承受的反向压力也最高，因此，静脉性溃疡常特征性地出现在该区。

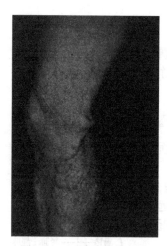

图 36-5 下肢浅静脉曲张

【临床表现】

以大隐静脉曲张多见，单纯小隐静脉曲张较少见。多发于左下肢，双下肢可先后发病。

**1. 症状** 早期仅在长时间站立后患肢小腿感觉沉重、酸胀、乏力和疼痛。

**2. 体征** 后期曲张静脉明显隆起，蜿蜒成团（图 36-5），可出现踝部轻度肿胀和足靴区皮肤营养不良，包括皮肤萎缩、脱屑、瘙痒、色素沉着、皮肤和皮下组织硬结及并发症。

**3. 并发症**

（1）血栓性浅静脉炎：曲张静脉内血流缓慢，血栓形成后出现静脉炎症，患肢有红、肿、热、痛。

（2）小腿慢性溃疡：多发生在患肢踝上足靴区，病人皮肤常有瘙痒和湿疹，破溃后，引起经久不愈的静脉性溃疡。

（3）曲张静脉破裂出血：多在足靴区及踝部，表现为轻微外伤或站立时因不能耐受静脉高压而有出血，速度快且不易止住。

【辅助检查】

**1. 特殊检查**

（1）大隐静脉瓣膜功能试验（trendelenburg test）：用于检查静脉瓣膜功能（图 36-6A）。嘱病人仰卧抬高患侧下肢使静脉排空，在腹股沟下方扎止血带以阻断大隐静脉，然后让病人站立，放开止血带后 10 秒内如出现自上而下的静脉逆向充盈，提示大隐静脉瓣膜功能不全。若未放开止血带前，止血带下方的静脉在 30 秒内已充盈，则表明交通静脉瓣膜关闭不全。打开止血带后充盈更明显，提示大隐静脉和交通支瓣膜均功能不全。应用同样原理，在腘窝部扎止血带，可检测小隐静脉瓣膜的功能。

（2）深静脉通畅试验（perthes test）：病人站立，待患侧下肢静脉明显充盈时，在大腿根部扎止血带以阻断下肢浅静脉，然后让病人用力踢腿 20 次，或反复下蹲 3～5 次后，观察静脉曲张程度的变化（图 36-6B）。若曲张静脉空虚萎缩，表示深静脉通畅；若静脉曲张不减轻，甚至加重，或伴有患肢酸胀不适，表示深静脉不通畅。

（3）交通静脉瓣膜功能试验（pratt test）：病人平卧，抬高患肢，在大腿根部扎止血带（图 36-6C）。然后从足趾向上至腘窝缠第 1 条弹力绷带，再从止血带处向下缠第 2 条弹力绷带至膝上，两条绷带之间留有一定间隙。嘱病人站立，一边向下解开第 1 条弹力绷带，一边继续向下缠第 2 条弹力绷带，若在两条弹力绷带之间的间隙出现曲张静脉，则提示该处有交通静脉瓣膜关闭不全。

**2. 下肢静脉造影**　可观察到下肢深静脉是否通畅，静脉的形态改变，瓣膜功能情况及病变程度。根据造影剂反流的情况可判断下肢静脉瓣膜功能不全的程度。目前虽有多种无创性检查方法，但至今国内外学者仍一致认为静脉造影术是确切诊断下肢静脉疾病的最可靠的方法。

**3. 血管超声检查**　具有灵敏度高、特异性强的特点，可对每个静脉的功能状态进行定性、定量诊断，在某种程度上可取代深静脉造影检查。多普勒超声血流仪能观察静脉反流的部位和程度，多普勒超声显像仪可以观察瓣膜关闭活动及有无逆向血流。

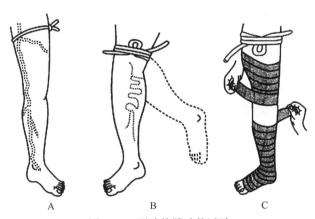

图 36-6　下肢静脉功能试验

A. trendelenburg 试验；B. perthes 试验；C. pratt 试验

【处理原则】

**1. 非手术治疗**　适用于病变局限、症状较轻者，或妊娠期间发病、症状虽然明显但不能耐受手术者。

（1）促进静脉回流：避免久站、久坐，间歇性抬高患肢，病人穿弹力袜或用弹力绷带。

（2）注射硬化剂和压迫疗法：适用于病变范围小且局限者，常用的硬化剂有鱼肝油酸钠、酚甘油液等，将硬化剂注入曲张的静脉后局部加压包扎，利用硬化剂造成的静脉炎症反应使其闭塞。

（3）处理并发症：①血栓性浅静脉炎，给予抗菌药物及局部热敷治疗；②湿疹和溃疡，抬高患肢并给予创面湿敷；③曲张静脉破裂出血，局部加压包扎止血，必要时予以缝扎止血。

**2. 手术治疗**　适用于深静脉通畅、无手术禁忌证者，是治疗下肢静脉曲张的根本方法。

（1）传统手术：大隐静脉或小隐静脉高位结扎剥脱术。

（2）微创疗法：近年来出现静脉腔内激光治疗，内镜筋膜下交通静脉结扎术、旋切刀治疗，以及静脉内超声消融治疗等微创疗法。

## 【护理】

### （一）护理评估

**1. 健康史** 观察病人体型是否高大粗壮，有无妊娠、慢性咳嗽及习惯性便秘史，有无家族史，是否从事长期站立工作、重体力劳动，有无下肢深静脉血栓形成、下肢动静脉瘘、盆腔肿块等疾病。

**2. 身体状况** 观察病人小腿静脉曲张的部位及程度，局部皮肤营养状态，足靴部皮肤是否有萎缩、脱屑、色素沉着和硬结，患肢有无疼痛、踝部肿胀不适。局部有无血栓性浅静脉炎、湿疹、溃疡、出血等并发症。

**3. 心理-社会状况** 病人对本病预防知识的了解程度，家属对病人的支持程度，下肢静脉曲张是否影响日常生活与工作，慢性溃疡、创面经久不愈是否造成病人的焦虑。

### （二）常见护理诊断/问题

**1. 活动无耐力** 与下肢静脉回流障碍、血液淤滞有关。

**2. 皮肤完整性受损** 与皮肤营养障碍、慢性溃疡有关。

**3. 知识缺乏** 与缺乏下肢静脉曲张的预防知识有关。

**4. 潜在并发症** 血栓性静脉炎、慢性溃疡、曲张静脉破裂出血、感染、深静脉血栓形成等。

### （三）护理目标

**1.** 病人活动耐力逐渐增强。

**2.** 病人创面未继发感染，且逐渐愈合。

**3.** 病人术后未发生相关并发症，或并发症发生后能及时得到治疗与处理。

**4.** 病人获得预防该病发生的有关知识。

### （四）护理措施

**1. 非手术治疗的护理/术前护理**

（1）促进下肢静脉回流，改善活动能力

1）应用弹力绷带或穿弹力袜：指导病人行走时穿弹力袜或使用弹力绷带，促进静脉回流。穿弹力袜时应抬高患肢，排空曲张静脉内的血液后再穿，注意弹力袜的薄厚、压力及长短应符合病人的腿部情况。弹力绷带应自下而上包扎至大腿，包扎不应妨碍关节活动，并注意保持合适的松紧度，以能扪及足背动脉搏动和保持足部正常皮肤温度为宜。

2）保持合适的体位和姿势：采取良好姿势，坐时双膝避免交叉过久，压迫腘窝而影响静脉回流；避免长时间保持一个姿势站立；休息或卧床时抬高患肢30°～40°，利于静脉回流。

3）避免引起腹内压和静脉压增高的因素：保持大便通畅，消除排尿困难，长期咳嗽者应进行治疗，肥胖者应有计划地减轻体重。

（2）预防或处理创面感染

1）观察下肢情况：观察患肢远端皮肤的温度、颜色、是否有肿胀及渗出，局部有无红、肿、压痛等感染现象。

2）加强下肢皮肤护理：预防下肢创面继发感染，做好皮肤湿疹和溃疡的治疗和换药，促进创面愈合。

（3）硬化剂注射的护理：注射时病人平卧位，穿刺点上、下各用手指压迫，使注射的静脉段呈空虚状态，用细针穿刺静脉，注射硬化剂0.5ml，拔针后压迫针眼1～2分钟，然后自足踝向注射点近端缚缠弹力绷带，包扎完毕后病人即可活动。告知病人弹力绷带包扎时间，大腿注射后为1周，小腿注射后为6周。如有松脱，应随时缚好，必要时可重复注射。

（4）术前准备

1）对合并有下肢水肿者，术前应卧床休息并抬高患肢20°～30°，以减轻肿胀。

2）积极处理溃疡创面：对下肢皮肤有溃疡者，取创面分泌物做细菌培养和药敏试验，根据结果遵医嘱使用抗生素控制感染。可用生理盐水或用 1:5000 高锰酸钾溶液湿敷。每日给予换药，手术日晨将溃疡处再换药 1 次，并用无菌治疗巾包好，以免污染手术野。

3）备皮：术前 1 天认真仔细地做好患侧下肢手术野（上至脐平，下至足趾）的皮肤准备。若手术中需植皮时，还应做好供皮区的皮肤准备。手术前 1 天用甲紫或记号笔画出曲张静脉的行径。

**2. 术后护理**

（1）病情观察：密切观察伤口情况及皮下渗血。

（2）体位和活动：术后患肢抬高 30°，以促进静脉回流，鼓励病人在手术 24～48 小时后下床行走，应避免静坐或静立不动，以免静脉血栓形成。

（3）促进下肢静脉回流相关护理措施同手术前。

**（五）护理评价**

**1.** 病人活动耐力是否增强。

**2.** 创面是否继发感染。

**3.** 病人术后是否发生相关并发症，或并发症发生后能否及时得到治疗与处理。

**4.** 病人是否获得预防该病发生的相关知识。

**【健康教育】**

**1. 弹力袜及弹力绷带的使用**

（1）弹力袜的选择：在病人腿部肿胀消退之后，卧床测量踝部和小腿的周径，以及膝下 1 寸（短袜）或腹股沟下 1 寸（长袜）至足底的长度，根据测量结果选择合适的弹力袜。

（2）穿着时间：穿戴前应使静脉排空，故以清晨起床前为宜。

（3）弹力绷带包扎方法：应自下而上，从肢体远端向近端螺旋缠绕。

（4）弹力袜穿着方法：先将弹力袜从袜口卷到足趾，把脚尖伸入，然后以拇指为导引逐渐向上展开袜筒，使袜子平整无皱褶。

（5）松紧度：以能伸入一指为宜。

（6）持续时间：坚持每日使用或遵医嘱。

（7）效果判断：观察肢端皮肤色泽、感觉和肿胀情况，以判断效果。

**2. 避免下肢静脉压力增加** 避免久站或久坐，定时改变体位。维持良好的姿势，坐时避免双膝交叉过久。肥胖者有计划减肥，避免穿戴过紧的腰带和紧身衣物。保持排便通畅。治疗慢性咳嗽。

**3. 保护下肢** 防止足部及小腿部碰伤和过度搔抓，以免静脉破裂出血。

# 第五节 深静脉血栓形成

**案例 36-5**

患者，女性，84 岁，1 个月前家中摔倒，致左股骨颈骨折行保守治疗，在家中卧床 1 个月后，出现左下肢肿胀。

既往史：高血压 40 年，脑梗死 20 年。

体格检查：T 36.5℃，P 80 次/分，R 16 次/分，BP 140/90mmHg。左下肢肿胀，皮温高，皮肤颜色红，有压痛，未见溃疡及色素沉着，足背动脉搏动良好。

辅助检查：多普勒超声检查提示左下肢腘静脉血栓形成。

问题：

1. 深静脉血栓形成的病因是什么？

2. 深静脉血栓形成的临床表现有哪些？

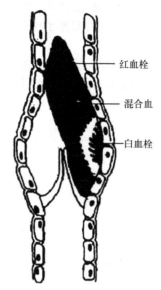

图 36-7　典型血栓形成的病理解剖

深静脉血栓形成（deep venous thrombosis，DVT）是指血液在深静脉内发生异常凝结，阻塞管腔，导致静脉回流障碍的血管病变。全身主干静脉均可发病，以左下肢多见。如未予及时治疗，将造成慢性深静脉功能不全，影响生活和工作，甚至致残。在急性阶段由于血栓脱落所引发的肺梗死是临床猝死的重要原因之一。

【病因】

静脉壁损伤、血流缓慢和血液高凝状态是导致深静脉血栓形成的三大因素。常见于长期卧床休息、肢体制动或久坐不动、产后、术后等。

【病理生理】

典型的血栓：头部为白血栓，颈部为混合血栓，尾部为红血栓（图 36-7）。血栓形成后可向主干静脉的近端和远端滋长蔓延。其后，在纤溶酶的作用下，血栓可溶解消散，血栓脱落或裂解的碎片成为栓子，随血流进入肺动脉引起肺栓塞。但血栓形成后常激发静脉壁和静脉周围组织的炎症反应，使血栓与静脉壁粘连，并逐渐纤维机化，最终形成边缘毛糙、管径粗细不一的再通静脉。同时，静脉瓣膜被破坏，以至造成继发性下肢深静脉瓣膜功能不全，即深静脉血栓形成后综合征。

【临床表现】

因血栓形成的部位不同，临床表现各异。主要表现为血栓静脉远端回流障碍的症状。

**1. 上肢深静脉血栓形成**

（1）腋静脉血栓：血栓局限于腋静脉时，前臂和手部肿胀、疼痛，手指活动受限。

（2）腋-锁骨下静脉血栓：整个上肢肿胀，伴有上臂、肩部、锁骨上和患侧前胸壁等部位的浅静脉扩张。上肢处于下垂位时，症状加剧。

**2. 上、下腔静脉血栓形成**

（1）上腔静脉血栓：在上肢静脉回流障碍的临床表现基础上，还出现面颈部和眼睑肿胀、球结膜充血水肿；颈部、胸壁和肩部浅静脉扩张，常伴有头痛、头胀及其他神经系统和原发疾病的症状。

（2）下腔静脉血栓：表现为双下肢深静脉回流障碍和躯干的浅静脉扩张。

**3. 下肢深静脉血栓形成**　最为常见，根据血栓发生的部位、病程及临床分型不同而有不同的临床表现。

（1）中央型：血栓发生于髂-股静脉，左侧多于右侧。特征为起病急骤，全下肢明显肿胀，患侧髂窝、股三角区有疼痛和触痛，浅静脉扩张，皮温及体温均升高。

（2）周围型：包括股静脉及小腿深静脉血栓形成。前者的特点为大腿肿痛，由于髂-股静脉通畅，下肢肿胀不明显；后者主要表现为突然出现的小腿剧痛，患足不能着地踏平，行走时症状加重，小腿肿胀且有明显深压痛，做踝关节过度背屈试验时小腿剧痛（Homans 征阳性）。

（3）混合型：为全下肢深静脉血栓形成。主要特点为全下肢明显肿胀、剧痛、苍白（股白肿）和压痛，常有体温升高和脉率加速；任何形式的活动都可以加重疼痛。疼痛的原因主要有两方面：①血栓在静脉内引起炎症反应,使患肢局部产生持续性疼痛;②血栓堵塞静脉使下肢静脉回流受阻,患侧肢体胀痛,直立时疼痛加重。压痛主要局限在静脉血栓产生炎症反应的部位,如股静脉或小腿处。小腿腓肠肌压痛又称 Homans 征阳性。急性期因局部炎症反应和血栓吸收可出现低热。若病情继续发展,肢体极度肿胀,对下肢动脉造成压迫,发生动脉痉挛,导致下肢动脉血供障碍,出现足背动脉和胫后动脉搏动消失,进而小腿和足背出现水疱,皮肤温度明显降低并呈现青紫色( 股青肿),

股青肿是下肢静脉血栓中最严重的一种情况。临床表现为剧烈疼痛，患肢皮肤发亮，伴有水疱或血疱，皮色呈青紫色，皮温低，足背动脉、胫后动脉搏动不能扪及。病人全身反应强烈，伴有高热、神志淡漠，有时有休克表现。若不及时处理，可出现静脉性肢体坏疽（图 36-8）。

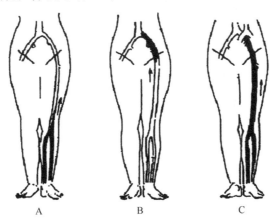

图 36-8 深静脉血栓形成的类型

A. 周围型；B. 中央型；C. 混合型

【辅助检查】

**1. 彩色多普勒超声检查** 可显示下肢深静脉是否有血栓和血栓部位，能区别静脉阻塞是来自外来压迫还是静脉内血栓形成，对小腿静脉丛及静脉血栓再通的病人也有满意的检出率。

**2. 深静脉造影** 可直接显示下肢深静脉的形态，有无血栓形成及血栓的形态、位置、范围和侧支循环。虽为有创检查，但是准确率最高。

**3. 放射性核素** 检查静脉注射 $^{125}$I 纤维蛋白原，能被新鲜血栓摄取，含量超过等量血液摄取量的 5 倍，因而能检测出早期的血栓形成，可用于高危病人的筛查。

**4. 血液检查** 血液 D-二聚体是纤维蛋白复合物溶解时产生的降解产物。下肢深静脉血栓形成的同时纤溶系统也被激活，血液中 D-二聚体浓度上升。因此，血液中 D-二聚体浓度测定在临床上有一定的实用价值。

**5. MRI 检查** 磁共振静脉显像对近端主干静脉血栓的诊断有很高的准确率，图像更清晰。优点是损伤小、无对比剂过敏及肾毒性等副作用；缺点是检查费用较昂贵，某些下肢骨骼中有金属固定物，或装有心脏起搏器的病人无法进行检查。

【处理原则】

**1. 非手术疗法**

（1）一般治疗：卧床休息、抬高患肢，适当使用利尿剂，以减轻肢体肿胀。全身症状和局部压痛缓解后，可进行适当的活动。下床活动时，应穿弹力袜或弹力绷带缚缠肢体。

（2）溶栓疗法：适用于病程不超过 72 小时者。常用药物为尿激酶、重组链激酶、重组组织纤溶酶原激活物等药物。经外周静脉滴注或经插至血栓头端的静脉导管直接给药，一般用药 7～10 天。

（3）抗凝疗法：适用于范围较小的血栓。通常先用肝素或低分子肝素（相对分子量<6000）静脉或皮下注射，达到低凝状态后改用香豆素衍生物（如华法林）口服，一般维持 2 个月或更长时间。

（4）祛聚疗法：常用药物有右旋糖酐、阿司匹林、双嘧达莫（潘生丁）、丹参等，可扩充血容量、稀释血液、降低血液的黏稠度。

**2. 手术疗法** 对于下肢深静脉血栓形成，尤其是髂-股静脉血栓形成不超过 48 小时的病人最为适用。对已出现股青肿征象，即使病期较长者，也应采取手术取栓以挽救肢体。

（1）Fogarty 导管取栓术（图 36-9）：术后辅用抗凝和祛聚疗法 2 个月，防止复发。

（2）耻骨上股静脉–大隐静脉转流术（图 36-10）：适用于广泛的髂–股静脉血栓形成，伴有严重肢体肿胀，非手术治疗效果不好，已经失去手术取栓时机者；肌静脉通畅无手术禁忌证者。耻骨上大隐静脉转流术，使患肢血栓远侧的高压静脉血，经转流的大隐静脉回流入健侧股静脉。局限于股静脉阻塞者，可做同侧大隐静脉股–腘（胫）静脉旁路术。

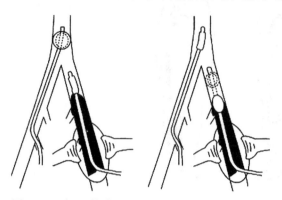

图 36-9　髂–股静脉血栓形成，Fogarty 导管取栓术

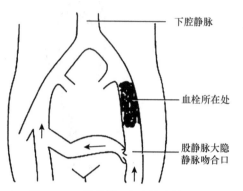

图 36-10　股静脉–大隐静脉转流术

## 【护理】

### （一）护理评估

**1. 健康史**　了解既往有无外伤史、手术史、肿瘤等；有无久病卧床、久坐不动、肢体制动等；有无服用避孕药；有无出血性疾病。

**2. 身体状况**　评估有无肿胀，肿胀的部位、程度；有无疼痛、压痛和发热，皮肤的温度和颜色的变化；有无肢体浅静脉的扩张，以及有无股青肿等；评估非手术治疗病人治疗效果及有无出血倾向。

**3. 心理–社会状况**　疾病对病人的心理影响情况，如有无焦虑与恐惧；病人及家属对深静脉血栓形成有关知识的了解程度。

### （二）常见护理诊断/问题

**1. 疼痛**　与深静脉回流障碍或手术创伤有关。

**2. 自理缺陷**　与急性期需要绝对卧床休息有关。

**3. 知识缺乏**　缺乏预防本病发生的相关知识。

**4. 潜在并发症**　肺栓塞、出血等。

### （三）护理目标

1. 病人疼痛感减轻或消失。

2. 病人卧床期间的生活需要能得到满足。

3. 病人掌握预防本病发生的相关知识。

4. 病人术后未发生相关并发症，或并发症发生后能及时得到治疗与处理。

### （四）护理措施

**1. 非手术治疗的护理/术前护理**

（1）卧床休息：急性期病人应绝对卧床休息 2 周，床上活动时避免幅度过大，不要过度伸展下肢或在膝下垫枕致膝关节屈曲，以防压迫静脉。

（2）病情观察：密切观察患肢疼痛的时间、部位、程度、动脉搏动、皮肤温度、色泽和感觉；每日测量、比较并记录患肢不同平面的周径，注意固定测量部位，以便进行对比。

（3）肢体护理：抬高患肢 20°～30°，促进血液回流，降低静脉压，从而减轻水肿和疼痛。肢体疼痛严重者，给予止痛剂。嘱咐病人切忌用手按摩患肢，禁止施行对患肢有压迫的检查，以免血栓脱落造成肺动脉栓塞。下地活动时，需穿弹力袜或用弹力绷带缚缠下肢至少3个月，以促进静脉血回流。

（4）用药护理：遵医嘱定时、定量、按疗程给予尿激酶、肝素、右旋糖酐等药物，以达到溶栓、抗凝、祛聚等目的。治疗期间，密切观察凝血功能的变化，防止出血性并发症。抗凝治疗时，应使各项指标控制在下列标准：凝血时间（CT）不超过正常（8～12分钟）的2～3倍，活化部分凝血时间（APTT）延长1.5～2.5倍，凝血酶时间（TT）不超过60秒（正常16～18秒），凝血酶原时间（PT）不超过对照值1.3～1.5倍，国际标准化比率（international normalized ratio，INR）控制在2.0～3.0。溶栓治疗时，测定纤维蛋白原，不应低于0.6～1.0g/L（正常2～4g/L）。一旦出现出血并发症，除了停药外，应采用鱼精蛋白对抗肝素、维生素$K_1$对抗口服抗凝剂；使用6-氨基己酸、纤维蛋白原制剂或输新鲜血，对抗溶栓治疗引起的出血。

（5）预防并发症：如切口、穿刺点、鼻、牙龈有渗血及出血时，考虑并发出血；出现胸痛、呼吸困难、咯血、咳嗽、血压下降、脉搏增快等，应考虑并发肺栓塞的可能，立即给病人平卧，嘱其避免深呼吸、咳嗽和剧烈翻动，同时给予高浓度氧吸入，并报告医生配合抢救。

（6）饮食护理：宜进低脂、富含纤维素的饮食，保持大便通畅，防止腹压增高；指导病人禁烟，因尼古丁可引起静脉收缩，影响血液循环。

**2. 术后护理**

（1）病情观察：观察患肢远端皮肤温度、色泽、感觉和脉搏强度等，以判断术后血管通畅程度，注意有无出血倾向。

（2）体位与活动：术后卧床，抬高患肢30°，病情允许的情况下，鼓励病人尽早下床活动，以免血栓再次形成。恢复期病人逐渐增加活动量，增加行走和锻炼下肢肌肉的活动量，以促进深静脉再通和侧支循环的建立。

（3）抗凝、溶栓药物应用护理、并发症护理、饮食护理同手术前。

**（五）护理评价**

**1.** 病人疼痛感是否减轻或消失。

**2.** 病人卧床期间的生活需要能否得到满足。

**3.** 病人能否掌握预防本病发生的相关知识。

**4.** 病人术后是否发生相关并发症，或并发症发生后能否及时得到治疗与处理。

**【健康教育】**

**1. 戒烟**　告诫病人要绝对禁烟，防止烟草中尼古丁刺激引起血管收缩。

**2. 饮食指导**　进食低脂高膳食纤维的饮食；保持大便通畅。

**3. 适当运动**　血流缓慢是引发深静脉血栓形成的重要因素，应鼓励病人加强日常锻炼，促进静脉回流，预防静脉血栓形成。对于长期卧床和制动的病人应同时指导家属，加强病人床上运动，如定时翻身，协助病人做四肢的主动或被动锻炼。避免在膝下垫硬枕、过度屈髋、用过紧的腰带和穿紧身衣物而影响静脉回流。

**4. 保护静脉**　静脉壁损伤也是引发深静脉血栓形成的因素，长期静脉输液者，应尽量保护静脉，避免在同一部位反复穿刺。

**5. 及时就诊**　若突然出现下肢剧烈胀痛、浅静脉曲张伴有发热等，应警惕下肢深静脉血栓形成的可能，及时就诊。

（李青文）

# 第三十七章 泌尿、男性生殖系统外科疾病的主要症状和检查

## 【学习目标】

**识记** 泌尿、男性生殖系统外科疾病的主要症状、实验室检查的正常数值。

**理解** 泌尿、男性生殖系统外科疾病常见实验室检查的护理措施、X线检查的注意事项及护理、常用器械检查的护理措施。

**运用** 运用护理程序对泌尿、男性生殖系统外科疾病实施检查的病人进行整体护理。

# 第一节 泌尿、男性生殖系统外科疾病的主要症状

**案例 37-1**

患者，男性，37岁，因右侧腰痛2小时，明显肉眼血尿入院。患者2小时前因交通事故出现持续性右侧腰腹部胀痛，明显肉眼血尿，伴大汗、烦躁不安。

患者既往身体健康，无药物过敏史，不吸烟，少量饮酒，大小便正常。

体格检查：T 37.7℃，P 118次/分，R 23次/分，BP 80/48mmHg。患者面色苍白，四肢冰冷，烦躁不安，右侧腰部稍隆起，可触及右侧腰部肿块、明显压痛和肌紧张，肝脾不大，腹部叩诊无移动性浊音，右侧肾区明显叩击痛，肠鸣音正常。

辅助检查：血常规示红细胞计数 $2.9\times10^{12}$/L，血红蛋白 82g/L，白细胞计数 $10.4\times10^9$/L，中性粒细胞 75%。尿常规：镜下可见大量红细胞。

初步考虑右肾损伤。

**问题：**

1. 为明确泌尿系统受损情况，该患者还需进一步做哪些检查？
2. 如需做排泄性尿路造影，应做哪些准备？
3. 应从哪些方面进一步观察该患者的病情变化？

泌尿、男性生殖系统外科疾病，因其解剖和生理特点，常表现出以下4类症状：①与泌尿、男性生殖系统直接有关，如血尿、阴囊疼痛等；②与其他器官系统有关，如恶心、呕吐、骨痛等；③全身症状，如发热、贫血、消瘦等；④无明显症状，在其他检查中发现泌尿、男性生殖系统疾病，如肾结石、肾肿瘤等。本节重点介绍来源于泌尿系统的主要症状，包括疼痛、排尿异常、尿液异常、性功能障碍等。

**1. 疼痛** 是泌尿及男性生殖系统疾病常见的重要症状，多因泌尿系统梗阻、感染或肿瘤所致。泌尿系统结石阻塞输尿管时，可引起剧烈疼痛；泌尿系统感染使组织肿胀、包膜受累，可引起钝痛和胀痛；泌尿系统肿瘤早期一般不会出现疼痛，如果肿瘤引起梗阻或侵犯周围神经可引起持久的疼痛。需明确疼痛的部位、性质、程度，疼痛是否有放射、放射至何部位，有无其他伴随症状等。

（1）肾和输尿管痛：当患肾包膜受到牵拉、炎症、集尿系统扩张等刺激时，会出现肾和输尿管痛。肾脏疾病可以引起肋脊角、腰部或上腹部疼痛，可呈持续性钝痛，亦可为尖锐剧痛；结石或血块沿输尿管向下移动时，肾盂输尿管连接处或输尿管急性梗阻、扩张引起剧烈绞痛，并可向下腹、膀胱区、会阴、大腿内侧放射，临床上称为肾绞痛（renal colic）。绞痛多为阵发性发作，剧烈难忍，辗转反侧，大汗，常伴恶心、呕吐，持续数分钟至数十分钟，间歇期可无任何症状。肾脏本身并无病变，而是由他处反射而来，如前列腺疾病、外阴疾病、女性盆腔器官疾病等，临床上称为肾区反射痛。

（2）膀胱痛：由于急性尿潴留导致膀胱过度膨胀引起，疼痛常位于耻骨上区域；慢性尿潴留可无疼痛或轻微疼痛；膀胱结石、膀胱炎症可引起耻骨上区域间歇性锐痛或烧灼痛，膀胱充盈时加重，膀胱空虚时疼痛多能缓解，男性可放射至阴茎头部，女性则放射至整个尿道，常伴有膀胱刺激征。

（3）尿道、前列腺、精囊疼痛：常由于炎症、结石、尿道狭窄，前列腺炎及精囊炎等所致。尿道疼痛的定位比较明确，前列腺和精囊的疼痛部位常不甚明确，并可有放射性痛，疼痛可放射至会阴、直肠、腰骶部，有时牵涉至腹股沟区及睾丸，常伴有尿频和尿痛。

（4）阴囊痛：急性附睾炎、睾丸炎、急性睾丸扭转、外伤等可引起阴囊剧烈疼痛；睾丸肿瘤、精索静脉曲张、鞘膜积液可有坠胀痛；腹股沟斜疝引起的疼痛可向阴囊放射。

（5）阴茎痛：非勃起状态时，疼痛可因膀胱及尿道炎症引起，尿道口出现明显放射痛；勃起状态时发生者，多由包皮嵌顿引起，因包茎引起阴茎头血液回流障碍，局部水肿、淤血所致。

**2. 排尿异常**

（1）刺激症状

1）尿频（frequent micturition）：病人感到有尿意的次数增多而每次尿量减少，严重者每次尿量仅几毫升，多因泌尿或生殖系统炎症、结石、肿瘤、前列腺增生等引起，精神因素也可以引起尿频。正常人白天排尿4～6次，夜尿0～1次，每次尿量200～300ml。尿频者24小时排尿>8次，夜尿>2次，每次尿量<200ml，伴有排尿不尽感。日间尿次数随饮水、气候和个人习惯等而异，但夜次数较为恒定，故夜尿次数增多、临床意义较大。若病人排尿次数增加而每次尿量不减少，甚至增多，可能为生理性，如饮水多、食用利尿食物等；也可为病理性，如尿崩症、糖尿病或肾浓缩功能障碍等。

2）尿急（urgent micturition）：有尿意即迫不及待地要排尿，很难被主观抑制而延迟排尿，每次尿量减少，常与尿频同时存在，多因膀胱炎症或膀胱容量过小、顺应性降低时引起。以尿急为主、伴有尿频和夜尿，可伴有或不伴有急迫性尿失禁，称膀胱过度活动症（overactive bladder，OAB）。

3）尿痛（odynuria）：排尿时感到尿道疼痛，疼痛可表现为烧灼感、针刺样甚至刀割样，可发生在排尿的任何过程中，与膀胱炎、尿道炎、膀胱结石、尿道结石或前列腺感染有关。尿痛是尿路感染的特征性症状。

尿频、尿急、尿痛常同时存在，合称为膀胱刺激征（urinary irritative symptoms），泌尿系结核、结石、肿瘤、异物、前列腺增生、前列腺炎、精囊炎等均可发生膀胱刺激症状。

（2）梗阻症状

1）排尿困难（dysuria）：尿液不能通畅地排出，包含排尿踌躇、排尿费力、排尿不尽感、尿线无力、尿线分叉、尿线变细、排尿滴沥等，多由膀胱以下的尿路梗阻所致，可见于前列腺增生、包茎、尿道狭窄、膀胱或尿道结石、膀胱肿瘤、膀胱颈挛缩等，神经性膀胱也可致排尿困难。排尿踌躇是指排尿开始时间延迟；排尿费力是指用增加腹腔内压力来启动排尿过程；排尿不尽感是指排尿后仍感觉膀胱内有残余尿液未排出；排尿滴沥是指排尿终末出现少量尿液从尿道口滴出。

2）尿流中断（interruption of urinary stream）：排尿时不自主地出现尿流中断，体位改变后又可继续排尿，如此反复出现的症状，常伴疼痛，可放射至远端尿道，多因膀胱结石堵塞膀胱颈部，也可见于良性前列腺增生。

3）尿潴留（urinary retention）：尿液潴留于膀胱内不能排出，临床表现为排尿困难、耻骨上区膨隆、不适或疼痛，严重时可出现充溢性尿失禁，分急性和慢性两类。急性尿潴留见于膀胱出口以下尿路突然梗阻、不能排尿，尿液滞留于膀胱内，常见于腹部、会阴部手术后病人不敢用力排尿，也可见于前列腺增生、前列腺肿瘤或尿道狭窄引起膀胱出口梗阻的病人。慢性尿潴留见于膀胱颈部以下尿路不完全梗阻或神经源性膀胱。此外，脊椎麻醉后也可出现暂时性尿潴留。

（3）尿失禁（urinary incontinence）：膀胱内尿液不能控制而自行流出，分为4种类型。

1）真性尿失禁：又称持续性尿失禁，指尿液持续从膀胱或泌尿道瘘中流出，膀胱失去控尿能力，病人几乎没有正常的排尿动作，膀胱呈空虚状态。常见原因为外伤、手术或先天性疾病引起膀胱颈或尿道括约肌受损，如妇科手术引起的膀胱阴道瘘、前列腺手术引起的尿道外括约肌损伤、先天性异位输尿管等。

2）假性尿失禁：又称充溢性尿失禁，是指膀胱功能完全失代偿，膀胱慢性扩张，并且从未完全排空，膀胱充盈过度，压力增高，当膀胱内压力超过尿道阻力时，尿液不断溢出，夜间多见。各种原因引起的慢性尿潴留均可出现此症状。

3）压力性尿失禁：当腹腔内压力突然增高（剧烈咳嗽、打喷嚏、大笑等）时，尿液不受控制地流出，多在直立体位时出现。原因是膀胱和尿道之间正常解剖关系改变，腹腔内压力突然增加时传导至膀胱和尿道的压力不均，膀胱压力高过尿道阻力，引起漏尿。另外，也与盆底肌肉松弛有关，常见于多次分娩或绝经后的妇女。

4）急迫性尿失禁：严重尿频、尿急时，膀胱不受主观意识控制就开始排出尿液。多见于膀胱的严重感染、神经源性膀胱及重度膀胱出口梗阻。可能是由膀胱的不随意收缩引起。

（4）遗尿（enuresis）：除正常自主性排尿外，睡眠中出现无意识地排尿。新生儿和婴幼儿为生理性，3岁以后除功能性外，可因神经源性膀胱、感染、后尿道瓣膜等病理性因素引起。大于6岁的儿童遗尿，应进行泌尿系统检查。遗尿应与持续性尿失禁鉴别，如发生在年轻女性，可能存在异位输尿管开口。

**3. 尿液异常**

（1）尿量：正常人24小时尿量1000~2000ml，24小时尿量<400ml为少尿，24小时尿量<100ml为无尿，24小时尿量达到3000~5000ml为多尿。少尿和无尿是因肾排出量减少引起，其原因有肾前性、肾性及肾后性因素。无尿应与尿潴留鉴别，无尿时膀胱是空虚的，尿潴留时膀胱是充盈的。持续性无尿见于器质性肾损伤，表现为氮质血症；突然尿量减少可能发生急性肾损伤。多尿多因肾浓缩功能减退和溶质性利尿所致。

（2）血尿（hematuria）：尿液中含有红细胞，分为镜下血尿和肉眼血尿。一般认为新鲜尿离心后尿沉渣每高倍视野红细胞超过3个，即为镜下血尿（microscopic hematuria）。若1000ml尿液中含有1ml血液则肉眼可见血色尿液，即为肉眼血尿（gross hematuria）。

血尿是泌尿及男性生殖系统疾病最重要的症状之一，往往是疾病的一个危险信号，但是血尿程度与疾病的严重程度并没有明确的相关性。血尿伴有或不伴有疼痛是区别良恶性泌尿系统疾病的重要因素，无痛性血尿排除其他证据，否则提示泌尿系统肿瘤，任何程度的血尿都不应该被轻易忽略，尤其是成年人，都应排除是否有恶性肿瘤的可能；疼痛性血尿多与尿石症和膀胱炎有关。血尿伴有尿痛及尿流中断，应考虑膀胱结石；血尿伴有明显膀胱刺激症状，多见于尿路感染、泌尿系统结核、膀胱肿瘤等。泌尿系统之外的疾病也可引起血尿，如心血管疾病、血液疾病、过敏性疾病等。有些药物如环磷酰胺、肝素、双香豆素等也能引起血尿。

根据血尿出现的时间可分析病变部位：①初始血尿，不常见，血尿仅见于排尿的开始，病变多在尿道，多与炎症有关；②终末血尿，排尿即将结束时出现血尿，病变多在膀胱三角区、膀胱颈部或后尿道，多由炎症引起；③全程血尿，最常见，血尿出现在排尿的全过程，出血部位多在膀胱、输尿管或肾脏，肿瘤的可能性大。以上3种血尿，可用尿三杯试验加以区别。

血尿的色泽与含血量、出血部位、尿液pH等有关。来自肾及输尿管的血尿，色泽较暗；来自膀胱的血尿，色泽较鲜红；酸性尿色泽较暗；碱性尿色泽鲜红。严重血尿可出现血凝块，来自肾及输尿管的血尿可有蚯蚓状血凝块，当血凝块通过输尿管时，常出现肾绞痛；来自膀胱的血尿常有大小不等的血凝块。

对于血尿病人的诊断应主要考虑血液来源和出血的原因，并结合病史、年龄、血尿的色泽、程度等对血尿的原因进行综合判断。诊断时还应注意与药物或食物引起的色素尿、血红蛋白尿及月经血或痔核出血混入尿液等进行区别。

（3）混浊尿：指排出的尿液混浊不清亮，常见于4种情况。

1）脓尿（pyuria）：指尿中含有脓液，显微镜检查可见大量白细胞。一般新鲜尿液离心后、尿沉渣镜检每高倍视野白细胞>5个提示泌尿系统存在感染。根据排尿过程中脓尿出现的时间和伴随症状，可对病变部位进行初步判断。初始脓尿多为尿道炎；全程脓尿伴腰痛、发热及膀胱刺激症状提示肾盂肾炎；脓尿伴膀胱刺激症状而无发热多为膀胱炎。

2）乳糜尿（chyluria）：尿液呈乳白色，状如牛奶，静置时间较长可形成乳糜凝块，因尿液中含淋巴液、大量蛋白。可与血尿同时存在，称为乳糜血尿。乙醚可使混浊尿液变清，称乳糜试验，可确诊乳糜尿。常为丝虫病所引起。

3）晶体尿（crystalluria）：尿液中含有机或无机物质沉淀、结晶，见于尿中盐类过饱和状态。晶体尿在加热或加酸后，尿液可转为清亮，此点可与乳糜尿和脓尿区别。

4）磷酸盐尿（phosphaturia）：指尿中含有较多的磷酸盐，尿液混浊如石灰水样，显微镜下可见到磷酸盐结晶，常见为尿液碱化或泌尿系统存在能分解尿素的细菌感染所致，可间歇发生。

**4. 尿道分泌物**　大量黄色、黏稠的脓性分泌物见于淋菌性尿道炎；少量无色或白色稀薄分泌物多见于支原体、衣原体所致的非淋菌性尿道炎；清晨排尿前尿道口少量白色黏稠分泌物多见于慢性前列腺炎；血性分泌物常提示尿道肿瘤的可能。

**5. 肿块**

（1）肾脏肿块：常见于各种原因所致的肾脏体积增大如肾积水、肿瘤、结核、畸形（如多囊肾和马蹄肾），以及肾脏的位置过低如肾下垂、异位肾等。肾脏肿块可在触诊检查时被发现。

（2）膀胱肿块：尿潴留时可在下腹部耻骨上区触及膨大的膀胱，导尿之后肿块消失；较大的膀胱肿瘤或巨大膀胱结石可在双合诊时被触及。

（3）阴囊内肿块及阴茎肿块：应注意肿块的部位、大小、性质、活动度等。阴囊肿大、皮肤变薄、囊性感、透光试验阳性者常为睾丸或精索鞘膜积液；精索蚓状肿物、平卧消失多为精索静脉曲张；睾丸增大、沉重感、感觉减退或消失多为肿瘤；附睾肿大，压痛，精索增粗，多为急性附睾炎。

**6. 性功能症状**　男性性功能障碍表现为性欲低下、勃起功能障碍、射精障碍（早泄、逆向射精、不射精）等。最常见的是勃起功能障碍和早泄。

（1）勃起功能障碍（erectile dysfunction，ED）：是指持续或反复不能达到或维持足够阴茎勃起以完成满意的性生活。多数并无器质性疾病，系精神心理因素或大脑对勃起抑制所致。部分病人系因器质性疾病如内分泌疾病、血管病变、神经病变、药物等原因所引起。

（2）早泄（premature ejaculation）：性交时阴茎能勃起，但对射精失去控制能力，在阴茎进入阴道前或刚开始性交就已经射精。多因心理性因素所致，也可能因包皮阴茎头炎或前列腺炎等引起阴茎高度敏感所致。

# 第二节　泌尿、男性生殖系统外科疾病的常用检查及护理

## 【实验室检查】

**1. 尿液检查**　尿常规检查应收集新鲜晨尿，通常以中段尿为宜，使用清洁干燥容器，女性病人月经期间不宜收集尿液送检。尿标本采集方法：①清洁尿道外口，男性包皮过长者应翻起包皮清洗；②无菌导尿；③膀胱充盈时经耻骨上膀胱穿刺抽取无菌的膀胱尿标本。新生儿及婴幼儿用无菌塑料袋收集尿液。尿液收集后立即送检，室温放置最长不超过2小时，4℃冷藏亦不能超过6小时。

（1）尿常规检查：包括颜色、透明度、酸碱反应、比重、蛋白、尿糖及显微镜检查。不离心的尿液标本，每个高倍镜视野可有红细胞0～2个，白细胞0～3个。超过此数，表明有泌尿系统疾病。

（2）尿沉渣：新鲜尿离心后，用显微镜分析尿沉渣，每个高倍镜视野红细胞>3个为镜下血尿，白细胞>5个为脓尿，同时检查有无细菌、酵母菌、晶体、管型、寄生虫等。

（3）尿三杯试验：用于初步判断血尿或脓尿的来源和病变部位。具体过程：清洗外阴及尿道口后，将排尿最初5～10ml尿液留于第1杯中，中间尿液留在第2杯中，排尿最后5～10ml尿液留在第3杯中。收集尿液时尿流应连续不断。若第1杯尿液异常，且程度最重，病变部位可能在尿道；第2杯尿液异常，且程度最重，病变在膀胱或后尿道；若3杯尿液均异常，病变在膀胱颈以上。

（4）尿细菌学检查：用于泌尿系感染的诊断和临床用药指导，常用的方法有尿沉渣直接涂片检查和尿液培养。清洁中段尿培养，菌落数>$10^5$/ml，提示尿路感染；对于有尿路症状的病人，致病菌落数>$10^2$/ml就有意义。检查结核杆菌需收集24小时尿，浓缩后抗酸染色涂片检查，连续做3天，有助于肾结核的诊断。

（5）尿脱落细胞学检查：应收集新鲜尿液的沉渣，涂片染色，镜检有无肿瘤细胞，检查阳性提示泌尿系统肿瘤的可能。冲洗尿路后收集尿液检查可提高阳性率。

**2. 前列腺液检查** 用前列腺按摩法采取前列腺液。正常前列腺液为稀薄乳白色液体，涂片镜检见多量卵磷脂小体，每高倍视野白细胞<10 个，偶见精子。如果有大量白细胞出现提示前列腺炎，细菌性前列腺炎时应进行前列腺液细菌培养和药物敏感试验。急性前列腺炎或疑有前列腺癌时，不宜做前列腺按摩。

**3. 血清前列腺特异性抗原**（prostate-specific antigen，PSA） 是一种含有 237 个氨基酸的单链糖蛋白，在人体内只能由前列腺腺泡和导管上皮细胞分泌，具有前列腺组织特异性。血清 PSA 检查常采取酶联免疫或放射免疫测定法。健康男性血清 PSA0～4ng/ml，若血清 PSA>10ng/ml，高度怀疑前列腺癌。血清 PSA 可用于前列腺癌的筛选、早期诊断、临床分期、疗效判断和随访观察。

**4. 肾功能检查**

（1）尿比重：反映肾浓缩功能和排泄废物功能，是判断肾功能的最简便方法，但是不够精确。正常尿比重为 1.010～1.030，清晨时最高。肾功能受损时，尿比重减低，尿比重固定或接近 1.010，提示肾浓缩功能严重受损。尿液中的葡萄糖、蛋白质及大分子物质均能使尿比重增高，尿渗透压较尿比重能更好地反映肾功能。

（2）血肌酐和血尿素氮：两者均为蛋白质代谢产物，主要经肾小球滤过排出。肾实质损害超过双肾组织重量的 2/3 时，两者均增高，其增高的程度与病情严重性成正比，故可判断病情和预后。血肌酐测定较血尿素氮精确，血尿素氮受饮食、分解代谢、消化道出血等多因素影响。

（3）内生肌酐清除率：内生肌酐为体内肌酐代谢产生，每天生成量相对稳定，由肾小球滤过排泄，临床常用内生肌酐清除率代表肾小球滤过率，判断肾小球功能。24 小时内生肌酐清除率的正常值为 90～110ml/分。

**5. 精液检查** 了解男性生育能力或输精管结扎术后的效果。要求 5 天内没有排精。用手淫、性交后体外排精或取精器采取精液标本，立即送检或保存在体温下半小时内送检。正常精液为乳白色黏稠液体，量 3～6 ml/次，5～30 分钟后开始液化。精子总数>15×10^6/ml，精子活动率应在 40% 左右，畸形精子<10%。精子总数减少、活动力降低、畸形增多均影响生育。

**6. 流式细胞仪检查** 用尿液、血液、精液、实体肿瘤细胞等标本进行流式细胞仪检查，能快速、准确地分析出细胞大小、形态、DNA 含量等，可用于泌尿、男生殖系统肿瘤的早期诊断和预后判断、了解男性生育能力及肾移植急性排斥反应等。

**【器械检查】**

**1. 导尿检查** 常用带有气囊的 Foley 导尿管，规格以法制（F）为测量单位，21F 表示导尿管周径为 21mm，直径为 7mm，导尿管的大小以其外周径表示。成人常选用 16F 导尿管。导尿管有两个管腔，一腔通气囊用来充水或充气后将导尿管固定在膀胱内，另一管腔引流尿液。使用 Foley 导尿管，在气囊充水或充气前，必须确认导尿管尖端是否进入膀胱，防止后尿道损伤。

（1）适应证：①收集尿液标本；②诊断性检查：测定膀胱容量、膀胱压力或残余尿量，注入造影剂确定有无膀胱损伤，探查尿道有无狭窄或梗阻等；③解除尿潴留、引流尿液、膀胱内药物灌注等治疗。

（2）禁忌证：急性尿道炎。

**2. 膀胱尿道镜检查** 在表面麻醉或骶麻下，经尿道将膀胱镜置入膀胱内。近来有可屈式软性膀胱镜，粗细有多种不同规格，可以更灵活地对膀胱进行更全面的观察及诊疗性操作，并可减少检查时的不适感。

（1）适应证：①观察后尿道及膀胱病变；②取活组织做病理检查；③治疗：早期肿瘤电切术、膀胱碎石、膀胱取石、钳取异物等；④输尿管插管进行逆行造影、收集肾盂尿液标本、放置输尿管支架管做引流、进行输尿管套石等。

（2）禁忌证：①尿道狭窄；②急性膀胱炎；③挛缩膀胱（膀胱容量<50ml）。

**3. 前列腺电切镜检查** 是在膀胱镜和尿道镜基础上发展的新型经尿道电切除镜，主要用于经尿道切除前列腺，治疗前列腺增生症。还可用于膀胱内肿瘤电切，尿道电灼及膀胱颈尿道内瘢痕切除等。

**4. 肾镜检查** 分为输尿管肾镜和经皮肾镜。①输尿管肾镜：有硬性、软性两种类型，一般经尿道、膀胱置入输尿管及肾盂，进行观察、取石、碎石、切除或电灼肿瘤、取活组织进行病理学检查等；②经皮肾镜：经皮穿刺、扩张，将肾镜插入肾盂或肾盏，进行取石、碎石、活检及肾造瘘等，也需在 X 线荧屏监视下操作。

（1）适应证：①直接观察输尿管、肾盂有无病变；②取活组织做病理检查；③治疗：直视下取石、碎石、切除或电灼肿瘤等；④诊断上尿路梗阻等。

（2）禁忌证：①未纠正的全身出血性疾病；②未控制的泌尿系感染；③严重心肺功能不全者；④其他禁忌做膀胱镜者。

**5. 尿流动力学检查**　借助流体力学及电生理学方法研究尿路输送、储存、排出尿液的功能。可为排尿障碍病人的诊断、治疗方法的选择及疗效评定提供客观依据，主要用于诊断下尿路梗阻性疾病、神经源性排尿功能异常、尿失禁、遗尿等。常用的尿流动力学技术主要包括：①尿流率的测定；②各种压力测定；③肌电图测定；④动态放射学观察等。

**6. 器械检查的护理**

（1）心理护理：器械检查属于有创检查，术前应和病人解释，消除病人恐惧心理，使病人能更好地配合操作。

（2）严格无菌操作：器械检查是侵入性检查，有可能引起病人逆行尿路感染。因此，检查前病人应清洗会阴部、操作过程严格遵守无菌操作原则，操作动作轻柔，避免病人的损伤及痛苦，必要时遵医嘱预防性使用抗生素。

（3）排空膀胱：除导尿和单纯尿流率检查，其他检查前嘱病人排空膀胱。

（4）鼓励病人多饮水：金属尿道探条和内镜检查后，多数病人出现肉眼血尿，应鼓励病人多饮水，增加尿量、促进排尿，起到内冲洗作用，一般2～3天后血尿自行消失。

（5）并发症的观察与护理：密切观察生命体征，注意有无血尿及尿潴留等情况，如出现严重损伤及出血，应留院观察，必要时留置导尿或膀胱造瘘，如出现尿道热，应及时使用抗生素。

**【影像学检查】**

**1. 超声检查**　超声对泌尿外科疾病的初筛、诊断、随访均有重要价值，其探查方向灵活，操作简易，可多次重复检查，对液性暗区显影效果好，可显示均质的实体组织和固体物质，对气体的显影效果较差。临床上可判断肾脏包块的性质、肾积水、泌尿系统结石；测定残余尿、测量各脏器体积等。腔内超声探头经直肠及膀胱内做360°旋转检查，可帮助膀胱肿瘤、前列腺肿瘤的诊断和分期。彩色多普勒超声显像可以清楚地显示血管灌注情况，确定动、静脉走向，可以监测肾移植术后移植肾的血液灌注情况、诊断睾丸扭转等。在超声引导下，可行穿刺、活组织病理学检查及引流等。但是超声检查有时会受气体、骨骼等的干扰，影响诊断的正确性。

**2. X线检查**　对泌尿生殖系统疾病有重要意义，检查前需进行肠道准备。

（1）尿路平片（kidney-ureter-bladder，KUB）：是泌尿系统常用的初查方法，摄片范围包括双肾、输尿管和膀胱。可了解肾脏的轮廓、位置、大小、脊柱及腰大肌情况。平片上能清楚地显示钙化影及不透X线的结石影，对泌尿系统结石、结核及腹部血管钙化等疾病有很高的诊断价值。有些病变必须结合泌尿系统造影才能明确诊断。摄片前应做好肠道准备，摄片前2～3天禁用铋剂、硫酸钡等不透X线的药物，摄片前1日少渣饮食，摄片前1日晚口服缓泻剂，术日晨禁食并排便，必要时也可灌肠，以清除肠道内的粪便及气体，确保尿路平片的质量。孕妇不宜做KUB检查。

（2）排泄性尿路造影（excretory urogram）：即静脉尿路造影（intravenous urogram，IVU）。经静脉注射有机碘造影剂，肾功能良好者5分钟后即可显影，10分钟后清晰显示两侧肾实质和尿液贮集系统，包括肾盏、肾盂、输尿管和膀胱。静脉造影方法简单，病人痛苦少，可同时了解双肾功能，但有时显影不满意。检查于上午空腹进行，碘过敏试验阴性后于2～3分钟内注完造影剂，加腹压摄5分钟、15分钟肾区影片，如显影良好，于30分钟松腹压摄全尿路影片，显影不良病例，可适当延长摄片时间。

1）禁忌证：妊娠，严重心、肝、肾疾病及甲状腺功能亢进者。

2）护理：①做碘过敏试验，对离子造影剂过敏者，可用非离子造影剂；②禁食、禁饮6～12小时，使尿液浓缩，尿路造影剂浓度增加，显影更清晰；③造影前1日口服缓泻剂排空肠道，以免粪块或肠内积气影响显影效果。

（3）逆行肾盂造影（retrograde pyelography，RP）：经膀胱尿道镜行输尿管插管注入有机碘造影剂，显示输尿管和肾集合系统，有一定痛苦，但影像比较清晰。适用于禁忌做排泄性尿路造影或显影不清晰时，可进一步了解肾盂、输尿管充盈缺损的原因，亦可注入空气比对，帮助判断透光结石，体外冲击波碎石时，可以帮助输尿管结石定位。

（4）顺行肾盂造影（antegrade pyelography）：在超声引导下经皮穿刺入肾盂、注入造影剂显示上尿路情况，适用于上述造影失败或有禁忌且怀疑有梗阻性病变者。

（5）膀胱造影（cystography）：有排泄性与逆行性两种造影。排泄性尿路造影是等造影剂排入膀胱后摄片，可显示膀胱输尿管回流及尿道病变。逆行性膀胱造影是导尿管置入膀胱后注入造影剂，显示膀胱形态、大小，有无瘘管、畸形及肿瘤等。

（6）血管造影（angiography）：有直接穿刺、经皮动脉穿刺插管、选择性肾动脉造影、静脉造影、数字减影血管造影（DSA）等方法，对肾血管病变、肾肿瘤、肾损伤等均有重要诊断价值。DSA能清晰地显示1mm直径的血管，可以发现肾实质动静脉畸形、微小血管瘤等。近来血管造影还可作为治疗手段，如肾动脉扩张成形术治疗肾动脉狭窄所致的肾血管性高血压；肾动脉栓塞术治疗肾损伤和肾肿瘤等。

（7）淋巴造影

1）经下肢淋巴造影：经足背、阴茎或精索的淋巴管注入造影剂可显示腹股沟、盆腔及腹膜后的淋巴管和淋巴结，对泌尿生殖系统肿瘤有无淋巴转移、淋巴管梗阻及对乳糜尿的诊断都有帮助。

2）精索淋巴管造影：用细针头经精索淋巴管注入适量造影剂，根据淋巴管粗细增减注入剂量，能显示第1、2腰椎水平主动脉旁淋巴结，该组淋巴结为睾丸肿瘤淋巴转移的第一站，故多用于睾丸肿瘤术后病人。

（8）精道造影：经输精管穿刺或经尿道射精管插管造影，显示输精管、射精管及精囊，适用于血精症。

**3. CT检查** 为非侵入性检查，通过对器官和病灶的组织形态密度及增强前后的组织密度变化，对泌尿生殖系统肿瘤、囊肿、肾上腺肿瘤等占位性病变诊断准确率高。适用于鉴别肾囊肿和肾实质病变，确定肾损伤的范围和程度，对恶性肿瘤的早期诊断、肿瘤分期等均有较高价值，能显示腹部、盆腔的淋巴结。CT的分辨率高于B超，在临床已获得广泛应用，由于CT尿路成像（CTU）的开展，传统的IVU等X线造影有被取代的趋势。

**4. MRI检查** MRI对肾实质性疾病的诊断价值大，可显示器官组织的结构和功能，对肾上腺疾病，肾肿瘤良恶性的判断及其分期、膀胱肿瘤浸润膀胱壁的深度、前列腺癌及其分期、隐睾症等均能提供较CT更可靠的依据。磁共振血管成像（MRA）是无创的血管三维成像技术，对肾动脉瘤、肾动脉狭窄、肾动-静脉瘘、肾静脉血栓形成、肾移植术后血管通畅情况、肾癌分期等均有良好的诊断效果。磁共振尿路成像（MRU）是磁共振水成像，不依赖肾功能、无需造影剂、无需插管即可清晰显示肾盏、肾盂、输尿管的形态和结构，适用于尿路造影失败或显影欠佳的病人。这些新的技术无创、显影清晰、逐渐被广泛应用于临床。

**5. 放射性核素检查** 通过静脉注入同位素示踪剂，利用仪器监测示踪剂的吸收、分泌和排泄，显示脏器的形态及功能。核素用量小，放射损害轻，能在不影响机体正常生理过程的情况下显示体内器官的形态及功能，有助于疾病的诊断、治疗评价和随访。

（1）肾图：是一种半定量或定量的分侧肾功能试验。通过静脉注入同位素示踪剂，仪器监测示踪剂在肾脏的分布来检查分侧肾功能，反映尿路通畅程度及尿液排出速率等情况，可以直观地显示出肾功能受损及尿路梗阻的程度。

（2）肾显像：分静态显像和动态显像。静态显像显示核素在肾内分布的图像。动态显像可显示肾吸收、浓缩、排出显像剂的全过程；能显示肾脏的形态、位置及占位病变的情况等；也可以了解肾功能，测定肾小球滤过率和有效肾血流量；对移植肾的肾功能情况亦可进行监测。

（3）肾上腺皮质和髓质显像：对肾上腺疾病有诊断价值，尤其是能对肾上腺占位性病变如嗜铬细胞瘤的诊断提供依据。

（4）阴囊显像：可判断睾丸的存活及其能力，并可与对侧血流灌注进行比较，常用于怀疑睾丸扭转或精索内静脉曲张等。

（5）骨显像：可显示全身骨骼系统有无肿瘤转移，如肾癌、前列腺癌骨转移。

（吴 丹）

第三十八章　泌尿系统损伤病人的护理

【学习目标】
识记　肾、膀胱、尿道损伤的病因、临床特点。
理解　肾、膀胱、尿道损伤的病理生理特点、辅助检查、处理原则。
运用　运用护理程序对泌尿系统损伤病人实施整体护理。

# 第一节　概　述

泌尿系统由肾、输尿管、膀胱和尿道组成（图38-1）。其主要功能为生成尿液，排泄代谢产物，调节水、电解质和酸碱平衡，维持机体内环境稳定。

**1. 肾**

（1）肾的形态和位置：肾是成对的实质性器官，形似蚕豆，左右各一，分别位于腰部腹膜后、脊柱两侧的脂肪囊内，左肾平第11腰椎体下缘至第2～3腰椎间盘之间，右肾比左肾位置略低1～2cm。肾分为内外两侧缘、前后两面、上下两端，肾内侧缘有一凹陷，称肾门，是肾盂、血管、神经和淋巴管出入的门户。这些出入肾门的结构，被结缔组织包裹，合称肾蒂。肾损伤至肾蒂可累及肾动、静脉，致部分或全部撕裂，引起严重的大出血、休克，死亡率高。

（2）肾的结构和功能：肾实质可分为表皮的肾皮质和深层的肾髓质（图38-2）。肾皮质主要由肾小体和肾小管组成。肾小体是由肾小球及肾小囊构成的球形结构。肾小球具有滤过功能。血液流经肾小球时，除大分子蛋白质和血细胞，血液中的尿酸、尿素、水、无机盐和葡萄糖等物质通过肾小球滤过膜进入肾小囊腔中，形成原尿。当原尿流经肾小管时，原尿中对人体有用的全部葡萄糖、大部分水和部分无机盐被肾小管重新吸收，回到肾小管周围毛细血管的血液里。原尿经过肾小管的重吸收作用，剩下的水和无机盐、尿素和尿酸等就形成了尿液。肾髓质可见15～20个底朝皮质、尖向肾窦、呈放射状条纹的圆锥形肾锥体。2～3个肾锥体尖端合成肾乳头，突入肾小盏，肾乳头顶端有许多小孔称乳头孔，终尿经肾乳头孔流入肾小盏内。在肾窦内，2～3个肾小盏合成一个肾大盏，再由2～3个肾大盏合成一个肾盂。肾盂离开肾门后向下弯行，逐渐变细与输尿管相移行。尿液在肾不断形成、可经输尿管送入膀胱暂时储存，当尿液在膀胱中积聚到一定量时，通过神经反射引起膀胱收缩，尿道括约肌松弛，使尿液排出体外。

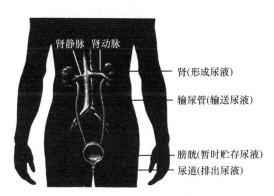

图 38-1　泌尿系统结构图

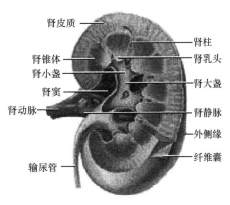

图 38-2　肾结构图

**2. 输尿管、膀胱和尿道**

（1）输尿管：位于腹膜后，沿腰大肌内侧的前方垂直下降进入骨盆。上起于肾盂，下终于膀胱，是一对细长的肌性管道，呈扁圆柱状，管径平均为 0.5～0.7cm。成人输尿管全长 25～30cm。临床上将输尿管分为上、中、下 3 段，也可称为腹段、盆段、膀胱段。输尿管有 3 个狭窄部，分别位于肾盂与输尿管移行处（输尿管起始处）、跨过髂血管处、穿过膀胱壁内，这些狭窄是结石、血块及坏死组织容易停留的部位。

（2）膀胱：是由平滑肌组成的一囊形结构，储存和排泄尿液，成人容量为 300～500ml，其后端开口与尿道相通。膀胱与尿道的交界处有括约肌，可以控制尿液的排出。膀胱空虚时位于骨盆深处，受到周围筋膜、肌肉、骨盆及其软组织的保护，除贯通伤或骨盆骨折外，很少受外界暴力损伤；膀胱充盈时可高出耻骨联合，伸展至下腹部，此时膀胱失去了骨盆的保护作用，同时因充盈膀胱体积增大、膀胱壁变薄而紧张，故容易受到损伤。

（3）尿道：男性尿道细长，自膀胱颈部的尿道开口至尿道外口，成年者长 17～20cm，以尿生殖膈为界分为前尿道和后尿道。男性尿道可分为阴茎部（海绵体部）、球部、膜部和前列腺部。临床上把阴茎部和球部称为前尿道，膜部和前列腺部称后尿道。膜部尿道周围由骨骼肌构成的尿道膜部括约肌围绕，该肌收缩能控制排尿。前尿道长约 15cm，外面包有尿道海绵体，附着于两个阴茎海绵体浅沟中，这段尿道能活动，因此不易受伤。后尿道长约 4cm，其中尿道膜部最短，仅约 1cm，位于两层三角韧带之间，为横纹肌外括约肌所包围，是最固定、又较薄弱的一段，应用尿道器械手法不当时易受伤，在会阴部受暴力挤压时亦是最易损伤的部位。女性尿道粗而短，长 3～5cm，起于尿道内口，经阴道前方开口于阴道前庭，后方离肛门较近，易致尿路上行感染。女性尿道在会阴穿过尿生殖膈时，有尿道阴道括约肌环绕，可有意识地控制排尿。

泌尿系统损伤以男性尿道损伤最多见，肾、膀胱次之，输尿管损伤最少见。其主要临床表现是疼痛、出血和尿液外渗。大出血可引起休克；尿外渗可继发感染，严重时可导致肾周围脓肿、尿瘘或脓毒血症；膀胱、尿道损伤可引起排尿困难，后期还可出现尿路狭窄等表现。由于肾脏、输尿管、膀胱和后尿道受到周围组织和器官的保护，一般不易受到损伤。泌尿系统损伤大多是胸、腹、腰部或骨盆严重损伤的合并伤。因此，当有上述部位严重损伤时，应注意有无泌尿系统损伤；确诊泌尿系统损伤时，也要注意有无合并其他脏器损伤。

# 第二节　肾　损　伤

---

**案例 38-1**

患者，男性，30 岁，因腹部刀刺伤 2 小时入院。患者腹部可见开放性伤口，右腰部肿胀，疼痛剧烈，伴有肉眼血尿。

体格检查：T 38.5℃，P 112 次/分，R 22 次/分，BP 90/60mmHg。表情淡漠，面色苍白，四肢湿冷，右肾区饱满、压痛明显，全腹有压痛、反跳痛、肌紧张。

辅助检查：血常规示 RBC $3.5×10^{12}$/L，Hb 98g/L，WBC $12×10^9$/L；尿常规示 RBC（+++）；超声检查显示右肾轮廓不清，右肾周中度积液。

**问题：**

1. 此患者首先考虑的诊断是什么？其处理原则有哪些？
2. 请为本病例患者制订护理计划。

---

肾位于腰部脊柱两侧后腹膜间隙内，位置较深，周围有较厚的脂肪垫，外有脊柱、腹壁、肋骨、腰肌、腹腔内脏器和膈肌的保护，有一定的活动度（正常 1～2cm），其损伤发生率较其他器官少见。但肾质地脆、包膜薄，受暴力打击易引起损伤。肾损伤（injury of kidney）多由火器伤、刺伤及局

部直接或间接暴力所致。

【病因】

**1. 开放性损伤**　因弹片、刀刃等锐器所致损伤，常伴有胸、腹部及其他组织器官损伤，损伤复杂而严重。

**2. 闭合性损伤**　因直接暴力打击肾区（如撞击、跌倒、骨折、挤压等）或间接暴力（如对冲伤、突然暴力扭转等）所致。临床上以闭合性损伤最多见，直接暴力时，上腹部或腰背部受到外力撞击或挤压是肾损伤最常见的原因。

**3. 肾自身病变**　肾也可在无明显外来暴力或因轻微创伤而造成严重"自发性"肾破裂，常由于肾脏已有病变，如肾积水、肾结核、肾囊性疾病或肾肿瘤等引起。

**4. 医源性损伤**　发生于肾及其邻近组织、器官施行手术、腔镜检查或治疗时，如经皮肾镜取石术、肾穿刺、肾造瘘、体外冲击波碎石等造成的损伤。

【病理】

临床以闭合性肾损伤多见，根据其损伤程度可分为肾挫伤、肾部分裂伤、肾全层裂伤和肾蒂损伤4种病理类型（图38-3）。

**1. 肾挫伤**　损伤仅限于部分肾实质，形成肾瘀斑和（或）包膜下血肿，肾包膜及肾盂黏膜均完整。可见少量血尿，症状轻微者可自行愈合。此类肾损伤较多见。

**2. 肾部分裂伤**　除肾实质损伤外，还伴有肾包膜及肾盂黏膜破裂，肾包膜破裂可形成肾周血肿和尿外渗，肾盂黏膜破裂可见明显肉眼血尿。

**3. 肾全层裂伤/肾碎裂伤**　损伤包括肾被膜、肾实质及肾盂肾盏黏膜，常引起严重的肾周血肿、血尿和尿外渗；肾横断或破裂时，可致肾组织出血，往往有休克；当血、尿流入腹腔可引起急性腹膜炎，一般需急诊手术。

**4. 肾蒂损伤**　较少见，肾蒂或肾段血管部分或全部撕裂，可引起大出血、休克，病情危急，死亡率高。突然减速运动，如车祸、从高速坠落等，均可引起肾急剧移位，肾动脉突然被牵拉，导致弹性差的内膜破裂，形成血栓可致肾动脉闭塞。若未能及时发现和处理，可造成肾功能的完全丧失。

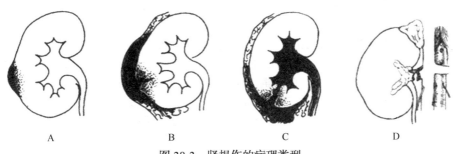

图38-3　肾损伤的病理类型

A. 肾挫伤；B. 肾部分裂伤；C. 肾全层裂伤；D. 肾蒂损伤

【临床表现】

因损伤程度不同而差异较大，在合并其他脏器损伤时，轻度肾损伤常被忽略。有时同一肾脏可同时存在多种病理类型。其主要表现有疼痛、腰腹部肿块、血尿、发热，严重者可有休克，出现典型腹膜刺激症状或移动性浊音时，应警惕合并腹内脏器的损伤。

**1. 症状**

（1）血尿：肾损伤病人大多有血尿，但血尿程度与损伤程度不一致。一般重度损伤可出现肉眼血尿，轻度损伤则表现为镜下血尿。若肾蒂血管断裂、输尿管断裂或肾盂断裂时可无血尿，故不能以尿中血量多少来判断伤势轻重。

（2）疼痛：肾包膜下血肿、肾周围软组织损伤、出血或尿液外渗引起患侧腰、腹部疼痛；有时还可因输尿管血块阻塞引起肾绞痛；血液、尿液进入腹腔或合并腹内脏器损伤时，可出现腹膜刺激征、腹痛等。

（3）高热：血肿及尿外渗易继发感染并导致发热，但多为低热。若继发肾周围脓肿或化脓性腹膜炎，可出现寒战、高热，并伴有全身中毒症状；严重者可并发感染性休克。

（4）休克：严重肾损伤、肾蒂损伤或合并有其他脏器损伤时，表现有创伤性休克或失血性休克，可危及生命。

**2. 体征**　出血和尿外渗可使肾周围组织肿胀，可见腰腹部肿块，可有明显触痛和肌紧张。

## 【辅助检查】

**1. 实验室检查**　有活动性出血时，尿常规可见大量红细胞。血常规检查，血红蛋白与红细胞比容持续降低，提示有活动性出血；白细胞增多，提示有感染。

**2. 影像学检查**

（1）超声检查：可初步了解肾损伤的程度及部位，有无包膜下和肾周围血肿、尿外渗及其他器官损伤的情况，还可了解对侧肾脏情况。

（2）CT、MRI 检查：对肾损伤有较好的诊断价值，应作为首选的检查。增强 CT 可以提供更清晰的肾损伤的部位、程度、类型和范围，以及血、尿外渗的情况，还可了解邻近脏器的损伤和对侧肾脏的情况。MRI 与 CT 作用相似，但对血肿显示更清晰。

（3）其他：腹部平片、排泄性尿路造影、肾动脉造影可以发现肾有无损害、损害的范围和程度，但临床一般不作首选。放射性同位素扫描对肾损伤的诊断及随诊检查也有一定帮助，扫描方法简单而安全，可根据情况采用。

## 【处理原则】

**1. 紧急处理，防治休克**　大出血、休克的病人需迅速抗休克治疗，补充血容量，密切观察生命体征变化，并尽快完善检查，同时做好急诊手术探查的准备。

**2. 非手术治疗**　主要针对肾挫伤、轻微肾裂伤及无其他脏器合并损伤的病人。包括：绝对卧床休息 2～4 周；早期合理应用抗生素以预防感染；补充血容量；镇静、止痛和止血等支持治疗。

**3. 手术治疗**

（1）手术指征：①开放性肾脏创伤；②严重的肾部分裂伤、肾全层裂伤、肾蒂损伤；③有腹内脏器损伤，或疑有腹腔内大出血；④积极抗休克治疗后生命体征未见好转，提示有内出血者；⑤肾区肿块不断增大；⑥血尿逐渐加重，血红蛋白和红细胞比容持续下降。

（2）手术方式：先处理肾蒂血管，控制出血，清除肾周围血肿及尿外渗后再探查处理肾脏。主要的手术方式：①肾裂伤修补术；②肾部分切除术；③肾血管修补或肾血管重建术；④肾切除术。注意在伤肾切除前，必须明确对侧肾功能良好，方可进行切除。

## 【护理】

### （一）护理评估

**1. 术前评估**

（1）健康史：询问病人年龄、职业及运动爱好；了解受伤史，包括受伤的原因、时间、地点、部位及暴力性质、强度和作用部位，就诊前采取的急救措施和效果，病情变化情况。

（2）身体状况

1）局部状况：了解有无腰腹部疼痛、肿块等，有无腹膜炎的症状及体征。

2）全身状况：评估病人的血压、脉搏、呼吸、体温、尿量及尿色的变化情况；评估病人的意识状况；了解有无休克、感染征象。

3）辅助检查：了解血常规、尿常规的动态情况，影像学检查的结果等。

（3）心理–社会状况：观察病人有无焦虑、恐惧等心理反应。评估病人及家属对肾损伤伤情的认知程度和治疗的合作情况。

**2. 术后评估** 了解麻醉方式与效果、手术类型，术中情况和引流管放置情况；评估病人意识状态、生命体征、尿液情况；评估切口状况及引流管是否通畅，引流液的颜色、性状及量等；观察有无出血、感染等并发症；评估病人是否担心预后，是否配合治疗及护理。

### （二）常见护理诊断/问题

**1. 疼痛** 与创伤、肾周围血肿及尿液外渗刺激有关。

**2. 焦虑/恐惧** 与外伤打击、血尿、害怕手术和担心预后有关。

**3. 组织灌流量改变** 与肾裂伤、肾蒂损伤或其他脏器损伤引起的出血有关。

**4. 潜在并发症** 休克、感染等。

### （三）护理目标

**1.** 病人疼痛减轻。

**2.** 病人恐惧与焦虑程度减轻，情绪稳定。

**3.** 病人有效循环血容量得以维持。

**4.** 病人未发生并发症，或并发症能够及时发现和处理并发症。

### （四）护理措施

**1. 非手术治疗护理/术前护理**

（1）卧床休息：因肾损伤的程度而异。肾挫伤或轻度裂伤病人应嘱其绝对卧床休息2～4周，待病情稳定、血尿消失1周后方可离床活动。而肾裂伤病人应卧床休息4～6周，不宜过早过多的离床活动，以防继发性出血。

（2）严密观察病情：①密切监测生命体征变化，观察有无休克征象；②观察尿液颜色变化，如果尿液逐渐转清，局部症状逐渐改善，提示出血停止；③观察腰、腹部肿块大小变化；④观察疼痛的部位及程度；⑤监测红细胞、血红蛋白及尿常规等变化，以判断出血情况，监测白细胞计数判断有无继发感染，发现异常应及时报告医生。

（3）维持体液平衡：①建立静脉通路，遵医嘱合理安排输液，必要时输血，维持有效循环血量和水、电解质、酸碱平衡；②遵医嘱给予止血药物，以减少继发性出血的可能；③遵医嘱给予镇静止痛药，并观察用药效果。因肾损伤出血可引起肾周血肿，肾纤维膜及肾周筋膜受牵拉可出现腰部胀痛；或因血凝块引起输尿管梗阻，出现肾绞痛。故肾损伤病人多有明显的疼痛表现，避免疼痛加重肾脏出血。

（4）预防感染：①伤口护理：保持伤口敷料清洁、干燥，污染及时更换；②及早发现感染征象：若病人体温升高、伤口疼痛并伴有白细胞计数及中性粒细胞比值升高、尿常规示白细胞计数增多时，提示有感染；③用药护理：遵医嘱给予抗生素，并鼓励病人多饮水。

（5）心理护理：讲解肾损伤与血尿的关系，缓解病人焦虑、恐惧心理。解释肾损伤的病情发展情况、主要治疗方法和护理，取得病人及家属的配合。

（6）术前准备：有手术指征者，在抗休克的同时紧急做好各项手术前准备工作。①协助病人做好术前常规检查，特别注意病人的凝血功能是否正常；②尽快做好备皮、配血等，条件允许时行胃肠道准备。

**2. 术后护理**

（1）休息：术后取平卧位，肾部分切除术后病人绝对卧床休息1～2周，以防继发性出血。

（2）观察病情：严密监测病人生命体征，准确记录24小时尿量。

（3）输液管理：遵医嘱合理安排输液量、调节输液速度，避免加重健侧肾脏的负担。

（4）引流管的护理：肾手术后常留置肾周引流管，以引流渗血和渗液。应妥善固定引流管，保持通畅，严格无菌操作，观察记录引流液的颜色、性状和量，一般于术后2～3日、引流量减少时拔出。

### （五）护理评价

**1.** 病人疼痛是否得到缓解。

**2.** 病人恐惧与焦虑是否减轻，情绪是否稳定。

**3.** 病人组织灌注是否正常，生命体征是否平稳。

**4.** 病人是否发生并发症，或是否及时发现并处理并发症。

### 【健康指导】

**1. 预防出血**　非手术治疗、病情稳定后的病人，出院后 3 个月内不宜从事重体力劳动或剧烈运动，防止继发性出血。

**2. 用药指导**　行肾切除术后的病人须注意保护健肾，防止外伤，不使用对肾功能有损害的药物，如氨基糖苷类抗生素等。

# 第三节　膀 胱 损 伤

**案例 38-2**

　　患者，女性，40 岁，因车祸下腹部受剧烈撞击 6 小时入院。患者下腹部疼痛，持续加剧并蔓延至全腹，自述有很强尿意但仅排出少量尿液。

　　体格检查：T 38.7℃，P 128 次/分，R 22 次/分，BP 70/50mmHg。面色苍白，呼吸急促，脉率加快，全腹压痛，反跳痛，肌紧张，移动性浊音（+）。

　　辅助检查：试插导尿管可以顺利进入膀胱，可导出少量血尿，注入 200ml 生理盐水后抽出不足 150ml。

**问题：**

　　1. 此患者首先考虑的诊断是什么？其处理原则有哪些？

　　2. 请为本病例患者制订护理计划。

　　膀胱损伤（injury of bladder）是指膀胱在受外力的作用下发生膀胱浆膜层、肌层、黏膜层的破坏，引起膀胱完整性破坏、血尿外渗。

### 【病因】

**1. 开放性损伤**　膀胱损伤处与体表相通。因弹片、刀刃等锐器所致损伤，常伴有其他组织器官损伤，如直肠、阴道等，损伤复杂，可形成腹壁尿瘘、膀胱直肠瘘或膀胱阴道瘘等。

**2. 闭合性损伤**　膀胱充盈时，膀胱高出于耻骨联合上方，直接暴力作用于下腹部，如撞击、挤压、碰撞等可致膀胱损伤。骨盆骨折时，骨折断端或游离骨片可直接刺破膀胱。

**3. 自发性破裂**　大多数是由于膀胱原有病变，如结核、炎症、溃疡、憩室等，已有膀胱壁较薄弱部位，遇到下腹部暴力或腹压增加，而发生膀胱破裂。

**4. 医源性损伤**　膀胱镜检查和治疗，如膀胱内碎石，经尿道膀胱内前列腺、膀胱癌的电切术等，均可致膀胱穿孔。盆腔、阴道、尿失禁手术等均可由于操作不当损伤膀胱。

### 【病理】

根据其损伤程度，可分为以下几种病理类型。

**1. 膀胱挫伤**　仅在膀胱黏膜层和肌层出现不同程度的损伤，膀胱壁未穿透，局部有出血或形成血肿，可出现血尿，但无尿外渗，一般不引起严重后果。

**2. 膀胱破裂**　按破裂口与腹膜位置关系，又可分为 3 类（图 38-4）。

（1）腹膜外型：较多见，膀胱壁破裂但腹膜完整，尿液外渗进入膀胱周围及耻骨后间隙，沿骨盆筋膜到盆底，可形成严重的盆腔炎症及脓肿，多见于膀胱底部损伤，常伴有骨盆骨折。

（2）腹膜内型：多发生于膀胱充盈时，膀胱破裂伴腹膜破裂，腹腔与膀胱相通，外渗尿液进入腹腔引起腹膜炎，多见于膀胱后壁及顶部损伤。

（3）混合型膀胱破裂：同时兼有以上两种类型，一般伤势严重，且常合并有其他多种脏器损伤。

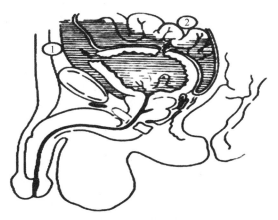

图 38-4　膀胱破裂的病理类型
1. 腹膜外型膀胱破裂；2. 腹膜内型膀胱破裂

【临床表现】

膀胱损伤因损伤临床表现程度和类型不同而异，主要有以下表现。

**1. 症状**

（1）腹痛：腹膜外型膀胱破裂时，外渗尿液积于盆腔，疼痛位于下腹部，并出现压痛及肌紧张，有时可放射至直肠，会阴及下肢，伴有骨盆骨折时疼痛更加剧烈。腹膜内型膀胱破裂，尿液渗入腹腔，疼痛由下腹部开始随着尿液扩散至全腹，并出现压痛、反跳痛、腹肌紧张等腹膜炎体征，可伴有移动性浊音。

（2）血尿和排尿困难：膀胱破裂时可有血尿和外渗尿液，病人可出现尿意频繁，但不能自主排出尿液或仅能排出少量血尿。

（3）尿瘘：开放性膀胱损伤时，因体表伤口与膀胱相通，可见尿液从伤口流出。如经直肠或阴道内有尿液流出，则说明同时合并有膀胱直肠瘘或膀胱阴道瘘。

（4）休克：膀胱破裂合并其他脏器损伤或骨盆骨折出血严重者，易发生失血性休克；腹膜内型膀胱破裂时，外渗尿液刺激腹膜引起腹膜炎，亦可导致感染性休克。

**2. 体征**　腹膜内型膀胱破裂，如腹腔内有较多尿液，可出现移动性浊音；腹膜外型膀胱破裂，直肠指诊可触及直肠前壁饱满并触痛。

【辅助检查】

**1. 导尿试验**　导尿管插入膀胱后，如引流出 300ml 以上的清亮尿液，基本上可排除膀胱破裂；如不能导出尿液或只能导出少量尿液，则膀胱破裂的可能性大。此时可经导尿管向膀胱内注入无菌生理盐 200～300ml，稍等片刻后再吸出。液体外漏时，吸出量会减少；腹腔液体回流时，吸出量会增多。若吸出液体量明显少于或多于注入量，则提示有膀胱破裂。

**2. 影像学检查**　X 线检查可发现骨盆骨折或其他骨折。膀胱造影可自导尿管向膀胱内注入造影剂 300ml 后摄片，当发现造影剂漏至膀胱外，可明确膀胱破裂；CT 检查可发现膀胱周围血肿，增强后延迟扫描也可发现造影剂外渗现象。

【处理原则】

尽早闭合膀胱壁损伤，保持尿液引流通畅或完全尿流改道，充分引流外渗的尿液。

**1. 紧急处理，防治休克**　大出血、休克的病人需迅速抗休克治疗；尽早使用抗生素预防感染；监测生命体征变化；尽快完成必要的检查，明确伤情，同时做好手术的准备。

**2. 非手术治疗**　适用于膀胱轻度损伤且无其他脏器合并损伤的病人。包括：注意休息，多饮水；经尿道留置导尿管引流尿液 10 天左右；合理应用抗生素，预防感染。

**3. 手术治疗**　严重膀胱破裂伴出血、尿液外渗，且病情严重者，需紧急手术治疗。手术的目的是引流尿液、控制出血、修补膀胱裂口和彻底引流外渗液。腹膜内型膀胱破裂，需行剖腹探查；若有腹腔内器官损伤，应同时给予处理，修补腹膜与膀胱壁。腹膜外型膀胱破裂，手术时清除外渗尿液，修补膀胱裂口。盆腔血肿应尽量避免切开，以免再次引发大出血；出血难以控制时，可行选择性盆腔血管栓塞术。膀胱修补术后均应留置导尿管或耻骨上膀胱造瘘引流尿液2周。

【护理措施】

**1. 非手术治疗的护理/术前护理**

（1）心理护理：告知病人膀胱损伤与血尿、尿痛及排尿困难的关系，缓解病人焦虑、恐惧心理。应做好解析和安慰工作，解释膀胱损伤的病情发展变化，鼓励病人及家属积极配合各项治疗及护理工作。

（2）严密观察病情：①密切监测生命体征变化，观察疼痛的部位、范围及程度；②做好导尿管的护理，观察尿液颜色变化，准确记录尿量；③监测红细胞、血红蛋白和红细胞比容和尿常规变化，发现异常及时报告医生；④适当卧床休息，鼓励病人多饮水。

（3）维持体液平衡，保证组织有效灌注量：建立静脉通路，遵医嘱及时输液，必要时输血，以维持有效循环血量，观察有无输液反应。

（4）预防感染：①保持伤口敷料清洁、干燥；②做好尿道口的护理，保持尿道口清洁，鼓励病人多饮水；③保持导尿管通畅，观察尿液的颜色、性状和量；④遵医嘱给予抗生素预防感染；⑤定期观察体温，了解血、尿及白细胞的变化，及时发现感染征象。

（5）术前准备：有手术指征者，在抗休克的同时积极做好各项手术前的准备。

**2. 术后护理**

（1）观察病情：严密监测病人生命体征、腹部体征及各种引流管的情况。观察有无出血、感染的征象，合理应用抗生素预防感染。

（2）引流管护理：膀胱损伤病人术后多留置多根引流管，包括膀胱造瘘管、腹腔、盆腔引流管及导尿管等。护理要注意：①保持引流管通畅，避免受压和牵拉，正确处理堵塞及引流不畅的情况，防止逆行感染；②妥善固定，防止管道脱落；③观察并记录各引流液的颜色、性状、量；④保持引流口周围皮肤清洁、敷料干燥；定期更换引流袋；⑤膀胱造瘘管一般留置10天左右，拔管前应先夹闭，观察有无排尿困难或切口处漏尿，待病人排尿情况良好，无漏尿后再拔管，拔管后用纱布堵塞并覆盖造瘘口。

【健康教育】

**1. 膀胱造瘘的自我护理** 对需带膀胱造瘘管出院的，需做好病人的自我护理指导：①引流管和引流袋的位置不能高于膀胱区，防止尿液倒流；②可间断轻柔挤压引流管以促进沉淀物及尿液的排出。③多饮水，达到足够的尿量冲洗尿路的作用；保持造瘘口周围皮肤清洁、干燥。④发现造瘘管堵塞、血尿、尿液混浊伴发热时，应及时就诊治疗。

**2. 用药指导** 遵医嘱指导出院用药，详细告知病人用药的方法、注意事项和药物的不良反应。

# 第四节 尿 道 损 伤

**案例 38-3**

患者，男性，40岁，不慎被汽车撞击下腹部，自觉下腹部剧痛，不能活动，会阴部肿胀，不能自主排尿，当即送往医院救治。

体格检查：T 38.1℃，P 120 次/分，R 22 次/分，BP 80/60mmHg。面色苍白，呼吸急促，下腹部膨隆、压痛、反跳痛、肌紧张，会阴部有青紫、肿胀。

辅助检查：导尿管插入膀胱引出血性液体 300ml 后再无尿液引出；X 线示骨盆骨折；超声检查示盆腔大量积液。

**问题：**
1. 此患者首先考虑的诊断是什么？其处理原则有哪些？
2. 请为本病例患者制订护理计划。

尿道损伤（urethral injury）是泌尿系统最常见的损伤，多发生于青壮年男性。男性泌尿道损伤是泌尿外科常见的急症，损伤多发生于较固定的球部或膜部。尿道损伤如处理不当，可导致感染、狭窄、梗阻及性功能障碍。

**【病因与分类】**

**1. 按损伤的部位分类** ①前尿道损伤：多发生于球部，因球部尿道位于耻骨联合下方、固定在会阴部，当会阴部骑跨于硬物上，球部尿道被挤压于硬物与耻骨联合之间，而易于致伤；②后尿道损伤：多发生于膜部，由于耻骨前列腺韧带固定于耻骨联合后下方，膜部尿道穿过尿生殖膈并被其固定，当骨盆骨折时，耻骨前列腺韧带受到急剧的牵拉连同前列腺突然移位，产生剪切力，致使前列腺尿道与膜部尿道交界处撕裂或断裂。

**2. 按致伤因素分类** ①尿道闭合性损伤：受伤部位多位于尿道球部和膜部，主要由会阴骑跨伤和骨盆骨折所致，多为挫伤和撕裂伤；②尿道开放性损伤：多见于利器伤或火器伤，常合并阴茎、阴囊及会阴部贯通伤；③医源性损伤：常因尿道腔内器械操作不当直接损伤，有尿道狭窄者更易发生损伤。

**【病理】**

根据尿道损伤的程度可分为3种病理类型。

**1. 尿道挫伤** 尿道内层损伤，阴茎和筋膜完整；仅有水肿和出血，可以自愈，愈合后不发生尿道狭窄。

**2. 尿道裂伤** 尿道壁部分断裂，引起尿道周围血肿和尿外渗，愈合后可引起瘢痕性尿道狭窄。

**3. 尿道断裂** 尿道完全离断，断端退缩、分离，尿道周围血肿和尿外渗明显，可发生尿潴留，尿外渗的范围随破裂部位而异。

（1）尿道球部断裂：尿液及血液渗入会阴浅筋膜包绕的会阴袋，使会阴、阴茎和阴囊肿胀淤血，可向上扩展至下腹壁。若处理不当或不及时，可发生广泛的皮肤及皮下组织坏死、感染和脓毒血症。

（2）尿道膜部断裂：因骨盆骨折及盆腔血管丛损伤引起大量出血，在前列腺和膀胱周围形成大血肿；当尿道断裂后，尿液沿前列腺尖处可外渗至耻骨后间隙和膀胱周围，若同时有耻骨前列腺韧带撕裂，则前列腺向后上方移位。

**【临床表现】**

根据损伤部位、程度及是否合并骨盆骨折和其他内脏损伤而定。

**1. 症状**

（1）疼痛：前尿道损伤局部常有疼痛，排尿时加重，并向阴茎头及会阴部放射；后尿道损伤多表现为下腹部疼痛，局部肌紧张并有压痛；伴骨盆骨折时，移动体位可使疼痛加重。

（2）尿道出血：前尿道损伤表现为鲜血自尿道口滴出或溢出；后尿道损伤时，可无尿道口出血或仅有少量血液流出。

（3）排尿困难及尿潴留：尿道挫裂伤时，因局部水肿或疼痛性括约肌痉挛，发生排尿困难；尿道断裂时可发生尿潴留；病程后期损伤处瘢痕挛缩，可引起尿道狭窄，出现排尿困难。

（4）尿外渗、血肿及瘀斑：球部尿道损伤后，尿液外渗致会阴、阴茎、阴囊部，出现肿胀及血肿；膜部尿道损伤时，尿液外渗至膀胱周围，可继发局部组织感染、坏死，形成尿瘘，严重者可继发脓毒血症；骑跨伤局部皮下可见到瘀斑，并可延至会阴部，使阴囊、会阴部皮肤肿胀呈青紫色。

（5）休克：骨盆骨折致后尿道损伤，常因大出血，休克发生率高。

（6）直肠刺激征及腹膜刺激征：由膀胱内尿外渗至盆腔和腹腔引起感染所致。

**2. 体征** 后尿道断裂时，直肠指诊可触及直肠前方有柔软、压痛的血肿；前列腺向上移位，有浮球感。

## 【辅助检查】

**1. 直肠指诊** 对确定尿道损伤部位、程度及是否合并直肠损伤有重要的作用。直肠指诊前列腺可向上推动者，提示后尿道断裂。指套染有血迹或有血性尿液溢出时，说明直肠也有损伤，或膀胱、尿道直肠间有贯通伤。

**2. 诊断性导尿** 可检查尿道是否连续、完整。在严格无菌操作下轻柔地插入导尿管，若能顺利插入膀胱，提示尿道损伤不严重，尿道连续而完整，并留导尿管作为治疗。若一次插入困难，说明可能有尿道破裂或断裂，不应勉强反复试插，以免加重局部损伤程度和出血，导致感染。后尿道损伤伴骨盆骨折时，一般不宜导尿。

**3. X 线检查** 若有骨盆骨折或膀胱破裂时，应行骨盆 X 线检查。尿道造影可显示尿道损伤部位及程度，尿道断裂可有造影剂外渗，而尿道挫伤则无外渗征象。

## 【处理原则】

**1. 急救处理** 损伤严重伴大出血可致休克，需迅速抗休克治疗，补充血容量；密切观察病人生命体征变化；尽快完成必要的检查，明确损伤的范围和程度及判断有无其他合并伤，同时做好手术准备。骨盆骨折病人忌随意搬动。有尿潴留病人可行耻骨上膀胱造瘘，及时引流出膀胱内尿液。

**2. 非手术治疗** 针对尿道挫伤、轻微裂伤及无其他脏器合并损伤的病人，一般不需特殊治疗可自愈。具体措施：鼓励多饮水；早期合理应用抗生素；如排尿困难者予以试插导尿管并留置 2 周。如插导尿管失败，有尿潴留者，可行膀胱穿刺或造瘘，及时引出尿液。如尿道挫伤者无尿外渗表现，尿道完整，行尿道造影后，可嘱病人排尿，无须进一步治疗。

**3. 手术治疗**

（1）经会阴尿道修补术：适用骑跨伤等所致的球部尿道损伤者，及时清除血肿后行尿道端端吻合术，术后保留导尿管至 2～3 周。

（2）尿道会师复位术（urethral realignment）：后尿道损伤时，可经耻骨上切口经膀胱做尿道会师术，借牵引力使已断裂的尿道断端复位对合，术后留置导尿管至 3～4 周。

（3）膀胱造瘘：若病人一般状况差，尿道裂伤严重、会阴囊形成大血肿者，或经尿道会师术复位术不成功者，均可做膀胱造瘘术。会阴尿道修补术应先拔除导尿管，如排尿通畅可再拔出耻骨上膀胱造瘘管。

**4. 并发症的处理**

（1）尿外渗：可在尿外渗区作多个皮肤切口，置多孔引流管作皮下引流，以彻底引流外渗尿液。

（2）尿道狭窄：尿道即损伤后尤其是后尿道损伤，常并发尿道狭窄，为预防尿道狭窄，拔出尿管后需定期行尿道扩张术，即将金属探条由细到粗依次插入尿道内，逐渐扩张尿道，使其狭窄端变粗，达到排尿通畅的目的。尿道扩张术后，嘱病人多饮水，并密切观察尿线、射程及排尿困难的改善情况，有急性尿道感染者禁行此术。狭窄严重者，可行内镜下尿道内冷刀切开狭窄部位、切除瘢痕组织；必要时，可经会阴切除瘢痕狭窄端，行尿道端端吻合术。

（3）直肠损伤：后尿道合并直肠损伤时，应立即修补，并做暂时性结肠造瘘。若并发尿道直肠瘘，应等待 3～6 个月后再实施修补手术。

## 【护理措施】

### （一）非手术治疗的护理/术前护理

**1. 心理护理** 尿道损伤多见于青壮年男性，伤情重，常合并骨盆骨折、大出血，甚至发生休克，故病人及家属易产生焦虑、恐惧心理。护士应主动关心、安慰病人及家属，做好解释工作，告知尿道损伤的病情发展变化、主要治疗方法和护理，取得病人及家属积极配合。

**2. 维持体液平衡，保证组织有效灌流量** ①急救护理：有效止血，及时进行骨折复位固定，减少骨折断端的活动，以免损伤血管导致继发性出血和休克；骨盆骨折者，需卧硬板床，勿随意搬动，以免加重损伤；②输液护理：密切监测病人的呼吸、脉搏、血压和神志变化，准确记录其尿量，对有休克的病人，迅速建立 2 条静脉通路，遵医嘱及时输液，必要时输血，保持输液管道通畅；③遵医嘱镇静和止痛。

**3. 密切观察病情，预防感染** ①定期监测体温，了解血、尿白细胞的变化，早期发现感染征象，通知医生并协助处理；②保持伤口敷料的清洁、干燥；③做好导尿管护理；④遵医嘱应用抗生素，鼓励病人多饮水。

**4. 术前准备** 有手术指征者，抗休克治疗的同时，紧急做好各项术前准备。

### （二）术后护理

**1. 引流管护理**

（1）留置尿管：尿道吻合术与尿道会师术后均留置导尿，引流尿液。护理措施：①妥善固定：导尿管一旦滑脱无法直接插入，需再行手术放置，直接影响损伤尿道的愈合。应妥善固定尿管于大腿内侧，减缓翻身动作，防止尿管滑脱。②有效牵引：尿道会师术后需行尿管牵引，有利于促进分离的尿管断面愈合。为避免阴茎阴囊交界处发生压迫性坏死，需掌握牵引的角度和力度。牵引角度以尿管与体轴成 45°固定于大腿内侧，牵引力度以 0.5kg 为宜，维持 1～2 周方可解除，解除牵引后再留置 1～2 周。③引流通畅：观察尿液的性状、颜色、量，及时处理引流不畅。血块堵塞是尿管堵塞的常见原因，可在无菌操作下，用注射器吸取无菌生理盐水反复抽吸、冲洗，清理血块。④预防感染：每日清洁尿道口 2 次，定期更换引流袋，防止逆行感染。⑤拔管护理：前尿道吻合术后 2～3 周、后尿道会师术尿管留置 3～4 周方可拔除导尿管。

（2）膀胱造瘘管：同引流管护理常规，留置 10 天左右拔出，拔管前应先夹管，排尿通畅 2～3 日方可拔管。

**2. 尿外渗区切开引流的护理** 保持引流通畅，观察并记录引流液；观察伤口情况，及时更换伤口敷料；抬高阴囊，利于外渗尿液的吸收，促进肿胀消退。

### 【健康指导】

**1. 定期行尿道扩张术** 尿道损伤病人经手术修复后，尿道狭窄的发生率较高，需要定期进行尿道扩张，以避免尿道狭窄。尿道扩张较为痛苦，应向病人解释尿道扩张的必要性，鼓励病人坚持定期返院行尿道扩张术，保持排尿通畅。

**2. 自我观察** 若发现有排尿不畅、尿线变细、排尿滴沥、尿液混浊等症状，可能为尿道狭窄和感染，应及时来医院诊治。

**3. 休息与饮食** 嘱病人多饮水，促进排尿。有骨盆骨折的病人，应长期卧硬板床休息，指导预防压疮和尿路感染。

（刘秀秀）

# 第三十九章　尿石症病人的护理

**【学习目标】**

**识记**　尿石症的概念、分类、病因及临床表现。

**理解**　①各种成分尿路结石的特性；②尿石症的辅助检查及处理原则；③尿石症病人的健康教育。

**运用**　运用护理程序对尿石症病人实施整体护理。

## 第一节　概　　述

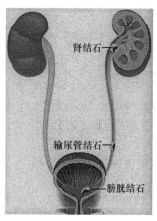

图 39-1　尿路结石

尿路结石（urolithiasis），又称为尿石症，是最常见的泌尿外科疾病之一。我国是世界上三大结石高发区之一，尿路结石的发病率为1%～5%，南方地区多见，高达 5%～10%。

尿路结石按出现的部位可分为上尿路结石和下尿路结石（图39-1），前者指肾结石（renal calculi）和输尿管结石（ureteral calculi），后者指膀胱结石（vesical calculi）和尿道结石（urethral calculi）。随着生活水平的提高及饮食结构的改变，近年来上尿路结石发病率明显上升，下尿路结石发病率则日趋下降。尿路结石在肾和膀胱内形成，绝大多数输尿管结石和尿道结石则是结石排出过程中停留在该处所致。

体外冲击波碎石术、经皮肾镜取石术、输尿管肾镜取石术、腹腔镜输尿管取石术的陆续出现，使泌尿系结石的治疗逐渐向微创方向发展。目前 90% 以上的尿路结石可不再采用开放手术治疗，一些复杂难治的肾结石也可以通过微创技术治疗。此外，结石复发的预防工作已成为关注的重点。

**【病因】**

尿石症的形成机制尚未完全清楚，学说众多。肾钙化斑、过饱和结晶、结石基质、晶体抑制物质、异质促进成核学说是结石形成的基本学说。许多资料显示，尿路结石可能是多种影响因素共同促成的结果，重视和解决这些因素，对于减少结石的形成和复发具有重要意义。

**1. 流行病学因素**　性别、年龄、种族、环境因素、饮食习惯、职业、遗传等，对结石的形成影响较大。

（1）性别和年龄：尿石症的好发年龄为 30～50 岁，我国上尿路结石男女比例相近，下尿路结石男性明显多于女性，男女之比为（2～3）：1。儿童多发生于 2～6 岁，常与尿路感染、先天畸形有关。

（2）种族：有色人种尿石症患病率比白人低。

（3）职业：久坐不动、饮水不足或水分排出过多（如大量出汗）者，结石发病率较高，如高温作业、飞行员、海员、外科医师、办公室工作人员等。

（4）地理环境和气候：尿石症的发病有明显的地区差异，山区、沙漠、热带和亚热带等炎热地区可因出汗过多致尿液浓度升高，结石发病率较高，故我国南方比北方更为多见；水中钙质成分的增加有利于结石形成。

（5）营养和饮食：营养状况良好、动物蛋白摄入过多时，易形成肾结石；营养状况差、动物蛋白摄入过少时则易形成膀胱结石。

**2. 尿液因素**

（1）成石物质过多：尿液中钙、草酸、尿酸或胱氨酸排出量增加；长期卧床、甲状旁腺功能亢进者尿钙增加；痛风病人尿酸排出增多；内源性合成草酸增加或肠道吸收草酸增加引起高草酸尿症；家族性胱氨酸尿症病人胱氨酸排出量增加。

（2）尿量减少：水分摄入不足、大量出汗导致尿液浓缩，均可使尿量减少、盐类和有机物质的浓度增高。

（3）尿 pH 改变：在碱性尿液中易析出碱性无机盐结晶，如磷酸镁铵及磷酸盐沉淀；在酸性尿液中则易形成尿酸结晶和胱氨酸结晶。

（4）基质增加：尿路异物，如长期留置的导尿管、手术遗留的小线头、尿路感染时的菌落、上皮细胞碎片等均可作为基质，使晶体不断聚集、黏附，逐渐形成结石。

（5）抑石物质减少：尿中抑制晶体形成和聚集的物质减少，如枸橼酸、焦磷酸盐、酸性黏多糖、镁等。

**3. 局部因素**　尿路梗阻、感染和尿路异物是诱发结石形成的局部因素，三者互为因果，相互影响。梗阻可以导致感染和结石形成，结石会加重梗阻与感染的程度，结石也是尿路异物。此外，有人认为肾乳头的上皮下钙化斑是结石形成的病灶，可引起草酸盐、磷酸盐和尿酸结晶沉积。

**4. 药物因素**　药物引起的肾结石占 1%～2%。相关的药物分为两类：一类直接参与结石形成，药物本身就是结石的成分，如氨苯蝶啶、印地那韦、硅酸镁和磺胺类药物等；另一类能够诱发结石形成，在代谢过程中可引起其他成分结石的形成，如乙酰唑胺，维生素 D、维生素 C 和糖皮质激素等。

**【尿路结石成分及特性】**

通常结石以多种盐类混合形成，结石成分不同，其外观、质地、特性均有差异（表 39-1）。草酸钙结石最常见，磷酸盐、尿酸盐、碳酸盐结石次之，胱氨酸结石较为罕见。其中上尿路结石以草酸钙结石为主，膀胱结石及尿道结石多以磷酸镁铵结石为主。

**表 39-1　各种结石的特性**

| 类型 | 形成机制 | 性状 | X 线表现 |
|---|---|---|---|
| 草酸钙类 | 尚不明确 | 质硬，不易碎，粗糙，不规则，呈桑甚样，棕褐色 | 易显影 |
| 磷酸钙类 | 与尿路感染和梗阻有关 | 浅灰色，坚硬 | 可有同心层 |
| 尿酸类 | 与尿酸代谢异常有关 | 质硬，光滑，多呈颗粒状，黄色或红棕色 | 不显影 |
| 磷酸镁铵类 | 与尿路感染和梗阻有关 | 松散易碎，表面粗糙，不规则或鹿角形，灰白色 | 可见多层现象 |
| 胱氨酸类 | 罕见的家族性遗传性疾病所致 | 质韧，光滑，呈蜡样，淡黄至黄棕色 | 不显影 |

**【病理生理】**

尿路结石所致的病理生理改变包括泌尿系的直接损伤、梗阻、感染及恶性变，与结石所在部位、大小、数目、是否继发炎症和梗阻程度等有关。

泌尿系各部位的结石都能造成尿路梗阻，使梗阻以上部位尿液排出不畅，致使结石以上部位积水（图 39-2）。输尿管的 3 个生理狭窄是结石停留或嵌顿所在的部位，以输尿管下 1/3 处最多见。

肾结石常先发生在肾盏，增大后向肾盂延伸。由于结石使肾盏颈部梗阻，会引起肾盏积液或积脓，进一步导致肾实质萎缩、瘢痕形成，甚至发展为肾周围感染。肾盏结石进入肾盂或输尿管后，结石可自然排出或停留在尿路的任何部位。一旦结石堵塞肾盂输尿管连接处或输尿管，可

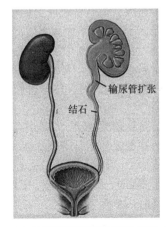

输尿管扩张

结石

图 39-2　输尿管结石引起尿路梗阻，梗阻部位以上扩张、积水

引起急性完全性尿路梗阻或慢性不完全性尿路梗阻。前者在及时解除梗阻后，不影响肾功能；后者往往导致肾积水，使肾实质受损、肾功能不全。结石在肾盏内慢慢长大，充满肾盂及部分或全部肾盏，形成鹿角形结石。结石可合并感染，亦可无任何症状，少数还可继发恶性变。

# 第二节　上尿路结石

**案例 39-1**

　　患者，男性，54 岁。反复腰背胀痛 5 年，伴间歇性左肾区绞痛半年，活动后加重。无恶心、呕吐及肉眼血尿。

　　体格检查：T 37℃，P 94 次/分，R 25 次/分，BP 138/80mmHg，浅表淋巴结不大，心肺检查阴性，腹部检查无异常。双肾区无隆起，有轻压痛和叩击痛，左肾区明显。

　　辅助检查：肾脏 B 超检查示左肾多发性结石伴积水，最大 1 枚结石为 3.2cm×2.8cm。右肾结石 1 枚，大小为 1.0cm×1.6cm；KUB+IVP 检查显示在左肾盂及肾盏内，可见多枚大小不等结石致密影，伴左肾中度积水、右肾结石。血尿素氮及肌酐正常，尿常规示 RBC（+）、WBC 2～4 个/HP，尿培养阴性。

**问题：**

　　1. 该病例患者结石形成的危险因素有哪些？

　　2. 此患者的处理原则是什么？

　　3. 为预防结石复发，应如何对患者进行健康教育？

　　上尿路结石指肾和输尿管结石，单侧多见，双侧占 10%。

## 【临床表现】

　　主要症状是与结石活动有关的肾区疼痛和血尿。其程度与结石所在部位、大小、活动度及尿路有无损伤、感染、梗阻等有关。

　　**1. 疼痛**　肾结石可引起肾区疼痛伴肋脊角叩击痛。体积大、活动度小的肾盂、肾盏结石可无明显临床症状，或在活动后出现上腹或腰部钝痛。体积小、活动度好的结石可使输尿管梗阻，引起肾绞痛（renal colic），其典型表现为阵发性腰部或上腹部刀割样剧烈疼痛，并沿输尿管行径放射至同侧腹股沟，还可涉及同侧会阴部（睾丸或阴唇）。发作时病人精神紧张、坐卧不安、面色苍白、冷汗淋漓、恶心、呕吐甚至休克。结石位于输尿管膀胱壁段或输尿管口时，可伴有膀胱刺激症状及尿道或阴茎头部放射痛。

　　**2. 血尿**　与结石对尿路黏膜的损伤程度有关，多以镜下血尿为主，少数病人可见肉眼血尿。有时活动后出现镜下血尿是上尿路结石的唯一临床表现。如果结石引起尿路完全性梗阻或固定不动（如肾盏小结石），则可能没有血尿。

　　**3. 恶心、呕吐**　常与肾绞痛伴发，这是输尿管与肠道有共同的神经支配所致。当输尿管结石引起尿路梗阻时，可使输尿管管腔内压力增高，管壁局部扩张、痉挛、缺血，从而导致恶心、呕吐症状。

　　**4. 膀胱刺激症状**　结石伴感染或结石位于输尿管膀胱壁段时，可有尿频、尿急、尿痛。

　　**5. 并发症**　结石继发急性肾盂肾炎或肾积脓时，可有畏寒、发热、寒战等全身症状；结石导致肾积水时，可在上腹部扪及增大的肾；双侧上尿路结石引起双侧尿路完全性梗阻或孤立肾上尿路完全性梗阻时，可导致无尿，出现尿毒症；小儿上尿路结石以尿路感染为主要的表现，应予以注意。

## 【辅助检查】

　　**1. 实验室检查**　常规实验室检查包括尿液分析、血液分析和结石分析。

　　（1）尿液分析：常能见到肉眼或镜下血尿，有时可见较多白细胞或结晶。尿液分析还可测定尿液 pH、钙、磷、尿酸、草酸，发现晶体尿及行尿胱氨酸检查等。复杂性肾结石病人可选择收集 24 小时尿液。

（2）血液分析：考虑结石形成与代谢相关时，应检测血钙、白蛋白、肌酐、尿酸等。

（3）结石分析：首次患结石的病人建议进行结石成分分析以确定结石性质，并为制订结石预防措施和选用溶石疗法寻求依据。红外光谱法较为常用。

**2. 影像学检查**　具有泌尿系结石临床症状的所有病人都应该做影像学检查，其结果对于结石的进一步检查和治疗具有重要的价值。临床推荐的检查方法包括 B 超、尿路平片及排泄性尿路造影。

（1）超声检查：简便、经济、无创，可以发现尿路（KUB）平片不能显示的小结石和 X 线透光结石，是泌尿系结石的常规检查方法，尤其是在肾绞痛时可作为首选。超声能显示结石的高回声影及其后方的声影，亦能显示结石梗阻引起的肾积水及肾实质萎缩等。检查膀胱结石时能够同时观察膀胱和前列腺。适合于所有病人包括孕妇、儿童、肾功能不全和对造影剂过敏者。

（2）X 线检查：①KUB 平片，能发现 90% 以上的 X 线阳性结石，能够大致地确定结石的位置、形态、大小和数量，并且初步地提示结石的化学性质。不同成分的结石显影程度依次为：草酸钙、磷酸钙和磷酸镁铵、胱氨酸、含尿酸盐结石。此外，结石过小或钙化程度不高时，亦不显影；②排泄性尿路造影：应该在尿路平片的基础上进行，其价值在于了解尿路的解剖，可以评价结石所致的肾结构和功能改变，病人有无引起结石的尿路异常如先天性畸形等；③逆行或经皮肾穿刺造影：为有创检查，一般不作为初始诊断手段，往往在其他方法不能确定结石的部位，或在结石以下尿路系统病情不明需要鉴别诊断时采用。

（3）CT 检查：分辨率较 KUB 高，可发现后者不能显示的或较小的结石，有助于鉴别不透光的结石、肿瘤、凝血块等，以及了解有无肾畸形。

（4）放射性核素肾显像：不能直接显示泌尿系结石，主要用于评价治疗前肾功能情况和治疗后肾功能恢复状况。

**3. 内镜检查**　包括经皮肾镜、输尿管镜（硬镜、软镜）和膀胱镜检查。通常在尿路平片未显示结石、静脉尿路造影有充盈缺损而不能确诊时，借助于内镜可以明确诊断和进行治疗。

【**处理原则**】

结石的治疗原则主要有两个：一是清除结石，保护肾脏功能；二是去除病因，防止结石复发，目前已经具有相当完备有效的结石防治体系（图 39-3）。但由于尿石症病情复杂，结石的性质、形态、大小、部位不同，病人个体差异等因素，必须强调个体化治疗，选择损伤相对更小、并发症发生率更低的治疗方式。在清除结石的同时，更应重视结石的病因治疗及有效预防。

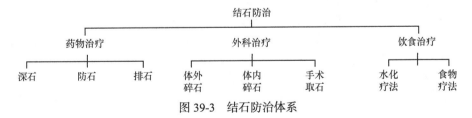

图 39-3　结石防治体系

## （一）病因治疗

如甲状旁腺功能亢进（主要是甲状旁腺瘤），只有切除腺瘤才能防止尿路结石复发；尿路梗阻者，需要解除梗阻等。

## （二）非手术治疗

表面光滑、直径＜0.4cm 的结石多可自行排出，对于结石直径＜0.6cm、表面光滑，结石以下尿路无梗阻的病人可采取药物抑石、溶石，并配合大量饮水及适当运动进行排石治疗。

**1. 水化疗法** 大量饮水是防治各种成分尿路结石简单而有效的方法，每日饮水 2500～3000ml，保持每日尿量 2000ml 以上。通过增加尿量，一方面促进较小结石自行排出，并有效减少尿路感染，另一方面降低尿中成石物质的饱和度，预防结石的形成和复发。

**2. 药物治疗**

（1）调节 pH：通过改变尿液 pH，可提高结石的溶解度，对结石的生成起到一定的抑制作用。因酸性尿液易生成酸性结石，故尿酸结石和胱氨酸结石，可口服枸橼酸氢钾钠、碳酸氢钠使尿液碱化。对于磷酸钙及磷酸镁铵结石可口服氯化铵使尿酸化，预防结石的生成。

（2）促进结石溶解：纯尿酸结石及胱氨酸结石可采用药物溶石治疗。尿酸结石碱化尿液的同时，可口服别嘌呤醇降低血、尿的尿酸含量，效果较好；α-巯丙酰甘氨酸（α-MPG）和乙酰半胱氨酸可促进胱氨酸结石溶解。

（3）促进结石排出：双氯芬酸钠能够减轻输尿管水肿，减少疼痛发作，促进结石排出，临床上推荐双氯芬酸钠栓剂肛塞应用于输尿管结石。α受体阻滞剂可使输尿管下段平滑肌松弛，促进输尿管结石排出。

（4）预防结石形成：卡托普利有预防胱氨酸结石形成的作用。感染性结石需控制感染，在酸化尿液的同时应用脲酶抑制剂，可对结石起到抑制作用；限制食物中磷酸的摄入，应用氢氧化铝凝胶限制肠道对磷酸的吸收，对磷酸盐结石有预防作用。

（5）解痉止痛：肾绞痛是泌尿外科的常见急症，治疗以解痉止痛为主，需紧急处理。应用药物前注意与其他急腹症鉴别。常用的止痛药物包括非甾体镇痛抗炎药物如双氯芬酸钠（扶他林）、吲哚美辛和阿片类镇痛药如哌替啶、曲马多等。解痉药如 M 型胆碱受体阻断剂、钙通道阻滞剂、黄体酮等。

**3. 饮食调节** 根据结石成分、代谢状态等调整饮食结构，减少结石成分的摄入，可显著降低结石复发率。此外，还应限制钠盐、蛋白质的过量摄入，增加水果、蔬菜、粗粮及纤维素摄入。

**4. 中药和针灸** 对结石排出有促进作用，常用单味中药有金钱草或车前子等；常用针刺穴位是肾俞、膀胱俞、三阴交、阿是穴等。

### （三）体外冲击波碎石

通过 X 线或超声对结石进行定位，利用高能冲击波聚焦后作用于结石，使结石裂解、粉碎，变成细砂，随尿液排出体外。体外冲击波碎石（extracorporeal shock wave lithotripsy，ESWL）作为一种安全而有效的非侵入性治疗，适用于大多数上尿路结石。

**1. 适应证** ①直径≤2cm 的肾结石及输尿管上段结石，可作为首选治疗；②直径＞2cm 的结石和鹿角形结石，可与 PCNL 联合使用，也可单用 ESWL 治疗。

**2. 禁忌证** 结石远端尿路梗阻、妊娠、不能纠正的出血性疾病、严重心脑血管病、主动脉或肾动脉瘤、尚未控制的泌尿系感染等。过于肥胖、肾位置过高、骨关节严重畸形、结石定位不清等，由于技术性的限制亦不适宜采用。

**3. 碎石效果** 与结石部位、大小、性质、是否嵌顿等因素有关。结石体积较大时常需多次碎石；胱氨酸结石、草酸钙结石质硬，不易粉碎；输尿管结石如停留时间长、合并息肉或发生结石嵌顿时也难以粉碎。

**4. 碎石后并发症** 多数病人可出现一过性肉眼血尿，一般不需要特殊处理。碎石排出过程中，由于结石碎片或颗粒排出可引起肾绞痛。若碎石过多地积聚于输尿管内，可引起"石街"，病人出现腰痛或不适，有时可合并继发感染等。

为了减少并发症，应采用低能量治疗、限制每次冲击次数。若需再次治疗，间隔时间不少于 7 日，以 10～14 天及以上为宜，推荐 ESWL 治疗次数不超过 3～5 次。

### （四）手术治疗

**1. 经皮肾镜取石或碎石术**（percutaneous nephrolithotomy，PCNL）　在超声或 X 线定位下，经腰背部细针穿刺直达肾盏或肾盂，扩张并建立皮肤至肾内的通道，在肾镜下取石或碎石（图 39-4）。较小的结石通过肾镜用抓石钳取出，较大的结石将结石粉碎后用水冲出。碎石选用超声、激光或气压弹道等方法。取石后放置双J管和肾造瘘管较为安全。PCNL 适用于所有需开放手术干预的肾结石，包括完全性和不完全性鹿角结石、直径≥2cm 的肾结石、有症状的肾盏或憩室内结石、体外冲击波难以粉碎及治疗失败的结石，以及部分 $L_4$ 以上较大的输尿管上段结石。凝血机制障碍、过于肥胖穿刺针不能达到肾，或脊柱畸形者不宜采用此法。PCNL 并发症有肾实质撕裂或穿破、出血、漏尿、感染、动–静脉瘘、损伤周围脏器等。对于复杂性肾结石，单一采用 PCNL 或 ESWL 均有一定难度，可以联合应用，互为补充。

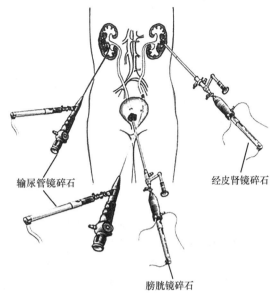

输尿管镜碎石

经皮肾镜碎石

膀胱镜碎石

图 39-4　尿石症常用手术治疗途径

**2. 输尿管镜取石或碎石术**（ureteroscopic lithotomy or lithotripsy，URL）　经尿道插入输尿管镜，在膀胱内找到输尿管口，在安全导丝引导下进入输尿管，直视下找到结石并取出。若结石较大可采用超声、激光或气压弹道等方法碎石。适用于中、下段输尿管结石，尿路平片不显影结石不宜采用 ESWL 者，亦用于治疗 ESWL 术后所致的"石街"。下尿路梗阻、输尿管狭窄或严重扭曲者不宜采用此法。

**3. 腹腔镜输尿管取石术**（laparoscopic ureterolithotomy，LUL）　适用于直径>2cm 的输尿管结石，或经 ESWL、输尿管镜手术失败者。

**4. 开放手术**　术式主要有肾盂切开取石术、肾实质切开取石术、肾部分切除术、肾切除术、输尿管切开取石术等。由于内镜技术及 ESWL 的广泛开展，开放手术已较少采用。

### 【护理】

### （一）护理评估

**1. 健康史**　详细评估可能导致结石的各种危险因素，对于减少结石的形成和复发具有重要意义。应全面了解病人的年龄、性别、职业、居住地、生活环境、饮食特点及饮水习惯；病人营养状态；了解病人既往有无结石病史，有无泌尿系感染、梗阻性疾病，有无与结石相关的疾病，如甲状旁腺功能亢进、痛风、肾小管酸中毒、长期卧床等。有无服用引起结石的药物。

**2. 身体状况**

（1）评估疼痛的部位、性质和程度，是否有肾区的压痛及叩击痛；血尿的特点及肾绞痛的发作情况；病人的排尿情况和尿石的排出情况。

（2）了解验室检查和影像学检查结果有无异常；了解结石情况及对尿路的影响。判断总肾功能和分侧肾功能。

（3）评估病人对手术耐受性情况。

**3. 心理–社会状况**　病人对尿石症的认知程度，是否担心预后，是否了解该病的治疗方法及预防措施。

### （二）常见护理诊断/问题

**1. 疼痛**　与结石刺激引起的炎症、损伤及输尿管平滑肌痉挛有关。

**2. 知识缺乏**　缺乏预防结石复发的有关知识。

**3. 潜在并发症**　感染、"石街"形成、肾衰竭等。

## （三）预期目标

**1.** 病人疼痛减轻或消失，舒适感增强。

**2.** 病人掌握尿石症的预防知识，并能采取有利于结石预防的生活方式。

**3.** 病人并发症无发生，或并发症得到及时发现与处理。

## （四）护理措施

**1. 非手术治疗的护理**

（1）病情观察：重点观察尿液颜色与性状、体温及尿液检查结果，及早发现感染征象；观察结石排出情况，做结石成分分析，以指导结石治疗与预防。

（2）疼痛护理：肾绞痛病人应卧床休息，遵医嘱应用解痉止痛药物，给予局部热敷，指导病人做深呼吸、放松并观察疼痛的缓解情况。

（3）用药护理：遵医嘱应用预防结石形成、促进结石溶解及排出的药物，向病人讲解药物的药理作用，如何观察药物疗效及相关副作用等。尿路感染病人遵医嘱应用敏感抗生素。

（4）促进排石：向病人讲解大量饮水对尿路感染及结石可有预防及治疗的双重作用。如病情允许，指导并鼓励病人每日饮水 2500～4000ml，并保持每日尿量在 2000ml 以上。24 小时饮水量宜均匀，除白天大量饮水外，临睡前亦应补充 500ml 水分。适当的跳跃运动或经常改变体位，亦有助于结石排出。

**2. 体外冲击波碎石的护理**

（1）术前护理

1）心理护理：向病人讲解 ESWL 技术具有简单、安全有效、可重复治疗的特点，以消除病人的顾虑。讲解碎石效果及配合要求，如术中不能随意移动体位等，使病人主动配合。

2）做好胃肠道准备：术前 3 日忌食产气食物（牛奶、豆浆等），术前 1 日口服缓泻药，术晨禁食、禁水，避免过多讲话导致胃肠道大量积气；指导病人练习手术配合体位、固定体位，以确保碎石定位的准确性；术晨行 KUB 平片复查，了解结石是否移位或排出，复查后用平车接送病人，以免结石因活动再次移位。

（2）术后护理

1）病情观察：观察碎石排出情况，嘱病人将尿液排入容器中，用纱布或过滤网过滤尿液，收集结石碎渣。结石碎渣排出过程中可引起肾绞痛，大量碎石积聚于输尿管内，可引起"石街"，应密切观察病人疼痛的性质及程度，有无感染、血尿、尿路梗阻等。若需再次治疗，间隔时间不少于 7 天。

2）并发症护理：①血尿：碎石术后多数病人可出现暂时性肉眼血尿，一般无须处理，向病人解释原因，消除其紧张情况；鼓励病人多饮水，增加尿量，以利于结石排出和预防感染。②发热：感染性结石病人，由于结石内细菌播散引起尿路感染，继而引起发热，应遵医嘱应用抗生素，高热者采用降温措施。③疼痛：根据病情给予解痉止痛、局部热敷等处理。④"石街"形成：是 ESWL 常见且较严重的并发症之一。"石街"往往在巨大肾结石碎石后短时间内大量碎石积聚并充满整个输尿管而形成，病人往往有腰痛或不适，可继发感染和脏器受损；如不及时处理，"石街"形成 3 周，肾功能恢复将会受到影响，6 周后肾功能将会完全丧失；因此，一旦发现，需立即经输尿管镜取石或碎石。巨大肾结石采用 ESWL 碎石时，建议在术前插入双 J 管，术后宜取患侧卧位或平卧位，减少下床活动，减缓结石随尿液排出速度，防止形成"石街"阻塞输尿管。

3）促进排石：鼓励病人多进行跳跃运动，叩击腰背，以促进排石。指导病人采用正确的排石体位：①结石位于中肾盏、肾盂、输尿管上段者，碎石后取头高足低位；②结石位于肾下盏者取头低位；③肾结石碎石后，一般取健侧卧位，同时叩击患侧肾区，利于碎石由肾盏排入肾盂、输尿管。

**3. 内镜碎石术的护理**

（1）术前护理

1）心理护理：向病人及家属解释内镜碎石术的原理、方法、过程及优点，术中的配合要求及注意事项，解除病人的顾虑，使其更好地配合治疗与护理。

2）术前准备：①完善相关术前检查：除局部及全身常规检查外，应注意病人的凝血功能是否正常；若病人近期服用抗凝药物如阿司匹林、华法林等，需停药 2 周并复查凝血功能正常后方可再行碎石术。②体位训练：术中病人需取截石位或俯卧位，俯卧位时因影响病人呼吸循环，可引发不适，因此，术前指导病人做俯卧位耐受练习，从俯卧 30 分钟开始，逐渐延长至 2 小时。③术前 1 日备皮、配血，术前晚行肠道清洁。

（2）术后护理

1）病情观察：观察病人生命体征，伤口有无渗血、渗液，有无疼痛及感染，尿液颜色和性状等。

2）引流管护理：①肾造瘘管：PCNL 后为引流尿液及排出残余碎石渣，需常规留置肾造瘘管，应做到妥善固定、保持通畅、防止逆流引起感染、观察记录等常规护理。术后 3～5 日，待引流尿液转清、体温正常时，夹闭引流管 24～48 小时，若病人未出现腹痛、发热、排尿困难等表现，可拔管。②双 J 管：碎石术后于输尿管内放置双 J 管，可起到内支架、内引流的双重作用，同时可扩张输尿管，有助于小结石的排出，防止在输尿管内形成"石街"。因双 J 管可双向流动，膀胱过度充盈时可引起尿液反流，进而导致感染的发生。护理措施：指导病人术后尽早取头高足低卧位，多饮水、勤排尿；嘱病人避免剧烈活动、过度弯曲、伸展腰部、突然下蹲等活动不当引起双 J 管滑脱或上下移位；一般留置 4～6 周，不宜超过 12 周。经超声或 X 线复查确定无结石残留后，膀胱镜下取出。

3）肾周引流管：按引流管的常规护理。

4）康复指导：嘱病人注意休息，4 周内避免剧烈运动，预防迟发性出血。避免做四肢和腰部同时伸展及突然下蹲动作，避免腰部用力增加的活动，如拖地、抱小孩、提重物、骑单车、长途旅行等活动。带双 J 管出院的病人，嘱 4 周后回院复查，病情允许时拔出双 J 管；告知病人置管期间出现的排尿疼痛、尿频、血尿等表现，多由管道刺激引起，一般可经饮水、减少活动和对症处理后缓解，无须过度紧张。

**4. 随访复查**　主要内容是无石率、远期并发症及肾功能的恢复情况。

（1）无石率：嘱病人定期（1 周、1 个月、3 个月、半年）复查 X 线、超声或 CT 扫描，并与术前对比，确认治疗后的无石率。尿路结石临床治疗后总的无石率以 PCNL 最高，开放性手术及联合治疗次之，ESWL 最低。

（2）远期并发症：以肾功能丧失、尿路感染、结石复发较为多见。术后如出现腰痛、血尿等症状及时就诊，按医嘱定期复查亦有利于尽早发现并发症。

**（五）护理评价**

**1.** 病人疼痛是否减轻或消失。

**2.** 病人是否能够复述尿石症的预防知识，能否采取有利于预防结石形成的生活方式。

**3.** 病人是否出现并发症，或并发症是否得到及时发现和处理。

**【健康教育】**

**1. 结石预防**　尿路结石形成的影响因素多，其发病率和复发率较高，肾结石治疗后在 5 年内约 1/3 病人会复发。因此，做好结石病人的健康教育，指导采用预防措施具有重要意义。

（1）增加液体摄入：成人每日保持尿量在 2000ml 以上，对任何类型的结石都是一项非常重要的预防措施。保持每天的液体摄入量在 2500～4000ml，能增加尿量，降低尿路中结石成分的浓度，减少晶体沉积，亦有利于结石排出。除日间增加液体摄入外，每晚睡前还应加饮 1 次，以保持夜间尿液呈稀释状态，减少晶体形成。此外，尿石症病人尿比重以低于 1.010 为宜，可在家中自行测量，以达到并维持可靠的尿液稀释度。

关于液体摄入的种类，饮水或以草酸含量少的非奶制品液体为宜。饮用硬水是否会增加含钙结石的形成，目前仍然存在不同的看法。应避免过多饮用咖啡、红茶、葡萄汁、苹果汁和可乐。

（2）调整饮食结构：根据结石成分、代谢状态等调节饮食结构，维持营养的平衡，避免某一种营养成分的过度摄入。①含钙结石：指导病人摄入正常钙含量的饮食，限制动物蛋白、钠盐过量摄入。低钙饮食虽然能够降低尿钙的排泄，但是饮食钙的含量低于 800mg（20mmol/d）就会引起体内的负钙平衡，可能会导致骨质疏松和增加尿液中草酸的排泄。因此，含钙结石病人不需进行限钙饮食，仅建议吸收性高钙尿症病人低钙饮食。同时，钠的摄入量应少于 2g/d。复发性结石病人每天的动物蛋白质摄入量不宜超过 80g。②草酸盐结石：应限制浓茶、菠菜、番茄、芦笋、坚果等富含草酸的食物。维生素 C 经过自然转化后能够生成草酸，草酸盐结石的病人亦不宜大量摄入，以每日不超过 1g 为宜。③尿酸结石：避免食用动物内脏等高嘌呤食物，每天食物中嘌呤的摄入量应少于 500mg。经常检查尿 pH，预防尿酸和胱氨酸结石时尿 pH 保持在 6.5 以上。适量增加水果、蔬菜、粗粮及纤维素摄入。

（3）药物预防：根据结石成分，血、尿钙磷、尿酸、胱氨酸和尿 pH，应用药物预防结石的发生。草酸盐结石病人口服维生素 B$_6$ 可减少草酸盐排出，口服氧化镁可增加尿中草酸盐的溶解度；尿酸结石病人可口服别嘌呤醇、碳酸氢钠抑制结石的形成。

**2. 康复指导** 行碎石术后带双 J 管出院的病人，避免拉伸、弯腰及强度过大的体力活动，期间若出现排尿疼痛、尿频、血尿等症状，多为双 J 管膀胱端刺激所致，可通过多饮水、减少活动和对症处理缓解。术后 4 周回院复查，病情允许时拔除双 J 管。

**3. 复诊指导** 定期行 X 线或超声检查，观察有无残余结石或结石复发。若出现腰痛、血尿等症状，及时就诊。

# 第三节　下尿路结石

下尿路结石包括膀胱结石和尿道结石。

## 一、膀　胱　结　石

膀胱结石（vesical calculi）以男性多见，原发性结石明显少于继发性结石。前者多发于男童，与营养不良和低蛋白饮食有关，其发生率在我国已明显降低。继发性结石较前者多见，其病因主要是尿道狭窄、前列腺增生、膀胱内异物和感染等，亦有部分来自上尿路。

【临床表现】

膀胱结石的典型症状为排尿突然中断，疼痛放射至远端尿道及阴茎头部，伴排尿困难和膀胱刺激症状。小儿常用手搓拉阴茎，跑跳或改变排尿姿势后疼痛缓解并能继续排尿。常有终末血尿，合并感染可出现膀胱刺激症状甚至脓尿。

【辅助检查】

**1. 超声检查** 能发现膀胱及后尿道强光团及声影，还可同时发现膀胱憩室、良性前列腺增生等。

**2. X 线检查** 能显示绝大多数结石，怀疑有尿路结石可能时，还需做泌尿系平片及排泄性尿路造影。

**3. 膀胱尿道镜检查** 能直接见到结石，并可发现膀胱及尿道病变。

## 【处理原则】

膀胱结石采用手术治疗，并应同时治疗病因。膀胱感染严重时，应用抗生素；若有排尿困难，则应先留置导尿，以利于引流尿液及控制感染。

**1. 经尿道膀胱镜取石或碎石术**　大多数结石应用碎石钳机械碎石，并将碎石取出，适用于结石直径<3cm者。较大的结石需采用超声、激光或气压弹道碎石。

**2. 耻骨上膀胱切开取石术**　为传统的开放手术方式。适用于结石过大、过硬或膀胱憩室病变时。小儿及膀胱感染严重者，应先做耻骨上膀胱造瘘引流尿液，待感染控制后再行取石手术。

# 二、尿 道 结 石

尿道结石多见于男性前尿道。绝大多数来自肾和膀胱。有尿道狭窄、尿道憩室及异物存在时亦可致尿道结石。

## 【临床表现】

尿道结石典型症状为排尿困难，点滴状排尿，伴尿痛，重者可发生急性尿潴留及会阴部剧痛。此外，下尿路结石常伴有血尿和感染。憩室内结石可仅表现为尿路感染。

## 【辅助检查】

前尿道结石可沿尿道扪及，后尿道结石经直肠指检可触及。B超、X线检查有助于明确诊断。

## 【处理原则】

尿道结石的治疗应根据结石的位置选择适当的方法。

**1. 前尿道结石**　局麻下压迫结石近端尿道以防结石回退，并向尿道内注入无菌液状石蜡，轻轻向尿道远端推挤、钩取或钳出，亦可应用腔内器械碎石。处理切忌粗暴，尽量不作尿道切开取石，以免尿道狭窄。

**2. 后尿道结石**　麻醉下用尿道探条将结石轻轻推入膀胱，再按膀胱结石处理。

（李　颖）

# 第四十章　泌尿系统梗阻病人的护理

【学习目标】

**识记**　①泌尿系统梗阻、良性前列腺增生的定义；②肾积水、良性前列腺增生的病因。

**理解**　①良性前列腺增生的临床表现、辅助检查及处理原则；②肾积水、尿潴留的临床表现及处理原则。

**运用**　运用护理程序对良性前列腺增生病人实施整体护理。

# 第一节　概　　述

泌尿系统梗阻（obstruction of urinary tract）又称尿路梗阻。尿液在肾脏生成后，经肾盏、肾盂、输尿管、膀胱和尿道排出体外。尿液的正常排出，取决于尿路管腔的通畅及正常的排尿功能。尿路任何部位出现梗阻，均会导致尿液排出障碍，引起梗阻近端尿路扩张积水，梗阻如不能及时解除，将进一步导致肾积水、肾功能损害，甚至肾衰竭。

尿路梗阻可分为上尿路梗阻和下尿路梗阻。上尿路梗阻是指发生在输尿管膀胱开口以上的梗阻，梗阻后上尿路积水发展较快，对肾功能影响较大，临床上以单侧多见。下尿路梗阻指发生在膀胱及以下部位的梗阻，由于膀胱的缓冲作用，梗阻后对肾功能的影响较缓慢，但最终可造成双侧肾积水。此外，根据梗阻严重程度可分为部分性梗阻和完全性梗阻，根据梗阻发生的时间可分为急性梗阻和慢性梗阻。

【病因】

引起泌尿系统梗阻的病因众多，可分为机械性梗阻和动力性梗阻。前者是指尿路管腔被病变所阻塞，如结石、肿瘤、狭窄等。后者指中枢或周围神经疾病导致某一部分尿路功能障碍，使尿液排出受到影响，如神经源性膀胱功能障碍等。此外，临床诊疗过程中的并发症或处理不当亦可引起尿路梗阻。

不同年龄和性别，尿路梗阻的病因有所差异。儿童以先天性疾病多见，如肾盂输尿管连接处狭窄、输尿管膀胱开口处狭窄等；青壮年以结石、损伤、炎性狭窄多见；老年男性以良性前列腺增生最多见，其次为肿瘤；妇女则可能与盆腔疾病有关。

上、下尿路梗阻常见的病因亦各不相同，既可由先天性病因导致，也可由后天性病因引起。①肾梗阻最常见的病因是肾盂输尿管连接处先天性病变，如狭窄、异位血管和纤维束压迫等；后天性病因多见于结石、结核、肿瘤等梗阻肾盏、肾盂出口引起肾积水。②输尿管梗阻常见的先天性病因有输尿管异位开口、输尿管口囊肿、腔静脉后输尿管等；后天性病因以结石最常见。③膀胱梗阻主要病变在膀胱颈部，后天病因多见，如良性前列腺增生、前列腺肿瘤、膀胱颈纤维化等；膀胱内结石、异物、肿瘤等，也可以造成膀胱出口梗阻。④尿道梗阻中狭窄是最常见的病因；先天性尿道外口狭窄及包茎、后尿道瓣膜是男性婴幼儿尿道梗阻的常见病因；后天性尿道梗阻常由损伤（如骨盆骨折、骑跨伤）和感染造成。此外，尿道结石、异物、结核、肿瘤、憩室等也可以引起尿道梗阻（图40-1）。

【病理生理】

泌尿系统梗阻后，基本病理改变是梗阻部位以上压力增高，尿路扩张积水，长时间梗阻将导致肾积水和肾功能损害。由于梗阻的部位及程度不同，尿路各器官的病理改变亦有所不同。

上尿路梗阻表现为输尿管平滑肌代偿及失代偿改变，因梗阻部位以上压力增高所导致的肾积水出现较快，进一步可导致肾组织缺血缺氧、肾实质萎缩直至肾功能衰竭。梗阻初期，输尿管为增强蠕动及收缩力，管壁平滑肌代偿性增生、增厚；如梗阻不解除，输尿管平滑肌则失去代偿能力，逐渐萎缩、变薄、蠕动减弱甚至消失。

下尿路梗阻表现为膀胱逼尿肌代偿及失代偿改变，由于膀胱具有缓冲作用，肾积水进展较慢。膀胱逼尿肌初期可形成小梁，进一步发展可因肌束间薄弱部分向壁外膨出而形成小室或假性憩室。膀胱失去代偿能力时，输尿管口括约肌功能被破坏，尿液可反流至输尿管、肾盂，进而引起肾积水和肾功能损害，常以双侧多见。

感染及结石是泌尿系统梗阻后常见的并发症，三者常互为因果，相互影响。梗阻后因尿流停滞，肾组织受损及尿外渗等，有利于细菌侵入、繁殖和生长，引起感染；尿流停滞与感染，又可促进结石形成。

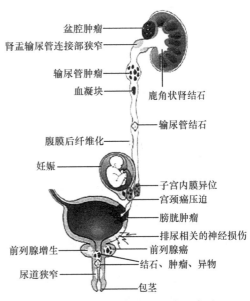

图 40-1　泌尿系统梗阻的常见病因

# 第二节　肾　积　水

尿液自肾盂排出受阻、蓄积在肾内，导致肾内压力增高，肾盂肾盏扩张，肾实质萎缩及功能减退，称为肾积水（hydronephrosis）。成人肾积水容量超过 1000ml、小儿超过 24 小时正常尿量时，称巨大肾积水。

【病因】

肾积水多由上尿路梗阻性疾病所致，常见原因为肾盂输尿管连接部狭窄、结石等，长期的下尿路梗阻性疾病也可导致肾积水，如前列腺增生、神经源性膀胱等。

【临床表现】

肾积水由于原发病因、梗阻部位、程度和时间长短不同，临床表现各异。

**1. 症状**

（1）腰部疼痛：轻度肾积水多无症状，中重度肾积水可出现腰部疼痛。发展缓慢的肾积水，症状不明显或仅有腰部隐痛不适，如先天性肾盂输尿管连接处狭窄、肾下极异位血管或纤维束压迫输尿管等引起的肾积水。

（2）原发病症状：继发性肾积水，多数表现为原发病变的症状和体征，如泌尿系统各部位的结石、肿瘤、炎症或结核等。上尿路结石致急性梗阻时，可出现肾绞痛、恶心、呕吐、血尿等；下尿路梗阻时，主要表现为排尿困难和膀胱不能排空，甚至出现尿潴留。

**2. 体征**　上尿路结石引起急性梗阻时，可出现肾区压痛；肾积水发展至严重程度时，可出现腹部包块。梗阻缓解、排出大量尿液后，腹部包块明显减小，甚至完全消失。

**3. 并发症**　肾积水如并发感染，则表现为急性肾盂肾炎症状，出现寒战、高热、腰痛及膀胱刺激等，如梗阻不解除，可进一步发展为脓肾，病人常有低热及消瘦表现，腹部亦可扪及包块。肾积水若长时间不能解除，还可出现肾功能减退，甚至肾衰竭，严重者出现贫血、乏力、衰弱、食欲差、恶心、呕吐等尿毒症症状，小儿还可出现肾性佝偻病、生长发育缓慢。双侧肾或孤立肾完全梗阻时可出现无尿。

**【辅助检查】**

**1. 影像学检查** 包括超声、尿路平片、尿路造影、MRI 及 CT 检查等。

（1）超声检查：简便易行无创伤，是首选的检查方法。可以明确判断包块的性质（囊性或实质性），并可确定肾积水的程度和肾皮质萎缩情况。但对肾外壶腹型肾盂和多发性肾囊肿，有时不易与肾积水鉴别。

（2）X 线检查：对肾积水的诊断有重要价值。尿路平片可见到尿路结石影及积水增大的肾轮廓。静脉尿路造影早期可见肾盏、肾盂扩张，肾盏杯口消失或呈囊状显影。当肾功能减退时，肾实质显影时间延长且显影不清晰，为获得较好的显影效果，可采用大剂量延迟造影。如静脉尿路造影显影不清晰，可行逆行肾盂造影。但此法有引起感染的危险，逆行插管时必须严格无菌操作及应用抗生素。如逆行插管失败，则改为超声引导下经皮肾穿刺造影。

（3）CT、MRI 检查：MRI 水成像对肾积水的诊断有独到之处，可以代替逆行肾盂造影和肾穿刺造影。CT 能清楚地显示肾积水程度和肾实质萎缩情况，对输尿管行三维成像可以确定梗阻的部位及病因。

**2. 内镜检查** 输尿管镜及膀胱镜可用于部分尿路梗阻病人的检查、对腔内病变引起的梗阻如结石、肿瘤、狭窄等可明确诊断，而且还可以同时进行治疗，如腔内碎石、肿瘤电切、狭窄内切开及腔内置管等。

**3. 肾功能检查** 除检验血肌酐、尿素氮、肌酐清除率等总肾功能外，放射性核素肾显像可以了解肾实质损害程度及分侧肾功能测定。肾图检查，尤其是利尿肾图，对判定上尿路有无机械性梗阻及梗阻的程度有一定帮助。

**【处理原则】**

根据梗阻病因、发病缓急、梗阻严重程度、有无并发症及肾功能损害情况等病情综合考虑，尽快解除梗阻、去除病因并恢复患肾功能是最主要的治疗原则。

**1. 去除病因** 如先天性肾盂输尿管狭窄的离断成形术、尿路结石的体外冲击波碎石或者内镜下的碎石取石术。

**2. 肾造瘘术** 病情危重、不允许做较大手术或梗阻暂时不能除去者，先做肾引流术，待感染控制、肾功能改善后，再做病因治疗。如梗阻病因不能去除，肾造瘘可作为永久性的治疗措施。

**3. 置双 J 管** 对于输尿管难以修复的炎性狭窄、晚期肿瘤压迫或侵犯等梗阻引起的肾积水，可经膀胱镜放置双 J 管，长期内引流肾盂尿液，保护肾功能的同时又可改善病人的生活质量。

**4. 血液透析** 当双侧上尿路梗阻导致氮质血症或尿毒症时，如引流尿液后肌酐不下降或有明显高钾血症等情况，则行血液透析。

**5. 肾切除术** 重度肾积水，引起肾性高血压或合并严重感染，肾功能严重丧失，而对侧肾功能良好时可切除病肾。

**【护理】**

**（一）常见护理诊断/问题**

**1. 急性疼痛** 与尿路梗阻相关。

**2. 排尿障碍** 与尿液潴留于肾盂导致排尿减少或无尿相关。

**3. 潜在并发症** 感染、肾脓肿、肾衰竭等。

**（二）护理措施**

**1. 缓解疼痛** 观察疼痛部位、性质、程度和诱因等，疼痛剧烈时可遵医嘱予以解痉止痛。

**2. 排尿障碍的护理** 单纯肾积水可进普食。肾衰竭应减少水的摄入量。记录 24 小时尿量，量出为入。

**3. 感染的观察与预防** ①病情观察：观察病人的体温、肾功能、腹部肿块大小变化和膀胱刺激症状，及早发现肾积水并发感染的征象；②预防切口感染：观察切口渗血、渗液情况，保持切口敷料的清洁、干燥；③遵医嘱合理应用抗生素。

**4. 肾衰竭的观察和预防** ①严密观察病情，通过血肌酐、尿素氮、肌酐清除率等了解肾脏功能，及早发现肾衰竭的征象；②严格限制液体摄入量，量出为入，记录24小时出入量；③给予清淡少盐、低蛋白饮食；④及时处理肾衰竭。

**5. 引流管的观察及护理** 肾造瘘管、输尿管支架管和肾周引流管，护理时应妥善固定，保持引流通畅，观察并记录引流液的量、颜色、性状。若无漏尿，肾周引流管于术后3～4天拔出，肾盂输尿管支架管一般于术后3周拔出。

【健康教育】

嘱病人进食低盐、低蛋白质、高热量食物，忌食豆制品。若出现肾区疼痛、尿量减少、排尿困难等表现，及时就诊。

# 第三节 尿 潴 留

尿潴留（urinary retention）是指尿液积聚在膀胱内而不能排出，常常由排尿困难发展到一定程度引起。尿潴留可分为急性与慢性。前者发病急骤，膀胱因短时间内胀满尿液不能排出而胀痛难忍，临床上常需急诊处理；后者起病缓慢，病程较长，病人多可耐受，下腹部可触及充满尿液而膨隆的膀胱。

【病因】

引起尿潴留的病因很多，可分为机械性梗阻和动力性梗阻。

**1. 机械性梗阻** 最多见，任何导致膀胱颈部及尿路梗阻的病变，如良性前列腺增生、前列腺肿瘤、膀胱颈挛缩、膀胱颈部肿瘤、先天性后尿道瓣膜、各种原因引起的尿道狭窄、肿瘤、异物和尿道结石等均可导致尿潴留；此外，盆腔肿瘤、处女膜闭锁的阴道积血、妊娠子宫等也可以引起。

**2. 动力性梗阻** 尿潴留系排尿动力障碍所致，膀胱出口、尿道无器质性梗阻病变。最常见的原因为中枢和周围神经系统病变，造成神经源性膀胱功能障碍，如脊髓或马尾损伤、肿瘤、糖尿病等。直肠或妇科盆腔根治性手术损伤副交感神经分支；痔疮或肛瘘手术及腰椎麻醉术后可出现排尿困难，引起尿潴留。此外，各种松弛平滑肌的药物如阿托品、山莨菪碱等，偶尔亦可致排尿困难，甚至尿潴留。

【临床表现】

**1. 症状**

（1）急性尿潴留：起病突然，膀胱内充满尿液不能排出，胀痛难忍，辗转不安，有时可伴充溢性或压力性尿失禁，从尿道溢出部分尿液，但胀痛症状无缓解。

（2）慢性尿潴留：多表现为排尿不畅、尿频，常有排尿不尽感，可伴尿失禁。少数病人虽梗阻症状不明显，但已有明显上尿路扩张、肾积水，甚至出现尿毒症症状，如全身衰弱、食欲差、恶心、呕吐、贫血、血清肌酐和尿素氮显著升高等。

**2. 体征** 耻骨上区可触及半球形膨胀的膀胱，用手按压有明显尿意，叩诊呈浊音。

【辅助检查】

超声检查可以明确诊断。尿潴留应与无尿鉴别，后者膀胱内空虚无尿，由肾衰竭或上尿路完全梗阻导致，两者含义不同，不能混淆。

## 【处理原则】

**1. 急性尿潴留**　治疗原则是解除病因，恢复排尿。如病因不明或梗阻一时难以解除，应先引流膀胱尿液解除病痛，然后做进一步检查明确病因并进行治疗。

（1）去除病因：经对因处理后可很快解除的尿潴留，如包皮口或尿道口狭窄、尿道结石、药物或低血钾影响等，可积极去除病因，恢复排尿。

（2）促进排尿：对术后动力性尿潴留者，可采用诱导排尿、针灸、穴位注射新斯的明或在病情允许下改变排尿姿势等措施，帮助病人自行排尿。

（3）留置导尿：不能自行排尿者行导尿术，是解除急性尿潴留最简便常用的方法。如尿潴留的病因短时间内不能解除，宜放置导尿管持续引流，1周后拔出。

（4）膀胱穿刺或造瘘术：急性尿潴留病人在不能插入导尿管时，可采用粗针头在耻骨上膀胱穿刺的方法吸出尿液，或在局麻下直接或超声引导下行耻骨上膀胱穿刺造瘘，持续引流尿液。引流尿液时，应缓慢、间歇地放出尿液，避免过快排空膀胱而使膀胱内压骤然降低，从而引起膀胱内大量出血。如梗阻病因无法解除，可行永久引流。

**2. 慢性尿潴留**　若为机械性梗阻病变引起，有上尿路扩张、肾积水、肾功能损害者，应先行膀胱尿液引流，待肾积水缓解、肾功能改善，经检查病因明确后，针对病因择期手术或采取其他方法治疗，解除梗阻。若为动力性梗阻引起，多数病人需自我导尿，自我导尿困难或上尿路积水严重者，可做耻骨上膀胱造瘘术或其他尿流改道术。

## 【护理】

### （一）常见护理诊断/问题

**1. 尿潴留**　与尿路梗阻有关。

**2. 潜在并发症**　尿路感染。

### （二）护理措施

**1. 及时解除尿潴留**　①去除病因：协助医生明确并解除导致尿潴留的原因；②促进排尿：根据病人情况，协助医生采取各种有效措施，如促进病人排尿、放置导尿管引流尿液、膀胱穿刺或耻骨上膀胱造瘘引流尿液等。放出尿液时应间歇缓慢，避免过快排空膀胱而致膀胱内出血。

**2. 预防尿路感染**　在严格无菌操作下导尿，做好尿管和尿道口的护理。行膀胱穿刺或膀胱造瘘术者，做好膀胱造瘘管和造瘘口的护理。

# 第四节　良性前列腺增生

**案例 40-1**

患者，男性，74 岁，主诉夜尿增多，排尿困难 5 年，不能排尿 1 天。

病人自诉 5 年前夜尿次数增多，由最初每晚起床 2～3 次，最近数月达每晚 6～8 次，伴有排尿踌躇、射程短、尿频、尿不尽等症状，有时呈点滴状。最近一天排尿不出，下腹部胀疼不适，间有少许尿液溢出，为进一步诊治急诊入院。

体格检查：T 36.4℃，P 84 次/分，R 19 次/分，BP 160/90mmHg。

辅助检查：直肠指检前列腺鸽子蛋大小；前列腺经腹 B 超示前列腺 4.8cm×4.4cm×4.0cm，残余尿量 102ml；尿流动力学检查示最大尿流率为 8.9ml/s。

问题：

1. 该患者首先考虑的诊断是什么？
2. 该患者首要的处理原则是什么？
3. 该患者有哪些主要的护理问题？
4. 请为本病例患者制订护理计划。

良性前列腺增生（benign prostatic hyperplasia，BPH）简称前列腺增生，是引起中老年男性排尿障碍最常见的良性疾病，其发病率随着年龄的增长而增加。主要表现为组织学上的前列腺间质和腺体成分的增生、解剖学上的前列腺增大、尿动力学上的膀胱出口梗阻及以下尿路症状为主的临床症状。

【病因】

前列腺增生病因仍不完全清楚。目前老龄和有功能的睾丸是世界公认的前列腺增生发病的两个重要因素，且两者缺一不可。通常男性在45岁以后前列腺可有不同程度的增生，50岁以后可出现临床症状。前列腺的正常发育有赖于雄激素，青春期前切除睾丸，前列腺即不发育，老年后也不会发生前列腺增生。前列腺增生的病人在切除睾丸后，增生的上皮细胞会发生凋亡，腺体萎缩。

【病理】

前列腺分为外周带、中央带、移行带和尿道周围腺体区。前列腺增生主要发生于前列腺尿道周围移行带，增生组织呈多发结节，并逐渐增大。外周的腺体被增生的腺体不断挤压、萎缩，进而形成前列腺外科包膜，与增生腺体形成明显界限，手术中易于分离。外科包膜使增生的腺体受压而向尿道和膀胱膨出，使前列腺部尿道伸长、弯曲、受压变窄，尿道阻力增加，引起排尿困难（图40-2）。此外，前列腺内，尤其是围绕膀胱颈部的平滑肌内含有丰富的α肾上腺素能受体（尤其是$\alpha_1$受体），这些受体的激活可以使膀胱颈平滑肌收缩，从而增加前列腺尿道阻力，进而加重排尿困难。

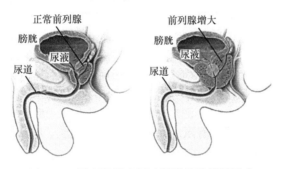

正常前列腺　　　前列腺增大
膀胱　　　膀胱
尿液　　　尿液
尿道　　　尿道

图40-2　前列腺增生压迫尿道导致排尿困难

前列腺增生及α肾上腺素能受体兴奋致后尿道平滑肌收缩，造成膀胱出口梗阻。随着膀胱压力的增加，出现膀胱逼尿肌代偿性肥厚、逼尿肌不稳定并引起相关储尿期症状，如尿频、尿急和急性尿失禁等。如梗阻长期未能解除，逼尿肌则失去代偿能力，收缩力减弱，导致膀胱不能排空而出现残余尿。随着残余尿量增加，膀胱壁变薄，膀胱无张力扩大，可出现充溢性尿失禁或无症状慢性尿潴留，尿液反流引起上尿路积水及肾功能损害。梗阻引起膀胱尿潴留的同时，还可继发感染和结石形成。

【临床表现】

前列腺增生的症状取决于引起梗阻的程度、病变发展速度及是否合并感染等，可时轻时重，与前列腺体积大小之间并不一致。临床症状以下尿路症状为主，包括储尿期症状、排尿期症状及排尿后症状。储尿期症状包括尿频、尿急、尿失禁及夜尿增多等；排尿期症状包括排尿踌躇、排尿困难及间断排尿等；排尿后症状包括排尿不尽、尿后滴沥等。

**1. 尿频**　是最常见的早期症状，夜间更为明显。

**2. 排尿困难**　进行性加重的排尿困难是前列腺增生最主要的症状。典型表现为排尿延迟、尿流细而无力、射程变短、排尿时间延长、继续进展表现为排尿呈滴沥状。如梗阻严重，残余尿量较多时，常需要用力并增加腹压以帮助排尿，排尿终末常有尿不尽感。

**3. 尿潴留**　当梗阻加重至一定程度时，可使膀胱逼尿肌功能受损，收缩力减弱，残余尿逐渐增加，继而发生慢性尿潴留。前列腺增生的任何阶段，可因气候变化、劳累、饮酒、便秘、久坐等因素，使前列腺突然充血、水肿而对尿道的压迫增加，导致急性尿潴留的发生，临床上部分病人因此急诊入院。急性尿潴留的发生是膀胱功能失代偿的主要表现，亦是 BPH 进展的一个重要事件。

**4. 尿失禁**　尿潴留可使膀胱过度充盈，在此基础上，当腹压一过性增高或达到膀胱容量极限时，可出现压力性尿失禁或充溢性尿失禁，表现为有少量尿液自尿道口溢出。

**5. 并发症**　合并感染或结石时，可出现尿频、尿急、尿痛等膀胱刺激症状。增生腺体表面黏膜较大的血管破裂时，亦可发生不同程度的无痛性肉眼血尿，需与泌尿系肿瘤引起的血尿相鉴别。梗阻引起严重肾积水、肾功能损害时，可出现慢性肾功能不全，如食欲差、恶心、呕吐、贫血、乏力等症状。长期排尿困难导致腹压增高，还可并发腹股沟疝、内痔或脱肛等。

## 【辅助检查】

50 岁以上男性，以进行性加重的排尿困难为主诉时，应首先考虑 BPH。此外，还应辅助体格检查（尤其是直肠指诊）、影像学检查、尿动力学检查及内镜检查等综合判断。

**1. 直肠指检**　是重要的检查方法，前列腺增生病人均需做此项检查。多数病人可触到增大的前列腺，表面光滑，质韧而有弹性，边缘清楚，中间沟变浅或消失。指检时应注意前列腺有无硬结，肛门括约肌张力是否正常，此为鉴别前列腺癌及神经源性膀胱功能障碍的重要体征。

**2. 超声检查**　可以了解前列腺形态、大小、有无异常回声、突入膀胱的程度，以及残余尿量，可采用经腹壁或直肠途径进行。经腹壁超声检查时需要大量饮水、保留尿液以使膀胱充盈。经直肠超声检查时无须充盈膀胱，对前列腺内部结构分辨度更为精确。此外，腹部超声还可以了解膀胱壁的改变及有无结石、憩室或占位性病变。

**3. 尿流率检查**　可以确定前列腺增生病人排尿的梗阻程度。尿流率检查有最大尿流率和平均尿流率两项主要指标（参数），前者更为重要。最大尿流率存在个体差异和容量依赖性。因此，尿量在 150～200ml 时进行检查较为准确，重复检查会增加可靠性。如最大尿流率 $<15ml/s$ 提示排尿不畅；如尿流率 $<10ml/s$ 则提示梗阻较为严重，常作为手术指征。

**4. 血清前列腺特异性抗原（PSA）测定**　对排除前列腺癌，尤其前列腺有结节或质地较硬时十分必要。PSA 敏感性高，但特异性有限，许多因素均可使 PSA 升高，如年龄、前列腺增生、炎症、前列腺按摩及经尿道的操作等。

## 【处理原则】

减轻症状，改善生活质量，延缓疾病进展及预防并发症发生。除了对因治疗以外，BPH 的对症治疗越来越受到重视。针对 BPH 的多病因特征，在治疗上也应采用多样化的综合治疗。主要包括观察随访、药物治疗及外科治疗。

**1. 观察随访**　无明显症状或症状较轻，不影响生活与睡眠，一般无须治疗。需密切随访观察，一旦症状加重，应及时治疗。

**2. 药物治疗**　种类众多，常用药物包括 α 肾上腺素能受体阻滞剂（α 受体阻滞剂）、5α 还原酶抑制剂、M 受体拮抗剂和植物类药等。

（1）$\alpha_1$ 受体阻滞剂：α 受体分为 1、2 两型，其中 $\alpha_1$ 受体对排尿影响较大。受体阻滞剂主要是通过阻滞分布在前列腺和膀胱颈部平滑肌表面的 $\alpha_1$ 受体，松弛平滑肌，达到缓解膀胱出口动力性梗阻的作用。常用药物有多沙唑嗪、阿夫唑嗪、特拉唑嗪、坦索罗辛等。

$\alpha_1$ 受体阻滞剂治疗后数小时至数天即可改善症状，但采用国际前列腺症状评分（I-PSS）评估症状改善应在用药 4～6 周后进行。连续使用 $\alpha_1$ 受体阻滞剂 1 个月无明显症状改善则不应继续使用。

（2）5α 还原酶抑制剂：通过阻止体内睾酮转变为双氢睾酮，进而缩小前列腺体积，改善排尿症状。一般在服药 3 个月左右见效，停药后症状易复发，需长期服药，对体积较大的前列腺效果较明显，与 $\alpha_1$ 受体阻滞剂联合治疗效果更佳。常用药物有非那雄胺和度他雄胺，后者药效更佳。

（3）M 受体拮抗剂：BPH 病人以储尿期症状为主时，M 受体拮抗剂可以单独应用。治疗过程中，应严密随访残余尿量的变化。M 受体拮抗剂通过阻断膀胱毒蕈碱（M）受体（主要是 $M_2$ 和 $M_3$ 亚型），缓解逼尿肌过度收缩，降低膀胱敏感性，从而改善 BPH 病人的储尿期症状。托特罗定、索利那新是目前临床常用药物。

（4）植物制剂：疗效和 5α 还原酶抑制剂及 α₁ 受体阻滞剂相当，且没有明显副作用。

（5）联合治疗：α₁ 受体阻滞剂联合 5α 还原酶抑制剂，或 α₁ 受体阻滞剂联合 M 受体拮抗剂，其治疗效果优于单独用药。

**3. 手术治疗**　症状严重、存在明显梗阻或有并发症并已明显影响生活质量，尤其是药物治疗效果不佳或拒绝接受药物治疗的病人可选择手术及微创治疗。如有尿路感染、残余尿量较多或有肾积水、肾功能不全时，宜先留置导尿管或膀胱造瘘引流尿液，同时给予抗感染治疗，待上述情况明显改善或恢复后再择期手术。

经尿道前列腺切除术（TURP）是目前最常用的手术方式，适用于大多数良性前列腺增生病人。开放手术仅在巨大的前列腺者或有合并膀胱结石时选用，多采用耻骨上经膀胱或耻骨后前列腺切除术。

**【护理】**

**（一）护理评估**

**1. 术前评估**

（1）健康史

1）了解病人年龄和生活习惯，有无烟、酒嗜好。饮水习惯，有无定时排尿的习惯，每日液体摄入情况。

2）既往有无 BPH 的并发症，如尿潴留、尿失禁、腹股沟疝、内痔或脱肛等。有无其他慢性病，如高血压、糖尿病、脑血管疾病等。

3）评估病人的手术史、外伤史，尤其是盆腔手术或外伤史。

4）了解病人目前或近期是否服用了影响膀胱出口功能或加重尿路梗阻的药物，如充血性药物和抗组胺药物等。前者可以使前列腺充血，增加尿道阻力，后者可以阻滞乙酰胆碱的活性，使膀胱逼尿肌松弛，收缩力减弱，增加排尿困难。此外，一些精神病类药物、平喘类药物和胃肠解痉止痛类药物等，也会引起病人排尿困难。

（2）身体状况

1）下尿路症状最为病人所重视，应充分了解下尿路症状的特点、持续时间及其伴随症状。国际前列腺症状评分（I-PSS）是目前国际公认的判断 BPH 病人症状严重程度的最佳手段（表 40-1）。

2）手术治疗的病人需评估全身重要脏器功能及营养状况，有无合并感染的征象，是否能够耐受手术。

3）辅助检查了解前列腺是否增大及程度，表面是否光滑及质地，前列腺的大小，尿路梗阻程度等。有无肾积水及肾功能情况。

表 40-1　国际前列腺症状评分（I-PSS）

| 在过去 1 个月内，您有否以下症状？ | 在 5 次中 | | | | | |
| --- | --- | --- | --- | --- | --- | --- |
| | 无 | 少于 1 次 | 少于半数 | 大约半数 | 多于半数 | 几乎每次 |
| 1. 是否经常有尿不尽感？ | 0 | 1 | 2 | 3 | 4 | 5 |
| 2. 两次排尿间隔是否经常短于 2 小时？ | 0 | 1 | 2 | 3 | 4 | 5 |
| 3. 是否经常有间断性排尿？ | 0 | 1 | 2 | 3 | 4 | 5 |
| 4. 是否经常有排尿不能等待的现象？ | 0 | 1 | 2 | 3 | 4 | 5 |
| 5. 是否经常有尿线变细现象？ | 0 | 1 | 2 | 3 | 4 | 5 |
| 6. 是否经常需要用力及使劲才能开始排尿？ | 0 | 1 | 2 | 3 | 4 | 5 |
| 7. 从入睡到早起一般需要起来排尿几次？ | 从不 | 1 次 | 2 次 | 3 次 | 4 次 | 5 次 |
| | 0 | 1 | 2 | 3 | 4 | 5 |

注：总分 0～35 分，轻度症状 0～7 分，中度症状 8～19 分，重度症状 20～35 分。

**2. 术后评估** 评估引流管是否通畅，膀胱冲洗液的颜色、血尿程度及持续时间；切口愈合情况；是否出现膀胱痉挛；水、电解质平衡情况；有无发生出血、尿失禁、TUR 综合征等并发症。

### （二）常见护理诊断/问题

**1. 疼痛** 与膀胱胀满、逼尿肌功能不稳定、导尿管刺激、膀胱痉挛有关。

**2. 排尿障碍** 与膀胱出口梗阻、逼尿肌受损和手术刺激有关。

**3. 潜在并发症** TUR 综合征、出血、尿失禁、尿道狭窄等。

### （三）预期目标

**1.** 病人疼痛减轻或消失。

**2.** 病人恢复正常排尿。

**3.** 病人未发生 TUR 综合征、出血等并发症，或发生上述并发症时能够被及时发现和处理。

### （四）护理措施

**1. 观察随访** 包括病人教育、生活方式指导、定期监测等。

（1）病人教育：向病人提供 BPH 疾病相关知识，如下尿路症状和 BPH 的临床进展，观察随访的意义、效果和预后。

（2）生活方式指导：①改变不良生活习惯：避免或减少咖啡因、酒精的摄入，因其有利尿和刺激作用，可以引起尿量增多、尿频、尿急等症状，辛辣刺激性食物的摄入量也应减少。②适当限制饮水：可以缓解尿频症状，尤其夜间和出席公共社交场合前限制饮水。但每日水的摄入不应少于 1500ml。③优化排尿习惯：伴有尿不尽症状的病人可以采取放松排尿、二次排尿和尿后尿道挤压等方式促进排尿。④精神放松训练：伴有尿急症状的病人可以采用分散尿意感觉，把注意力从排尿的欲望中转移开，如挤捏阴茎、呼吸练习和会阴加压等。⑤膀胱训练：伴有尿频症状的病人可以鼓励病人适当憋尿，以增加膀胱容量和排尿间歇时间。⑥加强生活护理：对肢体或智力有缺陷的病人提供必要的生活辅助。

（3）定期监测：了解病人的病情发展状况，是否出现临床进展及 BPH 相关并发症和（或）绝对手术指征。第一次监测在观察随访开始后第 6 个月进行，以后每年监测一次。监测内容为初始评估的各项内容。

**2. 急性尿潴留的预防和护理**

（1）预防：避免导致前列腺突然充血、水肿的各种因素，如劳累、饮酒、便秘、久坐、摄入大量咖啡因、酒精或辛辣刺激性食物，以及服用充血性药物和抗组胺药物等的影响。养成良好的排尿习惯，勤排尿、不憋尿；冬天注意保暖，防止受凉。

（2）护理：及时留置导尿管以引流尿液，恢复膀胱功能，预防肾功能损害。如普通导尿管不易插入，可选择尖端细而稍弯的前列腺导尿管。均无法插入时，可行耻骨上膀胱穿刺或造瘘，同时应做好留置管道的护理。

**3. 药物治疗的护理** BPH 病人药物治疗的护理，短期以缓解病人的下尿路症状为主，长期应延缓疾病的临床进展并预防并发症的发生，减少药物治疗副作用的同时保持病人较高的生活质量。

（1）用药指导：常用的药物如 $\alpha_1$ 受体阻滞剂、5$\alpha$ 还原酶抑制剂等的作用机制、治疗效果及相应副作用应在药物治疗前充分告知病人，充分考虑并听取病人的治疗建议。需向病人强调 5$\alpha$ 还原酶抑制剂起效虽缓慢，但可以减小增生的前列腺的体积，服药 4～6 个月后才有明显效果，要坚持长期服药。

（2）副作用的观察及预防：观察用药后排尿困难的改善情况及药物的副作用。①$\alpha_1$ 受体阻滞剂的副作用主要有头晕、头痛、乏力、直立性低血压等，后者更容易发生在老年、合并心血管疾病或同时服用血管活性药物的病人中。应在睡前服用，用药后卧床休息，以防跌倒。服药期间定时测量血压，并观察药物的不良反应。服药后如出现头晕、头痛、恶心等症状须及时告知医师。②5$\alpha$ 还原酶抑制剂最常见的副作用有勃起功能障碍、性欲低下、射精异常及男性乳房女性化、乳腺痛等。

③M 受体拮抗剂的不良反应包括口干、头晕、便秘、排尿困难和视物模糊等，多发生在用药 2 周内和年龄>66 岁的病人。残余尿量>200ml 时 M 受体拮抗剂应慎重应用；逼尿肌收缩无力、尿潴留、窄角性青光眼及对 M 受体拮抗剂过敏者禁用。

**4. 手术治疗的护理**

（1）术前护理

1）评估耐受性：前列腺增生病人大多为老年人，常合并慢性病，术前应协助做全身重要器官功能的检查，评估其对手术的耐受力。

2）提高耐受性：改善病人身体状况以利于手术的顺利进行及术后的恢复，消除不利于手术的危险因素。应先留置尿管引流尿液，改善肾功能；尿路感染者，应用抗生素控制炎症；高血压、糖尿病病人术前应将血压、血糖控制在合理水平；使病人拥有充足的睡眠及营养，提高身体抵抗力，避免受凉、感冒。

3）术前准备：如用物准备、病人准备等。向病人及家属介绍手术相关知识，消除其疑虑、缓解紧张情绪；教会病人有效咳嗽、排痰的方法；术前晚灌肠，防止术后便秘。

（2）术后护理

1）病情观察：由于病人年龄较大，抵抗力较差，术后应持续心电监护，密切观察病人意识、体温、脉搏、血压、呼吸等的变化。

2）一般护理：①体位：术后平卧 2 日后改半卧位，固定或牵拉气囊导尿管，防止病人坐起或肢体活动致导尿管移位而失去对膀胱颈口的压迫作用；②饮食：手术后 6 小时如无恶心、呕吐，可进食易消化、富含营养与纤维素的流质饮食，以防便秘的发生。留置尿管期间鼓励病人多饮水以稀释尿液、预防尿路感染的发生。

3）管道护理：TURP 术后，病人常规留置三腔气囊导尿管，兼具压迫止血、引流尿液、膀胱冲洗的多重作用。做好观察及护理尤为重要：①妥善牵拉固定：术后将导尿管气囊充气或充液后，向下牵引、固定于病人大腿内侧，使气/水囊压迫于前列腺窝与膀胱颈，起到压迫止血作用。防止因病人坐起或肢体活动致气囊移位，影响止血效果。②保持引流通畅：避免引流管扭曲、受压、折叠，持续膀胱冲洗，避免形成的血凝块阻塞管道，一旦发现，及时处理。③观察记录：观察并记录引流液的颜色、性质及量，根据引流液的颜色判断出血量并及时调整膀胱冲洗的速度。④防止尿路感染：尽量减少尿管留置时间，适时拔管。保持会阴部清洁，尿道外口每天用碘伏棉球擦拭 2 次。⑤适时拔管：TURP 术后 5~7 日尿液颜色清澈，即可拔出导尿管。其他手术病人引流管的拔出时间为耻骨后引流管术后 3~4 日，待引流量很少时拔出；耻骨上前列腺切除术后 7~10 日拔出导尿管；膀胱造瘘管通常留置 10~14 日后拔出。

4）膀胱冲洗的护理：术后为防止血凝块形成致尿管堵塞，应用生理盐水持续冲洗膀胱 3~7日。①冲洗液温度：控制在 25~30℃，可有效预防膀胱痉挛的发生。②冲洗速度：根据引流液颜色而定，色深加快、色浅减慢。③确保膀胱冲洗及引流通畅：若血凝块堵塞管道致引流不畅，可采取挤捏尿管、加快冲洗速度、施行高压冲洗、调整导管位置等方法；如无效可用注射器吸取无菌生理盐水进行反复抽吸冲洗，直至引流通畅。④观察、记录引流液的颜色与量：术后均有肉眼血尿，随冲洗持续时间的延长，血尿颜色逐渐变浅；若尿液颜色加深应警惕活动性出血，及时通知医师处理；准确记录尿量、冲洗量和排出量，尿量=排出量−冲洗量。

5）膀胱痉挛的护理：术后可因膀胱逼尿肌不稳定、导管刺激、血凝块堵塞引流管等引起膀胱痉挛。表现为强烈尿意、肛门坠胀、下腹部阵发性痉挛、剧痛，可诱发出血。应及时安慰病人，缓解其紧张焦虑情绪。术后留置硬膜外腔阻滞麻醉导管者，按需定时注射小剂量吗啡有良好效果；也可口服硝苯地平、地西泮等；或用维拉帕米加入生理盐水内冲洗膀胱。

6）并发症的观察与护理：①经尿道切除术综合征（TUR 综合征）：行 TURP 的病人因术中大量冲洗液被吸收可致血容量急剧增加，出现稀释性低钠血症。病人可在几小时内出现烦躁、恶心、呕吐、抽搐、昏迷，严重者出现肺水肿、脑水肿、心力衰竭等，称为 TUR 综合征。术后加强病情观察，注意监测电解质变化；一旦出现，立即给予氧气吸入，遵医嘱给予利尿剂、脱水剂，减慢输液速度，静脉滴注 3%氯化钠纠正低血钠等。②尿失禁：表现为病人拔除尿管后尿液不随意流出，与尿道括约肌功能受损、膀胱逼尿肌不稳定和膀胱出口梗阻等因素有关。多为暂时性，一般无须药物治疗，一般于术后第 2～3 天开始指导病人做提肛训练与膀胱训练，亦可做膀胱区及会阴部热敷、针灸等，以预防术后尿失禁。大多数尿失禁症状于术后 1～2 周内可逐渐缓解。③出血：为避免前列腺窝出血，指导病人术后逐渐离床活动；避免便秘及用力排便时腹内压增高；术后早期禁止肛管排气或灌肠。

### （五）护理评价

**1.** 病人是否恢复正常排尿，排尿通畅。

**2.** 病人是否疼痛减轻。

**3.** 病人是否未发生 TUR 综合征、出血等并发症，或发生后是否得到及时发现和处理。

## 【健康教育】

**1. 生活指导**　避免诱发急性尿潴留各种因素。前列腺切除术后 1～2 个月内应防止继发性出血，避免久坐、提举重物，剧烈活动，如跑步、骑自行车、性生活等。

**2. 康复指导**　若有溢尿现象，指导病人继续做提肛训练，吸气时缩肛，呼气时放松肛门括约肌，以尽快恢复尿道括约肌功能。

**3. 自我观察**　TURP 病人术后可能发生尿道狭窄而致排尿不畅。术后若发现尿线逐渐变细，甚至出现排尿困难，应及时到医院就诊。附睾炎常在术后 1～4 周发生，故出院后若出现阴囊肿大、疼痛、发热等症状应及时到医院就诊。

**4. 性生活指导**　经尿道前列腺切除术后 1 个月、经膀胱切除术后 2 个月，原则上可恢复性生活。部分病人术后会出现逆行射精，但不影响性交。少数病人可出现阳痿，可先采取心理治疗，同时查明原因，再进行针对性治疗。

**5. 定期复查**　定期作尿流动力学、前列腺 B 超检查，复查尿流率及残余尿量。

（李　颖）

# 第四十一章 泌尿、男性生殖系统结核病人的护理

【学习目标】

识记 ①肾结核的病因；②肾结核的临床表现。

理解 ①泌尿、男性生殖系统结核的病理生理改变；②肾结核的处理原则。

运用 运用护理程序对泌尿、男性生殖系统结核病人实施整体护理。

## 第一节 肾 结 核

**案例 41-1**

患者，男性，56 岁，农民，因尿急、尿频、尿痛 3 年，加重 1 个月入院。患者自述反复尿频（白天达 10 余次），伴有尿急、尿痛 3 年，间断右侧腰痛 1 年。近 1 个月来自感乏力、食欲不振、尿频、尿急、尿痛，并伴有尿色混浊。无咳嗽、咳痰现象。患者 10 年前曾患"肺结核"，在当地医院经过抗结核治疗后好转，无高血压、糖尿病史。1 周前在当地医院按尿路感染治疗，应用抗生素治疗效果不佳，症状反复出现。

体格检查：T 37.1℃，P 86 次/分，R 18 次/分，BP 110/75mmHg，消瘦明显，面色灰暗，心肺未见异常，腹部尚平软，未触及包块，右肾区叩击痛，肠鸣音正常。

辅助检查：尿常规示脓细胞（+++），红细胞（+），尿沉渣结核分枝杆菌（+）；排泄性尿路造影显示右肾不显影，左肾肾盂、肾盏形态正常。

**问题：**

1. 此患者首先考虑的诊断是什么？
2. 本病例患者的处理原则是什么？
3. 请为本病例患者制订护理计划。
4. 你应从哪些方面对本病例患者进行健康教育？

肾结核（renal tuberculosis）多见于 20～40 岁青壮年，男性较女性多见。近年来，老年病人比例逐年上升。肺结核血行播散引起肾结核需 3～10 年时间，因此 10 岁以下的儿童很少发生。约 90% 为单侧。

【病因】

泌尿、男性生殖系统结核（genitourinary tuberculosis）是最常见的肺外结核病之一，其中肾结核最为多见。肾结核是由结核分枝杆菌引起的慢性、进行性、破坏性病变，自原发感染病灶经血行播散引起肾结核，如未及时治疗，结核分枝杆菌随尿液下行可播散到输尿管、膀胱、尿道致病，还可通过前列腺导管、射精管进入男性生殖系统，引起前列腺、精囊、输精管、附睾和睾丸结核，男性生殖系统结核也可以经血行直接播散引起。肾结核绝大多数起源于肺结核，往往在肺结核发生或愈合后 3～10 年或更长时间才出现症状，少数继发于骨关节结核或消化道结核。在发展中国家，肺结核病人尿结核分枝杆菌阳性率高达 15%～20%。

糖尿病、血液透析、肾移植、艾滋病、长期使用皮质激素、免疫抑制剂等病人的肾结核患病率明显高于正常人群。不典型临床肾结核的数量增多，致使早期诊治困难，误诊、漏诊常有发生。

## 【病理】

结核分枝杆菌经血液循环进入肾，主要在双侧肾皮质的肾小球周围毛细血管丛内，形成多发性微小结核脓肿。由于该处血液循环丰富，修复力较强，如病人免疫力良好，感染细菌的数量少或毒力较小，这种早期微小结核病变可以全部自行愈合，临床上常不出现症状，大多数病灶静止，称为病理型肾结核。当机体免疫力下降时，结核菌进入肾髓质，形成干酪样坏死并可继续向肾盏肾盂发展，引起临床症状，称为临床肾结核，多数为单侧病变。

结核病变扩散至肾髓质后不能自愈，结核结节相互融合，中央常可见干酪样坏死、液化，肾盏颈和肾盂出口发生纤维化狭窄时，可致局限的闭合脓肿或结核性脓肾。全肾广泛钙化时，肾功能完全丧失，输尿管常完全闭合，含菌的尿液不能进入膀胱，膀胱病变反而好转，膀胱刺激症状逐渐缓解，尿液检查趋于正常，称为"肾自截"（autonephrectomy）。但钙化物中的结核分枝杆菌可继续存在数年，如有机会仍会继续发展。

病变蔓延至膀胱，常从患侧输尿管开口周围开始扩散。起初该处黏膜充血，呈炎性改变，形成浅黄色结核结节，随后发生溃疡、肉芽肿或纤维化，并向肌层扩散，致使逼尿肌纤维化而失去收缩功能。输尿管口肌肉纤维化导致患侧输尿管开口狭窄和（或）关闭不全。病变严重时，膀胱广泛纤维化，导致膀胱瘢痕性收缩，容量显著减少（不足 50ml），形成挛缩膀胱（contracted bladder）。此时常有健侧输尿管口狭窄或"关闭不全"，引起上尿路积水或尿液反流，导致该侧肾积水。病变向深层发展，可穿透膀胱壁，形成膀胱阴道瘘或膀胱直肠瘘。

尿道结核多因前列腺、精囊结核形成空洞破坏后尿道所致，少数为膀胱结核蔓延而致。当纤维化导致尿道狭窄时，排尿困难，加剧肾损害。

## 【临床表现】

肾结核症状多取决于肾脏病变范围及输尿管、膀胱继发结核病变的严重程度。肾结核早期常无明显症状及影像学改变，仅尿检有少量红细胞、白细胞及蛋白，尿中可能发现结核分枝杆菌。随病情进展，可出现下列典型的临床表现。

**1. 症状**

（1）尿频、尿急、尿痛：是肾结核的典型症状。尿频是最突出的症状，也是就诊时病人主诉之一，出现早、持续时间最长。最初是因含有结核分枝杆菌的脓尿刺激膀胱黏膜引起；之后当结核病变侵及膀胱壁，发生结核性膀胱炎及溃疡时，尿频加剧，并有尿急、尿痛。晚期膀胱发生挛缩时，膀胱容量显著缩少，尿频更加严重，每日排尿可达数十次，甚至出现尿失禁现象。北京大学泌尿外科研究所的顾方六教授将上述特点概括为"病在肾而症状在膀胱"。

（2）血尿：是肾结核重要症状，常为终末血尿。主要是因为存在结核性膀胱炎症及膀胱溃疡，在排尿终末时膀胱收缩所致。少数肾结核因病变侵及血管，也可出现全程肉眼血尿。出血严重时，血块通过输尿管可出现肾绞痛。肾结核的血尿常在尿频、尿急、尿痛症状发生以后出现，但也有以血尿为初发症状者。

（3）脓尿：是肾结核常见症状。病人均有不同程度的脓尿，多为镜下脓细胞，严重者尿如洗米水样，内含有干酪样碎屑或絮状物，混有血液时呈脓血尿。尿中有脓细胞，也可含结核分枝杆菌，但普通细菌培养结果一般为阴性，称为"无菌性脓尿"。

（4）腰痛和肿块：腰痛不明显，仅少数肾结核病变破坏严重和梗阻，发生结核性脓肾或继发肾周感染，或输尿管被血块、干酪样物质阻塞时，可引起腰部钝痛或绞痛。较大肾积脓或对侧巨大肾积水时，腰部可触及肿块。

（5）全身症状：常不明显。晚期或合并其他器官活动性结核时，可有发热、盗汗、消瘦、贫血、虚弱、食欲减退和红细胞沉降率增快等典型结核症状。严重双肾结核或肾结核对侧肾积水时，可出现贫血、水肿、恶心、呕吐、少尿等慢性肾功能不全的症状，甚至突然发生无尿。

**2. 体征**

（1）肿块：较大肾积脓或对侧巨大肾积水时，腰部可触及肿块。

（2）硬块、"串珠"样改变：50%～70%男性肾结核病人合并生殖系统结核，虽然病变主要从前列腺、精囊开始，但临床上表现最明显的是附睾结核，可触及不规则硬块。输精管结核病变时，输精管变粗硬，呈"串珠"样改变。

**【辅助检查】**

**1. 尿液检查**　尿液 pH 偏酸性，尿蛋白阳性，可见白细胞和红细胞。尿沉渣涂片抗酸染色，50%～70%的病例可找到结核分枝杆菌，检查前 1 周停用抗结核药和抗生素，以清晨第 1 次尿液检查阳性率最高，至少连续检查 3 次。尿结核分枝杆菌培养对肾结核诊断有决定性意义，一般培养 3～5 次，阳性率可高达 90%，但操作复杂、费时较长（4～8 周）。

**2. 影像学检查**　包括超声、X 线、CT 及 MRU 等检查。对确诊肾结核，判断病变严重程度，决定治疗方案非常重要。

（1）超声检查：简单易行，对于中晚期病人可初步确定病变部位，常显示病肾结构紊乱，有钙化者则显示强回声，超声也较容易发现对侧肾积水及膀胱有无挛缩。

（2）X 线检查：泌尿系统平片（KUB）可见到病肾局灶或斑点状钙化影或全肾广泛钙化。静脉尿路造影（IVU）是诊断早期肾结核的标准方法，可以了解患侧肾功能、病变程度与范围，对肾结核治疗方案的选择必不可少。早期表现为肾盏边缘不光滑如虫蚀样改变，逐渐表现为肾盏颈部狭窄而致肾盏扩张甚至消失，有干酪样坏死灶时可见空洞影，肾破坏严重而失去功能时表现为不显影，即"肾自截"，输尿管常有狭窄、僵硬或继发性扩张等表现，膀胱痉挛时容量明显减少、膀胱不对称、膀胱壁粗糙、形态僵硬等。

（3）CT 和 MRU 检查：IVU 显影不良时有助于确定诊断。在中晚期肾结核，CT 能直接显示扩大的肾盏肾盂、皮质空洞及钙化灶，三维成像可显示输尿管全长病变。MRU 是了解上尿路梗阻的无创性检查，当 IVU 显影不良或不能做增强 CT 时，可选择使用。

**3. 膀胱镜检查**　多用于做逆行尿路造影时，可见膀胱黏膜炎性充血、水肿、浅黄色结节、结核性溃疡、肉芽肿及瘢痕等病变，以膀胱三角区和患侧输尿管口周围较为明显，患侧输尿管口可呈"洞穴"状，有时可见混浊尿液喷出。膀胱痉挛容量小于 100ml 或急性膀胱炎时，不宜做膀胱镜检查。

**【处理原则】**

肾结核是全身结核病的一部分，治疗时应注意全身治疗，包括营养、休息、环境、避免劳累等。临床肾结核是进行性破坏性病变，不经治疗不能自愈，在有效抗结核药物问世之前，死亡率很高，主要治疗手段是做肾切除。随着链霉素、异烟肼、利福平、吡嗪酰胺等抗结核药物相继应用于临床治疗后，肾结核疗效有了很大提高。肾结核的治疗应根据病人全身和病肾情况选择。

**1. 非手术治疗**　抗结核药物治疗适用于早期肾结核，原则为早期、适量、联合、规律、全程。抗结核药的治疗周期一般较长，目前多采用 6 个月的短程疗法，首选的一线抗结核药物有异烟肼、利福平、吡嗪酰胺、乙胺丁醇和链霉素等，其他如环丝氨酸、乙硫异烟胺为二线药物。最好采用 3 种药物联合服用的方法，降低治疗过程中耐药的发生可能性，并且药量要充分、疗程要足够长，早期病例用药 6～9 个月，有可能治愈。药物治疗失败的主要原因是治疗不彻底。

**2. 手术治疗**　抗结核药治疗 6～9 个月无效，肾结核破坏严重者，应在药物治疗的配合下行手术治疗。肾切除术前抗结核治疗不应少于 2 周，肾部分切除者术前至少应用抗结核药物 4 周。术后继续抗结核药物治疗 6～9 个月。

（1）肾切除术：肾结核破坏严重、对侧肾功能正常时，应切除患肾。对侧肾积水代偿功能不良，应先引流肾积水，待肾功能好转后再切除无功能的患肾。双侧肾结核病变严重呈"无功能"状，抗结核药治疗后择期切除严重的一侧患肾。近年来已开展腹腔镜下结核肾切除术，取得较好的效果。

（2）保留肾组织的肾结核手术：肾部分切除术适用于病灶局限于肾的一极；结核病灶清除术适用于局限于肾实质表面闭合性的、与肾集合系统不相通的结核性脓肿，此类手术近年很少采用。

（3）解除输尿管狭窄手术：输尿管结核病变致使管腔狭窄引起肾积水，如肾结核病变较轻、功能良好，且狭窄较局限、位于中上段，可切除狭窄段，行输尿管对端吻合术；狭窄靠近膀胱者，则行狭窄段切除，输尿管膀胱吻合术，并放置双 J 管支架引流。

（4）挛缩膀胱的手术治疗：肾结核并发挛缩膀胱，患肾切除及抗结核治疗 3～6 个月，待膀胱结核完全愈合后，对侧肾正常、无结核性尿道狭窄者，可行肠膀胱扩大术；有后尿道狭窄者可行输尿管皮肤造口、回肠膀胱或肾造口术。

## 【护理】

### （一）护理评估

#### 1. 术前评估

（1）健康史：了解病人的年龄、职业、生活习惯、居住环境；既往有无结核病史，有无与结核病人密切接触史，以及患结核病后是否接受全程的抗结核药物治疗；有无吸烟、饮酒；有无麻醉药品、毒品滥用史；发病前有无工作劳累、情绪波动、抵抗力下降等。

（2）身体状况：既要关注泌尿系统局部症状，也要了解全身症状。

1）局部：评估有无膀胱刺激症状，重点评估尿频的程度，每日排尿的次数及尿量；有无血尿、脓尿、脓血尿；有无腰部肿块及大小、有无腰痛及疼痛的部位、程度等；附睾有无"串珠"样结节或溃疡。

2）全身：了解病人的营养状况和精神状态；有无发热、盗汗、消瘦、贫血等结核中毒的全身表现；有无肾外结核表现；有无抗结核治疗引起的肝肾功能损害等。

3）辅助检查：了解尿结核分枝杆菌涂片及培养结果；了解影像学检查结果，特别是 IVU 检查显示肾损害的情况及肾功能，有无对侧肾积水、输尿管狭窄、挛缩膀胱等。

（3）心理-社会状况：病人是否因尿频、尿痛而感到焦虑；病人和家属对泌尿系统结核药物治疗及手术治疗的认知和接受情况，是否知晓抗结核药物的副作用及自我护理知识。

#### 2. 术后评估

（1）术中情况：评估病人的手术方式、麻醉方式、术中出血、输血、补液等情况。

（2）身体状况：评估病人生命体征是否平稳；神志是否清楚；伤口情况；引流管的数量、位置、固定情况及是否通畅，引流液的颜色、性状及量；肾功能的情况，24 小时出入量；有无出血、感染、尿瘘等并发症；术后抗结核药物治疗的依从性等。

（3）心理-社会状况：了解病人及家属对病情的认知情况，有无焦虑、悲观情绪。

### （二）常见护理诊断/问题

**1. 恐惧与焦虑**　与病程长、病肾切除、担心预后有关。

**2. 排尿异常**　与结核性膀胱炎、膀胱挛缩有关。

**3. 活动无耐力**　与贫血、机体负氮平衡、手术创伤等有关。

**4. 潜在并发症**　出血、感染、尿瘘、肾衰竭、肝功能受损等。

### （三）护理目标

**1.** 病人恐惧与焦虑减轻。

**2.** 病人能维持正常的排尿状态。

**3.** 病人活动耐力增强。

**4.** 病人未发生并发症或并发症能够得到及时发现和处理。

### （四）护理措施

#### 1. 非手术治疗的护理/术前护理

（1）心理护理：病人多因尿频、尿痛、血尿等症状，以及患有结核病、抗结核药治疗而感到焦虑和恐惧，应告知病人该病的临床特点及规范抗结核药治疗的意义，解释各项检查及手术的方法和治疗效果，解除其恐惧、焦虑等不良情绪，增强病人战胜疾病的信心，使其更好地配合治疗。

（2）休息与营养：以卧床休息为主，避免劳累。指导病人进食高热量、高蛋白、高维生素、易消化饮食，必要时通过肠外营养，改善营养状态。多饮水以减轻结核性脓尿对膀胱的刺激。

（3）用药护理：指导病人按时、足量、足疗程服用抗结核药物。药物多有肝损害等副作用，遵医嘱使用药物保护肝脏，并定期检查肝功能。链霉素对第Ⅷ对脑神经有损害，影响听力，一旦发现听力下降立即通知医师停药、换药。勿用和慎用对肾脏有毒性的药物，如氨基糖苷类、磺胺类药物等，尤其是双肾结核、孤立肾结核、肾结核双肾积水的病人。

（4）完善术前准备：完善尿培养、尿沉渣涂片及 IVU 等检查；术前 1 日备皮、配血，术前晚行肠道清洁灌肠。对于肾积水的病人，需经皮留置引流管处理肾积水，待肾功能好转后再行手术治疗，做好引流管及皮肤护理。

**2. 术后护理**

（1）休息与活动：生命体征平稳后，可协助病人翻身，肾切除术后建议早期下床活动，行部分肾脏切除手术的病人则需卧床 1～2 周，避免继发性出血和肾下垂。

（2）预防感染：密切观察体温、血常规白细胞计数、手术切口及敷料情况，遵医嘱使用抗生素，保持切口敷料清洁、干燥。长期卧床病人应定时翻身、拍背、雾化吸入、必要时吸痰，防治肺部感染。

（3）管道护理：妥善固定引流管和导尿管，保持引流管通畅，密切观察并记录引流液的颜色、量和性状。

（4）并发症的观察和护理

1）肾衰竭：术后准确记录 24 小时尿量，若手术后 6 小时仍无尿或 24 小时尿量少，可能发生肾衰竭，及时报告医师并配合处理。

2）尿瘘：保持肾周引流管、双 J 管及导尿管等引流管通畅，指导病人避免憋尿及减少腹部用力。若出现导尿管的引流尿量减少、切口疼痛、肾周引流管渗尿、触及皮下有波动感等情况，提示可能发生尿瘘，应及时报告医师并协助处理。

**（五）护理评价**

**1.** 病人的恐惧与焦虑是否减轻。

**2.** 病人是否能维持正常的排尿状态。

**3.** 病人活动耐力是否增强。

**4.** 病人是否发生并发症或并发症是否能被及时发现和处理。

**【健康教育】**

**1. 康复指导**　加强营养，注意休息，适当参加户外活动，避免劳累；保持心情愉悦，树立战胜疾病的信心。

**2. 用药指导**　告知病人各种抗结核药物治疗的重要意义，告知药物可能出现的不良反应，鼓励病人主动接受规范的治疗和护理。术后坚持继续抗结核药物治疗 6 个月以上，以防结核复发。严格遵医嘱服药，不可随意间断或减量服药、停药，避免产生耐药性而影响治疗效果。若出现恶心、呕吐、耳鸣、听力下降等症状，及时就诊。

**3. 定期复查**　单纯抗结核药物治疗及手术后病人都必须重视尿液检查和泌尿系统造影结果的变化。每月定时检查尿常规、尿结核分枝杆菌、红细胞沉降率，必要时行静脉尿路造影，连续半年尿中未找见结核分枝杆菌为稳定转阴，5 年不复发即可认为治愈。但如果有明显膀胱结核或伴有其他器官结核，随诊时间需延长至 10～20 年或更长。伴有挛缩膀胱的病人在患肾切除后，继续抗结核药物治疗 3～6 个月，待膀胱结核完全治愈后返院行膀胱手术治疗。

# 第二节　男性生殖系统结核

男性生殖系统结核（male genital tuberculosis）大多数继发于肾结核，一般来自后尿道感染，少数由血行直接播散所致。首先在前列腺、精囊中引起病变，之后再经输精管蔓延到附睾和睾丸。50%～70%泌尿系统结核合并男性生殖系统结核。附睾、前列腺和精囊结核可同时存在。单纯前列腺、精囊结核因部位隐匿，临床症状不明显，不易发现。附睾结核（epididymal tuberculosis）是由结核分枝杆菌侵入附睾而引起，临床症状较明显，易被发现，多见于 20～40 岁的青壮年，早期约 70%为单侧，病程 1 年以上者 75%为双侧病变，可继发不育。

**【病理】**

男性生殖系统结核的病理改变和一般结核病相同，主要为结核肉芽肿、干酪样变、空洞形成和纤维化等,钙化极少见。前列腺结核脓肿向尿道破溃,可使后尿道呈空洞状,边缘不规则。前列腺、精囊纤维化以后则形成坚硬肿块。输精管结核常致管腔堵塞,输精管变粗变硬,呈"串珠"状改变。附睾结核病变常从附睾尾开始,呈干酪样变、脓肿及纤维化,可累及整个附睾;少数血行感染引起的附睾结核,病变多从附睾头部开始;附睾结核常侵及鞘膜和阴囊壁,脓肿破溃后形成经久不愈的窦道。睾丸结核常是附睾结核直接扩展蔓延所致。

## 【临床表现】

**1. 前列腺、精囊结核** 临床症状多不明显,偶感直肠内和会阴部不适,严重者可出现精液减少、血精、肛门窦道形成、性功能障碍和不育。直肠指检可触及前列腺、精囊硬结,一般无压痛。

**2. 附睾结核** 一般发病缓慢,表现为阴囊部肿胀不适或下坠感,附睾尾或整个附睾呈硬结状,疼痛不明显,形成寒性脓肿,与阴囊皮肤粘连,脓肿破溃后形成窦道经久不愈,流出稀黄色脓液。病变侧输精管变粗、变硬,有"串珠"样小结,双侧病变则失去生育能力。少数病人急性发作,阴囊局部出现红肿、疼痛。

## 【辅助检查】

**1. 实验室检查**

(1)尿液检查:多次 24 小时尿沉渣涂片有时可找到抗酸杆菌,结核分枝杆菌,PCR 检测结核分枝杆菌特异性好、敏感性高。

(2)血常规:白细胞计数正常,淋巴细胞比值增高。

(3)精液检查:精液量减少,精子计数减少,活力下降。

(4)结核菌素实验:阳性。

**2. 影像学检查**

(1)超声检查:前列腺结核可显示前列腺内脓肿或空洞,附睾结核可见附睾肿大、结节,内部回声不均。

(2)X 线造影:尿道造影可见前列腺尿道部狭窄、僵硬、管壁不规则,膀胱颈挛缩。输精管造影可见虫蚀样模糊,晚期输精管闭塞而不显影。IVU 可了解尿路是否有结核等。

**3. 组织活检** 必要时可经会阴或直肠穿刺活检,发现结核结节提示前列腺结核。

## 【处理原则】

前列腺及精囊结核一般采取全身抗结核药物治疗,不需要用手术方法,疗程至少 6 个月,治愈标准是尿液或前列腺结核分枝杆菌涂片或培养均为阴性,泌尿生殖系统结核表现全部消失。早期附睾结核应用抗结核药物治疗,多数可以治愈。如果病变较重,疗效不好,已形成脓肿或有阴囊皮肤窦道者,应在药物治疗配合下做附睾及睾丸切除术,术后尽可能保留附睾、睾丸组织。附睾切除后,前列腺和精囊结核多能逐渐愈合。

## 【护理措施】

**1. 心理护理** 对病人要给予特别的关心,针对此病的特异性及可能发生的并发症进行耐心解释,告知结核病是可以治愈的,随着原发病的治愈,其并发症也可避免,以增强病人的信心,减轻恐惧及焦虑,积极配合治疗。

**2. 预防继发细菌感染** 加强局部护理,附睾结核形成窦道者,应保持局部清洁、干燥,及时更换敷料。遵医嘱合理使用抗生素。

**3. 积极应对不育** 对生育期的病人继发不育时,应积极寻找原因,并协助医师进行治疗,争取使病人尽快恢复生育能力。

## 【健康教育】

**1. 用药指导** 向病人强调抗结核药物服用遵循"早期、足量、规律、全程、联合"使用的重要性,提高服药的依从性。

**2. 生活指导** 加强营养,注意休息,适当运动,增强体质。

**3. 定期复查随诊。**

(吴 颖)

# 第四十二章　泌尿、男性生殖系统肿瘤病人的护理

【学习目标】

识记　①肾癌、膀胱癌、前列腺癌的病因；②肾癌、膀胱癌、前列腺癌的临床特点。

理解　①肾癌、膀胱癌、前列腺癌的辅助检查、处理原则；②膀胱癌的病理与临床特点。

运用　运用护理程序对泌尿、男性生殖系统肿瘤病人实施整体护理。

## 第一节　肾　癌

案例 42-1

患者，男性，63 岁，因出现无痛性血尿、伴腰痛 1 天入院。自诉 1 天前出现血尿、腰痛，无尿频、尿急、尿痛，无发热、畏寒、寒战，无恶心、呕吐，无腹痛、腹胀。

体格检查：T 36.5℃，P 90 次/分，R 21 次/分，BP 128/84mmHg。双肾区无隆起，未及明显包块，双侧肾区无叩痛，双侧肋脊点及肋腰点无轻度压痛，双侧输尿管行程无压痛，耻骨联合上膀胱区未触及膀胱充盈。

辅助检查：超声检查示左肾下极有一约 2.8cm×2.7cm 近似球形的肿物，内部回声欠均匀。双肾 CT 平扫+增强检查：平扫 CT 见左肾下极肿块，突出于肾轮廓，边界尚清，密度略高于肾实质，可见钙化点；增强 CT 见肿块密度在动脉期有明显升高，静脉期肿物密度略低于肾实质密度，肾静脉及下腔静脉未见充盈缺损，肾门及腹膜后淋巴结未见肿大。肺部 CT 未见转移病灶。

问题：

1. 该患者可疑的诊断是什么？发病的高危因素是什么？

2. 如何对患者进行护理评估？

3. 本病例患者有哪些护理问题？请为该患者制订护理计划。

肾癌（renal carcinoma）是起源于肾实质泌尿小管上皮系统的恶性肿瘤，也称为肾细胞癌（renal cell carcinoma，RCC），包括起源于泌尿小管不同部位的各种肾细胞癌亚型，但不包括来源于肾间质的肿瘤和肾盂肿瘤。肾癌占成人恶性肿瘤的 2%～3%，占成人肾脏恶性肿瘤的 80%～90%。发达国家发病率高于发展中国家，城市高于农村，男女发病比例约为 2∶1，高发年龄为 50～70 岁。由于平均寿命延长和医学影像学的进步，肾癌的发病率较前增加，临床上并无明显症状而在体检时偶然发现的肾癌日见增多。

【病因】

肾癌的病因尚未清楚。吸烟可能是肾癌的危险因素，目前认为还与环境污染、职业暴露（如石棉、皮革等）、染色体畸形、抑癌基因缺失、肥胖、饮食、高血压与抗高血压治疗等有关。

【病理生理】

肾癌常累及一侧肾，多为单发，双侧发病者仅占 2%左右，左、右肾发病机会均等。癌肿可发生于肾实质的任何部位，但以上、下极多见，少数侵及全肾。瘤体多数为类圆形的实性肿瘤，外有假包膜。

**1. 组织学类型**　主要有 3 种基本细胞类型，即透明细胞、颗粒细胞和梭形细胞，均来源于肾

小管上皮细胞，单个癌内可有多种细胞。临床以透明细胞癌最见，占60%～85%；梭形细胞较多的肾癌恶性程度高、预后差。其他病理类型有色细胞癌、嫌色细胞癌、肾集合管癌和未分类肾细胞癌。

**2. 转移途径** 肾癌穿透假包膜后直接侵犯肾筋膜和邻近器官组织，向内侵及肾盂肾盏；也可以通过肾静脉、下腔静脉形成癌栓，经血液途径转移，最常见的转移部位是肺，其他为肝、骨骼、脑、肾上腺等；淋巴转移最先到肾蒂淋巴结。

## 【临床表现】

**1. 症状**

（1）肾癌三联征：即血尿、腰痛、肿块。间歇无痛肉眼血尿为常见症状，表明肿瘤已侵入肾盏、肾盂。疼痛常为腰部钝痛或隐痛，血块通过输尿管时可发生肾绞痛。肿瘤较大时在腹部或腰部易被触及。多数病人仅出现上述症状的1～2项，3项均出现者仅占10%左右，出现上述症状中任何一项都是病变发展到较晚期的临床表现。

（2）副瘤综合征：10%～40%的肾癌病人可出现副瘤综合征（也称肾外表现），常见表现有发热、高血压、红细胞沉降率增快、高钙血症、高血糖、红细胞增多、肝功能异常、消瘦、贫血、体重减轻及恶病质等。

（3）转移症状：临床上有25%～30%的病人因转移症状就诊，如病理骨折、咳嗽、咯血、神经麻痹等。

**2. 体征** 一般无明显体征。体积巨大的肾癌可出现腹部肿块，有淋巴转移的可出现左锁骨上淋巴结肿大。同侧阴囊内可发现精索静脉曲张，平卧位不消失，提示深静脉或下肢静脉内癌栓形成。

## 【辅助检查】

**1. 超声检查** 能够准确地区分肿瘤和囊肿，查出直径1cm以上的肿瘤，发现肾癌的敏感性高。目前已经作为普查肾肿瘤的方法。

**2. X线检查** ①X线片：可见肾外形增大。②静脉尿路造影（IVU）：可见肾盏肾盂因肿瘤挤压或侵犯，出现不规则变形、狭窄、拉长、移位或充盈缺损；肿瘤较大、破坏严重时患肾不显影，做逆行肾盂造影可显示患肾情况。

**3. CT、MRI检查** CT是目前诊断肾癌最可靠的影像学方法，可明确肾肿瘤大小、部位、邻近器官有无受累等，有助于肿瘤的分期和手术方式的确定。MRI不仅可对肾癌和出血性肾囊肿进行鉴别诊断，还可有效确定静脉癌栓范围。

## 【处理原则】

**1. 手术治疗**

（1）根治性肾切除术（nephrectomy）：是肾癌最主要的治疗方法。手术切除范围包括患肾、肾周围脂肪及筋膜、近端1/2输尿管、区域淋巴结。肾肿瘤已累及肾上腺时，需切除同侧肾上腺、肾门旁淋巴结。近年开展的腹腔镜肾癌根治术具有创伤小、术后恢复快等优点。

（2）保留肾单位的肾肿物切除术（nephron sparing surgery, NSS）：适用于肾癌发生于解剖性或功能性的孤立肾，根治性肾切除术将会导致肾功能不全或尿毒症的病人；双侧肾癌；肾癌对侧肾存在某些疾病，如肾结石或某些可能导致肾功能恶化的疾病等；肿瘤的临床分期为 $T_{1a}$ 期（肿瘤≤4cm）、位于肾脏周边的单发肿瘤。

**2. 非手术治疗** 肾癌具有多药物耐药基因，对放疗及化疗不敏感。免疫治疗如干扰素-a（INF-a）、白介素-2对预防和治疗转移癌有一定疗效。分子靶向药物酪氨酸激酶抑制剂可提高晚期肾癌治疗的有效率。

## 【护理】

### （一）护理评估

**1. 健康史** 了解病人的年龄、性别、吸烟史、肥胖史及是否长期使用含非那西汀的药物，是否为石油、皮革、石棉行业的工作人员；既往是否有过高血压疾病；有无泌尿系统疾病的家族史。

**2. 身体状况** ①局部：评估病人有无肉眼血尿，为间歇性还是持续性；有无血块，血块形状；有无排尿困难、腹部包块、腰痛等表现。②全身：评估病人有无消瘦、发热、咳嗽、咯血、贫血、精索静脉曲张、营养不良等表现；重要脏器功能状况；有无转移的表现及恶病质。③辅助检查：超声、X线、CT、MRI所见肿瘤位置、大小、数量，组织病理学检查结果等。

**3. 心理-社会状况** 病人对疾病是否知情，以及是否能接受患病的事实，家属对病人的支持情况；病人与家属对采取的手术方式、手术并发症的认知程度与接受情况；家庭经济的承受能力。

### （二）常见护理诊断/问题

**1. 恐惧与焦虑** 与对疾病和手术的恐惧、担心疾病预后有关。

**2. 营养失调：低于机体需要量** 与手术创伤有关。

**3. 潜在并发症** 出血、感染等。

### （三）预期目标

**1.** 病人恐惧与焦虑减轻或消失。

**2.** 病人营养改善，无低蛋白血症，体重正常或增加。

**3.** 病人未发生出血、感染等术后并发症。

### （四）护理措施

**1. 非手术治疗的护理/术前护理**

（1）营养支持：指导病人选择营养丰富的饮食，改善就餐环境和提供色香味较佳的食品，促进病人食欲。对胃肠功能障碍者，通过静脉途径给予营养，贫血者可予少量多次输血。

（2）心理护理：主动关心病人，倾听病人诉说，适当解释病情，告知手术治疗的必要性和可行性，以稳定病人情绪，争取积极的配合。

**2. 术后护理**

（1）观察病情：密切观察病人血压、脉搏、呼吸及切口渗血情况，有引流者，需妥善固定，保持引流通畅，注意引流液的颜色、性状和量，注意无菌操作，配合医生做好拔管护理。

（2）体位：术后去枕平卧，6小时后协助垫枕、翻身，肾癌根治术建议尽早下床活动，预防下肢静脉血栓，同时加快肠功能恢复，减少腹胀。肾部分切除术后绝对卧床1~2周，避免增加腰腹压力的动作。

（3）并发症的观察和护理：①出血：术后密切监测血压、脉搏的变化，观察意识，注意引流情况。若病人术后引流液量较多、色鲜红且很快凝固，同时伴血压下降、脉搏增快，常提示有出血，应立即通知医师处理。遵医嘱应用止血药物；对出血量大、血容量不足的病人给予输液和输血；对经处理出血未能控制者，应积极做好手术止血准备。②感染：保持切口的清洁、干燥，敷料渗湿时予及时更换；遵医嘱应用抗生素，并鼓励病人多饮水；若病人体温升高、伤口处疼痛并伴有血白细胞计数和中性粒细胞比例升高、尿常规示有白细胞，多提示有感染，应及时通知医师并协助处理。

### （五）护理评价

**1.** 病人恐惧与焦虑是否减轻或消失。

**2.** 病人营养是否正常，有无低蛋白血症，体重是否恢复。

**3.** 病人是否发生出血、感染等术后并发症，如出现并发症，是否及时发现和处理。

### 【健康教育】

**1. 休息与活动** 适度运动，避免重体力活动；戒烟、戒酒，加强营养，增强体质。注意保护对侧肾，避免到人多拥挤的地方，防外伤，避免使用肾毒性药物。

**2. 复诊** 遵医嘱定期复查超声、CT和血尿常规，及时发现肾癌复发或转移。

# 第二节 膀 胱 癌

案例 42-2

患者，男性，62 岁，因突发无痛性肉眼血尿 1 天入院。患者自诉于 1 天前无明显诱因出现间歇性、全程肉眼血尿，尿液为洗肉水样，无血块。

患者无尿频、尿急、尿痛，无排尿困难，无夜尿增多，无腰背部疼痛，无发热、畏寒、寒战，无牙龈出血、鼻出血等。

体格检查：T 36.2℃，P 78 次/分，R 20 次/分，BP 116/80mmHg。双肾区无隆起，未触及明显包块，双侧肾区无叩痛，双侧肋脊点及肋腰点无压痛，双侧输尿管行程无压痛，耻骨联合上膀胱区未及膀胱充盈。直肠指检：前列腺稍大，约 4.5cm×4cm，表面光滑，未扪及明显结节，前列腺边界清，中央沟变浅，无压痛，肛门括约肌肌力正常，无指套血污。

辅助检查：彩超示膀胱右侧壁可见一大小约为 1.5cm×1cm 的菜花状肿物隆起，呈中等回声，肿物可见血流信号。盆腔 MRI：膀胱右侧壁肿物，大小约 1.5cm×1cm，在 $T_1WI$ 中呈中等信号，在 $T_2WI$ 中有增强信号，肿物部位的膀胱壁未见信号中断，未见盆腔肿大淋巴结。

问题：

1. 此患者首先考虑的诊断是什么？
2. 本病例患者出现了哪些临床表现？
3. 本病例患者存在哪些护理问题？
4. 请为本病例患者制订护理计划。

膀胱癌（carcinoma of bladder）是指发生在膀胱黏膜上的恶性肿瘤，是泌尿系统最常见的恶性肿瘤，也是全身十大常见肿瘤之一。膀胱癌占我国泌尿生殖系肿瘤发病率的第 1 位，而在西方其发病率仅次于前列腺癌，居第 2 位。膀胱癌可发生于任何年龄，甚至儿童。其发病率随年龄增长而增加，高发年龄为 60~70 岁。男女发病比为（3~4）：1，大多数病人的肿瘤仅局限于膀胱，只有 15%~20% 有区域淋巴结转移或远处转移。

【病因】

**1. 吸烟** 吸烟者膀胱癌发病率是非吸烟者的 1.8~2 倍。吸烟量越大、吸烟史越长、初始年龄越小，发生膀胱癌的危险性也就越大。目前对吸烟致癌的机制尚缺直接、明确的证据，普遍认为与香烟中含有多种芳香胺的衍生致癌物有关。

**2. 职业因素** 目前认为，长期接触某些致癌物质是膀胱癌发病的第 2 危险因素，已肯定的化学致癌物有 2-萘胺、联苯胺 4-氨基联苯、4-硝基双联苯、2-氨基-1-萘酚等某些职业接触，如染料、纺织、皮革、橡胶、塑料、油漆、印刷等，也显著增加了发生膀胱癌的危险。

**3. 膀胱慢性感染** 异物长期刺激、膀胱结石、膀胱憩室、膀胱白斑等均会增加发生膀胱癌的危险。

**4. 其他** 大量摄入脂肪、胆固醇、红肉、油煎食物可增加膀胱癌风险；长期大量服用非那西汀、环磷酰胺等药物可诱发膀胱癌；宫颈癌行盆腔放疗的妇女发生膀胱移行细胞癌的概率明显增加。

【病理生理】

**1. 组织类型** 95%以上为上皮性肿瘤，其中绝大多数为移行细胞乳头状癌，鳞癌和腺癌各占 2%~3%。非上皮性肿瘤极少见，多数为肉瘤如横纹肌肉瘤，好发于婴幼儿。近 1/3 的膀胱癌为多发性肿瘤。

**2. 分化类型** 2004 年，WHO 将膀胱等尿路上皮肿瘤分为乳头状瘤、乳头状低度恶性倾向的尿路上皮肿瘤、低级别乳头状尿路上皮癌和高级别乳头状尿路上皮癌。

**3. 生长方式** 分为原位癌、乳头状癌和浸润性癌。①原位癌局限在黏膜内，无乳头亦无浸润基底膜现象；②移行细胞癌多为乳头状，低分化者常有浸润；③鳞癌和腺癌为浸润性癌。不同生长方式可单独或同时存在。

**4. 浸润深度** 是肿瘤临床（T）和病理（P）分期的依据。根据癌浸润膀胱壁的深度（乳头状瘤除外），多采用 TNM 分期标准（图 42-1），分为 $T_{is}$：原位癌；$T_a$：无浸润的乳头状癌；$T_1$：浸润黏膜固有层；$T_2$：浸润肌层，又分为 $T_{2a}$，浸润浅肌层（肌层内 1/2），$T_{2b}$，浸润深肌层（肌层外 1/2）；$T_3$：浸润膀胱周围脂肪组织，又分为 $T_{3a}$，显微镜下发现肿瘤侵犯膀胱周围组织，$T_{3b}$，肉眼可见肿瘤侵犯膀胱周围组织；$T_4$：浸润前列腺、子宫、阴道及盆壁等邻近器官。临床上习惯将 $T_{is}$、$T_a$ 和 $T_1$ 期肿瘤称为表浅膀胱癌。

**5. 转移途径** 肿瘤细胞分化不良者容易发生浸润和转移。肿瘤的扩散主要向膀胱壁内浸润，直至累及膀胱外组织及邻近器官。淋巴转移是最主要的转移途径，主要转移到盆腔淋巴结，如闭孔、髂内、髂外及髂总淋巴结群。血行转移多在晚期，主要转移至肝、肺、骨和皮肤等处。

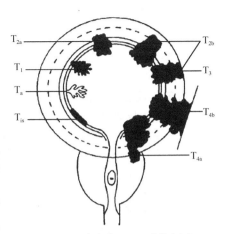

图 42-1 膀胱癌 TNM 分期标准

【临床表现】

**1. 症状**

（1）血尿：是膀胱癌最常见和最早出现的症状。大约有 90% 以上的膀胱癌病人最初的临床表现是血尿，通常表现为无痛性、间歇性、肉眼全程血尿，有时也可为镜下血尿，易给病人造成"好转"或"治愈"的错觉而贻误治疗。出血量多少与肿瘤大小、数目及恶性程度不一致。非上皮性肿瘤血尿一般较轻。

（2）膀胱刺激症状：包括尿频、尿急和尿痛，多为膀胱癌的晚期表现，常因肿瘤坏死、溃疡或并发感染所致。少量广泛原位癌或浸润性癌起始即有膀胱刺激症状，预后不良，有时尿内混有"腐肉样"坏死组织排出。

（3）排尿困难：当肿瘤长在膀胱颈部或血块堵塞膀胱出口时出现排尿困难，甚至尿潴留。

（4）疼痛：骨转移者有骨痛；腹膜后转移或肾积水者可出现腰痛。

**2. 体征** 多数病人无明显体征。当肿瘤增大到一定程度时可在下腹部耻骨上区触及肿块，坚硬、排尿后不消退。发生肝或淋巴结转移时，可扪及肿大的肝或锁骨上淋巴结。

**3. 并发症** 广泛性浸润盆腔或转移时，出现腰骶部疼痛，阻塞输尿管可致肾积水、肾功能不全。

【辅助检查】

**1. 尿液检查** 在病人新鲜尿液中，易发现脱落的肿瘤细胞，简便易行，故该检查可作为血尿的初步筛选，也可用于肿瘤治疗效果的评价。近年来开展的尿液膀胱肿瘤抗原检查（BTA）、纤维蛋白和纤维蛋白降解产物（FDPs）、核基质蛋白（NMP-22）等检查方法有助于提高膀胱癌的检出率。

**2. 影像学检查**

（1）超声检查：膀胱充盈情况下可以看到肿瘤的位置、数量、大小、形态及基底宽窄等情况，能辨别直径 0.5cm 以上的膀胱肿瘤；可检测上尿路是否有积水扩张。

（2）CT、MRI 检查：除能观察到肿瘤大小、位置等外，还能观察到肿瘤累及膀胱的范围和程度，显示病变对邻近器官的侵犯及有无淋巴结和远处转移。MRI 还可显示肌层受侵情况，对膀胱壁外及邻近器官受侵显示优于 CT。

（3）IVU 检查：可了解肾盂、输尿管有无肿瘤及膀胱肿瘤对上尿路的影响，如有患侧肾积水或肾显影不良，常提示肿瘤已侵及输尿管口。膀胱造影可见充盈缺损。

**3. 膀胱镜检查** 是诊断膀胱癌最直接、最重要的方法，可以显示肿瘤的数目大小、形态、部位。膀胱镜观察到肿瘤后应获取组织做病理检查。

## 【处理原则】

**1. 手术治疗**　原则上非肌层浸润性的膀胱癌，即 $T_a$、$T_1$ 期局限的 $T_2$，可行保留膀胱的手术。$T_2$—$T_{4a}$、NO—X、MO 浸润膀胱癌，高危非肌层浸润性膀胱癌 T1G3（高级别）肿瘤，BCG 治疗无效的 $T_{is}$，反复复发的非肌层浸润性膀胱癌，TUR 和膀胱灌注治疗无法控制的广泛乳头状病变及膀胱非尿路上皮癌等，反复发作的 $T_2$ 期及以上的肿瘤，均需要行根治性膀胱切除术。

（1）经尿道膀胱肿瘤切除术（transurethral resection of bladder tumor，TURBT）：适用于表浅膀胱肿瘤（$T_a$、$T_1$）的治疗，切除范围深达肌层。

（2）膀胱部分切除术（partial cystectomy）：部分切除术仅用于孤立的、低级别的膀胱憩室内肿瘤。

（3）膀胱全切术（radical total cystectomy）：切除包括膀胱、前列腺和精囊。膀胱切除术后须行尿流改道（urine diversion）和膀胱替代。最常用的是回肠或结肠代膀胱术，分为非可控性和可控性，后者又分为异位可控和正位可控性肠代膀胱术（如原位新膀胱术）。

**2. 非手术治疗**

（1）化学治疗：有全身化疗及膀胱灌注化疗的方式。全身化疗多用于有转移的晚期病人，可选用甲氨蝶呤、长春新碱、阿霉素、5-氟尿嘧啶等；为预防复发，对保留膀胱者，术后膀胱灌注化疗药物，如卡介苗、丝裂霉素、吡柔比星等，根据危险度分低中高危再决定灌方法，每周灌注 1 次，8 次后，改为每月 1 次，共 1～2 年。

（2）放射治疗：适用于膀胱癌各期病变，包括根治性放射治疗、辅助性放射治疗、姑息性放射治疗。

## 【护理】

### （一）护理评估

**1. 健康史**　了解病人的年龄、性别、吸烟史及是否有食用咖啡、腌制品等习惯，是否为橡胶、印刷、塑料、皮具、燃料等行业的工作人员；既往是否有过血尿、膀胱炎、血吸虫病等疾病；有无泌尿系统肿瘤的家族史。

**2. 身体状况**　①局部：评估出现肉眼血尿的时间，为间歇性还是持续性血尿，有无血块，血块形状；有无排尿困难、尿路刺激症状、耻骨后疼痛、腰痛等表现。②全身：评估病人有无消瘦、贫血等营养不良的表现；重要脏器功能状况；有无转移的表现及恶病质。③辅助检查：了解尿液检查、肾功能、超声、CT、MRI、膀胱镜及病理学检查结果。

**3. 心理-社会状况**　病人对疾病是否知情，以及是否能接受患病的事实，家属对病人的支持情况；病人与家属对采取的手术方式、手术并发症的认知程度与接受情况，以及家庭经济的承受能力。

### （二）常见护理诊断/问题

**1. 恐惧与焦虑**　与恐惧癌症、害怕手术、担心疾病预后有关。

**2. 营养失调：低于机体需要量**　与长期血尿、癌肿消耗及手术创伤有关。

**3. 自我形象紊乱**　与尿路改道，留置尿路造口有关。

**4. 潜在并发症**　出血、感染、尿瘘、尿失禁等。

### （三）预期目标

**1.** 病人恐惧与焦虑减轻或消失。

**2.** 病人营养状态良好，无低蛋白血症。

**3.** 病人能接受形象改变。

**4.** 病人未发生并发症，或并发症得到及时发现和处理。

### （四）护理措施

**1. 非手术治疗的护理/术前护理**

（1）心理护理：解释手术、尿流改道术对于疾病治疗的必要性，让病人和家属了解可供选择的改道方式，不同术式对功能和生活质量的影响。关心病人，增强病人应对疾病的信心。

（2）饮食与营养：进高热量、高蛋白、高维生素及易于消化的饮食，必要时通过静脉补充，纠正营养失调的状态。

（3）肠道准备：膀胱全切肠道代膀胱术需做好肠道准备，术前3天开始少渣半流质饮食，口服抗生素，每晚灌肠，术前常规禁食、禁饮，术晨清洁灌肠。

（4）呼吸道准备：术前2周戒烟，积极治疗呼吸道感染等。

**2. 根治性膀胱切除术后护理**

（1）病情观察与体位：密切观察病人生命体征、意识与尿量的变化。生命体征平稳后，取半坐卧位，以利伤口引流及尿液引流。

（2）引流管护理：术后病人带有的管道多，告知病人各管道作用与重要性，妥善固定，保持通畅，防止非计划性拔管，严密观察引流管及尿管引流液的量、颜色，监测脉搏、呼吸、血压变化，发现出血征象立即报告医生处理。①输尿管支架引流：起支撑引流尿液作用，引流袋应低于引流口，防止反流，一般于术后14天左右拔出。②代膀胱造瘘管：起引流尿液和冲洗代膀胱作用，术后2～3周，经造影新膀胱无瘘和狭窄后可拔出。③导尿管：起引流尿液、冲洗膀胱和训练新膀胱容量的作用。护理时要经常挤捏管道，防止血块和黏液堵塞；有计划地夹管以增加新膀胱的容量；待新膀胱达到150ml以上，可以拔出。④盆腔引流管：引流盆腔积液和积血，并可观察是否有活动性出血和尿瘘，一般3～5天拔出。

（3）新膀胱冲洗：肠道代膀胱术后，为防止肠道分泌的黏液堵塞管道，术后第3天开始代膀胱的冲洗，每日1～2次，黏液多的可增加冲洗次数。病人平卧，用5%碳酸氢钠或0.9%生理盐水为冲洗液，温度为36℃左右，每次冲洗容量30～50ml，开放导尿管，低压缓慢冲洗，反复冲洗至冲洗液澄清。

（4）腹壁造瘘口护理：行尿路改道者腹壁留有造口，病人需终身使用造口集尿袋，指导病人保持造口周围皮肤清洁、干燥，定时更换造口袋。观察造瘘口血运和皮肤情况，每天造口清洁护理1～2次。

（5）膀胱灌注护理：对保留膀胱的病人，术后要定期行膀胱灌注化疗。灌注化疗药物前嘱病人排空膀胱，且不要大量饮水，防止稀释药物浓度，灌注液要保持在膀胱内0.5～2小时，并协助病人每15～30分钟变换1次体位，分别取仰卧、俯卧、左右侧卧，使药液与膀胱壁各面充分接触。灌注治疗后嘱病人多饮水，以冲洗尿路，减少化疗药液对尿路的刺激。如出现化学性膀胱炎和血尿症状，要延长灌注治疗的间隔时间。

（6）并发症的观察与护理：①出血：膀胱全切术创伤大，术后易发生出血。密切观察病情，若病人出现血压下降、脉搏加快，引流管内引出鲜血，每小时超过100ml以上且易凝固，提示有活动性出血，应及时报告医师处理。②感染：监测体温变化，保持伤口的清洁、干燥，敷料渗湿时及时更换，保持引流管固定良好，引流通畅，更换引流袋严格执行无菌技术，遵医嘱应用抗生素。③尿瘘：包括新膀胱瘘、输尿管、尿道吻合口瘘，可从盆腔引流管、切口漏尿、导尿管尿液减少，并出现体温升高、血白细胞升高的感染征象。指导病人不可憋尿，取半坐卧位利于引流，盆腔引流可低压负压吸引，应用抗生素预防感染。④尿失禁：是代膀胱术后的常见并发症，夜间失禁较明显；指导病人做好排尿记录及监测失禁程度，睡前排空膀胱，夜间闹钟唤醒排尿2～3次，坚持盆底肌锻炼以辅助控尿。⑤代谢失常：由于代膀胱的肠道黏膜吸收尿液的成分及肠道功能的改变，导致高氯性代谢性酸中毒、低钠高钾血症；脂溶性维生素吸收减少、维生素 $B_{12}$ 缺乏；碱性尿液促进新膀胱结石形成。

**（五）护理评价**

**1.** 病人恐惧与焦虑是否减轻或消失。

**2.** 病人营养是否正常，有无低蛋白血症。

3. 病人是否接受形象改变。

4. 病人术后是否发生出血、感染和尿瘘等术后并发症，上述并发症发生后是否及时发现和处理。

**【健康教育】**

**1. 饮食、生活指导** 指导病人适当饮水，进高蛋白、高热量、高维生素、粗纤维、易消化饮食；保持大便通畅，避免用力排便使盆腔压力增加致出血的风险。劝解戒烟，说明吸烟对疾病复发的可能性。适当运动，如散步、做操、打太极拳等，避免剧烈运动及重体力劳动。

**2. 提高病人自我护理能力** 对尿路造口病人指导更换集尿袋的方法，减少尿液外渗，保护造口周围的皮肤，妥善放置引流袋的位置，防止尿液引流不畅和逆流。需要自我导尿者，应注意导尿时清洁消毒双手，使用消毒导尿管，间隔 3~4 小时导尿 1 次。

**3. 代膀胱的训练** 为增强代膀胱的排尿可控性和膀胱储尿的容量，指导病人定时夹闭导尿管，控制放尿的时间，从开始的 30 分钟放尿一次，逐渐延长到 2 小时放尿，并在放尿前轻压腹部、收缩会阴训练新膀胱的充盈感。每天训练缩肛运动 20 次，每次坚持 10 秒；训练定时排尿，建立排尿反射，白天每 2~3 小时排尿 1 次，夜间排尿 2 次，可以采取蹲位或坐位，试行站位排尿，排尿时放松盆底肌，并用手按压腹部辅助排尿。

**4. 定期复诊** 保留膀胱手术后，每 3 个月进行 1 次膀胱镜检查，2 年无复发者，改为每半年 1 次，不适随诊。有造瘘口者，保持周围皮肤清洁干燥，定时更换造瘘袋。指导造口护理问题或到造口门诊就诊。

# 第三节 前列腺癌

**案例 42-3**

患者，男性，67 岁，因发现前列腺特异抗原（PSA）进行性升高半年，进行性排尿困难 3 天就诊。

病人自诉于半年前体检发现 PSA 升高，T-PSA 为 6.54ng/ml，无 F/T-PSA 情况。3 个月后病人复查，结果显示 T-PSA 为 8.52ng/ml，F/T-PSA 0.12。现进行性排尿困难 3 天，复查 PSA 升高至 12.19ng/ml。

体格检查：T 36.2℃，P 78 次/分，R 20 次/分，BP 120/80mmHg。直肠指检：前列腺肿大，大小约 5cm×4cm，质地坚硬，表面不光滑，边界尚清，无压痛，中央沟变浅，无指套血污。

辅助检查：前列腺 MRI 平扫示前列腺体积增大，中央叶偏右侧见异常信号，盆腔未见明确肿大淋巴结影。

**问题：**

1. 此患者首先考虑的诊断是什么？

2. 本病例患者的主要护理问题有哪些？

3. 请为本病例患者制订护理计划。

前列腺癌（carcinoma of prostate）是源自前列腺上皮的恶性肿瘤，是前列腺腺泡细胞异常无序生长的结果，是老年男性的常见疾病。多发生于 50 岁以上的男性，85% 的病人超过 65 岁。发病率随年龄增加而增高，且不同国家和种族的发病率差别很大，在欧美国家发病率极高，目前在美国前列腺癌的发病率已经超过肺癌，为第 1 位危害男性健康的恶性肿瘤。随着我国人均寿命的不断增长、饮食结构的改变及诊断技术的提高等，近年来发病率呈不断增高的趋势。

**【病因】**

病因尚不明确，可能与年龄、遗传、种族、癌前病变、食物、环境、性激素等有关。有家族史的发病率高，有家族发病倾向者发病年龄也较年轻。发病的危险因素：生活习惯改变、长期接触镉等化学物质、进食高热量动物脂肪和维生素 A、维生素 D、酗酒等。

【病理生理】

**1. 组织类型**　包括腺癌（腺泡腺癌）、导管腺癌、尿路上皮癌、鳞状细胞癌、腺鳞癌，其中前列腺腺癌占 95% 以上。

**2. 分级**　Gleason 分级法是根据腺体分化程度及肿瘤在间质中的生长方式作为分级标准，以此评价肿瘤的恶性程度，广泛应用于临床。Gleason 将肿瘤分成主要类型和次要类型，每个类型分为 5 级，1 级分化最好，5 级分化最差。两种类型分级之和为 Gleason 得分。Gleason 2~4 分属于分化良好癌，5~7 分属于中分化癌，8~10 分属于分化差或未分化癌。

**3. 分期**　最常采用 TNM 分期系统。根据肿瘤侵犯范围不同，分为 4 期：$T_0$ 期为没有原发癌的证据；$T_1$ 期为不能被扪及和影像发现的临床隐匿肿瘤；$T_2$ 期肿瘤局限于前列腺内；$T_3$ 期肿瘤穿透前列腺包膜；$T_4$ 期肿瘤固定或侵犯精囊以外的组织。N、M 代表有无淋巴结转移或远处转移。

**4. 扩散和转移**　有血行、淋巴扩散或直接浸润 3 种转移方式，其中血行转移至脊柱、骨盆最常见。

【临床表现】

**1. 症状**　早期一般无症状，当进展期肿瘤生长挤压尿道或直接侵犯膀胱颈部、三角区时，可出现与前列腺增生相似的膀胱梗阻症状，病人表现为逐渐加重的尿流缓慢、尿频、尿急、排尿不尽、排尿困难，甚至尿潴留或尿失禁等症状。晚期可出现腰痛和腿痛、贫血、下肢水肿、排尿困难、少尿、无尿、尿毒症等症状。少数病人以转移症状就医而无明显前列腺癌原发症状。

**2. 体征**　直肠指检可以发现前列腺结节，质地坚硬。

**3. 并发症**　前列腺癌出现远处转移时可引起骨痛、脊髓压迫神经症状及病理性骨折等。晚期前列腺癌浸润膀胱，压迫输尿管引起肾积水。

【辅助检查】

**1. 直肠指诊**　可触及前列腺结节，质地坚硬。

**2. 实验室检查**　血清前列腺特异性抗原（prostate-specific antigen，PSA）作为前列腺癌的标志物在临床上有很重要的作用，可作为前列腺癌的筛查方法。

**3. 影像学检查**　①超声检查：经直肠超声可发现前列腺内有低回声病变灶信号，可判断其大小与侵及范围。②CT、MRI 检查：CT 对早期前列腺癌的诊断价值不大，主要作用是协助肿瘤的临床分期；MRI 对前列腺癌的诊断优于其他影像学方法，可以早期发现骨转移病灶。对 $T_3$ 期与 $T_4$ 期的肿瘤，CT 和 MRI 可以显示其侵及包膜外、精囊、膀胱颈及盆腔肿大的淋巴结。③全身核素骨显像可早期发现骨转移病灶。

**4. 前腺穿刺检查**　前列腺癌的确诊依靠经直肠超声引导下前列腺穿刺活检。

【处理原则】

应根据病人年龄、全身状况、临床分期及病理分级等综合因素考虑。

**1. 非手术治疗**

（1）观察随诊：适用于偶然发现的局限性癌（$T_{1a}$ 期），一般病灶小、细胞分化好，可以不做处理，但应严密观察随访。

（2）内分泌治疗：$T_3$、$T_4$ 期前列腺癌以内分泌治疗为主，又称药物去势，常用药物：①促黄体生成素释放激素类似物，如醋酸割舍瑞林、醋酸亮丙瑞林等；②雄性激素受体阻滞剂，如比卡鲁胺、氟他胺等间歇治疗可提高生存率。

（3）放射治疗：有外放射和内放射治疗 2 种。外放射治疗对前列腺癌的局部控制有效，适用于局部有扩散的前列腺癌，尤其适用于内分泌治疗无效的病人。内放射治疗使用放射性核素粒子（如

<sup></sup>$^{125}$I）植入治疗，主要适用于 $T_2$ 期以内的前列腺癌，疗效肯定、并发症少，微创而安全。

（4）化学治疗：主要用于内分泌治疗失败者，常用化疗药物有多西他赛、环磷酰胺（CTX）、5-氟尿嘧啶、多柔比星（ADM）、卡铂、长春新碱（VLB）、VP-16 及紫杉醇（PTX）等。化疗对晚期前列腺癌或 CRPC 病例较有效，尤其是治疗 CRPC 时优先选择化疗。

（5）其他：前列腺癌的局部治疗中还包括冷冻治疗（CSAP）、高强度聚集超声（HIFU）和组织内肿瘤射频消融（RITA）等。

**2. 手术治疗**

（1）前列腺癌根治手术：适用于局限在包膜以内的 $T_{1b}$、$T_2$ 的前列腺癌，且预期寿命大于 10 年，年龄较小、能耐受手术的病人。

（2）双侧睾丸切除术、包膜下睾丸切除术：用于 $T_3$、$T_4$ 期的前列腺癌，进行手术去势。

## 【护理】

### （一）护理评估

**1. 健康史** 了解病人的年龄、性别、吸烟史及是否有生活习惯改变、长期接触镉等化学物质、进食高热量动物脂肪等引起前列腺癌的危险因素；病人有无泌尿系统肿瘤的家族史。

**2. 身体状况** ①局部：评估病人有无尿频、尿急、尿流缓慢、尿流中断、排尿不尽，甚至尿潴留或尿失禁等下尿路梗阻症状；有无骨痛、病理性骨折、脊髓压迫等远处转移症状。②全身：评估病人有无消瘦、贫血等营养不良的表现；重要脏器功能状况；有无全身转移的表现及恶病质。③辅助检查：了解直肠指诊、血清前列腺特异性抗原、经直肠超声、病理学等检查结果。

**3. 心理-社会状况** 了解病人对疾病的认知情况，能否接受患病的事实；评估家属对病人的支持情况，病人及家属对治疗和护理配合的认知程度与接受情况；了解病人的家庭经济承受能力。

### （二）常见护理诊断/问题

**1. 营养失调：低于机体需要量** 与癌肿消耗、手术创伤有关。

**2. 恐惧与焦虑** 与对癌症的恐惧、害怕手术及手术引起性功能障碍等并发症等有关。

**3. 潜在并发症** 术后出血、感染、尿失禁、勃起功能障碍及内分泌治疗不良反应等。

### （三）预期目标

**1.** 病人恐惧与焦虑减轻或消失。

**2.** 病人营养可满足机体需要量，营养状况有所改善。

**3.** 病人未发生出血、感染与尿失禁等术后并发症，或上述并发症能被及时发现并处理。

### （四）护理措施

**1. 非手术治疗的护理/术前护理**

（1）营养支持：前列腺癌病人多为年老体弱者，根治术损伤较大，术前指导病人进高热量、高蛋白饮食，尤其多食富含多种维生素的食物，必要时给予肠内外营养支持。

（2）心理护理：多与病人沟通，解释病情，减轻病人的思想压力，缓解病人的焦虑与恐惧情绪，必要时可遵医嘱指导其服用镇静剂以保证睡眠。

（3）其他护理：参见本章第二节。

**2. 术后护理**

（1）休息与饮食：病人术后卧床 3～4 日后可下床活动。待肛门排气后可进食流质，逐渐过渡到普食。胃肠功能恢复后应鼓励病人进食水果、蔬菜等以保持大便通畅，防止因腹压升高引起出血。

（2）加强心肺功能监测：老年病人除本身各器官功能减退外，均有不同程度的心肺肝肾功能疾病，手术时间较长、失血量大可出现心率、呼吸、血压的变化，术后应严密监测生命体征的变化，注意保持呼吸道通畅，防止肺部感染。

（3）引流护理：保持引流管通畅，防止脱落，观察引流液的颜色，及时发现出血，术后 3～5

天，若引流液清淡、量大，提示尿道膀胱漏，要适当延长留置尿管的时间。

（4）并发症的观察与护理：①尿失禁：为术后常见的并发症，是因为尿道括约肌的损伤或牵拉，可出现永久性尿失禁或暂时性尿失禁，严重影响生活质量，长期尿失禁容易继发泌尿系及会阴部皮肤感染。应指导病人坚持进行盆底肌肉锻炼，配合电刺激和生物反馈治疗等措施进行改善。②勃起功能障碍：术后常见的并发症，因手术可损伤阴茎双侧血管神经束，出现勃起功能障碍。对性能力丧失表现烦恼和自卑的病人，给予有效的心理疏导，遵医嘱使用西地那非（万艾可）治疗，期间注意观察有无心血管并发症。③尿道狭窄：如进行性尿线变细和排尿困难应考虑可能有尿道吻合口狭窄，定期行尿道扩张可缓解。向病人解释行尿道扩张的方法、必要性及可能出现的不适，同时保持尿道口的清洁，避免感染。④感染：密切监测体温变化，保持切口清洁，敷料渗湿及时更换，保持引流管通畅，遵医嘱应用抗生素预防感染，发现感染征象时及时报告医师处理。

**3. 内分泌治疗不良反应的护理** ①性功能障碍：加强心理疏导；告知病人停药后可好转；有性生活需要者，可指导病人借助药物或工具。②血管舒缩症状-潮热：典型表现开始于颜面部的一阵暖热发作，向下扩散到颈部和躯体，紧接着伴随出汗，持续30秒至5分钟，一天可发作10余次。药物和手术去势后50%～75%的病人可发生潮热。气候温暖、辛辣的食物、酒精、应激状态等因素可诱发潮热的发作。护理：避免诱因；物理降温；严重者遵医嘱使用雌激素、孕激素等药物。③男性乳房女性化：雌激素治疗时的发生率为50%～80%。护理：遵医嘱指导病人在内分泌治疗前行放疗，可有效预防男性乳房女性化；加强心理护理；乳房增大、疼痛者应避免局部触压，保持乳头清洁，遵医嘱使用雌激素受体拮抗剂，如他莫昔芬。④其他：如骨质疏松、肥胖、贫血、动脉硬化等心血管和代谢并发症等。护理：密切观察相关症状；定期监测血脂、血糖等生化指标；对症处理肥胖、贫血；遵医嘱正确应用磷酸聚雌二醇、双膦酸盐等药物。

## （五）护理评价

**1.** 病人恐惧与焦虑是否减轻或消失。

**2.** 病人的机体需要量是否满足。

**3.** 病人是否发生出血、感染、尿失禁等术后并发症，若发生是否及时发现和处理。

## 【健康教育】

**1. 康复指导** ①注意保暖，预防感冒。②适当锻炼，增强体质。③戒烟、限酒，避免进食高脂肪饮食，特别是动物脂肪；多吃豆类、谷物、蔬菜、水果等富含纤维素的食物及维生素E、雌激素等，有预防前列腺癌的作用。④保持大便通畅，避免增加腹压动作，以防继发出血。

**2. 定期随诊复查** 定期检测PSA、直肠指诊以判断预后、复发情况。去势治疗者，每月返院进行药物治疗，并复查PSA、前列腺超声、肝功能及血常规等。

**3. 高危筛查** 年龄在50岁以上的男性，每年应做1次专科检查，包括直肠指诊、PSA检测和经直肠超声检查，对可疑者，行前列腺穿刺活检。

（盘瑞兰）

# 第四十三章　肾上腺疾病病人的护理

【学习目标】

**识记**　①肾上腺的主要生理功能；②皮质醇增多症、原发性醛固酮增多症、儿茶酚胺症的概念；③皮质醇增多症的病因及分类。

**理解**　①皮质醇增多症的典型临床表现、实验室检查与鉴别诊断；②原发性醛固酮增多症、儿茶酚胺症的临床表现；③皮质醇增多症、原发性醛固酮增多症、儿茶酚胺症的处理原则。

**运用**　运用护理程序对肾上腺疾病病人实施整体护理。

## 第一节　解剖生理概要

肾上腺（suprarenal gland）为成对的内分泌器官，紧贴双侧肾的内上方，与肾共同包裹在肾筋膜内，左侧肾上腺呈半月形，右侧肾上腺呈三角形，每侧重 4~6g。肾上腺按组织结构分为外周的皮质（占 90%）和中央的髓质（占 10%）两部分，皮质从外向内由球状带、束状带和网状带 3 层功能不同的细胞排列组成。

肾上腺通过分泌各种激素，调节人体的代谢和生理功能。肾上腺皮质分泌类固醇激素，其中球状带分泌盐皮质激素，主要是醛固酮，有促进肾脏钠水潴留、排钾的作用，调节机体的水、盐代谢；束状带和网状带分泌糖皮质激素，主要是皮质醇，其作用是调节糖、脂肪和蛋白质 3 大营养物质的代谢，即升高血糖，使脂肪重新向心分布，抑制蛋白质的合成，糖皮质激素还参与人体应激和防御反应，其分泌有昼夜节律性的特点；网状带分泌少量的性激素，主要是雄性激素，对性特征和性功能有明显的影响；肾上腺髓质分泌肾上腺素和去甲肾上腺素，与机体交感神经系统紧密联系，作用广泛，如在机体遭遇紧急情况时参与机体的应急反应。肾上腺各部位的病变会导致内分泌异常而引起不同的疾病，临床以皮质醇症、原发性醛固酮增多症和儿茶酚胺症最为常见。

## 第二节　皮质醇增多症

**案例 43-1**

患者，女性，35 岁，因出现口渴、腹胀、行走乏力，腰背部疼痛 1 周就诊入院，自诉月经失调，夜晚睡眠差，经常失眠，记忆力减退。

体格检查：T 36.8℃，P 112 次/分，R 20 次/分，BP 162/95mmHg。患者呈满月脸，鲫鱼嘴，眉毛粗重，面色红润发亮伴痤疮，腹部膨大如罗汉腹，颈背部肥厚，四肢消瘦，在下腹部和大腿内侧可见粗大的紫红色条纹，双下肢轻度水肿伴皮肤多处感染。

辅助检查：促肾上腺皮质激素（ACTH）3.7pmol/L，彩超发现右侧肾上腺体积增大。

**问题：**

1. 此患者首先考虑的诊断是什么？如何进一步鉴别疾病的病因类型？

2. 患者特殊容貌形成的原因是什么？处理原则有哪些？

3. 请为该病例患者制订护理计划。

皮质醇增多症（hypercortisolism），又称库欣综合征（Cushing syndrom，CS），为各种病因所致的肾上腺皮质分泌过多的糖皮质激素（主要是皮质醇），导致向心性肥胖、高血压、乏力、闭经、多毛、皮肤紫纹、水肿、骨质疏松等一组特征性症候群。其中，由垂体病变导致 ACTH 过量分泌而致病者称为库欣（Cushing）病。因该病最早由美国神经外科医生 Harvey Cushing 在 1912 年提出而命名。多见于 20～40 岁人群，女性多见。

【病因】

凡是能引起 ACTH 分泌增加或皮质醇分泌增多的疾病均会引起 CS。CS 主要分为 ACTH 依赖性和非 ACTH 依赖性 2 种类型，还有少数医源性。

**1. ACTH 依赖性**　①Cushing 病：占 CS 的 70%，是由垂体腺瘤或下丘脑–垂体功能紊乱，导致垂体分泌 ACTH 过多；②异位 ACTH 综合征：占 CS 的 10%～15%，是垂体外的肿瘤分泌过多的 ACTH 所致，常见的有小细胞肺癌、胰腺癌、胸腺癌、嗜铬细胞瘤等。

**2. 非 ACTH 依赖性**　①肾上腺皮质腺瘤或腺癌：占 CS 的 15%，由肿瘤直接分泌大量皮质醇所致；②肾上腺皮质结节状或腺瘤样增生，可自主分泌皮质醇。

**3. 医源性**　由于长时间使用糖皮质激素使垂体–肾上腺皮质轴抑制致肾上腺萎缩。

【病理生理】

长期血皮质醇浓度升高可引起蛋白质、脂肪、糖、电解质代谢紊乱，并干扰其他内分泌激素的分泌，降低机体抵抗力等。①皮质醇使脂肪动员和分解均增加，并重新向心性分布，在面部、躯干和腹部堆积。②皮质醇加速蛋白质分解，减少合成，机体处于负氮平衡，而表现出皮肤菲薄、多血质面貌；皮肤弹力纤维断裂，在腹部、大腿内侧形成紫色条纹。③皮质醇促进肝糖原异生，拮抗胰岛素，引起糖尿病。④皮质醇抑制性激素分泌，使女性月经紊乱和男性性功能减退。⑤皮质醇有潴钠、排钾作用，可致高血压、低血钾、水肿。⑥长期过量的皮质醇降低骨胶原的转换，继发骨质疏松、腰背痛、病理性骨折。⑦大量的皮质醇抑制机体免疫系统，抗感染力下降。⑧皮质醇可引起精神改变，如失眠、抑郁或躁狂、注意力不集中、记忆力减退等。

【临床表现】

**1. 症状**　头痛、头晕、口渴、腹胀、乏力、腰背痛、骨痛、失眠、注意力不集中、记忆力减退、女性月经失调甚至闭经、男性性功能减退。

**2. 体征**　向心性肥胖，典型表现为"满月脸""水牛背""罗汉腹"，四肢消瘦。头、面部皮肤菲薄，面色红润发亮，皮下血管明显，呈多血质面容，多毛伴有痤疮，下肢水肿。下腹部两侧、臀部、大腿前及内侧皮肤常出现粗大的紫色条纹，称紫纹。

**3. 并发症**　高血压、糖耐量降低或糖尿病、皮肤感染、骨质疏松。

【辅助检查】

**1. 实验室检查**

（1）血浆皮质醇水平：血浆皮质醇增高，且昼夜分泌的节律消失，为临床常用项目。

（2）24 小时尿游离皮质醇（24h-UFC）：明显升高或其代谢产物 17-酮体类固醇和 17-羟皮质类固醇升高。

（3）血浆促肾上腺皮质激素：ACTH 持续＞3.3pmol/L 提示为 ACTH 依赖性 CS，如果 2 次血浆 ACTH＜1.1 pmol/L 提示为 ACTH 非依赖性 CS。

**2. 试验检查**　用于疾病的定性判断。

（1）小剂量地塞米松试验：鉴别单纯性肥胖症和皮质醇症。病人于 23：00～24：00 顿服地塞米松 1mg，次日晨 8：00 抽血，测血浆游离皮质醇，测定值和试验前比较，下降超过 50%，可诊断为单纯性肥胖。

（2）大剂量地塞米松试验：用于皮质醇症的病因分型判断。病人于 23：00～24：00 顿服地塞米松 8mg，次日晨 8：00 抽血，测血浆游离皮质醇，测定值和试验前比较，下降（或抑制）超过 50%，提示为垂体性 CS，而肾上腺皮质肿瘤或异位 ACTH 综合征不被抑制。

**3. 影像学检查**

（1）超声检查：对肾上腺体积增大的病人有定位价值。

（2）CT 检查：对直径＞2.0cm 的肾上腺肿瘤检出率达 99%以上。

（3）MRI 检查：蝶鞍冠状薄层扫描发现垂体增生、微腺瘤的效果优于 CT，而对肾上腺肿瘤检出效果不优于 CT。

## 【处理原则】

去除病因，降低体内皮质醇水平，保证垂体和肾上腺的正常功能不受损害。

**1. 非手术治疗** 药物治疗主要用于手术前准备、有手术禁忌证、不接受手术治疗、隐匿性异位的 ACTH 等的辅助治疗，包括皮质醇合成抑制剂和直接作用于下丘脑-垂体的药物。例如，密妥坦抑制皮质醇的合成，对肾上腺肿瘤组织有一定的破坏作用；氨鲁米特可抑制肾上腺素及甲状腺素的合成。

**2. 手术治疗**

（1）Cushing 病：经鼻经蝶窦垂体瘤摘除术为首选方法，若垂体手术失败或无手术指征，而 Cushing 症状严重，可采取双侧肾上腺全切或一侧全切，另一侧大部分切除术，术后再加垂体放射治疗。

（2）肾上腺原发肿瘤：采用腹腔镜下切除患侧肾上腺腺瘤及全部肾上腺。肾上腺皮质癌则选择根治性切除。

（3）肾上腺皮质增生：切除增生严重的一侧肾上腺，若为双侧尽可能保留正常的肾上腺组织。

（4）异位皮质醇增多症：手术切除原发肿瘤，若定位不清或不能全切时，可做双侧肾上腺全切或仅保留部分肾上腺，以减轻症状。

## 【护理】

### （一）护理评估

**1. 健康史** 询问饮食生活习惯，月经状况，体重变化，有无高血压、糖尿病和骨折病史等。

**2. 身体状况** 了解有无头疼、头晕、口渴、腹胀、乏力、腰背痛情况，睡眠情况，记忆力、注意力的变化；观察病人皮肤有无痤疮、紫纹、感染、多毛，体型特征；了解实验室检查和影像检查的阳性结果。

**3. 心理、社会状况** 有无形象改变的自卑，对疾病的认知及治疗配合情况，亲属对病人生活和情绪的支持等。

### （二）常见护理诊断/问题

**1. 自我形象紊乱** 与糖皮质激素分泌过多引起的体型改变和多毛有关。

**2. 有受伤的危险** 与高血压头晕，低钾、骨质疏松易致病理性骨折有关。

**3. 体液过多** 与皮质醇增多引起水钠潴留有关。

**4. 潜在并发症** 感染、出血、肾上腺危象。

### （三）护理目标

**1.** 病人能正确认识和接受身体形象改变。

**2.** 病人未发生跌倒/坠床、骨折等意外伤害，血压平稳。

**3.** 病人水肿减轻或消失。

**4.** 病人术后未发生出血、感染和肾上腺危象，或发生后及时发现和处理。

### （四）护理措施

**1. 术前护理**

（1）心理护理：尊重病人，向病人和家属耐心讲解疾病知识，使其充分了解治疗方法和效果；做好针对性的心理疏导，告知治疗后身体形象可以恢复，树立治愈信心。

（2）饮食护理：由于疾病对代谢的影响，进高蛋白、高钾、低盐、低脂饮食，术前按麻醉要求禁食、禁饮。

（3）休息与体位：注意休息，平卧时适当抬高双下肢，有利于减轻水肿。

（4）术前用药：因机体在大量皮质醇激素长期的作用，下丘脑-垂体-肾上腺轴的功能被抑制，肾上腺皮质呈萎缩状态，为预防术后发生肾上腺危象，需遵医嘱术前补充糖皮质激素，并准备好术中糖皮质激素用药，根据病情用降压药、降糖药、补钾和抗感染药。水肿严重者给予利尿剂，观察疗效和评估水肿情况。

（5）防止受伤：预防因高血压、低血钾、骨质疏松引发的受伤风险；避免及过度活动，防止碰撞硬物及跌倒。保持情绪稳定。

**2. 术后护理**

（1）观察肾上腺皮质功能：手术切除分泌激素的肿瘤或增生腺体后，体内糖皮质激素水平骤降，可能发生肾上腺皮质功能低下及肾上腺危象，出现高热、厌食、恶心、呕吐，心率加快，呼吸急促，血压下降、四肢厥冷，并迅速出现周围循环衰竭，神志淡漠或躁动不安、谵妄甚至昏迷。应立即通知医师，遵医嘱及时补充糖皮质激素；定时监测血糖、凝血功能、肾功能；高热给予物理降温，补充液体，维持水、电解质平衡；判断有无胃肠道出血等；避免使用吗啡、苯巴比妥类镇静药。

（2）并发症的观察

1）出血：严密监测血压、脉搏及体温的变化，观察引流量和颜色。如引流量大，颜色鲜红并很快凝固，血压下降，脉搏增快，提示有出血。

2）感染：术后注意保持皮肤清洁，减少皮肤感染的机会，观察体温变化。如体温升高，切口疼痛并伴有白细胞计数和中性粒细胞比例升高时提示有感染。

**（五）护理评价**

**1.** 病人是否了解疾病知识，是否能正确认识形象的改变。

**2.** 病人术前、术后糖皮质激素用药是否正确及时。

**3.** 病人是否发生跌倒/坠床、骨折等意外伤害，血压是否平稳。

**4.** 病人术后是否发生出血、感染和肾上腺危象等并发症，或发生后是否及时发现和处理。

**【健康教育】**

**1. 饮食与活动** 进高蛋白、高钾、低盐、低脂饮食。高血压要限制盐的摄入，有糖耐量降低或糖尿病者，指导糖尿病饮食。注意日常活动安全，防止外伤，做好个人卫生，预防感染。

**2. 用药指导** 术后一段时间仍需服用皮质激素，并逐渐减量，要遵医嘱服药，不可自行停药或调整剂量。

**3. 定期复查** 告知肾上腺皮质功能异常的表现，出现症状及时就诊。术后定期复查B超，监测血皮质醇水平变化，以判断有无复发。

# 第三节 原发性醛固酮增多症

**案例 43-2**

患者，女性，40岁，因头晕、四肢乏力伴麻木感2天入院，自述常感口干，多饮、多尿，夜尿3次/晚，睡眠差。

体格检查：T 36.6℃，P 80次/分，R 20次/分，BP 150/100mmHg。

实验室检查：血清$K^+$ 2.3mmol/L，血肾素水平降低，尿pH 7.5，血[$HCO_3^-$]22.6 mmol/L。

**问题：**

1. 此患者首先考虑的诊断是什么？其处理原则有哪些？

2. 请为该病例患者制订护理计划。

原发性醛固酮增多症（primary hyperaldosteronism，PHA）简称原醛症，亦称 Conn 综合征，是肾上腺皮质分泌过多的醛固酮所致，以体内醛固酮分泌增多和肾素分泌抑制为主要特征，临床特点为高血压、低血钾、高血钠、低血肾素活性、碱中毒、肌无力及周期性瘫痪等症候群。由 Conn 于 1953 年首次描述本病而命名。多见于 30～50 岁人群，女性多见。

## 【病因与分型】

目前病因研究不明，可能与遗传有关。过量的醛固酮作用于肾小管，钠–钾交换增加，水钠潴留，低血钾，导致高血压和碱中毒。肾脏因长期缺钾引起组织细胞变性坏死，肾小管功能损害。根据病理改变将 PHA 分为以下几个亚型。

**1. 特发性醛固酮增多症**（idiopathic hyperaldosteronism，IHA） 约占 PHA 的 60%，症状不典型。为双侧肾上腺球状带增生，与垂体产生的醛固酮刺激因子有关，对血管紧张素敏感，在站立位时肾素和醛固酮分泌升高。

**2. 肾上腺皮质腺瘤**（aldosterone-producing adrenocortical adenomas，APA） 约占 PHA 的 40%，症状典型。腺瘤发生在球状带，单侧且左侧多见，醛固酮分泌不受肾素和血管紧张素 II 的影响。

**3. 单侧肾上腺皮质增生**（unilateral adrenal hyperplasia，UNAH） 少见，占 PHA 的 2%，典型的原醛症表现。为一侧肾上腺球状带结节增生。

**4. 肾上腺皮质腺癌**（aldosterone-producing adrenocortical carcinoma，APC） 约占 1%，肿瘤直径常＞3cm。该型除分泌大量醛固酮外，还分泌糖皮质激素和性激素，肿瘤进展快，对手术、化疗和放疗效果均不理想，预后极差。

**5. 糖皮质激素可抑制性醛固酮增多症**（glucocorticoid-remediable aldosteronism，GRA） 少见，发病率＜1%，是一种常染色体显性遗传病。肾上腺弥漫或结节增生，高血压和低钾血症不严重，常规降压药无效，但糖皮质激素可以维持血压和血清 $K^+$ 正常。肾上腺切除后，高血压可治愈或显著缓解。

**6. 分泌醛固酮的异位肿瘤** 罕见，仅见于少数肾癌和卵巢癌，其癌细胞有分泌醛固酮的功能，但对 ACTH 和血管紧张素无影响。

## 【临床表现】

主要是高血压和低血钾。血清 $K^+$ 正常、高血压是大部分 PHA 病人的早期症状，低血钾是疾病发展到一定阶段的表现。

**1. 高血压** 以舒张压升高为主，一般降压药物效果不佳。

**2. 低钾血症** 70% 病人呈持续性，30% 为间歇性，临床表现为肌无力，甚至周期性瘫痪，先累及四肢，继而影响呼吸和吞咽，心电图可出现低钾改变，合并代谢性碱中毒可出现低血钙。

**3. 肾浓缩功能下降** 由于长期缺钾对肾功能的损害，表现为口渴、多饮、多尿、夜尿增多、尿比重下降。

## 【辅助检查】

**1. 实验室检查**

（1）血液生化检查：血清 $K^+$ 多在 2～3mmol/L，严重者更低，血清钠一般在正常的上限或略高于正常，血 pH 和 $CO_2CP$ 为正常上限或略高于正常。

（2）尿液检查：尿比重偏低，血清 $K^+$ 低于正常，但尿钾排出 24 小时超出 25mmol/L，为本病的特点。

（3）血、尿醛固酮测定：均明显高于正常。

（4）特殊检查：①螺内酯试验，口服螺内酯 80～100mg/次，每日 3 次，连续 2～3 周后病人血压下降，血清 $K^+$ 升高，尿钾降低，肌无力改善，血清钠降低，尿钠升高，$CO_2CP$ 恢复正常，尿 pH 变酸性。②体位试验，IHA 病人站立位肾素和醛固酮分泌升高。③钠钾平衡试验，仅适用于诊断有困难者，病人普食情况下钾负平衡，钠平衡；低钠饮食情况下血清 $K^+$ 升高，尿钠排出减少。

（5）血浆醛固酮/肾素活性值（aldosterone/rennin ratio，ARR）：是高血压病人中筛选原醛症最可靠的方法，需标准化实验条件（直立体位，纠正低钾血症，排除药物影响），ARR≥40，提示为PHA。

**2. 影像学定位检查**

（1）超声检查：可检出直径＞1.0cm 的肾上腺肿瘤。

（2）CT 检查：为肾上腺肿瘤首选检查方法，可检出直径＜1cm 的肾上腺肿。

（3）MRI 检查：分辨率低于 CT，不作为常规检查，仅用于 CT 造影剂过敏者。

（4）$^{131}$I-19 碘化胆固醇肾上腺核素显像：有助于对腺瘤、腺癌和增生的鉴别。

**【处理原则】**

**1. 非手术治疗**　药物治疗用于特发性醛固酮增多症、不能切除的肾上腺皮质癌、糖皮质激素可控的 PHA、拒绝手术或有手术禁忌证的 PHA。常用药物有螺内酯、阿米洛利、氨苯蝶啶、卡托普利等。药物治疗需监测血压、血清 $K^+$ 和肾功能。

**2. 手术治疗**　近年腹腔镜技术广泛用于 PHA 的手术治疗。肾上腺皮质腺瘤，将瘤体或与同侧的肾上腺切除，可以治愈；单侧肾上腺皮质增生行一侧肾上腺切除或次全切，有一定疗效；肾上腺皮质癌及异位产生醛固酮的肿瘤，应进行肿瘤根治术。

**【护理诊断/问题】**

**1. 体液过多**　与醛固酮过量引起的水钠潴留有关。

**2. 体液不足**　与术后激素突然减少，血管扩张，水、电解质紊乱有关。

**3. 有跌倒的危险**　与低钾引起的肌无力、周期性瘫痪、服降压药引起的直立性低血压有关。

**【护理措施】**

**1. 非手术治疗的护理/术前护理**

（1）饮食护理：控制水和盐的摄入，指导进低钠、高钾饮食。

（2）用药护理：为减少手术风险，术前要控制血压、纠正低血钾和碱中毒，需服用保钾利尿药，与降压药联合应用，应密切观察用药效果，监测血压、血清 $Na^+$、血清 $K^+$、肾功能和 pH 的变化，注意药物的副作用。

（3）预防跌倒：因低钾性软瘫及降压药治疗期间，易发生跌倒，如厕和外出时家属陪伴，不宜远行，指导改变体位要缓慢，出现头晕、无力时要就地休息，加强防护措施。

（4）心理护理：讲解疾病知识和治疗护理方案，针对病人的心理状态，及时给予心理疏导，树立信心，积极配合治疗。

**2. 术后护理**　术后要防止体液不足及电解质紊乱，因术后盐皮质激素突然减少，体内的钠和水大量排出，同时大量的钾随尿排出，会出现体液相对不足，容易发生低钠、低钾、低血压甚至休克。应严密监测血压，尿量、电解质变化；按医嘱补充液体，计划输液顺序，纠正水、电解质失衡；观察肾上腺皮质功能不全表现。

**【健康教育】**

**1. 用药指导**　对肾上腺全切或次全切除的病人需要终身激素替代治疗，要强调遵医服药的重要性，不得随意增减剂量和停药，术后血压未控制到正常水平，需监测血压并继续服降压药。

**2. 复诊指导**　术后定期进行腹部超声和 CT 检查，定期复查血醛固酮、血清 $K^+$ 的变化，以判断疾病治疗和康复情况。

# 第四节　儿茶酚胺症

**案例 43-3**

　　患者，男性，45 岁，因头痛、心悸 1 小时急诊入院。患者主诉 1 小时前出现剧烈头痛，伴心悸、四肢冰凉，出汗，家中测血压高达 200/130mmHg。既往有高血压病史，血压波动不稳定，近 2～3 年有数次发作性头痛，心悸、心前区疼痛，视物模糊，休息后可以缓解。

　　体格检查：T 37.5℃，P 96 次/分，R 24 次/分，BP 140/100mmHg。患者消瘦，下腹部可触及一鸡蛋大小包块。肺部听诊有湿啰音。

　　辅助检查：血浆儿茶酚胺尿香草扁桃酸（VMA）18mg/24h，血糖 12.5mmol/L。心电图检查正常。

**问题：**

　　1. 此患者首先考虑的诊断是什么？其处理原则有哪些？

　　2. 请为该病例患者制订护理计划。

　　儿茶酚胺症（catecholaminism）包括嗜铬细胞瘤（pheochromocytoma，PHEO）、副神经节瘤（paraganglioma，PGL）与肾上腺髓质增生，它们共同特点是肿瘤或肾上腺髓质的嗜铬细胞分泌过量的儿茶酚胺，而引起相似的症状，统称儿茶酚胺症，嗜铬细胞瘤是儿茶酚胺症中的主要类型。表现为高血压、高代谢、高血糖，眼底改变及胃肠道症状。高发年龄为 40～50 岁，男女无差别。

## 【病因】

　　儿茶酚胺包括肾上腺素、去甲肾上腺素和多巴胺，参与维持血流动力学变化。起源于肾上腺髓质的嗜铬细胞瘤（PHEO），合成、存储和分解代谢儿茶酚胺，并因儿茶酚胺的释放而引起症状。起源于肾上腺外的交感神经和副交感神经嗜铬细胞瘤称副神经节瘤（PGL），具有儿茶酚胺激素功能活性。儿茶酚胺症病因尚不明确，可能与遗传有关，近年研究认为约 30%有家族遗传背景，且已明确致病基因。

## 【临床表现】

**1. 症状**　主要为高血压症状。高血压伴有典型的头痛、心悸、多汗，称为嗜铬细胞瘤"三联征"，发生率为 50%以上。高血压分为以下 3 种。①持续性高血压伴阵发性发作：即在高血压的基础上发作时血压极高，甚至测不到，表现出剧烈头痛、出冷汗、视物模糊、休克等高血压危象，甚至心力衰竭、肺水肿和脑出血而死亡；②阵发性高血压：平时血压不高，在受到刺激时血压升高；③持续性高血压：易与原发性高血压混淆，多见于儿童。还可出现消化道症状，如腹胀、便秘、胆道结石等。

**2. 体征**　儿茶酚胺大量分泌可引起基础代谢紊乱，如血糖升高、高血脂，并可诱发血管硬化、视网膜病变。15%病人腹部可以扪及腹部包块。

**3. 并发症**　儿茶酚胺大量分泌可造成心肌损害，以左心衰为主要表现，可伴心律失常、心肌肥厚、肺水肿等严重而特殊的并发症，常规用强心、利尿药效果不佳。

## 【辅助检查】

**1. 实验室检查**

（1）血浆儿茶酚胺（CA）测定：在高血压发作时明显升高，是诊断嗜铬细胞瘤最敏感的检查方法。

（2）24 小时尿儿茶酚胺测定：比正常值升高 2 倍以上。

（3）24 小时尿香草扁桃酸（VMA）测定：是常用的定性方法，VMA 是肾上腺素和去甲肾上腺素的代谢产物，由尿液排出，需测 3 次 24 小时尿标本，并注意某些食物和药物的干扰（如咖啡、柑橘、阿司匹林）。

**2. 影像学定位检查**　超声和 CT 检查能清楚地显示肾上腺部位的肿瘤，是首选检查方法，放射性核素 $^{131}$I-间位碘苄胍（$^{131}$I-MIBG）肾上腺髓质显像除用于诊断外，还可用于治疗。

【处理原则】

手术切除是最有效的治疗方法，根据病情、肿瘤大小、部位及与周围血管的关系选择腹腔镜下或开放手术切除肿瘤，手术尽可能地保留正常肾上腺。不能耐受手术，或未能切除的恶性嗜铬细胞瘤，或手术后肿瘤复发的病人，可使用 α-受体阻滞剂控制高血压，如酚苄明、哌唑嗪；选择 β-受体阻滞剂控制心律失常，如阿替洛尔、美托洛尔；也可以用 $^{131}$I-MIBG 进行内放射治疗。

【护理措施】

**1. 术前护理**

（1）心理护理：向病人耐心解释该病是内分泌作用引起的多系统改变，若解除病因，治疗效果显著；要保持稳定情绪，配合治疗。

（2）控制高血压：密切监测血压的变化，遵医嘱用降压药物，并观察用药反应，控制血压在正常范围。避免高血压阵发性发作的诱因，如腹部可触及包块的嗜铬细胞瘤不能按压腹部；膀胱内嗜铬细胞瘤，要注意排尿时膀胱收缩对其压迫引起血压升高，故最好有家属陪伴，防止发生意外。

（3）术前准备：因手术后儿茶酚胺急剧减少，致外周血管扩张，有效循环血量减少可导致顽固性低血压，故术前要充分扩容：如输血、补液，使达到术前 3 大指标：①血压在正常范围；②心率 ＜90 次/分；③血细胞比容＜45%。

**2. 术后护理**　严密监测血压，必要时监测中心静脉压，观察心率变化、心电图改变；维持水、电解质和酸碱平衡，建立两条静脉通道，常规适量扩容和 5%葡萄糖补液，若出现顽固性低血压，除按医嘱补充液体外，还要使用去甲肾上腺素提升血压，严密监测血压变化，注意观察末梢循环和保暖。

**3. 预防并发症的护理**　观察引流物的量和性状，有无出血征象；观察体温变化，保持切口清洁、引流通畅；观察有无肾上腺功能不全和肾上腺危象，及时通知医生并协助处理。

【健康教育】

**1. 饮食和活动**　加强营养，适当活动锻炼，增强体质。

**2. 用药指导**　某些手术后一段时间仍需降压治疗和肾上腺皮质激素替代治疗，并逐渐减量，要遵医嘱按时、按量服药，切不可自行停药或加减剂量。

**3. 定期复查**　自我监测血压和症状，定期复查 CT，监测血、尿儿茶酚胺，以判断有无残留和复发。

（谢　卫）

# 第四十四章　男性性功能障碍、不育与节育者的护理

**【学习目标】**

识记　①男性生殖生理活动及特点；②男性勃起功能障碍的定义、国际勃起功能评分；③男性不育的相关因素。

理解　①男性勃起功能障碍的病因、处理原则和护理措施；②男性不育的检查、处理原则。

运用　运用护理程序为男性节育者制订护理计划。

## 第一节　解剖生理概要

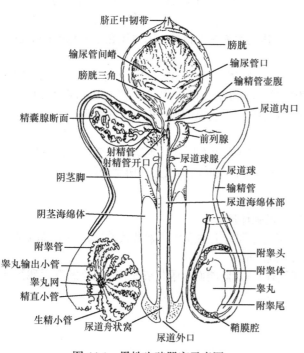

图 44-1　男性生殖器官示意图

男性生殖器官分为内生殖器和外生殖器。内生殖器包括生殖腺、输精管道和附属性腺。生殖腺为睾丸，是精子产生的场所和分泌男性性激素的内分泌器官；输精管道包括附睾、输精管、射精管及与排尿共用的尿道；附属性腺包括精囊腺、前列腺和尿道球腺。外生殖器包括阴茎和阴囊，阴茎为主体，位于耻骨前及阴囊的上方，阴囊位于阴茎根部，睾丸、附睾和精索的一部分包裹于阴囊内（图 44-1）。

男性生殖生理活动包括精子发生、精子成熟及精子排出，这一系列活动均在神经、内分泌腺的控制调节下进行。整个男性生殖活动是一个有规律、有顺序且协调的生理过程，其中任何一个环节受到阻碍和干扰均可能影响正常的生育能力。

男性发育成熟后睾丸就持续产生精子，每日能产生 $10^8$ 个以上精子。睾丸呈渐进型衰退，但男性生育能力的年龄明显比女性要长，到 70 岁甚至 80 岁以上仍可能有正常性功能和生育能力。男性的性功能是一个主动而复杂的神经反射活动，精神与心理因素起着相当重要的作用。

## 第二节　男性性功能障碍

**案例 44-1**

　　患者，男性，35 岁，因阴茎勃起障碍 6 个月就诊。患者诉阴茎不能完全勃起或有时部分勃起致性生活不满意，持续有 6 个月，影响夫妻关系和生活质量。患者情绪低落、焦虑，否认

有会阴部外伤史和手术史，既往身体健康，但工作压力较大，感觉劳累，运动较少，无高血压、糖尿病、前列腺炎病史。

**问题：**

1. 此患者首先考虑的诊断是什么？其处理原则有哪些？
2. 请为该患者制订护理计划。

男性性功能障碍（sexual dysfunction）是成年男子的常见病，包括性欲障碍（性欲亢进和低下）、勃起功能障碍、阴茎异常勃起、射精障碍（早泄、不射精和逆向射精）和性高潮障碍等。其中以勃起功能障碍和早泄最为常见。

# 一、勃起功能障碍

勃起功能障碍（erectile dysfunction，ED）是指持续或反复不能达到或维持足够阴茎勃起以完成满意的性生活，一般认为病程至少 3 个月才能诊断。

## 【病因】

ED 多数是综合因素导致，但可能以某一种病因为主导，主要与下列因素有关。①年龄增长：40～70 岁男性有半数以上患有不同程度的 ED，完全不能勃起的占 10%；②精神心理因素：精神紧张、焦虑、生活压力、夫妻关系不和谐、性生活环境不佳；③躯体疾病：高血压、糖尿病、肝肾功能不全、内分泌疾病和泌尿生殖系统疾病等；④用药影响：降压药、利尿药、激素等；⑤不良生活方式：酗酒、劳累等；⑥外伤、手术和其他医源性因素。

## 【临床表现】

阴茎完全不能勃起，无法进行性生活；或部分勃起，可进行性生活，但性生活不满意，病程在3 个月以上。

## 【辅助检查】

**1. 国际勃起功能评分 5 项**（international index of erectile function-5，IIEF-5）　根据病人 6 个月内有关性生活的问题进行评估（表 44-1）。

表 44-1　国际勃起功能评分 5 项

| 评分标准<br>题目 | 0分 | 1分 | 2分 | 3分 | 4分 | 5分 | 得分 |
|---|---|---|---|---|---|---|---|
| 1. 对勃起和维持勃起的自信程度如何？ | 无 | 很低 | 低 | 中等 | 高 | 很高 | |
| 2. 受到性刺激而有阴茎勃起时，有多少次能插入阴道？ | 无性活动 | 几乎没有或完全没有 | 少数几次（远少于一半时候） | 有时（约一半时候） | 大多数时候（远多于一半时候） | 几乎总是或总是 | |
| 3. 性生活时，阴茎插入后，有多少次能够维持勃起状态？ | 没有尝试性生活 | 几乎没有或完全没有 | 少数几次（远少于一半时候） | 有时（约一半时候） | 大多数时候（远多于一半时候） | 几乎总是或总是 | |
| 4. 性生活时，维持阴茎勃起直至性生活完成，有多大困难？ | 没有尝试性生活 | 困难极大 | 困难很大 | 困难 | 有点困难 | 不困难 | |
| 5. 性生活时，有多少次感到满足？ | 没有尝试性生活 | 几乎没有或完全没有 | 少数几次（远少于一半时候） | 有时（约一半时候） | 大多数时候（远多于一半时候） | 几乎总是或总是 | |

注：根据回答结果判断 ED 的严重程度，各项得分相加总分≥22 分为勃起功能正常；12～21 分为轻度 ED；8～11 分为中度 ED；1～7 分为重度 ED。

**2. 夜间阴茎勃起试验** 在睡眠中测量阴茎勃起的周长和硬度，主要鉴别心理性 ED 和器质性 ED。

**3. 阴茎海绵体注射血管活性药物试验** 主要反映阴茎海绵体血管功能状况。

## 【处理原则】

治疗前尽可能确定病因，去除或控制引起 ED 的有关因素。

**1. 非手术治疗**

（1）心理行为治疗：对部分自信心缺乏的 ED 病人，给予性知识教育和解答咨询就可能恢复性功能；对明显的心理疾病，给予心理疏导，指导夫妻间行为治疗。

（2）药物治疗：口服药物方便、无创、有效，5 型磷酸二酯酶抑制剂是首选的一线药物，如西地那非（万艾可），但禁忌与硝酸酯类药物合用，防止发生严重的低血压，心功能不全和心血管危险因素的 ED 病人慎用。酚妥拉明是 α-肾上腺素能受体阻滞剂，对中枢和外周均有作用，适用于轻、中度 ED。

（3）真空负压勃起装置：利用真空负压抽吸提高阴茎海绵体血流，使阴茎充血膨胀致最大的硬度后，在阴茎根部放置缩窄环，阻滞血液回流，维持阴茎勃起。适用于药物治疗无效或药物治疗有禁忌证者。

**2. 手术治疗** 只有在其他治疗无效的情况下采用，包括血管手术和假体植入。

## 【常见护理诊断/问题】

**1. 性功能障碍** 与心理、社会改变、身体结构功能改变有关。

**2. 知识缺乏** 缺乏性疾病和治疗相关知识。

## 【护理措施】

**1. 消除引发性功能障碍的因素**

（1）心理护理：帮助病人寻找引起性功能障碍的精神心理因素，了解性知识和自身疾病，协调夫妻关系，协助医生进行行为疗法。

（2）改变不良生活方式：缓解压力，避免劳累，适当运动，戒烟限酒。

（3）配合治疗相关疾病，如高血压、糖尿病、前列腺炎。

**2. 用药护理** 5 型磷酸二酯酶抑制剂常有短暂的轻中度颜面潮红、头痛、消化不良等副作用。指导病人在性生活前 1 小时服药，告知可能出现的副作用，禁忌与硝酸酯类药物合用；心功能不全者慎用，防止发生严重的低血压；红霉素和西咪替丁可致其半衰期延长，要注意观察药物反应。

**3. 负压勃起装置使用的护理** 指导每次使用时间不超过 30 分钟，防止造成阴茎的缺血坏死。

# 二、早　泄

早泄（premature ejaculation）指性交时阴茎能勃起，但对射精失去控制能力，在阴茎进入阴道前或刚开始性交就已经射精。

## 【病因】

病因不明，传统观念认为早泄大多是心理因素，近年发现病人存在阴茎感觉高度敏感，或由于前列腺炎、阴茎头炎等疾病诱发，还与 5-羟色胺调节控制中枢射精的阈值有关。早泄可分为原发性和继发性早泄。

## 【治疗原则】

由于早泄不少情况是心理因素引起，其治疗应仅限于性生活指导和心理干预，如减轻焦虑、提高自信，同时排除其他性功能障碍和相关疾病，并首先治疗。行为治疗需要伴侣的配合，如性感集中训练，有计划地刺激性敏感区，延长勃起时间。近年来药物治疗已作为首选，应用 5-羟色胺再摄取抑制剂取得明确疗效，如达泊西汀。

# 第三节　男性不育

　　男性不育（male infertility）是指夫妇同居1年以上，未采取任何避孕措施，由于男方因素造成女方不孕者。

【病因】

　　男性不育症不是一种独立的疾病，而是多种疾病和因素造成的结果，任何影响精子发生、成熟、排出、获能或受精的因素都可导致男性不育。可能的病因如下。

　　**1. 先天性生殖系统发育异常**　如隐睾、输精管缺如，导致生精和输精障碍。

　　**2. 内分泌异常**　如低或高促性腺激素性睾丸功能不全，高催乳素血症，垂体功能不全，甲状腺功能亢进或甲状腺功能减退等，导致生精障碍、少精或无精症。

　　**3. 免疫功能异常**　血清、精浆和精子表面有抗精子抗体形成，干扰精子的功能。

　　**4. 染色体异常**　染色体数目异常和Y染色体缺陷。

　　**5. 生殖道感染**　细菌、病毒和支原体感染可引起输精管梗阻和精液理化改变。

　　**6. 性功能障碍**　勃起功能障碍和射精功能障碍。

　　**7. 精索静脉曲张**　可引起阴囊局部温度升高、睾丸灌注不足。

　　**8. 医源性因素**　药物、手术、化疗和放疗等引起精液异常。

　　**9. 生活环境因素**　肥胖，接触棉酚、重金属、放射线、乙醇等造成精子异常和受精力异常。

　　**10. 特发性因素**　是指男性不育找不到明确病因者。

【辅助检查】

　　**1. 精液分析**　对精子和精浆检查，是评价男性生育功能的重要依据。

　　**2. 生殖系统超声**　包括阴囊超声和直肠超声。

　　**3. 选择性检查**　有抗精子抗体检查、内分泌检查、遗传学检查、生殖系统细菌和脱落细胞检查。

　　**4. 特殊检查**　睾丸活检、性功能检查、精子功能检查、性交后试验。

【处理原则】

　　夫妇双方共同参与诊断和治疗。

　　**1. 预防性治疗**　预防性疾病的传播，避免对睾丸有害因素的接触（化学品、药物、化疗等），未育者化疗用药前储存精液冷冻。

　　**2. 非手术治疗**　药物治疗时间不少于3~6个月，可包含一个完整的精子生成周期。①特异性治疗：病因诊断明确，可以采用针对性强的特异性治疗，如用促性腺激素治疗性腺功能低下症；②半特异性治疗：对病因、病理尚未阐明者，只能采取解决部分发病环节，如感染不育和免疫不育的治疗；③非特异性治疗：病因不明，如特发性少精症采用的经验性治疗和传统医学治疗。

**3. 手术治疗** ①提高睾丸分泌精子的手术，如精索静脉高位结扎和睾丸固定术；②输精管或附睾梗阻或缺如者，可行输精管–输精管吻合术、输精管–附睾吻合术等；③解除因精液不能进入女性阴道的手术，如尿道下裂修补术；④治疗因其他全身疾病引起的不育，如垂体瘤切除术和甲状腺疾病手术。

**4. 人类辅助生殖技术** 采用医疗手段使不孕不育夫妇受孕的方法，包括人工授精、体外授精-胚胎移植术、卵胞质内精子注射。

【护理措施】

**1. 消除危险因素** 避免接触与不育相关的高危因素，如化学品、放射线、高温环境等。避免服用影响生育的药物，积极治疗影响生育的疾病。

**2. 用药指导** 指导病人服用改善生精功能的药物，告知此类药物起效慢，时间长，要遵医嘱坚持服药1年以上。

**3. 辅助生育技术** 为病人提供辅助生育的相关信息和知识。

**4. 心理护理** 帮助病人克服自卑、忧虑的负面心理，指导夫妇配合治疗，树立信心。

# 第四节　男　性　节　育

**案例 44-3**

某男士，32岁，已生育2子，无生育要求，近2年来因未采取有效避孕措施，致使妻子多次受孕行人流手术，身体健康受到影响，为控制生育，照顾妻子身体，咨询男性节育方法，又担忧男性节育会对男性性生活有影响。

**问题：**

1. 男性节育方法有哪些？
2. 请为该节育者制订护理计划。

【节育措施】

**1. 避孕套避孕** 方法简单，效果可靠，且对双方身体均无影响，可预防性疾病传播，但少数人对乳胶过敏，或使用方法不正确导致避孕失败。

**2. 药物避孕** 在性生活前将外用杀精子的药物放入阴道，杀伤进入阴道的精子，达到避孕的目的。杀精药对全身无毒，不干扰女性内分泌，不影响双方身体健康，避孕效果可达94%。

**3. 男性绝育** 通过手术方法使输精管通路被阻断的一种持久性节育措施。如输精管结扎术、输精管粘堵术，对身体健康和性生活均无影响。如遇到特殊情况，要求再生育者，可进行输精管吻合术获得再通和生育。

【护理措施】

**1. 心理护理** 解释男性节育手术的原理，说明有效性及安全性，消除病人的恐惧和担忧心理，高度紧张者遵医嘱给予镇静剂。

**2. 术前准备** 协助做好术前相关检查，指导做好阴囊部位的皮肤清洗、备皮。

**3. 术后观察** 术后重点观察手术部位有无肿胀、青紫、疼痛，及时发现出血征象并通知医生处理，指导病人术后1周内不能剧烈活动，尽可能休息。

**4. 并发症的观察和护理**

（1）输精管痛性结节：术后阴囊内输精管结扎处多有结节样改变，一般无症状，若结节疼痛明显，多与血肿、感染和线头异物有关，通知医生协助处理。

（2）附睾淤积：术后出现附睾肿大、阴囊肿痛，沿精索向腹股沟放射，性生活后加重，系精子和附睾分泌物淤积所致，协助医生对症处理或手术处理。

（3）感染：保持敷料清洁、干燥，观察体温和疼痛情况，发现异常及时报告医生处理。

（4）节育失败：结扎术后残留的精子仍可导致怀孕，术中如未使用杀精药，则要指导术后避孕2个月，至精液检查无精子，极少数节育者输精管有再通可能。

（5）勃起功能障碍：少数病人节育后出现勃起功能障碍，可能与心理因素、痛性结节、附睾淤积等引起性生活疼痛有关，向节育者解释，正确认识手术，协助医生处理并发症，改善性功能。

**【健康教育】**

**1. 性生活指导** 保持个人卫生，防止感染，指导节育者适当的性生活，控制运动强度，告知并发症的表现和预防措施，一旦发生立即来院就诊。

**2. 复查** 术后1周复查，以判断有无并发症，术后1个月检查精液以确定绝育手术的效果。

（谢 卫）

# 第四十五章 骨科病人的一般护理

【学习目标】

识记 ①理学检查的内容和方法；②牵引术、石膏绷带固定术的定义、适应证及种类。

理解 ①理学检查的原则；②常见的周围神经损伤的表现；③骨科常见的特殊检查方法。

运用 ①为实施牵引术、石膏绷带固定术病人实施整体护理；②指导骨科病人正确的功能锻炼方法。

## 第一节 运动系统的常用检查

运动系统由骨、关节、肌、肌腱、韧带、筋膜、滑膜、血管、神经、淋巴等组织和器官组成，具有运动、支持和保护内脏功能。运动系统的疾病往往会影响病人的日常生活和工作。因此，护理人员对运动系统疾病病人进行评估，正确提出护理诊断，实施正确的护理措施。此过程中最基本的检查是理学检查，其次要结合病史、辅助检查进行综合分析、判断。

## 一、理 学 检 查

理学检查即体格检查（physical examination），是临床上最主要、最基本的检查方法。

【理学检查的原则】

**1. 检查用具** 除一般体格检查、神经检查用具外，还有卷尺、不同部位关节量角器、足度量器、骨盆倾斜度测量计、前臂旋转测量器、枕骨粗隆垂线等。

**2. 检查体位** 一般取卧位，颈部及上肢检查取坐位，腰背部和下肢检查取下蹲位，特殊检查则采取特殊体位。

**3. 暴露范围** 根据检查的需要充分暴露检查部位和有关的部位，同时显露健侧以做对比。

**4. 检查顺序** 一般先全身检查，再局部检查；先主动检查，后被动检查；先查健侧，后查患侧；先查病变远处，后查病变近处，若遇危重病人首先应采取急救措施，避免因不必要的检查和处理而延误治疗。

**5. 检查手法** 检查时动作轻巧、手法规范，以减轻病人不适。

【理学检查的方法和内容】

骨科理学检查法一般包括视诊、触诊、叩诊、听诊、动诊、量诊及神经系统检查共7项。

**1. 视诊（inspection）** 观察姿势、步态与活动有无异常；脊柱有无侧弯及前后凸；肢体有无畸形；观察有无皮肤发红、创面、瘢痕、窦道、色素沉着或静脉怒张；有无软组织肿胀、肌萎缩或畸形，是否与健侧相应部位对称。

**2. 触诊（palpation）** 检查病变局部有无压痛，压痛的部位、范围及程度；骨性标志有无异常，有无异常活动、骨擦感；局部有无肿块，肿块的大小、形态、质地和活动；皮肤感觉及温度有无异常等。

**3. 叩诊（percussion）** 检查有无叩击痛，包括棘突叩痛、脊柱间接叩痛、轴向叩痛等。

**4. 听诊（auscultation）** 检查有无骨擦音、弹响等，可否伴有相应临床症状；同时可借助听诊器检查骨传导音和肢体有无血流杂音。

**5. 动诊**（mobility） 检查肌的收缩力及关节的活动，包括观察病人的主动运动、受检时被动运动与异常活动情况。注意有无活动强度减弱、超常及假关节活动。

**6. 量诊**（measurement） 测量肢体的总长度和节段长度、周径、轴线、关节的运动幅度。

（1）肢体长度测量：将健肢与患肢放在对称位置，以骨性标志为基点，双侧同时对比测量。上肢长度测量自肩峰至桡骨茎突（或中指尖），下肢长度测量自髂前上棘至内踝下缘或大转子或至外踝下缘的距离。

（2）肢体周径测量：两侧肢体取相对应同一水平进行比较测量，若有肿胀或肌萎缩，则选取表现最明显的平面进行测量。上肢周径一般测量两侧肱二头肌周径，在双侧肩峰下 10cm 或 15cm 处测量。大腿周径通常在髌骨上 10cm 或 15cm 处测量。小腿周径一般测量两侧腓肠肌周径，在双侧胫骨结节下 10cm 或 15cm 处测量。

（3）轴线测量：测量肢体、躯干的轴线是否正常。正常人站立时背面相，枕骨粗隆垂线通过颈、胸、腰、骶椎棘突和两下肢之间；前臂旋前位伸肘时上肢成一直线；下肢伸直时髂前上棘和第 1、2 趾间连线经过髌骨中心前方。

（4）关节运动幅度测量：可用量角器测量，以中立位为 0°，测量关节各方向活动的角度。人体各主要关节活动的正常范围：①脊柱颈椎前屈、后伸均 35°～45°，左、右侧屈 45°；②肩关节前屈 70°～90°、后伸 40°、外展 80°～90°、内收 20°～40°；③肘关节屈曲 135°～150°、后伸 10°；④腕关节背伸 20°～40°；⑤髋关节屈曲 130°～140°、后伸 10°、外展 30°～45°、内收 20°～30°；⑥膝关节屈曲 130°～140°、伸展 5°～10°。

**7. 神经系统检查**

（1）肌力检查：肌力是指肌肉主动运动时的力量、幅度和速度。根据抗引力和抗阻力的程度，临床通常将肌力分 6 级。

0 级：无肌肉收缩，无关节活动。

1 级：可有肌肉轻微收缩，无关节活动。

2 级：有肌肉收缩，关节有活动，但不能对抗引力。

3 级：可对抗引力，但不能对抗阻力。

4 级：对抗中度阻力时，有完全关节运动幅度，但肌力较弱。

5 级：肌力正常。

（2）感觉异常区的检查：仔细检查痛觉和触觉，必要时检查位置觉、温觉及两点辨别觉等，并用不同的标记描绘出人体感觉异常的区域。

（3）反射检查：应在病人关节和肌肉放松的情况下进行。检查内容包括生理反射和病理反射 2 类。生理反射包括浅反射和深反射，浅反射包括肛门反射、提睾反射、腹壁反射和跖反射等；深反射主要有跟腱反射、膝腱反射、肱三头肌反射、肱二头肌反射及桡骨骨膜反射等。常用的病理性反射检查有巴宾斯基征（Babinski sign）、霍夫曼征（Hoffmann sign）、髌阵挛和踝阵挛。

（4）常见的周围神经损伤

1）尺神经（ulnar nerve）：发自臂丛内侧束，在肘关节以下发出分支，支配尺侧腕屈肌和指深屈肌尺侧半；在腕以下分支，支配骨间肌、小鱼际、拇收肌及第 3、4 蚓状肌。尺神经损伤时，上述肌力减弱，如第 3、4 蚓状肌麻痹所致环、小指爪形手畸形；骨间肌和拇收肌麻痹所致示指与拇指对指时，食指近侧趾间关节屈曲，远侧指间关节过伸，拇指的掌指关节过伸、指间关节屈曲。

2）桡神经（radial nerve）：发自臂丛后束，在肘关节水平分为深支和浅支。肘关节以上损伤，出现垂腕畸形，手背第 1、2 掌骨间皮肤感觉障碍明显，掌指关节不能伸直。肘关节以下损伤，由于桡侧腕长伸肌功能存在，无垂腕畸形表现。单纯发生在前臂下 1/3 浅支损伤，可见拇指背侧及手桡侧感觉障碍。

3）正中神经（median nerve）：由臂丛内侧束和外侧束组成。在肘部、腕部易导致损伤。在腕关节水平损伤时，表现为鱼际肌瘫痪，桡侧 3 个半手指掌侧皮肤感觉迟钝或消失，拇指不能对掌、对指。损伤水平高于肘关节时，还表现为前臂旋前和拇指、示指的指间关节不能屈曲。

4）腓总神经（common peroneal nerve）：起自坐骨神经，绕过腓骨小头下行至走背。在腓骨小头处容易受伤，损伤后足下垂内翻，小腿外侧及足背感觉障碍。

## 二、其他特殊检查

**1. 压头试验**（spurling sign） 病人端坐，头后仰并偏向患侧，检查者手掌在病人头顶加压。出现颈部疼痛并向患侧手臂放射为阳性，常见于神经根型颈椎病（图 45-1）。

**2. 上肢牵拉试验**（Eaton sign） 检查者一手扶病人患侧颈部，另一手握住病人患侧腕部，上肢外展，向相反方向牵拉。患肢出现麻木及放射痛为阳性，常见于颈椎病（图 45-2）。

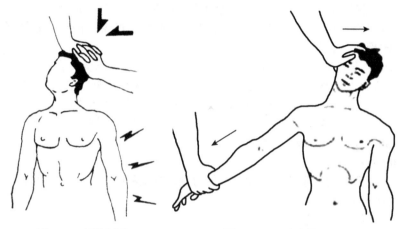

图 45-1　压头试验　　　　图 45-2　上肢牵拉试验

**3. 杜加征**（Dugas sign） 将患侧肘部紧贴胸壁时，手掌搭不到对侧肩部；或将手掌搭在对侧肩部时，肘部无法贴近胸壁，称为杜加征阳性，又称搭肩试验阳性，常见于肩关节脱位。

**4. 直腿抬高及加强试验**（Lasegue sign and Bragard sign） 检查时嘱病人取仰卧位，检查者一手保持病人膝关节伸直，另一手将患肢缓慢抬高，至 60° 以内即出现放射性疼痛则为直腿抬高试验阳性，系神经根粘连或受压使移动范围减小或消失、牵拉坐骨神经所致；缓慢放低患肢高度，至放射性疼痛消失，再使踝关节被动背屈，坐骨神经被牵拉，若又出现疼痛，则为加强试验阳性（图 45-3）。

**5. 骨盆挤压分离试验** 嘱病人取仰卧位，检查者双手用力从其双侧髂前上棘向中心相对挤压或向外后方分离，诱发疼痛者为阳性，常提示骨盆骨折。

**6. 浮髌试验**（floating patella test） 嘱病人仰卧位，膝关节伸直，放松股四头肌，检查者一手置于髌骨近侧，将膝内液体挤入髌骨下关节腔，另一手急速下压髌骨后快速松开，若有髌骨浮起感觉，为浮髌试验阳性，常提示膝关节积液。一般积液达到或超过 50ml 时，浮髌试验才呈阳性。

## 三、影像学检查

**1. X 线** 对骨科疾病的诊断和治疗具有重

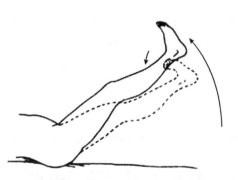

图 45-3　直腿抬高试验（实线）及加强试验（虚线）

要价值。部分病损 X 线征象的出现迟于临床症状，因而对于该检查不可过度依赖。摄片时应注意：①X 线投照位置。常规位置包括正位及侧位；特殊位置包括轴位，如尺骨鹰嘴、跟骨及髌骨等；斜位，如脊柱、腕大多角骨及腕舟状骨等；开口位，如寰枢关节。②四肢疾病摄片时需要对两侧进行对比。③应包括附近一个关节在内。④标出拍摄投照方向。

**2. X 线造影** 将造影剂注入组织间隙或腔隙内，用以显示间隙的各种改变。骨科常用造影包括椎管造影、关节造影、窦道造影及动静脉造影等。

**3. CT 检查** 主要用于 X 线诊断有困难时，可显示人体横断面图像，对运动系统疾病的定位、诊断及鉴别诊断有辅助诊断的价值。

**4. MRI 检查** 是目前检查软组织的最佳手段，可提供不同断面的图像，如额状面、矢状面、横切面等。在骨质疏松、感染、创伤、肿瘤等检查方面有诊断价值。行横轴位、矢状位及冠状位或任意断层扫描，可以清晰显示椎体及骨髓损伤情况，对脊柱、脊髓的诊断价值较高。对关节病变，如股骨头缺血坏死、膝关节韧带损伤等也有较好的诊断价值。

**5. 核素骨扫描** 利用亲骨性核素积聚于关节部位和骨骼的特点，将其引入体内，能够使关节和骨骼显现。核素骨扫描不但能显示骨、关节形态，又能反映局部代谢和血供状况，有助于明确病变的部位、性质，同时对骨转移瘤、急性血源性骨髓炎等有早期诊断价值。

# 第二节 牵 引 术

牵引术（traction）是骨科常用的治疗方法，是利用适当的持续牵引力和对抗牵引力达到整复和维持复位固定的治疗方法。牵引方法一般包括皮牵引、骨牵引及兜带牵引三种。

【适应证】

牵引术的适应证：①骨折、关节脱位的复位及维持复位后的固定；②矫正和预防关节挛缩畸形；③炎症肢体的制动和抬高；④治疗前的准备，如骨、关节疾病；⑤骨骼病变的预防。

【禁忌证】

局部皮肤受损、炎症及对胶布或泡沫塑料过敏者禁用皮牵引。

【常见护理诊断/问题】

**1. 自理缺陷** 与骨牵引后肢体活动受限有关。

**2. 有外周神经血管功能障碍的危险** 与骨牵引时血管、神经损伤及皮牵引时包扎过紧等有关。

**3. 有牵引无效的可能** 与牵引设置不当有关。

**4. 潜在并发症** 牵引弓脱落、牵引针眼感染、关节僵硬、足下垂、坠积性肺炎、泌尿系感染等。

【护理措施】

（一）操作前准备

**1. 做好解释** 向病人及家属解释牵引的重要性、目的、操作步骤及注意事项，以便取得病人配合治疗。

**2. 药物准备** 骨牵引术前应向病人询问有无药物过敏史，若有普鲁卡因过敏史，可准备 1%利多卡因局部麻醉用。

**3. 局部准备** 牵引肢体的局部用肥皂及清水将皮肤擦洗干净，去除油污，必要时剃毛。行颅骨牵引时，可将全部头发剃除。

**4. 用物准备** 皮牵引备胶布、扩张板、纱布绷带、苯甲酸酊或海绵牵引带；骨牵引备骨牵引器械包（内备骨克氏针、圆针、骨锤、手摇钻）、切开包、牵引弓等手术器械；另外还需准备牵引床、重锤、牵引绳、牵引架及包扎平整的布朗–毕洛架及托马斯架等。

皮牵引时，将胶布两头分叉劈开，使其宽度扩展。将比肢端稍宽的中央有孔的扩张板放置在胶布长度中点黏着面上（图 45-4）。

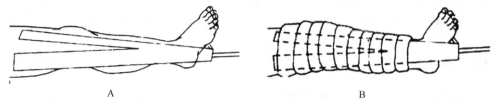

图 45-4　皮牵引用物

A. 下肢皮肤牵引的胶布贴；B. 绷带包扎用物

**5. 体位准备**　牵引前协助病人做好体位的摆放，并协助医师进行牵引。

## （二）操作中配合

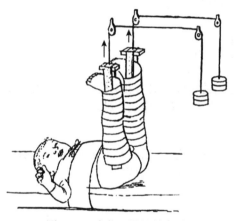

图 45-5　小儿双腿悬吊牵引

**1. 皮牵引**（skin traction）　用贴敷于患肢皮肤上的胶布或牵引带包捆于患肢皮肤上，利用其与皮肤的摩擦力，通过滑轮装置及肌肉在骨骼上的附着点，间接将牵引力传递到骨骼上，又称间接牵引。此种方法简单易行，无创，但牵引重量小，一般不超过 5kg。临床常见的皮牵引：

（1）双腿悬吊牵引：用于小儿股骨干骨折（图 45-5），牵引时，臀部离开床面以增加反作用力；也可用于全髋关节置换术后患肢的外展中立位的维持及预防病理性骨折等。为防止肢体麻痹，在行下肢皮牵引时，牵引不能压迫腓骨头部，以免压迫腓总神经。

（2）胶布牵引：将苯甲酸酊（婴幼儿除外）涂在局部皮肤，以增加黏合力及减少对胶布过敏。为了防止局部压迫，在骨隆突处加衬垫。根据肢体的粘贴部位及粗细选择适当宽度的胶布，平整无皱褶地将胶布沿肢体纵轴粘贴于肢体两侧并使之与皮肤紧贴，胶布外用绷带缠绕。通过牵引绳通过滑轮进行皮牵引。此种方法多用于四肢。

（3）海绵带牵引：将海绵带平铺于床上，将需牵引的肢体用大毛巾包裹，骨突处垫以衬垫或棉花，将肢体包好并扣上尼龙搭扣，拴好牵引绳，进行牵引。

**2. 骨牵引**（skeletal traction）　将不锈钢针穿入骨骼的坚硬部位，通过牵拉钢针直接牵拉骨骼，故又称直接牵引。骨牵引常见的部位：颅骨、股骨髁上、胫骨结节、跟骨、尺骨鹰嘴等。

（1）进针：①四肢牵引，在皮肤上做一小切口，协助医师用手摇钻将牵引针钻入骨质，并穿过骨质从对侧皮肤突出。用乙醇纱布覆盖针孔处皮肤，牵引针的两端用软木塞或有胶皮盖的小瓶套上，避免划破被褥或刺伤皮肤（图 45-6）；②颅骨牵引，用安全钻头钻穿颅骨外板，在此孔处插入牵引弓两侧的钉尖，将螺丝旋紧固定，扭紧固定，防止滑脱。

（2）牵引：系上牵引绳，通过滑车，在进行牵引时加上所需重量。此种方法持续时间长、牵引力量大，牵引重量：下肢牵引重量一般是体重的 1/10～1/7，颅骨牵引重量一般为体重的 6～8kg，不超过 15kg。因系有

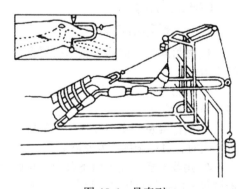

图 45-6　骨牵引

创牵引方式，所以有可能发生针眼感染。常用于肢体开放性骨折，颈椎骨折、脱位及肌肉丰富处的骨折等。

**3. 兜带牵引**　是利用布带或海绵兜带兜住骨突出部位并施加牵引力。

（1）枕颌带牵引（cervical traction）：常用于颈椎间盘突出症、颈椎骨折、脱位及颈椎病等。卧位牵引时牵引重量一般为 2.5～3kg；坐位牵引时，牵引重量自 6kg 开始，可逐渐增加到 15kg；每日 1～2 次，每次 30 分钟。牵引时，避免枕颌带压迫枕部、下颌及耳郭（图 45-7）。

（2）骨盆水平牵引：常用于治疗腰椎间盘突出症。将骨盆兜带包托骨盆，并在骨盆兜带上加适当重量，可定时间歇进行牵引。也可进行反牵引，即将特制胸部兜带拴在床架上或将床尾抬高 20～25cm。

（3）骨盆悬吊牵引：将兜带从后方包托于骨盆，将牵引绳交叉至对侧上方通过牵引支架及滑轮进行牵引（图 45-8）。常用于骨盆骨折的复位与固定。牵引重量以将臀部抬离床面 2～3cm 为标准。

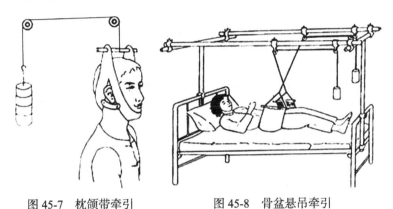

图 45-7　枕颌带牵引　　　　图 45-8　骨盆悬吊牵引

## （三）牵引期间护理

凡新上牵引的病人，应列入交接班内容。

**1. 保持有效牵引**　①设置对抗牵引：一般抬高床头或床尾 15～30cm，利用体重形成与牵引力方向相反的反抗牵引力；②牵引重锤保持悬空，不可随意增减牵引重量，不能触地或中途受阻；③牵引绳不应脱离滑轮，被毯衣物等重量不能压迫牵引绳；④皮牵引时应注意胶布或绷带有无松散或脱落，扩张板位置是否正确，若出现移位，应及时调整；⑤颅骨牵引时，应仔细检查牵引弓，并拧紧螺母，防止牵引弓脱落。

**2. 持续牵引的观察**　①观察病人患肢末端感觉、运动或血液循环情况，特别是皮牵引易致局部血管、神经受压，应详细检查、分析原因并及时报告医师；②定时观察记录牵引肢体长度变化，并与健侧比较，以防过度牵引；③检查肢体体位及牵引方向是否维持在正常要求位置，即牵引肢体长轴与牵引方向应成一直线。

**3. 皮肤护理**　长期卧床病人骨突部皮肤及胶布牵引部位可出现水疱、溃疡及压疮，注意密切观察胶布边缘皮肤有无皮炎或水疱。若出现水疱，可用注射器抽吸并予换药；若水疱面积较大，应立即去除胶布，暂时停止牵引或换用其他牵引方法。在可能发生压疮的部位放置水垫、棉圈、减压贴或应用气垫床，保持床单位清洁、平整和干燥，定时翻身，并密切观察受压皮肤的情况。

**4. 协助生活护理**　病人由于牵引制动，活动不便，生活不能完全自理。应将日常用物放在病人方便取用的地方，及时协助病人满足正常生理需要，如协助擦浴、洗头，教会病人使用床上便盆、床上拉手等。

**5. 并发症的观察与护理**

（1）血管和神经损伤：多与骨牵引穿针时判断不准确有关。骨牵引后密切观察肢体末梢的血运、创口敷料的渗血情况、病人生命体征及肢体运动情况。颅骨牵引者可引起颅内出血，因此术后应密切关注病人的意识、神经系统检查等；当颅骨牵引病人牵引过度时还可能对臂丛神经、舌下神经损伤等，相应表现出吞咽困难、一侧上肢麻木，伸舌时舌尖偏向患侧等。

（2）牵引针、弓的脱落：多与牵引针打入太浅，螺母未拧紧或术后没有定期拧紧引起。应每班仔细检查牵引弓，并拧紧螺母，防止牵引弓脱落。

（3）牵引针眼感染：与操作时未严格执行无菌技术、反复穿刺、未及时清除针眼处分泌物及积血或牵引针滑动有关。骨牵引针两端套上胶盖小瓶或软木塞；针眼处滴 75%乙醇，每日 2 次；及时擦去针眼处分泌物、痂皮等；牵引针若偏移向一侧，应注意在消毒后调整；发生感染者充分引流，严重时须拔去钢针，调整牵引位置。

（4）关节僵硬：最常见的是足下垂畸形，主要与患肢缺乏功能锻炼及腓总神经受压有关。下肢水平牵引时，踝关节呈自然足下垂位，并且关节不活动，会发生足下垂和跟腱挛缩。因此下肢水平牵引时，将棉垫垫于膝外侧，可防止压迫腓总神经；可用垂足板将踝关节置于功能位。若病情许可，定时做踝关节活动，预防足下垂。部分病人还可能出现髋关节屈曲畸形、膝关节屈曲畸形、肩内收畸形等，均与缺乏功能锻炼，长期固定体位有关。

（5）其他：病人因长期卧床，可能出现便秘、坠积性肺炎、下肢深静脉血栓形成等并发症，应注意及时预防，加强病情观察并及时处理；枕颌带牵引时为防止呼吸困难、窒息应注意避免牵引带压迫气管。

# 第三节　石膏绷带固定术

**案例 45-1**

患者，男性，6 岁，摔倒致右肘部外伤，肿痛，肘关节活动障碍 1 天。

体格检查：T 37.6℃，右肘部肿胀，张力性水疱生成，肘半屈曲位，X 线片示右肱骨髁上骨折，做手法复位，石膏夹板外固定。固定后患肢疼痛未见减轻，桡动脉搏动减弱，指被动屈伸诱发剧痛。

**问题：**

1. 该病例固定后可能出现的问题是什么？
2. 主要的相关护理措施有哪些？

石膏绷带（plaster bandage）是骨科常用的外固定材料之一。将熟石膏（无水硫酸钙）的细粉末撒在特制的稀孔纱布绷带上，用木板刮匀，卷制而成石膏绷带。石膏绷带经温水浸泡后，包在患肢上，5～10 分钟即可硬结成型，并逐渐干燥坚固，可以有效地固定患肢。近年来，使用较为广泛的是粘胶石膏绷带，它是将胶质黏合剂与石膏粉完全混合以后，牢固黏附在支持纱布上制成，使石膏绷带的处理更为舒适、清洁。常用的石膏类型可分为石膏托、石膏夹板、管型石膏（图 45-9）、躯干石膏（图 45-10）及特殊类型石膏等。

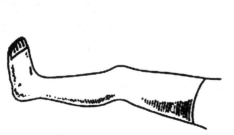

图 45-9　下肢管型石膏

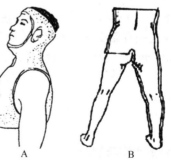

图 45-10　躯干石膏

A. 头颈胸石膏；B. 髋"人"字形石膏

【适应证】

**1.** 骨折、脱位复位后的固定。

**2.** 关节损伤、关节脱位复位后的固定。

**3.** 血管、周围神经、肌腱断裂或损伤，皮肤缺损，手术修复后需要制止关节活动时。

**4.** 骨与关节急慢性炎症的局部制动。

**5.** 维持与固定畸形矫正术后矫形的位置。

【禁忌证】

**1.** 全身情况差，如呼吸、循环系统和肾功能不全者，进行性腹水等。

**2.** 伤口发生或疑有厌氧菌感染。

**3.** 对胸腹部大型石膏固定孕妇需禁忌。

**4.** 年龄过大、婴幼儿、新生儿及身体衰弱者不宜行大型石膏固定。

【常见护理诊断/问题】

**1. 躯体活动障碍**　与石膏固定后肢体活动受限有关。

**2. 潜在并发症**　骨筋膜室综合征、石膏综合征、化脓性皮炎、失用综合征、压力性损伤、坠积性肺炎等。

【护理措施】

**（一）操作前准备**

**1. 做好解释**　向病人及其家属说明石膏固定的目的、意义、步骤及注意事项。

解释操作过程中石膏散热属于正常现象，并告知病人需积极配合，如肢体关节必须固定在功能位或所需的特殊体位，病人中途不能随意变动等。

**2. 影像学检查**　石膏固定前，应对病人患处行 X 线检查，以备术后对照使用。

**3. 用物准备**　备齐石膏固定所需用物，如石膏绷带、石膏刀、内盛 35～40℃ 温水的水桶或水盆、剪、卷尺、支撑木棍、衬垫和有色铅笔等。

**4. 皮肤准备**　将需石膏固定处的皮肤用肥皂及清水清洁并擦干；有伤口者需更换敷料；检查骨突处皮肤有无压疮，发现皮肤异常者应记录并报告医师。

**（二）操作中配合**

**1. 体位**　将病人置于关节功能位，特殊情况可根据需要摆放。置于石膏牵引架上或由专人维持，中途禁忌变换体位。

**2. 覆盖衬垫**　石膏固定处的皮肤表面需先覆盖一层衬垫，可用棉织筒套、棉纸或棉垫，以防骨隆突部位的皮肤和其他软组织受压伤形成压疮。

**3. 制作石膏条**　据肢体长度对石膏绷带的型号进行选择，将石膏绷带在平台上来回折叠，通常上肢 10～12 层，下肢 12～15 层，然后再从两头向中间折叠，平放入水内充分浸泡，待无气泡时取出，两手向中间轻挤，将多余水分去除后，推摸压平，置于患肢背面。

**4. 石膏包扎**

（1）石膏托制作：石膏托固定患肢后，直接用普通绷带缠绕固定。

（2）管型石膏制作：将石膏卷平放入水桶并完全浸没，至无气泡时双手持石膏卷两头取出后，挤去多余水分。石膏卷应由肢体近侧向远侧推动，使绷带粘贴缠绕，每一圈绷带覆盖上一圈绷带的 1/3。缠绕过程中用手掌均匀抚平绷带，以使各层贴合紧密、平整无褶，粗细不匀、曲线明显处要用拉回打"褶裥"，不可包得过松或过紧；层次均匀，一般包 5～7 层，绷带边缘、关节部及骨折部应多包 2～3 层；石膏绷带的厚度需上下一致，以不断裂为标准，不可随意加厚。

**5. 捏塑**　石膏未定型前，根据局部解剖特点适当捏塑及整理，使之完全适合于肢体轮廓以保证石膏对肢体的有效固定，重点注意几个关节部位。在石膏表面涂上石膏糊，加以抚摩，以使表面平滑。四肢绷带手指或足趾应露出，以便观察肢体末端血液循环、运动和感觉状况，同时可进行功能锻炼。

**6. 包边** 将衬垫从内面向外拉出一些以包住石膏边缘，若无衬垫，可用一宽胶布沿石膏边缘包起。在石膏表面涂上石膏糊，加以抚摩以使表面平滑。

**7. 标记** 在石膏外用记号笔标记好固定日期及预定拆石膏的日期。

**8. 开窗** 石膏未干前，为便于伤口引流、更换敷料或局部检查等，可在相应部位石膏上开窗。方法是先确定开窗范围并标记，再沿标记线用石膏刀向内侧斜切，同时将切开的石膏向上拉直至完全切开。为了防止软组织向外突出，已开窗的石膏须用棉花填塞后包好，或将石膏盖复原后，用绷带加压包紧。

### （三）石膏固定期间护理

**1. 干固前的护理**

（1）搬运：用手掌平托石膏固定的肢体进行搬运或翻身，避免抓捏石膏；大型石膏搬运需要扶持，维持肢体的位置，避免石膏折断。

（2）体位：卧硬板床，并用软枕妥善垫好石膏。四肢包扎石膏时须将患肢抬高，适当支托，以防肢体出血及肿胀。石膏背心及"人"字形石膏病人不要在头及肩下垫枕，避免胸腹部受压。下肢石膏应防足外旋及足下垂。

（3）加强观察：48 小时内监测肢体远端感觉、运动和血液循环情况，重视病人的主诉，若出现疼痛、麻木、活动障碍等异常情况应及时通知医生。

（4）加快干固：石膏一般自然风干，从硬固到完全干固一般需 24～72 小时；应创造条件加快干固，天冷时可适当提高室温，若需用红外线烤箱等方法吹干，须注意石膏传热，温度不宜过高，时间不宜太长，以防灼伤。

（5）保暖：寒冷季节应注意保暖。未干固的石膏若用毛毯覆盖时应使用支架托起。

**2. 干固后的护理**

（1）保持石膏的清洁、干燥：髋"人"字形石膏及石膏背心固定者，尤其是婴幼儿，大小便后应及时清洁会阴及臀部，并注意勿弄湿及污染石膏。石膏污染后用软毛巾沾肥皂及清水擦拭干净。变形、严重污染的石膏应及时更换。

（2）保持有效固定：若石膏发生断裂，或行石膏管型固定者，因肌萎缩或肢体肿胀消退可导致原石膏失去固定作用，应及时更换石膏。

（3）并发症的观察及护理

1）骨筋膜室综合征（osteofascial compartment syndrome）：骨筋膜室是由骨、骨间膜、肌间隔和深筋膜形成的密闭腔隙。四肢骨折时，骨折部位筋膜室内压力增高导致室内肌肉和神经因急性缺血、水肿、血循环障碍而产生的一系列严重的病理改变，即为骨筋膜室综合征。好发于小腿和前臂的掌侧。应严密观察石膏固定肢体的末梢血液循环情况，体位摆放是否正确，注意倾听病人的主诉。观察病人是否出现"5P"征：疼痛（pain）、苍白（pallor）、感觉异常（paresthesia）、肌瘫痪（paralysis）及脉搏消失（pulseless），若出现肢体血液循环受阻或神经受压的征象，应立即协助病人将肢体放平，并通如医师将固定的石膏全层剪开，严重者须拆除，必要时行肢体切开减压术。

2）压疮：行石膏固定术病人因多需长期卧床，身体骨突起处受压，局部血液循环障碍，易形成压疮。应保持床单位清洁、干燥，协助病人定时翻身，尽量避免剪切力、摩擦力等损伤，骨突处使用减压贴等保护。

3）化脓性皮炎：表现为局部持续性疼痛、形成溃疡、有恶臭及脓性分泌物渗出或流出石膏。多因石膏塑形不好，石膏未干固时放置不当或搬运等致石膏表面凹凸不平；部分病人可能将异物伸入石膏内搔抓石膏下皮肤，导致肢体局部皮肤受损破溃，病人出现局部持续性疼痛、溃疡形成、有恶臭分泌物流出或渗出石膏，应及时开窗检查及并进行换药处理。

4）石膏综合征：部分行躯干石膏固定的病人可能会出现腹痛、反复呕吐甚至面色苍白、血压下降、呼吸窘迫、发绀等表现，称为石膏综合征。常见原因：①石膏包扎过紧，影响病人呼吸及进食后胃扩张；②手术刺激后腹膜及神经致神经反射性急性胃扩张；③潮湿、过度寒冷等致胃肠功能紊乱。因此石膏绷带包扎时不可过紧，且应在上腹部充分开窗；室内温度调整在 25℃ 左右、湿度为 50%～60%；嘱病人少食多餐，避免过饱过快及进食产气多的食物等。轻度石膏综合征发生者，可通过饮食的调整、充分开窗等处理；严重者应迅速拆除石膏，给予禁食、静脉补液、胃肠减压等处理。

5）失用综合征：由于肢体长期固定从而导致肢体缺乏功能锻炼，导致肌萎缩；同时骨骼中溢出大量钙盐致骨质疏松；关节内纤维粘连致关节僵硬。因此，应加强肢体在石膏固定期间的功能锻炼。

6）出血：手术切口或创面出血时，若血液或渗出液渗出石膏外，则用记号笔标记出范围、日期，详细记录。若血迹继续扩大，应及时报告医师，必要时协助医师开窗以彻底检查。

7）其他：应积极观察和处理如便秘、坠积性肺炎、泌尿道感染等并发症，系因石膏固定术后需长期卧床导致，出现上述症状时，必要时应通知医师处理。

**3. 石膏拆除**　拆石膏前需向病人解释，以取得病人配合。使用石膏锯时可有压迫、振动及热感但无痛感，不会切到皮肤，石膏拆除后，病人有肢体减负的感觉。石膏下的皮肤一般有一层黄褐色的死皮或痂皮、油脂等；其下的新生皮肤较为敏感，嘱病人避免搔抓，可用温水清洗后，涂一些润肤霜保护皮肤，每日行局部按摩。由于长时间固定不动，开始活动时肢体可能产生新的不适或疼痛，以后逐渐减轻。应指导病人加强患肢功能锻炼，必要时可用弹性绷带包扎患肢，并逐步放松，以缓解不适症状。

# 第四节　功　能　锻　炼

骨科治疗中功能锻炼是一项重要的组成部分，是预防并发症、促进肢体功能恢复的重要保证。康复训练应与病人共同讨论并制订个性化的功能锻炼方案，可应用图、表、音频、视频等方式指导病人行功能锻炼，从而充分调动病人的主观能动性，训练中应遵循动静结合、循序渐进、主动与被动运动相结合的原则，活动范围由小到大，次数由少到多。争取科学、早期合理地进行康复训练。通常骨科病人的功能锻炼分为 3 个阶段。

**1. 初期**　术后 1～2 周，此期病变部位可能因疼痛、肿胀导致肢体活动受限，因此功能锻炼应在病变部位关节不活动的情况下，主动地使患肢肌做舒缩活动，以肌肉等长收缩活动为主，而身体其他各关节均应进行功能锻炼。功能锻炼可以达到促进肢体血液循环，消除局部肿胀，防止肌萎缩的目的。

**2. 中期**　术后 2 周，此期病变部位肿胀消退，局部疼痛减轻，手术切口愈合、拆线，牵引或外固定支具已解除，因此应根据病情需要，在医护人员指导下，通过健肢的帮助，配合简单的支架辅助锻炼或器械，逐渐增加病变肢体的运动强度和运动范围。

**3. 后期**　此时病变部位已基本愈合，外固定支具已解除，因此应加强肌力的锻炼和关节活动范围，消除肌体肿胀和关节僵硬，并配合理疗、按摩针灸等物理治疗和外用药物熏洗，促进恢复。此外，还应保持关节功能位置，但由于功能位是相对的，因此在临床实际应用中，应根据病人的个体差异如性别、年龄、职业等综合因素决定。

（李桂玲）

# 第四十六章 骨折病人的护理

## 【学习目标】

**识记** ①骨折的定义、病因、分类；②骨折的愈合过程、愈合标准和影响愈合的因素；③四肢骨折、脊柱骨折、脊髓损伤和骨盆骨折的原因与发病机制、分类及辅助检查。

**理解** 比较常见四肢骨折、脊柱骨折、脊髓损伤和骨盆骨折的临床表现及处理原则。

**运用** 运用护理程序对骨折病人实施整体护理。

# 第一节 概 述

## 【定义】

骨折（fracture）是指骨的完整性和连续性中断。

## 【病因】

骨折由创伤和骨骼疾病所致。

### （一）创伤

**1. 直接暴力** 暴力直接作用于局部骨骼使受伤部位发生骨折，常伴有不同程度的软组织损伤。如由重物砸伤，致砸伤处发生胫腓骨骨折（图46-1）。

**2. 间接暴力** 暴力通过纵向传导、杠杆作用或扭转作用和肌肉收缩等方式使受力点以外的骨骼部位发生骨折。如跌倒时以手掌撑地，因上肢与地面角度不同力向上传导，可致桡骨远端骨折或肱骨髁上骨折（图46-2）。

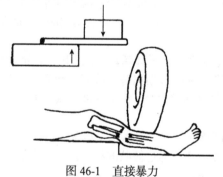

图 46-1 直接暴力

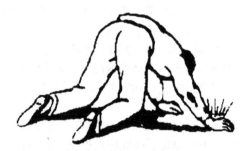

图 46-2 间接暴力

**3. 积累性劳损** 长期、反复、轻微的直接或间接损伤可致使肢体某一特定部位骨折，又称疲劳骨折，如远距离行走易致第2、3跖骨及腓骨下1/3骨干骨折。

### （二）骨骼疾病

如骨髓炎，骨肿瘤所致骨质破坏，受轻微外力即发生骨折，称病理性骨折。

## 【分类】

### （一）根据骨折的程度和形态分类

**1. 不完全性骨折** 骨的连续性和完整性部分中断，按其形态可分为裂缝骨折、青枝骨折。

（1）裂缝骨折：骨质出现裂隙，无移位，多见于颅骨、肩胛骨等。

（2）青枝骨折：多见于儿童，骨质和骨膜发生部分断裂，可有成角畸形。与青嫩树枝被折断时相似而得名。

**2. 完全性骨折**　骨的完整性或连续性全部中断，管状骨骨折后形成远、近两个或两个以上的骨折段。按骨折线的方向及形态可分为横形骨折、斜形骨折、螺旋形骨折、粉碎性骨折、嵌插骨折、压缩性骨折、凹陷骨折和骨骺分离(图46-3)。

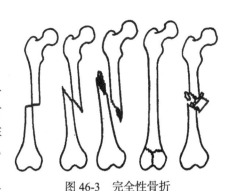

图46-3　完全性骨折

### （二）根据骨折处是否与外界相通分类

**1. 开放性骨折**　骨折处皮肤及筋膜或骨膜破裂，骨折端与外界相通。

**2. 闭合性骨折**　骨折处皮肤及筋膜或骨膜完整，骨折端不与外界相通。

### （三）根据骨折端的稳定程度分类

**1. 稳定性骨折**　在生理外力作用下，骨折端不易发生移位的骨折，如裂缝骨折、青枝骨折、横行骨折、压缩骨折、嵌插骨折等。

**2. 不稳定性骨折**　在生理外力作用下，骨折端易发生移位的骨折，如螺旋形骨折、斜形骨折、粉碎骨折等。

骨折端移位分以下几种类型（图46-4）。

（1）侧方移位：远侧骨折端移向侧方。一般以近端为基准，以远端的移位方向称为向前、向后、向内或向外侧方移位。

（2）成角移位：两骨折段之轴线交叉成角，以角顶的方向称为向前、向后、向内或向外成角。

（3）旋转移位：骨折段围绕骨的纵轴而旋转。

（4）分离移位：骨折段在同一纵轴上互相分离。

（5）缩短移位：骨折段互相重叠或嵌插，骨长度因而缩短。

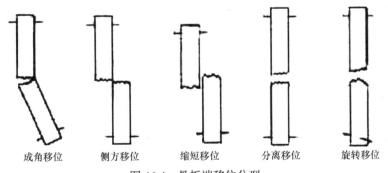

成角移位　　　侧方移位　　　缩短移位　　　分离移位　　　旋转移位

图46-4　骨折端移位分型

**【临床表现】**

大多数骨折只引起局部症状，严重骨折和多发骨折可引起全身症状。

### （一）全身表现

**1. 休克**　骨折休克的重要原因主要是出血，特别是骨盆骨折、股骨骨折和多发性骨折，出血量可多达2000ml以上。严重的开放性骨折或合并其他重要脏器的损伤可引起休克甚至死亡。

**2. 发热**　骨折后一般体温正常，出血量较大的骨折如股骨干骨折，骨盆骨折可出现低热，一般体温不超过38℃。开放性骨折出现高热应考虑感染的可能。

### （二）局部表现

局部表现包括骨折的特有体征和一般表现。

**1. 骨折的特有体征**

（1）畸形：骨折端移位可使患肢外形发生改变，主要表现为缩短、成角、延长。

（2）异常活动：正常情况下肢体非关节部位出现类似关节部位的活动。

（3）骨擦音或骨擦感：两骨折端相互摩擦时，可产生骨擦音或骨擦感。

以上三种体征只要发现其中之一即可确诊，但未见此三种体征者也不能排除骨折的可能，如嵌插骨折、裂缝骨折。不能为了检查特有体征而刻意搬动患肢，不可故意反复检查，以免加重周围组织特别是血管和神经的损伤。

**2. 骨折的一般表现**

（1）疼痛与压痛：骨折和合并伤处均感疼痛，在移动肢体时疼痛加剧，伴明显压痛。由骨长轴远端向近端叩击和冲击时可诱发骨折部位的疼痛，为纵向叩击痛。

（2）肿胀及瘀斑：因骨折发生后骨折处血管破裂出血形成血肿，软组织损伤导致水肿，甚至出现张力性水疱和皮下瘀斑。由于血红蛋白的分解，局部皮肤可呈紫色、青色或黄色。

（3）功能障碍：局部肿胀和疼痛使患肢活动受限。完全性骨折时受伤肢体活动功能可完全丧失。

### 【常见并发症】

### （一）早期并发症

**1. 休克**　严重损伤、骨折引起大出血或重要器官损伤所致。

**2. 脂肪栓塞综合征**　成人多见，多发生于粗大的骨干骨折，如股骨干骨折。因骨折部位骨髓腔被破坏，血肿张力过大，使脂肪滴由破裂的静脉窦内进入血液循环所致。引起肺、脑、肾等部位脂肪栓塞。通常发生在骨折后48小时内。出现肺栓塞表现如呼吸困难、发绀、心率加快和血压下降等，出现脑栓塞表现为意识障碍，如烦躁、昏迷、抽搐等，甚至死亡。

**3. 重要内脏器官损伤**　骨折可导致肝、脾破裂，肺损伤，膀胱、尿道、直肠损伤等；如骶骨骨折导致直肠破裂。

**4. 重要周围组织损伤**　骨折会导致重要血管损伤、周围神经损伤、脊髓损伤，如脊柱骨折和脱位伴发脊髓损伤。

**5. 骨筋膜室综合征**　常由创伤骨折或外包扎过紧等，迫使骨筋膜室容积减小、骨筋膜室内压力增高所致。根据其缺血的不同程度而导致不同的结果：①濒临缺血性肌挛缩；②缺血性肌挛缩；③坏疽。

### （二）晚期并发症

**1. 坠积性肺炎**　多发生于骨折长期卧床的病人，特别是老年、体弱和患有慢性病的人，有时甚至可危及病人生命。

**2. 压疮**　骨突起处受压时，局部血液循环障碍易形成压疮。常见部位有骶尾部、髋部、足跟部等。截瘫病人由于肢体失去神经支配，局部缺乏感觉且血液循环更差，因此压疮更易发生且更难治愈。

**3. 下肢深静脉血栓**　多见于骨盆骨折或下肢骨折病人，由于患肢长期制动静脉血液回流缓慢，以及创伤导致的血液高凝状态，都容易导致下肢深静脉血栓形成。若血栓脱落阻塞肺动脉及其分支可引起肺栓塞。深静脉血栓形成和肺栓塞合称为静脉血栓栓塞症。

**4. 感染**　开放性骨折，由于骨折断端与外界相通，存在感染危险。特别是污染较重或伴有较严重的软组织损伤者，若清创不彻底，可导致化脓性骨髓炎。

**5. 损伤性骨化**　又称骨化性肌炎。多因关节扭伤、脱位或关节附近骨折，骨膜剥离形成骨膜下血肿，若血肿较大或处理不当使血肿扩大，血肿机化并在关节附近软组织内广泛骨化，严重影响关节活动功能，特别是肘关节周围损伤，如肱骨髁上骨折反复暴力复位，或骨折后肘关节活动受限而强力反复牵拉。

**6. 创伤性关节炎**　关节内骨折未能准确复位，骨折愈合后关节面不平整，长期磨损易引起活动时关节疼痛，多见于膝关节、踝关节等负重关节。

**7. 关节僵硬**　是骨折和关节损伤最为常见的并发症，由于患肢长时间固定导致静脉和淋巴回流不畅，关节周围组织中浆液纤维性渗出和纤维蛋白沉淀，发生纤维粘连，并伴有关节囊和周围肌肉挛缩，致使关节活动障碍。

**8. 急性骨萎缩**　即损伤所致关节附近的痛性骨质疏松，也称反射性交感神经性骨营养不良，好发于手、足骨折后，典型的症状是疼痛和血管舒缩紊乱。

**9. 缺血性骨坏死**　骨折段的血液供应被破坏所致；是由于血液供应受阻导致的骨细胞死亡，缺血性坏死的严重程度取决于循环系统的受损程度。股骨头（髋部）是最常见的受损部位，其次为股骨远端和肱骨头（肩部）。腕舟骨、足舟骨和距骨的骨坏死也并不罕见。

**10. 缺血性肌挛缩**　较严重的并发症之一，是骨筋膜室综合征处理不当的结果。常见原因是骨折处理不当，特别是外固定过紧，也可由骨折和软组织损伤直接导致。一旦发生则难以治疗，可造成典型的爪形手或爪形足。

**【辅助检查】**

**（一）实验室检查**

**1. 血常规检查**　骨折大量出血时可见血红蛋白和血细胞比容降低。

**2. 血钙、血磷检查**　在骨折愈合阶段，血钙和血磷水平常常升高。

**3. 尿常规检查**　脂肪栓塞综合征时尿液中可出现脂肪球。

**（二）影像学检查**

**1. X 线检查**　可了解骨折的部位、范围、性质、程度和与周围软组织的关系，为治疗提供参考。指导骨折的整复、牵引、固定，观察治疗效果和病变的发展及预后的判断等。

**2. CT 扫描**　从横断面图像观察脊柱、骨盆、四肢关节较复杂的解剖部位和骨折情况。

**3. 骨扫描**　有助于确定骨折的性质和并发症，如有无病理性骨折。

**4. 磁共振检查（MRI）**　主要可检查骨折附近的软组织及韧带的损伤，半月板及间盘的损伤等。

**【骨折的处理原则】**

骨折的处理原则包括现场急救和临床处理两部分。

**（一）现场急救**

现场急救时不仅要处理骨折，更要注意全身情况的处理。骨折急救的目的是用最为简单而有效的方法抢救生命，保护肢体并迅速转运，以便尽快妥善处理。

**（二）临床处理**

骨折的治疗有三大原则，即复位、固定和功能锻炼。

**1. 复位**　是将骨折后发生移位的骨折断端恢复正常或接近原有正常位置，以重新恢复骨骼的支架作用，是骨折固定和功能锻炼的基础。复位的方法有闭合复位（又称手法复位）和手术复位、外固定架复位等。

**2. 固定**　骨折复位后，因为其不稳定，容易发生再移位，因此要采用不同的方法将其固定在满意的位置上，使其逐渐愈合。常用的固定方法：小夹板、石膏绷带、外固定器、外展支架、持续牵引制动固定等，称为外固定。通过手术切开将骨折端直接上钢针、螺丝钉、接骨板、髓内钉、加压钢板、假体、自体或异体植骨片等，称为内固定。

**3. 功能锻炼**　是在不影响固定的情况下，尽快地恢复患肢肌肉、肌腱、韧带、关节囊软组织的舒缩活动。功能锻炼是尽早恢复患肢功能和预防并发症的重要保证。

## 【骨折愈合】

### （一）骨折愈合过程

骨折愈合过程是一个复杂而连续的过程，从组织学和细胞学的变化，通常将其分为三个阶段，但三者之间又不可截然分开，而是互相交织逐渐演进。

**1. 血肿炎症机化期**　骨折导致骨髓腔、骨膜下和周围组织血管破裂出血，在骨折断端及其周围形成血肿。伤后6～8小时，由于内、外凝血系统的激活，骨折断端的血肿凝结成血块。由骨折造成的损伤和缺血，可致部分软组织和骨组织坏死引起炎症反应，逐渐清除血凝块、坏死软组织和死骨，而使血肿机化形成肉芽组织。

**2. 原始骨痂形成期**　骨内、外膜增生，新生血管长入，成骨细胞大量增生，合成并分泌骨基质，使骨折端附近内、外形成的骨样组织逐渐骨化，形成新骨，即膜内成骨。由骨内、外膜紧贴骨皮质内、外形成的新骨，分别称为内骨痂和外骨痂。填充于骨折断端间和髓腔内的纤维组织逐渐转化为软骨组织并钙化形成骨，即软骨内成骨，形成连接骨痂。骨痂、内骨痂和外骨痂相连形成桥梁骨痂，其标志着原始骨痂形成。这些骨痂不断钙化加强，当其达到足以抵抗肌收缩及成角剪力和旋转力时，则骨折已达到临床愈合，成人一般需4～8周。

**3. 骨板形成塑形期**　原始骨痂中新生骨小梁增粗，排列逐渐规则和致密。骨折端的坏死骨经破骨和成骨细胞的侵入，完成死骨清除和新骨形成的爬行替代过程。原始骨痂被板层骨所替代，使骨折部位形成坚强的骨性连接，这一过程需8～12周。随着肢体活动和负重，上述过程继续进行，使多余的骨痂被吸收而清除。髓腔重新沟通，骨折恢复正常骨结构。

### （二）骨折的愈合标准

临床愈合是骨折愈合的重要阶段，其标准为：①局部无压痛，无纵向叩击痛；②局部无异常活动；③X线片显示骨折线模糊，有连续性骨痂通过骨折线；④功能测定，在解除外固定情况下，上肢能平举1kg达数分钟，下肢能连续徒手步行3分钟，并不少于30步；⑤连续观察2周骨折处不变形，则观察的第1天即为临床愈合日期。以上5条必须达到，才能判定为临床愈合。其中②、④两项的测定必须慎重，以不发生变形或再骨折为原则。

### （三）影响愈合的因素

影响骨折愈合的因素：①全身因素，年龄、营养和代谢因素、健康状况等；②局部因素，骨折的类型和数量，骨折部位的血液供应，软组织损伤程度等；③治疗方法，如反复多次的手法复位、治疗操作不当、骨折固定不牢固、过早和不恰当的功能锻炼。

## 【护理】

### （一）非手术治疗/术前评估

**1. 健康史**

（1）一般情况：包括年龄、性别、婚姻、职业和运动爱好。

（2）外伤史：了解受伤的原因、部位、时间，受伤时的体位和环境，外力作用的方式、方向与性质，伤后病人功能障碍及伤情发展情况，急救处理经过等。

（3）既往史：重点了解与骨折有关的因素，如病人有无骨质疏松、骨折、骨肿瘤病史及手术史。

（4）家族史：了解家族中是否有患骨科疾病的病人。

**2. 身体状况**

（1）症状与体征：评估生命体征和主要体征，观察病人有无意识障碍及有无低血容量休克的症状。评估病人的骨折部位活动及关节活动范围，有无骨折局部特有体征和一般表现。皮肤是否完整，开放性损伤的范围，程度和污染情况。有无其他伴发伤，如局部神经、血管或脊髓损伤；有无骨折并发症；石膏固定、小夹板固定或牵引是否维持于有效状态。

（2）辅助检查：了解有无 X 线、CT、MRI 及其他有关手术耐受性的检查（如心电图、肺功能检查）等的异常发现。

**3. 心理–社会支持状况** 了解病人对疾病的认知程度，对治疗方案和疾病预后有何顾虑和思想负担；了解病人的朋友及家属对其关心支持程度；了解家庭对治疗的经济承受能力。

## （二）术后评估

**1. 术中情况** 了解病人手术、麻醉方式与效果、骨折修复情况、术中出血、补液、输血情况和术后诊断。

**2. 身体评估** 评估石膏固定、小夹板固定或牵引术是否维持有效状态；功能恢复情况；是否出现与手术有关或与骨折有关的并发症。

**3. 心理状态与认知程度** 评估病人有无焦虑、抑郁等负性情绪；康复训练和早期活动是否配合，对出院后的治疗是否了解。

## （三）常见护理诊断/问题

**1. 疼痛** 与骨折部位神经损伤、软组织损伤、肌肉痉挛和水肿有关。

**2. 有周围神经血管功能障碍** 与骨和软组织损伤、外固定不当有关。

**3. 躯体活动障碍** 与骨折、牵引或石膏固定有关。

**4. 潜在并发症** 休克、脂肪栓塞综合征、骨筋膜室综合征、关节僵硬等。

## （四）护理目标

1. 病人主诉骨折部位疼痛减轻，舒适感增加。

2. 患肢末端维持正常的组织灌注，皮肤温度和颜色正常，末梢动脉搏动有力，感觉正常。

3. 病人能够在不影响牵引或固定的情况下有效移动。

4. 病人未出现并发症，或出现并发症后及时得到处理。

## （五）护理措施

**1. 现场急救** 骨折现场急救是用最简单而有效的方法抢救生命，保护患肢，迅速转送，以使病人尽快得到妥善处理和救治。如病人处于休克状态中，应以抗休克为首要任务；注意保温，有条件时应输血、输液。对处于昏迷的病人，应注意保证呼吸道通畅。闭合性骨折有穿破皮肤，损伤血管、神经的危险时，应尽量消除显著的移位，然后用夹板固定。

（1）创口包扎：绝大多数的创口出血，用绷带压迫包扎后即可。大血管出血时，可用止血带，记录开始用止血带的时间。若骨折端已穿出创口并污染，但未压迫血管神经时，不应立即复位，以免将污染物带进创口深处。可待清创后将骨折端清理，再行复位。

（2）妥善固定：是骨折急救的重要措施，避免在搬运时骨折端移动而加重软组织、血管、神经或内脏损伤；骨折固定后即可止痛，有利于防止休克，便于运输，若备有特制的夹板，最为妥善。

（3）迅速运输：病人经妥善固定后，应迅速运往医院救治。

**2. 非手术治疗的护理/术前护理**

（1）心理护理：稳定病人情绪，减轻其焦虑、恐惧心理。

（2）体位护理：安置合适的体位，如下肢骨折常取卧位，但需经常更换卧姿，防止压疮和坠积性肺炎，变换体位时，应以不影响骨折的固定为原则。保持骨折确切固定，经常检查牵引和外固定的情况，保持其有效性，以使骨折得到确切固定。

（3）疼痛护理：护理操作时动作应轻柔；移动病人时，必须对患肢妥善保护；病人诉疼痛时应仔细检查，找出原因给予正确处理。遵医嘱给予止痛剂。

（4）病人患肢血运的观察：包括肢端的颜色、肿胀、温度、感觉、运动、动脉搏动、毛细血管充盈等，发现异常，及时报告医生，并协助处理。

（5）外固定护理：做好石膏或牵引外固定病人的护理。

（6）并发症的观察和预防：注意观察病人的生命体征，注意观察全身及局部情况，若出现休克、脂肪栓塞综合征、坠积性肺炎、压疮、下肢深静脉血栓、关节僵硬等并发症，应及时报告医师采取相应的处理措施。鼓励病人积极功能锻炼。

（7）饮食护理：骨折早期饮食宜清淡，多汤水而富于营养，少食油腻、煎炸食物，口味不宜过于辛辣。要特别注意高蛋白质、高维生素、高热量、高铁和高钙的食物，多饮水。增加晒太阳的时间以增加骨中钙和磷的吸收。对于不能到户外晒太阳的病人要注意补充维生素 D、强化维生素 D 牛奶和酸奶。

**3. 术后护理**

（1）体位：术后抬高患肢，以促进静脉血液和淋巴液回流，减轻肿胀。

（2）患肢的观察与护理：注意伤口敷料有无渗血、渗液，保持引流管通畅。患肢皮肤颜色、温度、肿胀、感觉运动、动脉搏动等，如出现异常及时报告医生，并协助处理。

（3）功能锻炼：在保证牢固固定的前提下，应循序渐进地进行功能锻炼，以促进骨折愈合，预防并发症发生。

## （六）护理评价

**1.** 病人疼痛是否减轻，舒适感是否增加。

**2.** 病人肢端是否维持正常的组织灌注，皮肤温度和颜色正常，末梢动脉搏动有力。

**3.** 病人是否能够在不影响牵引或固定的情况下有效移动。

**4.** 病人是否出现并发症，或出现并发症是否得到及时处理。

## 【健康教育】

**1. 安全指导** 指导病人及家属正确评估家庭环境的安全性，妥善放置家庭设施。并指导病人正确使用步行辅助器械或轮椅。行走练习时需有家人陪伴，以防摔倒。

**2. 功能锻炼** 告知病人出院后继续坚持功能锻炼的意义和方法，指导病人家属如何协助病人完成各种动作。

**3. 复查指导** 告知病人按时复查，并说明复查的重要性。如患肢出现远端肢体肿胀、疼痛明显加重、肢体麻木，夹板、石膏或外固定器械松动等，应及时到医院就诊。

# 第二节 常见四肢骨折

## 一、肱骨干骨折的护理

**案例 46-1**

患者，男性，28 岁，因摔倒致右上臂疼痛、肿胀 1 小时。

患者 1 小时前不慎摔伤，当时手掌着地，伤后即感右上肢疼痛厉害，局部肿胀明显，上肢活动障碍。

体格检查：T 36.8℃，P 78 次/分，R 22 次/分，BP 110/80mmHg。右上臂可见多处皮肤擦伤，局部青紫。右上臂可见畸形、短缩，掌指关节可伸直，拇指可外展，皮肤感觉正常，桡动脉搏动正常。

患者神志清楚，对答切题，查体合作，伤后无头痛、恶心、呕吐等症状。既往体健，否认高血压、冠心病、糖尿病、精神疾病等病史。

**问题：**

1. 本例患者首先考虑的诊断是什么？

2. 解释该患者的受伤机制。

3. 如何指导患者行功能锻炼？

　　肱骨干骨折（humeral shaft fracture）系指发生在肱骨外科颈以下 1～2cm 至肱骨髁上 2cm 之间的骨折。在肱骨干中下 1/3 段后外侧有桡神经沟，此处骨折容易发生桡神经损伤。

### 【病因与发病机制】

　　肱骨干骨折可由直接或间接暴力造成。直接暴力常由外侧打击肱骨干中部，致横行或粉碎性骨折。间接暴力常由手部或肘部着地，外力向上传导，加上身体倾斜所产生的剪切式应力，多导致肱骨干中下 1/3 段骨折。有时也可因投掷运动或掰手腕时肌肉极度强烈收缩，扭转暴力导致肱骨干螺旋形骨折。骨折端多有移位。

### 【临床表现】

　　**1. 症状**　病人主诉上臂疼痛、肿胀、皮下瘀斑，上肢活动障碍。

　　**2. 体征**　患侧上臂可见畸形，反常活动，骨摩擦感/骨擦音，患肢不能持重。若合并桡神经损伤，可出现患侧垂腕畸形，各手指掌指关节不能背伸，拇指不能伸直，前臂旋后障碍，手背桡侧皮肤感觉减退或消失。

### 【辅助检查】

　　X 线片可了解骨折类型和移位情况。

### 【治疗原则】

　　肱骨干骨折的治疗目的是取得骨性愈合，获得良好的对线复位及恢复病人的功能，非手术治疗或手术治疗都能获得很好的效果。因此，选择治疗方法时应考虑多种因素，包括病人的年龄、并发症、软组织情况及骨折类型。

　　**1. 非手术治疗**　手法复位后悬垂石膏固定、"U"形石膏固定、小夹板固定、外展位肩"人"字形石膏固定、功能支具制动等。

　　**2. 手术治疗**

　　（1）手术适应证：开放骨折、合并血管损伤、漂浮肘，多段骨折、病理骨折、双侧肱骨干骨折、多发骨折等。

　　（2）手术方法：切开复位接骨板螺钉内固定、髓内固定、外固定架固定。

### 【护理】

#### （一）护理评估

　　**1. 术前评估**

　　（1）健康史：病人年龄、职业、营养状况、生活自理能力；既往是否做过上肢手术；评估病人有无外伤史，近期有无跌倒经历。

　　（2）身体状况：评估疼痛的部位、性质、局部有无压痛肿胀等，缓解疼痛的措施及效果等。评估患肢手指有无麻木，拇指能否背伸，指端感觉、血运及温度。了解各项检查结果有无阳性表现。

　　（3）心理-社会评估：观察病人情绪变化，了解对疾病的认知程度及对手术的理解程度，有无紧张、恐惧心理；评估病人的家庭及支持系统对病人的支持帮助等。

　　**2. 术后评估**

　　（1）手术情况：麻醉方式、手术名称、术中情况，引流管数量及位置等。

　　（2）身体状况：动态评估生命体征；观察伤口外敷料有无渗血；伤口引流管的位置、数量，引流液颜色、性质及引流量；动态评估病人的手指感觉功能恢复情况；排尿情况；评估有无神经症状出现。

#### （二）常见护理诊断/问题

　　**1. 疼痛**　与骨折、软组织损伤、肌痉挛和水肿有关。

　　**2. 有合并血管神经损伤的危险**　与骨和软组织损伤有关。

**3. 有矢用综合征的危险**　与肱骨干骨折后关节活动障碍有关。

**4. 知识缺乏**　缺乏有关骨折后康复锻炼的相关知识。

**5. 焦虑**　与疼痛及对手术相关知识不了解有关。

### （三）护理目标

**1.** 病人疼痛减轻，舒适感增加。

**2.** 病人未出现血管神经损伤等症状。

**3.** 病人未出现关节僵硬、肌肉萎缩等症状。

**4.** 病人获得手术的相关知识，恐惧感减轻。

**5.** 病人能够掌握患肢功能锻炼的方法。

### （四）护理措施

**1. 非手术治疗的护理/术前护理**

（1）评估患肢的损伤程度，准确评估疼痛的部位、程度、性质、持续时间及减轻疼痛措施的有效性，观察血管、神经功能及肢体远端的感觉活动情况。

（2）体位护理：用吊带或三角巾将患肢托起，以促进静脉回流，减轻肢体肿胀。

（3）术前准备：协助病人完善各种检查，如血液检查、心电图、X线检查等，完善皮肤准备。术前护士要向病人及其家属讲解手术的相关注意事项，安慰鼓励病人，减少病人焦虑、紧张的情绪。

（4）功能锻炼：复位固定后尽早开始手指屈伸活动，并进行上臂肌肉的主动舒缩运动，但禁止做上臂旋转。2～3周后，开始腕、肘关节屈伸主动活动和肩关节外展、内收活动，逐渐增加活动量和活动频率。6～8周后加大活动量，并做肩关节旋转活动，以防止肩关节僵硬或萎缩。在锻炼过程中，要定期检查骨折对位、对线及愈合情况。

**2. 术后护理**

（1）体位护理：抬高患肢，放置舒适体位，麻醉未恢复前将腕关节置于背伸位置，防止腕关节下垂。注意观察患肢手指感觉活动及麻醉恢复情况。

（2）伤口及引流管护理：术后密切观察伤口情况，加强伤口护理，观察伤口外敷料有无渗血或渗液，保持伤口清洁干燥；观察伤口引流管的位置、数量，引流液颜色、性质及引流量。

（3）疼痛护理：对病人进行疼痛评估，在疼痛发生或加重前给予止痛药；合理应用无创性镇痛措施，如冰袋冰敷。

（4）功能锻炼：①功能锻炼应遵循循序渐进的原则；②患肢手、腕关节的活动应在麻醉恢复后即刻开始；③病人下地后可开始肩肘关节活动；④伸屈肩、肘关节，健侧手握住患侧手腕部，使患肢向前伸展，再屈肘后伸上臂；⑤旋转肩关节，身体前倾，屈肘90°，使上臂与地面垂直，以健手握患侧腕部，做画圆圈动作；⑥双臂上举，两手置于胸前，十指相扣，屈肘45°，用健肢带动患肢，先使肘屈曲120°，逐渐双上臂同时上举，再慢慢放回原处。

### （五）护理评价

**1.** 病人的疼痛是否有所减轻。

**2.** 病人是否出现血管神经损伤症状。

**3.** 病人是否出现关节僵硬、肌肉萎缩等并发症。

**4.** 病人是否掌握了有关肱骨干骨折的功能锻炼的方法。

**5.** 病人对骨折后肢体功能恢复的焦虑是否减轻。

### 【健康教育】

**1.** 抬高患肢，适度冰敷，每日练习手、腕关节、肩关节的活动，促进功能恢复。

**2.** 正确对待疼痛，对病人的疼痛做好实时和定时的评估，有效缓解疼痛。

**3.** 制订康复计划和锻炼项目，坚持每日有规律的康复锻炼。

4. 定期到医院复查。

# 二、肱骨髁上骨折

肱骨髁上骨折（supracondylar fracture of the humerus）是发生在肱骨干与肱骨髁交界处的骨折，多见于儿童。如骨折处理不当易引起缺血性肌挛缩或肘内翻畸形。

【病因与发病机制】

肱骨髁上骨折多由间接暴力引起。跌倒时，手掌或肘部着地，暴力传递至髁上引起骨折。根据病人受伤时的体位、暴力类型和骨折移位方向，可将肱骨髁上骨折分为伸直型和屈曲型（图46-5）。

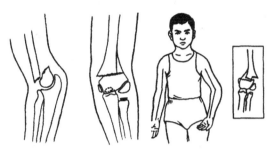

图46-5　肱骨髁上骨折的典型移位

1. **伸直型**　较多见。跌倒时肘关节处于半屈曲或伸直位，掌心触地，暴力经前臂传导至肱骨下段，将肱骨髁推向后方，使骨折远端向后上方移位，近端向前下方移位，向前、下方移位的骨折近端，有损伤正中神经、桡神经及肱动脉的可能，造成前臂缺血性肌挛缩。

2. **屈曲型**　较少见。跌倒时肘关节屈曲位，暴力由后下方向前上方传导，尺骨鹰嘴撞击肱骨下端。肱骨内外髁与尺骨鹰嘴的关系保持正常，很少出现血管神经损伤。

【临床表现】

1. **症状**　肘部明显肿胀、疼痛、压痛和功能障碍，有时可出现皮下淤血或水疱。

2. **体征**　可有骨擦音、反常活动等。伸直型骨折，可出现靴状畸形。若伴正中神经、桡神经或尺神经损伤，可表现为手的感觉异常或运动功能障碍。若肱动脉挫伤或受压，则发生血管痉挛而致前臂缺血，出现剧痛、局部肿胀，皮肤苍白、发凉、麻木，桡动脉搏动减弱或消失，被动伸指疼痛等表现。屈曲型骨折可因肘后软组织少、骨折断端锐利刺破皮肤形成开放性骨折。肘后三角关系正常。

【辅助检查】

肘部X线片能够确定骨折的部位、类型和移位方向。

【治疗原则】

1. **非手术治疗**　对于肘部肿胀较轻、桡动脉搏动正常者，可行手法复位和后侧石膏托固定。伸直型骨折复位后，固定肘关节于90°～60°屈曲或半屈位。对于受伤后时间较长、肘部肿胀严重并有水疱形成者可采用尺骨鹰嘴牵引，牵引重量一般为1～2kg，时间一般在4～6周。

2. **手术治疗**　对手法复位失败或有血管神经损伤者应行切开复位。

【护理措施】

1. 抬高患肢，使其高于心脏水平，以减轻肢体肿胀和疼痛。

2. 定时检查夹板或石膏绷带的松紧度，及时给予调整，以免血管、神经受压。

3. 严密观察前臂肿胀程度及手的感觉运动功能，若出现疼痛、肿胀明显，手部皮肤苍白、发凉、麻木，被动伸指疼痛，桡动脉搏动减弱或消失等前臂缺血表现，应警惕骨筋膜室综合征的存在，立即通知医师处理。

**4. 功能锻炼** 伤后早期患肢避免活动；1周后逐渐开始进行手指、腕关节屈伸及肩关节活动；4～5周后外固定去除，进行肘关节屈伸活动；切开复位内固定的病人，2周后开始肘关节活动。

# 三、肱骨髁间骨折的护理

肱骨髁间骨折（intercondylar fracture of humerus）是指肱骨远端内外髁之间发生的骨折，是青壮年严重的肘部损伤之一，但50～60岁的伤者也时常可见，多以摔倒致伤所致，是最常见的肱骨远端骨折。无移位的髁间骨折不须特殊处理，但必须保持骨折的稳定，经适当时间的制动及功能锻炼以后，肘关节的屈伸活动多可恢复。移位型的肱骨髁间骨折，多有骨折块的旋转及关节面的严重损伤，非手术疗法往往不能得到满意的骨折复位，故而多须手术进行治疗。

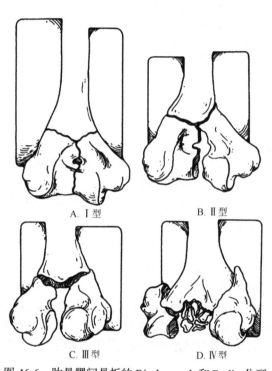

A. Ⅰ型   B. Ⅱ型

C. Ⅲ型   D. Ⅳ型

图 46-6　肱骨髁间骨折的 Riesborough 和 Radin 分型

**【病因与发病机制】**

肘关节屈曲＞90°，暴力直接作用于肘后，推动尺骨向滑车撞击。根据 Riesborough 和 Radin 分型可分为（图 46-6）：

Ⅰ型：无移位。

Ⅱ型：轻微移位，髁间骨折块无旋转。

Ⅲ型：移位合并旋转畸形。

Ⅳ型：关节面严重粉碎。

**【临床表现】**

**1. 症状** 肘关节剧烈疼痛，压痛广泛，肿胀明显并伴有畸形。

**2. 体征** 因髁间移位、分离致肱骨髁变宽，尺骨向近端移位使前臂变短。可出现骨擦音，肘后三角关系改变。明显移位者，肘部在所有方向均呈现不稳定。

**3. 并发症** 感染、创伤性关节炎、内固定失效、肘关节伸直受限、异位骨化、神经损伤等。

**【辅助检查】**

根据受伤史、局部力学检查，肘部正侧位 X线片可帮助评估骨折移位和粉碎程度，需注意的是骨折真实情况常比 X 线片的表现还要严重和粉碎。判断骨折的粉碎程度还可行多方向拍片或 CT 检查。在外力牵引下拍摄 X 线片有助于判断骨折粉碎程度和骨折线的延伸范围。

**【处理原则】**

根据病人年龄、骨质情况、骨折粉碎程度进行个性化治疗。

**1. 非手术治疗** 适用于无移位骨折，骨折移位、骨量减少和骨折粉碎的老年病人，或者合并严重并发症无法接受手术者。治疗方法包括石膏制动、牵引等。

**2. 手术疗法** 移位明显的可重建的骨折实施切开复位内固定术，目的是重建关节正常的对合关系，并与肱骨髁上部分稳定固定。对于老年病人，特别是既往就存在严重骨性关节炎，又发生肱骨髁间严重粉碎骨折时，年龄大于 60 岁（特别是大于 65 岁）时，可以考虑一期进行肱骨远端置换或全肘关节置换。

## 【护理措施】

### 1. 非手术治疗的护理/术前护理

（1）患肢观察：观察患肢的肿胀程度、血液循环情况，注意观察手指指端皮肤的颜色、温度及桡动脉搏动情况，手指的屈伸活动、感觉情况。如出现手部皮肤苍白、皮温降低、麻木，则是血管受压或损伤的征兆，应及时处理。病人肿胀较重时，给予患肢持续冰袋冰敷，并注意避免外敷料、支具或石膏的过度卡压。如有卡压，应及时协助解除或调整，直至舒适。如肢体出现进行性肿胀、疼痛加剧、麻木、皮肤发绀、张力性水疱，手指屈伸受限时，应立即通知医生，协助医生去除一切固定，解除压迫。

（2）体位护理：患肢用颈腕吊带制动。卧位时，协助病人患肢下垫软枕或靠垫，并抬高患肢高于心脏水平，利于静脉回流，促进消肿，并尽量使病人舒适。

（3）神经损伤的观察：观察有无正中神经、桡神经、尺神经损伤症状。正中神经损伤表现为拇指对掌动作丧失，拇指、示指、中指末节屈曲功能丧失呈"裙子"状。患肢的大鱼际肌群萎缩。拇指、示指、中指及环指一半掌面及诸指末节背面感觉消失。尺神经损伤表现为患肢出现小指、环指指间关节不能伸直，以及典型的"爪形手"畸形。桡神经损伤可出现垂腕、伸指及拇指外展功能丧失，手背面皮肤感觉消失。如有上述神经损伤症状应及时报告处理。

（4）术前准备：协助病人完善各种检查，血液检查、心电图、X线检查等。备皮范围仅限腋下并清洁上肢皮肤。

（5）术前肌肉收缩训练：握拳及手指伸直训练，握拳 10 秒，伸直 10 秒，≥300 次/天，以病人能耐受为主。以促进静脉回流，达到消肿目的。

### 2. 术后护理

（1）患肢观察：观察病人患肢的肿胀程度、血液循环情况，注意观察手指指端皮肤的颜色、温度及桡动脉搏动情况，手指的屈伸活动、感觉情况。患肢肿胀较轻时，协助病人患肢下垫软枕或靠垫，以抬高患肢高于心脏水平，保证病人的舒适性。病人肿胀较重时，遵医嘱给予患肢持续冰敷，并持续抬高，若主诉外敷料过紧，及时通知医生予以处理。

（2）伤口护理：观察伤口渗血、渗液情况，发现渗血较多时，及时通知医生，进行相应处理。观察伤口引流情况，观察伤口引流管的位置、数量，引流液颜色、性质及引流量。伤口引流液每小时＞100ml 时及时通知医生。根据伤口引流的拔管指征，配合医生拔出引流管。

（3）功能锻炼

1）功能锻炼须遵循循序渐进、由被动到主动、由易到难的原则。

2）术后麻醉恢复后护士开始指导其做握拳、伸指练习，握拳 10 秒，伸直 10 秒，≥300 次/天，以病人能耐受不疲劳为主。

3）第 2 天增加腕关节屈伸练习。患肢给予颈腕吊带胸前悬挂位，做肩前后、左右摆动练习。1 周后指导其增加肩部主动练习，包括肩屈、伸、内收、外展与耸肩，并逐渐增加其运动幅度。

4）术后逐步练习肘关节屈伸：协助病人坐于床边，保持腋窝与床沿水平，上肢置于床上，健肢手握于患肢腕部，做被动或主动肘关节屈伸活动，每日 3 次，每次 30 分钟。锻炼过程中动作要轻柔，以病人主动锻炼为主，不引起剧烈疼痛为度。

## 【健康教育】

**1.** 抬高患肢或颈腕吊带悬吊于屈肘位，适度冰敷，每日练习握拳、手指伸直，以利于回流，促进消肿。

**2.** 进行相关专业知识的培训，针对肢体缺血挛缩的危害性尤其需要加强培训，使病人重点关注，注意信息的反馈。

**3.** 正确对待疼痛，对病人的疼痛做好实时和定时的评估，采取适合病人的镇痛方法，有效缓解疼痛，增加病人的舒适感。

**4.** 指导并督促病人患肢康复锻炼，使其熟练掌握。

**5.** 定期到医院复查。

# 四、尺桡骨骨折的护理

**案例 46-2**

患者，男性，26 岁，被重物砸伤左前臂，来院急诊。患者 30 分钟前被重物砸伤左前臂，伴疼痛、肿胀。

体格检查：T 36.5℃，P 82 次/分，R 20 次/分，BP 110/70mmHg。患肢前臂肿胀、疼痛，压痛明显，左前臂活动受限，尤其以旋转功能受限明显，并可见局部明显畸形。桡神经、尺神经、正中神经的运动和感觉功能评估，未见异常体征。

患者既往体健，否认高血压、冠心病、糖尿病等病史。

**问题：**

1. 本例患者首先考虑的诊断是什么？

2. 该病例最常见的并发症是什么？

3. 如何指导患者行功能锻炼？

尺桡骨骨折（fracture of the ulna and radius），是日常生活及劳动中常见的损伤，在前臂骨折中多见，占各类骨折的 6% 左右，常见于青少年，易发生前臂骨筋膜室综合征。

【病因与发病机制】

**1. 直接暴力**　打击、碰撞等直线暴力作用在前臂上，能引起尺桡骨双骨折，多为横行、蝶形或粉碎形。

**2. 间接暴力**　暴力间接作用于前臂上，多系跌倒、手着地，暴力传导桡骨，并经骨间膜传导至尺骨，造成尺桡骨骨折，多为斜形、短斜形。骨折常向掌侧成角，短缩重叠移位严重，骨间膜损伤较重。

**3. 绞压扭转**　多为工作中不慎将前臂卷入旋转的机器中致伤，此损伤常造成尺、桡骨多段骨折，并易合并肘关节及肱骨的损伤。软组织损伤严重，常有皮肤撕脱及挫伤，多为开放骨折。肌肉、肌腱常有断裂，也易合并神经血管损伤。

【临床表现】

**1. 症状**　外伤后患侧前臂肿胀、疼痛，功能障碍，可出现成角畸形。

**2. 体征**　可发现畸形、反常活动、骨擦音或骨擦感。

【辅助检查】

X 线检查应拍摄至少两个方向（肘关节侧位时前臂正位和肘关节正位时前臂侧位）的 X 线片，有时候也需要加拍斜位 X 线片，X 线片必须包括腕关节及肘关节。准确的影像学判定可能需要拍摄上下尺、桡关节的多视角 X 线片，以决定是否存在关节的脱位或半脱位。

【治疗原则】

**1. 保守治疗**　通过手法复位外固定，除了要达到良好的对位、对线以外，重点在于矫正旋转移位，使骨间膜恢复其紧张度，骨间隙正常。复位成功后可采用上肢前、后石膏夹板固定，待肿胀消退后改为上肢管型石膏固定。

**2. 手术治疗**　难以手法复位或复位后不稳定的骨折，可行切开复位，用加压钢板、螺丝钉或髓内钉固定。手术治疗可获得骨折的解剖复位及牢固固定，使前臂在不应用外固定的同时减轻疼痛及允许早期软组织的康复，快速恢复手及前臂的功能。

【护理措施】

**1. 体位**  抬高患肢，高于心脏水平，利于静脉回流，减轻肿胀。指导病人保持前臂中立位，避免做旋前、旋后的动作以防止骨间隙挛缩。

**2. 维持有效的血液循环**  注意观察患肢末梢皮肤的颜色、温度、肿胀程度和桡动脉搏动情况，手指的屈伸活动、感觉情况，评估患肢手指有无麻木、有无被动牵拉痛、拇指能否背伸等。

**3. 功能锻炼**  早期活动以手指各关节活动为主，指导病人拇指贴紧掌心，用力握拳，持续3～5秒，然后放松，再用力伸直手指，再持续3～5秒，然后放松，每天锻炼3～4次，每次15～20分钟。指导病人在保护好患肢的情况下，进行肩关节、肘关节等的适当活动。

# 五、桡骨远端骨折病人的护理

桡骨远端骨折（fracture of the distal radius）是指距桡骨远端关节面3cm以内的骨折。

【病因】

桡骨远端骨折多为间接暴力引起。跌倒时，手部着地，暴力向上传导，发生桡骨远端骨折。老年人由于骨质疏松，轻微外力即可造成骨折且常为粉碎骨折。

【分类】

通常根据骨折移位方向可分为Colles骨折（向背侧移位）、Smith骨折（向掌侧移位）、Barton骨折（掌侧关节内骨折）。

【临床表现】

**1. Colles骨折**

（1）症状：伤后腕部疼痛，通常手和前臂可见明显肿胀和淤血，骨折移位明显者可见典型的"餐叉"样畸形（图46-7）。

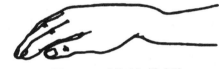

图46-7  "餐叉"样畸形

（2）体征：桡骨远端有压痛，可触及移位的骨折端及骨擦音（感）。手指的屈伸活动，前臂旋转活动均因疼痛而受限。若伴神经损伤，手指感觉减弱。

**2. Smith骨折**

（1）症状：其损伤畸形恰好与Colles骨折相反，骨折远端向掌侧移位，典型病例呈"工兵铲"样畸形（图46-8）。

（2）体征：除骨折部肿胀、疼痛、屈伸活动受限外，有时掌侧骨皮质粉碎形成骨碎块移向曲肌鞘管，压迫腕管，刺激正中神经，产生感觉障碍和过敏，出现腕管综合征。

**3. Barton骨折**  伤后腕关节肿胀、疼痛、活动受限。骨折端有时可触及移位的骨折块。但局部畸形没有类似于Colles骨折和Smith骨折的典型表现。

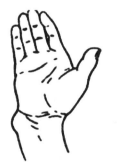

图46-8  "工兵铲"样畸形

【辅助检查】

**1. X线检查**  可明确骨折的部位、类型、移位情况，是选择治疗方法的重要依据。

**2. CT检查**  当X线片显示不清或有疑问时，则应行CT检查以判断关节脱位、关节内骨折块粉碎及移位的程度。

【治疗原则】

**1. 非手术治疗**  腕部肿胀较轻、桡动脉搏动正常者，可采用闭合复位石膏外固定。塑形良好

的前臂 "U" 形石膏固定前臂于腕关节中立位或轻度掌屈位，待肿胀消退后更换石膏，保持帖服，并需定期复查 X 线片以早期发现继发移位。石膏应固定 6 周或固定至影像学显示骨折已开始愈合。注意固定期间手指、肘关节、肩关节的功能锻炼。去除固定后加强对病人的腕关节主动训练指导是很重要的，大部分病人能够在医生指导下经过自己的努力得到康复。

**2. 手术治疗**

（1）手术指征：①严重粉碎骨折移位明显，桡骨远端关节面破坏；②手法复位失败，或复位成功，外固定不能维持复位。

（2）手术方法：包括经皮穿针术、外固定架术、切开复位内固定术。

【护理措施】

**1. 体位护理** 病人站立时，患肢取屈肘 90°中立位，使用颈腕吊带抬高肢体。平卧时，用软垫抬高患肢，高于心脏水平，以促进肿胀消退。

**2. 维持有效的血液循环** 观察患肢指端皮肤颜色、温度、肿胀情况、动脉搏动情况及感觉、运动情况，如有异常及时通知医生处理。如有石膏、夹板等外固定者，应注意观察松紧程度，及时给予调整，以免血管、神经受压。

**3. 功能锻炼** 伤后第 1 周，应制动腕关节，鼓励病人进行手指屈伸运动，同时进行肘关节和肩关节的功能练习。4～5 周后外固定去除，进行腕关节屈伸活动，切开复位内固定的病人，术后麻醉恢复即可进行手指的屈伸运动，以及肩、肘、腕关节功能锻炼；前臂旋前、旋后练习需在医生指导下进行。

1）手指屈伸运动：用力屈指握拳 10 秒，伸指放松 10 秒为 1 次，反复 30 次为 1 组，每日进行 3 组练习。

2）腕关节屈伸运动：腕关节背伸至最大角度保持 10 秒，放松 10 秒，腕关节屈曲至最大角度保持 10 秒为 1 次，反复 20 次为 1 组，每日进行 3 组练习。

3）双臂上举运动：双手置于胸前，十指相扣，屈肘 45°，用健肢带动患肢，缓慢屈肘 120°，双上臂同时上举，在缓慢放回原位。每次练习 10 分钟，每日 3 次。

# 六、股骨颈骨折病人的护理

**案例 46-3**

患者，女性，70 岁，因左髋疼痛，活动受限 3 天就诊。

患者 3 天前因地面湿滑不慎跌倒，左髋着地，即感疼痛，活动受限，不能行走。卧床 3 天，症状未缓解，遂来诊。

体格检查：T 36.3℃，P 72 次/分，R 18 次/分，BP 134/86mmHg。患者卧床，左下肢外旋畸形，髋部未见皮肤损伤，局部略肿胀，髋部压痛阳性，叩击痛阳性，髋关节因疼痛活动受限。患肢皮肤温度正常，足背动脉可触及，趾端血运、感觉、活动均正常。主诉既往体健。

**问题：**

1. 此患者首先考虑的诊断是什么？

2. 该患者应采取何种治疗方法？

3. 请为本病例制订护理计划。

4. 该患者的健康教育内容有哪些？

股骨颈骨折（fracture of the femoral neck）是指由股骨头下至股骨颈基底部之间的骨折。好发于中老年人，以女性居多。中、老年病人有摔倒病史，伤后感髋部疼痛，下肢活动受限，不能站立和行走者，应首先考虑股骨颈骨折。

## 【病因】

股骨颈骨折的发生常与骨质疏松导致骨质量下降有关，使病人在遭受轻微扭转暴力时发生骨折。病人多在走路时滑倒，身体发生扭转倒地，间接暴力传导致股骨颈发生骨折。青少年股骨颈骨折较少见，常需较大暴力才会引起，且多为不稳定型。

## 【分类】

**1. 按骨折线部位分类** ①头下型：骨折线位于股骨头下；②经颈型：骨折线位于股骨颈中部；③基底型：骨折线位于股骨颈与大、小转子间连线处（图 46-9）。

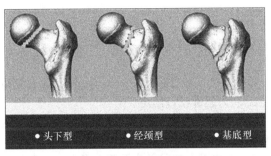

图 46-9 股骨颈骨折按骨折线部位分类

**2. 按骨折线方向分类** ①内收骨折：远端骨折线与两髂嵴连线所形成的夹角（Pauwels 角）大于 50°，为不稳定性骨折；②外展骨折：Pauwels 角小于 30°，为稳定性骨折。

**3. 按移位程度分类** ①Garden I 型：不完全骨折；②Garden II 型：无移位的完全骨折；③Garden III 型：部分移位的完全骨折；④Garden IV 型：完全移位的完全骨折，两骨折端完全分离（图 46-10）。

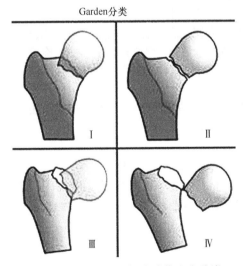

图 46-10 股骨颈骨折按移位程度分类

## 【临床表现】

**1. 症状** 中、老年病人有摔倒病史，伤后感髋部疼痛，下肢活动受限，不能站立和行走，应怀疑其发生股骨颈骨折。有时伤后并不立即出现活动障碍，仍能行走，但数天后，髋部疼痛加重，逐渐出现活动后疼痛更加重，甚至完全不能行走，这说明受伤时可能为稳定骨折，以后发展为不稳定骨折而出现功能障碍。

**2. 体征**　患肢短缩，出现外旋畸形，一般 45°～60°。伤后少有出现髋部肿胀及瘀斑，可出现患侧大转子突出，局部压痛和纵向叩击痛。

## 【辅助检查】

X 线片可明确骨折的部位、类型、移位情况，是选择治疗方法的重要依据。

## 【治疗原则】

**1. 非手术治疗**　年龄过大，全身情况差，合并有严重心、肺、肾、肝等功能障碍不能耐受手术者，可选择非手术方法治疗。穿防外旋鞋，下肢外展中立位骨牵引或皮肤牵引 6～8 周。3 个月后，可逐渐扶双拐下地，患肢不负重行走。6 个月后，根据骨折愈合情况决定拄拐或改为借助助行器练习行走。对全身情况很差的高龄病人，应以挽救生命、治疗并发症为主，骨折可不进行特殊治疗。尽管可能发生骨折不愈合，但部分病人仍能扶拐行走。

**2. 手术治疗**

（1）闭合复位内固定：对所有类型股骨颈骨折病人均适用。闭合复位成功后，在股骨外侧打入多根空心拉力螺纹钉内固定或动力髋螺丝钉固定。

（2）切开复位内固定：对手法复位失败，或固定不可靠，或青壮年病人的陈旧骨折不愈合，可在切开直视下进行复位和内固定。

（3）人工关节置换术：对 65 岁以上的股骨头下骨折病人，已合并骨关节炎或股骨头坏死者，可选择单纯人工股骨头置换术或全髋关节置换术。

## 【护理】

### （一）护理评估

**1. 术前评估**

（1）健康史：性别、年龄、职业、营养状况、生活自理能力评分、压疮跌倒危险性评分；既往史有无高血压、心脏病、糖尿病、脑血管疾病、肝肾疾病等慢性病史，有无晕厥发作史、既往髋部疼痛史、传染病史等；既往有无外伤、手术史。

（2）身体状况：受伤后有无意识丧失，有无胸痛，全身皮肤有无伤口，患肢疼痛性质、程度，局部有无肿胀、缓解疼痛的措施及效果等。患肢运动功能，外旋程度，趾端血运、感觉、活动情况。评估各项化验、检查结果有无异常，如血常规、尿常规、凝血功能、肝肾功能、肺功能、动态血压、心电图等。

（3）心理-社会状况：评估病人有无焦虑情绪，对疾病的认知程度，对手术有无恐惧感，对康复的信心，家庭对病人的支持等内容。

**2. 术后评估**

（1）手术情况：麻醉方式、手术方式、术中情况。

（2）身体状况：监测生命体征；观察伤口外敷料有无渗血；引流管的位置及数量，引流液颜色、性质及引流量；有留置尿管者应评估尿色、尿量；观察患肢趾端血运、感觉、活动情况及患侧髋部有无畸形。

### （二）常见护理诊断/问题

**1. 疼痛**　与骨折移位有关。

**2. 躯体移动障碍**　与患肢制动有关。

**3. 自理能力缺陷**　与疼痛、患肢制动有关。

**4. 有皮肤完整性受损的危险**　与卧床、疼痛致翻身困难有关。

**5. 知识缺乏**　缺乏术后康复相关知识。

### （三）护理目标

**1.** 病人疼痛得到控制，不影响饮食睡眠。

**2.** 病人肌力正常，可使用适当辅助器具增加活动范围。

**3.** 病人基本生活需求得到满足。

**4.** 病人卧床期间，全身皮肤完好无压疮发生。

**5.** 病人掌握术后康复相关知识。

### （四）护理措施

**1. 非手术治疗的护理/术前护理**

（1）体位护理：卧床期间保持患肢外展中立位，即平卧时两腿分开，腿间放枕头，脚尖向上或穿丁字鞋。不可侧卧，不可使患肢内收，坐起时不能交叉盘腿，以免发生骨折移位。

（2）搬运：尽量避免搬运或移动病人。搬运时将髋关节与患肢整个平托起，防止关节脱位或骨折断端移位造成新的损伤。

（3）皮肤护理：根据压疮危险评分采取相应预防措施，如使用液体敷料、减压贴、气垫床、软枕等，定时翻身，指导病人合理膳食增强营养等。

（4）术前准备：拟行手术治疗者应完善术前检查。拟行人工关节置换者，若有肥胖或超重，应减轻体重以减少新关节负荷；对受累关节附近肌肉进行力量性训练。

（5）功能锻炼：指导患肢股四头肌等长收缩、踝关节和足趾屈伸运动，每小时练习 1 次，每次 5~20 分钟，以防下肢深静脉血栓形成、肌肉萎缩和关节僵硬。在锻炼患肢的同时，指导病人进行双上肢及健侧下肢全范围关节活动和功能锻炼。在病情允许的情况下，遵医嘱指导病人借助吊架和床栏更换体位、坐起、移动及使用助行器、拐杖的方法。

**2. 术后护理**

（1）一般护理：做好生命体征监测、引流管护理、术后并发症的护理等。

（2）体位：术后应取仰卧位，在两腿间夹软枕，不可交叠双脚。人工关节置换病人坐起时，屈髋不可超过 90°。搬动患肢时应将患肢整体托起，不可过度地屈曲内收髋关节，否则易导致人工关节的脱位。翻身侧卧时两腿间垫软枕，防止患肢屈髋内收。

（3）保证病人安全：鼓励病人术后早期坐起，坐起时需有专人看护，避免因直立性低血压导致晕厥及坠床/跌倒的发生。

（4）功能锻炼

1）内固定术后：若骨折复位良好，术后早期即可遵医嘱床上坐起和扶双拐下床活动，逐渐增加负重量。X 线检查证实骨折完全愈合后即可弃拐负重行走。

2）人工关节置换后：在病人麻醉清醒后即可开展肌力训练，包括踝关节背伸和跖屈，股四头肌和髋部肌肉的收缩舒张运动，之后逐渐开始髋关节外展、膝关节和髋关节屈伸、抬臀、直腿抬高等运动。病人术后 1 周可开始使用助行器、拐杖等做行走练习。根据病人个体情况制订具体康复计划，如果活动后感觉到关节持续疼痛和肿胀，说明练习强度过大。

（5）人工关节置换术后并发症的护理：人工关节置换术后病人可能出现关节脱位、关节感染、关节磨损、假体松动、深静脉血栓形成及神经、血管损伤等并发症，严重影响其治疗效果。因此应做好病情观察，保护关节，积极预防并发症的发生。

1）关节脱位：人工关节置换术后，若关节周围软组织没有充分愈合，体位摆放不当或锻炼方法不当等均可引起关节脱位。若病人髋部不能活动，伴有疼痛，双下肢不等长，应警惕是否出现了关节脱位。为预防关节脱位，应避免屈髋大于 90°（如上身向前弯腰超过 90°，或患侧膝关节抬高超过髋关节），避免下肢内收超过身体中线。教会病人正确的上、下床方法：离床时，先移动身体至健侧床边，健肢先着地，患肢外展屈髋<45°，在家人扶住下转移重心至健肢负重，缓慢起身，使患肢离床并足部着地，站稳后扶住助行器进行床下活动。上床时按相反顺序进行，即患肢先上床。牢记"三不、四避免"。"三不"：不过度负重、不盘腿、不坐矮凳子。"四避免"：避免重体力活动和奔跑等髋关节大范围剧烈活动；避免在髋关节内收内旋位时从座位上站起；避免在双膝并拢、双

足分开的情况下，身体向术侧倾斜取物、接电话等；避免在不平整或光滑路面上行走。

2）关节感染：虽然少见，但却是最严重的并发症，可导致手术治疗彻底失败。若手术后关节持续肿胀疼痛，伤口有异常液体渗出，皮肤发红，局部皮温较高，应警惕是否为关节感染。轻者可经抗感染治疗治愈，重者需要取出假体，二期手术。

### （五）护理评价

**1.** 病人疼痛是否得到控制。

**2.** 病人肌力是否正常，能否正确使用辅助器具进行功能锻炼。

**3.** 病人基本生活需求是否得到满足。

**4.** 病人卧床期间，全身皮肤是否完好无压疮发生。

**5.** 病人是否掌握术后康复相关知识。

### 【健康教育】

**1.** 功能锻炼应遵医嘱进行，以循序渐进、运动量及运动幅度由小到大为原则。

**2.** 上下楼梯时应注意，上楼时健肢先上，下楼时患肢先下。

**3.** 避免在负重状态下反复做髋关节伸屈动作，或做剧烈跳跃和急停急转运动。

**4.** 尽量不做或少做容易磨损关节的活动，如爬山、爬楼梯和跑步等。

**5.** 肥胖病人应控制体重，预防骨质疏松，避免过多负重。

**6.** 若人工关节置换术后多年关节松动或磨损，可在活动时出现关节疼痛、跛行、髋关节功能减退等表现。出现上述情况尽快就医。

# 七、股骨干骨折病人的护理

股骨干骨折（fracture of the femoral shaft）指股骨小粗隆以下，股骨髁以上部位的骨折，约占所有类型骨折的6%。

### 【病因】

股骨干骨折往往是高能量创伤的结果，致伤原因包括机动车事故、枪击伤或高处坠落等。很小的力量即引起股骨干骨折，通常是病理性骨折。

### 【分类】

根据骨折累及的部位可分为三种类型。

**1. 股骨干上 1/3 骨折** 髂腰肌、臀中肌及外旋肌的牵拉，使近骨折段发生屈曲、外展、外旋移位。内收肌群、股四头肌群后侧肌群的作用，使远骨折段内收并向后上方移位，造成向外成角和短缩畸形。

**2. 股骨干中 1/3 骨折** 由于同时受部分内收肌群，以及内外和后侧面肌群的牵拉作用，远骨折段除前屈外旋外无其他方向特殊移位，且往往有较明显的重叠移位，可向外成角。

**3. 股骨干下 1/3 骨折** 由于腓肠肌的牵拉，远骨折段向后倾斜移位，压迫或损伤腘动脉、腘静脉和胫神经、腓总神经，又由于股前、外、内的肌肉牵拉的合力，近骨折段内收向前移位，形成短缩畸形。

### 【临床表现】

**1. 症状** 局部出现剧烈疼痛，肿胀、畸形明显，肢体活动受限，病人表现为无法行走，不能站立。

**2. 体征** 骨折远端肢体异常扭曲，出现反常活动、骨擦音，若损伤血管和神经，可出现肢体远端血液循环、感觉和运动功能障碍。

**3. 脂肪栓塞综合征** 是股骨干骨折的严重并发症，若检查发现有不明原因的呼吸困难和神志不清，需考虑发生脂肪栓塞综合征的可能，应进行血气分析等进一步检查。

**【辅助检查】**

X 线片可明确骨折类型、骨骼质量、是否存在骨缺损、粉碎情况、软组织内的空气影及骨折短缩的程度。

**【治疗原则】**

**1. 非手术治疗**

（1）皮牵引：儿童股骨干骨折多采用手法复位、小夹板固定、皮牵引等方法治疗。3 岁以下儿童则采用垂直悬吊皮肤牵引，即将双下肢向上悬吊，牵引重量应使臀部离开床面有患儿一拳大小的距离。

（2）骨牵引：骨牵引治疗的目的在于恢复股骨长度，限制旋转和成角畸形，减少因疼痛引起的肌肉痉挛及最大程度减少大腿内的失血量。施加在肢体上的牵引重量应为体重的 11%或 15%（通常为 9~18kg）。

（3）外固定器使用：适用于骨折合并大面积软组织损伤者。

**2. 手术治疗**

（1）手术指征：①严重粉碎骨折移位明显，股骨干关节面破坏；②手法复位失败；③复位成功，外固定不能维持复位。

（2）手术方法：包括经皮穿针术、外固定架术、切开复位内固定术。

**【护理措施】**

**1. 非手术治疗的护理/术前护理**

（1）体位护理：病人取平卧位，患肢保持外展中立位，足跟垫软垫抬高。

（2）低血容量性休克：由于股骨干骨折失血量较大，应注意观察病人有无低血容量性休克的症状。表现为面色苍白、头晕、乏力、困倦，还可出现头晕、耳鸣、头痛、失眠等神经系统症状。监测血压、脉搏、呼吸、体温变化，观察有无血压下降、脉搏细速、呼吸增快、发热的表现，异常变化及时告知医生，遵医嘱及时复查血常规，监测血红蛋白值变化，必要时遵医嘱输血，有效扩充血容量。指导病人合理饮食，进食含铁丰富的食物，如动物肝脏、海带、菠菜、桂圆、大枣等。

（3）脂肪栓塞综合征：注意观察病人神志，有无烦躁不安、意识不清表现；观察呼吸频率、深度变化，有无不明原因呼吸困难，必要时监测血氧饱和度变化，警惕脂肪栓塞的发生。

（4）术前准备：对于择期手术病人，做好各项术前准备。完善术前检查，应予病人备皮、皮试等。

（5）功能锻炼：鼓励病人进行早期功能锻炼，如股四头肌等长收缩、踝泵运动等，以预防肌肉萎缩、关节僵直、下肢深静脉血栓的发生。

**2. 术后护理**

（1）观察生命体征：回病房后，给予生命体征监测，持续低流量吸氧 24~48 小时。

（2）患肢体位：抬高患肢高于心脏，足尖向上避免外旋。

（3）功能锻炼：术后麻醉恢复即可进行股四头肌等长收缩运动及踝泵运动。①股四头肌等长收缩运动：病人平卧，将双下肢伸平于床面上，将膝关节用力下压贴紧床面，大腿肌肉用力收缩保持 10 秒，放松 10 秒为 1 次，反复 20 次为 1 组，每日进行 3~5 组练习。②踝泵运动：病人平卧，将双下肢伸平放于床面上，足尖勾起至最大限度保持 10 秒，然后足尖缓慢下压至最大限度保持 10 秒，放松 10 秒为 1 次，反复 20 次为 1 组，每日进行 3~5 组练习。术后第 2 天，根据病人情况，遵医嘱进行膝关节屈伸运动。病人可坐起，移动患肢至床边，利用健肢托住患肢，缓慢练习膝关节屈伸动作，每次练习 10 分钟，每日 3 次。术后 1 周可扶拐下地活动，患肢免负重。注意安全防护，以防跌倒等意外发生。

**【健康教育】**

**1.** 告知病人伤口出现红、肿、热、痛等症状时，立即到医院就诊。

**2.** 在锻炼时要注意保护，防止摔伤等意外发生。

**3.** 功能锻炼应遵医嘱进行，循序渐进，运动量及运动幅度由小到大，以肢体肿胀不加剧，疼痛不加剧、伤口渗出不增加为原则。

**4.** 上下楼梯时应注意，上楼时健肢先上，下楼时患肢先下。

# 八、胫腓骨骨折病人的护理

胫腓骨骨折（fracture of the shaft of the tibia and fibula）指胫骨平台以下至踝关节以上部分发生骨折。

**【病因】**

由于胫腓骨表浅，又是负重的主要骨，易遭受直接暴力损伤。不同损伤因素可引起不同形态的胫腓骨骨折，如重物撞击、车轮碾压等，可引起胫腓骨同一平面的横形、短斜形或粉碎形骨折。如合并软组织开放伤，则成为开放性骨折。在高处坠落伤，足部着地，身体发生扭转时，可引起胫腓骨螺旋形或斜形骨折。

**【临床表现】**

**1. 症状** 表现为小腿疼痛、肿胀，不能站立行走。

**2. 体征** 患肢可发现明显畸形，有反常活动。骨折常合并软组织损伤致开放性骨折，可见骨折端外露，常伴有腓总神经或腘动脉损伤。胫骨上 1/3 骨折，由于远骨折段向上移位，可导致胫后动脉损伤，造成小腿缺血或坏死。中 1/3 骨折，胫前区和腓肠肌区张力增高，可导致骨筋膜室综合征。胫骨下 1/3 骨折，由于血液循环差，软组织覆盖少，易发生骨折迟延愈合或不愈合。

**3. 骨筋膜室综合征** 对于闭合的胫腓骨骨折病人，一定要详细检查患肢血运情况，出现患肢严重疼痛、感觉减退、被动伸指（趾）疼痛和肢体张力增高的症状，应高度怀疑骨筋膜室综合征。

**【辅助检查】**

X 线片必须包括胫骨全长，能显露膝关节和踝关节，骨折线可能向近端延伸至膝关节内或向远端延伸至踝关节内。

**【治疗原则】**

**1. 非手术治疗** 对于移位、粉碎程度轻微的单发、闭合、低能量骨折可以在复位后使用长腿石膏管型固定，然后根据骨折愈合情况逐渐开始负重。对于不稳定的胫腓骨干双骨折可采用跟骨结节牵引，纠正短缩畸形后行手法复位，小夹板固定。6 周后去除牵引，改用小腿功能支架固定，或行长腿石膏固定，10～12 周后扶拐部分负重行走。

**2. 手术治疗** 非手术治疗无效或移位骨折可以考虑手术治疗。手术方法包括髓内针固定术、钢板螺钉内固定术、外固定架术。

**【护理】**

**（一）护理评估**

**1. 术前评估**

（1）健康史：性别、年龄、职业、营养状况、生活自理能力评分、跌倒危险性评分、VTE 风险评分。受伤时间、受伤情况及伤后处置。评估病人既往有无高血压、心脏病、糖尿病、脑血管疾病、肝肾疾病、传染病史等。需要特别提醒的是，糖尿病病人因其独特的病理生理特点，即使是很轻的损伤也会发生骨筋膜室综合征，临床处理十分棘手，应特别注意。

（2）身体状况：评估受伤后有无意识丧失，有无胸痛，全身皮肤有无伤口，患肢疼痛性质、程度、缓解疼痛的措施及效果等。病人神志、体温、脉搏、呼吸、血压，患肢肿胀程度，足趾血运、感觉、活动情况。评估各项化验、检查结果有无异常，如血常规、尿常规、凝血功能、肝肾功能、肺功能、动态血压、心电图等。

（3）心理-社会评估：评估病人有无焦虑情绪，对疾病的认知程度，对手术有无恐惧感，对康复的信心，家庭对病人的支持等内容。

**2. 术后评估**

（1）手术情况：麻醉方式、手术方式、术中情况。

（2）身体状况：监测生命体征；观察伤口外敷料有无渗血；引流管的位置及数量，引流液的颜色、性质及引流量；有留置尿管者评估尿色、尿量；观察患肢趾端血运、感觉、活动情况。

## （二）常见护理诊断/问题

**1. 疼痛**　与骨折移位有关。

**2. 躯体移动障碍**　与患肢制动有关。

**3. 自理能力缺陷**　与疼痛、患肢制动有关。

**4. 潜在并发症**　骨筋膜室综合征。

**5. 知识缺乏**　缺乏术后康复相关知识。

## （三）护理目标

**1.** 病人疼痛得到控制，不影响饮食睡眠。

**2.** 病人肌力正常，可使用适当辅助器具增加活动范围。

**3.** 病人基本生活需求得到满足。

**4.** 及时发现骨筋膜室综合征早期症状并告知医生。

**5.** 病人掌握术后康复相关知识。

## （四）护理措施

**1. 非手术治疗的护理/术前护理**

（1）体位护理：病人取平卧位，患肢用软垫抬高，高于心脏水平。可疑骨筋膜室综合征者，患肢禁抬高。保持患肢中立位，踝两侧用棉垫固定，以防内外旋转加重再损伤。

（2）疼痛观察：肢体持续性剧烈疼痛，且进行性加重，即肢体出现与原发损伤不符的剧痛，这是骨筋膜室内神经受压和缺血的早期信号。疼痛部位往往超出损伤部位，常出现在肢体远端，而且定位较弥散。触压肌肉及被动屈伸脚趾时，因肌肉受到压迫而疼痛加剧；当晚期缺血严重，间隔内神经受累功能丧失后，可出现疼痛缓解甚至疼痛消失，提示病情加重。

（3）维持有效的血液循环：伤后患肢即刻给予冰敷，冰敷时将冰袋包裹干毛巾，防止冻伤。鼓励病人进行足趾屈伸运动，以促进肿胀消退。如有石膏固定者，应注意观察松紧程度，避免因肿胀造成石膏卡压，发生皮肤压疮或肢端血运障碍。对于小腿部肿胀应充分警惕，尤其是触诊张力大，牵拉肢端引起疼痛时，则应立即行骨筋膜室压力的监测，以及时发现筋膜间隔综合征并予以解除。采取积极的药物脱水治疗，并观察消肿效果，如未见明显改善，应密切注意观察患肢的疼痛、感觉及血运情况。

（4）皮肤护理：对于肿胀明显，已出现张力性水疱者，应注意保持水疱表皮完整，避免感染的发生。面积较大的水疱可用碘伏消毒后用注射器抽吸水疱内液体，促进水疱干燥结痂。不在患肢上使用止血带、输液。

（5）术前准备：对于择期手术病人，做好各项术前准备。完善术前检查，应予病人备皮、皮试。

（6）功能锻炼：鼓励病人进行早期功能锻炼，如股四头肌等长收缩、膝关节屈伸运动等，以预防肌肉萎缩、关节僵直、下肢深静脉血栓的发生。

**2. 术后护理**

（1）观察生命体征：回病房后，给予生命体征监测，持续低流量吸氧 24～48 小时。

（2）患肢体位：抬高患肢高于心脏，足尖向上避免外旋。

（3）肿胀护理：术后应密切注意观察患肢肿胀程度，肢端疼痛、感觉、运动及血运情况，警惕术后发生骨筋膜室综合征。持续抬高患肢，给予冰袋冰敷，并鼓励病人积极进行踝泵运动，以促进肿胀消退。

（4）功能锻炼：术后麻醉恢复即可进行股四头肌等长收缩运动及踝泵运动。术后第二天病人可进行髋关节、膝关节和踝关节的屈伸运动。术后 2～3 天可扶拐下地活动，患肢免负重。若固定牢固，手术 4～6 周后可扶双拐部分负重行走。注意安全防护，以防跌倒等意外发生。

### （五）护理评价

**1.** 病人疼痛是否得到控制，是否影响饮食睡眠。

**2.** 病人肌力是否正常，能否使用适当辅助器具增加活动范围。

**3.** 病人基本生活需求是否得到满足。

**4.** 是否及时发现骨筋膜室综合征早期症状并告知医生。

**5.** 病人是否掌握术后康复相关知识。

### 【健康教育】

**1.** 告知病人伤口出现红、肿、热、痛等症状时，立即到医院就诊。

**2.** 在锻炼时要注意保护，防止摔伤等意外发生。

**3.** 功能锻炼应遵医嘱进行，循序渐进，运动量及运动幅度由小到大，以肢体肿胀不加剧，疼痛不加剧、伤口渗出不增加为原则。

**4.** 上下楼梯时应注意，上楼时健肢先上，下楼时患肢先下。

# 第三节　脊柱骨折及脊髓损伤

## 一、脊柱骨折

脊柱骨折（fracture of the spine）又称脊椎骨折，占全身骨折的 5%～6%，其中以胸腰段脊柱骨折最多见。脊柱骨折可并发脊髓或马尾神经损伤，特别是颈椎骨折-脱位合并有脊髓损伤者，往往能严重致残或致命。

### 【解剖生理】

每块脊椎骨分为椎体与附件两部分。将整个脊柱分成前、中、后三柱（图 46-11），其中中柱和后柱包裹了脊髓和马尾神经，此处损伤可累及神经系统，特别是中柱的损伤，碎骨片和髓核组织可以突入椎管的前半部导致脊髓损伤，因此对每个脊柱骨折的病人都必须了解有无中柱损伤。胸腰段脊柱（$T_{10}$～$L_2$）处于两个生理弧度的交汇处，是应力集中的部位，因此该处骨折十分常见。

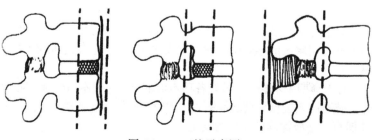

图 46-11　三柱示意图

前柱：椎体的前 2/3，纤维环的前半部分和前纵韧带；中柱：椎体的后 1/3，纤维环的后半部分和后纵韧带；后柱：后关节囊，黄韧带，棘上韧带，棘间韧带和关节突。

【病因】

脊柱骨折多数因间接暴力引起，少数为直接暴力所致。间接暴力多见于高处坠落后头、肩、臀或者足部着地，由于地面对身体的阻挡，使暴力传导致脊柱造成骨折。直接暴力所致的脊柱骨折多见于战伤、爆炸伤、直接撞伤等。

【病理和分类】

**1. 颈椎骨折的分类**　按受伤时病人颈椎所处的位置分为4种类型。

（1）屈曲型损伤：前柱压缩、后柱牵拉损伤所致。其中单纯性楔形（压缩性）骨折较为多见，尤其多见于骨质疏松者。

（2）垂直压缩损伤：暴力经 Y 轴传递，无过伸或过屈的力量，多见于高空坠落或高台跳水。爆裂型骨折多见于第5、6颈椎，破碎的骨折片不同程度凸向椎管内，因此瘫痪发生率可高达80%。

（3）过伸损伤：最常发生于急刹车或撞车时，惯性迫使头部过度仰伸后又过度屈曲，使颈椎发生严重损伤。前纵韧带破裂，椎间盘水平状破裂，上一节椎体前下缘撕脱骨折和后纵韧带断裂。

（4）齿状突骨折：受伤机制尚不清楚，暴力来自于水平方向，从前至后经颅骨至齿状突。

**2. 胸腰椎骨折的分类**　胸腰椎骨折可分为6种类型的损伤（图46-12）。

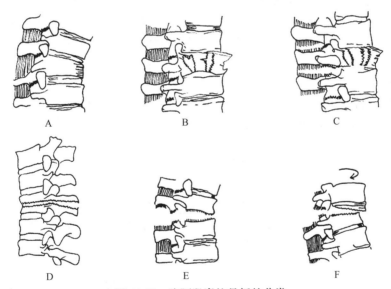

图 46-12　胸腰段脊柱骨折的分类

A. 单纯性楔形压缩性骨折；B. 稳定性爆破型骨折；C. 不稳定性爆破型骨折；D.Chance 骨折；E. 屈曲–牵拉型损伤；F. 脊柱骨折–脱位

（1）单纯性楔形压缩性骨折：脊柱前柱损伤的结果。多因高处坠落时身体猛烈向前屈曲引起，椎体通常成楔形，后方的结构很少受影响，脊柱仍保持稳定。

（2）稳定性爆破型骨折：脊柱前柱和中柱损伤的结果。多因高空坠落时脊柱保持垂直，胸腰段脊柱的椎体受力最大，因挤压而破碎。由于后柱不受影响，脊柱稳定。但破碎的椎体与椎间盘突出于椎管前方，损伤脊髓而产生神经症状。

（3）不稳定性爆破型骨折：前、中、后三柱同时损伤的结果。由于脊柱不稳定，会出现创伤后脊柱后凸和进行性神经症状。

（4）Chance 骨折：为椎体水平状撕裂性损伤。这种骨折也是不稳定性骨折，临床上比较少见。

（5）屈曲–牵拉型损伤：前柱部分因压缩力量而损伤，中、后柱则因牵拉的张力而损伤。中柱部分损伤形成后纵韧带撕裂；后柱部分损伤表现为脊椎关节囊破裂、关节突脱位、半脱位或骨折。由于黄韧带、棘间韧带和棘上韧带都有撕裂，因此往往是潜在性不稳定型骨折。

（6）脊柱骨折-脱位：在强大暴力作用下，脊椎在损伤平面横向移位，脱位程度重于骨折。当关节突完全脱位时，下关节突移至下一节脊椎骨的上关节突前方，互相阻挡，称关节突交锁。此类损伤极为严重，伴脊髓损伤，预后差。

还有一些单纯性附件骨折，因不会造成脊柱的不稳定，称为稳定型骨折，如椎板骨折和横突骨折。特别是横突骨折，往往是背部受到撞击后腰部肌肉猛烈收缩而产生的撕脱性骨折。

【临床表现】

**1. 症状**

（1）局部疼痛：颈椎骨折者可有头颈部疼痛，不能活动。胸腰椎损伤后，因腰背部肌肉痉挛、局部疼痛，病人无法站立，或站立时腰背部无力，疼痛加重。

（2）腹痛、腹胀：脊柱骨折可能损伤腹膜后血管导致腹膜后血肿，从而刺激腹腔神经节，使肠蠕动减慢，常出现腹痛、腹胀、肠蠕动减慢等症状。

（3）其他：伴有脊髓损伤者可有四肢或双下肢感觉和运动障碍。病人还可伴有颅脑、胸、腹部和盆腔脏器等损伤，出现相应的症状。

**2. 体征**

（1）局部压痛和肿胀：后柱损伤时中线部位有明显压痛，局部肿胀。

（2）活动受限和脊柱畸形：病人脊柱活动受限，胸腰段脊柱骨折时常可摸到后凸畸形，从上至下逐个按压或叩击棘突，损伤部位有明显压痛，如合并脊髓损伤，则表现为四肢或双下肢感觉、运动、反射等功能障碍。

【辅助检查】

**1. X 线检查** 是首选的检查方法，有助于明确骨折的部位、类型和移位情况。

**2. CT 检查** 凡有中柱损伤或有神经症状者需行 CT 检查，可以显示出椎体的骨折情况、椎管内有无出血和碎骨片。

**3. MRI 检查** 可观察和确定脊髓、神经、椎间盘损伤的程度和范围。

【处理原则】

**1. 急救搬运** 脊柱损伤病人伴有颅脑、胸、腹腔脏器损伤或并发休克时首先处理紧急问题、抢救生命。从受伤现场将病人运输至医院的急救搬运方式应采用平底担架、木板、门板运送，搬运过程中注意保持病人身体呈一直线，避免扭曲、移位和震动（图 46-13，图 46-14）。

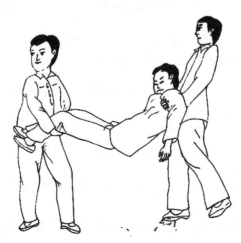

图 46-13 脊柱骨折的不正确搬运法

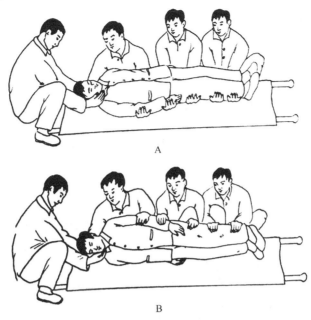

图 46-14 脊柱骨折的正确搬运法

A. 平托法；B. 滚动法

**2. 卧硬板床** 胸腰椎单纯压缩骨折时，应卧于硬板床上，骨折部位垫厚枕，使脊柱保持过伸位。

**3. 复位固定** 对颈椎半脱位者应予以石膏颈围固定 3 个月，以防迟发性并发症。稳定型的颈椎骨折，轻者可采用枕颌带卧位牵引复位，牵引重量 3kg；明显压缩移位者采用持续颅骨牵引复位，牵引重量为 3～5kg，必要时可增加到 6～10kg。经 X 线检查证实骨折已复位后可改用头颈胸支具（图 46-15）固定约 3 个月，石膏固定期间可起床活动。胸腰椎压缩性骨折且脊柱前柱压缩＜Ⅰ度，脊柱后凸成角＜30°时，采取卧床及腰背肌功能锻炼，佩戴腰围或胸腰支具固定（图 46-16），固定约为 3 个月，佩戴腰围或胸腰支具期间鼓励病人起床活动。对有神经症状、骨折块挤入椎管内及不稳定骨折等损伤严重的病人，应行切开复位内固定手术。

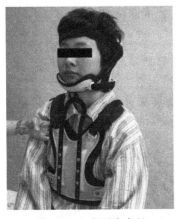

图 46-15 头颈胸支具

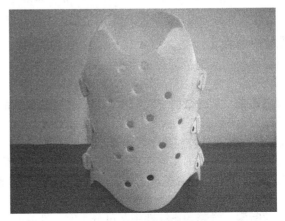

图 46-16 胸腰支具

**4. 腰背肌锻炼** 胸腰椎单纯压缩骨折椎体压缩不超过 1/3 者,伤后 1～2 日即可进行功能锻炼,利用背伸肌的肌力及背伸姿势,使脊柱过伸,借椎体前方的前纵韧带和椎间盘纤维环的张力,使压缩的椎体自行复位,恢复原形状。腰背肌功能锻炼对严重的胸椎、腰椎骨折和骨折脱位复位有一定作用。

## 【常见护理诊断/问题】

**1. 疼痛** 与肌肉、骨骼的损伤有关。

**2. 焦虑** 与创伤所致的疼痛、活动受限有关。

**3. 有皮肤完整性受损的危险** 与活动受限和长期卧床有关。

**4. 潜在并发症** 脊髓损伤、压疮、泌尿系感染等。

## 【护理措施】

**1. 生活护理** 协助病人进食、沐浴和排便,满足基本生活需求。

**2. 预防压疮**

(1)定时翻身:为有效预防压疮,在卧床期间应每2~3小时翻身1次。采用轴线翻身的方法:胸腰段骨折病人双手交叉放于胸前,2名护士分别托扶病人肩背部和腰腿部翻至侧卧位;颈椎骨折病人还需1名护士托扶病人头颈部,使其与肩部同时翻动。

(2)保持床单位的清洁干燥和舒适:可使用充气床垫、明胶床垫、特制翻身床等。注意保护病人骨突部位的皮肤,保持病人皮肤的清洁干净。

(3)增加营养:保证病人足够的营养摄入,提高机体抵抗力。

**3. 脊髓损伤的预防** 观察病人肢体运动、感觉、反射和括约肌功能是否随着病情发展而变化,及时发现脊髓损伤征象,告知主管医生并协助处理。尽可能减少搬动病人,以免造成或加重脊髓损伤。

**4. 功能锻炼** 脊柱骨折后病人长期卧床可导致关节僵硬和肌肉萎缩,故应根据骨折部位、程度和康复治疗计划,指导和鼓励病人早期活动和进行功能锻炼。单纯压缩骨折病人3日后即可开始进行腰背肌的功能锻炼,2个月后骨折基本愈合,第3个月开始可以少量下床活动,但仍以卧床休息为主。3个月后逐渐增加下床活动时间。病人还应进行全身各个关节的被动或主动活动,每日数次,以促进血液循环。鼓励病人适当进行日常生活能力的训练,以满足生活需要。

# 二、脊 髓 损 伤

脊髓损伤(spinal cord injury)是脊柱骨折的严重并发症,由于椎体的移位或碎骨片突出于椎管内,使脊髓或马尾神经产生不同程度的损伤,多发生于颈椎下部和胸腰段。

## 【病因和病理】

根据脊髓损伤的部位和程度可出现不同病理变化。按脊髓和马尾神经损伤的程度可分为以下几种。

**1. 脊髓震荡** 最轻微的脊髓损伤,当脊髓受到强烈的震荡后脊髓暂时性功能抑制,立即发生弛缓性瘫痪,损伤平面以下感觉、运动、反射及括约肌功能全部丧失。由于在组织形态学上并无病理变化发生,常在数分钟或数小时内逐渐恢复。

**2. 脊髓挫伤** 脊髓的实质性破坏,脊髓外观完整,但内部可有出血、水肿、神经传导纤维束中断和神经细胞破坏。轻者少量点状出血、水肿,重者有成片脊髓挫伤和出血,导致脊髓软化及瘢痕形成,预后差别大。

**3. 脊髓断裂** 脊髓的连续性中断可分为完全性或不完全性。不完全性脊髓断裂常伴挫伤,又称挫裂伤。脊髓断裂者其预后极差。

**4. 脊髓受压** 骨折移位或破碎的椎间盘、碎骨片挤入椎管,可直接压迫脊髓,而后方的黄韧带与血肿亦可压迫脊髓,产生一系列病理变化。若能及时解除压迫,脊髓功能有望得到部分或完全恢复；若压迫时间过久可发生脊髓软化、萎缩或瘢痕形成，瘫痪将恢复无望。

**5. 马尾神经损伤**　第 2 腰椎以下的骨折脱位可损伤马尾神经，表现为受伤平面以下出现弛缓性瘫痪。

**6. 脊髓休克**　在各种较重的脊髓损伤后均可立即发生损伤平面以下的弛缓性瘫痪，是失去高级中枢控制的一种病理生理现象，称脊髓休克。2~4 周后，随脊髓实质性损伤程度不同而发生损伤平面以下不同程度的痉挛性瘫痪。

【临床表现】

脊髓损伤可因损伤部位和程度不同而表现不同。

**1. 脊髓损伤**　在脊髓休克期间表现为受伤平面以下弛缓性瘫痪，运动、反射及括约肌功能丧失。由于膀胱平滑肌麻痹或排尿反射消失，可导致尿潴留或充盈性尿失禁。2~4 周后逐渐演变成痉挛性瘫痪，表现为肌张力增高、腱反射亢进，并出现病理性椎体束征。胸腰段脊髓损伤使下肢的感觉与运动功能产生障碍，称为截瘫（paraplegia）。颈段脊髓损伤后，双上肢也有神经功能障碍，为四肢瘫痪（quadriplegia），简称"四瘫"。上颈椎损伤时四肢均为痉挛性瘫痪，下颈椎损伤时由于脊髓颈膨大部位和神经根的毁损，上肢表现为弛缓性瘫痪，下肢仍为痉挛性瘫痪。颈髓损伤后出现交感神经紊乱，失去排汗和血管收缩的功能，病人可出现中枢性高热，体温可达 40℃以上；有些表现为持续低温。

脊髓半切征又名为 Brown-Sequard 征，为脊髓的半横切损伤。损伤平面以下同侧肢体的运动及深感觉消失，对侧肢体痛觉和温觉消失。

**2. 脊髓圆锥损伤**　表现为会阴部皮肤鞍状感觉消失，括约肌功能丧失致大小便不能控制和性功能障碍，双下肢的感觉和运动仍保持正常。

**3. 马尾神经损伤**　表现为损伤平面以下弛缓性瘫痪，有感觉及运动功能障碍及括约肌功能丧失，肌张力下降，腱反射消失。

呼吸衰竭是颈脊髓损伤的严重并发症。颈脊髓损伤后，肋间肌完全麻痹，可出现呼吸衰竭而死亡。

脊髓损伤严重程度分级可作为脊髓损伤的自然转归和治疗前后对照的观察指标。依据脊髓损伤的临床表现进行分级，目前较常用的是截瘫指数和美国脊柱损伤学会 ASIA 神经功能分级（表46-1）。截瘫指数是指脊髓损伤后由于损伤程度不同，瘫痪的表现也有差异。截瘫指数分别用 0、1、2 表示，0 代表没有或基本没有瘫痪，1 代表功能部分丧失，2 代表完全或者接近完全瘫痪。

表 46-1　ASIA 神经功能分级

| 分级 | 功能状况 |
| --- | --- |
| A | 完全性损伤，在骶段（$S_4$~$S_5$）无任何感觉和运动功能保留 |
| B | 不完全性损伤，在神经损伤平面以下包括骶段（$S_4$~$S_5$）存在感觉功能，但无任何运动功能 |
| C | 不完全性损伤，在神经损伤平面以下存在运动功能，且大部分关键肌肌力<3 级 |
| D | 不完全性损伤，在神经损伤平面以下存在运动功能，且大部分关键肌肌力≥3 级 |
| E | 正常，感觉和运动功能正常 |

【辅助检查】

参见本章第三节。

【处理原则】

**1. 非手术治疗**

（1）固定和制动：一般先采用枕颌带牵引或持续颅骨牵引，以防因损伤部位移位而产生脊髓再损伤。

（2）减轻脊髓水肿和继发性损害：①激素疗法，地塞米松 10～20mg 静脉滴注，连续应用 5～7 日后，改为口服 3 次/日，0.75mg/次，维持 2 周左右。②脱水，20%甘露醇 250ml 静脉滴注，2 次/日，连续 5～7 日。③甲强龙冲击疗法，只适用于伤后 8 小时内病人。每千克体重 30mg 剂量 1 次给药，15 分钟静脉注射完毕，休息 45 分钟，在以后的 23 小时内以 5.4mg/（kg·h）剂量持续静脉滴注。④高压氧疗法，一般伤后 4～6 小时内应用。

**2. 手术疗法** 手术的目的是解除对脊髓的压迫，恢复脊柱的稳定性，目前还无法使损伤的脊髓恢复功能。一般而言，手术后截瘫指数可望至少提高 1 级，这对完全性瘫者而言作用有限，但却可能改善不完全性瘫痪者的生活质量。因此，对后者更应持积极态度。手术的途径和方式应根据骨折的类型和脊髓受压部位而定。

## 【护理】

### （一）护理评估

**1. 健康史** 病人多有严重外伤史，如高空坠落、重物撞击等。应详细了解病人受伤时间、原因和部位，受伤时的体位、症状和体征，搬运方式、现场急救及急诊室急救情况，有无其他部位复合伤及昏迷史等。评估病人既往有无脊柱受伤或手术史，近期是否服用过激素类药物，以及应用的时间、剂量及疗程。

**2. 身体情况** 评估病人生命体征、意识情况。了解有无尿潴留或充盈性尿失禁；观察尿液的颜色、量和比重变化；有无便秘或者大小便失禁。观察受伤部位有无皮肤组织受损，肤色和皮温改变，有无活动性出血及其他复合型损伤。观察有无腹胀、肠梗阻征象等。躯体痛觉、温度觉、触觉及位置觉的丧失平面及程度，肢体运动、反射和括约肌功能损伤情况。病人有无呼吸系统或泌尿系统功能障碍、压疮等并发症。MRI 了解脊髓损伤的程度和范围。

**3. 心理-社会状况** 评估病人和家属对疾病的心理承受能力，以及对相关康复知识的认知和需求程度。

### （二）常见护理诊断/问题

**1. 低效性呼吸形态** 与脊髓损伤、呼吸肌无力、呼吸道分泌物增加有关。

**2. 体温过高或过低** 与脊髓损伤、自主神经系统功能紊乱有关。

**3. 排尿异常** 与脊髓损伤、逼尿肌无力有关。

**4. 便秘** 与脊髓神经损伤、液体摄入不足、饮食和活动受限有关。

**5. 有皮肤完整性受损的危险** 与肢体感觉及活动障碍有关。

**6. 体像紊乱** 与受伤后躯体运动障碍或肢体萎缩变形有关。

**7. 潜在并发症** 肺部感染、压疮、泌尿系感染、静脉血栓等。

### （三）护理目标

**1.** 病人呼吸道通畅，能够维持正常呼吸功能。

**2.** 病人体温保持在正常范围。

**3.** 病人能有效排尿或建立膀胱的反射性排尿功能。

**4.** 病人能有效排便。

**5.** 病人皮肤清洁、完整，未发生压疮。

**6.** 病人能够接受身体及生活改变的现实。

**7.** 病人未发生肺部感染、泌尿系感染等并发症。

### （四）护理措施

**1. 非手术治疗的护理/术前护理**

（1）心理护理：应加强与病人的沟通。评估病人的心理状态，给予病人关心，帮助病人提高自我保护能力,让病人和家属参与制订护理计划,帮助病人建立有效的社会支持系统,包括家庭成员、亲属、朋友、医护人员和同事等。

(2)并发症的预防与护理:脊髓损伤一般不会直接危及生命,但其并发症是导致病人死亡的主要原因。截瘫病人常见并发症有呼吸道感染与呼吸衰竭、高热、低体温、泌尿系感染、便秘和压疮、静脉血栓等。

1)呼吸道感染与呼吸衰竭:是颈脊髓损伤的严重并发症。呼吸道感染是晚期死亡的原因。由于呼吸肌力量不足,呼吸道内分泌物不易排出,久卧病人容易产生坠积性肺炎,病人常因呼吸道感染难以控制或者痰液堵塞气管窒息而亡。颈脊髓损伤时,由于肋间肌完全麻痹,胸式呼吸消失,病人的生存取决于是否存在腹式呼吸。膈神经由颈髓 $C_3$~$C_5$ 节段组成,其中 $C_4$ 起主要作用,因此损伤越接近 $C_4$,膈神经麻痹引起的膈肌运动障碍越严重,呼吸衰竭的危险就越大。此外,任何阻碍膈肌活动和呼吸道通畅的原因均可导致呼吸衰竭。维持病人有效呼吸的护理措施:①观察病人呼吸情况,如频率、节律、深浅,有无呼吸困难表现等。若病人呼吸频率>22 次/分,鼻翼扇动,嘴唇发绀等,则应立即吸氧,寻找和解除原因,必要时协助医生行气管插管、气管切开或呼吸机辅助呼吸等。②给予病人氧气吸入,根据血气分析结果调整氧浓度、流量和持续时间,改善机体的缺氧状态。③遵医嘱给予病人地塞米松、甘露醇、甲泼尼龙等治疗以减轻脊髓水肿,避免进一步脊髓损伤抑制呼吸功能。④指导病人深呼吸和有效咳嗽咳痰,每 2 小时协助病人翻身叩背一次,遵医嘱给予病人进行雾化吸入,促进病人有效排痰。对不能自主咳嗽咳痰或肺不张的病人及时进行吸痰。对气管插管或气管切开的病人做好相应护理。⑤对已发生肺部感染的病人应遵医嘱合理使用抗生素治疗,注意保暖。

2)高热和低温:颈脊髓损伤后,自主神经系统功能紊乱,病人对外界温度的变化丧失了调节和适应能力。保持正常体温的护理措施:①当病人体温升高时,以物理降温为主,如冰敷、乙醇溶液或温水擦浴、冰盐水灌肠等,必要时给予输液和冬眠药物。②当病人体温下降时,应以物理复温为主,如使用电热毯、热水袋等进行复温,但要防止烫伤,同时注意保暖。

3)泌尿系感染:排尿的脊髓反射中枢在 $S_2$~$S_4$,位于脊髓圆锥内。脊髓圆锥以上受损致尿道外括约肌失去高级神经支配,不能自主放松,因而可出现尿潴留;圆锥损伤病人因尿道外括约肌松弛致尿失禁。长期保留导尿易使病人发生泌尿系感染,男性病人还会发生附睾炎。主要护理措施:①保留导尿或间歇导尿,脊髓休克期应采用保留导尿,持续引流尿液并记录尿量。2~3 周后改为夹闭尿管,每 4~6 小时开放 1 次,或采取白天每 4 小时导尿一次,夜晚每 6 小时导尿一次,以防膀胱萎缩。②排尿训练,根据脊髓损伤部位和程度不同,一般 3 周后部分病人排尿功能可逐渐增加,但脊髓完全性损伤者需进行排尿训练。当膀胱胀满时,操作者用一只手由外向内按摩病人的下腹部,待膀胱收缩成球状时,紧按膀胱向下方挤压,当膀胱排尿后用另一只手按住手背加压,待尿液不再流出时,可松手再加压一次,将尿排尽。③预防泌尿系感染,鼓励病人每日饮水量在 3000ml 以上,以稀释尿液;每日清洁会阴部;定期更换尿管及尿袋;必要时进行膀胱冲洗;定期检查残余尿量、尿常规及中段尿培养,及时发现泌尿系感染征象。发生感染者,应抬高床头,增加饮水量或输液量,持续开放导尿管,遵医嘱使用广谱抗生素。

4)便秘:脊髓损伤后,病人肠道神经功能失调,结肠蠕动减慢,饮水量与活动减少也是造成便秘的原因。主要护理措施:指导病人多食富含膳食纤维的食物,新鲜水果、蔬菜,多饮水。餐后进行腹部按摩,延大肠走向以刺激肠道蠕动。必要时给予病人灌肠。进行反射性排便训练。

5)压疮:截瘫病人长期卧床,皮肤感觉丧失,骨隆突部位皮肤长时间受压会出现坏死。截瘫病人出现压疮后极难愈合,应加强皮肤护理。主要护理措施参见本章第三节。

**2. 术后护理**

(1)体位:瘫痪肢体应保持关节功能位,防止关节屈曲、过伸或过展。可应用矫正鞋或支足板固定足部,防止足下垂。

（2）观察病人感觉和运动功能：密切观察躯体及肢体感觉、运动情况，当出现瘫痪平面上移、肢体麻木、肌力减退或不能活动时，立即通知主管医生，及时处理。

（3）引流管护理：观察引流量、性状及颜色，保持引流通畅，防止积血压迫脊髓。

（4）功能锻炼：对瘫痪肢体每日进行被动全面的关节活动和按摩，减少截瘫后并发症的发生。

（5）并发症的护理参照"术前护理"。

## （五）护理评价

1. 病人是否呼吸道通畅，是否维持正常呼吸功能。

2. 体温是否保持在正常范围。

3. 病人是否有效建立膀胱的反射性功能，能否有效排尿。

4. 病人能否有效排便。

5. 病人皮肤是否清洁完整，是否未发生压疮。

6. 病人是否能够接受身体及生活改变的事实。

7. 病人是否发生肺部感染、泌尿系感染等潜在并发症。

## 【健康教育】

1. 指导病人出院后继续进行康复锻炼，预防并发症的发生。

2. 指导病人及家属应用清洁导尿术进行间歇导尿，预防长期留置尿管而引起的泌尿系感染。

3. 告知病人定期复查，及时调整康复计划。

# 第四节　骨盆骨折

---

**案例 46-4**

患者，男性，39 岁，被重物砸伤腰骶部疼痛、活动受限 5 小时入院。

患者 5 小时前不慎被重物砸伤腰骶部，伤后腰骶部疼痛、活动受限，左下肢活动受限。

体格检查：T 36.5℃，P 122 次/分，R 22 次/分，BP 98/45mmHg。患者伤后意识淡漠、贫血貌，下腹部膨隆、压痛、反跳痛、气促、无恶心、呕吐等症状，尿少，大便尚无。腰部皮肤挫伤。腰部压痛明显，叩击痛明显，骨盆挤压分离试验阳性，左踝不能背伸，左膝主动活动差，被动活动可，双下肢等长，无肿胀。四肢肢端皮温低，毛细血管再充盈时间减慢。足背动脉、胫后动脉可触及，肢体肌肉牵拉痛，左足皮肤痛触觉较对侧迟钝，左踝、左足趾背伸活动不能。

辅助检查：X 线片示左髂骨、骶骨，L_2～L_5 横突、双侧耻骨上下支骨折移位明显，有碎块。

问题：

1. 该患者的处理原则有哪些？

2. 请为本病例患者制订护理计划。

3. 如何指导患者进行功能锻炼？

---

在躯干骨损伤中，骨盆骨折的发生率仅次于脊柱损伤。骨盆骨折创伤在半数以上伴有合并症或多发伤。最严重的是创伤性失血性休克及盆腔脏器合并伤，救治不当有很高的死亡率。

## 【解剖生理】

骨盆是一个骨性环，它是由髂、耻、坐骨组成的髋骨连同骶尾骨构成的闭合骨环，骨环后方是骶髂关节，骨环前方是耻骨联合。骨盆是躯干与下肢之间的桥梁，躯干的重量经骨盆传递至下肢，发挥着负重功能，它还具有支撑脊柱的作用。

## 【病因】

骨盆骨折是一种严重外伤，多由直接暴力骨盆挤压所致。年轻人的骨盆骨折主要由交通事故和高处坠落引起，老年人的骨盆骨折最常见的原因是摔伤。

【分类】

**1. 按骨折位置与数量分类**

（1）骨盆边缘撕脱性骨折：发生于肌肉猛烈收缩而造成骨盆边缘肌附着点撕脱性骨折，骨盆环不受影响。最常见的有：①髂前上棘撕脱骨折，缝匠肌猛烈收缩的结果；②髂前下棘撕脱骨折，股直肌猛烈收缩的结果；③坐骨结节撕脱骨折，腘绳肌猛烈收缩的结果。上述各种骨折多见于青少年足球运动员所致的创伤。

（2）髂骨翼骨折：多为侧方挤压暴力所致，移位不明显，可为粉碎性骨折，不影响骨盆环。

（3）骶尾骨骨折：包括①骶骨骨折，往往是复合性骨盆骨折的一部分。②尾骨骨折，往往连带骶骨末端一起有骨折，通常于滑跌坐地时发生，一般移位不明显。

（4）骨盆环骨折：骨盆环单处骨折不至于会引起骨盆环的变形。属于该类的骨折：①髂骨骨折；②闭孔环处有1～3处出现骨折；③轻度耻骨联合分离；④轻度骶髂关节分离。骨盆环双处骨折伴骨盆变形，属于此类骨折的：①双侧耻骨上、下支骨折；②一侧耻骨上、下支骨折合并耻骨联合分离；③耻骨上、下支骨折合并骶髂关节脱位；④耻骨上、下支骨折合并髂骨骨折；⑤髂骨骨折合并骶髂关节脱位；⑥耻骨联合分离合并骶髂关节脱位，产生这类骨折的暴力通常较大，如交通事故，往往并发症也多见。

**2. 按暴力的方向分类**

（1）侧方挤压损伤（LC 骨折）：侧方的挤压力量可以使骨盆的前后部结构及骨盆底部发生一系列损伤。

（2）前后挤压损伤（APC 骨折）：它又可分成三型。①APCⅠ型：耻骨联合分离；②APCⅡ型：耻骨联合分离，骶结节和骶棘韧带断裂，骶髂关节间隙增宽，前方韧带已断，后方韧带仍保持完整，提示骶髂关节有轻度分离；③APCⅢ型：耻骨联合分离，骶结节和骶棘韧带断裂，骶髂关节前、后方韧带都断裂，骶髂关节分离，但半个骨盆很少向上回缩。

（3）垂直剪力损伤（VS 骨折）：通常暴力很大，在前方会发生耻骨联合分离或耻骨支垂直形骨折，骶结节和骶棘韧带都断裂，后方的骶髂关节完全性脱位，一般还带骶骨或髂骨的骨折块，半个骨盆可以向前上方或后上方移位。

（4）混合暴力损伤（CM 骨折）：通常是混合性骨折。

APCⅢ型骨折与 VS 骨折最为严重，并发症也多见。下面的叙述都以该两型骨折为准则。

【临床表现】

**1. 症状** 病人髋部肿胀、疼痛，不敢坐起或站立。病人有大出血或严重内脏损伤者可出现面色苍白、出冷汗、脉搏细数、烦躁不安等出低血压和休克早期症状。

**2. 体征**

（1）骨盆分离试验与挤压试验阳性：从两侧髂嵴部位向内挤压或向外分离骨盆环，骨折处均因受到牵扯或挤压而产生疼痛。

（2）肢体长度不对称：用皮尺测量从脐至内踝长度，患侧缩短。也可测量胸骨剑突与两髂前上棘之间的距离，骨盆骨折向上移位的一侧长度较短。

（3）在会阴部、耻骨联合处可见皮下瘀斑，压痛明显。此体征为耻骨和坐骨骨折的特有体征。

【辅助检查】

对于大多数骨盆骨折来说，通过正位 X 线片就可以判断骨折的类型及骨折块移位情况。但是CT 是骨盆骨折最准确的检查方法。一旦病人的病情平稳，应尽早行 CT 检查。对于骨盆后方的损伤尤其是骶骨骨折及骶髂关节损伤，CT 检查更为准确，伴有髋臼骨折时也应行 CT 检查，CT 三维重建可以更真实地显示骨盆的解剖结构及骨折之间的位置关系，形成清晰逼真的三维立体图像，对于判断骨盆骨折的类型和决定治疗方案均有较高价值。CT 还可以同时显示腹膜后及腹腔内出血的情况。伴神经损伤症状时，可行腰骶部 MRI 检查，以排除脊髓神经根损伤压迫。

【处理原则】

应根据全身情况，首先对休克及各种危及生命的合并症进行处理。

**1. 非手术治疗**

（1）卧床休息：骨盆环稳定的骨盆骨折以卧床休息为主。卧床 3～4 周或至症状缓解即可。

（2）牵引：单纯性耻骨联合分离且较轻者，可用骨盆布兜悬吊牵引或骨盆带固定。但治疗时间不宜较长，因长期卧床易造成褥疮、坠积性肺炎等合并症，故大都主张手术治疗。

**2. 手术治疗**　对于骨盆环不稳定的骨盆骨折，主张手术复位内固定，必要时外固定架固定。

【护理】

**（一）护理评估**

**1. 术前评估**

（1）健康史：病人的性别、年龄、职业、营养状况、饮食习惯、文化背景。了解病人有无各种基础疾病，药物过敏史。有无遭受高能量外伤史。

（2）身体状况：病人有无疼痛，疼痛的部位、性质、程度。局部有无肿胀、活动受限及骨擦音。骨盆分离试验和挤压试验是否正常，下肢有无缩短畸形。病人意识、生命体征等情况。X 线、CT等检查有无异常。

（3）心理-社会状况：评估病人有无焦虑情绪，有无恐惧感，对疾病的认知程度，家庭对病人的支持等内容。

**2. 术后评估**

（1）手术情况：手术方式、麻醉方式、术中出血等手术相关情况。

（2）身体情况：病人意识、生命体征、氧饱和度、疼痛、切口敷料、引流管道、肢端感觉、血运。

（3）并发症的观察：观察病人有无跌倒/坠床、压疮、肺部感染、下肢深静脉血栓等危险。

（4）病人对功能锻炼的了解和参与情况。

**（二）常见护理诊断/问题**

**1. 组织灌注量不足**　与骨盆损伤、出血有关。

**2. 潜在并发症**　出血性休克、膀胱损伤、尿道损伤、直肠损伤或神经损伤等。

**3. 疼痛**　与骨折、软组织创伤、肿胀、肌紧张、骨折移位有关。

**4. 焦虑、恐惧**　与环境陌生、日常生活改变、意外伤害、创伤疼痛及对病情的认知不详有关。

**5. 自理能力缺陷**　与骨折至躯体移动障碍有关。

**6. 皮肤完整性受损**　与长期卧床有关。

**（三）护理目标**

**1.** 病人未发生出血性休克，出现休克症状能够早期发现并处理。

**2.** 病人的意识清楚和生命体征平稳，病情变化能及时发现和处理内脏损伤。

**3.** 病人疼痛减轻，舒适感增加。

**4.** 病人快速熟悉病区环境及生活，了解自己的病情，提高自身对疾病的认识。

**5.** 病人能在适当范围内加强肢体功能锻炼，提高部分生活自理能力。

**6.** 病人无压疮发生。

**（四）护理措施**

**1. 急救处理**　对休克病人立即进行抗休克治疗，积极处理危及生命的并发症，然后处理骨折。

**2. 体位和活动** 病人卧床休息，髂前上、下棘撕脱骨折可取髋、膝屈曲位；坐骨结节撕脱骨折者应取大腿伸直、外旋位；骶尾骨骨折者可在骶部垫气圈或软垫。协助病人更换体位，骨折愈合后才可患侧卧位。允许下床后，可用助行器或拐杖，以减轻骨盆负重。

**3. 皮肤护理** 向病人讲解皮肤护理的重要性，受压部位皮肤使用泡沫敷料保护，以防发生压疮。保持床单位的清洁平整、无渣屑。使用骨盆兜悬吊牵引时，保持兜带平整，勿使大小便污染兜带。

**4. 并发症的预防及护理**

（1）腹膜后血肿的护理

1）原因：由于骨盆为海绵状疏质骨，其周围有丰富的血管丛及大血管，骨折后广泛出血、量多，血液沿腹膜后疏松结缔组织间隙扩散蔓延至膈下形成腹膜后血肿，其突出的表现是内出血征象、腹痛及腹膜刺激征。

2）具体措施

A. 护士应严密观察病人的腹部体征，包括腹部压痛、肌紧张、反跳痛的程度、范围是否局限，有无移动性浊音等，并注意倾听病人的主诉。

B. 病人确诊后早期均严格禁食，禁食期间经静脉注射营养物质，恢复饮食前做好健康教育。血肿刺激腹腔神经丛易引起腹胀，腹胀明显者应予胃肠减压，保持胃管的通畅及通过减压装置行有效的负压吸引，及时观察并记录引流液的颜色、性质、量，加强口腔护理。腹痛腹胀消失，予温热流质易消化平衡膳食并逐渐过渡到正常饮食。

C. 由于血肿的吸收热，可使体温升高，为预防继发感染，可加用抗生素并输入足量的液体，同时加强基础护理，预防呼吸道及泌尿道感染、压疮、下肢深静脉血栓等并发症的发生。

（2）腹部内脏损伤的护理

1）原因：引起骨盆骨折的暴力绝大多数为高能量损伤，同时，骨盆本身的变形、移位和剪切力作用均可引起腹部内脏的损伤。如膀胱、后尿道、直肠损伤，其中尿道损伤远比膀胱损伤多见，直肠损伤较少见。

2）具体措施

A. 密切观察病人腹部情况，有无压痛、腹胀、腹肌紧张、反跳痛、肠鸣音减弱等。

B. 对可疑病例，及时进行腹腔穿刺，若抽出不凝血性液体，则提示肝脾或肠系膜血管破裂可能；若抽出混浊液体，则提示胃肠道损伤可能。如有内脏空腔脏器的损伤，告知病人禁食水，并准确记录24小时出入量。若抽出尿液，则提示膀胱损伤。即使腹腔穿刺结果为阴性，亦不能排除有腹腔内脏损伤的可能，应密切观察病情变化，必要时可重复进行。

C. 行腹部 B 超或其他影像学检查，有助于判断有无腹腔实质性或空腔脏器的损伤。

D. 若病情加重，经抗休克治疗无法纠正休克症状或出现进行性腹胀，应及时请普外科会诊后行剖腹探查及脏器修补术。

（3）神经损伤：主要是腰骶神经丛与坐骨神经损伤。若发现病人有括约肌功能障碍，下肢某些部位感觉减退或消失，肌肉萎缩无力或瘫痪等表现时，及时通知医师处理。

（4）脂肪栓塞与静脉栓塞：发生率高达 35%～50%，有症状性肺栓塞发生率为 2%～10%，是病人死亡的主要原因之一。由于下肢长时间制动，静脉血液回流缓慢，以及创伤导致的血液高凝状态等，易导致下肢深静脉血栓形成；骨盆内静脉丛破裂及骨髓腔被破坏，骨髓脂肪溢出随破裂的静脉窦进入血液循环，引起肺、脑、肾等部位的脂肪栓塞。如病人突然出现胸痛、胸闷、呼吸困难、咳嗽、咯血、烦躁不安甚至晕厥时，应警惕肺栓塞的发生。接受手术前后常规采取预防栓塞的措施：鼓励病人勤翻身、抬高患肢，按摩下肢；早期功能锻炼、下床活动；适度补液、多饮水，以避免脱水；改善生活方式，如戒烟戒酒、控制血糖和血脂等；避免下肢静脉尤其是股静脉穿刺输液，必要时遵医嘱使用抗凝药物。一旦出现脂肪栓塞或静脉栓塞，嘱病人绝对卧床，予以高流量氧气吸入、抗凝、溶栓等处理，同时监测生命体征、意识、血氧饱和度、血气分析和出凝血时间等。

### （五）护理评价

**1.** 病人是否出现休克或一旦出现休克，是否得到及时抢救。

**2.** 病人是否出现继发感染，如出现感染是否得到及时发现和处理。

**3.** 病人是否发生并发症或出现并发症后是否得到及时发现和处理。

**4.** 病人是否感觉疼痛减轻、舒适感增加。

**5.** 病人及家属是否了解功能锻炼的重要性与方法。

## 【健康教育】

**1. 体位与活动** 术后病人可取平卧位或侧卧位，坐位须遵医嘱。

**2. 饮食** 鼓励进高热量、高蛋白质、富含维生素易消化的饮食。适当增加粗纤维食物，以防发生便秘。

**3. 心理支持** 鼓励病人保持良好精神状态，积极帮助病人解决问题。

**4.** 劝导病人戒烟戒酒。

**5.** 告知病人注意观察伤口，如出现红、肿、热、痛、渗出等感染征象，不要擅自处理，到正规医院就诊治疗。

**6.** 指导病人回家后继续进行功能锻炼。

**7.** 指导病人定时门诊复查，并说明复查的重要性。如出现病情变化，及时来医院就诊。

（韩　冰）

# 第四十七章 关节脱位病人的护理

【学习目标】

识记 ①关节脱位概念、病因及分类；②肩关节脱位的定义、病因及分型；③肘关节脱位的病因和分类，描述肘关节脱位的临床表现；④髋关节脱位的发病机制、分型。

理解 ①肩关节、肘关节、髋关节脱位的临床表现和处理原则；②关节脱位的主要护理措施。

运用 运用护理程序对关节脱位病人实施整体护理。

## 第一节 概　　述

关节脱位（dislocation），也称脱臼（luxation），是指关节之间的不正常分离，即骨与骨之间失去正常的对合关系；部分脱位或称半脱位（subluxation），指关节面之间失去部分正常对合关系。关节脱位可以发生在任何大、小关节，如肩关节、膝关节，掌指关节或趾间关节。最常见的关节脱位为肩关节脱位。

【病因】

**1. 创伤** 关节脱位最常见的原因为创伤，突然的较大的力量作用于关节，如重击或摔倒，会引起关节的错位。伴随着关节脱位，周围的韧带可能受到损伤或松弛，更易导致关节脱位。反复发生再脱位称为习惯性脱位，多见于肩关节。

**2. 先天原因** 有些人患有先天性结缔组织发育不全或关节过度活动综合征，松弛的韧带不能起到保护关节稳定的作用而使关节容易脱位。

**3. 病理性因素** 骨关节患某种疾病，如骨关节结核、骨肿瘤等，使得骨关节结构破坏，关节失去稳定，受到轻微外力发生脱位。

【分类】

**1. 按部位分类**

（1）肩关节：在全身各个关节中肩关节是活动度最大的一个关节，肩关节脱位是最常见的脱位。

（2）膝关节：膝关节脱位较少见，但在膝关节损伤中有3%是急性创伤性髌骨脱位，由于脱位使膝关节不稳定，所以大约15%的人会发生髌骨的再脱位。

（3）肘关节：肘关节脱位较膝关节脱位常见，其中肘关节后脱位的发生率大约在90%。

（4）腕关节：月骨及月骨周围脱位较常见。

（5）指关节：包括掌指关节和指间关节脱位。

（6）髋关节：包括前脱位和后脱位。髋关节前脱位相较于后脱位少见。

（7）足部关节：跖骨近端骨折脱位。

**2. 按脱位时间分类**

（1）新鲜脱位：脱位时间未超过2周。

（2）陈旧性脱位：脱位时间2周以上。

**3. 按脱位程度分类**

（1）全脱位：关节面对合关系完全丧失。

（2）半脱位：关节面对合关系部分丧失。

**4. 按脱位后关节腔是否与外界相同分类**

（1）闭合性脱位：局部皮肤完好，脱位处关节腔不与外界相通。

（2）开放性脱位：脱位处关节腔与外界相通。

**5. 按远侧骨端的移位方向分类** 分为前脱位、后脱位、侧方脱位、中央脱位等。

## 【临床表现】

**1. 症状** 关节部位疼痛、肿胀、局部压痛，关节功能障碍。

**2. 体征**

（1）畸形：关节脱位后，移位的骨端可在异常的位置摸到，肢体出现旋转、内收或外展、外观变长或缩短等畸形，与健侧不对称。

（2）弹性固定：脱位后由于关节囊周围韧带及肌肉的牵拉，使患肢固定于异常位置，被动活动时感到弹性阻力。

（3）关节盂空虚：脱位后可触及空虚的关节盂，肿胀严重时时常难以触及。

## 【辅助检查】

**1. X 线检查** 可以帮助确诊并发现可能存在的骨折。通过 X 线检查简单方便。

**2. CT 检查** 目前临床上利用三维 CT 重建进行术前评估骨缺损的大小以确定手术方案，以及在需要时帮助分析习惯性脱位的原因，指导治疗。

**3. MRI 检查** 在诊断关节囊、盂唇、韧带等软组织结构时具有特殊的优势，但因不同作者报道的敏感性和特异性不尽相同，并且价格昂贵，因此不作为常规检查方法。

## 【处理原则】

**1. 复位（reduction）** 包括手法复位和手术复位。以手法复位为主，尽早复位很重要，最好在发生脱位后 3 周内进行。以免关节周围组织挛缩、粘连、血肿机化，空虚的关节腔被纤维组织充填，手法复位常难以成功。复位可能会伴随剧烈疼痛，必要时在镇静后或麻醉下复位。手法复位失败可采取手术复位。

**2. 固定** 关节脱位复位后需要支具或绷带进行固定，将复位后的关节固定于适当位置 2～3 周，使损伤的关节囊、韧带、肌肉等软组织得到修复。陈旧性脱位复位后，固定时间应适当延长。

**3. 功能锻炼** 指导病人在保证有效固定的前提下，早期进行脱位关节周围肌肉和患肢其他关节的主动活动；待固定解除后，逐步扩大患处关节的活动范围，逐渐恢复关节功能。严重粗暴的被动活动，以免增加损伤。

## 【护理】

### （一）护理评估

**1. 健康史** 评估病人的年龄、出生时的情况，有无运动习惯及强度等。评估病人有无突发外伤史，伤后的症状。既往有无类似外伤史，有无习惯性关节脱位，既往脱位后的处理及恢复情况等。

**2. 身体状况** 有无皮肤受损，患肢疼痛的程度、有无血管及神经受压的表现。局部有无畸形，患肢是否处于异常的位置，是否可触及空虚的关节盂。病人的生命体征、躯体活动能力及生活自理能力等。影像学检查有无异常。

**3. 心理-社会状况** 病人的心理状态是否平稳，是否具有疾病知识，对治疗有无信心。

### （二）常见护理诊断/问题

**1. 疼痛** 与关节脱位引起局部组织损伤及神经受压有关。

**2. 躯体活动障碍** 与关节脱位、疼痛、制动有关。

**3. 潜在并发症** 血管神经损伤。

**4. 有皮肤完整性受损的危险** 与外固定对局部皮肤的压迫有关。

## （三）护理目标

**1.** 疼痛得到有效控制。

**2.** 关节功能得以恢复，能满足日常生活需要。

**3.** 发生血管、神经损伤时能得到及时发现和处理。

**4.** 皮肤完好，未发生压疮。

## （四）护理措施

**1. 缓解疼痛** 受伤 24 小时内局部冷敷，24 小时后局部热敷，以消肿、减轻肌肉痉挛，达到止痛的目的。移动病人时，帮助病人托扶固定患肢，动作轻柔。指导病人及家属应用心理暗示、转移注意力或松弛疗法等非药物方法缓解疼痛。遵医嘱应用镇痛剂，促进病人舒适。

**2. 病情观察** 移位的骨端可压迫邻近血管和神经，引起患肢缺血和感觉、运动障碍。因此，需要经常检查病人肢体位置是否正确，固定是否有效；观察患肢末梢皮肤颜色、温度、肿胀情况、动脉搏动情况、感觉和运动情况，若发现异常应及时协助医师处理。

**3. 保持皮肤的完整性** 使用牵引或石膏固定的病人，应注意观察皮肤的色泽和温度，避免因固定物压迫而损伤皮肤。对髋关节脱位后需较长时间卧床的病人，应鼓励并协助其经常更换体位，保持床单位清洁整齐，更换体位时动作要轻柔，避免暴力拖拽。合并神经损伤的病人，要注意防止烫伤和冻伤。

**4. 功能锻炼** 指导病人按计划进行正确的功能锻炼。进行功能锻炼时，以病人主动锻炼为主，切忌用被动手法强力拉伸关节，以防加重关节损伤。

**5. 心理护理** 病人伤后常表现出焦虑、恐惧及信心不足等，应在生活上给予帮助，加强沟通，耐心开导，使之心情舒畅，从而愉快地接受并配合治疗。

## （五）护理评价

**1.** 疼痛是否得到有效控制。

**2.** 关节功能是否得以恢复，能否满足日常生活需要。

**3.** 有无发生血管、神经损伤，如发生，是否得到及时发现和处理。

**4.** 皮肤是否完好，有无发生压疮。

## 【健康教育】

**1.** 向病人及家属讲解疾病治疗和康复锻炼的相关知识。

**2.** 说明复位后固定的目的、方法和注意事项，使其充分配合，确保固定的有效性。

**3.** 指导病人按计划进行功能锻炼，固定期间进行肌肉收缩活动及邻近关节主动活动，切忌被动运动；固定拆除后，逐步进行肢体的全范围功能锻炼，防止关节粘连和肌肉萎缩。

**4.** 习惯性脱位者，需保持有效固定并严格遵医嘱坚持功能锻炼，避免各种导致再脱位的原因。

# 第二节　肩关节脱位

---

**案例 47-1**

患者，男性，25 岁。左肩关节外伤后疼痛、肿胀、功能障碍 2 小时入院。

患者 2 小时前在运动时跌倒导致肩关节受伤，受伤时手掌撑地，肩关节处于外展外旋位，当即感局部疼痛明显，局部肿胀，肩关节活动不能，患者入院时用健侧手扶持患肢前臂。

体格检查：T 37.0℃，P 76 次/分，R 20 次/分，BP 124/70mmHg。肩峰明显突出，局部呈"方肩"畸形，关节盂空虚，搭肩试验（Dugas）阳性。

辅助检查：X 线提示左肩关节前脱位。

问题：
1. 此患者首先考虑的诊断是什么？
2. 本病例患者的处理原则是什么？
3. 进行护理评估时应重点关注哪些内容？
4. 如何缓解患者的疼痛？

肩关节不是一个独立的关节，它的活动涉及肩锁、胸锁、盂肱及肩胛胸壁四个关节。肩关节是全身活动范围最大的关节，由于它的关节具有不稳定性，很容易发生脱位或半脱位。不稳定是盂肱关节最常见的问题，故临床上习惯将盂肱关节脱位称为肩关节脱位（dislocation of the shoulder joint）。盂肱关节发生不稳定的情况差异较大，可以出现脱位等明显的表现，也可以出现不明显的半脱位。

【解剖要点】

广义的肩关节实际上由四个关节组成，盂肱关节、肩锁关节、胸锁关节及肩胛胸壁关节。盂肱关节由肩胛盂和肱骨头组成，关节盂和盂唇共同形成一浅窝并与肱骨头形成"大球-小窝"结构，这样的结构既保证了盂肱关节的大范围活动，同时也增加了其不稳定性。

【病因及分型】

创伤是肩关节脱位的主要原因，多由间接暴力引起。当上肢处于外展外旋位跌倒或受到撞击时，暴力经过肱骨传导到肩关节，使肱骨头突破关节囊而发生脱位。若上肢处于后伸跌倒，或肱骨后上方直接撞击在坚硬物体上，也可发生肩关节脱位。

依据肱骨头脱位的方向肩关节脱位分为前脱位、后脱位、上脱位、下脱位，以前脱位最为常见。另外，还可依据脱位发生的频率分为初发脱位或复发脱位。肩关节前脱位又因暴力大小、作用方向等的不同分为锁骨下脱位、喙突下脱位、关节盂下脱位（图47-1），其中喙突下脱位最常见。

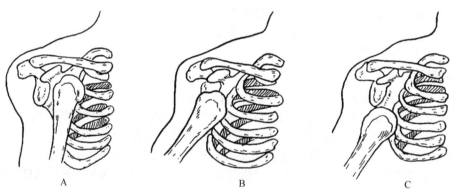

图47-1　肩关节前脱位的三种类型
A. 锁骨下脱位；B. 喙突下脱位；C. 关节盂下脱位

【临床表现】

**1. 症状**　肩关节前脱位时病人常感关节的剧烈疼痛，周围软组织肿胀，活动障碍。上臂保持轻度外展前屈位，病人常用健侧手扶持患肢前臂，头偏向患侧肩部。

**2. 体征**　因三角肌塌陷，肩峰明显突出，局部呈方肩畸形（图47-2）；关节盂空虚，在空虚的关节盂外可触及肱骨头；搭肩试验阳性。

【辅助检查】

**1. X线检查**　通过肩胛骨正位、西点位、尖斜位、内旋肩胛骨正位平片可以帮助诊断肩关节前脱位。

**2. CT 检查** 近年来，肩关节反复出现前脱位后导致肩盂和肱骨头的骨性缺损对于重建手术的重要影响已经被越来越多的临床医生所重视。对肩盂存在 25% 以上的前缘缺损的病人行单纯的软组织重建手术，术后复发脱位率会明显升高，因而，需要考虑重建肩盂的骨性结构。对肩盂进行三维 CT 扫描及重建可用来术前评估肩盂前缘骨缺损的大小。

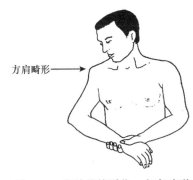

方肩畸形 →

图 47-2 肩关节前脱位，方肩畸形

**【处理原则】**

**1. 复位** 脱位后要尽快行手法复位。常用的手法复位方法有手牵足蹬复位法（Hippocrates 法）（图 47-3）和悬垂法（Stimson 法）。当合并大结节骨折、肩胛盂骨折移位、软组织嵌入等行切开复位。有研究显示，对于那些运动水平要求高或者日常工作对肩关节活动要求较高的病人应该尽量采取手术复位以达到理想效果。

**2. 固定** 复位后在患侧腋窝处垫棉垫，将肩关节固定于内收、内旋位，屈肘 90°，前臂用三角巾悬吊，固定 3 周（图 47-4）。关节囊破损明显或仍有肩关节半脱位者，应将患侧手置于对侧肩上，腋下垫棉垫，上肢以绷带固定于胸壁，固定时间 3 周，合并大结节骨折者应延长 1~2 周，避免过早去除外固定，以防导致习惯性关节脱位的发生。

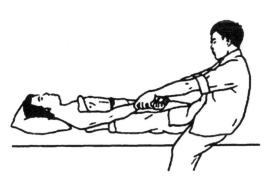

图 47-3 Hippocrates 法复位

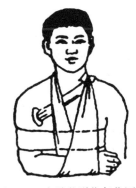

图 47-4 肩关节脱位复位固定

**3. 功能锻炼** 固定期间活动腕部和手指。疼痛肿胀缓解后，可指导病人用健侧手缓慢推动患肢外展与内收活动，活动范围以不引起患侧肩部疼痛为限。外固定解除后，指导病人进行弯腰、垂臂、甩肩等肩关节的锻炼。

**【护理措施】**

参见本章第一节。

---

**知识链接 47-1：多方向不稳定**

目前国际上较少使用"肩关节脱位"一词，而使用"肩关节不稳定"代替"肩关节脱位"。肩关节不稳定的分类除了前方、后方不稳定外，还包括 Neer 和 Foster 提出的多方向不稳定（multidirectional instability, MDI），多方向不稳定指盂肱关节同时存在一个以上方向的不稳定。通常是肩关节的前方、后方不稳定合并下方不稳定。

肩关节前方不稳定临床表现包括明显的前方脱位及不甚明显的前方半脱位。最近 10 年来，一些临床表现不明显的肩关节不稳定类型逐渐得到大家的重视。肩关节前方半脱位常出现在一些长期过度运动肩关节的运动员中，其症状通常为肩关节疼痛、不适，但没有明显肩关节脱位的症状。

不稳定的概念：

1. 不稳定（instability） 有临床症状的肱骨头与肩盂间的过度移动。

2. 松弛（laxity） 正常的、无症状的肱骨头与肩盂间的移动，是肩关节周围软组织的正常特性，它保证了肩关节的旋转活动。

3. 脱位（dislocation） 关节的完全分离。

4. 半脱位（subluxation） 有症状的肱骨头过度移动，超过了软组织的正常松弛度，但关节没有完全分离。

5. 轻微半脱位（slight subluxation） 一种轻微的、有症状的半脱位，见于投掷损伤。盂唇对肱骨头的包含功能失效，导致盂肱关节的过度移动，盂唇撕裂。移动程度小于半脱位。

# 第三节 肘关节脱位

肘关节脱位（dislocation of elbow joint）的发病率仅次于肩关节脱位，多发生于 10～20 岁青少年的运动损伤，发病高峰年龄在 13～14 岁。

## 【病因与分类】

外伤是导致肘关节脱位的主要原因。根据脱位的方向可分为后脱位、侧方脱位及前脱位。

**1. 后脱位** 为最常见的肘关节脱位。当肘关节处于半伸直位时跌倒，手掌着地，暴力沿尺、桡骨向近端传导，尺骨鹰嘴处产生杠杆作用，前方关节囊撕裂，使尺、桡骨近端同时向肱骨后方脱出，发生肘关节后脱位。

**2. 侧方脱位** 当肘关节处于内翻或外翻位时遭受暴力，可发生尺侧或桡侧侧方脱位。

**3. 前脱位** 当肘关节处于屈曲位时，肘后方遭受直接暴力作用，可使尺、桡骨向肱骨前方移位，发生肘关节前脱位。

## 【临床表现】

**1. 症状** 肘关节局部疼痛、肿胀，功能受限。肘关节处于半屈位。

**2. 体征** 肘部变粗后突，上肢变短，肘后凹陷，三角关系失常。鹰嘴突高于内外髁，可触及肱骨下端。若局部明显肿胀，则可能出现正中神经或尺神经损伤，亦可出现动脉受压的临床表现。

## 【辅助检查】

X 线检查能帮助明确脱位的类型，移位情况及有无合并骨折。对于陈旧性关节脱位，X 线检查有助于明确有无骨化性肌炎或缺血性骨坏死。

## 【处理原则】

**1. 复位** 手法复位方法：助手配合沿畸形关节方向，行前臂和上臂牵引和反牵引，术者从肘后用双手握住肘关节，以指推压尺骨鹰嘴向前下，同时矫正侧方移位，助手在复位过程中维持牵引并逐渐屈肘，出现弹跳感表示复位成功。一般情况下，通过闭合方法可完成肘脱位关节的复位。

小儿肘关节脱位须在镇静、止痛甚至采用局部或全身麻醉后，才能进行闭合复位。8 岁以下的患儿可取俯卧位，伤侧上肢自床边下垂，将鹰嘴向前推挤，以获得复位；8 岁以上的患儿取仰卧位，远端牵引下，前臂旋后、肘关节屈曲可获得复位。

手法复位失败时，不可强行复位，应采取手术复位。合并有神经损伤者，手术时先探查神经，在保护神经的前提下进行手术复位。

**2. 固定** 复位后，用超关节夹板或长臂石膏托固定于屈肘 90°功能位，再用三角巾悬吊于胸前，固定时间 2～3 周。

**3. 功能锻炼**　固定期间，指导病人做伸掌、握拳、手指屈伸等活动，同时在外固定保护下活动肩、腕关节及手指。去除固定后，练习肘关节的屈伸、前臂旋转活动及锻炼肘关节周围肌力，通常需要 3～6 个月方可恢复。

**【护理措施】**

参见本章第一节。

# 第四节　髋关节脱位

> **案例 47-2**
>
> 　　患者，男性，45 岁，因右髋关节外伤后疼痛、肿胀、功能障碍 4 小时入院。患者 4 小时前乘车在高速路上发生车祸，当时病人正入睡，右大腿"二郎腿"姿势，受伤后右侧髋关节疼痛明显，无法站立和行走，髋关节不能活动，被动活动时引起剧烈疼痛，髋部肿胀明显。
>
> 　　体格检查：T 36.4℃，P 86 次/分，R 20 次/分，BP 134/70mmHg。右侧髋关节出现典型的屈曲、内收、内旋、短缩畸形。股骨大转子较健侧上移，臀部可触及向后上方突出的股骨头。
>
> 　　辅助检查：X 线提示右股骨头位于髋臼外上方。
>
> **问题：**
>
> 　　1. 此患者首先考虑的诊断是什么？
>
> 　　2. 本病例患者的处理原则是什么？

　　髋关节结构十分稳定，是典型的杵臼关节。髋臼周围由纤维软骨构成髋臼唇，借以增加髋臼深度，股骨头呈球状，其 2/3 几乎全部纳入髋臼内。周围的韧带、肌肉及关节囊对髋关节的稳定也起到保护作用。只有在强大暴力的冲击下才可以引起髋关节脱位（dislocation of the hip joint），病人多为青壮年。

**【病因】**

　　常发生于交通事故时，当髋关节于屈曲、内收位时，股骨头顶在髋臼后上缘，暴力由前向后冲击膝部传达至股骨头，使股骨头冲破关节囊而向后发生脱位。当病人处于下蹲位时，髋关节处于过度外展外旋位，遭到外展暴力使大转子顶端与髋臼上缘撞击，使股骨头冲破前方关节囊，发生前脱位。当暴力作用于大转子外侧时，股骨头冲击髋臼底部，引起髋臼底部骨折，如外力继续作用，股骨头连同髋臼骨折片一齐向盆腔内移位时，发生中心脱位。

**【分类】**

　　根据股骨头的移位方向，髋关节脱位可分为后脱位、前脱位和中心脱位 3 个类型，其中以髋关节后脱位最为常见，占髋关节脱位的 85%～90%。髋关节脱位多合并骨折，有时合并坐骨神经损伤。

**【临床表现】**

**1. 症状**　患侧髋关节疼痛明显，无法站立和行走，关节不能活动，被动活动时引起剧烈疼痛，髋部肿胀明显。

**2. 体征**　不同方向的脱位，可有相应的体征。

　　（1）髋关节后脱位：髋关节出现典型的屈曲、内收、内旋、短缩畸形。股骨大转子较健侧上移，臀部可触及向后上方突出的股骨头。合并坐骨神经损伤时，大腿后侧、小腿后外侧和足部感觉丧失，膝关节的屈肌群、小腿肌群和足部全部肌瘫痪，足部出现神经营养性改变。

　　（2）髋关节前脱位：患肢呈明显外旋、轻度屈曲和外展畸形。患肢短缩和合并神经损伤较少见。

　　（3）髋关节中心脱位：患肢可有短缩，大转子不易扪及。合并骨盆骨折，患侧下腹部有压痛，肛门指检常在伤侧有触痛。腹膜后出血可导致失血性休克，可合并腹部脏器损伤。

## 【辅助检查】

X 线正侧位检查可见股骨头位于髋臼的外上方及是否合并骨折；CT 检查可对关节内残留骨软骨碎块及有无髋臼骨折做出诊断。

## 【处理原则】

**1. 复位** 闭合复位应越早越好，最好在伤后 24～48 小时内、全麻下进行手法复位。闭合复位方法包括提拉法（Allis）和悬垂法（Stimson），闭合复位不成功和合并坐骨神经损伤的病人，应行切开复位，以免造成股骨头进一步损伤。小儿髋关节脱位后 1 小时内，可行闭合复位；对不能闭合复位的需行手术治疗。

**2. 固定** 复位后进行持续皮牵引或穿丁字鞋，患肢固定于伸直、外展位，固定时间 3～4 周。小儿髋关节脱位术后采用骨牵引或"人"字形石膏固定，固定时间 4～6 周。

**3. 功能锻炼** 复位固定后，指导病人进行踝关节、趾关节的主动活动。3 日后进行抬臀活动；2～3 周去除固定后，指导病人扶双拐练习行走，但在 3 个月内患肢不负重；3 个月后，X 线检查股骨头血液循环良好，可弃拐行走，逐渐负重。

## 【护理措施】

参见本章第一节。

（曹建华）

# 第四十八章  运动系统慢性损伤病人的护理

【学习目标】

**识记**  ①运动系统慢性损伤疾病的概念与分类；②运动系统慢性损伤病人功能锻炼指导；③腰肌劳损、狭窄性腱鞘炎、股骨头骨软骨病临床表现、处理原则及护理措施。

**理解**  ①滑囊炎、腱鞘囊肿、髌骨软骨软化症、胫骨结节软骨病、胸廓出口综合征及腕管综合征的临床表现及处理要点；②疲劳骨折的病因及护理措施。

**运用**  运用护理程序对运动系统慢性损伤病人实施整体护理。

## 第一节  概  述

运动系统慢性损伤（chronic damage of locomotion system）是一种临床常见病、多发病，多因骨、关节、肌肉、肌腱、韧带、筋膜、滑囊及其毗邻的血管、神经等参与运动的组织结构长期处于紧张、压迫、摩擦等状态，使机体以组织肥大、增生为代偿，进而形成损伤，表现出相应的临床症状和体征。

【病因】

**1.** 局部组织长期、反复、持续被使用，损伤的组织得不到及时修复，超过了代偿能力。

**2.** 操作中技术不熟练、注意力不集中、姿势不正确，使局部产生异常应力。

**3.** 全身疾病、身体生理结构或姿态性异常，使应力分布不均。

**4.** 急性损伤后未得到及时、正确的治疗或治疗不够彻底，转为慢性损伤。

【分类】

**1. 慢性软组织损伤**  包括肌肉、肌腱、腱鞘、韧带和滑囊的慢性损伤。

**2. 慢性骨组织损伤**  ①慢性骨损伤：主要指在骨结构较纤细及易产生应力集中部位的疲劳骨折；②慢性软骨损伤：指关节软骨磨损、退化及骨骺软骨的慢性损伤。

**3. 周围神经卡压伤**  神经属软组织结构，但因其功能特殊，损害后的表现及后果与其他软组织损伤不同，单列为一类。

【临床表现】

**1. 症状**  局部长期慢性疼痛，迁延不愈，多无明确外伤史。

**2. 体征**  特定部位有一压痛或肿块，常伴有某种特殊的体征。

**3. 其他**  常与职业、工种、坐姿、工作习惯及近期有与疼痛部位相关的过度活动史相关。

【处理原则】

运动系统慢性损伤的处理原则为防治结合、去除病因、以防为主。

纠正长期不良的体位性、姿势性和职业性的局部损害，增加保护性因素是预防、治疗的关键。症状较轻时，可通过理疗、按摩等物理治疗及外擦膏药或中药制剂减少局部炎症反应，减轻症状；症状较重时，可使用非甾体抗炎药或局部注射肾上腺糖皮质激素，但应注意合理、正确用药。对于某些非手术治疗无效的病症可行手术治疗。

## 【护理措施】

### 1. 非手术治疗/术前护理

（1）疼痛护理：创造舒适的住院环境；疼痛明显时可遵医嘱服用非甾体抗炎药缓解疼痛。

（2）休息与饮食：保持睡眠充足，加强饮食指导，鼓励病人摄入营养素丰富、易消化的食物。

（3）患肢固定的护理：石膏或夹板固定者，将患肢抬高，垫软枕，注意末梢血液循环情况。

（4）封闭治疗的护理：行封闭治疗前询问病人有无利多卡因不良反应史，注射过程宜缓慢，随时注意病人情况。

（5）皮肤护理：保持皮肤、床单、被褥的清洁干燥；正确使用石膏、绷带及夹板，预防压疮的发生。

### 2. 术后护理

（1）病情观察：密切观察病人生命体征，观察手术部位有无出血、感染、血液循环障碍等。

（2）引流管护理：引流管妥善固定，保持通畅，观察引流液的颜色、性质和量，及时记录。术后 24 小时内，切口渗血较多，可每个 3～4 小时自引流管近端向远端挤压引流管，防止引流管堵塞，并严密注意引流的量，如短期内出现大量鲜红色血液引流，应警惕切口内血管破裂出血，及时关闭引流管开关，并告知医生。

（3）皮牵引与石膏护理：皮牵引时在骨隆突处加衬垫，避免局部压迫，并保持牵引的有效性。石膏包扎处要注意其边缘的松紧度，密切观察患肢血液循环情况和活动情况，切口处有无出血、异味，患肢的体温是否正常等。

（4）功能锻炼：术后应循序渐进地对病人进行功能锻炼指导。

1）初期：术后 1～2 周，以患肢肌肉舒缩活动为主。

2）中期：从手术切口愈合、拆线到去除牵引或外固定物这一时间段，在初期锻炼的基础上增加运动量，并配合简单的器械和支架辅助锻炼。

3）后期：从骨、关节等组织的伤病愈合起至病人身体恢复正常功能。此期间需要对症加强锻炼，并配合理疗、按摩、针灸等。

### 3. 心理护理　多与病人沟通，讲解疾病有关知识，做好心理疏导，使病人能积极配合治疗，建立康复信心。

## 【健康教育】

**1.** 生活中保持正确姿势，避免颈椎和腰椎过分前凸。避免长时间负重、久坐或久站等，避免骨、关节及其附属结构长期处于紧张、压迫或摩擦状态。

**2.** 经常进行体育锻炼，尤其注意背部及腰部肌肉锻炼，使肌肉、韧带处于健康状态。

**3.** 多食新鲜蔬菜、水果；忌食麻辣、烟酒等刺激食品。保持睡眠充足。

**4.** 保持生活、工作环境湿度适当；养成温水洗手的习惯。

**5.** 复诊　告知病人恢复期可能出现的症状，有异常立即到医院复查，一般 1～3 个月复查一次，以及时评估和了解康复情况及切口愈合情况等。

# 第二节　慢性软组织损伤

# 一、腰肌劳损

### 案例 48-1

　　患者，男性，40 岁，出租车司机，5 年前在打篮球时腰部扭伤，经按摩后疼痛缓解，此后常有反复发作的腰部胀痛，经休息后减轻。近日因劳累感到腰部疼痛加剧、不能仰卧，弯腰俯身时腰部有断裂感，遂来就诊。触诊其腰肌紧张、有硬结，左侧骶棘肌处有轻度压痛，直腿抬高实验（－），X线检查未发现异常。

**问题：**

1. 此患者首先考虑的诊断是什么？其处理原则有哪些？

2. 请为本病例患者制订护理计划。

腰肌劳损（strain of the lumbar muscles）又称功能性腰痛，为腰部肌肉及其附着点筋膜、韧带等软组织慢性损伤导致的局部无菌性炎症，是造成腰部疼痛最常见的疾病之一。

## 【病因】

**1. 慢性损伤** 超负荷的腰部劳动或长时间保持某一姿势，使腰部肌肉、筋膜、韧带持续性牵拉，肌肉内压增加，供血受阻，引起炎症、粘连，导致组织变性。

**2. 急性腰扭伤治疗不当** 腰部肌肉急性损伤后，未得到及时正确治疗或治疗不够彻底，使损伤后的腰肌不能完全修复，局部产生慢性炎症。

**3. 小关节功能紊乱** 躯干的稳定性主要在于脊柱，当腰椎小关节功能紊乱时，各部分肌肉受力不均易引起平衡失调，导致腰部功能活动障碍。

**4. 其他** 先天性脊柱畸形，下肢功能或结构性缺陷，引发腰部肌肉出现劳损。体弱、受凉会使腰背部应激能力降低。妊娠晚期腰部负重增加也易产生劳损。

## 【病理生理】

躯干的稳定性主要在于脊柱，当腰椎小关节功能紊乱时，各部分肌肉受力不均易引起平衡失调，导致腰部功能活动障碍。

## 【临床表现】

**1. 症状** 无明显诱因的腰背部或腰骶部疼痛，反复发作，呈钝性胀痛或酸痛不适，时轻时重，迁延难愈。休息或改变体位姿势时症状减轻，劳累、阴雨天气则症状加重。

**2. 体征**

（1）腰背部疼痛区：有固定压痛点，多在骶棘肌处、髂峰后部、骶棘肌止点处或腰椎横突处，常被迫伸腰或用双手锤击腰背部以缓解疼痛，这是与深部骨骼疾病的重要区别之一。

（2）骶棘肌痉挛征：为腰部劳损所致，多为单侧或双侧骶棘肌痉挛征。

（3）脊柱畸形：部分病人可出现脊柱后凸、脊柱侧凸等畸形。

（4）放射痛：通常放射至膝部，很少到小腿与足部。临床常将此与椎间盘突出症进行鉴别，后者放射痛可达同侧下肢腘窝、大腿外侧、小腿外侧及足部。

## 【辅助检查】

X线检查多无异常，骨质疏松病人可选择ECT检查或骨密度检查。

## 【处理原则】

腰肌劳损的处理原则包括三个关键环节，即及时明确诊断，消除病因；及时有效的综合治疗；坚持合理的功能锻炼。

**1. 消除病因** 消除导致腰肌劳损长期反复的致损伤原因是治疗的首要原则。在日常生活中，应尽可能变换体位，勿使腰部过度疲劳；平时宜睡硬板床，保持脊柱的正常生理曲度；必要时用腰围保护腰部，但休息时应解除；注意局部保暖。

**2. 综合治疗**

（1）理疗：推拿按摩、针灸拔罐、微波、红外线等。

（2）中药治疗：服用舒筋活血、温经散寒、祛风通络的中药，或外敷温筋通络膏、麝香壮骨膏等于患处或穴位上。

（3）西药治疗：可使用扶他林涂于疼痛部位，或服用非甾体抗炎药，如布洛芬、芬必得等药物，但不宜长期使用。在疼痛剧烈时可采用封闭治疗，在局部疼痛部位注射利多卡因注射液、当归注射液等药物消除炎症、水肿，缓解疼痛。

**3. 功能锻炼**　通过坚持腰背部功能锻炼，可有效提升正常肌肉的补偿调节功能。早期可以卧床进行腰背肌训练，如五点支撑法、三点支撑法、飞燕式等动作；后期逐渐增加强度，着重训练影响腰部功能活动的肌肉，提升腰背部肌力。

【护理】

（一）护理评估

**1. 健康史**　询问病人年龄、职业，既往史及健康状况，用药史等。

**2. 身体状况**　疼痛的部位、性质、加重疼痛的因素等，了解营养状况、肢体的活动情况等；检查病人 X 线、实验室检查结果等情况。

**3. 心理-社会状况**　观察病人情绪变化，评估家庭社会情况。

（二）常见护理诊断/问题

**1. 疼痛**　机体组织慢性损伤有关。

**2. 机体活动受限**　与局部慢性炎症有关。

**3. 焦虑**　与疾病反复发作有关。

**4. 知识缺乏**　缺乏疾病预防及功能锻炼相关知识。

（三）护理目标

**1.** 疼痛减轻。

**2.** 机体活动度增加。

**3.** 情绪稳定。

**4.** 掌握疾病预防及功能锻炼的知识。

（四）护理措施

**1. 心理护理**　向病人讲解各种治疗、护理的目的与意义，做好心理疏导，使病人能积极配合治疗，促进康复。

**2. 疼痛护理**　创造舒适的病房环境，分散病人注意力；疼痛明显时，可遵医嘱使用药物治疗缓解疼痛。

**3. 康复训练**　运动功能锻炼能促进血液循环，加速代谢产物排泄，增强腰背肌力，改善脊柱关节的稳定性。

（1）股四头肌收缩练习，5～10 分钟/次，3～4 次/天。

（2）腰背肌锻炼，可选用飞燕式、五点支撑法，1～2 周改为三点支撑法，每次 50 下，3～4 次/天，循序渐进。

**4. 健康教育**　向病人及其家属讲解疾病的病因、病理、治疗与预防方法；讲解佩戴腰围的方法及使用时间；日常生活中保持正确姿势，避免诱发因素。

（五）护理评价

**1.** 病人疼痛是否减轻或消除。

**2.** 病人机体活动度是否增加。

**3.** 病人焦虑是否减轻，睡眠是否充足。

**4.** 是否可复述疾病预防和有效功能锻炼的知识。

# 二、滑囊炎

滑囊是位于人体摩擦频繁或压力较大处的一种缓冲结构，为一结缔组织扁囊。囊壁分为内、外两层，其中内层具有分泌滑液的作用。滑囊炎（bursitis）是指由于各种因素所导致的滑囊出现的肿胀及渗出炎性改变。

## 【病因】

滑囊炎主要由特定关节长期、集中、反复的摩擦和压迫造成，也可由损伤引起，部分是直接暴力损伤。另外，衰老亦可引发此病。临床上以慢性滑囊炎多见，常与职业有关，如矿工、园艺、木工等。根据病因、性质可分为创伤性滑囊炎、化脓性滑囊炎、类风湿性滑囊炎、痛风性滑囊炎等。

## 【临床表现】

**1. 症状** 无明显原因在关节或骨突出部逐渐出现一圆形或椭圆形肿物，缓慢长大伴压痛。某些关节部位常出现关节部分功能障碍，表现为关节部位疼痛或局部压痛和放射痛。

**2. 体征** 局部肿物表浅者可触及清晰的边缘，有波动感，皮肤无细菌性炎症表现；部位深者，边界不清，有时误认为实质性肿瘤。

## 【处理原则】

**1. 非手术治疗** 避免继续摩擦和压迫，关节予以适当制动并辅以物理治疗后多数可消退；或经穿刺抽取囊内积液，注入醋酸泼尼松龙，加压包扎。

**2. 手术治疗** 对非手术治疗无效者可考虑行滑囊切除术，但有复发可能。

## 【常见护理诊断/问题】

**1. 疼痛** 与炎性渗出物及滑囊肿胀有关。

**2. 焦虑** 与担心疾病预后有关。

**3. 知识缺乏** 缺乏疾病的相关知识。

## 【护理措施】

**1. 心理护理** 讲解滑囊炎有关知识，做好心理疏导，减轻心理负担，保持愉快心情。

**2. 疼痛护理** 保持病室安静，避免疼痛部位继续摩擦与受压，如皮温较高，局部可行冰敷。根据医嘱合理用药，缓解疼痛。

**3. 健康指导** 防寒保暖；避免特定关节长时间反复集中的摩擦和压迫。避免过量饮酒，防止过度的疲劳，处于急性期时要减少活动；在亚急性或缓解期，可进行锻炼护理，防止肌肉萎缩、关节强直。

# 三、狭窄性腱鞘炎

狭窄性腱鞘炎（narrow tenosynovitis）系指腱鞘因机械性摩擦而引起的慢性无菌性炎症改变，多见于女性病人。手与腕部狭窄性腱鞘炎是最常见的腱鞘炎，常发生于桡骨茎突、指屈肌腱（图 48-1）等处。在手指处常发生屈肌腱鞘炎，又称为弹响指或扳机指；在拇指处常发生拇长屈肌腱鞘炎，又称为弹响拇；在腕部处为拇长展肌和拇短伸肌腱鞘炎，又称为桡骨茎突狭窄性腱鞘炎。

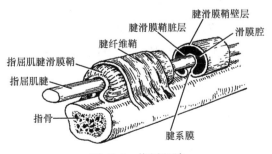

图 48-1 指屈肌腱

## 【病因】

**1. 慢性损伤**　是造成狭窄性腱鞘炎的主要病因。长期反复的活动可引起肌腱与腱鞘过度摩擦，使腱鞘局部充血、水肿、增厚，从而造成腱鞘局部狭窄，卡压肌腱。

**2. 骨-纤维隧道**　为肌腱和腱鞘的解剖结构，腱鞘和骨形成的弹性极小的"骨-纤维性隧道"像套管一样套在肌腱上，正常肌肉活动时，肌腱可以在套管内自由活动，而病变局部的骨性突起加大了肌腱与骨的摩擦，造成局部腱鞘、骨膜充血水肿，形成局部狭窄。

**3. 其他**　先天性肌腱异常、类风湿关节炎、产后等更易诱发此病。

## 【病理生理】

狭窄性腱鞘炎并非单纯腱鞘的损伤性炎症，肌腱和腱鞘均有水肿、增生、粘连和变性。腱鞘的水肿和增生使"骨-纤维隧道"狭窄，进而压迫本已水肿的肌腱，在环状韧带区腱鞘腔特别狭窄且坚韧，故使水肿的肌腱被压成葫芦状，阻碍肌腱的滑动。

## 【临床表现】

**1. 屈肌腱鞘炎与拇长屈肌腱鞘炎**　指间关节掌侧疼痛，晨起或劳动后出现，活动或遇热后缓解。患指屈伸受限，强力屈伸时有弹响伴跳跃感。各手指发病频度依次为中、环、示、拇、小指。远侧掌横纹处可触及一黄豆大小的痛性结节，随患指屈伸活动而移动。严重者患指屈曲后因疼痛不能自行伸直，需健手帮助伸直。

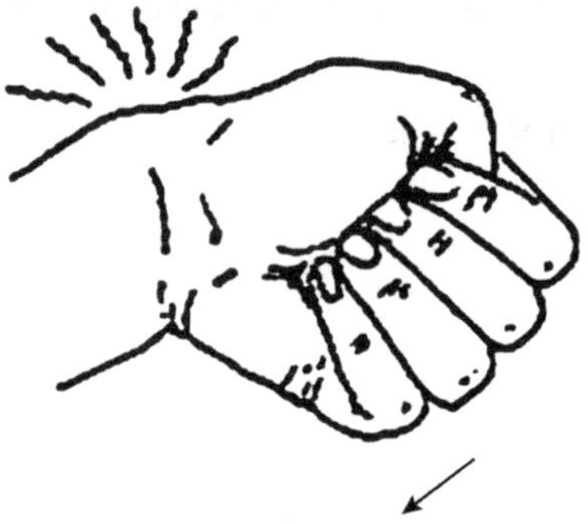

图 48-2　握拳尺偏试验

**2. 桡骨茎突狭窄性腱鞘炎**　起病缓慢，腕关节桡侧疼痛，握物无力。疼痛可向拇指和前臂扩散，严重者可放射至全手。患侧桡骨茎突处有一轻微隆起，无红热现象；桡骨茎突处可触及摩擦音，有一豌豆大小结节，压痛明显。握拳尺偏试验（图 48-2）阳性，即拇指屈于掌心，然后握拳，轻轻将腕尺偏，桡骨茎突部疼痛剧烈。

## 【处理原则】

**1. 局部制动**　狭窄性腱鞘炎的产生大多与手指长期不当使用或工作需快速活动有关，因此在疾病发生时，利用辅具限制患部的活动，减少进一步的损伤，搭配外用扶他林乳剂，加上局部按摩，对于损伤性的炎症有减缓的效果。

**2. 局部封闭治疗**　即使用类固醇药物注射至腱鞘内，如醋酸氢化可的松或复方倍他米松等，每周 1 次，也可与普鲁卡因或盐酸利多卡因混合后注射，以减少注射时的疼痛。

**3. 小针刀疗法**　可疏通经络、松解局部软组织的粘连、挛缩，达到效果较好的微创治疗的目的。

**4. 手术治疗**　非手术治疗无效时可考虑手术方式，剥离粘连，消除内部压力。小儿先天性屈肌腱鞘炎保守治疗通常无效，应手术治疗。

## 【常见护理诊断/问题】

**1. 疼痛**　与机体组织慢性损伤性炎症有关。

**2. 焦虑**　与机体活动受限、疼痛反复发作有关。

**3. 知识缺乏**　缺乏疾病预防及康复指导相关知识。

## 【护理措施】

**1. 心理护理**　讲解狭窄性腱鞘炎相关知识，各种治疗、护理措施目的及意义，为病人提供期望得到的信息资料，使其积极配合治疗。

**2. 疼痛护理**　尽量减少手部的活动，应用推拿、针灸等方法有一定疗效。日常生活及工作中注意保暖，用温水洗手，并自行按摩。

**3. 饮食护理** 不饮用含咖啡因液体；给予富含维生素、纤维素的蔬菜、水果；禁止吸烟。

**4. 健康指导** 注意劳逸结合，尽量避免腕部和拇指长时间活动。使用工具时，勿将压力集中于手腕基部，尽量使用手肘及肩膀。每日定时握拳练习；手腕做屈曲、背伸运动等，每次 3 组，每组 10 次。

# 四、腱鞘囊肿

腱鞘囊肿（ganglion）是关节附近的一种囊性肿块，多发于腕背（图 48-3）、桡侧腕屈肌腱及足背部，以女性和青少年多见。病因尚不太清楚，一般认为慢性损伤使滑膜腔内滑液增多而形成囊性疝出，或结缔组织黏液退行性变可能是发病的主要原因。

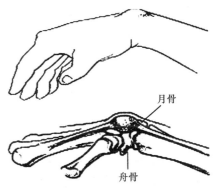

图 48-3　腕背腱鞘囊肿

【临床表现】

**1. 症状** 无明显自觉症状，肿块生长缓慢，压之有酸胀或酸痛感。

**2. 体征** 可发现直径 0.5～2.5cm 的圆形或椭圆形肿物，表面光滑，可推动，不与皮肤粘连。囊内液体充盈，张力较大，触之质地坚韧，边界清楚。基地固定，即囊颈较小者，略可推动；囊颈较大者，则不易推动，易误诊为骨性肿物。用粗针头穿刺可抽出透明胶冻状物。

【处理原则】

**1.** 部分腱鞘囊肿能自发地消退，但时间较长。浅表囊肿可用外力挤压破裂，待其自行吸收治愈，但复发率较高，一旦复发，囊肿形状将不规则，给后续的手术治疗造成困难。儿童腱鞘囊肿常用夹板固定治疗。

**2.** 药物治疗是目前最常用的治疗方法。在排空内容物的囊内注入药物，如透明质酸酶结合甲泼尼龙、醋酸泼尼松龙等，并加压包扎。

**3.** 手术治疗效果最佳，通过彻底切除囊肿蒂部，可降低复发率。

【常见护理诊断/问题】

**1. 疼痛** 与囊性肿块形成有关。

**2. 焦虑** 与疾病复发率较高有关。

【护理措施】

**1. 疼痛护理** 参见本章第一节。

**2. 心理护理** 参见本章第一节。

**3. 健康指导** 治疗期间及愈后 1 个月内，应尽量减少囊肿发生部位的活动摩擦，注意休息和局部保暖，避免过劳及寒湿侵入，以防复发。

# 第三节　慢性骨组织损伤

## 一、疲劳骨折

疲劳骨折（fatigue fracture）又称为应力骨折（stress fracture），指骨骼在长期、反复、轻微的直接或间接外力作用下，导致骨小梁不断发生断裂、重塑，通过积累效应出现的慢性骨损伤。

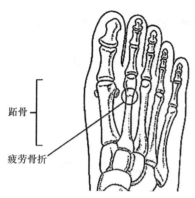

距骨

疲劳骨折

图 48-4　第 2 跖骨骨折

## 【病因】

疲劳骨折的基本原因是慢性损伤,分为劳损性骨折和不完全骨折两种类型,前者是疲劳骨折的主要类型,指正常骨骼在过量或不当的应力反复作用下产生的骨损伤,如训练方法失当的新兵常发生第 2 跖骨骨折(图 48-4)、田径运动员或舞蹈演员易发生腓骨下 1/3 或胫骨上 1/3 疲劳骨折;后者指不健康的骨骼在正常应力作用下发生的骨损伤,如骨质疏松的老年人常发生肋骨疲劳骨折。此外,钙剂和热量摄入不足、月经失调、既往有疲劳骨折病史等亦是诱发疲劳骨折的高危因素。

## 【临床表现】

**1. 症状**　损伤部位出现逐渐加重的疼痛,休息后疼痛可减轻。

**2. 体征**　查体有局部压痛或轻度骨性隆起,但无反常活动。若骨折时间较长,患处可触及质硬包块。

## 【辅助检查】

X 线检查时,在出现症状的 1~2 周内常无明显异常;3~4 周后可见一横行骨折线,是疲劳骨折的直接征象,周围有骨痂形成。当临床疑有疲劳骨折,而 X 线检查阴性时,其早期诊断方法是进行放射性核素骨影像。

## 【处理原则】

疲劳性骨折应早发现、早治疗。由于骨折多无移位或轻度移位,仅需采用外固定、制动和正确的康复功能锻炼治疗。一经确诊应早期石膏固定 6~8 周,延迟治疗可以发生缺血性坏死,造成病变。同时应纠正错误动作、姿势;老人肋骨疲劳骨折时,除了抗骨质疏松治疗外,还应治疗慢性咳嗽等原发疾病。

## 【常见护理诊断/问题】

**1. 疼痛**　与骨折有关。

**2. 潜在并发症**　出血、感染等。

## 【护理措施】

**1. 疼痛护理**　转移病人注意力,给予病人正确功能位。必要时遵医嘱使用镇痛药。

**2. 饮食护理**　鼓励病人进食高蛋白质、高维生素饮食。

**3. 功能锻炼**　指导病人循序渐进地行功能锻炼。骨折给予固定后即可做屈伸指(趾)、掌、腕、肘、肩、踝等活动,进行肌肉的舒缩练习。上肢骨折病人锻炼时要注意手指屈伸达到最大限度,以更好地起到促进血液回流的作用。下肢骨折愈合的康复遵循"早活动、晚负重"原则,早期行股四头肌收缩运动、踝泵运动;中、后期可加大功能练习量及幅度。

**4. 健康指导**　日常生活坚持锻炼,多晒太阳,促进维生素 D 的合成,提高骨硬度。

# 二、股骨头骨软骨病

**案例 48-2**

　　患儿,男性,7 岁,3 个月前与同学一起踢足球时,感到右髋有轻微疼痛,休息后缓解,未经处理。近日右髋疼痛加剧,其家长发现患儿出现跛行,遂来就诊。患者无明显外伤史,查体 Thomas 征(+),X 线示右髋骨化中心较左侧小,密度增高,关节间隙增宽。

问题：
1. 该患儿首先考虑的诊断是什么？其处理原则有哪些？
2. 做出该患儿主要的护理诊断/问题。
3. 该患儿围术期的护理措施有哪些？

股骨头骨软骨病又称 Legg-Calve-Perthes 病、股骨头骨骺软骨病、扁平髋等，系因某些因素导致骨骺血管栓塞，致使骨骺内骨化中心全部或者部分坏死，并伴有软骨内化骨紊乱。多发于 3～10 岁儿童。

【病因】

该病的病因及发病机制尚未完全明确，多数学者认为慢性损伤是重要因素，因反复的外伤或炎症导致周围组织淤血、肿胀等引起股骨头血供不足而产生。相关研究发现，患儿生长素介质水平低于同龄正常儿童，这可以导致骨发育受到影响，无法承受躯干重量而发病；血浆抗胰蛋白酶高于同龄正常儿童，血液黏度增高可引起血管栓塞而引发本病。

【病理生理】

股骨头骨骺发生缺血后，可发生以下四期病理变化。

**1. 缺血期** 软骨下骨细胞因缺血发生坏死，骨化中心停止生长，但骨骺软骨仍通过滑膜吸收营养，继续发育。此期持续数月至 1 年以上，常因症状不明显而被忽视。

**2. 血供重建期** 新生血管从周围组织长入坏死骨骺，逐渐形成新骨。如外力持续存在，新生骨将被纤维肉芽组织替代，股骨头易受压变形。此期持续 1～4 年，是治疗的关键，若处理得当，能避免髋关节发生畸形。

**3. 愈合期** 吸收自动停止，继之不断骨化，直至纤维肉芽组织全部被新骨替代。畸形继续加重，且可波及髋臼关节面软骨。

**4. 畸形残存期** 病变停止，畸形固定。随年龄增长继而出现髋关节骨关节病。

【临床表现】

**1. 症状** 常表现为髋部疼痛，且逐渐加重，疼痛可向大腿侧及膝关节方向放射，疼痛随活动程度而加重，休息后可缓解。

**2. 体征** 跛行明显，查体患侧 Thomas 征（图 48-5）阳性，臀部及股部肌肉失用性萎缩，患侧大腿出现明显的短缩畸形。髋关节外展和内旋受限，但内收与伸屈不受限。

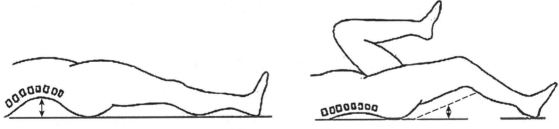

图 48-5 Thomas 征

【辅助检查】

X 线片显示股骨头密度增高，骨骺碎裂、变扁，股骨颈增粗及髋关节部分性脱位。CT 检查有利于早期诊断、早期治疗，避免发生髋关节的畸形。MRI 检查可直观、准确地显示骨骺软骨及滑膜、关节积液等情况。

## 【处理原则】

**1. 非手术治疗** 主要通过卧床休息、石膏固定、外展位的牵引制动及使用各种不负重支具限制患肢活动范围,同时定期摄 X 线片了解病变情况,直到股骨头完全重建为止。

**2. 手术治疗** 出现临床危象、髋关节半脱位的患儿应积极进行手术治疗,针对病变不同时期、不同年龄,选择的手术方式不同。

## 【常见护理诊断/问题】

**1. 疼痛** 与股骨头血供不足有关。

**2. 机体活动受限** 与肌肉萎缩、痉挛有关。

**3. 焦虑与恐惧** 与担心预后有关。

**4. 知识缺乏** 缺乏疾病预防及功能锻炼相关知识。

**5. 潜在并发症** 感染、出血、下肢深静脉血栓形成等。

## 【护理措施】

### (一)非手术治疗/术前护理

**1 心理护理** 选择有效的方式进行情感交流,并向患儿及其家属讲解疾病的治疗手段及治愈情况,解除其焦虑情绪。

**2. 疼痛护理** 创造舒适的住院环境,分散患儿注意力。疼痛明显时遵医嘱用药。

**3. 外固定支架护理** 用支架将患髋固定在外展 40°、轻度内旋位。白天带支架下床活动时使用双拐,夜间去除支架用三角枕置于两腿之间,维持外展、内旋位,并监测末梢血运情况。

**4. 功能锻炼** 指导患儿做股四头肌收缩训练、足趾背伸跖屈运动。①股四头肌收缩练习:用力绷紧大腿 10 秒,再放松 10 秒,每次 10 组,3～4 次/天;②足趾背伸跖屈运动:可配合小游戏,确保患儿每个足趾得到最大限度的锻炼。

### (二)术后护理

**1. 病情观察** 密切观察生命体征变化,重点观察有无失血所致低血压等现象,如出现速脉等早期休克症状,应立即通知医生行抗休克处理。

**2. 石膏护理** 检查石膏边缘松紧度,密切观察肢端血液循环及肢体活动情况。卧位时在双膝关节石膏下垫以软枕抬高,保证肢端良好血运。

**3. 负压引流护理** 防止引流管折叠、受压,密切观察引流液的颜色、性质和量,并记录。同时密切观察会阴部有无异常肿大、疼痛,防止引流管脱出,残余血液淤积在切口内。

**4. 功能指导** 石膏固定期间继续行股四头肌及足趾功能锻炼;石膏拆除当日,下肢行髋、膝关节被动功能训练,屈曲和伸直运动相结合,内收、内旋和外展、外旋相结合,使膝、髋关节活动尽可能达到最大幅度。

# 三、髌骨软骨软化症

髌骨软骨软化症(chondromalacia patellae)是指髌骨软骨因长期的慢性损伤后,髌骨软骨面发生肿胀、侵蚀、龟裂、破碎、脱落等一系列慢性退行性病变,同时伴有股骨髁软骨退行性变,从而形成髌骨关节的骨关节炎。

## 【病因】

**1. 先天性因素** 髌骨发育障碍、位置异常及股骨髁大、小异常;或后天性膝关节内、外翻,胫骨外旋畸形等。

**2. 膝关节长期、用力、快速屈伸**,是本病的常见原因,如自行车、滑冰运动员的训练。

【临床表现】

1. **症状**　早期为髌骨下疼痛或膝前痛，活动后缓解，过久运动又加重，休息后渐消失。随病程延长，以致不能下蹲，上、下台阶困难或突然腿软无力而摔倒。

2. **体征**　髌骨、髌周、髌骨缘及髌骨后方压痛明显。髌骨摩擦试验阳性，即伸膝位挤压研磨或推动髌骨可有摩擦感，伴疼痛。单纯髌骨软骨损害时后期可继发滑膜炎而出现关节积液，积液较多时浮髌试验阳性。

【辅助检查】

X 线检查早期无异常，晚期髌骨与股骨髁部间隙变窄，髌骨和股骨髁部边缘可有骨质增生。当 X 线片难以诊断时，可行 MRI 检查。

【处理原则】

1. **物理治疗**　出现症状后，限制膝关节剧烈活动 1~2 周。同时进行股四头肌抗阻力锻炼。肿胀、疼痛突然加剧时，应行冷敷，48 小时后改用湿热敷和理疗。

2. **药物治疗**　关节内注射玻璃酸钠可增加关节液的黏稠性和润滑功能，缓解疼痛和增加关节活动度。

3. **手术治疗**　经严格非手术治疗无效或有先天性畸形者可手术治疗。

【常见护理诊断/问题】

1. **疼痛**　与髌骨软骨慢性损伤有关。

2. **知识缺乏**　缺乏疾病预防和功能锻炼相关知识。

【护理措施】

1. **心理护理**　详细介绍有关疾病的发生发展及转归，树立其治愈疾病的信心。

2. **功能锻炼**　①直腿抬高锻炼：病人平卧于床面，双腿自然伸直，随后直腿抬高至离床面 30°~40°；②终末伸膝锻炼：病人坐于床上，患膝下垫一软枕，保持屈膝 30°，而后使足跟抬离床面至患膝伸直。

3. **健康指导**　日常生活禁止做下蹲站起动作、太极拳运动等，尽可能不坐矮凳子、矮沙发，大小便时使用坐便器。注意保暖。

# 四、胫骨结节骨软化病

胫骨结节骨软骨病（osteochondrosis of the tibial tubercle）又名 Osgood-Schlatter 病，为胫骨结节骨化失常所致。胫骨结节是髌韧带的附着点，约 16 岁时该骨骺与胫骨上端骨骺融合，18 岁时胫骨结节与胫骨上端骨融为一整体，故 18 岁前此处易受损而产生骨骺炎甚至缺血坏死。

【病因】

由于胫骨结节尚未与胫骨融合，而骨四头肌发育较快，肌肉的收缩使胫骨结节骨骺产生不同程度的撕裂，影响血液循环，致使胫骨结节发生缺血坏死。

【临床表现】

1. **症状**　膝前方局限性疼痛，行走时明显，上下楼梯时加重，休息后疼痛可缓解或消失。

2. **体征**　检查可见胫骨结节明显隆起，皮肤无炎症。局部质硬、压痛较重。做伸膝抗阻力动作时疼痛加剧。

【辅助检查】

X 线片显示胫骨结节骨骺增大、致密或碎裂，周围软组织肿胀等。

## 【处理原则】

在 18 岁前，以减少膝关节剧烈活动为主。在急性期间，应将膝部保持于伸直位，可用石膏托固定，若局部疼痛严重，则卧床休息，直至疼痛消失。固定期一般 4~6 周，待症状缓解后，逐渐恢复活动。

## 【护理措施】

**1. 疼痛护理** 嘱病人减少膝关节剧烈活动，以休息为主。

**2. 石膏护理** 参见本章第一节。

# 第四节 周围神经卡压综合征

神经卡压综合征是指周围神经受到某周围组织的压迫，而引起疼痛、感觉障碍、运动障碍及电生理学改变，属骨-纤维管、室压迫综合征之一。

## 一、胸廓出口综合征

胸廓出口综合征（thoracic outlet syndrome）又称臂丛神经血管卡压征，指臂丛神经及锁动脉在颈肩部胸廓出口区域受到先天或后天继发因素的压迫，引起上肢酸痛、麻木、乏力、肌肉萎缩及锁骨下动脉受压症状。

## 【病因】

**1. 骨性因素** 包括先天性异常骨性结构、外伤后骨痂形成、肋锁间隙过窄等。

**2. 软组织因素** 包括异常纤维结缔组织、异常的纤维束带、肌肉异常、神经外膜异常等。

**3. 其他因素** 包括先天性的血管异常分支等。

## 【临床表现】

**1. 神经受压** 患侧肩部及上肢疼痛、无力，发病早期疼痛为间歇性，可向前臂及手部尺侧放射。晚期可出现前臂及手部尺侧感觉异常、运动无力、鱼际肌和骨间肌萎缩，严重者可出现 4~5 指伸肌麻痹形成爪形手。

**2. 动脉受压** 患肢出现缺血性疼痛、麻木、疲劳、感觉异常和无力，上举时感发冷，桡动脉搏动减弱；下垂时明显充血。锁骨下静脉严重受压时，患肢远端水肿、发绀。血管严重受压时，可出现锁骨下血管血栓形成，肢体远端血运障碍。患侧锁骨上饱满，可触及前斜角肌紧张增厚，有颈肋者可触及骨性隆起，并有局部压痛和肢体放射痛。

## 【辅助检查】

**1. 影像学检查** 颈椎正位片可见颈肋及第 7 颈椎横突过长；胸片及锁骨切线位片可见肋骨及锁骨畸形。

**2. Roos 试验** 病人双上臂抬起，前臂屈曲 90°，肩外展外旋，交替握拳与松开，若 3 分钟内一侧产生疼痛或不适而被迫下垂者为阳性。

**3. Adson 试验** 病人坐位挺胸，仰首转向患侧，上肢外展 15°，后伸 30°，深吸气后屏住呼吸，检查者一手抵住病人下颌，一手摸患侧桡动脉，动脉搏动减弱或消失为阳性。

**4. Wright 试验** 病人坐位挺胸，扪及其腕部桡动脉后，令其上肢外展 90°~100°，前部旋后，两手掌心朝向耳屏，旋转头颈至对侧，在上肢及头颈活动过程中记录桡动脉搏动的变化，桡动脉搏动减弱为阳性。

**5. 选择性血管造影** 用于严重动静脉受压，合并动脉瘤、粥样斑块、栓塞和静脉血栓形成，以明确病变性质和排除其他血管病变。

【处理原则】

**1. 非手术治疗** 适用于症状较轻和初发的病人，常规手段包括康复训练和相应的物理治疗。改善不良的生活方式，减少伏案工作的时间，配合局部热敷、按摩、理疗等。

**2. 手术治疗** 包括颈肋切除术、第 1 肋切除术、前中斜角肌切除术、斜角肌切除合并肋骨切除术等。

【常见护理诊断/问题】

**1. 疼痛** 与臂丛神经受压有关。

**2. 潜在并发症** 肢体缺血等。

【护理措施】

**1. 病情观察** 密切观察患肢末梢血运情况，防止肢体缺血等并发症的发生。

**2. 休息与活动** 悬吊患肢，避免负重，定时给予肩胛部腰背部按摩。如无神经损伤症状，指导病人早期活动，进行功能锻炼。①身体伸展：站在距角落 30cm 处，两手放在两面墙壁上，身体向角落靠，感觉颈部有牵拉为止，坚持 5 秒；②颈部伸展：右手放在后脑勺，左手放在背后，用右手将头部向右肩靠，颈部左侧有牵拉感为止，坚持 5 秒，反之亦然。

# 二、腕管综合征

腕管综合征（carpal tunnel syndrome）指腕部外伤、骨折、脱位、扭伤或劳损等导致腕横韧带增厚、管内肌腱肿胀、血肿机化使组织变性或腕骨退变增生，管腔内周径缩小，从而压迫正中神经，引起腕部感觉和运动功能障碍的一系列症候群。

【病因】

**1. 管腔内周径变小** 内分泌病变或外伤使腕韧带因瘢痕形成而增厚；腕部骨折、脱位使腕管后壁或侧壁突向管腔，引起腕管狭窄。

**2. 管腔内容物增多** 外伤后血肿机化、腕管内腱鞘囊肿、滑囊炎等可占据较多管腔内容积，使管内结构相互挤压、摩擦，从而压迫正中神经。

**3. 其他** ①外源性压迫：掌侧腕横韧带浅，面对腕管产生的压力；②职业因素：长期过度用力使用腕部如木工、厨工等。

【临床表现】

最早出现桡侧 3 个手指疼痛、麻木等感觉异常。休息、夜间时加重，活动后减轻。随着病情进展可出现运动功能障碍，晚期出现鱼际肌萎缩。腕部正中神经 Tinel 征阳性，病人前臂伸肘，叩击其肘部，有放电样麻痛感或蚁走感；屈腕试验（Phalen 征）阳性，病人双肘屈曲、前臂上举，两碗自然掌屈，1 分钟后患侧即出现疼痛感。

【辅助检查】

电生理检查即鱼际肌肌电图及腕-指的正中神经传导速度测定有神经损害征。

【处理原则】

**1. 非手术治疗** 发病早期腕关节中立位制动；疼痛麻木感剧烈时，可向腕管内注射醋酸泼尼松龙，但不宜反复进行，肿瘤和化脓性炎症者禁用。

**2. 手术治疗** 保守治疗无效者可考虑行手术治疗。

【常见护理诊断/问题】

**1. 有失用综合征的危险** 与手指感觉、运动功能障碍，指尖坏死等有关。

**2. 知识缺乏** 缺乏预防腕管综合征疾病相关知识。

## 【护理措施】

**1. 病情观察** 密切观察患肢末梢血运情况，如发生异常立即告知医生。

**2. 休息与活动** 用支具固定腕关节于平伸位，避免过分活动引起充血，并行手指功能锻炼，促进手部功能恢复。

**3. 健康指导** 避免手部过劳，坚持适量、有规律的全身运动；经常用温水浸泡双手，改善手部血液循环，减轻腕管内滑膜的水肿。

（周文娟）

# 第四十九章 运动系统先天性畸形病人的护理

**【学习目标】**

**识记** ①先天性肌性斜颈、先天性马蹄内翻足、发育性髋关节脱位的定义；②先天性肌性斜颈、先天性马蹄内翻足、发育性髋关节脱位的病因和辅助检查内容。

**理解** 先天性肌性斜颈、先天性马蹄内翻足、发育性髋关节脱位的临床表现和治疗原则。

**运用** 运用护理程序对运动系统先天性畸形病人实施整体护理。

## 第一节 先天性肌性斜颈

**案例 49-1**

患儿，男性，4岁，因发现右颈部条索状物4年入院。患儿出生时家长发现其右颈部条索状物，前往当地医院就诊，建议保守治疗，按摩后效果不佳，遂来就诊。

体格检查：T 36.0℃，P 102次/分，R 22次/分，BP 98/56mmHg。患儿头颈部向右歪斜，可被动牵拉呈中立位，触及胸锁乳突肌呈条索状，质硬，边界清楚，右上肢运动、感觉及末梢血运均正常，肌力、肌张力正常，桡动脉搏动正常。

**问题：**

1. 该病非手术治疗的最佳年龄和护理措施是什么？

2. 该患儿术后最危险的并发症是什么，如何观察？

先天性肌性斜颈（congenital muscular torticollis，CMT）俗称"歪脖"，是婴幼儿常见的姿势畸形，先天性肌性斜颈是指各种原因引起一侧胸锁乳突肌纤维性挛缩，逐渐形成头部向患侧歪斜而颌面转向健侧的一种先天性畸形。臀位或产钳助产的新生儿该病发病率增加。

**【病因】**

尚不清楚，引起这种疾病可能与宫内环境有关，常发生于高龄产妇和胎儿臀位。通常认为颈部在宫内扭转，又因宫内体位限制直至分娩，使肌肉缺血、水肿以至纤维化，导致起于乳突止于胸骨和锁骨的胸锁乳突肌挛缩。有证据表明因副神经的长期受压加重了该肌肉的纤维化反应。约 75%的肌性斜颈为右侧，每5例肌性斜颈患儿中可见到1例髋关节发育不良。这说明先天性因素在起作用。

**【病理和发病机制】**

胸锁乳突肌病变多见于肌腹的中、下 1/3 处，以不同程度的肌肉组织变性为主要病理变化。病变的胸锁乳突肌和瘤样肿块，使颈部胸锁乳突肌受压，血管受压缺血，患侧胸锁乳突肌的动脉管腔均栓塞不通，而致肌肉发育不良，或肌肉出现水肿、炎症使肌细胞退化，产生纤维变性，最终为结缔组织所代替，造成挛缩。早期肿块质硬呈梭形，镜下可见肌纤维减少、横纹消失，其间纤维组织增生；而后，随着肌纤维退化，纤维组织瘢痕化，肿块逐渐消失，肌肉与肌腱界限不清，其与胸骨、锁骨甚至附着处形成增粗、缩短、无弹性的纤维索带。根据肌肉及纤维组织所占比例可分为3个病理类型，与预后相关。

**1. 肌肉型** 以肌肉组织为主，仅含少量的纤维变性的肌肉组织和纤维组织。预后最好。

**2. 纤维型** 以纤维组织为主，含少量的肌肉和变性的肌肉组织。预后较好。

**3. 混合型** 含肌肉组织和纤维组织，预后较差。

【临床表现】

**1.** 在胸锁乳突肌的中部或下部有一质硬的梭形肿块。肿块可在出生后或在第 2、3 周出现。

**2.** 头部向肌肉挛缩的一侧倾斜，下颏旋向对侧（图 49-1）。

**3.** 颈部向患侧旋转和向对侧倾斜均受限制。

**4.** 双侧斜颈罕见，颈部在中线显得缩短，下颏抬起，面部向上倾斜。

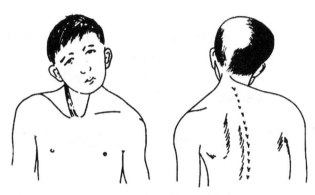

图 49-1　先天性斜颈外观

【辅助检查】

**1. B 超检查** B 超检查胸锁乳突肌是最好的诊断方法，可确诊肌性斜颈。

**2. X 线检查** 颈椎正侧位，可排除颈椎畸形引起的斜颈。

【处理原则】

早期诊断、早期治疗，方法简单、疗效优良，是预防继发的头、颜面、颈椎楔形畸形的关键，因此早期治疗已成为本病治疗的基本原则。

**1. 非手术治疗** 适用于 1 岁以内，尤其 6 个月内的婴幼肿块期，通过积极的手法治疗，如热敷、按摩和手法扳正方法，大多数可获治愈。

（1）白天可行胸锁乳突肌按摩、手法矫正、矫形帽外固定，晚上患儿睡觉后用沙袋保持头部于矫正位。

（2）教会家长坚持每日进行胸锁乳突肌的手法牵拉是治疗的关键，具体方法：①头部向对侧侧屈，使健侧耳垂接近肩部；②缓缓转动使下颏接近患侧肩部。

**2. 手术治疗** 适用于 1 岁以上，保守治疗无效的患儿。一般行胸锁乳突肌切断术或部分胸锁乳突肌切除术。早期手术效果良好，8 岁以上儿童，脸部畸形已久，头颅、眼、耳、鼻、唇、颈椎都已定型，手术效果较差，但手术后仍有所改善。幼儿术后可以用颌枕带固定纠正斜颈 4～6 周；大龄儿童手术后应用石膏型固定或颈部矫形支架固定 4～6 周，一般 3～5 年脸部畸形可以矫正。

【护理】

（一）护理评估

**1. 术前评估**

（1）健康史：患儿性别、年龄、营养状况、生活自理能力、压疮、跌倒危险性评分。询问其是否做过其他手术。评估患儿有无外伤史、慢性损伤史。家族中有无类似疾病史。

（2）身体状况：评估局部有无肿块、压痛，颈部活动受限程度。了解各项检查结果有无阳性体征。

（3）心理-社会状况：观察患儿及家长的情绪变化，了解其对疾病的认知程度及对手术的了解程度，有无紧张、恐惧心理。

**2. 术后评估**

（1）手术情况：麻醉方式、手术名称、术中情况、支具固定情况、有无导尿管及止疼泵等。

（2）身体状况：动态评估生命体征；动态评估患儿同侧肢体感觉运动功能；评估有无并发症的发生。

### （二）常见护理诊断/问题

**1. 疼痛**　与手术及改变体位有关。

**2. 躯体活动障碍**　与手术后疼痛有关。

**3. 焦虑、恐惧**　与环境陌生、惧怕手术、手术后疼痛、活动障碍有关。

**4. 舒适的改变**　与佩戴头颈胸支具及体位改变有关。

### （三）护理目标

**1.** 疼痛缓解或消失。

**2.** 减轻术后疼痛，佩戴支具增加活动范围。

**3.** 患儿及家长能接受手术事实并主动配合术前术后治疗及护理。

**4.** 将患儿头颈胸支具调至最佳舒适状态，循序渐进适应改变的体位。

### （四）护理措施

**1. 非手术治疗的护理/术前护理**　非手术治疗方法虽简单，但须每天坚持。大多数患儿经积极非手术治疗可获治愈。

（1）按摩牵拉手法：一手固定并用拇指轻轻按摩肿块，一手扶转头部偏向健侧，再将下颌转向患侧，并逐步向肩部转动，持续数秒为1次。还原后再重复25～30次，每日可做4～8次。手法要轻柔，防止强力牵拉、转颈至软组织损伤，甚至使寰枢椎脱位。按摩牵拉后，日间可戴矫形帽；夜间可平卧于垫肩枕上，头两侧用沙袋制动，以维持头颈矫正位。

（2）患儿卧位时使健侧靠近墙壁，以吸引患儿将颏部向患侧扭转。同时也可在患侧上方悬吊气球等色彩较鲜艳的玩具，以吸引患儿将颏部转向患侧。哺乳时，母亲应在患侧，使患儿颏部向患侧旋转以有效牵伸胸锁乳突肌。

（3）热敷：可自行制作两个小沙袋加热至约 45℃，外层用毛巾或布套包裹，在患儿睡眠时将头置于矫形位，将热沙袋置于患部，可达到热敷、固定双重作用。

**2. 手术治疗护理**

（1）术前按医嘱剃发。

（2）术后加强生命体征的观察，尤其应注意患儿呼吸及进食情况，防止颈部石膏或伤口血肿压迫气管引起窒息、压迫食管引起吞咽困难。

（3）术后睡眠宜将上身稍垫高，尽量使患儿舒适。

（4）合理安排饮食，加强营养。

（5）石膏固定术后的护理。

### （五）护理评价

**1.** 减轻疼痛，增加舒适感。

**2.** 肢体感觉、运动等功能得到恢复。

**3.** 减轻焦虑及恐惧情绪，积极配合功能锻炼。

**4.** 未发生并发症或出现并发症后得到及时发现和处理。

### 【健康指导】

**1. 指导患儿行功能锻炼**　具体方法：患儿平躺，让家长按住患儿的两侧肩部，护士将患儿的头转向患侧4次，再向健侧转1次为1次转头，共转头5次，要求角度不超过90°，不能用暴力。

扳头：患儿取坐位，护士一手按住患侧肩部，另一手按住头，把头轻轻按向健侧，角度45°左右，动作柔和，共扳头20次。坚持每日做胸锁乳突肌的手法牵拉。

**2.** 患儿术后4周内患侧肢体免负重，需24小时佩戴支具，清洁支具或更换内衣时动作要轻柔，正确佩戴，不可随意拆卸。

**3. 支具清洁方法** 用温水加普通清洁剂将支具清洗干净，用毛巾拭干抚平，或平放于阴凉处晾干备用。不可用强力清洁剂用力清洗，更不可用吹风机吹干或在阳光下暴晒，以免变形。变形后易造成受力点不准，达不到固定效果。

# 第二节　先天性马蹄内翻足

**案例49-2**

　　患儿，男性，5岁，出生时即发现右足畸形，在外院就诊，诊断为"先天性马蹄内翻足"，建议手法、石膏治疗。行手法按摩、矫正鞋治疗后畸形好转，但行走时足跟仍然不能正常着地，以"先天性马蹄内翻足（右）"收入院。

　　体格检查：T 37.1℃，P 84次/分，R 21次/分，BP 90/68mmHg。右足明显畸形，固定于跖屈45°、内收30°、内翻20°，外侧胼胝体2个，直径约3cm。被动矫正跖屈40°、内收20°、内翻20°。站立位检查、肌力检查和感觉检查患儿不合作。右下肢稍短、细。

**问题：**

　　1. 本例患儿有哪些典型的临床表现？

　　2. 本例患儿的处理原则有哪些？

　　3. 请为本例患儿制订护理计划。

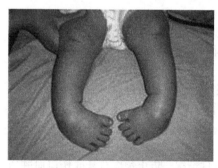

图49-2　先天性马蹄内翻足

先天性马蹄内翻足（congenital equinovarus）是常见的儿童足部畸形，表现为前足内收，踝关节马蹄，跟骨内翻，胫骨内旋。男性发病率为女性的2倍，单侧稍多于双侧（图49-2）。

【病因】

病因迄今不清，可能与胚胎早期受内、外因素的影响导致发育异常有关。

【临床表现】

患儿出生后出现一侧或双侧足不同程度马蹄内翻畸形、踝关节跖屈、跟骨内翻、前足内收、各足趾向内偏斜。患儿年龄越大，畸形越来越明显，足前部向后内翻，足背负重部位产生胼胝及滑囊，胫骨内旋加重，小腿肌肉患侧较健侧明显萎缩。

【处理原则】

治疗以矫正畸形为主，早期先天性畸形矫正，足功能多可恢复。

**1. 非手术治疗** 适用于3岁以内的患儿。非手术治疗有手法扳正法、双侧夹板固定法和手法矫正石膏固定法等。

**2. 手术治疗** 主要应用于畸形严重，或保守治疗失败的马蹄内翻足患儿。手术治疗的方法包括软组织松解术、肌力平衡术、截骨矫形术、三关节融合术等。

【护理措施】

**1.** 术前每日为患儿温水泡脚3次，每次20分钟，以清洁皮肤皱褶，软化胼胝，防止感染。

**2.** 术后密切观察生命体征变化；观察手术切口敷料有无渗血及渗液；观察患肢末梢皮肤温度、

颜色、肿胀情况及感觉、运动情况，如有异常及时处理。

**3.** 保持石膏清洁，防止大小便污染。

**4.** 指导患儿行患肢肌肉收缩和关节功能锻炼。

【健康指导】

**1.** 患儿石膏固定4～6周后带患儿门诊复查，拆除石膏。

**2.** 坚持为患儿患肢进行按摩和功能锻炼，督促患儿勿过早负重行走，以防畸形复发。

# 第三节 发育性髋关节脱位

**案例 49-3**

患儿，女性，11岁，发现步态异常，右髋活动受限6年，诊断为右髋关节先天性脱位。

体格检查：骨盆未见倾斜，右臀部稍扁平，两侧会阴区对称，右下肢稍短缩，牵拉右下肢时有弹响，Allis征阳性，Tredelenburg征阳性，双髋关节屈、伸活动正常，右髋关节稍外展，双下肢肌力及皮肤感觉良好，右下肢比对侧短缩约1.5cm。

患儿入院后3天在全麻下行右髋内股肌、髂腰肌松解，关节囊切开髋关节复位及髂骨截骨Salter克氏针固定术，术后给予髋"人"字形石膏外固定。

**问题：**

1. 简述先天性髋关节脱位的临床表现。
2. 该患儿采用非手术治疗，应如何保持其疗效和做好皮肤护理？
3. 髋"人"字形石膏外固定术后应如何进行观察和护理？

发育性髋关节脱位（developmental dislocation of the hip，DDH），过去称为先天性髋关节脱位（congenital dislocation of the hip，CDH），是临床上常见的发育性疾病，该病呈现动态的发育异常，可能会随着婴儿生长发育而好转或加重。以后脱位多见，女孩的发病率较男孩高，左侧受累多于右侧，双侧同时受累多于单侧。发育性髋关节脱位包括髋关节可复位和不可复位的脱位、易脱位、半脱位，以及新生儿及婴儿的髋发育不良（髋臼及股骨近端的骨发育不全）。

【病因与发病机制】

目前认为本病是遗传因素及环境因素共同导致的结果。

**1. 先天因素**

（1）遗传因素：遗传性韧带松弛；妊娠及分娩过程中母体产生的松弛激素通过胎盘进入婴儿体内使女婴的韧带松弛，而对男婴作用较小。有家族史占20%～36%，孪生发病占5%～6%。

（2）胎位：胎儿臀位出生，胎位与发生发育性髋脱位关系密切。

**2. 产后环境因素** 发现将婴儿双髋固定于伸直位包裹的习俗是导致发育性髋脱位高发的直接原因。据此给婴儿常规穿戴外展裤和宽尿布后，发病率大为下降。

【临床表现】

患儿年龄不同，其临床表现也不同。

**（一）症状**

**1. 站立前期** 新生儿和婴儿临床表现较轻，症状常常不明显。主要特点是髋臼发育不良或关节不稳定。往往不能引起家长的注意。如果发现有下列体征时应视为有先天性髋关节脱位的可能。

（1）两侧大腿内侧皮肤皱褶不对称，患侧皮皱加深增多。

（2）患儿会阴部增宽，双侧脱位时更为明显。

（3）患侧髋关节活动少，活动时受限。蹬踩力量较健侧弱。常处于屈曲位，不能伸直。

（4）患侧肢体短缩。

（5）牵拉患侧下肢时有弹响声或弹响感，有时患儿会哭闹。

**2. 脱位期**　患儿一般开始行走的时间较正常迟。单侧脱位时，患儿步态跛行。双侧脱位者，站立时骨盆前倾，臀部后耸，腰部前凸特别明显，行走呈鸭行步态。

### （二）体征

**1. 髋关节屈曲外展试验**　双髋关节和膝关节各屈曲 90°位时，正常新生儿及婴儿髋关节可外展 80°左右。外展受限在 70°以内时应疑有髋关节脱位。检查时若听到响声后即可外展 90°表示脱位已复位。

**2. Allis 征**　双髋屈曲 90°，双腿并拢，双侧内踝对齐，患侧膝关节平面低于健侧。

**3. Ortolani 及 Barlow 试验**

（1）Ortolani（弹进）试验：新生儿仰卧位，助手固定骨盆。检查者一手拇指置于股骨内侧上段正对大转子处，其余指置于股骨大转子外侧。另一手将同侧髋、膝关节各屈 90°，并逐步外展，同时置于大转子外侧的四指将大转子向前、内侧推压，此时可听到或感到一"弹跳"，这是脱位的股骨头通过杠杆作用滑入髋臼而产生的，即为阳性，就可诊断先天性髋关节脱位。因新儿哭闹、乱动或内收肌挛缩时，该体征可能表现为阴性，但并不能排除脱位的存在。

（2）Barlow（弹出）试验：在上述的体位，使髋关节逐步内收，检查者用拇指向外、后推压，若股骨头自髋臼脱出，可听到或感到一"弹跳"。当解除推压力时，股骨头可滑回髋臼内，亦可出现"弹跳"，即为阳性。

上述方法不适用 3 个月以上的婴幼儿，因其有可能造成损害。

**4. Trendelenburg 征**（单足站立试验）**呈阳性**　在正常情况，用单足站立时，臀中、小肌收缩，对侧骨盆抬起，才能保持身体平衡。如果站立侧患有先天性髋关节脱位时，因臀中、小肌松弛，对侧骨盆不但不能抬起，反而下降。

### 【辅助检查】

**1. X 线检查**　可用来评估髋关节问题，绝大部分小儿髋关节的诊断通过细致的查体及常规 X 线片即可。双髋正位片可诊断有无脱位、半脱位及髋臼发育不良，明确其病理改变程度，外展内旋位片有助于判断是否需要切开复位。

**2. CT 检查**　也是治疗必不可少的检查项目，平扫可评估股骨近端和髋臼的形态，三维 CT 重建对观察复杂的髋关节畸形很有帮助，对制订手术计划很有必要。

**3. MRI 检查**　对于诊断髋关节内病变最有用处，可明确髋臼内有无占位，对于大龄儿童可明确有无盂唇损伤。

**4. B 超检查**　主要用于小婴儿发育性髋脱位的评估。

### 【处理原则】

及早地诊断和整复并保持复位状态，能给股骨头及髋臼的发育提供最佳的环境和时机，治疗本病的目标是：及早整复脱位，保持股骨头与髋臼的同心圆对应关系，防止股骨头骨骺发生缺血性坏死，矫正残留的发育不良。

**1. 出生到 6 个月**　是理想的治疗时间。早期发现者，宜使用屈曲、外展支具，最常用的是 Pavlik 吊带。常需佩戴 6～12 周，其间每 2～4 周复查超声波及 X 线片，直到结果正常，可获得稳定的髋关节。3～4 周后仍不能复位，可用手法复位。

**2. 6～18 个月**　大于 6 个月者，难以佩戴支具及吊带，失败率高。此年龄组多数可行手法复位，然后以人类位石膏固定。每 3 个月更换一次石膏，第二、三期石膏由人类位改为长腿外展内旋位石膏和短腿外展内旋位石膏。石膏固定的总时间为 9 个月。若复位不成功，则需手术切开复位。

**3. 18个月～3岁**　需切开复位及 Salter 骨盆截骨术，甚至要做股骨粗隆间旋转截骨矫正前倾角。

**4. 4~7 岁**　就诊相对已晚，无论哪种手术其效果难以尽善尽美。一般需松解内收肌、髂腰肌以后，牵引股骨头达到髋臼水平，再行切开复位，可能需同时行 Salter 手术改善髋臼覆盖。另外，在旋转截骨术的同时，往往需做股骨短缩截骨术，有的还要做内翻截骨。否则，骨盆截骨术后会使患肢过长或股骨颈外翻致患髋仍然不稳。

**5. 8 岁以上**　本组患儿软组织与骨结构畸形均较固定。采用臼盖稳定髋关节或 Shanz 截骨术，Steele 骨盆三联截骨术或 Chiari 髋臼顶内移截骨术等姑息疗法。

【护理措施】

**1. 术前指导病人行功能锻炼**　①直腿抬高：病人平卧于床上，患肢直腿抬高，不超过 30°，静止坚持 1~2 分钟，每天三组，每组 20 次；②俯卧屈膝：病人俯卧于床，患肢膝关节屈曲至最大角度然后舒展平放于床上，如此反复 20 分钟，每天三组。

**2.** 术后密切观察生命体征变化；观察手术切口敷料有无渗血及渗液；观察患肢末梢皮肤温度、颜色、肿胀情况及感觉、运动情况，如有异常及时处理。

**3.** 同石膏固定术后的护理。

**4.** 术后指导病人行患肢肌肉收缩和关节功能锻炼。术后 1 周，患肢疼痛缓解，即可指导病人行功能锻炼。

【健康教育】

**1.** 术后单髋"人"字形石膏佩戴 4~6 周，保持石膏清洁干燥不变形，正确翻身。

**2.** 出院后继续功能锻炼。

**3.** 术后 2 个月避免髋关节内收和外旋，术后 4 个月内不能做盘腿、跪和爬行的动作，半年患肢不能负重。

**4.** 遵医嘱复查。

（曹建华）

# 第五十章　椎间盘突出症病人的护理

【学习目标】

**识记**　颈椎间盘突出症、腰椎间盘突出症的定义、临床表现、病因及辅助检查。

**理解**　①颈椎间盘突出症、腰椎间盘突出症的发病机制和分类；②颈椎间盘突出症、腰椎间盘突出症和腰椎管狭窄症的处理原则。

**运用**　运用护理程序对颈椎间盘突出症及腰椎间盘突出症病人实施整体护理。

## 第一节　颈椎间盘突出症

颈椎间盘突出症（cervical disc herniation）指在颈椎间盘退变及其继发性改变，刺激或压迫相邻脊髓、神经、血管和食管等组织，并引起相应的症状和体征。50 岁以上的男性多见，好发部位为 $C_5 \sim C_6$、$C_6 \sim C_7$。

【病因与发病机制】

**1. 颈椎间盘退行性变**　是颈椎病发生和发展的最基本的原因。颈椎活动度大，随着年龄的增长，椎间盘逐渐发生退行性变，使椎间隙狭窄，关节囊、韧带松弛，椎间盘处于松弛状态，脊柱活动时稳定性下降，造成颈椎生物力学的功能紊乱。进一步引发椎体、椎间关节及其周围韧带变性、增生、钙化，最后致相邻脊髓、神经、血管受到刺激或压迫。

**2. 损伤**　各种损伤特别是头颈部损伤，使已退变的颈椎和椎间盘损害加重而诱发颈椎病；慢性损伤可加速其退行性变的发展过程。

**3. 先天性颈椎管狭窄**　颈椎管的矢状内径对颈椎病的发展有密切关系。先天性颈椎管矢状径小于正常（14～16mm）时，即使退行性变轻微，也可能出现临床症状和体征。

【分类】

颈椎病是颈椎间盘变性、颈椎骨质增生及由此而引起的一系列临床症状的总和。根据受压部位和临床表现的不同，可分为 4 型，有的病人以 1 型为主，具有 2 型或 2 型以上类型的表现，称为复合型颈椎病。

**1. 神经根型颈椎病**　系椎间盘向后外侧突出，导致钩椎关节或椎间关节增生、肥大，刺激或压迫神经根所致，占颈椎病的 50%～60%。

**2. 脊髓型颈椎病**　由后突的髓核、椎体后缘的骨赘、增生肥厚的黄韧带及钙化的后纵韧带压迫或刺激脊髓所致，占颈椎病的 10%～15%。外伤可导致症状突然加重或突然发病。

**3. 椎动脉型颈椎病**　由颈椎横突孔增生狭窄、颈椎节段性不稳定、椎间关节活动移位等直接压迫或刺激椎动脉，使椎动脉狭窄、折曲或痉挛，造成椎-基底动脉供血不足所致。

**4. 交感神经型颈椎病**　由颈椎各结构病变刺激或压迫颈椎旁的交感神经节后纤维所致。

【临床表现】

颈椎病类型不同临床表现也不同。

**1. 神经根型颈椎病**

（1）症状：颈部疼痛及僵硬常是最早出现的症状，短期内加重并向肩部及上肢放射。用力咳嗽、打喷嚏及颈部活动时疼痛加重。皮肤可有麻木、过敏等感觉改变。患侧上肢感觉沉重、握力减退，有时出现持物坠落，颈部和肩关节活动有不同程度受限。

（2）体征：颈部肌肉紧张，颈肩部有压痛，上肢腱反射减弱或消失，上肢牵拉试验、压头试验阳性。

**2. 脊髓型颈椎病** 因颈椎退变结构压迫脊髓，脊髓型颈椎病属临床症状较严重的类型。

（1）症状：手部麻木，活动不灵活，精细动作难以完成；下肢无力、步态不稳、有踩棉花样感觉，足尖不能离地，触觉障碍、有束胸感；重者可出现尿频或排尿、排便困难等。随病情加重可发生自上而下的上运动神经元性瘫痪。

（2）体征：肌力减退，四肢腱反射活跃或亢进，腹部反射、提睾反射和肛门反射减弱或消失。Hoffmann 征、髌阵挛及 Babinski 征等阳性。

**3. 椎动脉型颈椎病**

（1）症状：病人出现偏头痛、耳鸣、听力减退、耳聋、视力障碍、发音不清，突发性眩晕而猝倒。同时可表现为心慌、心悸、心律失常、胃肠功能减退等自主神经功能紊乱症状。

（2）体征：颈部压痛、活动受限。

**4. 交感神经型颈椎病** 表现为一系列交感神经症状。

（1）交感神经兴奋症状：如头痛或偏头痛、头晕、恶心、呕吐、视物模糊或视力下降、瞳孔扩大或缩小、眼球胀痛、耳鸣、听力下降、心律失常、心前区疼痛、血压增高等。

（2）交感神经抑制症状：如畏光、流泪、眼花、心动过缓、血压下降等。

【辅助检查】

**1. 脑脊液动力学试验** 脊髓型颈椎病者行脑脊液动力学试验显示椎管有梗阻现象。

**2. X 线检查** 颈椎 X 线检查可见颈椎生理前凸减小、消失或反常，椎间隙狭窄，椎体后缘骨赘形成，椎间孔狭窄。

**3. 脊髓造影、CT 和 MRI** 可显示脊髓受压情况。

【处理原则】

神经根型、椎动脉型和交感神经型颈椎病主要以非手术治疗为主；脊髓型颈椎病由于疾病逐渐发展使症状加重，故确诊后应及时行手术治疗。

**1. 非手术治疗** 原则是去除压迫因素，消炎止痛，恢复颈椎稳定性。可根据病情选择适宜的方案。

（1）枕颌吊带牵引：可解除肌肉痉挛，增大椎间隙、减少椎间盘的压力，减轻对血管、神经的压迫和刺激。病人取坐位或卧位（图 50-1），头前屈 15°左右。牵引重量 4～6kg，每日 1～2 次，每次 1 小时；也可做持续牵引，每日 6～8 小时，2 周为一个疗程。脊髓型颈椎病不宜使用此方法。

（2）颈托和围领固定：限制颈椎过度活动。

（3）推拿和按摩：可松弛肌肉，改善局部血液循环，应由专业人员操作，一般每日 2 次，每次 20～30 分钟。脊髓型颈椎病禁用此法。

（4）物理治疗：可改善颈肩部血液循环，松弛肌肉，消炎止痛。常用方法有热疗、磁疗、超声疗法等。

（5）局部封闭：常用醋酸泼尼松龙等做局部痛点注射，有助于减轻症状。

（6）药物治疗：无特效药物，可使用非类固醇类消炎药、肌肉松弛剂及镇静类药物等做对症治疗。

**2. 手术治疗** 对诊断明确、对非手术疗法无效、反复发作、压迫症状进行性加重，尤其是脊髓型颈椎病者，应考虑手术治疗。通过手术，切除突出的椎间盘、椎体后方及钩椎关节的骨赘，切除椎板或行椎板成形术，以解除对脊髓、神经根、椎动脉的压迫，同时可进行椎体

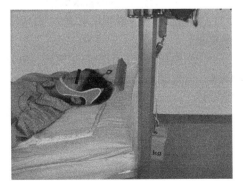

图 50-1 枕颌吊带牵引

间植骨术，以融合椎间关节、稳定脊柱。手术可分前路、前外侧和后路手术。常用的术式有颈椎间盘摘除、椎间植骨融合术、前路侧方减压术、颈椎半椎板切除减压或全椎板切除术、椎管成形术等。

## 【护理】

### （一）护理评估

#### 1. 术前评估

（1）健康史：病人性别、年龄、职业、营养状况、生理自理能力、压疮跌倒危险性评分。评估病人有无颈肩部急慢性外伤史和肩部长期固定史。家族中有无类似疾病史。

（2）身体状况：疼痛的部位、性质、局部有无压痛肿胀等，缓解疼痛的措施及效果等。评估四肢有无感觉异常、运动功能障碍、反射功能改变及躯干部束带感。行走姿势、步态，排泄功能是否异常等。了解各项检查结果有无阳性发现。

（3）心理-社会状况：观察病人情绪变化，了解其对疾病的认知程度及对手术的了解程度，有无紧张、恐惧心理；评估病人的家庭及支持系统对病人的支持帮助等。

#### 2. 术后评估

（1）手术情况：了解病人麻醉方式、手术名称、术中情况、引流管数量及位置，有无导尿管等。

（2）身体状况：评估生命体征，伤口引流的颜色、性质、量；动态评估病人四肢感觉运动功能、排泄功能，有无尿潴留、排尿困难及大小便失禁等；评估有无并发症的发生。

### （二）常见护理诊断/问题

**1. 低效性呼吸型态**　与脊髓水肿、植骨块脱落或术后颈部水肿有关。

**2. 慢性疼痛**　与椎间盘突出、脊髓受压、神经根受压及肌痉挛有关。

**3. 睡眠型态紊乱**　与疼痛有关。

**4. 躯体活动障碍**　与疼痛、牵引或手术有关。

**5. 有受伤害的危险**　与肢体无力及眩晕有关。

**6. 焦虑**　与疼痛、活动障碍有关。

### （三）护理目标

**1.** 病人呼吸正常、有效。

**2.** 病人疼痛减轻或消失。

**3.** 病人夜间可安静入睡。

**4.** 病人能够使用适当的辅助器具增加活动范围。

**5.** 病人安全，无眩晕及意外发生。

**6.** 病人能够自我控制情绪，了解调节情绪的常用方法。

### （四）护理措施

#### 1. 非手术治疗的护理/术前护理

（1）枕颌吊带牵引的护理：指导病人取坐位或卧位，头微屈，不能随意更改体位，随意增减重量。

（2）颈托固定：颈托起到固定、制动、保护、保持颈椎稳定性的作用。颈托的佩戴原则是卧位佩戴，卧位摘除（图50-2、图50-3）。应协助病人选择规格合适的颈托，正确佩戴颈托，保持颈椎稳定性。

（3）药物治疗：应说明药物治疗只是对症处理，不能去除病因，在症状严重、影响正常生活和工作时短期使用。还应说明药物的不良反应，一旦表现出较严重的不良反应，应及时与医生进行沟通。

（4）局部封闭疗法：应询问有无不宜注射的情况，如糖尿病、高血压等。注射前指导病人清洁皮肤。注射结束后指导病人3日内不洗澡。

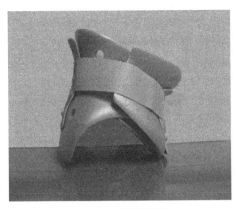

图 50-2　颈托侧面

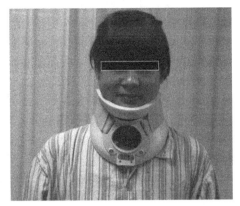

图 50-3　佩戴颈托

（5）术前适应性训练：指导病人行呼吸功能训练，拟采用颈椎前路手术者，指导其进行气管、食管推移训练，以维持有效的气体交换。

（6）安全护理：病人存在肌力下降致四肢无力、感觉异常时应防止跌倒和烫伤。指导病人不要自行倒开水，穿平跟鞋，保持地面干燥，走廊、浴室、厕所等日常生活场所有扶手，以防步态不稳而摔倒。

（7）心理护理：颈椎病病程长，病人多有焦虑、抑郁等不良心理。要主动安慰和关心病人，向病人解释病情，告知其治疗方案及手术的必要性，介绍目前的医疗护理情况和技术水平，使其产生安全感。

**2. 术后护理**

（1）病人搬移：病人由手术室返回病房时应有专人护送，将病人从转运床上移至病床时，应采用三人搬运法，分别扶住病人头颈及肩背部、腰臀部和下肢，保持身体轴线平直，同步移动。

（2）体位护理：行内固定植骨融合的病人，加强颈部制动。病人取平卧位，颈部稍前屈，两侧颈肩放置沙袋，以固定头部，侧卧位时枕与肩宽同高，每2小时进行轴向翻身，即翻身时保证颈椎、胸椎、腰椎在同一条直线，肩背部及臀部垫软枕支持。下床活动时，需行头颈胸支架固定颈部。

（3）切口护理：观察手术切口敷料有无渗血及渗液，如有渗血应及时通知医生更换敷料，以防感染。保持引流管通畅，避免打折、弯曲管路。

（4）并发症的观察与护理

1）呼吸困难：是颈椎前路手术最危急的并发症，多发生于术后1～3日内。常见原因：①切口内出血压迫气管；②喉头水肿压迫气管；③术中损伤脊髓或移植骨块松动、脱落压迫气管等。一旦病人出现呼吸困难、口唇发绀等表现，立即通知医师，并做好气管切开及再次手术的准备。需密切观察生命体征变化，注意呼吸频率、深度的改变，保持呼吸道通畅，低流量给氧。床旁常规准备气管切开包。

2）术后出血：颈椎前路手术常因骨面渗血或术中止血不完善可引起伤口出血。出血可致病人颈部明显肿胀，并出现呼吸困难、烦躁、发绀等表现，甚至因出血量大、引流不畅压迫气管危及生命。一旦发现立即报告并协助医师剪开缝线、清除血肿。若血肿清除后呼吸仍不改善，应实施气管切开术。因此，术后应注意观察生命体征、伤口敷料及引流液。如24小时出血量超过200ml，或者每小时大于100ml，连续2～3小时，应注意检查是否有活动性出血。

3）脊髓神经损伤：手术牵拉和周围血肿压迫均可损伤脊髓及神经，病人出现声嘶、四肢感觉运动障碍及大、小便功能障碍。手术牵拉所致的神经损伤为可逆的，一般术后1～2日内明显好转或消失；血肿压迫所致的损伤为渐进的，术后应严密观察。

4）植骨块脱落、移位：多发生在手术后5～7日内，系颈椎活动不当时椎体与植骨块间产生界面间的剪切力使骨块移动、脱出。所以，颈椎术后应重视体位护理。

5）喉上神经损伤、喉返神经损伤：注意观察病人有无吞咽困难、饮水呛咳、声音嘶哑、发音不清等表现，来判断有无喉上神经损伤、喉返神经损伤。若出现饮水呛咳，应及时告知医生，并告知病人饮食时避免快速、大口饮水、尽量进食稠厚食物。

6）脑脊液漏：若引流量多且呈淡红色，切口敷料渗出增多，渗出液颜色为淡红色，病人自觉头痛、头晕、恶心等不适，应考虑发生脑脊液漏。一旦出现脑脊液漏，应立即报告医生。

（5）功能锻炼：为避免神经根粘连、深静脉血栓及关节僵硬等并发症的发生，一般术后第 1日，指导肢体能活动的病人做主动运动，以增强肢体肌肉力量；肢体不能活动者，病情许可时，协助并指导其做各关节的被动运动，以防肌肉萎缩和关节僵硬。

（6）术后正确下床活动：术后 3～5 日，引流管拔出后，可戴支具下地活动，嘱病人侧卧位，双腿垂于床下，双臂交替撑床缓慢坐起（或病人与家属相互扶着对方的肩膀缓慢坐起），不宜仰卧位直接起床，坐起后不可急于下床，应床边坐 15～30 分钟。下床后进行坐位和站立位平稳训练及日常生活活动能力的训练。站立位平稳训练：在有保护的情况下，双足分离，与肩同宽，脚尖正向前，下肢及腰腹肌收缩，努力控制身体正、直姿势，保持平衡。

## 【健康教育】

**1. 纠正不良姿势**  在日常生活、工作、休息时注意纠正不良姿势，保持颈部平直，以保护头、颈、肩部。

**2. 保持良好睡眠体位**  理想的睡眠体位应该是使头颈部保持自然仰伸位、胸部及腰部保持自然曲度、双髋及双膝略呈屈曲，使全身肌肉、韧带及关节获得最大限度的放松与休息。

**3. 选择合适枕头**  一般枕头以与一侧肩部同宽为宜，避免头颈部过屈过伸。

**4. 避免外伤**  行走或劳动时注意避免损伤颈肩部。一旦发生损伤，尽早诊治。

**5. 加强功能锻炼**  颈托固定 2～3 个月。指导病人双手做捏橡皮球、健身球或毛巾的练习，手指进行对指、系纽扣等各种锻炼。长期伏案工作者，宜经常进行颈部及上肢活动或体操锻炼，以使颈部及肩部放松，改善局部血液循环，定期远视，缓解颈部肌肉的慢性劳损。

# 第二节　腰椎间盘突出症

**案例 50-1**

患者，男性，35 岁，因腰痛伴左下肢疼痛 1 年，加重 1 个月来院就诊。

患者 1 年前感觉腰部疼痛不适，疼痛范围在下腰部、左臀部，为持续性钝痛，未行特殊处理。1 个月前患者感觉疼痛加重，并出现左大腿外侧、小腿外侧至足趾疼痛。

体格检查：T 36.0℃，P 72 次/分，R 20 次/分，BP 143/88mmHg。步态正常，棘突及椎旁压痛明显，腰椎活动受限，双下肢感觉对称无减退，左下肢直腿抬高试验和加强试验阳性。

辅助检查：MRI 检查示 $L_4$～$L_5$ 椎间盘突出。实验室检查结果无明显异常。

**问题：**

1. 该疾病的发病机制是什么？
2. 其处理原则有哪些？
3. 如何指导患者行功能锻炼？

腰椎间盘突出症（lumbar disc herniation，LDH）是指因腰椎间盘变性、纤维环破裂后髓核突出刺激或压迫神经根、马尾神经所表现的一系列临床症状（图 50-4）。以 20～50 岁为多发年龄，男性多于女性。腰椎间盘突出症是腰腿痛最常见原因之一。

### 【病因与发病机制】

腰椎间盘突出症的病因主要与椎间盘退行性病变、过度负荷、急性损伤及遗传因素等相关，除此之外，吸烟、糖尿病也是导致腰椎间盘突出症的相关因素。

**1. 椎间盘退行性改变** 是椎间盘突出的基本病因，随着年龄增长，纤维环和髓核水分减少，弹性降低，椎间盘变薄，容易发生椎间盘突出或脱出。在此基础上，一次较重的外伤，或反复多次轻伤，均可使退变的纤维环进一步破裂。

**2. 过度负荷** 长期从事重体力劳动和举重运动的人可因过度负荷造成椎间盘的早期退变。另外，长期从事弯腰工作的人如建筑工人、煤矿工人等亦容易诱发腰椎间盘突出症。

**3. 外伤** 是腰椎间盘突出的重要因素，特别是儿童与青少年的发病，与之密切相关。在脊柱轻度负荷和快速旋转时，可引起纤维环的水平破裂。外伤并不能引起腰椎间盘突出，只是腰椎间盘突出的诱因。

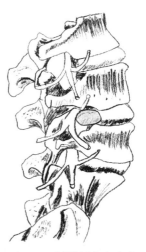

图 50-4　腰椎间盘突出症

**4. 长期震动** 汽车驾驶员长期处于坐位及颠簸状态，腰椎间盘承受压力较大，加重椎间盘退变和突出。

**5. 遗传因素** 小于 20 岁的青少年中，约有 32% 有阳性家族史。有色人种发病率较低，如印第安人、非洲黑人等少见。

**6. 妊娠** 妊娠期间整个韧带系统处于松弛状态，有调查显示，多次妊娠的妇女腰椎间盘突出发病率高。

**7. 吸烟** 长期吸烟可使椎间盘营养不良，促使椎间盘退变。

**8. 糖尿病** 糖尿病病人由于动脉硬化加剧，影响营养椎间盘的周围动脉壁结构，降低其血流量，减少了椎间盘组织的代谢要求，最终可引起椎间盘组织的破裂。

### 【病理生理】

椎间盘组织承受人体躯干及上肢的重量，在日常生活及劳动中，极易发生劳损。椎间盘仅有少量血液供应，营养主要靠软骨终板渗透，营养极为有限，从而极易退变。一般认为，人在 20 岁以后，椎间盘开始退变，髓核的含水量逐渐减少，椎间盘的弹性和抗负荷能力也随之减退。在外力及其他因素的影响下，椎间盘继发病理性改变，以致纤维环破裂，髓核突出引起腰腿痛和神经功能障碍。多发生在脊柱活动度大，承重较大或活动较多的部位如 $L_4 \sim L_5$、$L_5 \sim S_1$，发生率约占 90%。

### 【临床表现】

**1. 症状**

（1）腰痛：本病的重要症状，超过 90% 的病人有腰痛表现，也是最早症状，疼痛的主要原因是椎间盘突出后刺激了邻近组织的神经纤维。多数病人先有腰痛，过一段时间后才出现腿痛。疼痛范围较广，但主要在下腰部及腰骶部，多为持久性钝痛。

（2）坐骨神经痛：95% 的病人椎间盘突出发生在 $L_{4\sim5}$、$L_5 \sim S_1$，故病人多有坐骨神经痛表现。疼痛主要为放射性刺痛，一侧下肢坐骨神经区域放射痛是本病的主要症状。疼痛起始于腰部，沿臀部、大腿和小腿后外侧至足背。病人常可指出确切的放射痛线路。腰椎间盘突出多在一侧，故病人多表现为单侧疼痛，中央型腰椎间盘突出症可有双侧坐骨神经痛。咳嗽、打喷嚏或腹部用力时，腹压增加，疼痛症状加重。为了减轻疼痛和减少坐骨神经受压所承受的张力而弯腰取屈髋屈膝位。

（3）神经源性间歇性跛行：由于椎间盘组织压迫神经根或椎管容积减小，使神经根出现充血、水肿等炎性反应，行走时，椎管内受阻的椎静脉丛逐渐扩张，加重了对神经根的压迫，导致缺氧而出现症状。病人表现为行走时随距离增加（一般为数百米左右）而出现腰背痛或患侧下肢放射痛、麻木感加重，蹲位或坐位休息一段时间后症状缓解，再行走症状再次出现，称为神经源性间歇性跛行。

（4）马尾神经综合征：见于中央型椎间盘突出症。椎间盘突出物或纤维环完全破裂，可压迫马尾神经。病人会出现鞍区感觉减退（如会阴部麻木、刺痛等），括约肌功能障碍（大小便功能障碍，如便秘、尿潴留等）。部分男病人可出现阳痿。

**2. 体征**

（1）腰椎侧凸：腰椎为减轻神经根受压而引起的姿势性代偿畸形。约 60%的病人脊柱正常生理弯曲消失，呈现腰椎侧凸、前凸或后凸畸形。

（2）腰部活动障碍：腰部各方向的活动受限，以腰椎前屈时最为明显。

（3）压痛、叩击痛：在病变椎间隙的棘突间，棘突旁侧 1cm 处有深压痛、叩击痛，并可引起下肢放射痛。

（4）直腿抬高试验及加强试验阳性。

（5）感觉、运动和反射改变：①感觉改变，受压神经根支配的皮肤节段会出现感觉变化，先为感觉过敏后为感觉迟钝或消失。②肌力减退，受累神经根所支配的肌肉发生肌力减退。$L_5 \sim S_1$椎间盘突出压迫 $S_1$ 神经根引起足跖屈力减弱。③反射改变，如 $L_3 \sim L_4$ 椎间盘突出可出现膝反射减弱或消失；$L_5 \sim S_1$ 椎间盘突出常出现踝反射、跟腱反射减弱或消失。

【辅助检查】

**1. X 线检查** 直接反映腰椎间盘有无侧突、椎间隙有无狭窄等。

**2. CT 检查** 目前是诊断腰椎间盘突出症的首选方法。可清楚显示椎间盘突出的部位、大小、硬膜囊及神经根受压程度，同时可以显示黄韧带增厚、小关节肥大、椎管及侧隐窝狭窄等改变。CT 扫描诊断的正确率可达 90%。

**3. MRI 检查** 可以直接进行各断面成像，不造影即可清楚地区别各种不同组织的解剖形态，尤其是能尽早提供组织的生理、生化改变。在 MRI 上可以直接显示腰椎间盘变性程度和椎间盘突出的部位、类型及硬膜囊和神经根受压状况。

【处理原则】

**1. 非手术治疗** 首次发作，症状较轻的病人可采用非手术治疗缓解症状或治愈疾病。80%的腰椎间盘突出症病人可经非手术治疗缓解或治愈,其目的是使椎间盘突出部分和受到刺激的神经根炎性水肿加速消退，从而减轻或缓解对神经根的刺激和压迫。

（1）绝对卧床休息：包括卧床大小便，不可坐在床上读书或者看电视，坐位对椎间盘的压力比站位大，仰卧的体位可以减少椎间盘的压力，缓解脊柱旁肌肉痉挛引起的疼痛。一般卧床休息 3 周或至症状缓解。

（2）骨盆牵引：可增加椎间隙宽度，减轻椎间盘的压力和对神经根的压迫，改善局部血液循环，减轻水肿。以 24 小时全天持续牵引最佳，有效率可达 60%以上，牵引重量一般 7～15kg，一般持续 2～3 周。也可采用间歇性牵引，适用于急性突出病人，每日牵引 2 次，每次 1～2 小时，持续 3～4 周。

（3）物理治疗：可促进局部血液循环，缓解局部无菌性炎症，减轻水肿和充血，缓解疼痛，促进组织再生等，是腰椎间盘突出症的重要治疗手段。临床常选用高频电疗、低中频电疗、直流电药物离子导入、光疗、蜡疗等治疗。

（4）药物治疗：目的是止痛、缓解肌肉痉挛。①非甾体抗炎药：用于镇痛，常用的有布洛芬、奇曼丁等。②皮质类固醇长效抗炎药：可用于硬膜外封闭或局部注射。经硬膜外穿刺置管，常用醋酸泼尼松龙 75mg 加 2%利多卡因至 20ml，分 4 次注药，每隔 5～10 分钟注药一次，每周一次，3 次为一个疗程。③髓核化学溶解：将胶原蛋白酶注入椎间盘内，或硬脊膜与突出的髓核之间，选择性溶解髓核和纤维环，但不损伤神经根，以达到缓解症状的目的。

**2. 手术治疗**　临床诊断腰椎间盘突出症后，10%～20%的病人需经手术治疗。目的是减轻神经根所受的压力，进而减轻病人的疼痛。

（1）手术指征：明确诊断腰椎间盘突出症超过半年，经系统保守治疗不缓解者；首次病程剧烈发作，疼痛难忍，病人因疼痛难以行动及入睡，被迫屈膝屈髋侧卧位，甚至跪位者；出现神经症状或马尾神经功能障碍者；合并椎管狭窄者；病史较长，影响工作或生活。

（2）手术方法

1）全椎板切除术髓核摘除术：适合椎间盘突出合并有椎管狭窄、椎间盘向两侧突出、中央型巨大突出及游离椎间盘突出。摘除或切除1个或多个椎板、骨赘及突出的髓核，减轻神经受压，是最常用的手术方式。

2）椎间盘切除术：将椎间盘部分切除。

3）植骨融合术：在椎体间插入一楔形骨块或骨条以稳定脊柱。

4）经皮穿刺髓核摘除术：在X线监控下插入椎间盘镜或特殊器械，切除或吸出椎间盘以达到减轻椎间盘内压力和缓解症状的效果。

【护理】

（一）护理评估

**1. 术前评估**

（1）健康史：性别、年龄、职业、营养状况、生理自理能力、压疮跌倒危险性评分。既往是否有先天性椎间盘疾病、是否做过腰部手术；评估病人有无急性腰扭伤史、外伤史、慢性损伤史。家族中有无类似疾病史。

（2）身体状况：疼痛的部位、性质、局部有无压痛肿胀等，缓解疼痛的措施及效果等。评估双下肢有无感觉异常、运动功能障碍及反射功能改变。行走姿势、步态，排泄功能是否异常等。了解各项检查结果有无阳性发现。

（3）心理-社会评估：观察病人的心理状态，对本次治疗有无信心，了解其对疾病的认知程度及对手术的了解程度，评估病人的家庭及支持系统对病人的支持帮助等。

**2. 术后评估**

（1）手术情况：麻醉方式、手术名称、术中情况、引流管数量及位置，有无导尿管等。

（2）身体状况：动态评估生命体征，伤口引流的颜色、性质、量；动态评估病人双下肢感觉运动功能、排泄功能，有无尿潴留、排尿困难及大小便失禁等；评估有无并发症的发生。

（二）常见护理诊断/问题

**1. 慢性疼痛**　与椎间盘突出、脊髓受压、神经根受压及肌痉挛有关。

**2. 睡眠型态紊乱**　与疼痛有关。

**3. 躯体活动障碍**　与疼痛、牵引或手术有关。

**4. 焦虑**　与疼痛、活动障碍有关。

（三）护理目标

**1.** 病人疼痛减轻或消失。

**2.** 病人夜间可安静入睡。

**3.** 病人能够使用适当的辅助器具增加活动范围。

**4.** 病人能够自我控制情绪，了解调节情绪的常用方法。

（四）护理措施

**1. 非手术治疗的护理/术前护理**

（1）卧床休息：卧床休息可减轻负重和体重对椎间盘的压力，缓解疼痛。避免弯腰负重。

（2）佩戴腰围：可加强腰椎稳定性，对腰椎起到保护和制动的作用。

（3）保持有效牵引：牵引期间注意保持病人体位正确，观察牵引力线与牵引重量是否符合要求，牵引带压迫的骨突处皮肤有无破溃压疮等。

（4）合理使用药物：有效镇痛，保证充足睡眠；合理使用肌松药，缓解肌肉痉挛，减轻疼痛。注意药物副作用。

（5）完善术前准备：协助病人完善各种检查。术前常规戒烟、训练床上大小便。备皮范围上至肩胛骨下缘，下至臀裂顶点，左右两侧至腋中线。

（6）心理护理：术前护士要向病人及其家属讲解手术的相关注意事项，安慰、鼓励病人，减少病人焦虑、紧张的情绪。

**2. 术后护理**

（1）病人搬移：采用三人搬运法，分别托起病人肩背部、腰臀部和下肢，保持身体轴线平直，同步移动。

（2）病情观察：密切观察生命体征变化。观察双下肢皮温、感觉及运动情况。观察手术切口敷料有无渗血及渗液，如有渗血应及时通知医生更换敷料，以防感染。保持引流管及导尿管通畅，避免打折、弯曲管路。

（3）体位护理：术后平卧，每2小时进行轴向翻身，即翻身时保证颈椎、胸椎、腰椎保持同一条直线，肩背部及臀部垫软枕支持。

（4）功能锻炼：为避免神经根粘连、深静脉血栓及关节僵硬等并发症的发生，鼓励病人术后第1日后即可进行功能锻炼。主要包括：

1）四肢肌肉、关节练习：卧床期间坚持定时做四肢关节的活动，防止关节僵硬，如踝泵练习。

2）直腿抬高练习：术后第一天进行股四头肌的舒缩和直腿抬高练习。每分钟2次，抬放时间相等，每次15～30分钟，2～3次/日。以能耐受为限，逐渐增加抬腿幅度，以防神经根粘连。

3）腰背肌锻炼：根据术式及医嘱，指导病人进行腰背肌锻炼，增加腰背肌力量，增强脊柱稳定性。但腰椎有破坏性改变、感染性疾病、内固定植入、年老体弱及心肺功能障碍者不宜进行（图50-5）。①飞燕式：取俯卧位，头颈部后伸，双上肢向背后伸直稍用力抬起，胸部离开床面，双下肢伸直从床上抬起，以胸腹部为支撑点；②五点式：取仰卧位，用头、双肘双足撑起身体，腰部向上挺，尽力腾空后伸；③四点式：取仰卧位，两脚及两手用力将身体完全撑起，使身体呈拱桥形悬空；④三点式：取仰卧位，用头、双足撑起身体，腰部向上挺，尽力腾空后伸。3～4次/天，每次50组。

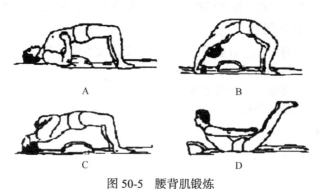

图 50-5　腰背肌锻炼
A. 五点式；B. 四点式；C. 三点式；D. 飞燕式

（5）并发症的观察与护理：常见并发症为脊髓损伤、神经根粘连和脑脊液漏，应积极预防。动态评估病人双下肢感觉运动功能，有无尿潴留、排尿困难及大小便失禁等。加强引流液的观察：若引流袋内引流出淡黄色液体，同时病人出现头痛、呕吐等症状，应考虑脑脊液漏的发生，须通知医生予以处理。可适当抬高床尾，去枕卧位7～10日。脑脊液漏期间应监测及补充电解质，预防颅内感染的发生。

（6）正确下床活动：参见于第 50 章第一节。

### （五）护理评价

**1.** 减轻疼痛，增加舒适感。

**2.** 肢体感觉、运动等功能得到恢复。

**3.** 未发生并发症或出现并发症后得到及时发现和处理。

### 【健康教育】

**1.** 避免腰部脊柱屈曲和旋转扭曲，穿平跟鞋；卧硬板床；仰卧时，膝下垫枕，使膝关节屈曲45°；避免长时间保持同一姿势，如久坐或站立；搬运重物时宁推勿拉；搬抬重物时，弯曲下蹲髋膝，伸直腰背，用力抬起重物后再行走。

**2.** 保持正确坐、立、行的姿势。坐位时选择高度合适，有扶手的靠背椅；站立时使腰部保持平坦、伸直；行走时抬头、挺胸、收腹，利用腹肌收缩支持腰部。

**3.** 超重或肥胖者必要时应控制饮食量和减轻体重。

**4.** 制订康复计划和锻炼项目，坚持有规律地做康复体操，以增加腰背肌的力量，增加脊柱的稳定性。

**5.** 脊髓受压的病人应佩戴腰围 3~6 个月，直至神经压迫症状解除。

**6.** 定期到医院复查。

# 第三节　腰椎管狭窄症

腰椎管狭窄症（lumbar spinal canal stenosis，LSCS）是指腰椎管由于各种原因引起的骨性或纤维性结构异常，致使一处或多处管腔狭窄压迫神经根、马尾神经所表现的一系列临床症状。本病好发于 40~50 岁男性。

### 【病因】

腰椎管狭窄症的病因分为先天性和后天性。先天性是由发育不良所致，后天性有退行性、损伤性、医源性及腰椎滑脱等原因，通常所说的腰椎管狭窄症是指退行性椎管狭窄，约占 97%。腰椎管狭窄可发生于中央椎管、侧隐窝及神经根管。

### 【病理生理】

各种原因使腰椎管容积减少、压力增加，导致椎管内的神经血管受压或缺血，出现神经根或马尾神经受压的症状。

### 【临床表现】

**1. 症状**

（1）腰腿痛：可有腰部、臀部及下肢疼痛，并可伴有单侧或双侧大腿外侧放射性疼痛。疼痛于活动时加重，体位改变可影响疼痛程度。站立位或行走较久时症状加重，平卧、下蹲、骑自行车或取前屈位、坐位时症状减轻或消失。

（2）间歇性跛行：多见于中央型椎管狭窄或重症病人。

（3）马尾神经综合征：马尾神经受压可出现双侧大小腿、足跟后侧麻木，鞍区感觉减退，大小便功能障碍或阳痿。

**2. 体征**

（1）腰椎前凸减少、前屈正常、后伸受限。

（2）腰椎过伸试验阳性：做腰部过伸动作或保持在腰部过伸位置一段时间后可诱发下肢疼痛、

麻木症状加重，是诊断腰椎管狭窄症的重要体征。

（3）弯腰试验阳性：快速步行时出现疼痛，需要弯腰、下蹲或坐下休息一段时间后才能继续行走。

## 【辅助检查】

X线检查可见腰椎椎间隙狭窄、椎板和椎体的退行性改变。椎管内造影、CT、MRI 等检查可帮助明确诊断。

## 【处理原则】

**1. 非手术治疗**　参照本章第二节。

**2. 手术治疗**　常行椎管减压，包括椎板开窗术、半椎板切除术、全椎板切除术等，以解除对硬脊膜和神经根的压迫。

护理内容参照本章第二节。

（韩　冰）

# 第五十一章　骨与关节感染病人的护理

【学习目标】

**识记**　①化脓性骨髓炎的感染途径，急性血源性化脓性骨髓炎的临床表现和处理原则；②化脓性关节炎的临床表现和处理原则。

**理解**　①化脓性骨与关节感染病变发展阶段、护理评估内容及常见护理问题、护理措施；②骨与关节结核好发年龄、好发部位、临床表现和处理原则。

**运用**　运用护理程序对骨与关节感染病人实施整体护理。

## 第一节　化脓性骨髓炎

化脓性骨髓炎（suppurative osteomyelitis）是化脓性细菌感染引起的骨膜、骨皮质和骨髓组织的炎症。本病主要的感染途径有三方面：①血源性感染，致病菌由身体其他部位的感染性病灶，如上呼吸道感染、毛囊炎、泌尿生殖系统感染等，经血液循环播散至骨骼，称为血源性骨髓炎；②创伤后感染，如开放性骨折或骨折手术后出现骨感染，称为创伤后感染；③邻近灶感染，邻近组织感染直接蔓延至骨骼，如脓性指头炎蔓延引起指骨骨髓炎，糖尿病引起的足部骨髓炎。

化脓性骨髓炎按病程发展可分为急性骨髓和慢性骨髓炎两类。急性骨髓炎反复发作，病程超过10日进入慢性骨髓炎阶段。两者没有明显时间界限，一般认为死骨形成是慢性骨髓炎的标志（图51-1），死骨出现约需6周。

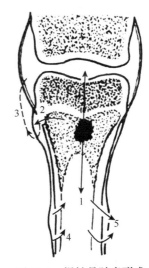

图51-1　慢性骨髓炎形成

1. 干骺端病灶向骨髓腔发展，可进入关节腔；2. 穿破骨皮质侵入骨膜下；3. 穿破骨膜至关节周围，可再进入关节；4.骨膜下与骨髓腔经骨小管相通；5. 穿破骨膜与软组织

## 一、急性血源性化脓性骨髓炎

**案例 51-1**

　　患者，男性，10岁，因右下肢疼痛、肿胀伴寒战、高热5天就诊。

　　查体：T 39.4℃，P 110次/分，R 26次/分，BP 110/55mmHg。局部红、肿、皮温高、疼痛剧烈，肢体主动、被动活动受限。查血：白细胞15g/L，tSR 34mm/h，C反应蛋白18mg/L。MRI发现骨内有炎性病灶，骨膜下脓肿形成。

**问题：**

　　1. 此患者首先考虑的诊断是什么？其处理原则有哪些？

　　2. 请为本病例患者制订护理计划。

急性血源性化脓性骨髓炎（acute hematogenous osteomyelitis）是身体其他部位化脓性病灶中的

细菌经血液传播引起骨膜、骨皮质和骨髓的急性化脓性炎症。多见于 12 岁以下儿童，男性多于女性。好发部位为长骨干骺端，如胫骨近端、股骨远端、肱骨近端等。

### 【病因】

金黄色葡萄球菌是本病最常见的致病菌，其次为 β 溶血性链球菌，其他的细菌还包括大肠杆菌、流感嗜血杆菌、产气荚膜杆菌、肺炎球菌和白色葡萄球菌。

### 【病理生理】

病人先有其他部位的感染灶，如疖、痈、中耳炎或上呼吸道感染等，当原发病灶处理不当或机体抵抗力下降时，细菌经血液播散至骨组织，由于儿童干骺端血流缓慢，容易使细菌滞留，引发急性感染。

细菌在长骨的干骺端停滞繁殖，局部充血、水肿和白细胞浸润，使骨腔内压力升高，引起剧痛。白细胞坏死释放蛋白溶解酶破坏骨组织，形成小脓肿。脓肿压迫其他的血管，造成广泛的骨坏死和更大的脓肿。骨内压升高可以使脓液向压力低的方向蔓延：①向骨干髓腔蔓延；②沿中央管和穿通管蔓延，引起骨密质感染；③穿破骨密质外层骨板蔓延至骨膜下间隙，将骨膜掀起成为骨膜下脓肿，或穿破干骺端的骨密质，再经骨小管进入骨髓腔并随之蔓延，破坏骨髓组织、松质骨和内层密质骨的血液供应，造成大片骨坏死；④脓液也可穿破骨膜沿筋膜间隙流注而成为深部脓肿；⑤若穿破皮肤，排出体外，则成为窦道；⑥若干骺端位于关节内，脓液可进入关节内，引起化脓性关节炎。

本病的病理变化为早期骨质破坏与死骨形成，后期以修复性骨增生为主。脓肿使骨膜掀起，阻碍外层骨密质的血液供应而引起局部骨坏死。若坏死骨与周围组织脱离，则形成死骨，在坏死骨的周围可形成炎性肉芽组织，长期存留在体内。病灶周围的骨膜因炎症和脓液刺激而生成新骨，包在骨干外层，形成骨性包壳。死骨和包壳可使病灶经久不愈，发展成为慢性骨髓炎。

### 【临床表现】

**1. 症状**

（1）全身症状：最典型的全身症状是恶寒、高热。起病急，有寒战，继而高热至 39℃以上。儿童可有烦躁、不宁、呕吐或惊厥。

（2）局部症状：早期只有患区剧痛，患肢半屈曲状，周围肌痉挛，因疼痛抗拒主动与被动运动。当形成骨膜下脓肿时，疼痛剧烈；当穿破骨膜形成软组织深部脓肿时，疼痛反而减轻，但局部红、肿、热、痛更明显。

**2. 体征** 局部皮温增高，早期压痛不一定严重，当脓肿进入骨膜下时，局部有明显压痛。被动活动肢体时，患儿常因疼痛而啼哭。若整个骨干都存在骨破坏后，易继发病理性骨折。

### 【辅助检查】

**1. 血常规检查** 白细胞计数增高，红细胞沉降率加快，C 反应蛋白升高。

**2. 血培养** 寒战高热期抽血或初诊时每隔 2 小时抽血培养一次，共 3 次，提高阳性率。所获致病菌应做药敏实验，以便调整抗生素。

**3. 局部脓肿分层穿刺** 在肿胀和压痛最明显的部位，自干骺端刺入空针，抽取脓液后做涂片和细菌培养。不可一次穿入骨内，以免将单纯软组织脓肿的细菌带入骨内。抽出脓液、混浊液或血性液时应及时送检。若涂片中发现多是脓细胞或细菌即可明确诊断。

**4. X 线检查** 早期无明显异常可见，14 天以后有诊断价值，表现为层状骨膜反应和干骺端稀疏。病变进一步发展，密质骨变薄，可见死骨形成，围绕骨干形成骨包壳。因此不能以 X 线检查结果作为诊断依据。

**5. CT、MRI 检查** CT 可以发现骨膜下脓肿。MRI 有助于早期发现骨组织炎性反应。

**6. 核素骨显像检查** 发病后 48 小时即可有阳性结果，具有早期间接帮助诊断的价值。

## 【处理原则】

本病处理的关键是早期诊断与治疗。尽快控制感染，防止炎症扩散，及时切开引流脓液，中断急性骨髓炎转向慢性阶段。

**1. 非手术治疗**

（1）抗生素治疗：早期、联合、大剂量、有效的抗生素。在发病5天内早期足量抗生素治疗。一般选择半合成青霉素或头孢菌素类与氨基糖苷类抗生素联合应用，待检出致病菌后调整为敏感抗生素，并持续使用至少3周，直至体温降至正常，局部红、肿、热、痛等症状消失。停抗生素前红细胞沉降率、C反应蛋白必须正常或明显下降。

（2）全身支持治疗：①病人往往会有贫血，可少量、多次输给新鲜血；②高热时给予降温、补液，维持水、电解质代谢及酸碱平衡；③可使用清热解毒的中药；④增加蛋白质和维生素摄入，经口摄入不足时，可考虑经静脉补充营养。

（3）局部制动：患肢可做皮肤牵引或石膏托固定，以利于炎症消散和减轻疼痛，同时也可防止关节挛缩畸形和病理骨折。

**2. 手术治疗** 手术的目的在于引流脓液，减少毒血症症状；阻止急性骨髓炎转为慢性骨髓炎。若在抗生素治疗后48～72小时仍不能控制局部症状时，应进行手术。延迟的手术只能达到引流的目的，不能阻止急性骨髓炎向慢性阶段演变。手术方式分为钻孔引流术（图 51-2）或开窗减压术（图 51-3）。在钻孔或开窗的骨洞内，留置两根硅胶引流管做闭式灌洗引流，置于高处的引流管连续滴注抗生素，置于低处的引流管持续负压引流（图 51-4）。

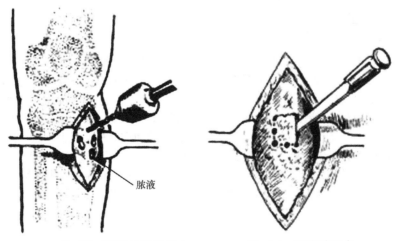

图 51-2 胫骨近端干骺端钻孔引流术 　　图 51-3 开窗减压术

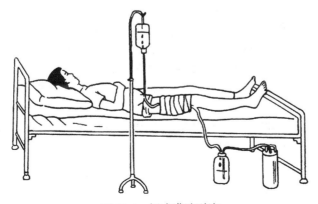

图 51-4 闭式灌洗引流

## 【护理】

### （一）护理评估

**1. 健康史** 了解有无其他部位感染和受伤史，病程长短，采取过哪些治疗措施，治疗效果如何，有无反复，既往有无药物过敏史等。

**2. 身体状况** 观察有无寒战、高热、烦躁不安、呕吐；了解疼痛部位、性质、持续时间；评估局部有无红肿热痛，有无窦道；关节是否处于屈曲位，有无关节强直；局部制动效果；肢体感觉运动是否有异常。

**3. 辅助检查** 评估白细胞、中性粒细胞、红细胞沉降率、C反应蛋白、涂片等各项检验结果。

**4. 心理–社会状况** 评估病人和家属对疾病的认知；有无恐惧和焦虑，对此疾病的预后心理承受能力如何。

### （二）常见护理诊断/问题

**1. 体温过高** 与化脓性感染有关。

**2. 疼痛** 与化脓性感染和手术有关。

**3. 组织完整性受损** 与化脓性感染和骨质破坏有关。

### （三）护理目标

**1.** 病人体温在正常范围内。

**2.** 病人疼痛减轻或消失。

**3.** 病人感染得到控制，创面愈合。

### （四）护理措施

**1. 术前护理**

（1）维持正常体温：①病人高热时可进行乙醇溶液擦浴、冰敷等物理降温措施，发热期间应卧床休息，以减少消耗。②配合医生尽快明确致病菌。及时抽取血培养，及时送检标本。根据医嘱应用抗生素，以控制感染和发热。用药时要注意药物浓度和滴入速度，用药后注意观察有无毒副作用。

（2）缓解疼痛：①抬高患肢，促进血液回流；限制患肢活动，维持功能位，以利于减轻疼痛及局部病灶修复，防止关节畸形和病理性骨折；移动患肢时动作轻稳，减少刺激；②分散病人对疼痛的注意力，可让病人听音乐、读书、交谈等，疼痛严重时可遵医嘱应用镇痛药。

（3）避免意外伤害：密切观察病情变化，对出现高热、惊厥、昏迷等中枢神经系统紊乱的病人使用床挡、约束带等保护措施，必要时遵医嘱给予镇静药。

**2. 术后护理**

（1）保持有效引流

1）妥善固定：保证各接头拧紧，防止松动；翻身时注意妥善固定，防止脱出。躁动病人可适当进行约束。

2）保持引流通畅：①保持连接管连接紧密无漏气，处于负压状态。②冲洗管的输液瓶高于伤口 60～70cm，引流袋低于伤口 50cm，以利于引流。③观察引流的颜色、性状和量。④根据冲洗液的引流颜色和清亮程度调整冲洗速度，一般 24 小时内连续快速冲洗，以后每 2 小时快速冲洗一次，引流液变淡时逐渐减少冲洗液的量直至引流清亮为止；若出现滴入不畅或引流液突然减少，应检查引流管是否堵塞，并及时处理。

（2）功能锻炼：为防止肌肉萎缩和减轻关节内粘连，急性期病人可做肌肉等长收缩运动；炎症消退后关节未明显破坏者可行关节锻炼。

### （五）护理评价

**1.** 病人体温是否在正常范围内。

**2.** 病人疼痛是否减轻或消失。

**3.** 病人感染是否得到控制，创面愈合。

### 【健康教育】

**1.** 饮食指导加强营养，增强机体抵抗力。

**2.** 引流保持引流冲洗通畅，向病人说明维持伤口冲洗和引流通畅的重要性。

**3.** 活动指导病人每日进行肌肉等长收缩练习及关节主、被动活动，防止患肢功能障碍。X 线检查病变恢复正常时才能负重，避免诱发病理性骨折。

**4.** 用药出院后继续联合足量抗生素，持续用药直至症状消失后 3 周，防止转为慢性骨髓炎。密切观察药物的毒副作用，一旦出现反应，及时到医院就诊。

**5.** 定期复查　出院后注意自我观察，伤口愈合后出现红、肿、热、痛、流脓需及时复诊。

# 二、慢性血源性化脓性骨髓炎

**案例 51-2**

　　患者，男性，44 岁。1 年前因车祸致右侧踝关节开放性外伤，随后即在当地医院行右侧胫前缺损皮瓣转移治疗。术后康复可。术后 3 个月后即出现创面反复的破溃流脓，给予换药、应用抗生素后未见缓解。在当地医院行清创术，仍残留窦道。入院后进行了 X 线、CT、磁共振、细菌培养、血常规生化等检查。血常示血红蛋白 87g/L，白蛋白 29g/L，CRP 19mg/L，ESR 27mm/h。细菌培养：金黄色葡萄球菌感染。X 线：骨膜粗糙，骨皮质局部缺损为低密度影，局部新骨的生成为高密度影。CT：可见坏死骨存在，新骨生成，骨髓腔闭塞。MRI：见黑色低信号影为髓腔内坏死组织，可见坏死组织范围。

**问题：**

　　1. 该患者的临床诊断是什么？

　　2. 该患者护理措施有哪些？

慢性骨髓炎是因急性化脓性骨髓炎未得到彻底控制或反复发作，遗留死骨、无效腔和窦道，形成骨性包壳所致。

### 【病因】

慢性血源性化脓性骨髓炎是基于急性化脓性骨髓炎基础上的延续，引起慢性化脓性骨髓炎的原因具有多样性，常见因素包括骨髓炎在急性时期未能及时治疗，形成大量死骨；死骨、弹片、无效腔等异物；由于瘢痕和窦道的形成造成循环不利，细菌借此萌生。

### 【病理生理】

慢性骨髓炎的基本病理变化是病灶区内有死骨、无效腔、骨性包壳和窦道。骨质因感染、破坏和吸收，局部形成无效腔，内有死骨、脓液、坏死组织和炎性肉芽组织，骨膜反复向周围生长形成"骨性包壳"。包壳内有多处向无效腔和外界的开口，称瘘孔。向内与无效腔相通，向外与窦道相通，使感染发展为慢性过程。脓液穿破皮肤后形成窦道，窦道内反复流脓，周围软组织损毁严重。窦道经久不愈者，其周围皮肤色素沉着。小的死骨经窦道排出后，窦道可暂时闭合，但由于无效腔的存在，死骨吸收缓慢，炎症不能被彻底控制。当病人抵抗力低时，残留在无效腔内的致病菌重新活动，急性炎症再次发作（图 51-5）。

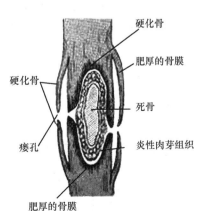

图 51-5　慢性骨髓炎示意图

## 【临床表现】

临床上进入慢性炎症期时，在病变不活动阶段可以无症状。如有窦道，出现创面反复的破溃流脓，经久不愈。有时伤口暂时愈合，但由于感染病灶未彻底治愈，当机体抵抗力低时，炎症扩散，可引起急性发作，表现为疼痛，皮肤转为红、肿、热及压痛，有时有全身中毒症状。

## 【处理原则】

以手术治疗为主，原则是清除死骨、炎性肉芽组织和消灭无效腔。有死骨、无效腔及窦道形成者均应行手术治疗。慢性骨髓炎急性发作时不宜做病灶清除术，应以抗生素治疗为主，积脓时宜切开引流。大块死骨形成而包壳尚未充分生成者，不宜手术取出死骨，以免造成长段骨缺损，须待包壳生成后再手术。

## 【常见护理诊断/问题】

**1. 焦虑** 与炎症反复发作迁延不愈有关。

**2. 营养失调** 与疾病长期消耗有关。

**3. 躯体活动障碍** 与活动受限有关。

## 【护理措施】

**1. 心理护理** 由于慢性骨髓炎愈合较慢，病人对手术最终是否能愈合存在疑虑。所以应向病人讲述手术的必要性和过程，以增强病人信心。

**2.** 注意术后观察伤口的大小、愈合情况及脓液的颜色、性状、量。

**3.** 保持创口清洁，严格无菌操作。

**4.** 加强营养，指导高蛋白质、高热量、高维生素饮食，改善病人营养状况。

**5.** 指导功能锻炼，预防肌肉萎缩，增强体质。

**6.** 注意个人卫生，保持皮肤及床单、被褥清洁干燥，协助病人翻身，防止褥疮发生。

# 第二节 化脓性关节炎

**案例 51-3**

患者，男性，13 岁。左膝肿痛伴发热 7 天，有跌伤史，初始高热、寒战，体温达 39℃，左膝肿痛，行走时疼痛加重，浮髌试验阳性，白细胞计数增高，红细胞沉降率加快。X 线显示左膝关节周围软组织肿胀，关节间隙增宽。

**问题：**

1. 此患者首先考虑的诊断是什么？

2. 该患者处理原则有哪些？

化脓性关节炎（suppurative arthritis）指发生在关节内的化脓性感染。多见于小儿，尤以营养不良小儿居多。成人创伤后感染多见。好发于髋关节和膝关节，以单侧多见，其次为肘关节、肩关节及踝关节。

## 【病因】

化脓性关节炎最常见的致病菌为金黄色葡萄球菌，占 85% 左右。其次为白色葡萄糖球菌、β溶血性链球菌、肺炎球菌和肠道杆菌等。身体其他部位或邻近关节部位化脓性病灶内的细菌通过血液循环播散至关节腔是最多见的感染途径；其他途径包括开放性损伤继发感染和医源性感染。

## 【病理生理】

化脓性关节炎病变发展可分为 3 个阶段。

**1. 浆液性渗出期**　细菌进入腔内，滑膜水肿、充血，有白细胞浸润和浆液渗出物，关节软骨没有破坏，若能及时治疗，关节功能可完全恢复。

**2. 浆液纤维性渗出期**　病变进一步发展，毛细血管壁和滑膜基质屏障功能丧失，大量的纤维蛋白出现在关节液中，渗出物变得混浊，数量增多。白细胞释放出大量溶酶体，可对软骨基质进行破坏，使软骨出现崩溃、断裂与塌陷。修复后必然会出现关节粘连与功能障碍。出现了不同程度的软骨损毁。

**3. 脓性渗出期**　炎症侵犯至软骨下骨质，滑膜和关节软骨都已破坏，关节腔内有大量黄白色脓液。炎症经关节囊纤维层向外蔓延，引起关节周围蜂窝织炎。机体抵抗力低时，可出现多发脓肿，脓肿破溃可形成窦道。由于关节重度粘连呈纤维性或骨性强直，治愈后遗留重度关节功能障碍。

【临床表现】

**1. 症状**　起病急骤，高热、寒战，体温可达 39℃，甚至出现谵妄与昏迷。小儿可出现惊厥。全身中毒症状严重。病变关节处疼痛剧烈。

**2. 体征**　浅表关节可见局部红、肿、热、痛及关节积液，压痛明显，皮温升高。关节液在膝部最为明显，浮髌试验可为阳性；深部关节可见局部红、肿、热、压痛多不明显，但关节往往处于屈曲、外旋、外展位。

【辅助检查】

**1. 实验室检查**　白细胞计数升高，中性粒细胞比例升高，红细胞沉降率加快，C 反应蛋白增加。血培养可为阳性。

**2. 影像学检查**　X 线早期可见关节周围软组织肿胀，关节间隙增宽；中期可见骨质疏松；后期关间隙变窄或消失，可见骨质破坏或增生，甚至出现关节畸形或骨性强直。

**3. 关节腔穿刺**　病变早期抽出液为浆液性，中期为混浊液，后期为黄白色脓性液。关节液镜检可见多量脓细胞，细菌培养可明确致病菌。

【处理原则】

早诊断、早治疗是治愈感染的关键。

**1. 非手术治疗**

（1）早期、足量、全身性使用抗生素，原则同急性血源性骨髓炎。

（2）全身治疗：加强营养，摄入高蛋白质、高热量、高维生素饮食。适量输注血液或血制品以增强机体抵抗力。

（3）局部治疗

1）关节腔内注射抗生素：每天做一次关节穿刺，抽出关节液后，注入抗生素，直至关节液清亮、体温正常、实验室检查正常。

2）关节腔持续性灌洗：适用于表浅的大关节，如膝关节。在关节部位穿刺时置入灌注管和引流管，每日经灌注管滴入含抗生素的溶液 2000~3000ml，直至引流清澈，细菌培养阴性后停止灌流。再引流数日至无引流液，局部症状、体征消退即可拔管。

3）患肢制动：可用皮牵引或石膏固定关节于功能位，以减轻疼痛，促进炎症消散和预防关节畸形。

**2. 手术治疗**

（1）经关节镜治疗：适用于浆液纤维性渗出期。在关节镜直视下反复冲洗关节腔，清除脓性渗液、脓苔与组织碎屑，必要时置管持续灌洗。

（2）关节切开引流：适用于浆液纤维性渗出期或脓性渗出期，较深的大关节，如髋关节。切开关节囊，放出关节内液体，用盐水冲洗后在关节腔内留置 2 根管子，缝合切口，进行持续性灌洗（图 51-6）。

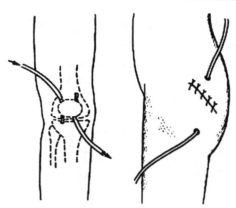

图 51-6 膝关节及髋关节切开引流后闭合式连续冲洗示意图

（3）关节矫形术：适用于关节功能严重障碍者，后期如有陈旧性病理脱位者可行矫形手术。髋关节强直可行全髋关节置换术。

护理诊断、护理措施参见本章第一节。

# 第三节 骨关节结核

## 一、概 述

骨关节结核（bone and joint tuberculosis）是由结核分枝杆菌侵入骨或关节而引起的一种继发性感染疾病，原发病灶为肺结核或消化道结核。骨与关节结核在生活贫困时期比较常见，后来随着生活条件的改善及抗结核药物的广泛使用，骨与关节结核的发病率明显下降。但近年来，随着人口的流动及耐药菌的出现，其发病率呈上升趋势。在我国，原发于肺结核的占绝大多数，占结核病人总数的 5%～10%，其中脊柱结核最多见，约占 50%，膝关节与髋关节结核各占约 15%。本病好发于儿童与青少年，30 岁以下病人约占 80%。发病高危人群：曾感染结核者、高发区移民、糖尿病或慢性肾衰竭者、营养不良者、长期使用免疫抑制剂者。艾滋病病人也易同时感染骨关节结核。

【病因】

病原菌主要是人型分枝杆菌。人体感染结核分枝杆菌后，结核分歧杆菌由原发病灶经血液循环到达骨与关节部位，不一定会立刻发病。它在骨关节内可潜伏若干年，当机体抵抗力低或有外伤、营养不良、过度劳累等诱发因素时，可以促使潜伏的结核分枝杆菌活跃起来而出现临床症状。如果机体抵抗力强，潜伏的结核分枝杆菌可被抑制或消灭。

【病理生理】

骨关节结核分为 3 类：单纯性骨结核、单纯性滑膜结核、全关节结核。单纯性骨结核病和单纯性滑膜结核病变仅限于骨组织和滑膜组织，此阶段关节软骨尚未损害，如在此阶段结核能很好地控制住，则关节功能不受影响。如果病变进一步发展，结核病灶侵及关节腔，破坏软骨关节面，则为全关节结核，若不能控制，会出现破损，产生窦道，并引起继发性感染，从而丧失大部分关节功能（图 51-7）。

【临床表现】

**1. 症状**

（1）起病缓慢，症状隐匿，可无明显全身症状或只有轻微结核中毒症状。全身症状包括低热、乏力、盗汗、消瘦、食欲差、贫血等症状。少数起病急，可有高热，一般多见于儿童。

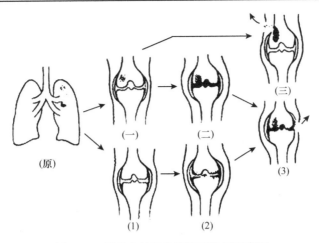

图 51-7　骨关节结核临床病理发展示意图

（原）原发病灶；（一）单纯性骨结核；（二）由骨结核引起的全关节结核；（三）单纯性骨结核穿破皮肤形成窦道；（1）单纯性滑膜结核；（2）由滑膜结核引起的全关节结核；（3）全关节结核穿破皮肤形成窦道

（2）病变部位初期局部疼痛不明显，多为隐痛。儿童因不适常有"夜啼"。单纯性骨结核者因髓腔压力高、脓液聚集过多及脓液破入关节腔而产生急性症状，此时疼痛剧烈。疼痛可放射至其他部位，如髋关节结核疼痛可放射至膝关节。

**2. 体征**

（1）浅表关节病变可见肿胀与积液，并有压痛。关节因疼痛常处于半屈曲状态。晚期因骨质破坏，形成关节畸形、病理性脱位或肢体短缩等。

（2）结核进一步发展，病灶部位聚集了大量脓液，结核性肉芽组织、死骨和干酪样坏死物质，易形成脓肿。由于无红、热等急性炎症反应表现，故结核性脓肿被称为"冷脓肿"或"寒性脓肿"。脓肿向体表破溃，形成窦道，经窦道流出米汤样脓液。脓肿也可与内脏器官相通，形成内瘘。脓肿若经皮肤穿出体外则形成外瘘。寒性脓肿破溃后若合并混合性感染，则出现局部急性炎症反应。脊柱结核的冷脓肿可压迫脊髓引起神经功能障碍甚至截瘫。

（3）晚期病变静止后可有各种后遗症，如关节功能障碍、畸形、肢体不等长等。

**【辅助检查】**

**1. 实验室检查**　可有轻度贫血，少数病人白细胞计数增高。红细胞沉降率在病变活动期明显增快，静止期一般正常，是用来检测病变是否静止和有无反复发作的指标。C反应蛋白升高。结核菌素试验对5岁以下儿童的诊断有帮助。

**2. 影像学检查**

（1）X线：早期无明显改变，6～8周后可有骨质疏松和周围钙化的骨质破坏病灶，周围可见软组织肿胀阴影。随着病变的发展，可出现边界清楚的囊性病变，并伴有明显硬化反应和和骨膜反应。

（2）CT：具有高分辨率、高敏感性和强大的三维重建功能，能发现X线片不能发现的问题，可以清晰地确定病灶的位置、死骨的情况、软组织病变程度，特别是对显示病灶周围的寒性脓肿有独特的优点。

（3）MRI：可在结核浸润期显示异常信号，有助于早期诊断。

（4）超声：可以探查深部寒性脓肿的位置和大小。

**【处理原则】**

骨与关节结核的治疗应采用综合治疗方法，其中抗结核药物治疗贯穿于整个治疗过程，在治疗中占主导地位。

**1. 非手术治疗**

（1）全身支持疗法：注意充分休息，避免劳累，加强营养，每日摄入足够的蛋白质和维生素，有贫血者应纠正贫血。混合感染者应根据药物敏感试验应用抗生素。

（2）抗结核药物治疗：骨关节结核的药物治疗应遵循早期、联合、适量、规律和全程的应用原则。目前常用的抗结核药物：异烟肼、利福平、吡嗪酰胺、链霉素、乙胺丁醇。

（3）局部制动：为了保证病变部位的休息，减轻疼痛、固定制动甚为重要。可用石膏固定、支具固定与牵引等方法来减轻疼痛，防止病理性骨折和脱位的发生，预防和矫正关节畸形。一般小关节固定4周，大关节要延长至12周左右。

（4）局部注射：适用于早期单纯性滑膜结核。局部注射抗结核药物，可使局部药物浓度增高，增强杀菌效果，减少全身反应。常用药物为异烟肼和链霉素。注射次数视积液量多少而定。每次穿刺时如果发现积液量逐渐减少，液体转清，说明有效。对于寒性脓肿不主张进行反复抽脓与注入抗结核药物，会导致混合性感染和窦道产生。

**2. 手术治疗**

（1）脓肿切开引流寒性脓肿：有混合感染，体温高，中毒症状明显者，因全身状况不好，不能耐受病灶清除术，可以做寒性脓肿切开引流。待全身状况好转后再行病灶清除术。但注意脓肿切开引流后易有窦道形成。

（2）病灶清除术：采用适当的手术路径直接进入病灶部位，将脓液、死骨、结核性肉芽组织与干酪样坏死物质彻底清除掉。为取得良好的效果，在术前应规范应用抗结核药物治疗2～4周。

（3）其他：手术关节不稳定者可行关节融合术；矫正关节畸形可行截骨术；改善关节功能可行关节成形术；维护脊柱稳定性可行脊柱融合固定术；矫正严重脊柱后凸畸形可行脊柱畸形矫正术。

# 二、脊 柱 结 核

**案例 51-4**

患者，女性，25岁，体态消瘦，腰背部疼痛1年余，加重2月余。查体：腰骶段脊柱棘突间叩击痛，患者腰背部疼痛，行走困难。

检查：T 37.5℃，P 84次/分，R 20次/分，BP 118/72mmHg。拾物试验阳性。X线：$L_4$～$L_5$椎体破坏、腰椎曲度变直。CT：$L_4$～$L_5$椎体骨破坏、脓肿、死骨。

**问题：**

1. 此患者的诊断是什么？其处理原则有哪些？

2. 请为本例患者制订护理计划。

脊柱结核（tuberculosis of the spine）的发病率占全身骨与关节结核的首位，约占50%，大多数发生于椎体。在整个脊椎中，腰椎发病率最高，其次是胸椎、颈椎。

## 【病理生理】

根据椎体结核病变初起所在部位不同，椎体脓肿分为中间型和边缘型两种（图51-8）。

**1. 中心型**　多见于10岁以下儿童，好发于胸椎。病变始于椎体中心松骨质，以骨质破坏为主，可出现死骨，死骨吸收后遗留空洞，空洞内充满干酪样物质和脓液。椎体可压缩成楔形，一般侵犯1个椎体，也可侵及椎间盘和邻近椎体。

**2. 边缘型**　多见于成年人，好发于腰椎。病变发生在椎体的上下缘，易侵犯椎间盘和邻近椎体。椎间盘破坏是此型的特征，导致椎间隙变窄。椎体结核形成的寒性脓肿有两种表现形式。

（1）椎旁脓肿：脓液汇聚在椎体旁，以椎体两侧和前方较多见。脓液将骨膜掀起，沿着韧带间隙蔓延，使数个椎体的边缘都出现骨破坏。它还可以向后方进入椎管内，压迫脊髓和神经。

（2）流注脓肿：椎旁脓肿聚集成一定数量后，压力增高，穿破骨膜，沿着肌筋膜间隙向下方流动，在远离病灶的部位出现脓肿（图 51-9）。不同部位脊柱脓肿有不同的流注途径。例如：颈椎结核可见咽后壁脓肿，易流注到锁骨上窝。胸椎及腰椎病变所致的椎旁脓肿穿破骨膜后可形成腰大肌脓肿。腰大肌脓肿还可沿腰大肌流注至股骨小转子处，成为腹股沟处深部脓肿。它还能绕过股骨上端的后方，流注至大腿外侧，沿阔筋膜向下流至膝上部位。脓肿破溃后可形成窦道，窦道继发感染，可加重病情。

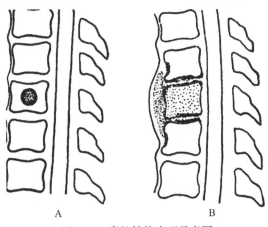

图 51-8　脊柱结核病理示意图

A. 中心型；B. 边缘型

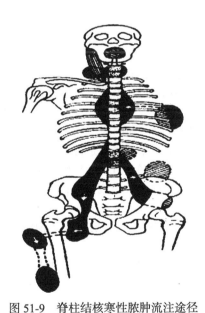

图 51-9　脊柱结核寒性脓肿流注途径

## 【临床表现】

**1. 症状**　起病缓慢，可有午后低热、疲倦、消瘦、盗汗、食欲差、贫血等。局部疼痛、肌肉痉挛、神经功能障碍等。疼痛是最初出现的症状，可沿脊神经放射。上段颈椎放射至后颈部；下段颈椎放射至肩或臂部；上段胸椎沿肋间神经放射至上、下腹部；下段胸椎可沿臂上神经放射到下腰或臀部；腰椎病变疼痛可沿腰神经丛放射至大腿前方。

**2. 体征**

（1）姿势异常：因疼痛导致肌痉挛，脊柱活动受限，致病人姿势异常。颈椎结核常表现为斜颈、头前倾、颈短缩和双手拖下颌。胸腰椎或腰骶椎病变可有挺胸凸肚；腰椎结核病人拾物试验为阳性。

（2）脊柱畸形：椎体病变塌陷后，脊柱可呈局限性成角后凸畸形，以胸段多见。

（3）压痛和叩击痛：受累椎体棘突处可有压痛与叩击痛。

（4）寒性脓肿和窦道：70%～80%的脊柱结核合并寒性脓肿。

（5）截瘫：脓液、死骨和坏死的椎间盘可压迫脊髓，造成部分或完全截瘫，病人可出现相应肢体感觉、运动异常和括约肌功能障碍。

## 【辅助检查】

**1. X 线检查**　病变早期检查多为阴性，当椎体受累约 50% 时，方有阳性发现。表现以骨质破坏和椎间隙狭窄为主。中心型的骨质破坏集中在椎体中央，很快出现椎体被压缩成楔状的状况，前窄后宽。边缘型的骨质破坏集中在椎体的上缘或下缘，表现为进行性椎间隙狭窄，并累及邻近两个椎体，可见脊柱侧弯或后凸畸形。

**2. CT 检查**　可以清晰地显示病灶部位，骨质破坏的程度，有无空洞和死骨形成。

**3. MRI 检查**　能清楚显示脊柱结核椎体骨炎，椎间盘破坏，椎旁脓肿及脊髓神经有无受压和变性，可在脊柱结核骨质破坏前期即做出早期诊断。

## 【处理原则】

脊柱结核治疗目的是清除病灶、尽快恢复神经功能和防止脊柱畸形。

**1. 非手术治疗**

（1）全身支持治疗：改善营养状况。

（2）局部制动：病人有低热和腰背痛时，应卧床休息，减轻疼痛。脊柱不稳定者可用支架、腰围、石膏固定。

（3）抗结核治疗：应用抗结核药物严格进行治疗。形成窦道及合并感染者，根据药敏试验，同时给予抗生素治疗。

**2. 手术治疗**

（1）适应证：①经非手术治疗效果不佳，病情仍有进展。②病灶内有较大的死骨及寒性脓肿的存在。③结核未治愈或复发。④有脊髓压迫或合并截瘫。⑤严重后凸畸形。⑥耐药、耐多药者。

（2）手术方式

1）病灶清除术：尽可能彻底清除病变组织，包括死骨和坏死的椎间盘，解除对脊髓的压迫；术后卧床 3～6 个月，继续全身支持疗法和抗结核治疗。

2）植骨融合术：以稳定脊柱、促进病灶的愈合。

3）矫形手术：纠正脊柱后凸畸形。

## 【护理】

### （一）护理评估

**1. 健康史** 了解病人年龄、饮食、日常活动情况、发病诱因；既往有无结核病史或与结核病人密切接触史；采用的治疗方法和用药情况；有无药物过敏史和手术史等。家庭成员中有无结核病史。

**2. 身体状况** 生命体征及营养状态；评估疼痛部位、性质、持续时间和诱因，是否向其他部位放射；抗结核药物的效果及有无不良反应发生；评估病人有无脊柱和关节畸形，是否出现寒性脓肿及脓肿的部位；有无窦道出现，窦道的部位；有无分泌物，分泌物的颜色、气味、性状、量；有无行走或站立姿态异常；肢体的感觉运动，是否合并截瘫；局部切口的愈合及引流情况；局部制动是否有效。

**3. 辅助检查** 评估实验室和影像学各项检查结果，以判断病人脊柱的破坏情况及药物治疗效果。

**4. 心理-社会状况** 评估病人及家属对长期治疗的心理承受能力和康复期望，家属对病人的支持度、经济状况等。

### （二）常见护理诊断/问题

**1. 疼痛** 与骨关节结核病变和手术创伤史有关。

**2. 营养失调：低于机体需要量** 与食欲缺乏和结核长期消耗有关。

**3. 低效性呼吸型态** 与胸膜损伤、颈椎结核有关。

**4. 躯体活动障碍** 与疼痛、关节功能障碍、石膏固定、手术或截瘫有关。

**5. 潜在并发症** 抗结核药物毒性反应。

### （三）护理目标

**1.** 疼痛减轻。

**2.** 病人营养状况得到改善，体重维持在正常范围。

**3.** 病人呼吸功能正常，未发生呼吸道并发症。

**4.** 病人病变部位关节功能逐渐恢复。

**5.** 病人未发生抗结核药物中毒的症状，或出现毒性反应能及时得到解决。

## （四）护理措施

**1. 缓解疼痛**　保持病房整洁、安静、舒适，疼痛轻者可采取合适体位，疼痛严重者严格卧床休息，减少局部活动，防止病理骨折、关节畸形和截瘫的发生和发展。合理使用抗结核药物，控制病变发展。必要时给予止痛药。

**2. 心理护理**　了解病人的心理状态，向病人及家属普及骨结核相关知识，讲解治疗方法、治疗过程、术后恢复方法、需要注意的事项及预后的情况，为病人举例成功案例，以提高病人对手术的信心。

**3. 休息及营养支持**　适当的休息可使机体代谢降低，减少消耗，有利于疾病的恢复。鼓励病人进食高蛋白质、高热量、高维生素饮食，如瘦肉、蛋、奶、新鲜蔬菜水果，并增加水分摄入，鼓励病人多饮水。若食欲差，可根据需要进行肠内或肠外营养支持。对贫血或低蛋白血症的病人可根据医嘱分次输新鲜血和人血白蛋白，保持血红蛋白在 100g/L 以上。对凝血功能较差者，术前给予维生素 K 等药物以改善凝血功能。

**4. 维持有效气体交换**　严密观察生命体征，若出现呼吸困难或发绀应及时通知医生并协助处理。保持呼吸道通畅，指导病人正确咳嗽咳痰，病情允许的情况下给予翻身、拍背，或给予雾化吸入，以松动分泌物，使之易咳出。为呼吸困难病人及时提供氧气吸入。严重呼吸困难者可行气管切开，呼吸机辅助呼吸。

**5. 抗结核药物治疗的护理**

（1）观察用药效果：观察病人用药后是否体温下降、体重增加、疼痛减轻、红细胞沉降率正常或接近正常。如有上述改变，说明药物有效，可进行手术。

（2）观察用药不良反应：应告知病人药物的不良反应，异烟肼的毒副作用是末梢神经炎、肝脏损害和精神症状；利福平的不良反应是胃肠道反应和肝脏损害；链霉素主要损害第Ⅷ对脑神经、肾脏和引起过敏反应；乙胺丁醇不良反应为球后视神经炎和末梢神经障碍；吡嗪酰胺不良反应为肝损害和胃肠道反应。服药期间定期检查肝肾功能、血常规、红细胞沉降率等。注意倾听病人主诉发现异常及时报告医生，及时调整用药方案。

**6. 功能锻炼**　视病人病情和体力而定，循序渐进，持之以恒。术后第 2 天可行直腿抬高训练，同时被动活动下肢关节，防止关节粘连强直，每天 3～5 次，每次 10～15 分钟；1 周后可行床上抬臀运动；1 个月后可行腰背肌锻炼。术后长期卧床病人应主动活动非制动部位。合并截瘫或脊柱不稳制动者，鼓励病人做抬头、扩胸、深呼吸和上肢活动。

**7. 健康教育**　注意防止胸腹部屈曲，以免术后植骨块脱落或移动。向病人和家属讲解用药剂量、用法、副作用，注意警惕肝功能受损及多发性神经炎的发生。用药过程中定期到医院复诊，出现耳鸣、听力异常时立即停药并及时复诊。

## （五）护理评价

**1.** 病人疼痛是否得到缓解。

**2.** 营养状况是否恢复正常。

**3.** 是否维持正常呼吸。

**4.** 关节功能是否逐渐康复。

**5.** 是否发生抗结核药物毒性反应或发生药物中毒后是否能得到及时发现和处理。

# 三、髋关节结核

**案例 51-5**

　　患者，男性，12 岁，左髋关节疼痛 1 个月，自觉日常活动时乏力，近期食欲较差。

查体：T 37.5℃，P 100 次/分，R 22 次/分，BP 108/63mmHg；*左髋关节压痛；左髋"4"*
*字征阳性；X线片显示左髋骨质疏松，关节囊肿胀。*
**问题：**
    1. 该患者的临床诊断是什么？
    2. 本病例患者的处理原则是什么？

髋关节结核（coxotuberculosis）是结核分枝杆菌通过血液循环侵入髋关节而引起的感染，占全身骨关节结核 15%，发病率位居第三，仅次于脊柱和膝关节。多见于儿童和青壮年，男性多于女性，且多为单侧性发病。

### 【病理生理】

早期髋关节结核为单纯性滑膜结核或单纯性骨结核，晚期为全关节结核。单纯性骨结核的好发部位在股骨头的边缘部分或髋臼的髂骨部分。到后期会产生寒性脓肿与病理性脱位。脓肿可向腹股沟区或大粗隆处穿破，形成窦道并合并感染。

由于股骨头、髋臼进行性破坏，关节屈曲、内收痉挛，可使关节发生病理性脱位。病变静止后，有纤维组织增生，呈内收和屈曲畸形。病变自愈的周期很长，不可避免地发生广泛骨破坏和畸形。

### 【临床表现】

**1. 症状**    起病缓慢，常有低热、乏力、食欲差、消瘦及贫血等。早期可有髋部疼痛，休息后缓解。小儿则表现为夜啼。疼痛可放射至膝部，患儿常诉膝关节痛，易误诊为膝关节疾病。病变发展为全关节结核时，疼痛剧烈、不能平卧、不能移动患肢。

**2. 体征**

（1）压痛：早期髋关节前侧可有压痛，肿胀多不明显。

（2）窦道：形成病变后期会在腹股沟内侧与臀部出现寒性脓肿，破溃后形成慢性窦道。

（3）畸形：由于疼痛引起肌痉挛，髋关节呈屈曲、内收、内旋畸形，并可引起髋关节脱位或半脱位，通常为后脱位，肢体相对变短。儿童骨骺破坏影响生长长度，肢体短缩更明显。病变愈合后会遗留各种畸形，如髋关节内旋、屈曲、后收畸形，髋关节强直等。

（4）跛行：随着病情发展，疼痛加剧，出现跛行。最早症状为步态发生变化，当病变发展为滑膜结核时跛行比较明显，全关节结核最严重。

（5）特殊体征

1）"4"字征阳性：本试验检查髋关节屈曲、外展、外旋三个动作，髋关节结核病人本试验应为阳性。方法：病人平卧，将外踝置于健侧肢体髌骨上方，检查者用手下压患侧膝部，若患髋出现疼痛且膝部不能接触床面即为阳性（图 51-10）。

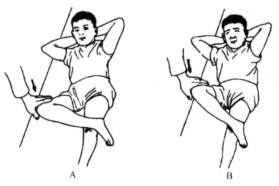

图 51-10    "4"字征试验

A. 阴性；B. 阳性

　　2）髋关节过伸试验阳性：用于检查儿童早期髋关节结核。病人俯卧位，检查者一手按住骨盆，一手握住踝部提起下肢，直到大腿前面离开检查床面为止。同样试验对侧髋关节，两侧对比，可发现患侧髋关节在后伸时有抗拒的感觉，后伸范围比正常侧小，正常侧有 10°后伸。

　　3）托马斯（Thomas）征阳性：用来检查髋关节有无屈曲畸形。病人平卧，嘱病人将健侧髋、膝关节完全屈曲，使膝部尽可能贴近前胸。正常时腰椎前凸完全消失而腰背平贴于床面。若患髋存在屈曲畸形，患侧髋关节必然屈曲一定角度，此角度就是屈曲畸形的角度（图 51-11）。

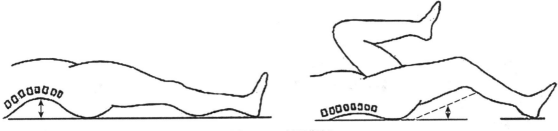

图 51-11　托马斯征

### 【辅助检查】

　　**1. X 线检查**　对诊断髋关节结核十分重要。早期可见局限性的骨质疏松，后期因软骨破坏，关节间隙变窄，骨质不规则破坏，有死骨或空洞。严重者股骨头几乎消失，可伴有病理性脱位。

　　**2. CT、MRI 检查**　能清楚显示髋关节内积液量，MRI 还能显示骨内的炎性浸润。

### 【处理原则】

　　早期治疗和综合疗法是髋关节结核的治疗原则。综合疗法包括全身抗结核药物治疗和局部治疗。

　　**1. 单纯性滑膜结核**　抗结核药物和手术治疗结合应用。局部关节穿刺注入抗结核药物，再行皮牵引和石膏固定。

　　**2. 单纯性骨结核**　病变在髋臼和股骨头部位时容易累及关节，应及早行病灶清除，术后行皮牵引或髋"人"字形石膏固定。

　　**3. 全关节结核**　尽快手术，挽救关节功能。早期行病灶清除术，术后皮牵引 3 周。后期在病灶清除的基础上加髋关节融合术，效果不明显者可行全髋关节置换术。

　　常见护理诊断/问题与护理措施参见"脊柱结核"的护理。

## 四、膝关节结核

> **案例 51-6**
>
> 　　患者，男性，18 岁，右膝肿胀、隐痛 2 个月。曾有肺结核病史。查体：低热，红细胞沉降率高，右膝肿胀，浮髌试验阳性。X 线片见髌上囊肿，胫骨近端骨质疏松。
>
> 　　问题：
>
> 　　1. 此患者首先考虑的诊断是什么？
>
> 　　2. 其处理原则有哪些？

　　膝关节结核（tuberculosis of the knee join）占全身骨关节结核的第二位，仅次于脊柱结核。这主要是与膝关节滑膜面积大、松质骨丰富、下肢负重大、活动多且易扭伤等因素有关。儿童和青少年病人多见。

## 【病理生理】

因膝关节是全身关节中滑膜最多的关节，而结核分枝杆菌主要侵犯滑膜或骨端，故膝关节的滑膜结核发病率最高，其次是单纯的骨结核和全关节结核。

膝关节滑膜结核病变缓慢发展，以炎性浸润和渗出为主，表现为膝关节肿胀和积液。随着病变的发展，结核性病变可以经过滑膜附着处侵袭至骨骼，产生边缘性骨侵蚀。骨质破坏沿着软骨下潜行发展，使大块关节软骨板剥落而形成全关节结核。至后期则有脓液积聚，成为寒性脓肿，穿破后会成为慢性窦道。关节韧带结构的损坏会产生病理性脱位或半脱位。病变静止后产生膝关节纤维性强直，有时伴有屈曲挛缩。

## 【临床表现】

**1. 症状**　通常膝关节病人全身症状较轻，若合并有全身其他活动性结核时则症状加重，表现为低热、盗汗、贫血、消瘦、易疲劳。患儿可因夜间突发疼痛而产生夜啼、易哭闹。单纯性滑膜结核疼痛较轻，以隐痛为特点，劳累后加重，休息后缓解。

**2. 体征**

（1）疼痛：单纯性骨结核局部压痛明显；全关节结核可剧烈疼痛；当结核脓肿破溃或病变吸收后疼痛可逐渐减轻或消失。

（2）肿胀：单纯性滑膜结核关节普遍肿胀，关节内渗液多时浮髌试验为阳性；单纯骨结核肿胀局限在病变一侧；全关节结核肿胀明显且广泛，由于关节功能障碍，肌肉萎缩，故呈典型的梭形畸形。

（3）跛行：单纯性滑膜结核有轻度跛行，膝关节伸直受限；单纯性骨结核劳累后酸痛不适，跛行不明显；全关节结核膝关节功能明显受限，甚至不能行走，常有病理性半脱位，故治愈后也遗留跛行和畸形。

（4）寒性脓肿和窦道：单纯性滑膜结核多见于腘窝、膝关节两侧和小腿周围，脓肿破溃后形成窦道长期不愈合；单纯性骨结核形成窦道病例相对少见；全关节结核腘窝部和膝关节周围均可触及寒性脓肿，脓肿破溃后形成慢性窦道，常年不愈，经窦道排出米汤样、干酪样物质及死骨。

（5）畸形：单纯性滑膜结核和单纯性骨结核畸形不明显，主要是轻度屈曲畸形，关节过伸受限。全关节结核膝关节内外翻畸形和半脱位，严重时关节畸形位强直，患肢呈屈髋屈膝足下垂畸形，只能用足尖着地。

## 【辅助检查】

**1. 影像学检查**　单纯性滑膜结核 X 线表现为髌上囊扩大或滑膜囊增生肥厚。单纯性骨结核早期周围软组织层次不清，晚期主要表现为肿胀。晚期全关节结核关节间隙狭窄或消失，严重者可有骨性强直、畸形。

**2. 关节镜检查**　对滑膜结核早期诊断具有重要价值，可同时行组织活检和滑膜切除术。

## 【处理原则】

**1. 非手术治疗**

（1）支持治疗：补充营养，增加高蛋白质、高维生素饮食，贫血病人给予输血，注意休息。

（2）应用抗结核药物。

（3）局部制动：通过牵引或石膏制动可防止畸形，适用于早期单纯性滑膜结核和早期骨结核。

（4）关节穿刺：关节间隙处穿刺，抽出结核性渗液，注入无菌生理盐水，反复几次，待抽出生理盐水清亮后再注入抗结核药物。

**2. 手术治疗**

（1）膝关节滑膜次全切除术：适用于单纯性滑膜结核非手术治疗无效或晚期滑膜结核滑膜

肥厚者。

（2）膝关节结核病灶清除术：适用于病灶接近关节、易侵入关节或有死骨及骨脓肿；对保守治疗无效的单纯性骨结核亦适用。

（3）关节融合术关节损毁严重并有畸形者。

常见护理诊断/问题与护理措施参考"脊柱结核"护理。

（周文娟）

# 第五十二章　骨肿瘤病人的护理

【学习目标】

识记　①骨肿瘤的定义；②骨软骨瘤、骨巨细胞瘤、骨肉瘤的 X 线表现；③骨肿瘤的外科分期。

理解　骨软骨瘤、骨巨细胞瘤、骨肉瘤的临床表现、处理原则。

运用　运用护理程序对骨肉瘤病人实施整体护理。

# 第一节　概　　述

骨肿瘤（bone tumors）是指骨组织（骨膜、骨和软骨）及其附属组织（骨的血管、神经、脂肪、纤维组织等）发生的肿瘤。根据其发生情况分为原发性和继发性两大类。原发性骨肿瘤以良性肿瘤多见，其中骨软骨瘤发病率高；原发性恶性骨肿瘤以骨肉瘤和软骨肉瘤发病率高。原发性骨肿瘤发病与年龄有关，如骨巨细胞瘤以成人多见，骨肉瘤以儿童和青少年多见，而骨髓瘤多见于老年人。继发性骨肿瘤是由其他器官或组织发生的恶性肿瘤通过血液循环、淋巴转移或直接浸润到骨组织及其附属组织所发生的肿瘤。骨肿瘤的发生部位多在长骨的干骺端，如股骨远端、胫骨近端、肱骨近端等，骨骺则很少发生。发病率男性稍高于女性。

【临床表现】

1. **疼痛和压痛**　良性骨肿瘤大多疼痛不明显，或仅有轻度的疼痛，少数良性骨肿瘤，如骨样骨瘤因反应骨的生长而产生剧痛。恶性骨肿瘤因肿瘤生长迅速，局部疼痛明显，开始为间断、轻度的疼痛，逐步发展为持续、剧烈的疼痛，夜间疼痛更为明显，并且局部有压痛。

2. **肿块和肿胀**　良性骨肿瘤局部可触及质硬的肿块，生长缓慢，大多为偶然发现。恶性骨肿瘤局部肿胀和肿块，发展迅速，局部皮肤温度增高，浅静脉怒张。

3. **功能障碍和压迫症状**　由于骨肿瘤多发生在长骨的干骺端，因局部疼痛压痛、肿块等使局部关节活动受限，肿块增大时压迫周围组织可引起相应的症状。如脊柱肿瘤压迫脊髓可出现截瘫，位于骨盆的肿瘤可引起便秘、排尿困难等机械性梗阻症状。

4. **病理性骨折**　因肿瘤生长导致骨质破坏，遭受轻微外力引发骨折，是某些骨肿瘤的首发症状，恶性骨肿瘤、骨转移癌易并发病理性骨折。

5. **其他**　晚期恶性骨肿瘤可出现贫血、消瘦、食欲差、体重下降、低热等症状，可经血液向远处转移，偶见淋巴转移。

【辅助检查】

1. **影像学检查**　X 线检查能显示骨与软组织的基本病变，对骨肿瘤诊断有重要价值。良性骨肿瘤多为膨胀性病损，密度均匀，界线清楚。恶性骨肿瘤的病灶大多不规则，表现为虫蛀样或筛孔样，密度不均，界线不清楚。CT、MRI 和放射性核素骨扫描检查也可辅助诊断。数字减影血管造影可显示肿瘤的血供，还可行选择性血管栓塞和注入化疗药物。

2. **实验室检查**　恶性骨肿瘤病人可有血钙和血清碱性磷酸酶升高，浆细胞骨髓病可有尿 Bence-Jones 蛋白阳性。

3. **组织病理学检查**　组织病理学检查是确诊骨肿瘤的唯一可靠检查。

4. **现代生物技术检测**　电子显微技术、免疫组织化学技术和流式细胞技术的应用提高了骨肿瘤的诊断水平。

## 【外科分期】

骨肿瘤的外科分期采用 GTM 分级系统，即将外科分级（grade，G）、肿瘤解剖定位（territory，T）和区域性或远处转移（metastasis，M）结合综合评价。外科分期有利于判断肿瘤预后，指导骨肿瘤的治疗。

外科分级：根据临床表现、影像学特点、组织学形态和实验室检查等变化，分为三级，$G_0$ 为良性，$G_1$ 为低度恶性，$G_2$ 为高度恶性。

肿瘤解剖定位：表示肿瘤侵袭范围，以肿瘤囊和间室为界。$T_0$ 肿瘤局限于囊内，$T_1$ 肿瘤局限于囊外、间室内，$T_2$ 肿瘤局限于间室外。

区域性或远处转移：$M_0$ 无远处转移，$M_1$ 有远处转移。

### （一）良性骨肿瘤分期

用阿拉伯数字 1、2、3 表示。

1（$G_0T_0M_0$）：静止性肿瘤，有完整的包囊。

2（$G_0T_1M_0$）：生长活跃，仍位于囊内或为自然屏障所阻挡。

3（$G_0T_2M_0$）：具有侵袭性。

### （二）恶性骨肿瘤分期

用罗马数字 Ⅰ、Ⅱ、Ⅲ 表示。每期又分为 A（间室内）和 B（间室外）两组。

Ⅰ$_A$（$G_1T_1M_0$）：低度恶性，间室内病变。

Ⅰ$_B$（$G_1T_2M_0$）：低度恶性，间室外病变。

Ⅱ$_A$（$G_2T_1M_0$）：高度恶性，间室内病变。

Ⅱ$_B$（$G_2T_2M_0$）：高度恶性，间室外病变。

Ⅲ$_A$（$G_{1\sim2}T_1M_1$）：间室内病变，有转移。

Ⅲ$_B$（$G_{1\sim2}T_2M_1$）：间室外病变，有转移。

## 【处理原则】

骨肿瘤的治疗以外科分期为指导，选择合适的治疗方案，尽量做到既能切除肿瘤，又能保全肢体。

**1. 良性骨肿瘤**　以手术切除为主。

（1）刮除植骨术：手术彻底刮除病灶组织至正常骨组织，杀死残留肿瘤细胞后置入填充材料，适用于良性骨肿瘤及瘤样病变。

（2）外生性骨肿瘤切除术：手术完整切除肿瘤骨质、软骨帽及软骨外膜，防止复发，如骨软骨瘤的治疗。

**2. 恶性骨肿瘤**　采用综合治疗的方法。

（1）手术治疗

1）保肢治疗：保肢手术的关键是采用合理外科边界完整切除肿瘤，切除范围包括瘤体、包膜、反应区及周围部分正常组织。

2）截肢术：对于肿瘤破坏广泛和其他辅助治疗无效，无保肢条件者，截肢术仍然是一种重要的治疗方法。应严格掌握手术指征，选择安全的截肢平面，设计好术后假肢的制作与安装。

（2）化学治疗：对于骨肉瘤等恶性肿瘤，化学治疗特别是新辅助化学治疗的应用，大大提高了病人的生存率和保肢率，围术期的新辅助化学治疗已经是标准的治疗程式。

（3）放射治疗：可抑制和影响恶性肿瘤细胞的繁殖能力。

（4）其他治疗：包括血管栓塞治疗、局部动脉内插管化疗、温热-化学疗法和免疫治疗等综合手段。

# 第二节 骨软骨瘤

**案例 52-1**

患者，男性，17岁，发现左小腿一突出肿块来院就诊。

患者1个月前发现左小腿上段有一突出的肿块，有轻压痛，局部感麻木。既往身体健康，近期未发生明显外伤。

体格检查：T 36.8℃，P 84次/分，R 20次/分，BP 120/80mmHg。左小腿胫骨近端可见一1.5cm×2cm大小的肿块，肿块质硬，表面光滑，边界清楚，无波动感，轻压痛。

辅助检查：X线检查见胫骨近端不规则骨性突起，其皮质和松质骨与正常骨之间有蒂相连，彼此髓腔相通，皮质相连续。实验室检查结果均正常。

**问题：**

1. 此患者首先考虑的诊断是什么？其处理原则是什么？
2. 你应从哪些方面对本病例患者进行健康教育？

骨软骨瘤（osteochondroma）是位于骨表面的骨性突起物，顶端有一软骨帽覆盖，中间有髓腔，是一种常见的、软骨源性的良性肿瘤。多见于青少年，男性居多。好发生于长骨干骺端，如股骨远端、胫骨近端、肱骨近端，随机体发育而增大，当骨骺线闭合后即停止生长。骨软骨瘤可分为单发性和多发性，单发性骨软骨瘤也称外生骨疣；多发性骨软骨瘤也称骨软骨瘤病，有恶变倾向，多数有家族遗传史，常合并骨骼发育异常。

## 【临床表现】

病人早期无明显症状，通常因无意中发现骨性肿块而就诊。肿块常发生于股骨远端、胫骨近端或肱骨近端，随骨骼生长发育而缓慢长大，当肿块增大到一定程度压迫周围组织，相应部位产生麻木和放射性疼痛，与肌腱摩擦形成滑囊炎，或继发病理性骨折。多发性骨软骨瘤易在儿童早期发现，到青少年时可发生患肢短缩、屈曲畸形。若病人突然肿块增大、疼痛加剧，多恶变为继发性软骨肉瘤。

## 【辅助检查】

X线检查表现为骨骺和干骺端有骨性突起，其皮质和松质骨与正常骨之间有窄小或宽扁的蒂相连，彼此髓腔相通，皮质相连续，突起表面的软骨帽常不显影，厚薄不一，有时可呈现不规则的钙化影。骨软骨瘤发生恶变后X线片可见肿瘤再度生长，骨质破坏，呈云雾状改变以及钙化不规则（图52-1）。

## 【处理原则】

无症状者一般无须治疗，要注意密切观察。如果肿瘤生长过快、疼痛或影响关节活动、发生关节畸形、压迫神经血管或病变活跃有恶变可能者应手术切除。为了避免复发，切除范围从肿瘤基底四周正常骨组织开始，包括纤维膜、滑囊、软骨帽等。

## 【护理】

### （一）常见护理诊断/问题

1. **恐惧/焦虑** 与肢体功能障碍及担心疾病预后有关。
2. **躯体活动障碍** 与疼痛及肢体功能受损有关。
3. **潜在并发症** 病理性骨折。
4. **知识缺乏** 缺乏术前配合和术后康复的有关知识。

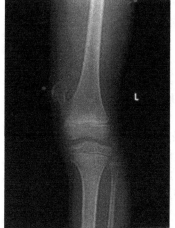

图 52-1 股骨远端骨软骨瘤

## （二）护理目标

1. 病人恐惧与焦虑减轻或消除，情绪稳定。
2. 疼痛减轻或消失，肢体活动得到恢复。
3. 无并发症发生，若发生能及时发现和处理。
4. 病人了解术前配合和术后康复的知识，能主动配合治疗和护理。

## （三）护理措施

1. **心理护理**　病人对疾病缺乏认识和了解，担心疾病预后，会产生恐惧、焦虑。主动与病人沟通，关注病人的心理状况，及时向病人解释病情、治疗方法及预后，关心体贴病人。

2. **缓解疼痛**　教会病人采用深呼吸、放松训练、暗示和转移注意力等非药物方法缓解疼痛，若疼痛不能控制，遵医嘱使用镇痛药物，注意观察镇痛药物的效果及副作用。

3. **维持患肢有效血液循环**　术后抬高患肢，预防或减轻肢体肿胀。观察敷料有无渗血，患肢末梢有无感觉和运动异常，若发现异常，应立即配合医师处理并采取相应护理措施。指导病人行功能锻炼，促进功能恢复。

4. **预防病理性骨折**　为病人提供安全无障碍的环境，及时提供帮助和支持。教会病人使用拐杖、轮椅等辅助用具，避免患肢负重。

## （四）护理评价

1. 病人情绪是否稳定，能否正确对待疾病。
2. 病人疼痛是否缓解，有无疼痛的症状和体征。病人功能是否得以恢复，是否能满足日常活动需要。
3. 病理性骨折是否得到预防或发生后得到及时处理。
4. 病人是否了解和掌握疾病相关知识，是否能配合治疗和康复护理。

## 【健康教育】

1. 保持良好心态，树立战胜疾病的信心。
2. 指导病人正确使用各种辅助用具，如拐杖、轮椅及助行器等，预防跌倒的发生。
3. 制订康复锻炼计划，指导病人按计划锻炼，调节肢体的适应能力，以最大限度恢复病人的生活自理能力。
4. 定期复诊。

# 第三节　骨巨细胞瘤

> **案例 52-2**
>
> 　　患者，女性，28 岁，诉右膝关节隐痛 2 年来院就诊。
>
> 　　患者自诉 2 年前感右膝关节内侧酸胀隐痛，休息后即可缓解，未做任何检查及治疗。3 个月前发现右膝关节可触及包块，触之疼痛，遂来院就诊。
>
> 　　体格检查：T 36.9℃，P 74 次/分，R 19 次/分，BP 124/70mmHg。右膝关节股骨远端处可见一 2cm×3cm 大小包块，按压有乒乓球样感，局部轻压痛，局部皮肤潮红，皮温稍高，右膝关节屈曲障碍。
>
> 　　辅助检查：X 线示股骨远端有溶骨性破坏，中心有肥皂泡样阴影。实验室检查结果均正常。
>
> **问题：**
>
> 　　1. 此患者首先考虑的诊断是什么？其处理原则是什么？
>
> 　　2. 请你为本病例患者制订护理计划。
>
> 　　3. 你应从哪些方面对本病例患者进行健康教育？

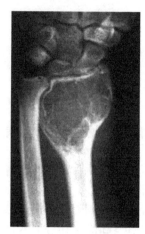

图 52-2　桡骨远端的骨巨细胞瘤

骨巨细胞瘤（giant cell tumor of hone）是常见的原发性骨肿瘤之一，属于介于良恶性之间的溶骨性肿瘤。骨巨细胞瘤以女性多见，大多数在 20～40 岁发病，好发部位为长骨干骺端和椎体，特别是股骨远端和胫骨近端。桡骨远端的骨巨细胞瘤见图 52-2。

骨巨细胞瘤可分为巨细胞瘤和恶性巨细胞瘤。巨细胞瘤为良性、局部侵袭性的肿瘤。恶性巨细胞瘤表现为原发性骨巨细胞瘤的恶性肿瘤，或原有骨巨细胞瘤的部位发生恶变。根据细胞的分化程度及数目，可将骨巨细胞瘤分为三级：Ⅰ级为静止性病变，Ⅱ级为活跃性病变，Ⅲ级为侵袭性病变。

【临床表现】

**1. 局部疼痛**　最初多是局部麻木，酸胀或间歇性隐痛，有轻压痛，瘤内出血或病理性骨折时疼痛加剧。

**2. 肿胀或肿块**　一般在疼痛发生了一定的时间后才会出现，可触及骨骼膨胀变形，局部皮肤潮红，血管显露丰富，生长迅速的有囊性感或搏动。局部肿块按压时有乒乓球样感。

**3. 功能障碍**　骨巨细胞瘤后期，因疼痛肿胀而患部功能障碍，可伴有相应部位肌肉萎缩。侵袭性强的肿瘤可造成病理性骨折。

【辅助检查】

**1. X 线检查**　典型特征为长骨骨骺部位偏心性、溶骨性破坏，无骨膜反应，病灶骨皮质膨胀、变薄，在肿瘤中心显示出泡沫状透亮区，呈肥皂泡样改变。侵袭性强的肿瘤可穿破骨皮质导致病理性骨折。

**2. 血管造影检查**　可显示肿瘤血管丰富，并有动–静脉瘘形成。

【处理原则】

以手术治疗为主。对于肿瘤较小者，采用病灶彻底刮除术加灭活处理，再植入自体骨或者异体骨或者骨水泥。对于肿瘤较大、术后复发者，采用肿瘤节段切除术或植入假体。对于恶性无转移者可行广泛、根治性切除或截肢术。对于手术困难部位如脊椎可采用放化疗，但放疗后易发生肉瘤样变，应慎用。

【护理】

（一）常见护理诊断/问题

**1. 恐惧/焦虑**　与肢体功能障碍及担心疾病预后有关。

**2. 疼痛**　与肿瘤压迫周围组织、病理性骨折、手术创伤有关。

**3. 躯体活动障碍**　与疼痛及肢体功能受损有关。

**4. 潜在并发症**　病理性骨折、感染、深静脉血栓、失用综合征。

**5. 知识缺乏**　缺乏术前配合和术后康复的有关知识。

（二）预期目标

**1.** 病人恐惧、焦虑减轻或消除，情绪稳定。

**2.** 疼痛减轻或消失。

**3.** 关节和肢体活动得到恢复、重建。

**4.** 病人了解术前配合和术后康复的知识，能主动配合治疗和护理。

**5.** 无并发症发生，若发生能及时发现和处理。

（三）护理措施

**1. 心理护理**　骨巨细胞瘤属于潜在恶性肿瘤，术后可能复发，病人担心治疗效果。主动与病人沟通，关注病人的心理状况，了解其产生焦虑、恐惧的具体原因。向病人和家属介绍治疗方法和进展，鼓励病人积极配合，介绍治疗成功的案例，使病人树立治愈疾病的信心。

**2. 非手术治疗的护理/术前护理**

（1）缓解疼痛：向病人解释疼痛是肿瘤浸润、压迫周围组织引起，指导病人避免诱发和加重疼痛，如肿瘤局部制动，缓慢翻身和改变体位，转移注意力，进行护理操作时避免触碰肿瘤部位，以减轻疼痛。对于疼痛剧烈者，遵医嘱使用镇痛药物，并严密观察病人生命体征。

（2）预防病理性骨折：对骨质破坏严重者应固定好患肢，采用小夹板或石膏托固定，下肢骨肿瘤骨质破坏严重者，病人应避免下地负重，患肢采用牵引固定的方法，以免关节畸形。卧床病人更换体位时，动作轻柔。

**3. 术后护理**

（1）体位：术后早期卧床休息，根据手术部位、性质决定术后体位。膝部手术后，膝关节屈曲15°，踝关节屈曲90°；髋关节置换手术后，患肢保持外展中立位，防止发生内收、外旋脱位。

（2）病情观察：注意观察伤口有无出血、水肿，记录引流液的颜色、性状和引流量，保持引流管通畅。观察患肢局部皮肤颜色、温度，患肢末梢血运是否正常。

（3）功能锻炼：鼓励病人进行功能锻炼，预防肌萎缩和关节僵硬。根据病人的康复情况逐步开始床上活动、床旁活动和下地活动，以防异体骨发生骨折。

（4）放疗护理：保护照射部位皮肤，避免物理、化学因素刺激。皮肤如有破损使用无刺激的药物治疗直至愈合。定期检查白细胞、血小板，如过低应采取相关措施，暂停放疗。脱发者戴假发或帽子，减轻病人因脱发造成的心理压力。

**（四）护理评价**

**1.** 病人情绪是否稳定，能否正确对待疾病。

**2.** 病人疼痛是否缓解，有无疼痛的症状和体征。

**3.** 病人肌肉、关节功能是否得以恢复，是否能满足日常活动需要。

**4.** 病人是否了解和掌握疾病相关知识，是否能配合治疗和康复护理。

**5.** 病理性骨折是否得到预防或发生后得到及时处理。

**【健康教育】**

**1.** 保持平稳心态，树立战胜疾病的信心。

**2.** 恶性肿瘤病人应坚持按计划接受综合治疗。

**3.** 指导病人正确使用各种辅助用具，如拐杖、轮椅和助行器等，预防跌倒的发生。

**4.** 制订康复锻炼计划，指导病人按计划锻炼，调节肢体的适应能力，以最大限度恢复病人的生活自理能力。

**5.** 定期复诊。

# 第四节　骨　肉　瘤

**案例 52-3**

患者，男性，15岁。左膝关节疼痛2个月加重5天入院。

患者2个月前感左膝关节疼痛，自行使用止痛药物疼痛稍缓解。5天前左膝关节疼痛加重，夜间疼痛明显，伴行走功能障碍，无夜间盗汗。

体格检查：T 36.1℃，P 88次/分，R 19次/分，BP 121/72mmHg。左膝部股骨下端稍肿大，有明确的肿块可扪及，肿块边界不清，压痛明显，皮温高，局部皮肤无破溃，无血管怒张，左膝关节活动受限。

辅助检查：X线片示左股骨下段骨质呈浸润性破坏，有溶骨现象，可见明显 Codman 三角。实验室检查提示血清碱性磷酸酶 493U/L，乳酸脱氢酶 345U/L。

**问题：**

1. 此患者首先考虑的诊断是什么？
2. 本病例患者的处理原则是什么？
3. 你如何对本例患者进行护理评估？
4. 如何缓解患者的疼痛？

骨肉瘤（osteosarcoma）是一种最常见的原发性恶性骨肿瘤，特点是肿瘤产生骨样基质，恶性程度高，预后差，以血行转移为主，肺转移发生率较高，大部分病人死于肺转移。好发于青少年，多见于股骨远端、胫骨近端、肱骨近端等长管状骨干骺端，形成梭形瘤体，累及骨膜、骨皮质及髓腔。

【临床表现】

**1. 症状**

（1）疼痛：最早出现的症状，开始为间断性疼痛，逐渐转为持续性剧痛，在活动后加重，最后发展为持续性剧烈疼痛，休息不能缓解，尤其以夜间为重。

（2）肿块：骨端近关节处可见肿块，肿块局部伴有压痛，触之硬度不一。

（3）全身症状：疾病发展到后期可出现发热、体重减轻、贫血等晚期恶性肿瘤的恶病质表现；肺转移晚期有咯血、憋气、呼吸困难等症状。

**2. 体征**

（1）关节活动受限：邻近关节伴随出现反应性积液，关节活动受限。

（2）其他：皮肤温度增高，局部瘤体较大时可出现皮肤表面血管怒张。

**3. 并发症**　溶骨性病变为主的骨肉瘤多伴有病理性骨折。

【辅助检查】

**1. X 线检查**　明显异常，密质骨和髓腔有成骨性、溶骨性和混合性骨质破坏，肿瘤生长顶起骨外膜，骨膜下产生新骨，表现为三角状骨膜反应阴影，称为 Codman 三角，当肿瘤生长迅速，超出骨皮质范围，伴随血管的长入，肿瘤骨与反应骨沿放射状血管方向沉积，形成"日光射线"形态（图 52-3）。

**2. CT、MRI 和骨扫描检查**　CT 是检测肺转移灶最常用的手段。MRI 可确定肿瘤边界和侵犯的范围。骨扫描有利于显示骨内的跳跃和发现转移病灶。

**3. 实验室检查**　可见血清碱性磷酸酶、乳酸脱氢酶升高。

【处理原则】

骨肉瘤采取综合治疗。明确诊断后，及时进行新辅助化学治疗，以消除微小转移灶，然后根据肿瘤浸润的范围做根治性瘤段切除，再植入假体。无保肢条件者需行截肢术，术后继续大剂量化疗。骨肉瘤肺转移发生率很高，可行手术切除转移灶。

【护理】

**（一）护理评估**

**1. 健康史**　了解病人年龄、性别、职业、生活环境

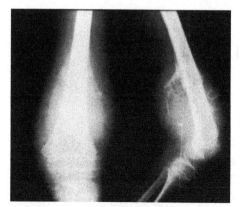

图 52-3　股骨下段骨肉瘤

和习惯，特别注意有无长期接触化学致癌物质、放射线等发生肿瘤的相关因素，有无外伤史、骨折史。既往有无其他部位肿瘤病史，家族有无肿瘤病人。

**2. 身体状况**

（1）局部：评估是否有疼痛和压痛，疼痛的部位、性质、程度、持续时间、有无疼痛加重或缓解的因素。评估肢体是否有肿块，肿块的范围、活动度、硬度，表面是否光滑。局部皮肤有无静脉怒张，有无皮温高、皮肤溃疡等情况。肢体有无畸形，关节活动是否受限。手术后评估伤口有无渗血、渗液，各种引流管是否通畅、固定是否牢固，评估引流液的颜色、性质和量；评估患侧肢体远端血运是否正常等。

（2）全身：评估病人有无消瘦、体重下降、营养不良、贫血等恶性肿瘤恶病质表现，心、肺、肝、肾等重要脏器功能是否正常，有无肿瘤远处转移的迹象，能否耐受手术和化疗。手术后评估病人的体温、脉搏、呼吸、血压情况，进食和睡眠情况等。

（3）辅助检查：X 线检查有无骨质破坏、骨膜反应和软组织影；病理学检查结果是否为骨肿瘤及恶性程度，以便评估病情及预后。了解红细胞沉降率、碱性磷酸酶是否升高，尿液蛋白检查有无异常。

**3. 心理－社会状况**　由于骨肉瘤多发生于青少年，恶性程度较高、转移早、预后差，一旦确诊，病人和家属难以接受，对治疗寄予很高期望。要评估病人的心理变化，如是否有焦虑、恐惧、孤独无助等心理；评估病人及家属对本病及其治疗方法、预后的认知程度和心理承受能力；家庭对病人的手术、化疗和放疗费用的经济承受能力；评估病人对自我形象紊乱和生理功能改变的心理承受能力，如对术后肢体外观改变和缺失是否能承受等。

## （二）常见护理诊断/问题

**1. 恐惧/焦虑**　与担心肢体功能丧失和疾病预后不良有关。

**2. 疼痛**　与肿瘤压迫周围组织、病理性骨折、手术创伤、术后幻肢痛有关。

**3. 躯体活动障碍**　与疼痛、关节活动受限、肢体制动有关。

**4. 自我形象紊乱**　与截肢和化疗副作用有关。

**5. 活动无耐力**　与长期卧床、化疗、恶病质有关。

**6. 潜在并发症**　感染、大出血、病理性骨折、骨筋膜室综合征、畸形挛缩、深静脉血栓、肺栓塞、失用综合征。

## （三）预期目标

**1.** 通过治疗和护理，病人能够面对现实，积极乐观配合治疗，无恐惧或焦虑心理。

**2.** 病人疼痛减轻或消失。

**3.** 最大限度使关节和肢体活动得到恢复、重建。

**4.** 病人能正确面对自我形象改变。

**5.** 病人营养状况改善，精神状态良好。

**6.** 无病理性骨折并发症发生，若发生能及时发现和处理。

## （四）护理措施

**1. 非手术治疗的护理/术前护理**

（1）心理护理：骨肉瘤病情发展快，组织破坏力强，易转移，死亡率高，加之病人多为青少年，一旦确诊，心理往往会受到严重的打击，产生恐惧、焦虑、悲观等负性情绪，对治疗失去信心。护士应理解病人的情绪反应，主动与病人及家属交流沟通，了解病人的性格、文化程度、家庭背景和生活习惯等，耐心倾听病人的诉说，了解其心理反应与诉求，给予病人有效的心理安慰、支持和鼓励，使其敢于面对现实，自我放松。截肢手术会造成病人躯体外观上的改变和遗留残疾，应给予病人足够的精神上的支持，与病人一起讨论术后可能出现的问题，并提出可能的解决方案，帮助病人克服预感性悲哀心理，积极配合治疗。

（2）缓解疼痛：①准确及时评估病人的疼痛程度。②避免诱发或加重疼痛，协助病人采取适当的体位，肿瘤局部有效制动；进行护理操作时动作轻柔，避免触碰肿瘤部位。③指导病人使用非药物的方法减轻疼痛，如提供舒适安静的环境，指导病人做肌肉松弛活动，鼓励病人看电视、阅读书报，以转移病人注意力。④应用镇痛药物。根据病人疼痛程度，按 WHO 推荐癌性疼痛三阶梯疗法控制疼痛，制订适宜的止痛计划并实施，以病人感觉舒适为度，密切观察药物的效果和不良反应。

（3）肿瘤局部护理：肿瘤局部不能用力挤压，不能按摩、热敷、理疗，不能涂药、油和刺激性药膏，不能随便用中草药外敷，加强宣教以取得病人及家属的配合。

（4）饮食护理：保证充足的营养为手术和化疗提供足够的营养支持。鼓励病人少食多餐，进食高蛋白、高热量、高维生素、易消化的食物，增加纤维素的摄入，多食水果蔬菜，多饮水，禁食辛辣刺激食物。对经口摄入营养不足者，应根据医嘱提供肠内或肠外营养支持。

（5）做好化疗病人的护理：参见第十二章。

**2. 术后护理**

（1）采取正确的体位：术后抬高患肢，促进静脉和淋巴液回流，预防肿胀。保持肢体功能位，避免关节畸形。股骨近端骨肉瘤术后可采取屈膝位抬高，胫骨近端骨肉瘤术后采取伸膝位石膏固定。髋部手术后，髋关节保持外展中立或内旋，防止发生内收、外旋脱位。

（2）患肢的观察与护理：观察伤口敷料有无渗血渗液，伤口引流管是否通畅，引流液的颜色、性状和量有无异常，并准确记录。密切观察患肢皮肤颜色、温度、肿胀情况、感觉及运动情况，观察远端动脉搏动情况，如有异常及时采取相应处理。

（3）预防病理性骨折：肿瘤破坏骨组织的结构，易造成病理性骨折。搬运病人时动作轻柔，避免暴力及负重。病房提供无障碍环境。术后功能锻炼要循序渐进，避免急于下地行走，病人开始站立或练习行走时要有专人守护，防止跌倒。可以用扶拐、轮椅辅助行走，必要时卧床休息、限制活动，以免发生病理性骨折。

（4）提供相关康复知识：术后早期指导病人卧床休息，避免过度活动。之后根据康复状况指导病人开始床上活动、床旁及下地活动。有条件者可辅助理疗、利用器械进行活动。①术前 2 周，指导下肢手术病人做股四头肌等长收缩锻炼；②术后 48 小时开始做肌肉的等长收缩，促进血液循环，防止关节粘连；③人工关节置换术后 2～3 周开始做关节的功能锻炼；④术后 3 周，行患肢远侧和近侧关节的活动；⑤术后 6 周，进行重点关节的活动，并逐步加大活动范围。教会病人正确使用拐杖、轮椅、助行器等辅助用具。

（5）截肢术后护理

1）体位：为了预防关节挛缩，术后残肢应用牵引或夹板固定在功能位置，保持下肢截肢病人髋关节、膝关节处于伸直位。上肢截肢术后 24～48 小时抬高患肢，预防肿胀。下肢截肢术后 24 小时内应整体抬高床尾，使患肢抬高；24 小时后，每 3～4 小时俯卧 20～30 分钟，并将残肢以软枕支托，压迫向下；仰卧位时，不可抬高患肢，以免造成膝关节的屈曲挛缩。

2）并发症的观察与护理

A. 残端出血：术后保持伤口引流通畅，注意观察引流液的颜色、性状和量。床旁常规放置止血带，以防残端血管破裂或血管结扎线脱落导致大出血危及生命，并向病人及家属告知备止血带的重要性。注意观察截肢术后肢体残端渗血情况，渗血较多者可用棉垫和弹性绷带加压包扎，必要时在肢体近侧用止血带止血；若出血量较大，血压急剧下降，脉搏细弱，应立即以沙袋压迫术区或在出血部位的近心端扎止血带压迫止血，迅速告知医师处理。

B. 伤口感染：术后按时换药，观察伤口渗出情况。若伤口剧痛或跳痛并伴体温升高，局部有波动感，伴有全身体温升高，可能出现伤口深部感染，应报告医师及时处理。

C. 幻肢痛的护理：由于术前肿瘤压迫周围组织造成的剧烈疼痛，对大脑皮质中枢刺激形成兴奋灶，术后短时间内未能消失，大多数截肢病人在术后相当长的一段时间内感到已切除的肢体仍然有疼痛或其他异常感觉，称为幻肢痛。疼痛的性质多为电击样、切割样和撕裂样等，夜间疼痛加重。

护士应引导病人接受截肢的现实，教会其自我调节和放松，并给予心理护理是预防幻肢痛的有效方法；早期装配假肢，术后6～8周可尝试适应临时义肢，也可缓解幻肢痛；对疼痛持续时间较长的病人，可采取轻叩残端，或用理疗、封闭、残端神经阻断术等方法消除幻肢痛；必要时给予安慰剂或交替给予安眠药与一般镇痛药止痛。幻肢痛大多可随时间延长逐渐缓解或消失。

3）指导病人进行残肢锻炼：伤口愈合后开始功能锻炼。为促进软组织收缩，可用弹性绷带每日反复包扎，均匀压迫残端；为增加残端的负重能力，可行残端按摩、拍打及蹬踩。拆线后尽早使用临时义肢，可消除水肿，促进残端成熟，为安装义肢做准备。

**（五）护理评价**

**1.** 病人情绪是否稳定，能否正确面对现实。

**2.** 病人疼痛是否缓解，有无疼痛的症状和体征。

**3.** 病人关节和肢体活动是否得到恢复和重建。

**4.** 病人能否正确面对自我形象改变。

**5.** 病人营养状况和精神状况是否得到改善。

**6.** 有无发生病理性骨折并发症，或发生后是否得到及时发现与处理。

**【健康教育】**

**1.** 安慰和鼓励病人，树立战胜疾病的信心。

**2.** 术前教会病人有效咳嗽、深呼吸、咳痰的方法。吸烟者应在术前 2 周戒烟，预防感冒。指导病人练习床上大小便、翻身的方法。

**3.** 帮助患肢制订康复锻炼计划，告知病人有计划地进行锻炼，调节肢体的适应能力，恢复病人的生活自理能力。

**4.** 指导病人正确使用拐杖、轮椅等，预防跌倒发生。

**5.** 出院后有不适者，及时就诊。

（王文杰）

# 第五十三章　皮肤病学总论

**【学习目标】**

　　**识记**　①皮肤的结构和功能；②皮肤病的主要症状与体征；③斑疹、丘疹、斑块、风团、结节、糜烂、鳞屑、浸渍、瘢痕、萎缩、苔藓样变的概念。

　　**理解**　①皮肤病症状与体征的区别与联系；②分析原发性皮损与继发性皮损的特点。

　　**运用**　①阐明常用外用药物的种类与使用原则；②根据外用药使用原则指导病人正确使用外用药物。

## 第一节　解剖生理概要

　　皮肤（skin）覆盖在人体表面，是人体与外界接触的第一道防线，与人体所处的外界环境直接接触，在口、鼻、肛门、尿道口和阴道口等处与体内各种管腔表面的黏膜互相移行，对维持人体内环境稳定极其重要。各部位的皮肤厚薄程度有很大的差异，为0.5～4mm，眼睑、外阴、乳房的皮肤最薄，厚度约为0.5mm，而掌跖部位皮肤最厚，可达3～4mm。

　　**【皮肤的解剖】**

　　皮肤由表皮、真皮和皮下组织构成，并含有附属器官（毛发、皮脂腺、汗腺、甲等）及血管、淋巴管、神经和肌肉（图53-1）等。

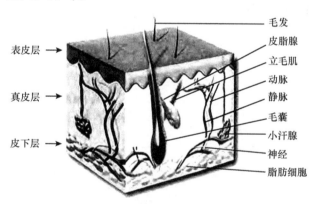

图 53-1　皮肤解剖结构模式图

　　**1. 表皮**（epidermis）　由外胚层分化而来，属复层鳞状上皮，由角质形成细胞和非角质形成细胞两大类细胞组成。角质形成细胞是表皮的主要构成细胞，数量占表皮细胞的80%以上，其特征为在分化过程中可产生角蛋白（keratin）。根据细胞的分化阶段和特点，将角质形成细胞分为五层，由深到浅分别为基底层、棘层、颗粒层、透明层和角质层。非角质形成细胞包括黑素细胞（melanocyte）、郎格汉斯细胞（Langerhans cell，LC）、麦克尔细胞（Merkel cell）和未定类细胞（indeterminate cell）。表皮与真皮的连接称基底膜带（basement membrane zone）。

　　**2. 真皮**（dermis）　由中胚层分化而来，属不规则的致密结缔组织，由纤维、基质、细胞成分构成。真皮以纤维成分为主，包括胶原纤维、弹力纤维、网状纤维三种。基质（matrix）的主要成分是由透明质酸及硫酸软骨素等黏多糖和蛋白组成的蛋白多糖，形成许多微孔隙的分子筛立体构型。细胞主要为成纤维细胞、肥大细胞、巨噬细胞、郎格汉斯细胞等。

**3. 皮下组织**（subcutaneous tissue） 又称为皮下脂肪层，来源于中胚层，由疏松的结缔组织和脂肪小叶构成。含有丰富的血管、淋巴管、神经、汗腺和毛囊等。主要功能是储备能量、缓冲外力冲击、参与脂肪代谢，并受内分泌调节。

**4. 皮肤附属器**（cutaneous appendages） 包括毛发、皮脂腺、小汗腺、顶泌汗腺和甲，均由外胚层分化而来。

（1）毛发：由毛干和毛囊两部分组成。掌（跖）、指（趾）屈面及其末节伸面、唇红、乳头、龟头、包皮内侧、小阴唇、大阴唇内侧、阴蒂等部位皮肤无被毛覆盖，称为无毛皮肤；其他部位的皮肤均覆盖有长短不一的被毛，称为有毛皮肤。

（2）皮脂腺（sebaceous gland）：由腺泡和短导管构成，是一种全浆腺，合成和分泌皮脂，具有润滑皮肤和毛发的功能。皮脂腺分布广泛，除掌（跖）和指（趾）屈侧以外，遍布全身皮肤，头皮、面部、胸背部等处皮脂腺较多，称为皮脂溢出部位。

（3）小汗腺（eccrine glands）：为单曲管状腺，分为分泌部和导管部。除唇红、乳头、包皮内侧、龟头、小阴唇及阴蒂外，小汗腺遍布全身，以掌（跖）、腋、额部较多，背部较少。小汗腺受交感神经系统支配。

（4）顶泌汗腺（apocrine glands）：属大管状腺体，由分泌部和导管部组成。主要分布在腋窝、乳晕、脐周、会阴部和肛门周围等。外耳的盯聍腺和眼睑的睫腺及乳晕的乳轮腺也归入顶泌汗腺。主要受性激素影响，青春期分泌旺盛。

（5）甲（nail）：是由多层紧密的角化细胞构成。正常甲呈淡红色，有光泽。疾病、营养状况、环境和生活习惯的改变可影响甲的颜色、形态和生长速度。

**5. 皮肤的神经、脉管和肌肉**

（1）血管：皮肤的血管依其大小、结构的不同可分为小动脉、微动脉、毛细血管、微静脉、小静脉及血管球，分布于真皮和皮下组织内，而表皮没有血管，由真皮毛细血管渗透来的组织液来营养表皮细胞。皮肤内的小动脉由皮下组织进入真皮，其分支互相吻合形成血管网。

（2）淋巴管：皮肤的淋巴管分为乳头下丛和真皮深丛两部分，形成淋巴管网，并与血管丛伴行。皮肤淋巴系统具有辅助血液循环及参与免疫的重要作用。

（3）神经：皮肤内有丰富的神经末梢，包括游离神经末梢和有被囊神经末梢。游离神经末梢能感受冷、热和痛的刺激。有被囊神经末梢主要包括触觉小体、环层小体和肌梭。触觉小体能感受触觉，环层小体能感受压觉和振动觉，肌梭是一种本体感受器，能感受肌纤维的牵引、伸展及收缩的变化，在调节骨骼肌的活动中起重要作用。

（4）肌肉：主要是平滑肌，如毛囊旁的立毛肌，一端固定于毛囊的下部，另一端固定于真皮上层，当其收缩时毛发竖立，还有乳晕平滑肌、阴囊肌膜、血管壁平滑肌和腺体周围的肌上皮。面部表情肌为横纹肌。

【**皮肤的功能**】

皮肤作为人体的第一道防线和最大的器官，参与全身的功能活动，皮肤能接受外界的各种刺激并通过反射调节使机体更好地适应外界环境的各种变化，所以具有十分重要的生理作用。

**1. 屏障功能** 皮肤一方面保护机体内各种器官和组织免受外界环境中机械的、物理的、化学的和生物的等有害因素的损伤；另一方面防止组织内的各种营养物质、电解质和水分的丧失。

**2. 感觉功能** 皮肤内分布有感觉神经及运动神经，它们的神经末梢和特殊感受器分布广泛，以感知触、温、冷、压、痛、痒等单一感觉，和湿、糙、硬、软、光滑等复合感觉，引起相应的神经反射，维护机体的健康。

**3. 体温调节功能** 皮肤具有重要的体温调节功能，可以通过皮肤血管舒缩、排汗等形式来调节体温，也可以通过辐射、对流、传导、蒸发等物理方式来散发热量。皮肤的微循环对体温的调节起重要作用。当体内外温度升高时，皮肤微循环血流增加，流速加快，血管扩张，出汗增加，以散发热量；反之，体内产热量少或外界温度较低时，皮肤血流量降低，流速变慢，血管收缩，从而防止皮肤散失热量，保持体温恒定。

**4. 吸收功能** 吸收可通过角质层、毛囊、皮脂腺和汗管等途径进行。吸收功能与皮肤的部位、结构，角质层的水合程度，被吸收物质的理化性质及外界环境等因素有关。皮肤具有吸收功能是现代皮肤科外用药物治疗皮肤病的理论基础。

**5. 分泌和排泄功能** 皮肤具有一定的分泌和排泄功能，通过汗腺分泌汗液来调节体温并有助于机体代谢产物的排出；皮脂腺分泌的皮脂与汗液混合形成皮脂膜，有润泽皮肤和毛发的作用，并能防止水分蒸发和渗入，中和碱性物质，抑制细菌和真菌的繁殖。

**6. 代谢功能** 皮肤参与糖、蛋白质、脂类、水、电解质和维生素等多种物质代谢。

**7. 免疫功能** 皮肤是重要的免疫器官，具有免疫防御、免疫自稳和免疫监视功能，构成皮肤免疫系统（skin immune system）。皮肤内免疫活性细胞主要有角质形成细胞、朗格汉斯细胞、淋巴细胞、巨噬细胞、肥大细胞、白细胞与内皮细胞等。

# 第二节 常见临床表现和处理

## 【临床表现】

皮肤病的临床表现包括症状和体征，是对各种皮肤病进行诊断和鉴别诊断的主要依据，也是反映病情的重要指标。

### （一）症状

病人主观感受到的不适感或其他影响生活质量的感觉称为症状，包括瘙痒、疼痛、烧灼、麻木、蚁行感等局部症状和畏寒、发热、乏力、食欲缺乏、关节痛等全身症状，与皮肤病的种类、病情严重程度和个体差异有关。瘙痒是皮肤病病人最常见的症状。

### （二）体征

体征指可用视觉或触觉检查出来的客观病变，其中皮肤损害（简称皮损）是皮肤病最重要的体征，是对各种皮肤病进行诊断和鉴别诊断的重要依据。根据皮损的发生时间和发生机制，皮损分为原发性皮损和继发性皮损两大类。

**1. 原发性皮损**（primary lesion） 由皮肤病的组织病理变化直接产生的最早的损害，对皮肤病的诊断具有重要价值。

（1）斑疹（macule）：皮肤黏膜的局限性皮肤颜色改变，与周围皮肤平齐，无隆起或凹陷（图53-2A）。大小形态不一。直径达到或超过 1cm 时，称为斑片。根据发病机制和特征的不同，可分为红斑、出血斑、色素沉着斑、色素减退斑。

（2）斑块（plaque）：多为丘疹扩大或较多丘疹融合而成，直径大于1cm 的扁平隆起性浅表性损害（图53-2B），见于银屑病等。

（3）丘疹（papule）：为局限性、隆起性、实质性损害，位于表皮或真皮上部，直径小于 1cm（图 53-3A）。可有不同的颜色和形态。形态介于斑疹与丘疹之间的稍隆起皮损称为斑丘疹（maculopapule），丘疹顶部有小水疱时称丘疱疹（papulovesicle），丘疹顶部有小脓疱时称丘脓疱疹（papulopustule）。

（4）风团（wheal）：为真皮浅层急性水肿而引起的暂时性、局限性、隆起性损害（图53-3B）。皮损可呈淡红或苍白色，大小不等，形态不一，周围可有红晕，发病急，消退也快，消退后不留痕迹，常伴有剧痒。

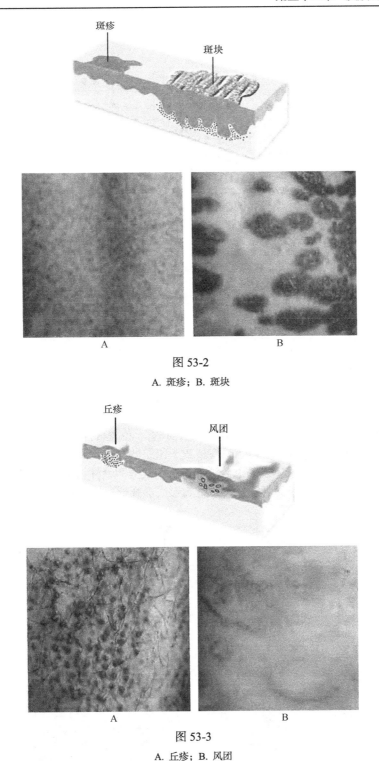

图 53-2

A. 斑疹；B. 斑块

图 53-3

A. 丘疹；B. 风团

（5）水疱（vesicle）和大疱（bulla）：水疱为高出皮面，内含液体的局限性、腔隙性损害。直径一般小于 1cm，大于 1cm 者称大疱（图 53-4A），内容物含血液者称血疱。根据水疱在皮肤发生位置的不同，可分为角质层下水疱、表皮棘层的水疱或表皮下水疱。

（6）脓疱（pustule）：含有脓液，其色呈混浊或为黄色，周围常有红晕（图 53-4B），疱破后形成糜烂，溢出脓液，结脓痂。常见于脓疱疮等。

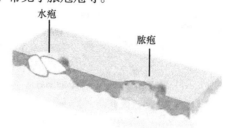

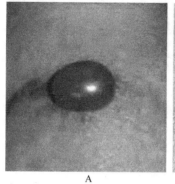
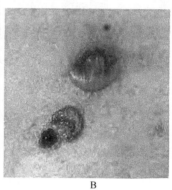

图 53-4

A. 大疱；B. 脓疱

（7）结节（nodule）：为局限性、实质性、深在性损害，位置较深，可深达真皮和皮下组织（图 53-5A）。触之有一定硬度或浸润感。可为真皮或皮下组织的炎性浸润或代谢产物沉积引起。

（8）囊肿（cyst）：为含有液体或黏稠分泌物或细胞成分的囊样损害（图 53-5B）。一般位于真皮或更深位置。可隆起于皮面或仅可触及，常呈圆形或椭圆形，触之有囊性感。

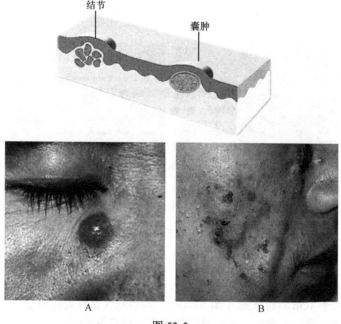

图 53-5

A. 结节；B. 囊肿

**2. 继发性皮损**　为原发性皮损因搔抓、感染、治疗处理等演变而成的皮损。

（1）鳞屑（scale）：为脱落或即将脱落的异常角质层细胞的堆积（图 53-6）。鳞屑的大小、厚薄、形态不一，可呈糠秕状（如花斑癣）、大片状（如银屑病、剥脱性皮炎）。

（2）浸渍（maceration）：为皮肤长期浸水或受潮所致的表皮变软变白的损害（图 53-7）。摩擦后易剥脱而露出糜烂面，容易继发感染，如浸渍型足癣。

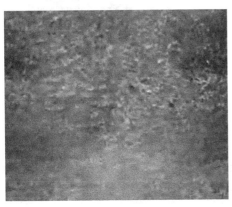

图 53-6　鳞屑

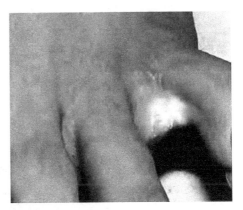

图 53-7　浸渍

（3）抓痕（excoriation）：为搔抓或摩擦所致的表皮或真皮浅层的线状或点状剥脱性缺损（图53-8）。皮损表面可有渗出、脱屑或血痂。常见于瘙痒性皮肤病。

（4）痂（crust）：由皮损中的浆液、脓液、血液及脱落组织、药物等混合干涸后凝结而成的附着物（图 53-9）。痂可薄可厚，质地柔软或脆硬，可有不同的颜色。

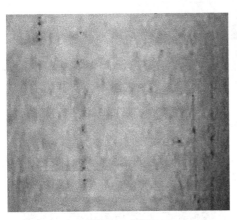

图 53-8　抓痕

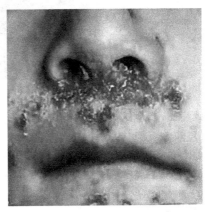

图 53-9　痂

（5）糜烂（erosion）：为局限性表皮或黏膜上皮的缺损而形成的红色湿润创面（图 53-10）。常由水疱、脓疱破裂或浸渍处上皮脱落所致。因损害较表浅，愈后一般不留瘢痕。

（6）溃疡（ulcer）：为皮肤和黏膜深达真皮或皮下组织的局限性缺损（图 53-11）。常由结节或肿块破溃、外伤后形成。大小深浅不一，皮损表面常有浆液、脓液或血液等，基底部常有坏死组织附着。愈后常留有瘢痕。

（7）裂隙（fissure）：又称皲裂，为深达真皮的线条状裂口，可深达真皮（图 53-12）。常由局部干燥或慢性炎症导致皮肤弹性降低，脆性增加，局部牵拉所致。常伴有疼痛和出血。多发于掌（跖）、关节部位及口周、肛周等处。

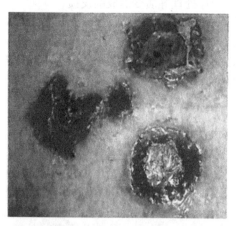
图 53-10 糜烂

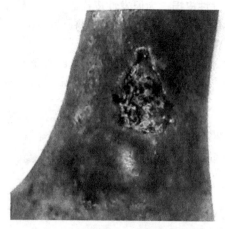
图 53-11 溃疡

（8）苔藓样变（lichenification）：为反复搔抓或摩擦所致的皮肤局限性浸润肥厚（图 53-13），皮沟加深，皮嵴隆起，表面粗糙，似皮革样，界线清楚，常伴剧痒。见于慢性单纯性苔藓、慢性湿疹等。

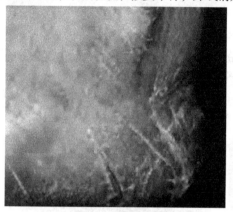
图 53-12 裂隙

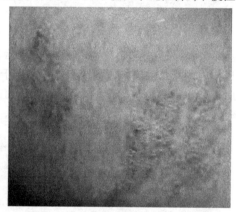
图 53-13 苔藓样变

（9）瘢痕（scar）：为真皮或深部组织缺损或破坏后，由新生的结缔组织增生修复而成（图 53-14）。表面光滑无皮嵴、皮沟，无毛发等附属器。其可分为萎缩性、平滑性或增生性瘢痕。

（10）萎缩（atrophy）：是皮肤组织的一种退行性变所引起的皮肤变薄，可发生于表皮、真皮和皮下组织。表皮萎缩常表现为局部表皮菲薄（图 53-15），半透明羊皮纸样，有细皱纹，正常皮

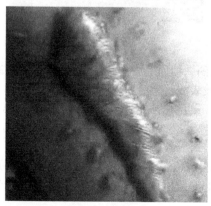
图 53-14 瘢痕

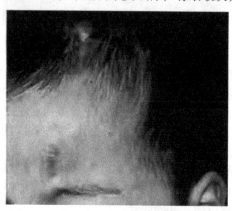
图 53-15 萎缩

纹多消失。真皮萎缩表现为局部皮肤凹陷，皮纹正常，毛发变细或消失。皮下组织萎缩表现为皮下脂肪组织减少所致的明显凹陷。

**【处理原则】**

皮肤病的处理主要包括全身治疗、外用药物治疗、物理治疗和手术治疗等。

**（一）全身治疗**

用于全身治疗的药物有抗组胺药、糖皮质激素、抗菌药物、抗病毒药、抗真菌药物、维 A 酸类药物、免疫抑制剂、免疫调节剂及维生素类药物等。

**1. 抗组胺药**（antihistamine）　是一类可拮抗组胺的药物。组胺必须首先与细胞上的组胺受体或酶原物质结合，才能发挥作用，根据竞争受体的不同，抗组胺药可分为 $H_1$ 受体拮抗剂和 $H_2$ 受体拮抗剂两大类。一般说的抗组胺药是指 $H_1$ 受体拮抗剂，可拮抗组胺对毛细血管、平滑肌、呼吸道分泌腺、唾腺、泪腺的作用。$H_2$ 受体拮抗剂主要抑制胃液分泌。常用的 $H_1$ 受体拮抗剂有异丙嗪、赛庚啶、酮替芬、多虑平等；$H_2$ 受体拮抗剂有西咪替丁、法莫替丁等。

$H_1$ 受体拮抗剂，根据其药效、作用时间及产生的毒副作用的不同，有第一代和第二代之分。

（1）第一代 $H_1$ 受体拮抗剂：指传统的抗组胺药，这类药作用时间较短，可产生镇静、口干等副作用。代表药物有马来酸氯苯那敏、赛庚啶、酮替芬等，本组药物易透过血脑屏障，导致嗜睡、乏力、困倦、头晕、注意力不集中等，部分药物还有抗胆碱作用，导致黏膜干燥、排尿困难、瞳孔散大。高空作业、精细工作者和驾驶员需禁用或慎用，青光眼和前列腺肥大者也需慎用。

（2）第二代 $H_1$ 受体拮抗剂：最突出的特点是药物不易透过血脑屏障，不产生嗜睡或仅有轻微困倦作用，中枢抑制作用轻微，抗胆碱能作用较小，且多数为缓释长效制剂，药物吸收快、作用时间较长，一般每日服用 1 次即可。其代表药物有氯雷他定、西替利嗪、左西替利嗪等。

（3）$H_2$ 受体拮抗剂：与 $H_2$ 受体有较强的亲和力，可拮抗组胺引起的胃酸分泌，也有轻微抑制血管扩张和抗激素作用。主要药物有西咪替丁、雷尼替丁和法莫替丁等，不良反应有头痛、眩晕，长期应用可引起血清转氨酶升高、阳痿和精子减少等，孕妇及哺乳妇女慎用。

**2. 糖皮质激素**（glucocorticoid）　具有免疫抑制、抗炎、抗细胞毒、抗休克和抗增生等作用。

（1）适应证：重症药疹、多形红斑、严重荨麻疹、过敏性休克、自身免疫性皮肤病。

（2）常用种类：分低效（氢化可的松）、中效（泼尼松、泼尼松龙、甲基泼尼松龙等）和高效（地塞米松、倍他米松）三类，其抗炎效价依次递增。

（3）使用方法：根据不同疾病及个体情况决定糖皮质激素的剂量和疗程。糖皮质激素剂量可分为小剂量、中等剂量和大剂量。一般成人用泼尼松 30mg/d 以下为小剂量；30～60mg/d 为中等剂量，多用于自身免疫性疾病的治疗；泼尼松 60mg/d 以上为大剂量，一般用于较严重病人，如系统性红斑狼疮、严重药疹等。

短程：用于过敏性疾病，多静脉给药，症状明显改善后较快减量停用。

中程：用于病程较长或病情反复者，多用口服，症状控制后常需逐渐递减药量，逐渐过渡至停药。

长程：用于慢性复发、累及多系统的皮肤病。治疗需足量、早期、持续给药，病情重时需静脉滴注，控制后缓慢减量，每 5～7 日减量一次，每次减量为总量的 10%；病情稳定后需应用维持剂量，为 7.5～5mg/d 的泼尼松。为减少皮质类固醇激素的副作用，每日晨 8 时顿服，或两日总量隔日晨 8 时顿服，可减少对下视丘、垂体、肾上腺（HPA）的抑制。

冲击疗法：是一种超大剂量疗法，主要用于激素常规治疗无效的危重病人如狼疮性脑病等。方法为甲基泼尼松龙 0.5～1.0g/d，加入葡萄糖液中静脉滴注，连用 3～5 日后用原剂量口服维持治疗。治疗期间应密切观察病情变化，注意电解质平衡。

糖皮质激素皮损内注射：常用于斑秃、扁平苔藓、瘢痕疙瘩、囊肿性痤疮、结节性痒疹等皮损内注射，每 1～2 周一次。不宜长期反复使用，以免出现皮肤萎缩等不良反应。

（4）糖皮质激素的副作用：长期内用糖皮质激素的副作用主要有感染、高血压、高血糖、胃十二指肠溃疡或穿孔、消化道出血、骨质疏松、骨折或骨缺血性坏死、白内障、满月脸、多毛和萎缩纹等。因此，使用糖皮质激素时需严格掌握适应证，密切观察病情变化，并及时处理。

长期外用糖皮质激素可引起局部皮肤萎缩、毛细血管扩张、色素异常等，此外还可引起痤疮、毛囊炎、真菌感染、激素依赖性皮炎等。

**3. 抗菌药物**

（1）青霉素类：主要用于 G⁺菌及螺旋体感染性皮肤病，如丹毒、梅毒、淋病等。半合成青霉素、哌拉西林钠等主要用于耐药性金黄色葡萄球菌感染。适用本类药品前应询问有无青霉素过敏史，做好皮肤试验，以防过敏性休克等严重反应。

（2）头孢菌素类：包括头孢曲松、头孢氨苄等，主要用于耐青霉素的金黄色葡萄球菌等感染。对青霉素过敏者，注意与本类药物的交叉过敏。

（3）氨基糖苷类：包括链霉素、庆大霉素、阿米卡星等，多为广谱抗生素，链霉素还可用于治疗结核病。此类药物对耳、肾有毒性，长期应用需加注意。

（4）四环素类：主要用于痤疮，对淋病、非淋菌性尿道炎也有效。包括四环素、米诺环素等。儿童长期应用四环素可使牙齿黄染，米诺环素可引起眩晕。

（5）大环内酯类：包括红霉素、罗红霉素、克拉霉素、阿奇霉素等，主要用于淋病、非淋菌性尿道炎等。

（6）喹诺酮类：包括环丙沙星、氧氟沙星等，主要用于细菌性皮肤病、衣原体或支原体感染。

（7）磺胺类：包括复方新诺明等，对细菌、衣原体、奴卡菌有效。部分病人可引起过敏反应。

（8）抗结核药：包括异烟肼、利福平、乙胺丁醇等，除对结核杆菌有效外，也可用于治疗某些非结核分枝杆菌感染。此类药物往往需联合用药和较长疗程。

（9）抗麻风药：包括氨苯砜、利福平、氯苯吩嗪、沙利度胺等。氨苯砜还可用于大疱性类天疱疮、变应性皮肤血管炎、红斑狼疮、扁平苔藓样等；不良反应有贫血、粒细胞减少、高铁血红蛋白症等。

（10）其他：甲硝唑、替硝唑等，可治疗滴虫病和厌氧菌感染。

**4. 抗病毒药物**

（1）核苷类抗病毒药：主要有阿昔洛韦，可在病毒感染的细胞内利用病毒腺嘌呤核苷激酶的催化作用产生单磷酸阿昔洛韦，进一步转化为三磷酸阿昔韦洛，对病毒 DNA 多聚酶有强大的抑制作用。主要用于疱疹病毒感染。不良反应有注射部位静脉炎、暂时性血清肌酐升高。肾功能不全者慎用。其他此类药物还有伐昔洛韦、泛昔洛韦、更昔洛韦等。

（2）利巴韦林：病毒唑，是一种广谱抗病毒药物，主要通过干扰病毒核酸合成而阻止病毒复制，对多种 DNA 病毒或 RNA 病毒有效，可用于疱疹病毒感染。不良反应为口渴、白细胞计数减少，妊娠早期禁用。

**5. 抗真菌药物** 能抑制或杀灭真菌的药物。

（1）灰黄霉素：能干扰真菌 DNA 合成，同时可与微管蛋白结合，阻止真菌细胞分裂，对皮肤癣菌有抑制作用。主要用于头癣治疗。不良反应有胃肠道不适、头晕、光敏性药疹、白细胞计数减少及肝损害等。

（2）多烯类药物：该类药物能与真菌胞膜上的麦角固醇结合，使膜上形成微孔，改变细胞膜的通透性，引起细胞内物质外渗，导致真菌死亡。两性霉素 B：广谱抗真菌药，对多种深部真菌抑制作用较强，但对皮肤癣菌抑制作用较差。不良反应有寒战、发热、恶心、呕吐、肾损害、低血钾和静脉炎等。制霉菌素：对念珠菌和隐球菌有抑制作用，主要用于消化道念珠菌感染，有轻微胃肠道反应。

（3）5-氟胞嘧啶（5-fluorocytosine，5Fc）：是人工合成的抗真菌药物，能选择性进入真菌细胞内，在胞嘧啶脱氨酶作用下转化成氟尿嘧啶，干扰真菌核酸代谢，达到抗真菌的目的。人体组织内缺乏这种酶，故毒性较小。可通过血脑屏障。可用于隐球菌病、念珠菌病、着色真菌病。有恶心、食欲不振、白细胞计数减少等不良反应，肾功能不全者慎用。

（4）唑类（azole）：为人工合成的广谱抗真菌药，主要通过抑制细胞色素 P450 酶，干扰真菌细胞的麦角固醇合成，导致麦角固醇缺乏，使真菌细胞生长受抑制。

酮康唑（ketoconazole）：可用于系统性念珠菌感染等，有较严重的肝脏毒性。

伊曲康唑（itraconazole）：是广谱抗真菌药，高度亲角质、亲脂性，用药后在皮肤和甲中药物浓度超过血浓度，皮肤浓度可持续数周，甲浓度可持续 6～9 个月，不良反应主要为恶心、头痛、胃肠道不适和转氨酶升高等。

氟康唑（fluconazole）：不经肝脏代谢，90%以上由肾脏排泄，可通过血脑屏障。主要用于肾脏及中枢神经系统等深部真菌感染。不良反应为胃肠道不适、皮疹、肝功能异常、低钾、白细胞计数减少等。

（5）丙烯胺类：特比萘芬能抑制真菌细胞膜上麦固醇合成所需的角鲨烯环氧化酶，达到抗真菌作用，主要用于甲癣和角化过度性手癣，对念珠菌及酵母菌效果较差。不良反应主要是胃肠道反应。

**6. 维 A 酸类药物**　维 A 酸类药物是一组与天然维生素 A 结果类似的化合物，可调节上皮细胞和其他细胞的生长和分化，对恶性细胞生长有抑制作用，还可调节免疫和炎症过程。主要不良反应有致畸、高三酰甘油血症、高血钙、骨骼早期闭合、皮肤黏膜干燥、肝功能异常等。

**7. 免疫抑制剂**　可单独使用，也可与糖皮质激素联用以减少后者用量。此类药物不良反应明显，包括胃肠道反应、骨髓抑制、肝损害、诱发感染、致畸等，故慎用。

（1）环磷酰胺：可抑制细胞生长、成熟和分化，对 B 淋巴细胞的抑制作用更强，因此对体液免疫抑制明显，主要用于红斑狼疮、皮肌炎、天疱疮、变应性皮肤血管炎等，为减少对膀胱黏膜的毒性，用药期间应大量饮水。

（2）硫唑嘌呤：在体内代谢形成 6-羟基嘌呤，后者对 T 淋巴细胞有较强抑制作用。可用于治疗天疱疮、大疱性类天疱疮、红斑狼疮、皮肌炎等。

（3）甲氨蝶呤：为叶酸拮抗剂，能与二氢叶酸还原酶结合，阻断二氢叶酸还原成四氢叶酸，干扰嘌呤和嘧啶核苷酸的生物合成，使 DNA 合成受阻，从而抑制淋巴细胞或上皮细胞的增生。主要用于治疗红斑狼疮、天疱疮、重症银屑病等。

（4）环孢素：可选择性抑制 T 淋巴细胞。

（5）他克莫司：属大环内酯类抗生素，其免疫抑制机制类似环孢素。可用于特应性皮炎、红斑狼疮和重症银屑病。

（6）酶酚酸酯：选择性抑制淋巴细胞的增殖。用于治疗系统性红斑狼疮等自身免疫性疾病。

**8. 免疫调节剂**　能增强机体的非特异性和特异性免疫反应，使不平衡的免疫反应趋于正常。主要用于病毒性皮肤病、自身免疫性疾病和皮肤肿瘤等的辅助治疗。

（1）干扰素：是病毒或其诱导剂诱导人体产生的一种糖蛋白，有病毒抑制、抗肿瘤和免疫调节作用。目前用于临床的人体干扰素有 α-干扰素（白细胞干扰素）、β-干扰素（成纤维细胞干扰素）、γ-干扰素（免疫干扰素）。首次使用后可出现流感样症状、发热和肾损害等不良反应。

（2）卡介菌：是牛结核杆菌的减毒活菌苗，目前使用的是去除菌体蛋白后提取的菌体多糖。可增强机体抗感染和抗肿瘤能力。

（3）左旋咪唑：能增强机体的细胞免疫功能，调节抗体的产生。使用后可出现恶心、皮肤瘙痒、粒细胞和血小板减少等不良反应。

（4）转移因子：可激活未致敏淋巴细胞，并增强巨噬细胞的功能。

（5）胸腺肽：不良反应可有局部注射处红肿、硬结或瘙痒等。

**9. 维生素类药物**

（1）维生素 A：可维持上皮组织正常功能，调节人体表皮角化过程。用于治疗鱼鳞病、毛周角化症等。长期使用应注意对肝脏的损害。

（2）β-胡萝卜素：有光屏障作用，可治疗卟啉病、多形性日光疹、盘状红斑狼疮等。

（3）维生素 C：可用作多种皮肤病的辅助治疗。

（4）维生素 E：有抗氧化、维持毛细血管完整性、改善周围循环等作用，主要用于血管性皮肤病、色素性皮肤病等。

（5）烟酸和烟酰胺：主要用于治疗烟酸缺乏症，也可用于光线性皮肤病、冻疮的辅助治疗。

**10. 其他**

（1）氯喹和羟氯喹：能降低皮肤对紫外线的敏感性、稳定溶酶体膜、抑制中性粒细胞趋化等，主要用于光敏性皮肤病的治疗，主要不良反应为胃肠道反应、白细胞计数减少、药疹、肝功能损害等，羟氯喹的副作用较小。

（2）雷公藤多苷：有抗炎、抗过敏和免疫抑制作用。不良反应有胃肠道、肝功能、粒细胞比例减少、精子活动降低、月经减少或停止。

（3）静脉免疫球蛋白：大剂量静脉免疫球蛋白可阻断巨噬细胞表面的 Fc 受体、抑制补体、中和自身抗体、调节细胞因子的产生。不良反应较小，少数病人可出现一过性头疼、背痛、恶心、发热等。

（4）钙剂：可增加毛细血管致密度、降低通透性、使渗出减少。注射过快可引起心律失常，甚至心脏停搏。

（5）硫代硫酸钠：可用于氰化物中毒的治疗，还有非特异性抗过敏作用。注射过快可引起血压下降。

## （二）外用药物治疗

皮肤具有吸收功能，是外用药物治疗的理论基础。皮肤是人体最外在的器官，为局部用药创造了良好的条件，局部用药时皮损药物浓度高而系统吸收少，因此具有疗效高和不良反应少的特点。

**1. 外用药物的剂型**

（1）溶液（solution）：药物的水溶液。具有清洁、收敛作用，主要用于湿敷，可减轻水肿、清除分泌物及结痂等。常用的有 3%硼酸溶液等。

（2）酊剂和醑剂（tincture and spiritus）：是药物的乙醇溶液或浸液，外用于皮肤时乙醇溶液很快挥发，药物均匀地分布于皮肤表面发挥作用。常用的有 2.5%碘酊等。

（3）粉剂（powder）：有干燥、保护和散热作用。主要用于急性皮炎无糜烂渗出的皮损，特别适用于摩擦部位。常用的有滑石粉、炉甘石粉等。

（4）洗剂（lotion）：也称震荡剂，是 30%～50%不溶于水的粉和水的混合物，有止痒、散热、干燥及保护作用，常用的有炉甘石洗剂等。

（5）油剂（oil）：植物有溶解药物或与药物混合，清洁、保护作用，主要用于亚急性皮炎湿疹。常用的有 25%～40%氧化锌油。

（6）乳剂（emulsion）：是油和水经乳化形成的。有两种类型：油包水和水包油。具有保护、润泽作用，主要用于亚急性、慢性皮炎。

（7）软膏（ointment）：是用凡士林、单软膏或动物脂肪等作为基质的剂型。具有保护、防止干裂的作用，渗透性较乳剂更好。主要用于慢性期增厚的皮损。

（8）糊剂（paste）：是含有 25%～50%固体粉末成分的软膏。作用与软膏类似，因含有较多粉末，有一定吸水和收敛作用。用于有轻度渗出的亚急性皮炎、湿疹，毛发部位不宜用。

（9）硬膏（plaster）：由脂肪盐酸、橡胶、树脂等组成的半固体基质黏附于裱褙材料上形成，可牢固黏着于皮肤上，作用持久，渗透性强。常用的有氧化锌硬膏、肤疾宁硬膏等。

（10）涂抹剂（film）：将药物和成膜材料溶于挥发性溶剂中形成。常用于治疗慢性皮炎。

（11）凝胶（gel）：是以有高分子化合物和有机溶液为基质配成的。外用后可形成一薄层，凉爽润滑，无刺激性。急慢性损害均可使用。常用的有过氧化苯甲酰凝胶等。

（12）气雾剂（aerosol）：由药物与高分子成膜材料和液化气体混合制成，可用于治疗急慢性损害或感染性皮肤病。

（13）其他：二甲亚砜（DMSO），可溶解多种药物，也称万能溶媒。1%～5%氮酮（azone），也有良好的透皮吸收性。

**2. 常用外用药物的种类**　见表53-1。

表 53-1　常用外用药物的种类及代表药物

| 种类 | 作用 | 药物举例 |
|---|---|---|
| 清洁剂 | 清除渗出物、鳞屑、痂皮和残留药物 | 生理盐水、3%硼酸溶液、液状石蜡 |
| 保护剂 | 保护皮肤、减少摩擦和缓解刺激 | 滑石粉、炉甘石洗剂、氧化锌粉 |
| 止痒剂 | 减轻局部痒感 | 1%苯酚、麝香草酚、1%达克罗宁液 |
| 角质促成剂 | 促进角质层正常化 | 3%水杨酸、3%硫黄、3%糠馏油 |
| 角质剥脱剂 | 使过度角化的角质层细胞松解脱落 | 5%～10%水杨酸、10%硫黄、0.01%～0.1%维A酸 |
| 收敛剂 | 凝固蛋白质、减少渗出、抑制皮脂腺和汗腺分泌、促进炎症消退 | 2%明矾液、0.2%硝酸银 |
| 腐蚀剂 | 去除增生的肉芽组织和赘生物 | 30%三氯醋酸、10%乳酸 |
| 抗菌剂 | 杀灭或抑制细菌 | 3%硼酸溶液、1%克林霉素、0.1% 依沙吖啶 |
| 抗真菌剂 | 杀灭或抑制真菌 | 2%酮康唑、3%克霉唑溶液、联苯苄唑乳膏、1%特比萘芬乳膏 |
| 抗病毒剂 | 抗病毒作用 | 3%～5%无环鸟苷、5%～10%疱疹净、足叶草酯酊 |
| 杀虫剂 | 杀灭疥螨、虱、蠕形螨 | 5%～10%硫黄、2%甲硝唑、1%γ-666 |
| 遮光剂 | 吸收或阻止紫外线穿透皮肤 | 10%氧化锌、5%二氧化钛、5%～10%对氨基苯甲酸 |
| 脱色剂 | 使皮肤脱色变白，减轻色素沉着 | 3%氢醌、20%壬二酸 |
| 维A酸类 | 调节表皮角化和抑制表皮增生和调节黑素代谢等作用 | 0.025%～0.05%全反式维A酸霜、0.1%他扎罗汀凝胶、0.1%阿达帕林凝胶 |
| 糖皮质激素类 | 抗炎、抗过敏、抗增生 | 氢化可的松、地塞米松、倍他米松、曲安奈德、糠酸莫米松 |

**3. 外用药物的使用原则**

（1）正确选择外用药物的种类：根据病因与发病机制等合理选择外用药物种类，如细菌性皮肤病宜选抗菌药物；真菌性皮肤病可选抗真菌药物；病毒性皮肤病宜选抗病毒药物；变态反应性疾病选择糖皮质激素或抗组胺药；瘙痒者选用止痒剂；角化不全者选用角质促成剂；角化过度者选用角质剥脱剂等。

（2）正确选用外用药物的剂型：根据皮肤特点、患病部位及发病季节等选择不同的剂型。原则：①急性皮损仅有红斑、丘疹而无渗液时，可选用粉剂或洗剂；炎症较重，糜烂、渗出较多时宜选用溶液湿敷；有糜烂但渗出不多时，则选用糊剂。②亚急性炎症性皮损渗液不多者宜用糊剂或油剂；无糜烂渗液者，宜用乳剂或糊剂。③慢性炎症性皮损可选用乳剂、软膏、硬膏、酊剂、涂膜剂等。④单纯瘙痒无皮损者可选用酊剂、醋剂、乳剂等。

（3）详细向病人解释用法和注意事项：询问有无药物过敏史；详细告知外用药物的使用方法，如涂抹、包封、湿敷等；用药要考虑年龄、性别、部位，刺激性强的药物不宜用于婴幼儿、女性及面部等部位。外用药物浓度要适当，浓度应由低到高，根据需要和耐受情况逐渐提高浓度，尤其是有刺激的药物；随时注意不良反应的发生，如有刺激、过敏或中毒现象，应立即停用并做适当处理。

## （三）物理治疗

利用光、电、热、低温等各种物理因子来治疗疾病的方法，包括电疗法、光疗法、激光、冷冻疗法、水疗法及放射疗法等。

**1. 电疗法** 常用的电疗法：①电解术（electrolysis），利用直流电在体内引起化学变化，于阴极附近组织中产生氢氧化钠从而达到破坏病理组织的目的。可用于治疗毛细血管扩张症、蜘蛛痣、局限性多毛症、小皮赘、黄瘤及病毒疣等。②电离子透入疗法（ionotherapy），利用直流电的电场作用将带有电荷的药物导入皮肤，而非电离性药物则通过电泳作用进入皮肤，因而同时具有直流电和药物双重作用的治疗方法。③高频电外科治疗（high-frequency electrosurgery），利用高频电流产生的电火花或电场快速改变，使组织内离子处于振荡状态，产生高热，破坏并去除病损组织的一种治疗方法。

**2. 光疗法**

（1）红外线（infrared ray）：波长为760～1500nm，其能量较低，组织吸收后主要产生温热效应，有扩张血管、改善局部血液循环和营养、促进炎症消退、加速组织修复等作用。适用于皮肤感染、慢性皮肤溃疡、冻疮和多形红斑等。

（2）紫外线（ultraviolet ray）：分为短波紫外线（UVC，波长180～280nm）、中波紫外线（UVB，波长280～320nm）和长波紫外线（UVA，波长320～400nm），UVA和UVB应用较多；其效应有加速血液循环、促进合成维生素D、抑制细胞过度生长、镇痛、止痒、促进色素生成、促进上皮再生，此外还有免疫抑制作用。适用于玫瑰糠疹、银屑病、斑秃、慢性溃疡、痤疮、毛囊炎、疖病等。照射时应注意对眼睛的防护，活动性肺结核、甲状腺功能亢进或严重心、肝、肾疾病及光敏感者禁用。

（3）光化学疗法（photochemotherapy）：是内服或外用光敏剂后照射UVA的疗法，原理为光敏剂在UVA的照射下与DNA中的胸腺嘧啶形成光化合物，抑制DNA的复制，从而抑制细胞增生和炎症。目前最常用的光敏剂是补骨脂素（psoralen）。可应用于治疗银屑病、白癜风、蕈样肉芽肿、斑秃、异位性皮炎、掌（跖）脓疱病、手部湿疹等。

**3. 激光**（laser）：具有高功率、单色性、方向性、相干性好的特点。依其能量释放方式，一般可分为连续激光和脉冲激光。前者如二氧化碳激光、氦氖激光、氩离子激光等，后者如各种Q开关激光、脉冲二氧化碳激光等。

（1）激光手术：用二氧化碳激光器等发生高功率激光破坏组织，可用于治疗寻常疣、尖锐湿疣、跖疣、鸡眼、化脓性肉芽肿及良性肿瘤等。

（2）激光理疗：用氦氖激光器等发生低功率激光，改善局部微循环，促进组织新陈代谢，促进炎症吸收和组织修复，可用于治疗毛囊炎、疖、甲沟炎、带状疱疹、皮肤溃疡等。

（3）选择性激光：可用于治疗鲜红斑痣、毛细血管扩张、血管角皮瘤、蜘蛛痣、红色文身等，可用于治疗皮肤深层色素性病变，如太田痣、异物色素沉着、黑色文身等。

（4）光子嫩肤技术：一种使用连续强脉冲光子技术（IPL）的非剥脱性技术，可消除细小皱纹、去除毛细血管扩张、色素斑。

**4. 冷冻疗法**（cryotherapy） 是利用低温作用于病变组织，使之坏死，以达到治疗目的的治疗方法。目前皮肤科最常用的制冷剂是液氮，它具有制冷温度低（-196℃）、无毒性、应用方便、价格低廉等优点，近年来已逐渐取代了其他制冷剂。目前认为冷冻引起组织坏死的机制有细胞内外冰晶形成，使细胞脱水、皱缩，以致电解质浓度和酸碱度发生改变，细胞膜的类脂蛋白复合物变性、血液淤滞、血栓形成、微循环闭塞等。可用于治疗寻常疣、尖锐湿疣、跖疣、结节性痒疹、化脓性肉芽肿、血管瘤、脂溢性角化病、日光性角化、黏膜白斑、Bowen病、增殖性红斑、瘢痕疙瘩、基底细胞癌等疾病。

**5. 水疗法**（hydrotherapy） 是利用水的温热作用和清洁作用，结合加入药物的药效来治疗皮肤病的方法。常见的有淀粉浴、温泉浴、人工海水浴、高锰酸钾浴、中药浴等。适用于银屑病、慢性湿疹、瘙痒症、红皮病等。

**6. 放射疗法**（radiation therapy） 是利用某些设备或核素产生的射线，以达到治疗某些恶性肿瘤和一些良性皮肤病的方法。皮肤科常用的放射源有X线、核素和加速器三种，但近年来X线在皮肤科的应用已大大减少，同位素的应用则趋于淘汰。放射治疗时应注意防护，特别是眼、甲状腺、胸腺、乳腺、生殖腺等重要部位。

### （四）手术治疗

皮肤手术治疗可用于皮肤肿瘤切除、皮肤创伤清理、活体组织取材、改善或恢复皮肤异常功能及美容整形。

**1. 切割术**　适用于酒渣鼻。

**2. 皮肤移植术**　适用于烧伤后皮肤修复、浅表皮肤溃疡、白癜风等。

**3. 体表外科手术**　用于皮肤活检、皮肤肿瘤的切除等。

**4. 毛发移植术**　用于雄激素源性秃发。

**5. 腋臭手术治疗**　用于严重腋臭。

**6. 皮肤磨削术**　适用于小瘢痕、痤疮等。

**7. Mohs 外科切除技术**（Mohs microsurgery）　将切除组织立即冷冻切片并进行病理检查，以决定进一步切除的范围。适用于体表恶性肿瘤如基底细胞上皮瘤、鳞状细胞癌的切除。

（吴丽娟）

第五十四章　感染性皮肤病病人的护理

**【学习目标】**

**识记**　①带状疱疹、脓疱疮、浅部真菌病的定义；②带状疱疹、脓疱疮病人的护理诊断及相应的护理措施。

**理解**　①带状疱疹、寻常型脓疱疮的临床表现；②带状疱疹、脓疱疮、浅部真菌病的处理原则及措施。

**运用**　运用护理程序对感染性皮肤病病人实施整体护理。

# 第一节　病毒性皮肤病

病毒性皮肤病是由病毒感染引起的以皮肤黏膜病变为主的一类疾病，不同的病毒对组织侵蚀性有差别，如疱疹病毒具有嗜神经及表皮特性，可引起带状疱疹、单纯疱疹等；不同病毒感染引起的皮损存在很大差别。

> **案例 54-1**
>
> 患者，男性，65 岁。1 周前因上呼吸道感染后出现发热、乏力、左胸背部皮肤持续灼痛，疼痛剧烈，夜间无法入睡，随之左胸背部皮肤出现簇集成群的粟粒至绿豆大小红色丘疹，3 天后迅速演变成圆形水疱疹。
>
> 查体：生命体征正常，左胸背部皮肤群集性丘疹水疱，不超过中线。
>
> **问题：**
>
> 1. 此患者首先考虑的诊断是什么？该患者目前存在的护理问题是什么？
> 2. 如何指导患者进行皮肤护理？

## 一、带　状　疱　疹

带状疱疹（herpes zoster）是由水痘–带状疱疹病毒（varicella-zoster virus，VZV）所致的以沿单侧周围神经分布的簇集性小水疱为特征的皮肤病，常伴有明显的神经痛。

**【病因】**

VZV 现已命名为人疱疹病毒 3 型（HHV-3）。此病毒呈砖形，有立体对称的衣壳，内含双链 DNA 分子，只有一种血清型。VZV 对体外环境的抵抗力较弱，在干燥的痂内很快失去活性。

**【发病机制】**

人是 VZV 唯一宿主。病毒经呼吸道黏膜进入血液形成病毒血症，发生水痘或呈隐性感染，之后病毒潜伏于脊髓后根神经节或颅神经的感觉神经节内；当机体受到某种刺激（如创伤、疲劳、恶性肿瘤或病后虚弱等）导致机体抵抗力下降时，潜伏病毒被激活，沿感觉神经轴索下行，到达该神经所支配区域的皮肤内复制，产生水疱，同时受累神经发生炎症、坏死，产生神经痛。病愈后可获得较持久的免疫，故一般不会再发。

**【临床表现】**

本病好发于成人，春秋季节多见，发病率随着年龄增大而呈显著上升趋势。

**1. 典型表现**　发疹前可有轻度乏力、低热、食欲减退等全身症状，患部皮肤自觉灼热感或神经痛，持续 1～3 天，亦可无前驱症状即发疹。好发部位依次为肋间神经、颈神经、三叉神经和腰骶神经支配区域。患处常首先出现潮红斑，很快出现粟粒至黄豆大小丘疹，簇状分布而不融合，继之迅速变为水疱，疱壁紧张发亮，疱液澄清，外周绕以红晕，各簇水疱群间皮肤正常（图 54-1）；皮损沿某一周围神经呈带状排列，多发生在身体的一侧，一般不超过正中线。神经痛为本病特征之一，可在发病前或伴随皮损出现，老年病人常较为剧烈。病程一般 2～3 周，老年人为 3～4 周，水疱干涸、结痂脱落后留有暂时性淡红斑或色素沉着。

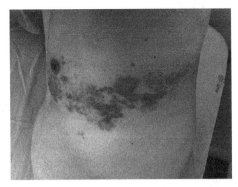

图 54-1　带状疱疹

**2. 特殊表现**

（1）眼带状疱疹：多见于老年人，疼痛剧烈，可累及角膜形成溃疡性角膜炎。

（2）耳带状疱疹：系病毒侵犯面神经及听神经所致，表现为外耳道或鼓膜疱疹。膝状神经节受累同时侵犯面神经的运动和感觉神经纤维时，可出现面瘫、耳痛及外耳道疱疹三联征，称为 Ramsay-Hunt 综合征。

（3）带状疱疹后遗神经痛：带状疱疹常伴有神经痛，但多在皮损完全消退后或 1 个月内消失，少数病人神经痛可持续 1 个月以上，称为带状疱疹后遗神经痛。

（4）其他不典型带状疱疹：由病人机体抵抗力差异所致，可表现为顿挫型（不出现皮损仅有神经痛）、不全型（仅出现红斑、丘疹而不发生水疱即消退）、大疱型、出血性和坏疽型、泛发型（同时累及 2 个以上神经节产生对侧或同侧多个区域皮损）；病毒偶可经血液播散产生广泛性水痘样疹并侵犯肺和脑等器官，称为播散型带状疱疹。

【辅助检查】

实验室检查：皮损处刮片做细胞学检查，如见到多核巨细胞和核内嗜酸性包涵体，或用 PCR 检测疱液中 HSV DNA 有助于本病的诊断；病毒培养鉴定是诊断 HSV 感染的金标准。

【处理原则】

本病具有自限性，治疗原则为抗病毒、止痛、消炎、防治并发症。

**1. 局部治疗**

（1）外用药：以干燥、消炎为主。疱疹未破时可外用阿昔洛韦乳膏或喷昔洛韦乳膏；疱疹破溃后可酌情用 3% 硼酸溶液湿敷，涂擦氯强油。

（2）眼部处理：如合并眼部损害需请眼科医师协同处理。可外用 3% 阿昔洛韦眼膏、阿昔洛韦滴眼液。

（3）物理治疗：如氦氖激光、微波、紫外线、红外线等局部照射，可缓解疼痛，促进水疱干涸和结痂。

**2. 全身治疗**

（1）抗病毒药物：早期足量抗病毒治疗，有利于减轻神经痛、缩短病程。可选用阿昔洛韦，亦可选用伐昔洛韦或泛昔洛韦等。

（2）止痛：可酌情选用口服阿米替林片、加巴喷丁胶囊、普瑞巴林片等。

（3）营养神经：口服维生素 $B_1$，肌内注射腺苷钴胺等。

（4）糖皮质激素：应用有争议，多认为及早合理应用可抑制炎症过程，缩短急性期疱疹相关性疼痛的病程。

## 【护理】

### （一）护理评估

**1. 健康史** 病人的生活及工作环境，近期有无过度劳累，是否患有某种疾病，如感染、肿瘤、外伤等及有无使用激素或免疫抑制剂。

**2. 身体状况** 皮损部位是否发生在肋间神经、颈神经、三叉神经和腰骶神经支配区域，皮损有无红斑、丘疹或水疱，是否呈簇状分布，是否发生在身体的一侧，有无破溃。全身有无乏力、畏寒、发热、食欲减退等。

**3. 心理-社会状况** 神经痛是该病的特征，常在发病前后伴随皮疹出现，疼痛常使病人产生焦虑、烦躁等不良情绪，评估其担忧程度、身心承受能力如何。了解家属对本病的认知和对病人的关心程度。

### （二）常见护理诊断/问题

**1. 疼痛** 与受累神经发炎、坏死有关。

**2. 有感染可能** 与皮肤完整性受损有关。

**3. 潜在并发症** 病毒性脑炎、病毒性肠炎等。

### （三）护理目标

**1.** 病人疼痛减轻，睡眠恢复正常。

**2.** 皮损逐渐恢复。

**3.** 病人未发生皮肤细菌感染等并发症，或感染得到及时发现和处理。

### （四）护理措施

**1. 一般护理**

（1）休息：指导病人注意休息，保证夜间充足睡眠，生活规律，避免紧张劳累。

（2）饮食：指导病人加强营养，给予高蛋白质、高维生素食物。忌烟酒及辛辣刺激性食物。

**2. 皮损护理** ①皮损仅红斑、丘疹，外涂阿昔洛韦软膏，每天3~4次；②有水疱、血疱者，涂擦氯强油，水疱破溃时，行湿敷后，局部涂擦氯强油；③有继发感染，擦夫西地酸软膏、百多帮软膏；④局部物理治疗时，应注意皮损在面部时要注意保护病人眼睛，可用纱布遮盖；⑤皮损结痂时待其自行脱落。

**3. 疼痛护理** 了解病人疼痛的规律和特点；指导病人通过看电视、听音乐等分散注意力；遵医嘱给予止痛药物，止痛药大多对胃黏膜的刺激性强，应指导病人饭后服用；操作时动作轻柔、迅速，以减轻病人的恐惧和疼痛。

**4. 皮肤护理** 指导病人取健侧卧位，避免皮损受到摩擦，防止水疱破损。选择宽松全棉内衣，减少对皮肤的不良刺激。保持皮肤的清洁卫生，特别注意对皮损区的保护，防止继发感染。

**5. 病情观察**

（1）观察皮损情况：带状疱疹皮损常单侧分布，一般不超过正中线，若皮损泛发，有血疱，且病人精神状况差，提示机体免疫功能极度低下，应考虑体内有潜在恶性肿瘤或其他疾病。

（2）观察药物疗效及副作用：静脉注射阿昔洛韦者，滴速不宜过快，观察病人小便及自觉症状，如有无肾区不适。

（3）观察病人有无头痛、恶心、呕吐等伴随症状。

### （五）护理评价

**1.** 病人疼痛是否减轻或消失，夜晚能否安静入睡。

**2.** 病人是否发生感染，发生后是否及时控制，恢复情况。

**3.** 病人是否出现病毒性脑炎、肠炎等并发症。

【健康教育】

**1.** 加强营养，高蛋白、高维生素饮食。

**2.** 贴身衣物应柔软、全棉、宽松，保持皮肤清洁。

**3.** 注意休息，适当活动，保证夜间充足睡眠。

**4.** 皮损结痂未脱落者，勿撕扯，待其自行脱落。

# 二、单纯疱疹

单纯疱疹（herpes simplex）是由单纯疱疹病毒（herpes simplex virus，HSV）所致的皮肤病。临床以簇集性水疱为特征，有自限性，但易复发。

【病因和发病机制】

HSV 分为 1 型和 2 型，分别称为 HSV-1 和 HSV-2。HSV 对外界抵抗力不强，人是 HSV 的唯一宿主。HSV 可存在于感染者的疱液、口鼻分泌物及粪便中，主要通过皮肤黏膜微小破损处进入人体。飞沫传播是 HSV-1 型的另一重要感染途径，HSV-2 型还可通过性接触传播。HSV-1 型主要引起生殖器以外的皮肤黏膜及脑部感染，HSV-2 型主要引起生殖器部位或新生儿感染。初次感染大多为隐性感染；之后，HSV 侵入皮肤黏膜后，长期潜伏于支配皮损区域的神经节内。当受到某种诱因，如受凉、劳累、感染等，病毒被激活，疱疹复发。

【临床表现】

单纯疱疹有初发型和复发型。

**1. 初发型**　指首次感染 HSV 者。一般潜伏期为 2～12 天，平均 6 天。

（1）疱疹性龈口炎：多见于 1～5 岁儿童。好发于牙龈、舌、硬腭、软腭、咽等部位。皮损表现为迅速发生的群集性小水疱，很快破溃形成浅表溃疡，疼痛较明显，可伴有发热、咽痛及局部淋巴结肿痛。

（2）新生儿单纯疱疹：多经产道感染。一般出生后 5～7 天发病，表现为皮肤、口腔黏膜、眼结膜出现水疱、糜烂，严重者可伴有发热、呼吸困难、黄疸、肝脾大、意识障碍等。

（3）疱疹性湿疹：又名 Kaposi 水痘样疹，常发生于患湿疹或特应性皮炎的婴幼儿，多见于躯干上部、颈部和头部。皮损表现为病人湿疹和特应性皮炎的原皮损处突然出现散在密集水疱或脓疱。

（4）接种性单纯疱疹：皮损为限于接触部位的群集性水疱。

**2. 复发型**　好发于口周、鼻腔周围、外阴，也可见于面部或口腔黏膜等部位，有原位复发的特点。

【处理原则】

缩短病程、防止继发感染，减少复发和传播机会。

**1. 局部治疗**　以收敛、干燥和防止继发感染为主。可外用抗病毒药物，如阿昔洛韦软膏；局部可激光照射。

**2. 全身治疗**　采用阿昔洛韦口服或静脉滴注。频繁复发者应用病毒长期抑制治疗方案。

【常见护理诊断/问题】

**1. 疼痛**　由单纯疱疹引起。

**2. 焦虑**　与疾病反复发作有关。

**3. 自我形象紊乱**　与皮损在暴露部位影响美观有关。

【护理措施】

**1. 用药护理**　可选用 3%阿昔洛韦软膏、1%喷昔洛韦乳膏或硫黄炉甘石洗剂；继发感染时可用 0.5%新霉素霜、莫匹罗星软膏；对疱疹性龈口炎应保持口腔清洁，并用 1∶1000 新洁尔灭溶液含漱。

**2. 健康教育**　避免过度劳累；饮食宜清洁，多食蔬菜、水果，忌辛辣刺激性食物。

# 第二节　细菌性皮肤病

正常皮肤表面的细菌可分为皮肤常驻菌及皮肤暂驻菌，与皮肤病的关系十分密切。根据细菌形态不同可将细菌性皮肤病分为球菌性皮肤病和杆菌性皮肤病。前者主要由葡萄球菌或链球菌感染所致，多发生在正常皮肤上，故又属原发感染；后者分为特异性感染（如皮肤结核和麻风）和非特异性感染（革兰氏阴性杆菌如变形杆菌、假单胞菌和大肠杆菌等），其中非特异性感染常发生在原有皮肤病变的基础上，故又属继发感染。本章仅重点介绍有代表性的原发性细菌感染性皮肤病。

> **案例 54-2**
> 　　患者，男性，4 岁。因面部红斑、丘疹、水疱伴疼痛 5 天就诊。5 天前无明显诱因面部渐起红色斑点、小丘疹，随后皮肤出现脓疱，伴剧烈疼痛，遂来诊。
> 　　查体：生命体征正常，一般情况尚好，面部可见蜜黄色厚痂。
> **问题：**
> 　　1. 此患者首先考虑的诊断是什么？其处理原则有哪些？
> 　　2. 请为本病例患者制订护理计划。

脓疱疮（impetigo）是由金黄色葡萄球菌和（或）乙型溶血性链球菌引起的一种急性皮肤化脓性炎症，俗称"黄水疮"，好发于儿童。

【**病因**】

金黄色葡萄球菌（*Staphylococcus aureus*）引起者占 50%～70%，其次是乙型溶血性链球菌（*Hemolytic streptococcus*），两者亦可混合感染。温度较高、出汗较多和皮肤出现浸渍时有利于细菌在局部繁殖；患有瘙痒性皮肤病（如痱子、湿疹）时，搔抓可破坏皮肤屏障而利于细菌定植。

【**发病机制**】

本病可通过密切接触或自身接种传播。细菌主要侵犯表皮，引起化脓性炎症；凝固酶阳性噬菌体Ⅱ组 71 型金黄色葡萄球菌可产生表皮剥脱毒素，引起毒血症及全身泛发性表皮松解坏死；抵抗力低下的病人，细菌可入血引起菌血症或败血症；少数病人可诱发肾炎或风湿热。

【**临床表现**】

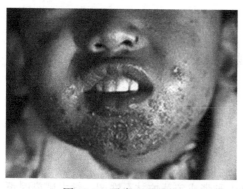

图 54-2　寻常型脓疱疮

**1. 寻常型脓疱疮**（impetigo vulgaris）　传染性强，常在托儿所、幼儿园中引起流行。可发生于任何部位，以面部等暴露部位常见。皮损初起为红色斑点或小丘疹，迅速转变成脓疱，周围有明显的红晕，疱壁薄，易破溃、糜烂，脓液干燥后形成蜜黄色厚痂（图 54-2）；常因搔抓使相邻脓疱向周围扩散或融合，陈旧的痂一般于 6～10 天后脱落，不留瘢痕。病情严重者可有全身中毒症状伴淋巴结炎，甚至引起败血症或急性肾小球肾炎。

**2. 深脓疱疮**（ecthyma）　又称臁疮，主要由溶血性链球菌所致，多累及营养不良的儿童或老人。好发于小腿或臀部。皮损初起为脓疱，渐向皮肤深部发展，表面有坏死和蛎壳状黑色厚痂，周围红肿明显，去除痂后可见边缘陡峭的碟状溃疡。疼痛明显，病程为 2～4 周或更长。

**3. 大疱性脓疱疮**（impetigo bullosa） 主要由噬菌体 II 组 71 型金黄色葡萄球菌所致，多见于儿童。好发于面部、躯干和四肢。皮损初起为米粒大小水疱或脓疱，迅速变为大疱，疱内容物先清澈后混浊，疱壁先紧张后松弛，直径为 1cm 左右，疱内可见半月状积脓，疱周红晕不明显，疱壁薄，易破溃形成糜烂结痂，痂壳脱落后留有暂时性色素沉着。

**4. 新生儿脓疱疮**（impetigo neonatorum） 起病急，传染性强。皮损为广泛分布的多发性大脓疱，尼氏征阳性，疱周有红晕，破溃后形成红色糜烂面，可伴高热等全身中毒症状，易并发败血症、肺炎、脑膜炎而危及生命。

**5. 葡萄球菌性烫伤样皮肤综合征**（staphylococcal scalded skin syndrome，SSSS） 由凝固酶阳性、噬菌体 II 组 71 型金黄色葡萄球菌所产生的表皮剥脱毒素导致。多累及出生后 5 岁内的婴幼儿。起病前常伴有上呼吸道感染或咽、鼻、耳、鼓膜等处的化脓性感染，皮损常由口周和眼周开始迅速波及躯干和四肢。特征性表现是在大片红斑基础上出现松弛性水疱，尼氏征阳性，皮肤大面积剥脱后留有潮红的糜烂，似烫伤样外观，手足皮肤可呈手套、袜套样剥脱，口角周围可见放射状裂纹，但无口腔黏膜损害。皮损有明显疼痛和触痛。病情轻者 1～2 周后痊愈，重者可因并发败血症、肺炎而危及生命。

**【辅助检查】**

实验室检查：白细胞总数及中性粒细胞比例可增高。脓液中可分离培养出金黄色葡萄球菌或链球菌，必要时可做菌型鉴定和药敏试验。

**【处理原则】**

处理原则包括加强消毒、注意隔离、减少传播。

**1. 局部治疗** 以杀菌、消炎、干燥为原则。脓疱未破者可外用 10%硫黄炉甘石洗剂，脓疱较大时应抽取疱液，脓疱破溃者可用 1：5000 高锰酸钾液或 0.5%新霉素溶液清洗湿敷，再外用莫匹罗星软膏或红霉素软膏等。SSSS 治疗应加强眼、口腔、外阴的护理，注意保持创面干燥。

**2. 全身治疗** 皮损泛发、全身症状较重（如 SSSS）者应及时应用抗生素治疗，宜选择金黄色葡萄球菌敏感的头孢类抗生素，必要时依据药敏试验选择用药。

**【护理】**

**（一）护理评估**

**1. 健康史** 询问病人的生活环境、卫生习惯（是否勤洗澡、勤更衣、勤剪指甲），有无感染史，是否患有瘙痒性皮肤病等。

**2. 身体状况** 观察皮损的部位、形态、瘙痒程度和疼痛情况等。

**3. 心理-社会状况** 了解病人及家属对疾病的认知程度，观察病人及家属的情绪情感状态等。

**（二）常见护理诊断/问题**

**1. 体温过高** 与皮肤感染有关。

**2. 疼痛** 与皮肤损害有关。

**3. 潜在并发症** 败血症。

**（三）护理目标**

**1. 体温恢复正常。**

**2. 疼痛减轻或缓解。**

**3. 无并发症发生。**

### （四）护理措施

**1. 消毒隔离**　保持室内温度适宜、空气清新，定期用紫外线进行空气消毒。接触病人时应戴手套，避免接触传染。对污染的衣物及环境及时消毒，以减少疾病的传播。

**2. 皮损护理**　脓疱未破者可外用 10%硫黄炉甘石洗剂，脓疱较大时应抽取疱液，脓疱破溃者可用 1：5000 高锰酸钾液或 0.5%新霉素溶液清洗湿敷，再外用莫匹罗星软膏或红霉素软膏等。SSSS治疗应加强眼、口腔、外阴的护理，注意保持创面干燥。

**3. 皮肤护理**　剪短指甲避免搔抓，穿宽松全棉衣服以减少对皮损的刺激。平时注意皮肤的清洁卫生，预防细菌感染。

**4. 病情观察**　密切观察皮损的变化、体温情况及水、电解质情况，重点观察病人有无发热、白细胞升高等，注意有无败血症情况。

**5. 疼痛护理**　避免撕扯皮损，积极进行局部湿敷治疗。分散病人注意力，减轻病人疼痛。

**6. 心理护理**　加强对病人及家属疾病相关知识宣教，减少病人的焦虑、烦躁。

### （五）护理评价

**1.** 体温是否降到正常，皮损是否愈合。

**2.** 疼痛是否减轻或缓解。

**3.** 有无水、电解质平衡紊乱及败血症并发症的发生。

### 【健康教育】

**1.** 注意个人卫生，保持皮肤清洁、干燥，无损伤。

**2.** 加强营养、增强抵抗力，积极治疗瘙痒性皮肤病。

**3.** 清淡饮食，忌辛辣刺激性食物，多吃水果、蔬菜，多饮水，保持大便通畅。

**4.** 勿乱用解热镇痛药物。

**5.** 应着全棉、宽松、柔软内衣。

# 第三节　真菌性皮肤病

真菌病（mycosis）是由真菌（fungus）引起的感染性疾病。真菌是广泛存在于自然界的一类真核细胞生物，估计全世界已记载的真菌有 10 万种以上，其中绝大多数对人类无害，只有少数真菌（200 余种）与人类疾病有关。

人类感染的真菌主要来自外界环境并通过接触、吸入或食入而感染。少数致病真菌可直接致病，多数则在一定条件下致病，后者称为条件致病菌。根据真菌入侵组织深浅的不同，临床上把引起感染的真菌分为浅部真菌（皮肤癣菌）和深部真菌（如着色芽孢菌病、念珠菌病等）。浅部真菌主要指皮肤癣菌，包括毛癣菌属、小孢子菌属和表皮癣菌属，侵犯人和动物的皮肤、毛发、甲板，引起的感染统称为皮肤癣菌病，简称癣。

---

**案例 54-3**

患者，女性，6 岁，因头部红斑、丘疹、脓疱伴瘙痒 8 天就诊。8 天前无明显诱因情况下，头皮出现红色丘疹，渐融合成隆起的肿块，质地软，逐渐发展成脓疱。

查体：生命体征正常，头皮大量丘疹、脓疱，部分痂皮覆盖，毛囊口形成脓疱并排脓，如同蜂窝状，皮损处毛发松动，易拔出。耳后、颈、枕部淋巴结肿大，轻度疼痛和压痛。

问题：

1. 此患者首先考虑的诊断是什么？其处理原则有哪些？

2. 请为本病例患者制订护理计划。

# 一、浅部真菌病

浅部真菌主要指皮肤癣菌（dermatophyton），包括毛癣菌属、小孢子菌属和表皮癣菌属，侵犯人和动物的皮肤、毛发、甲板，引起的感染统称为皮肤癣菌病，简称癣。

【病因与发病机制】

不同部位的癣，其致病因素不全相同。

**1. 头癣**（tinea capitis）　主要通过与癣病病人或患畜、无症状带菌者密切接触而传染，也可通过共用污染的理发工具、帽子、枕巾等物品间接传染。黄癣由许兰毛癣菌感染引起；白癣主要由犬小孢子菌和铁锈色小孢子菌等感染引起；黑点癣主要由紫色毛癣菌和断发毛癣菌感染引起。

**2. 体癣**（tinea corporis）、**股癣**（tinea cruris）　通过直接接触或间接接触传染，也可通过自身感染（先患手、足、甲癣等）而引起。主要由红色毛癣菌、须癣毛癣菌、犬小孢子菌等感染引起。

**3. 手癣**（tinea manus）、**足癣**（tinea pedis）　主要通过接触传染，用手搔抓患癣部位或与病人共用鞋袜、手套、浴巾、脚盆等是主要传播途径。主要由红色毛癣菌（50%以上）、须癣毛癣菌、石膏样小孢子菌和絮状表皮癣菌等感染引起。

**4. 甲真菌病**（onychomycosis）　多由手足癣直接传染，易感因素有遗传因素、系统性疾病（如糖尿病）、局部血液或淋巴液回流障碍、甲外伤或其他甲病等。主要由皮肤癣菌感染引起，其次为酵母菌和非皮肤癣菌性霉菌。

**5. 花斑癣**（tinea versicolor）　发病与高温潮湿、多脂多汗、营养不良、慢性疾病及应用糖皮质激素等因素有关，可能具有遗传易感性。马拉色菌又称糠秕孢子菌，是常见的人体寄居菌，仅在某些特殊情况下由孢子相转为菌丝相并引起花斑癣。

【临床表现】

**1. 头癣**　多累及少年儿童，成人少见。根据致病菌和临床表现的不同，可将头癣分为黄癣、白癣、黑点癣、脓癣四种类型（图 54-3）。目前黄癣已明显减少，但随着饲养宠物的增多，白癣、

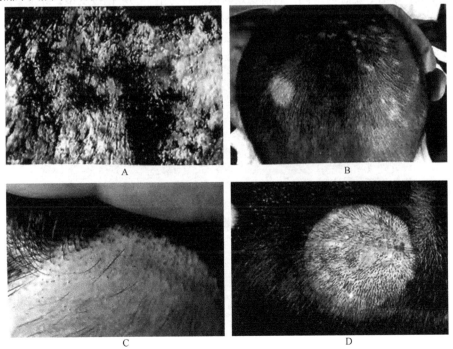

图 54-3　头癣

A. 黄癣；B. 白癣；C. 黑点癣；D. 脓癣

脓癣发病率有所增加。其中,白癣头发高出头皮 2~4cm 处折断,残根处包绕灰白色套状鳞屑。黄癣可形成周边翘起、中心紧附于头皮的黄癣痂,有特殊的鼠臭味,可形成瘢痕和永久性秃发。黑点癣病发则刚出头皮即折断,毛囊口处断发呈黑点状,愈后可留局灶性脱发和点状瘢痕。脓癣是亲动物性皮肤癣引发的头皮强烈感染性变态反应,由于可破坏毛囊,愈后常引起永久性秃发和瘢痕。

**2. 体癣和股癣** 只发生于除头皮、毛发、掌(趾)和甲以外其他部位的皮肤癣菌感染称体癣。发生于腹股沟、会阴、肛周和臀部者称股癣(图 54-4)。皮损为境界清楚的鳞屑性的红斑,边缘不断向外扩展,中心趋于消退,形成环状或多环状,边缘分布丘疹、丘疱疹和水疱,中央色素沉着。

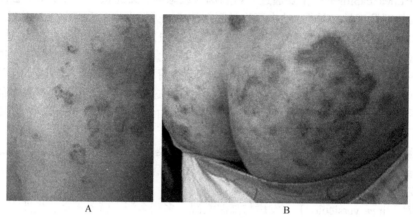

图 54-4 体癣和股癣

A. 体癣;B. 股癣

**3. 手癣和足癣** 最常见的浅部真菌病,常表现为夏重冬轻或夏发冬愈。可分为三种类型(图 54-5)。①水疱鳞屑型:皮损为散在或群集的深在性水疱,干涸后呈现领圈状或片状脱屑。好发于指(趾)间、掌心、足趾与足侧,病情稳定时以脱屑为主。②角化过度型:好发于足跟及掌跖部,局部多干燥,脱屑,易发生皲裂、出血。③浸渍糜烂型:好发于指(趾)缝,表现为皮肤浸渍发白,易剥脱露出糜烂面,瘙痒剧烈,继发细菌感染时有恶臭。

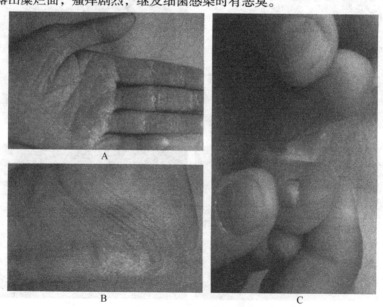

图 54-5 手癣和足癣

A. 水疱鳞屑型手癣;B. 角化过度型足癣;C. 浸渍糜烂型足癣

4. **甲真菌病**　由各种真菌引起的甲板或甲下组织感染统称为甲真菌病,而甲癣(tinea unguium)特指皮肤癣菌所致的甲感染。甲真菌病多由手中癣直接传染,根据真菌侵犯甲的部位和程度不同,分为四种类型(图54-6)。①白色浅表型:真菌从甲板表面直接侵入引起,表现为甲板浅层点状或不规则片状白色混浊,甲板表面失去光泽或凸凹不平。②远端侧位甲下型:多由手足癣蔓延而来,真菌从一侧甲廓侵犯甲的远端前缘及侧缘并使之增厚、灰黄、混浊、甲板凹凸不平或缺损。③近端甲下型:多通过甲小皮进入甲板及甲床,表现为甲半月和甲根部粗糙肥厚、凹凸不平或缺损。④全甲毁损型:各型甲真菌病发展的最终结果,表现为整个甲板被破坏,呈灰黄、灰褐色,甲板部分或全部脱落,甲床表面残留粗糙角化堆积物。

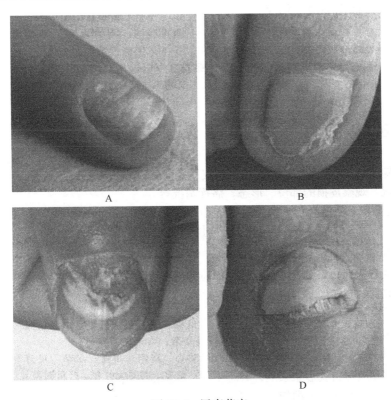

图 54-6　甲真菌病

A. 白色浅表型;B. 远端侧位甲下型;C. 近端甲下型;D. 全甲毁损型

5. **花斑癣**(tinea versicolor)　又名汗斑,是马拉色菌侵犯皮肤角质层所致的表浅真菌感染,好发于青壮年男性的颈、胸、肩背、上臂等皮脂腺丰富的部位。为境界清楚的点状斑疹,可为褐色、淡褐色、淡红色或白色(图54-7),可融合成不规则大片状,表面覆以糠秕样鳞屑,一般无自觉症状,冬轻夏重。

【辅助检查】

1. **真菌镜检**　取病发、痂皮、病灶边缘活动区的鳞屑做直接镜检,可见菌丝或苞子。

2. **真菌培养**　做真菌培养确定致病菌。

【处理原则】

1. **头癣**　采用服药(灰黄霉素、伊曲康唑或特比萘

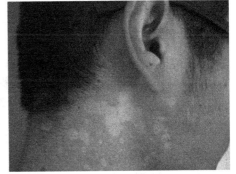

图 54-7　花斑癣

芬）、搽药（2%碘酊、1%联苯苄唑溶液或霜剂、5%～10%硫黄软膏、1%特比萘芬霜）、洗头、剪发、消毒5条措施联合治疗。脓癣切忌切开，急性炎症期可短期联用小剂量糖皮质激素。继发细菌感染时可加用抗生素。

**2. 体癣和股癣**  以外用药物（克霉唑霜、酮康唑霜、联苯苄唑霜、特比萘芬霜、复方苯甲酸搽剂、复方雷琐辛搽剂等）为主，皮损广泛或外用药物疗效不佳者可考虑全身治疗（口服伊曲康唑或特比萘芬）。注意坚持用药2周以上或皮损消退后继续用药1～2周以免复发。腹股沟部位皮肤薄嫩，应选择刺激性小、浓度较低的外用药，并保持局部清洁干燥。

**3. 手癣和足癣**  以外用药物为主，疗程为1～2个月；角化过度型手足癣或外用药疗效不佳者可考虑口服伊曲康唑或特比萘芬治疗。

**4. 甲真菌病**  局部治疗常用于表浅和未累及甲根的损害。全身治疗常采用伊曲康唑间歇冲击疗法或特比萘芬口服。两者联用可提高疗效。

**5. 花斑癣**  勤洗澡、勤换衣服，内衣应煮沸消毒。以外用药物治疗为主，皮损面积大，单纯外用疗效不佳者口服抗真菌药。

## 【护理】

### （一）护理评估

**1. 健康史**  询问病人生活环境、卫生习惯，家庭成员患病史，豢养宠物情况。有无与皮肤免疫功能有关的疾病史、外伤史。是否长期应用皮质类固醇激素、免疫抑制剂等。

**2. 身体状况**  观察皮损的部位、形态、瘙痒情况等。

**3. 心理-社会状况**  病人对疾病拟采取的治疗方案和预后的认知程度。家属对病人的关心程度、支持力度。了解家属是否担心会被感染，对消毒知识的掌握程度。

### （二）常见护理诊断/问题

**1. 自我形象紊乱**  与秃发、皮损在显露部位影响美观有关。

**2. 舒适度改变**  与瘙痒、疼痛等有关。

**3. 有感染可能**  与皮肤完整性受损有关。

**4. 潜在并发症**  瘢痕、肢体残缺、败血症、真菌血症。

### （三）护理目标

**1.** 病人能主动应对自我形象紊乱，心态平和，积极配合治疗。

**2.** 病人瘙痒、疼痛缓解或消失。

**3.** 病人未继发感染或感染后得到控制。

**4.** 病人未发生并发症。

### （四）护理措施

**1. 皮损护理**  向病人介绍治疗方法，包括剪发、洗发、搽药等。指导手癣、足癣、股癣的病人搽药方法，并强调按医嘱耐心、正规治疗。合并细菌感染时，先抗感染治疗。薄嫩部位的皮肤及伴皲裂时忌用刺激性强的外用药。

**2. 消毒隔离**  头癣病人行床边隔离，病发、癣痂、敷料等应焚烧。足癣病人鞋袜每天更换。局部保持清洁、干燥、通气。内衣、被褥、毛巾应勤更换，煮沸消毒或暴晒。

**3. 皮肤护理**  保持皮肤清洁卫生，避免潮湿，内衣应全棉、柔软、宽松。

**4. 病情观察**  ①观察皮损的部位、状态及有无新发皮损等。②观察药物的疗效和副作用。内服抗真菌药物者应注意副作用，定期查肝功能及血常规。灰黄霉素及伊曲康唑为脂溶性，与脂类食物同服可促进药物吸收。

### （五）护理评价

**1.** 病人是否保持良好的心态，有无不配合治疗表现。

2. 病人疼痛、瘙痒是否缓解。

3. 病人皮损是否逐渐好转，有无继发感染，感染后是否及时得到控制。

4. 病人并发症是否得到预防或早期发现，并正确处理。

【健康教育】

1. 禁用公共毛巾、脸盆、梳子、澡盆，不穿公用拖鞋。

2. 指导病人进行正确的治疗，克服随意性，直至彻底治愈。

3. 家中宠物宜同时检查治疗。

# 二、念珠菌病

念珠菌病（candidiasis）是由念珠菌属的一些致病菌种引起的感染，可引起皮肤黏膜的浅表感染，也可引起内脏器官的深部感染。

【病因】

念珠菌是人类最常见的条件致病菌，感染的发生取决于真菌毒性和机体抵抗力两方面。易感因素：①各种原因所造成的皮肤黏膜屏障保护作用降低；②长期、滥用广谱抗生素造成体内菌群失调；③内分泌紊乱造成机体内环境变化；④原发和继发的免疫功能下降。主要的病原微生物包括白念珠菌、光滑念珠菌、克柔念珠菌等。

【临床表现】

皮肤念珠菌病可分为皮肤黏膜念珠菌病和深部念珠菌病两大类。前者比较常见，故重点介绍皮肤黏膜念珠菌病。

**1. 皮肤念珠菌病**

（1）念珠菌性间擦疹：好发于肥胖多汗者和糖尿病病人的腹股沟、会阴、腋窝、乳房下等皱褶部位，从事水中作业者常发生于指间（尤其是3、4指间）。皮损为局部潮红、浸渍、糜烂，界线清楚，边缘附着鳞屑，外周常有散在炎性丘疹、丘疱疹及脓疱。自觉瘙痒或疼痛。

（2）慢性皮肤黏膜念珠菌病：多从幼年起病，好发于头皮、颜面及四肢。皮损初起为丘疹、红斑，上附鳞屑，逐渐形成肉芽增生性斑块或疣状结节，表面覆盖蛎壳状污褐色痂，黏着不易去除，周围有暗红色炎性浸润，掌跖损害呈弥漫性角质增厚。黏膜损害表现为口角糜烂、口腔黏膜白斑，偶可累及咽喉、食管黏膜，影响吞咽。甲、阴部亦可受累。

（3）念珠菌性甲沟炎及甲真菌病：多累及浸水工作者和糖尿病病人。好发于手指和指甲。甲沟炎表现为甲沟红肿，有少量溢出液但不化脓，甲小皮消失，重者可引起甲床炎，自觉痛痒；甲真菌病表现为甲板增厚混浊，出现白斑、横沟或凹凸不平，但甲表面仍光滑，甲下角质增厚堆积或致甲剥离。

（4）念珠菌性肉芽肿：多累及免疫力低下的婴儿或儿童，尤其是细胞免疫缺陷者。好发于头皮、面、甲沟等部位。皮损为血管丰富的丘疹、水疱、脓疱和斑块，表面覆盖很厚的黄褐色黏着性痂屑，少数皮损呈皮角样角质增生，去除角质增生后基底为肉芽组织。

**2. 黏膜念珠菌病**

（1）口腔念珠菌病：以急性假膜性念珠菌病（又称鹅口疮）最常见。多累及老人、婴幼儿及免疫功能低下者（尤其是艾滋病病人），新生儿可通过母亲产道被感染。一般起病急、进展快，在颊黏膜、上颚、咽、齿龈、舌等黏膜部位出现凝乳状白色斑片，紧密附着于黏膜表面，不易剥除（假膜），用力剥离后露出糜烂性潮红基底。

（2）生殖器念珠菌病：包括外阴阴道念珠菌病和念珠菌性包皮龟头炎，可通过性接触传播。前者多累及育龄期妇女，表现为外阴及阴道黏膜红肿，白带增多，呈豆渣样、凝乳块状或水样，带有腥臭味。自觉瘙痒剧烈或灼痛。后者多累及包皮过长或包茎的男性，表现为包皮内侧及龟头弥漫性潮红，附着乳白色斑片，可有多发性针帽大小的红色小丘疹，伴有脱屑。

## 【处理原则】

处理原则为去除促发因素、保持皮肤清洁干燥、积极治疗基础疾病，必要时应加强支持疗法。

**1. 局部治疗** 主要用于皮肤黏膜浅部感染。口腔念珠菌病可外用 1%甲紫溶液或制霉菌素溶液或者 1%～3%克霉唑液含漱；皮肤间擦疹和念珠菌性龟头炎可外用抗真菌溶液或霜剂；阴道念珠菌病根据病情选用制霉菌素、克霉唑或咪康唑栓剂。

**2. 全身治疗** 口服或静脉注射氟康唑或伊曲康唑，主要用于大面积和深部皮肤念珠菌病、复发性生殖器念珠菌病、甲沟炎及甲念珠菌病。

## 【常见护理诊断/问题】

**1. 舒适度改变** 与瘙痒、疼痛等有关。

**2. 有感染可能** 与皮肤完整性受损有关。

## 【护理措施】

**1. 用药护理** 甲念珠菌病、慢性皮肤黏膜念珠菌病需用药 2～3 个月或更长。对于长期使用抗生素、糖皮质激素、免疫抑制剂及免疫力低下者，加强营养，增强机体抵抗力。性伴侣同时检查后用药，防止性接触传染。避免盲目使用药物。

**2. 皮肤护理** 剪短指甲，避免搔抓。保持皮肤清洁卫生，勤更换贴身衣服。

（陈少秀）

# 第五十五章　变态反应性皮肤病病人的护理

【学习目标】

识记　接触性皮炎、湿疹、药疹和荨麻疹的定义、护理诊断及相应护理措施。

理解　阐明接触性皮炎、湿疹、药疹和荨麻疹的典型临床表现、处理原则和措施。

运用　运用护理程序对变态反应性皮肤病病人实施整体护理。

变态反应亦称过敏反应，是抗原物质作用于机体后导致机体的反应性发生改变。属于变态反应性皮肤病很多，Ⅰ型变态反应引起的常见皮肤病有荨麻疹；Ⅳ型变态反应引起的皮肤病包括接触性皮炎、湿疹等；药疹的发生则可能与Ⅰ、Ⅱ、Ⅲ、Ⅳ型变态反应有关。本节重点介绍几种常见的变态反应性皮肤病，如接触性皮炎、湿疹、药疹、荨麻疹。

## 第一节　接触性皮炎

案例 55-1

患者，女性，40 岁。因头面部红肿、起水疱伴瘙痒 3 天就诊。患者 3 天前染发后头皮瘙痒、面部发红，不久肿胀，起水疱、流水、瘙痒加剧，有灼热感。自服氯雷他定无明显好转。

查体：头面部红肿，有散在水疱、糜烂、明显渗出、结痂，边界较清。双眼睑肿胀，睁眼困难。

问题：

1. 此患者首先考虑的诊断是什么？其处理原则有哪些？

2. 请为本病例患者制订护理计划。

接触性皮炎（contact dermatitis）是由于接触某些外源性物质后在皮肤黏膜接触部位发生的急性或慢性炎症反应。

【病因】

能引起接触性皮炎的物质很多，可分为原发性刺激物和接触性致敏物两大类。有些物质在低浓度时为致敏物，在高浓度时则为刺激物或毒性物质。

引起接触性皮炎的接触物质有很多种类，可分为动物性、植物性和化学性三大类。①动物性：动物的皮、毛和羽毛；斑蝥、毛虫、隐翅虫等动物的毒素。②植物性：生漆、荨麻等。③化学性：金属制品与化工原料；某些外用药；化妆品；农药；其他化工制品。

【发病机制】

**1. 原发性刺激反应**　接触物本身具有强烈刺激性或毒性，任何人接触该物质均可发病，如接触强酸、强碱等化学物质所引起的皮炎。

**2. 接触性致敏反应**　为典型的迟发型（Ⅳ型）变态反应。本类接触性皮炎的共同特点：①有一定潜伏期，首次接触后不发生反应，经过 1~2 周后如再次接触同样致敏物才发病；②皮损往往呈广泛性、对称性分布；③易反复发作；④皮肤斑贴试验阳性。

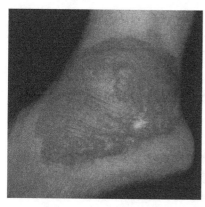

图 55-1 急性接触性皮炎

## 【临床表现】

接触性皮炎根据病程分为急性、亚急性和慢性，此外还在一些病因、临床表现等方面具有一定特点的临床类型。

**1. 急性接触性皮炎** 起病较急。皮损多局限于接触部位，典型皮损为接触部位发生境界清楚的红斑，其上有丘疹和丘疱疹，严重时红肿明显并出现水疱和大疱（图 55-1），疱壁紧张、内容清亮，破溃后形成糜烂面，偶可发生组织坏死。常自觉瘙痒或灼痛。皮损形态与接触物有关。少数病情严重的病人可出现发热、畏寒、恶心及头痛等全身症状。去除接触物后经积极处理，一般 1~2 周内可痊愈，遗留暂时性色素沉着。若病因发现不及时、治疗不当，皮炎则反复发作或转为慢性。

**2. 亚急性和慢性接触性皮炎** 如接触物的刺激性较弱或浓度较低。皮损开始可呈亚急性表现，为轻度红斑、丘疹，境界不清楚。长期反复接触可导致局部皮损慢性化，表现为皮损轻度增生及苔藓样变。

**3. 几种特殊的接触性皮炎**

（1）尿布皮炎：主要原因是尿布更换不勤，由产氨细菌分解尿液，产生较多的氨，刺激皮肤引起皮炎，多见于婴儿。损害见于阴部、会阴部及臀部等处。有时延至腹股沟及下腹部，皮损呈大片潮红，亦可发生斑丘疹、丘疹，边缘清楚，与尿布包扎方式一致。贻误治疗者，可发生脓疱、糜烂及溃疡。

（2）漆性皮炎：由油漆或其挥发性气体所致。多呈急性皮炎表现。皮疹多见于外露部位，以手背、面部为主，表现为潮红、水肿、小丘疹、丘疱疹、小水疱，重者融合成大疱，自觉瘙痒及灼热感。

（3）化妆品皮炎：由于接触化妆品所致的急性、亚急性和慢性皮炎。主要过敏源是化妆品中的成分，如香料、苯甲酸、安息香、苯甲醇、苯甲酸苄酯、丁香酸等。临床症状轻重程度不等，轻者为颜面部或化妆品接触处部位皮肤红肿、小丘疹、丘疱疹，呈局限性皮炎，重者可泛发全身。

## 【辅助检查】

实验室检查：皮肤斑贴试验是诊断接触性皮炎的最简单可靠的方法。

## 【处理原则】

处理原则是寻找病因、迅速脱离接触物、积极对症处理。治愈后应尽量避免再次接触致敏原，以防复发。

**1. 局部治疗** 可按外用药物的治疗原则处理：急性期红肿明显外用炉甘石洗剂，渗出多时用 3% 硼酸溶液湿敷；亚急性期有少量渗出时外用糖皮质激素糊剂或氧化锌油，无渗液时用糖皮质激素霜剂；有感染时加用抗生素（如莫匹罗星、夫西地酸）；慢性期一般选用具有抗炎作用的软膏。

**2. 全身治疗** 视病情轻重采用抗组胺药物或糖皮质激素治疗。

## 【护理】

### （一）护理评估

**1. 健康史** 致敏物质接触史、生活、工作环境及饮食等。既往有无过敏性疾病和药物、食物过敏史。

**2. 身体状况** 皮损的形态、发生部位，境界是否清楚，与接触物的关系。局部有无瘙痒或灼痛。搔抓后是否在远隔部位产生类似皮损。有无发热、畏寒、恶心及头痛等全身症状。

**3. 心理-社会状况** 接触性皮炎病人起病急，皮损多在暴露部位，伴有不同程度的瘙痒或烧灼感，病人常有焦虑、烦躁等，应了解病人的心理状态，评估病人及家属对疾病的认知程度及亲属对病人的关心程度、支持力度。

### （二）常见护理诊断/问题

**1. 睡眠型态紊乱** 与皮肤瘙痒、烧灼感有关。

**2. 自我形象紊乱** 与暴露部位的皮损有关。

**3. 有感染可能** 与皮肤完整性受损有关。

### （三）护理目标

**1.** 瘙痒、灼痛不适减轻，睡眠得以改善。

**2.** 能接受皮损对自我形象的影响。

**3.** 病人未发生感染或感染及时得到控制。

### （四）护理措施

**1. 清除残留致敏物质**

（1）用清水冲洗 10~30 分钟。

（2）根据接触物性质采用中和剂，碱性物质用弱酸性溶液，如 2%乙酸中和 5~10 分钟，再用 3%硼酸溶液冷湿敷 30 分钟；酸性物质选用 2%~5%小苏打或肥皂液中和 5~10 分钟后用清水冲去中和剂。

**2. 皮肤处理** 保持皮肤清洁卫生：剪短指甲，避免搔抓、热水烫洗等不良刺激，禁止使用刺激性的外用药。指导病人正确使用外用药物。

**3. 皮损护理** ①皮损仅红肿、丘疹，用 3%硼酸溶液冷湿敷，擦炉甘石洗剂；②有糜烂、渗液时用生理盐水冷湿敷，涂氯锌油；③有继发感染，外用百多邦软膏或夫西地酸软膏；④有大疱，无菌抽吸疱液，涂氯锌油。

**4. 瘙痒护理** 遵医嘱给予抗组胺类药物，必要时给予镇静催眠药；与病人交谈，分散注意力。

**5. 饮食护理** 忌鱼、虾、海鲜、牛羊肉、辣椒；忌食酒、浓茶、咖啡。多食蔬菜、水果，多饮水。

**6. 心理护理** 关心和同情病人，鼓励病人表达自己的感受，通过谈话与交流对病人进行针对性的心理疏导，告知形象的变化是暂时的，鼓励病人树立信心，积极配合治疗和护理。

**7. 病情观察** ①观察皮损情况：注意皮损颜色、范围及渗出情况，有无继发感染；②观察药物疗效及副作用，注意抗组胺药物的口干、嗜睡等情况。

### （五）护理评价

**1.** 瘙痒是否减轻或消失，夜晚是否能安静入睡。

**2.** 病人是否了解发病原因和预防措施。

**3.** 病人是否发生继发感染或发生感染后是否得到控制。

### 【健康教育】

**1.** 尽可能找出并牢记致敏物质，避免再接触。

**2.** 工作场所应设置常备水源和必要中和剂。

**3.** 不论接触何种物质导致过敏，用清水反复冲洗，尽快就医。

# 第二节 湿 疹

**案例 55-2**

　　患者，女性，43 岁，因双小腿红斑、丘疹伴瘙痒，反复发作 3 年，加重 7 天入院。患者 3 年前无明显诱因双小腿出现红斑、丘疹，瘙痒剧烈，搔抓后出现渗液或出血，自行使用"皮炎平"外搽后症状可缓解，但 3 年来反复发作。

查体：双小腿多片皮肤增厚、粗糙，呈苔藓样变，可见暗红色丘疹、抓痕、血痂，皮损上附有少量鳞屑，皮损基本对称分布，境界不清。

**问题：**

1. 此患者首先考虑的诊断是什么？其处理原则是什么？
2. 如何对该患者进行护理？

湿疹（eczema）是由多种内、外因素引起的真皮浅层及表皮炎症。临床上瘙痒剧烈，急性期皮损以丘疱疹为主，有渗出倾向，慢性期以苔藓样变为主，易反复发作。

## 【病因】

病因尚不清楚，可能与以下因素有关。

**1. 内部因素** 慢性感染病灶（如慢性胆囊炎、扁桃体炎、肠寄生虫病等）、内分泌及代谢改变（如月经紊乱、妊娠等）、血液循环障碍（如下肢静脉曲张等）、神经精神因素（如精神紧张、过度疲劳、焦虑、失眠等）、遗传因素（如过敏体质），每一个体对各种因素的易感性与耐受性与遗传因素有关，可随年龄、环境而改变。

**2. 外部因素** 食物（如鱼、虾、牛羊肉等）、吸入物（如花粉、尘螨等）、生活环境（如炎热、干燥等）、动物毛皮、各种化学物质（如化妆品、肥皂等）均可诱发或加重本病。

本病的发病机制与各种外因、内因相互作用有关，某些病人可能由迟发型变态反应介导。

## 【病理生理】

急性湿疹表现为表皮内海绵形成，真皮浅层毛细血管扩张，血管周围有淋巴细胞浸润，少数为中性粒细胞和嗜酸粒细胞；慢性湿疹表现为角化过度与角化不全，棘层肥厚明显，真皮浅层毛细血管壁增厚，胶原纤维变粗。

## 【临床表现】

根据病程和临床特点可分为急性、亚急性和慢性湿疹。

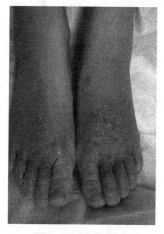

图 55-2 急性湿疹

**1. 急性湿疹** 皮损多形性，常表现为红斑基础上的针头至粟粒大小丘疹、丘疱疹，严重时可出现小水疱，常融合成片，境界不清楚，常因搔抓形成点状糜烂面，有明显浆液性渗出。自觉瘙痒剧烈，搔抓、热水烫洗可加重皮损。如继发感染则形成脓疱、脓液、脓痂、淋巴结肿大，甚至出现发热等全身症状。急性湿疹好发于面、耳、手、足、前臂、小腿外露部位，严重者可弥漫全身，常对称分布（图55-2）。

**2. 亚急性湿疹** 表现为红肿及渗出减轻，但仍可有丘疹及少量丘疱疹，皮损呈暗红色，可有少许鳞屑及轻度浸润，仍自觉有剧烈瘙痒。再次暴露于致敏原或处理不当可导致急性发作；如经久不愈，则可发展为慢性湿疹。

**3. 慢性湿疹** 由急性湿疹及亚急性湿疹迁延而来，也可由于刺激轻微、持续而一开始就表现为慢性化。表现为患部皮肤浸润性暗红斑上有丘疹、抓痕及鳞屑，局部皮肤肥厚、表面粗糙，有不同程度的苔藓样变、色素沉着或色素减退（图55-3）。自觉亦有明显瘙痒，常呈阵发性。病情时轻时重，延续数月或更久。

**4. 几种特殊类型的湿疹**

（1）手部湿疹：手部接触外界各种刺激的机会较多，故湿疹发病率高，但一般很难确定确切病因，易反复发

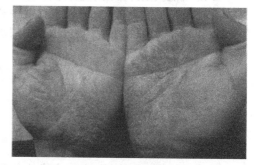

图 55-3 慢性湿疹

作。多数起病缓慢，表现为手部的干燥暗红斑，局部浸润肥厚，边缘较清楚，冬季常形成裂隙。除特应性素质外，某些病人发病还可能与职业、情绪等因素有关。

（2）乳房湿疹：多见于哺乳期女性。表现为乳头、乳晕、乳房暗红斑，其上有丘疹和丘疱疹，边界不清楚，可伴糜烂、渗出和裂隙，可单侧或对称发病，瘙痒明显，发生裂隙时可出现疼痛。

（3）外阴、阴囊和肛门湿疹：局部瘙痒剧烈，常因过度搔抓、热水烫洗而呈红肿、渗出、糜烂，长期反复发作，可呈慢性湿疹表现，表现为局部皮肤肥厚、粗糙、苔藓样变。

（4）钱币状湿疹：皮疹好发于四肢。损害为密集的小丘疹和丘疱疹，呈圆形或类圆形的钱币状斑片，境界清楚，直径为1～3cm。急性期潮红，渗出明显；慢性期皮损肥厚，色素增加，表面附有干燥鳞屑，自觉瘙痒剧烈。

**【辅助检查】**

实验室检查：可行特殊变应原检测寻找可能的发病原因。

**【处理原则】**

避免各种可疑致病因素，发病期间避免辛辣刺激饮食及饮酒，避免热水烫洗。

**1. 局部治疗** 目的在于抗炎、止痒。可用抗组胺药、镇静安定剂等，一般不宜使用糖皮质激素；急性期可用钙剂、维生素C、硫代硫酸钠等静脉注射或普鲁卡因静脉封闭；有继发感染者加用抗生素。

**2. 全身治疗** 应充分遵循外用药物的使用原则。急性期无渗液或渗出不多者可用氧化锌油，渗出多者用3%硼酸溶液湿敷，渗出减少可用糖皮质激素霜剂，可和油剂交替使用；亚急性期可选用糖皮质激素乳剂、糊剂，为防止和控制继发性感染，可加用抗生素；慢性期可选用软膏、硬膏、涂膜剂；顽固性局限性皮损可用糖皮质激素做皮损内注射。

**【护理】**

**（一）护理评估**

**1. 健康史** 了解病人有无慢性感染病灶（如慢性胆囊炎、扁桃体炎等）、静脉曲张、精神创伤及病人的工作生活环境、饮食习惯，是否接触过动物、植物、化学物品等。

**2. 身体状况** 皮损的部位，发生的时间，是否对称分布，有无红斑、丘疹、水疱、糜烂和渗出，有无伴随症状如疼痛、瘙痒、烧灼感。有无发热或因继发感染引起的淋巴结肿大等全身症状。

**3. 心理-社会状况** 本病常反复发作，了解病人有无焦虑、恐惧等情绪。该病时轻时重，了解家属的配合情况及家庭经济承受能力。

**（二）常见护理诊断/问题**

**1. 焦虑** 与疾病反复发作有关。

**2. 睡眠型态紊乱** 与瘙痒剧烈有关。

**3. 有感染可能** 与皮肤完整性受损有关。

**（三）护理目标**

1. 病人焦虑缓解，情绪稳定。

2. 瘙痒得以减轻或控制，睡眠改善。

3. 病人未发生继发性感染或感染后及时得到控制。

**（四）护理措施**

**1. 减轻瘙痒不适**

（1）消除刺激因素。治疗体内慢性病灶及其他全身疾病。

（2）避免肥皂、热水烫洗，内衣应全棉、宽松。勿过度保暖。

（3）根据皮损性质选用适宜的外用药，局部皮损增厚者，行包敷或封包治疗，促进药物吸收，以软化皮损。

（4）按医嘱给予抗组胺药，必要时用镇静剂，促进睡眠。

**2. 心理护理** 本病易反复发作，瘙痒剧烈，使病人情绪低落，而忧郁的情绪又会加重病情，护士应主动关心病人，与其沟通交流，让病人了解湿疹的病因和防治方法，解释精神因素对治疗效果的直接影响，消除其紧张情绪，能正确对待疾病，树立信心，积极配合治疗。

**3. 饮食指导** 忌辛辣刺激性饮食，避免鱼、虾等易致敏和不易消化的食物。注意观察饮食与发病的关系。多食新鲜蔬菜、水果，保持大便通畅。

**4. 预防继发感染**

（1）保持皮肤的清洁卫生。

（2）加强对皮损部位的护理，对有糜烂、渗出者及时处理，避免搔抓。

（3）病人发热、淋巴结肿大者，应通知医生。

**5. 皮损护理** 根据皮损特点选用适宜的外用药物；局部皮损增厚者给予包敷或封包治疗。

### （五）护理评价

**1.** 病人焦虑是否缓解，情绪是否稳定。

**2.** 瘙痒是否减轻或消失，睡眠是否得到改善。

**3.** 皮损是否减轻或消退，有无继发感染。

### 【健康教育】

（1）适当锻炼，增强机体抵抗力。

（2）注意劳逸结合。保持心情舒畅，生活规律化。

（3）避免接触各种可能致病因素。

# 第三节 药 疹

---

**案例 55-3**

患者，女性，68岁，因全身红斑、丘疹、脓疱伴痒7天就诊。7天前患者躯干部皮肤渐起红斑、丘疹伴瘙痒，遂至当地诊所就诊，给予药物（具体不详）治疗后未见明显好转，皮疹逐渐增多，泛发至全身。患者近1年服用别嘌呤醇治疗痛风。

查体：生命体征正常，全身皮肤红斑丘疹，躯干皮疹处可见散在脓点、脓疱。

问题：

1. 此患者首先考虑的诊断是什么？其处理原则有哪些？

2. 请为本病例患者制订护理计划。

---

药疹（drug eruption）亦称药物性皮炎（dermatitis medicamentosa），是药物通过口服、注射、吸入等各种途径进入人体后引起的皮肤、黏膜的炎症反应。严重者尚可累及机体其他系统。

### 【病因】

**1. 个体因素** 不同个体对药物反应的敏感性差异较大，其原因包括遗传因素（过敏体质）、某些酶的缺陷、机体病理或生理状态的影响等。同一个体在不同时期对药物的敏感性也可不相同。

**2. 药物因素** 绝大部分药物在一定条件下都有引起药疹的可能，但不同种类药物致病的危险性不同。临床上易引起药疹的药物：①抗生素，包括半合成青霉素（如氨苄西林和阿莫西林）、磺胺类（如复方磺胺甲噁唑）、四环素类、酰胺醇类（如氯霉素）；②解热镇痛药，如阿司匹林、氨基比林、对乙酰氨基酚、保泰松等，此类药物常与其他药物制成复方制剂，商品名复杂，使用时应多加注意；③镇静催眠药及抗癫痫药，如苯巴比妥、苯妥英钠、眠尔通、卡马西平等，其中以苯巴比妥引起者较多；④抗痛风药物，如别嘌呤醇；⑤异种血清制剂及疫苗，如破伤风抗毒素、狂犬病疫苗、蛇毒免疫血清等；⑥中药，某些中药及制剂也有引起药疹的报道。

【发病机制】

药疹的发病机制可分为变态反应和非变态反应两大类。

**1. 变态反应**　多数药疹属于此类反应。有些药物（如血清、疫苗及生物制品等大分子物质）具有完全抗原效用；但更多的药物为小分子化合物，属于半抗原，需在机体内和大分子量的载体（如蛋白质、多糖、多肽等）通过共价键结合后才能成为完全抗原并激发免疫反应。引起免疫反应的物质可以是药物原形，也可为其降解或代谢产物，亦可是药物中的赋形剂及杂质。少数药物（如磺胺类、喹诺酮类、吩噻嗪类、四环素类及某些避孕药等）进入人体后，在光线诱导下可转变为抗原性物质，所引起的变应性药疹称光变态反应性药疹。

与药疹发生有关的变态反应包括Ⅰ型变态反应（如荨麻疹、血管性水肿及过敏性休克等）、Ⅱ型变态反应（如溶血性贫血、血小板减少性紫癜、粒细胞减少等）、Ⅲ型变态反应（如血管炎、血清病及血清病样综合征等）及Ⅳ型变态反应（如湿疹样及麻疹样药疹、剥脱性皮炎等）。药疹的免疫性反应相当复杂，某些药物（如青霉素等）所致药疹既可以Ⅰ型变态反应为主，亦可以Ⅱ型或Ⅲ型变态反应为主，也可能为两种或两种以上的变态反应同时参与，其具体机制尚未完全阐明。

**2. 非变态反应**　能引起非变态反应性药疹的药物相对较少。其可能的发病机制有药理作用（如烟酸可引起血管扩张、面部潮红，抗凝药可引起紫癜，阿司匹林可诱导肥大细胞脱颗粒释放组胺引起荨麻疹，非甾体抗炎药可通过抑制环氧化酶使白三稀水平升高而引起药疹等）、过量反应（如甲氨蝶呤治疗剂量与中毒剂量非常接近，常可引起口腔溃疡、出血性皮损及白细胞计数减少等）、蓄积作用（如碘化物、溴化物长期使用可引起痤疮样皮损，砷剂可引起色素沉着等）、个体某些代谢酶缺陷或抑制、光毒性反应等起作用。

【临床表现】

药疹的临床表现复杂，不同药物可引起同种类型药疹，而同一种药物对不同病人或同一病人在不同时期也可出现不同的临床类型。常见以下类型：

**1. 固定型药疹**　常由解热镇痛类、磺胺类或巴比妥类等引起。好发于口唇、口周、龟头等皮肤-黏膜交界处，手足背及躯干亦可发生。典型皮损为圆形或类圆形、水肿性暗紫红色斑疹（图55-4），直径1～4cm，常为1个，偶可数个，境界清楚，绕以红晕，严重者红斑上可出现水疱或大疱，黏膜皱褶处易糜烂渗出。自觉轻度瘙痒，如继发感染可自觉疼痛。停药1周左右红斑可消退并遗留灰黑色素沉着斑。如再次用药，常于数分钟或数小时后在原处出现类似皮损，并向周围扩大，随着复发次数增加，皮损数目亦可增多。

**2. 荨麻疹型药疹**　较常见，多由血清制品、呋喃唑酮、青霉素等引起。临床表现与急性荨麻疹相似，但持续时间较长，同时可伴有血清病样症状（如发热、关节疼痛、淋巴结肿大甚至蛋白尿等）；若致敏药物排泄缓慢或因不断接触微量致敏原，则可表现为慢性荨麻疹。

**3. 麻疹型或猩红热型药疹**　多由青霉素（尤其是半合成青霉素）、磺胺类、解热镇痛类、巴比妥类等引起。发病多突然，可伴发热等全身症状，但较麻疹及猩红热轻微。麻疹型药疹表现类似麻疹，皮损为散在或密集分布、针头至米粒大小的红色斑疹或斑丘疹，对称分布，可泛发全身，以躯干为多，严重者可伴发小出血点，多伴明显瘙痒。猩红热型药疹初起为小片红斑，从面颈、上肢、躯干向下发展，于2～3天内遍布全身并相互融合，伴面部四肢肿胀，酷似猩红热的皮损，尤以皱褶部位及四肢屈侧更为明显。本型病程为1～2周，皮损消退后可伴糠状脱屑；若不及时治疗，则可向重型药疹发展。

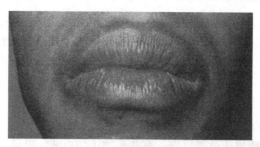

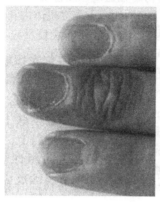

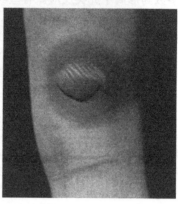

图 55-4　固定型药疹

**4. 湿疹型药疹**　病人多因首先接触或外用青霉素、链霉素、磺胺类及奎宁等药物引起接触性皮炎，使皮肤敏感性增高，之后又使用了相同或相似药物导致。皮损表现为大小不等的红斑、丘疹、丘疱疹及水疱，常融合成片，泛发全身，可继发糜烂、渗出、脱屑等。病程相对较长。

**5. 紫癜型药疹**　可由抗生素、巴比妥类、利尿剂等引起，可通过Ⅱ型变态反应（引起血小板减少性紫癜）或Ⅲ型变态反应（引起血管炎）介导。轻者表现为双侧小腿红色瘀点或瘀斑，散在或密集分布，可略隆起于皮面，压之不退色，有时可伴风团或中心发生小水疱或血疱；重者四肢躯干均可累及，可伴有关节肿痛、腹痛、血尿、便血等表现。

**6. 多形红斑型药疹**　多由磺胺类、解热镇痛类及巴比妥类等引起。临床表现与多形红斑相似，多对称分布于四肢伸侧、躯干。皮损为豌豆至蚕豆大小、圆形或椭圆形水肿性红斑、丘疹，境界清楚，中心呈紫红色（虹膜现象），常出现水疱。自觉瘙痒，累及口腔及外生殖器黏膜时可疼痛。如皮损泛发全身并在原有皮损基础上出现大疱、糜烂及渗出，出现剧烈疼痛、高热，外周血白细胞可升高、肾功能损害及继发感染等，称为重症多形红斑型药疹，属于重型药疹之一，病情凶险，可导致病人死亡。

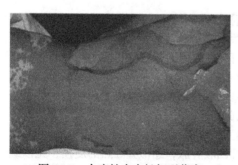

图 55-5　大疱性表皮松解型药疹

**7. 大疱性表皮松解型药疹**　属于重型药疹之一，常由磺胺类、解热镇痛类、抗生素、巴比妥类等引起。起病急骤，部分病人开始时表现为多形红斑型或固定型药疹，皮损迅速波及全身并出现大小不等的松弛性水疱或大疱，尼氏征阳性，稍受外力即形成糜烂面，出现大量渗出，可形成大面积表皮坏死松解，表现类似浅表二度烫伤（图 55-5）；触痛明显。口腔、眼、呼吸道、胃肠道黏膜也可累及，全身中毒症状较重，伴高热、乏力、恶心、呕吐、腹泻等全身症状；严重者常因继发感染、肝肾衰竭、电解质紊乱、内脏出血等而死亡。

**8. 剥脱性皮炎型药疹**　属于重型药疹之一，常由磺胺类、巴比妥类、抗癫痫药、解热镇痛类、抗生素等引起。多长期用药后发生，首次发病者潜伏期约 20 天，部分病人是在麻疹型、猩红热型或湿疹型药疹的基础上继续用药或治疗不当所致。皮损初呈麻疹样或猩红热样，逐渐加重并融合成全身弥漫性潮红、肿胀，尤以面部及手足为重，可出现丘疱疹或水疱，伴糜烂和少量渗出；2～3 周后皮肤红肿渐消退，全身出现大量鳞片状或落叶状脱屑，手足部则呈手套或袜套状剥脱，头发、指（趾）甲可脱落（病愈后可再生）。可累及口腔黏膜和眼结膜；全身浅表淋巴结常肿大，可伴有支气管肺炎、药物性肝炎，外周血白细胞可显著增高或降低，甚至出现粒细胞缺乏。本型药疹病程较长，如不及时治疗，严重者常因全身衰竭或继发感染而死亡。

**9. 痤疮型药疹** 多由于长期应用碘剂、溴剂、糖皮质激素和避孕药等引起。皮损表现为毛囊性丘疹、丘脓疱疹等痤疮样皮损，多见于面部及胸背部。病程进展缓慢。

**10. 光感性药疹** 多由于使用氯丙嗪、磺胺类、四环素类、灰黄霉素、补骨脂、喹诺酮类、吩噻嗪类及避孕药等后经日光或紫外线照射而发病。可分为两类：①光毒反应性药疹，多发生于曝光后 7～8 小时，仅在曝光部位出现与晒斑相似的皮损，任何人均可发生；②光变态反应性药疹：仅少数人发生，有一定的潜伏期，表现为曝光部位出现湿疹样皮损，同时累及非曝光部位，病程较长。

临床上将病情严重、死亡率较高的重症多形红斑型药疹、大疱性表皮松解型药疹及剥脱性皮炎型药疹称为重型药疹。此外药物还可以引起其他形态药疹如黄褐斑、皮肤色素沉着、系统性红斑狼疮样反应、扁平苔藓样、天疱疮样皮损等。

**【辅助检查】**

实验室检查：可采用体内试验（皮肤试验和药物激发试验）和体外试验进行致敏药物检测，但目前的检测方法在敏感性、特异性及安全性等方面尚存在诸多不足。

**【处理原则】**

处理原则停用致敏药物，包括可疑致敏药物，慎用结构相近似的药物，加速药物的排出，尽快消除药物反应，防止和及时治疗并发症。

**1. 轻型药疹** 停用致敏药物后，皮损多迅速消退。可给予抗组胺剂、维生素 C 等，必要时给予中等剂量泼尼松，皮损消退后可逐渐减量直至停药。局部若以红斑、丘疹为主可外用炉甘石洗剂或糖皮质激素霜剂，以糜烂渗出为主可用 0.1%利凡诺尔、3%硼酸溶液等湿敷。

**2. 重型药疹** 原则为及时抢救、降低死亡率、减少并发症、缩短病程。

（1）及早足量使用糖皮质激素：是降低死亡率的前提。一般可用地塞米松 10～20mg／d，分 2 次静脉滴注，尽量在 24 小时内均衡给药；糖皮质激素如足量，病情应在 3～5 天内控制，如未满意控制应加大剂量（增加原剂量的 1/3～1/2）；待皮损颜色转淡、无新发皮损、体温下降后可逐渐减量。

（2）防治继发感染：是降低死亡率的关键。应强调消毒隔离，抗生素并非常规预防感染的唯一手段；如有感染存在，选用抗生素时应注意避免使用易过敏药物(特别应注意交叉过敏或多价过敏)，可结合细菌学检查结果选用过敏反应发生较少的抗生素（如红霉素、林可霉素等）。如抗生素治疗效果不佳应注意有无真菌感染的可能，如确诊应尽快加用抗真菌药物。

（3）加强支持疗法：可创造稳定的个体环境，同时改善病人的生存质量。由于高热、进食困难、创面大量渗出或皮肤大片剥脱等常导致低蛋白血症、水及电解质紊乱，应及时加以纠正，必要时可输入新鲜血液、血浆或清蛋白以维持胶体渗透压，可有效减少渗出；若伴有肝脏损害，应加强保肝治疗。

（4）加强护理及外用药物治疗：是缩短病程、成功治疗的重要保障。对皮损面积广、糜烂渗出重者应注意保暖，可每天更换无菌被单，局部可用 3%硼酸溶液或生理盐水湿敷，同时注意防止褥疮的发生。累及黏膜者应特别注意眼睛的护理，需定期冲洗以减少感染及防止球睑结膜粘连，闭眼困难者可用油纱布覆盖以防角膜长久暴露而损伤。

## 【护理】

### (一)护理评估

**1. 健康史** 询问病人是否患有过敏性疾病、免疫缺陷性疾病，既往对何种药物过敏及本次患病用过哪些药物等。

**2. 身体状况** 观察局部皮损的部位、形态，境界是否清楚，口腔黏膜有无破溃等。局部有无瘙痒或灼痛。有无发热、畏寒、恶心及头痛等全身症状。

**3. 心理-社会状况** 观察病人情绪变化，是否在治疗过程中对选用任何药物都会产生恐惧心理。重症药疹可出现高热、肝肾衰竭等，可引起病人烦躁不安、焦虑等心理。

### (二)常见护理诊断/问题

**1. 舒适的改变** 与瘙痒及发热有关。

**2. 自我形象紊乱** 与皮损在暴露部位影响外观有关。

**3. 体液不足** 与摄入不足、丢失过多有关。

**4. 有感染的危险** 与皮肤完整性受损有关。

**5. 潜在并发症** 肝肾衰竭、肺炎、内脏出血。

### (三)护理目标

**1.** 病人舒适状况得到改善。

**2.** 能正确对待形象的改变。

**3.** 未继发感染或继发感染得到及时控制，持续电解质平衡。

### (四)护理措施

**1. 停止用药** 立即停用致敏药或可疑致敏药及结构近似药物，避免交叉过敏或多价过敏。

**2. 饮食指导** 忌食辣椒、姜、蒜等辛辣刺激性食物和鱼、虾、蟹、海鲜等易过敏食物。多食蔬菜、水果，多饮水。

**3. 皮损护理** 皮损无渗液外擦炉甘石洗剂、激素类软膏等，每天3～4次。水疱、渗液处涂氯强油，每天3～4次。直径大于1cm的水疱，在无菌操作下抽尽疱液。

**4. 皮肤护理** 剪短指甲，避免搔抓、热水烫洗，内衣全棉、柔软、宽松，保持皮肤、病床清洁。

**5. 病情观察** 观察皮损有无好转。观察药物的疗效及副作用：皮质类固醇激素注意观察胃肠道反应、血压、电解质等。观察并发症，①过敏性休克：病人出现胸闷、气促、面色苍白、出冷汗、血压下降等症状时应采取急救措施。②重症药疹除皮损外还有肝肾损害，应注意观察。

### (五)护理评价

**1.** 病人是否感觉舒适，瘙痒是否缓解或消失，体温是否恢复正常。

**2.** 病人是否能正确对待自我形象的改变，能否积极接受治疗护理。

**3.** 是否继发感染，感染是否得到控制。

**4.** 病人生命体征是否稳定，水、电解质是否平衡。

## 【健康指导】

**1.** 将已知过敏药物告知病人，避免再次使用。

**2.** 在用药过程中如突然出现瘙痒、丘疹、红斑、发热等反应，应立即停药，及时治疗。

**3.** 应用青霉素、血清等药物时，按规定做皮试。

# 第四节　荨　麻　疹

> **案例 55-4**
>
> 　　患者，女性，18 岁，因全身红斑、风团伴瘙痒 5 天就诊。5 天无明显诱因全身出现红斑、风团，自然消退，反复发作，自觉瘙痒剧烈，遂来诊。
>
> 　　查体：躯干、四肢可见红斑、风团，部分融合成片，有明显抓痕。患者诉夜间瘙痒剧烈。
>
> **问题：**
>
> 　　1. 此患者首先考虑的诊断是什么？其处理原则是什么？
>
> 　　2. 如何对该患者进行护理？

荨麻疹（urticaria）俗称"风疹块"，是由于皮肤、黏膜小血管反应性扩张及渗透性增加而产生的一种局限性水肿反应。

## 【病因】

多数病人找不到确切原因，尤其是慢性荨麻疹。目前认为以下因素与发病有关。

**1. 食物**　主要包括动物性蛋白（如鱼虾、蟹贝、肉类、牛奶和蛋类等）、植物性食品（如蕈类、草莓、可可、蓄茄和大蒜等）及某些食物调味品和添加剂。

**2. 药物**　许多药物通过引起机体变态反应而导致本病，如青霉素、血清制剂、各种疫苗、呋喃唑酮和磺胺等；有些药物可为组胺释放物，如阿司匹林、吗啡、阿托品等。

**3. 感染**　各种病毒感染（如病毒性上呼吸道感染、肝炎、柯萨奇病毒感染等）、细菌感染（如金黄色葡萄球菌及链球菌引起的败血症、扁桃体炎、慢性中耳炎、鼻窦炎等）、真菌感染和寄生虫感染均可能引起荨麻疹。

**4. 物理因素**　各种物理性因素（如冷、热、日光、摩擦及压力等）均可引起某些病人发病。

**5. 动物及植物因素**　如动物皮毛、昆虫毒素、蛇毒、海蜇毒素、荨麻及花粉等。

**6. 精神因素**　精神紧张可通过引起乙酰胆碱释放而致病。

**7. 内脏和全身性疾病**　风湿热、类风湿关节炎、系统性红斑狼疮、恶性肿瘤、代谢障碍、内分泌紊乱等疾病均可成为荨麻疹尤其是慢性荨麻疹的病因。

## 【发病机制】

一般可分为变态反应与非变态反应两类。

**1. 变态反应性**　多数为 Ⅰ 型变态反应，少数为 Ⅱ 型或 Ⅲ 型变态反应。Ⅰ 型变态反应引起肥大细胞或嗜碱性粒细胞脱颗粒，释放一系列生物活性介质（组胺、缓激肽、花生四烯酸代谢产物），引起小血管扩张、通透性增加，平滑肌收缩和腺体分泌增加等，从而产生皮肤、黏膜、呼吸道和消化道等一系列局部或全身性过敏反应症状。Ⅱ 型变态反应性荨麻疹多见于输血反应。Ⅲ 型变态反应引起的荨麻疹见于血清病及荨麻疹性血管炎。

**2. 非变态反应性**　某些食物、药物、各种动物毒素及物理、机械性刺激可直接刺激肥大细胞释放组胺，导致荨麻疹。

## 【临床表现】

根据病程可分为急性和慢性荨麻疹。

**1. 急性荨麻疹**　起病常较急，病人常突然自觉皮肤瘙痒，很快于瘙痒部位出现大小不等的红色风团（图 55-6），呈圆形、椭圆形或不规则形，开始孤立或散在，逐渐扩大并融合成片；微血管内血清渗出急剧时，压迫管壁，风团可呈苍白色，皮肤凹凸不平，呈橘皮样。数小时内水肿减轻，风团变为红斑并逐渐消失，持续时间一般不超过 24 小时，但新风团可此起彼伏，不断发生。病情严重者可伴有心慌、烦躁、恶心、呕吐甚至血压降低等过敏性休克样症状，胃肠道黏膜受累时可出现恶心、呕吐、腹痛和腹泻等，累及喉头、支气管时，出现呼吸困难甚至窒息，感染引起者可出现寒战、高热、脉速等全身中毒症状。

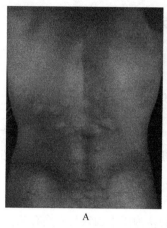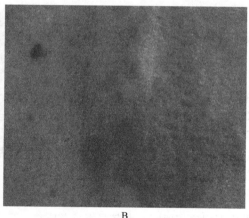

图 55-6　急性荨麻疹

A. 风团；B. 橘皮样表现

**2. 慢性荨麻疹**　皮损反复发作超过 6 周以上者称为慢性荨麻疹。全身症状一般较急性者轻，风团时多时少，反复发生，常达数月或数年之久；部分病人皮损发作时间有一定规律。

**3. 特殊类型的荨麻疹**

（1）皮肤划痕症：亦称人工荨麻疹。用手搔抓或用钝器划过皮肤后，沿划痕发生条状隆起，伴瘙痒，不久即消退。可单独发生或与荨麻疹伴发。

（2）寒冷性荨麻疹：可分为两种。一种为家族性，为常染色体显性遗传，罕见，于出生后不久或早年发病，终身反复不止。另一种为获得性，较常见。接触冷风、冷水或冷物后，暴露或接触冷物部位可产生风团或斑状水肿。重者可有手麻、唇麻、胸闷、心悸、腹痛、腹泻、晕厥甚至休克等。有时进食冷饮可引起口腔和喉头水肿。被动转移试验可阳性，可能与 IgE 有关。冰块可在局部诱发风团。寒冷性荨麻疹可为某些疾病的症状之一，如冷球蛋白血症、阵发性类血红蛋白尿症、冷纤维蛋白原血症、冷溶血症等。

（3）胆碱能性荨麻疹：多见于青年，由于运动、受热、情绪紧张、进食热饮或乙醇饮料使躯体深部温度上升，促使乙醇胆碱作用于肥大细胞而发生。风团在受刺激后数分钟即出现，直径为 2～3mm，周围有直径 1～2cm 红晕。常散发于躯干上部和上肢，互不融合，可于 0.5～1 小时内消退，自觉剧痒。有时仅有剧痒而无皮疹。偶伴发乙醇胆碱的全身反应，如流涎、头痛、脉缓、瞳孔缩小及痉挛性腹痛、腹泻及哮鸣音。头晕严重者可致晕厥。病程一般经数年后可渐趋好转。以 1∶5000 乙醇胆碱做皮试或划痕试验，可在注射处出现风团，周围出现星状小风团。

（4）日光性荨麻疹：较少见，由中波及长波紫外线或可见光引起，以波长 300nm 左右的紫外线最敏感。对 280～320nm 紫外线过敏者，被动转移试验可呈阳性。风团发生于暴露部位的皮肤，有痒和针刺感，有时透过玻璃的日光亦可诱发。严重时有全身反应如畏寒、乏力、晕厥、痉挛性腹痛等。

（5）压迫性荨麻疹：皮肤受压后 4～6 小时，局部发生肿胀，累及真皮及皮下组织，持续 8～12 小时消退。常见于行走后的足底部和受压迫后的臀部皮肤。机制不明，可能与皮肤划痕症相似。

（6）血管性水肿：一种发生于皮下组织较疏松部位或黏膜的局限性水肿，分获得性及遗传性两种，后者罕见。获得性血管性水肿，常伴其他遗传过敏性疾病。主要发生于组织疏松的部位，如眼睑、口唇、外生殖器、手、足等处。多为单发，偶发于两处以上。损害为突然发生的局限性肿胀，累及皮下组织，边界不清。肤色正常或淡红，表面光亮，触之有弹性感。持续 1~3 日可渐行消退，亦可在同一部位反复发作。发生于喉黏膜者，可引起呼吸困难，甚至导致窒息死亡。

**【辅助检查】**

实验室检查：可行特殊变应原检测寻找可能的发病原因。

**【处理原则】**

去除病因，抗过敏和对症治疗。

**1. 局部治疗** 夏季可选止痒液、炉甘石洗剂等，冬季则选有止痒作用的乳剂。

**2. 全身治疗**

（1）急性荨麻疹：可选用第一代或第二代抗组胺药、维生素 C 及钙剂等；伴腹痛者可给予解痉药物（如溴丙胺太林、山莨菪碱、阿托品等）；脓毒血症或败血症引起者应立即使用抗生素控制感染，并处理感染病灶。

病情严重、伴有休克、喉头水肿及呼吸困难者，应立即抢救。方法：①0.1%肾上腺素 0.5~1ml 皮下注射或肌内注射，10~15 分钟后可重复应用；②地塞米松 5~10mg 肌内注射或静脉滴注，然后可将氢化可的松 200~400mg 加入 5%~10%葡萄糖溶液 500~1000ml 内静脉滴注；③上述处理后收缩压仍低于 80mmHg 时，可给升压药（如多巴胺、间羟胺）；④给予吸氧，支气管痉挛严重时可静脉注射氨茶碱，喉头水肿呼吸受阻时可行气管切开；⑤心搏呼吸骤停时，应进行心肺复苏术。

（2）慢性荨麻疹：以抗组胺药为主，给药时间应根据风团发生的时间进行调整，如晨起较多则应临睡前给予稍大剂量，如临睡时多则晚饭后给予稍大剂量；风团控制后宜继续用药并逐渐减量；一种抗组胺药无效时，可 2~3 种联用或交替使用；顽固性荨麻疹单用 $H_1$ 受体拮抗剂疗效不佳者，可联用 $H_2$ 受体拮抗剂，还可酌情选用利血平、氨茶碱、氯喹、雷公藤等口服。

**【护理】**

**（一）护理评估**

**1. 健康史** 评估病人的职业、工作环境、个人嗜好。评估有无荨麻疹的诱因，如进食鱼、虾、蟹等食物，使用青霉素、血清制剂、磺胺类及阿司匹林等药物，存在感染，吸入过致敏物质，如花粉、动物皮屑、羽毛、灰尘或尘螨等。

**2. 身体状况** 评估病人体表是否有风团，其部位、大小、颜色，皮损持续时间，皮损消失后是否留有痕迹，是否伴有剧烈瘙痒。评估病人有无发热、恶心、呕吐、呼吸困难、发绀、心率加快或血压下降等。

**3. 心理-社会状况** 本病发生较急；病情严重者呼吸困难甚至窒息，病人无心理准备，且本病引起的剧烈瘙痒使病人极其痛苦，了解病人紧张、焦急和恐惧的程度。了解病人及家属对本病的认知程度，社会、家庭对病人的关心程度、支持度。

**（二）常见护理诊断/问题**

**1. 睡眠型态紊乱** 与瘙痒有关。

**2. 气体交换受阻** 与喉头黏膜水肿有关。

**3. 潜在并发症** 过敏性休克。

**4. 知识缺乏** 缺乏有关疾病的诱发因素及防治知识。

**（三）护理目标**

1. 瘙痒缓解或消失，睡眠改善。

2. 喉头黏膜水肿解除，气道通畅。

3. 并发症得到有效预防或被及时发现和处理。

4. 病人能够了解疾病相关的预防和护理知识。

### （四）护理措施

**1. 对症护理**　急性荨麻疹根据医嘱选抗组胺药；腹泻者给予解痉药；病情严重伴休克、喉头水肿及呼吸困难者应立即使其平卧，解开衣领，保持呼吸道通畅、吸氧，按医嘱皮下注射肾上腺素，静脉滴注地塞米松针和维生素 C 粉针等药物。

**2. 皮损护理**

（1）指导病人正确使用外用药。

（2）避免各种外界刺激如搔抓、烫洗，剪短指甲、婴儿可戴手套。保持床单干净，内衣应全棉、柔软、宽松。

**3. 病情观察**

（1）对严重性荨麻疹的病人，应监测生命体征，一旦发现呼吸或血压异常，应立即报告医生，同时安慰病人，以缓解其紧张情绪。

（2）观察皮损变化，注意皮损的部位、颜色、范围等情况。

（3）有无伴随症状，如手麻、唇麻、胸闷、心悸、腹痛、腹泻、高热等。

（4）药物疗效及副作用：用药后皮损消退情况，抗组胺药不良反应如疲乏、头晕、嗜睡、口干、便秘等。

**4. 饮食指导**　嘱病人停止食用可疑的致敏食物；饮食宜清淡，多饮水，促使致敏物排泄。忌食鱼、虾、蟹、辣椒、酒、咖啡、浓茶等。

### （五）护理评价

**1.** 病人瘙痒是否缓解或消失。

**2.** 病人呼吸道是否通畅，有无呼吸困难的表现。

**3.** 病人并发症是否得到及时、正确地处理。

**4.** 病人能否复述与疾病相关的防治知识。

### 【健康指导】

**1.** 指导病人注意发病方式、时间及与饮食等各方面的关系，以利于发现和避开致病的各种因素。

**2.** 避免食用致敏的食物及药物。

**3.** 积极治疗体内感染病灶。

**4.** 服用抗组胺类药物期间应避免从事高空及驾驶等工作，以免发生意外。

**5.** 养成良好的生活习惯，保持健康的心理状态。

**6.** 患病后立即就诊，以免发生过敏性休克而危及生命。

（陈少秀）

# 第五十六章　动物性皮肤病病人的护理

【学习目标】

**识记**　①疥疮、虱病的概念；②疥疮和蜂蝎螫伤及虱病的临床表现。

**理解**　①虱病的种类；②蜂蝎螫伤、疥疮和虱病的处理原则。

**运用**　运用护理程序对动物性皮肤病病人实施整体护理。

## 第一节　疥　　疮

> **案例 56-1**
>
> 　　患者，男性，18 岁，学生，因腹部、会阴、手腕、指尖皮疹伴瘙痒 10 天就诊。患者 10 天前手部开始出现红色皮疹，伴有皮肤瘙痒，夜间为甚。此后手腕、腹部、外生殖器、大腿相继出现类似皮疹，外用"皮炎平"和"达克宁"霜无效，同学有类似病史。
>
> 　　体格检查：T 36.8℃，P 76 次/分，R 18 次/分，BP 124/76mmHg。双腕屈侧、手指、指缝、腋窝、腹部、腹股沟、大腿内侧见散在米粒至黄豆大小的红色丘疹、丘疱疹、水疱、脓疱，指缝可见隧道，龟头、包皮、阴囊有十余个黄豆大小的红色结节。实验室检查：指缝皮损刮片镜检显示疥螨和虫卵。
>
> **问题：**
>
> 　　1. 此患者首先考虑的诊断是什么？其处理原则有哪些？
>
> 　　2. 请为本病例患者制订护理计划。

　　疥疮（scabies）是由疥螨（sarcoptes scabiei）寄生于人体表皮引起的一种接触性传染性皮肤病，易在集体宿舍和家庭中流行。

【病因】

　　疥螨俗称疥虫，分为动物性疥螨和人型疥螨，主要由人型疥螨引起，通过直接接触（如身体接触、握手等）或间接接触被污染的被褥、洗澡用具、衣物等传染。

【发病机制】

　　疥螨在皮肤角质层内掘凿隧道引起机械性刺激、分泌毒液及排泄物刺激皮肤引起变态反应及雌疥螨滞留在皮肤角质层内产卵后死亡引起异物反应均可导致皮肤剧烈瘙痒。

【临床表现】

　　**1. 好发部位**　好发于皮肤薄嫩部位，如指缝、腕部、肘窝、乳房下、脐周、下腹部、股内侧和外生殖器等。婴幼儿任何部位均可受累。

　　**2. 症状**　自觉瘙痒剧烈，尤以遇热及夜间为甚，常常影响睡眠。经久不愈者常因搔抓而出现湿疹样变和继发性感染。

　　**3. 皮损特点**　皮损为散在米粒大小的丘疹、丘疱疹和灰白色或浅灰色线状隧道，丘疹为正常肤色或浅红色，严重者其顶端可出现脓疱，皮损多对称；男性病人可在阴囊、阴茎、龟头等部位出现直径 3～5mm 的疥疮结节（图 56-1）。

　　**4. 病程**　本病多发于冬季，病程长短不一，有的可迁延数月。

【处理原则】

　　外用药物治疗为主。

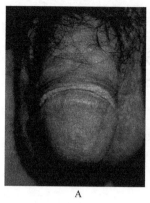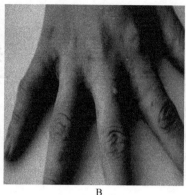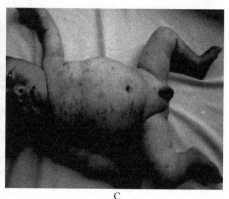

图 56-1　不同部位的疥疮

A. 外生殖器；B. 指缝；C. 婴幼儿全身多处

**1. 局部治疗**　可用 10% 硫黄软膏（婴幼儿用 5%）、5% 三氯苯醚菊酯霜、10%～25% 苯甲酸苄酯乳膏、1% γ-666 霜等洗澡后除头面部外涂抹全身，不要遗漏皮肤皱褶部位、肛门周围和指甲的边缘，用药期间不洗澡、不更衣，以保持药效。一次治疗未愈者，需间隔 1～2 周后重复使用。疥疮结节可外用糖皮质激素或焦油凝胶，或结节内注射泼尼松龙混悬液，也可液氮冷冻或手术切除结节。

**2. 全身治疗**　如外用药无效、大范围流行或继发化脓性感染应同时抗感染治疗；瘙痒严重者可于睡前口服镇静止痒药。伊维菌素（ivermectin）是一种口服的半合成大环内酯药物，国外报道治疗疥疮安全有效。

【护理】

（一）护理评估

**1. 健康史**　评估个人卫生状况、生活环境，密切生活者是否发生过疥疮；是否与疥疮病人共用生活用品；是否饲养宠物及宠物患病情况。

**2. 身体状况**　评估皮肤薄嫩部位是否出现丘疹、丘疱疹和浅灰色线状隧道、抓痕等；局部有无继发感染或并发淋巴结炎；夜间皮损瘙痒有无影响睡眠。辅助检查：采用针挑法或刮片法可检出疥螨或疥螨残体及疥虫卵。

**3. 心理-社会状况**　评估病人是否因为剧烈的瘙痒及疾病的传染性而产生烦躁、焦虑情绪，是否配合治疗。注意家庭其他成员或舍友对病人生活和情绪的影响。

（二）常见护理诊断/问题

**1. 睡眠型态紊乱**　与夜间皮肤剧烈瘙痒有关。

**2. 焦虑**　与疾病反复发作、剧烈瘙痒、担心传染他人及疾病预后有关。

**3. 有感染的危险**　与皮肤完整性受损有关。

**4. 有传染的危险**　与疾病具有传染性有关。

（三）护理目标

**1.** 病人皮损瘙痒不适减轻，睡眠良好。

**2.** 病人情绪稳定，积极配合治疗。

**3.** 病人未发生感染或发生感染后得到及时处理。

**4.** 病人皮肤中的疥螨未传染至他人。

（四）护理措施

**1. 一般护理**

（1）接触性隔离：置病人住单间或同病种住一室。接触病人要穿隔离衣、戴手套。接触疥疮病人后，用肥皂或硫黄皂洗手，以免传染。

（2）做好个人卫生，病人穿过的衣服、被褥等应煮沸消毒或在阳光下暴晒，以杀灭疥虫和虫卵。未治愈前应避免和别人身体密切接触以免传染给他人。家中及集体宿舍中的病人应同时治疗，以免反复相互传染。

（3）穿着宽松柔软的棉质内衣裤。

（4）皮肤瘙痒时，不可用力搔抓，采取有效的应对方法，如聊天、看书报、电视等，分散注意力，避免因搔抓破溃引起继发感染。

（5）向病人讲解疥疮的发病原因及治疗过程，告知晚间皮损瘙痒是本病特征之一，以减轻病人焦虑，促进睡眠。

**2. 用药护理**

（1）1% γ-666 霜有较高杀螨作用，但该药容易被吸收，对婴儿和儿童有神经毒性，孕妇和哺乳妇女慎用。成人用量不可超过 30g，12～24 小时后温水洗去。

（2）搽药前先用温水洗澡，搽药时先将好发部位及损害密集处搽药一次，稍微用力揉搽以利于药物吸收，然后应从颈部（婴儿包括头面）到足涂抹全身，不要遗漏皮肤皱褶处、肛门周围和指甲的边缘。

（3）用药期间不洗澡、不更衣，以保持药效。

（4）因疥卵发育为成虫需要 1 周的时间，故治愈后观察 1 周，未出现新的皮疹才为治愈。用药 2 周后发现新皮疹者需要重复 1 个疗程。

**3. 饮食护理** 忌辛辣刺激性食物及酒类，多食蔬菜、水果，多饮水。

**4. 心理护理** 向病人讲解疥疮的发病原因及治疗过程，告知晚间皮损瘙痒是本病特征之一，以减轻病人焦虑，促进睡眠。指导病人家庭其他成员或舍友给予心理支持。

**（五）护理评价**

**1.** 病人瘙痒不适有无减轻，皮肤有无抓伤，睡眠是否改善。

**2.** 病人焦虑程度有无减轻，能否配合治疗。

**3.** 病人是否发生感染或感染后及时得到控制。

**4.** 病人皮肤中的疥螨有否传染至他人。

**【健康教育】**

**1.** 注意个人卫生，勤洗澡更衣。经常洗晒被褥，一般在 50℃ 水中浸泡 10 分钟即可达到杀虫目的；不宜烫洗者，应放置于阳光下暴晒 1～2 日。

**2.** 自觉遵守公共场所规定，不去公共泳池，以免传染他人。

**3.** 患病期间禁止性生活，以防传染。

**4.** 家庭或集体宿舍中的疥疮病人同时治疗；人与动物的疥虫可以互相传染，家里如有宠物发病，及时治疗；做好隔离措施，防止传染源扩散传播。

# 第二节 虫咬伤和虫螫伤

**案例 56-2**

患者，男性，6 岁，因手部红肿、刺痛伴有烧灼感 1 小时就诊。患者 1 小时前在摘花时不慎被一飞虫螫伤，随后出现手部刺痛伴有烧灼感，局部红肿。

体格检查：T 37.1℃，P 96 次/分，R 22 次/分，BP 91/66mmHg，手部红肿处的中央有一瘀点，周围红肿，可见水疱、大疱。无发热、头痛、头晕、恶心、呕吐等症状。

**问题：**

此患者首先考虑的诊断是什么？处理原则是什么？

本组疾病多为蚊、蠓、蜂、蝎等咬螫引起。

【病因】

**1. 蚊** 有刺吸型口器，雌蚊吸血时以口刺器刺入皮肤吸血同时分泌唾液，后者所含的抗凝物质防止血液凝固并可使局部皮肤过敏。

**2. 蠓** 比蚊小，呈黑褐色，夏秋季节最常见，成群飞舞于草丛、树林及农舍附近。

**3. 蜂** 常见螫人的蜂类有蜜蜂、黄蜂、胡蜂、蚁蜂、细腰蜂和丸蜂等，蜂尾均有毒刺与体内的毒腺相通，蜂螫人时毒刺刺入皮肤并将毒汁注入皮肤内，多数蜂毒汁为酸性，主要成分为蚁酸、盐酸、正磷酸，而胡蜂毒汁为碱性，含有组胺、5-羟色胺、缓激肽、磷脂酶A、透明质酸酶、神经毒等物质。

**4. 蝎** 尾部最后一节是锐利的弯钩，即刺螫器，与腹部毒腺相通。螫人时将强酸性毒液注入皮肤内。毒液中含神经性毒素、溶血毒素、抗凝素等，可引起皮炎或全身中毒症状。

【临床表现】

**1. 蚊、蠓叮咬** 表现因人而异，叮咬处出现针尖至针帽大小的红斑疹或瘀点（图56-2），毫无自觉症状；也可表现为水肿性红斑、丘疹、风团，自觉瘙痒。婴幼儿面部、手背或阴茎等部位被蚊虫叮咬后常出现血管性水肿。

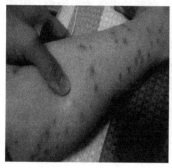 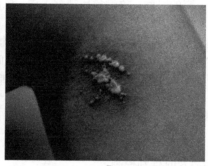 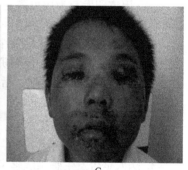

图 56-2 不同虫所致的皮炎

A. 蠓虫皮炎；B. 隐翅虫皮炎；C. 毛虫皮炎

**2. 蜂螫伤** 螫伤后立即有刺痛和灼痒感，很快局部出现红肿，中央有一瘀点，可出现水疱、大疱（图56-3），眼周或口唇被螫则出现高度水肿。严重者除局部症状外还可出现畏寒、发热、头痛、头晕、恶心、呕吐、心悸、烦躁等全身症状或抽搐、肺水肿、昏迷、休克甚至死亡。螫伤后7～14天可发生血清病样迟发超敏反应，出现发热、荨麻疹、关节痛等表现。毒蜂螫伤者还可发生急性肾衰竭和肝损害等。

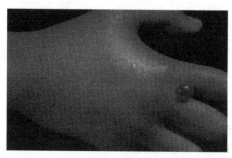

图 56-3 蜂螫伤

**3. 蝎螫伤** 螫伤后局部立即产生剧烈疼痛，并出现明显的水肿性红斑、水疱或瘀斑、坏死（图56-4），甚至引起淋巴管炎或淋巴结炎，这是溶血性毒素所致。病人往往伴有不同程度的全身症状如头痛、头晕、恶心、呕吐、流泪、流涎、心悸、嗜睡、大汗淋漓、喉头水肿、血压下降、精神错乱甚至呼吸麻痹导致死亡，这是神经性毒素作用于中枢神经系统和血管系统引起。幼儿如被野生蝎螫伤可在数小时内死亡。

**【处理原则】**

1. 蚊虫叮咬可外用 1%薄荷或炉甘石洗剂、樟脑搽剂，瘙痒明显可口服抗组胺药。

2. 蜂螫伤后应首先检查是否有毒刺残留在皮肤内，若有则用镊子拔出，再用吸引器将毒汁吸出，用水冲洗，随后局部外用 10%氨水或 5%～10%碳酸氢钠溶液冷湿敷，胡蜂螫伤后应用弱酸性溶液外敷，再酌情口服或肌内注射抗组胺药。过敏性休克者应积极抗休克治疗，出现肌肉痉挛者可用10%葡萄糖酸钙 10ml 加入 25%～50%葡萄糖液 20ml 内，缓慢静脉注射，可静脉滴注以促进毒物排泄，同时应注意维持水、电解质和酸碱平衡。

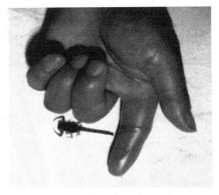

图 56-4　蝎螫伤

3. 蝎螫伤后应立即用止血带扎紧被螫部位的近心端或放置冰袋并尽量将毒汁吸出，用肥皂水、稀氨水冲洗，再用碳酸氢钠溶液冷湿敷以中和酸性毒汁；疼痛剧烈时可取 1%盐酸吐根碱水溶液 3ml，加 2%利多卡因在螫伤部位的近心端及伤口周围做皮下注射，可迅速止痛消肿；全身症状明显时可用抗组胺药、糖皮质激素等，并及时抢救。

**【护理】**

**（一）护理评估**

**1. 健康史**　询问病人有无外出接触花草、树叶，有无虫咬伤和虫螫伤，手部的皮肤状况等。

**2. 身体状况**　观察局部的皮肤状况，局部有无出现刺痛和烧灼感，局部有无红肿，局部中央有无瘀点，有无水疱、大疱，有无畏寒、发热、头痛、头晕、恶心、呕吐、心悸、烦躁等全身症状或抽搐。

**3. 心理-社会状况**　注意观察病人及陪护人员的情绪变化，是否担心疾病的发展，对疾病知识的知晓程度。

**（二）常见护理诊断/问题**

**1. 舒适度改变**　与皮肤上的虫咬损害及虫毒汁刺激有关。

**2. 皮肤完整性受损**　与皮肤上的虫咬害有关。

**3. 潜在并发症**　感染。

**（三）护理目标**

1. 病人皮损瘙痒、疼痛等不适感减轻。

2. 病人皮肤维持完整性，未发生感染。

**（四）护理措施**

**1. 局部处理**　大多数昆虫咬伤仅引起轻度肿痛，用清水或肥皂水清洗伤口，纱布覆盖即可。肿胀明显者冷敷可减少肿胀、痒感等不适。伤口如有毒刺，用尖头镊子或尖针、刀片等小心从皮肤外的毒囊前顺势向后将毒刺挑出再行创面处理。

**2. 皮肤护理**　嘱病人避免搔抓、热水烫洗等不良刺激，注意观察皮损变化及对药物的反应。

**（五）护理评价**

1. 瘙痒不适或疼痛有无减轻，皮肤有无抓伤。

2. 并发症有无发生，或并发症有无得到及时发现和处理。

**【健康教育】**

1. 注意环境卫生，吃剩的食物勿乱丢弃，消除蚊虫滋生地、蝎栖居地，必要时选用对人体无害的杀虫喷雾喷晒。

**2.** 夜间睡眠时关好门窗或挂好蚊帐，防止昆虫飞入叮咬。

**3.** 户外活动时加强防护，外出前皮肤上可涂抹外用驱蚊药，尽量避免穿花色或鲜亮的衣服，勿擦香水、发胶。发现周围有蜂围绕时，切忌跑、动、打，先静止不动再慢慢退回，等蜂飞回去时赶快撤离。如遇蜂群，保持冷静，慢慢移动，避免拍打或快速移动。如无法逃离，就地趴下并用手抱住头部加以保护。野外林区工作人员除做好防护工作外，还应随身携带急救药品。

# 第三节 虱 病

> **案例 56-3**
>
> 　　患者，男性，34 岁，职员，因发现阴毛区有小虫伴瘙痒 5 天就诊。5 天前自觉阴毛区瘙痒，抓后起红疹，并发现阴毛上有褐色小虫。
>
> 　　体格检查：T 36.8℃，P 82 次/分，R 18 次/分，BP 130/76mmHg。阴毛区有散在的红斑、丘疹和血痂，阴毛上可见淡褐色卵、成虫。实验室检查：取阴毛和虫体镜下观察，可见典型虱卵和阴虱。
>
> **问题：**
>
> 　　此患者首先考虑的诊断是什么？

　　虱病（pediculosis）指虱寄生于人体，反复叮咬吸血引起的传染性皮肤病。本病可通过人与人之间直接传播（阴虱为性传播疾病），亦可通过被褥、衣服等物品间接传播。

## 【病因】

　　虱是体外寄生虫，能引起皮肤病的主要为人虱，有刺吸型口器，以吸血为食。根据寄生部位的特异性可将虱分为头虱、体虱和阴虱，分别寄居在头皮、内衣和阴毛等处。

## 【发病机制】

　　虱喜夜间或人静时吸血，通过刺吸型口器刺入真皮，吸取组织液和血液，在吸血的同时释放唾液中的毒汁，其毒汁和排泄物均可引起皮肤炎症。虱叮咬还可传播斑疹伤寒、回归热等传染病，虱病可通过直接或间接接触传染。

## 【临床表现】

　　虱发病的部位不同，临床表现不尽相同。

　　**1. 头虱** 多累及儿童。头虱寄生于头部，在毛根之间的头皮上可见成虫，发干上常能看到针头大小的白色虱卵。虱叮咬的皮肤出现丘疹、瘀点，病人自觉头皮瘙痒，常因剧烈搔抓头皮出现渗出、血痂或继发感染，甚至形成疖或脓肿，局部淋巴结肿大。久病者头发干燥、无光泽。

　　**2. 体虱** 寄生于人体的贴身内衣尤其是裤裆、衣缝、被褥缝及皱褶处。皮肤被叮咬后出现红斑、丘疹或风团，中央有一出血点，常因搔抓而出现抓痕、血痂、皮肤苔藓化、色素沉着或继发感染。

　　**3. 阴虱** 寄生于阴毛，偶见腋毛或眉毛，可通过性接触传播。叮咬引起剧烈瘙痒，夜晚为甚，搔抓后出现抓痕、血痂或发生毛囊炎，部分病人外阴散在分布直径为 0.5cm 左右的青蓝色瘀斑，内裤上常可见到污褐色血迹。阴虱位于毛发底部，虱卵紧贴毛干，而虱粪（呈铁锈色斑点）位于皮肤和毛发上（图 56-5）。

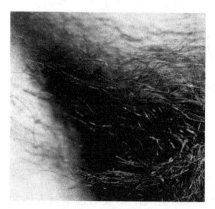

图 56-5　阴虱

## 【处理原则】

保持清洁卫生，外用药物覆盖杀灭虫卵。

**1. 头虱**　应用 50%百部酊、1%升汞酊或 25%的苯甲酸苄酯乳膏外用于头发、头皮，并用毛巾包扎，每晚 1 次，连用 3 日，第 4 日用温肥皂水洗头，并用篦子去除死亡的成虫和虫卵。

**2. 体虱**　将污染衣物、寝具煮沸或 65℃烘烤 30 分钟杀虫。

**3. 阴虱**　剃除阴毛，外用 50%百部酊或 25%的苯甲酸苄酯乳剂，性伴侣应同时治疗。

## 【护理】

### （一）护理评估

**1. 健康史**　询问病人或家属有无近期发生此种疾病，评估个人的卫生状况。

**2. 身体状况**　皮损处有无出现丘疹、瘀点、红斑、风团，有无瘙痒，有无抓痕。

**3. 心理–社会状况**　评估病人是否因瘙痒及疾病的传染性而产生烦躁、焦虑情绪。注意家庭其他成员对病人生活和情绪的影响。

### （二）常见护理诊断/问题

**1. 舒适度改变**　与皮肤上的虱引起皮肤瘙痒有关。

**2. 皮肤完整性受损**　与搔抓皮肤破溃有关。

**3. 焦虑**　与疾病反复发作及担心传染他人有关。

**4. 潜在并发症**　感染。

### （三）护理目标

1. 病人的瘙痒不适减轻。

2. 病人的皮肤维持完整性，未发生感染。

3. 病人的情绪稳定，能积极配合治疗。

4. 未传染给他人。

### （四）护理措施

**1. 皮肤护理**　头虱病人尽量将头发剪短，男性最好将头发剪掉并焚烧，保持头部清洁。阴虱病人注意保护尿道和创面，如尿道口排脓，应用无菌棉团保护，防止脓汁污染内裤；有溃疡面的病人用无菌纱布包扎，病变部位遵医嘱用生理盐水或 1∶1000 依沙吖啶清洗，预防感染。

**2. 心理护理**　注意保护病人个人隐私及维护其自尊心，使其保持乐观、自信的心态，积极配合治疗。

### （五）护理评价

1. 瘙痒不适有无减轻，皮肤有无抓伤。

2. 焦虑程度有无减轻。

3. 有无传染给他人。

4. 并发症有无发生，或并发症有无得到及时发现和处理。

## 【健康教育】

1. 做好个人卫生，勤换衣洗澡，最好是淋浴或擦浴。

2. 积极宣传本病的防治常识，督促与病人密切接触者定时检查和治疗。

3. 保持生殖器清洁干燥，避免不洁性交，防止阴虱传播。

（崔秀梅）

# 第五十七章　红斑鳞屑性皮肤病病人的护理

【学习目标】

识记　①银屑病、薄膜现象、同形反应的定义；②寻常型银屑病病人的临床表现及护理措施。

理解　银屑病的处理原则、外用药物作用机制。

运用　运用护理程序对银屑病病人实施整体护理。

---

**案例 57-1**

患者，男性，30 岁，全身反复出现皮疹 4 年。主诉：近 2 日皮疹在四肢和骶尾部较多，瘙痒加重，影响睡眠，在反复搔抓或摩擦后，局部皮损或受刺激的地方发生新的皮疹。有银屑病家族史，父亲曾患过此病。

查体：T 36.6℃，P 96 次/分，R 20 次/分，BP 120/80mmHg，一般情况尚好，躯干及四肢散在新皮损不断出现，为圆形胡豆或胡桃大小界线清楚的红色斑丘疹，上面覆盖有白色小片鳞屑，除去鳞屑，基底部潮红，有少许出血点伴渗出。

**问题：**

1. 何谓同形反应？如何预防？

2. 银屑病患者外用激素药物后是否需减量？

---

银屑病（psoriasis），俗称牛皮癣，是一种常见的免疫相关的慢性复发性炎症性皮肤病，特征性皮损为覆盖有多层银白色鳞屑的红色丘疹或斑块，局限或广泛分布。多发生于青壮年，多数病人冬季复发或加重，夏季缓解或减轻。

银屑病的发病率与种族、地理位置和环境等因素有关。欧美等国家的发病率为 1%～3%，我国发病率较低，但由于人口基数大，我国银屑病病人达数百万，北方多于南方。

## 【病因】

银屑病的病因尚不清楚，目前认为银屑病是免疫介导的多基因遗传性皮肤病，在遗传因素与多种环境因素相互作用下，导致疾病的发生与发展。

**1. 遗传因素**　HLA 分析、流行病学资料和全基因组关联研究都支持银屑病具有遗传倾向。约 20% 的银屑病病人有家族史，且有家族史者发病时间早于无家族史者；父母一方患有银屑病时，子女的发病率在 16% 左右；父母双方同患银屑病时，子女的发病率达 50%。

**2. 环境因素**　最易诱发或加重银屑病的因素是感染、应激事件、精神过度紧张、外伤、手术、妊娠、吸烟和某些药物作用等。其中感染一直是备受关注的主要因素，如银屑病发病前常有咽部急性链球菌感染病史，HIV 感染可加重银屑病。

**3. 免疫因素**　寻常型银屑病的皮损处淋巴细胞、单核细胞浸润明显，尤其是 T 淋巴细胞和树突状细胞在表皮或真皮浸润为银屑病的重要病理特征，表明免疫系统参与该病的发生和发展。

## 【病理生理】

银屑病病理生理的重要特点是表皮基底层角质形成细胞增殖加速，表皮更替时间缩短。因此，寻常型银屑病表现为角化过度伴角化不全，角化不全区可见 Munro 微脓肿，颗粒层明显减少或消失，棘层增厚，表皮突向下延伸呈钉突状；真皮乳头顶部呈杵状，其上方棘层变薄，毛细血管扩张充血，周围可见淋巴细胞、中性粒细胞等浸润。红皮病型银屑病的病理变化主要为真皮浅层血管扩张，充血更明显。脓疱型银屑病表现为 Kogoj 微脓肿。

【临床表现】

根据银屑病的临床表现特点，可分为寻常型、关节病型、脓疱型和红皮病型，其中寻常型银屑病占 99%，其他类型多是由于寻常型银屑病在治疗过程中外用刺激性药物及在使用糖皮质激素、免疫抑制剂过程中突然停药诱发导致。

**1. 寻常型银屑病**　初起时皮损表现为红色丘疹或斑丘疹，逐渐扩展成为界线清楚的红色斑块，可呈点滴状（图 57-1）、斑块状（图 57-2）、钱币状（图 57-3）等多种形态，上面覆厚层银白色鳞屑，若刮除最上层银白色鳞屑，可观察到鳞屑呈层状，就像在刮蜡滴一样（蜡滴现象），鳞屑去除后局部可见淡红色发光半透明薄膜（薄膜现象），剥去薄膜可见点状出血（Auspitz 征）。病人多自觉不同程度的瘙痒。皮损可发生于全身各处，但是以四肢背侧（特别是肘部、膝部）和骶尾部最为常见，常呈对称性。

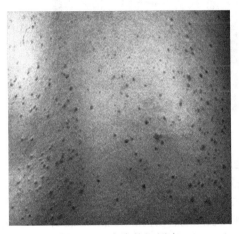

图 57-1　点滴状银屑病

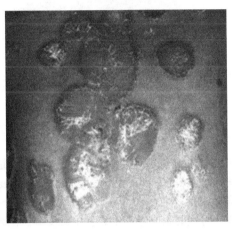

图 57-2　斑块状银屑病

寻常型银屑病根据病情发展可分为三期：①进行期，旧皮损没消退，新皮损不断出现，皮损浸润炎症明显，周围可见红晕，鳞屑层较厚，针刺、手术、搔抓等损伤可导致受损部位出现典型的银屑病皮损，称为同形反应（isomorphism）；②静止期，皮损稳定，无新皮损出现，炎症减轻，鳞屑较多；③退行期，皮损缩小或变平，炎症基本消退，遗留色素减退或色素沉着斑。

**2. 关节病型银屑病**　除皮损外可出现关节病变，后者通常与皮损同时出现或先后出现。任何关节均可受累[包括肘、膝大关节，指（趾）小关节，脊椎及骶髂关节]，表现为关节肿胀和疼痛，活动受限，严重时出现关节畸形，呈进行性发展，类似类风湿关节炎，但类风湿因子常呈阴性。X 线示软骨消失、骨质疏松、关节腔狭窄伴不同程度的关节侵蚀和软组织肿胀。病程慢性。

**3. 红皮病型银屑病**　表现为全身皮肤弥漫性潮红、浸润肿胀并伴有大量糠状鳞屑（图 57-4），其间可有片状正常皮肤（皮岛），可伴有全身症状如发热、浅表淋巴结

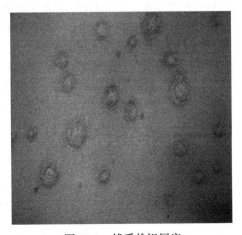

图 57-3　钱币状银屑病

肿大等。病程较长，消退后可出现皮损，易复发。

**4. 脓疱型银屑病** 分为泛发性和局限性两种类型。

（1）泛发性脓疱型银屑病：常急性发病，在原皮损或正常皮肤上出现针尖至粟粒大小、淡黄色或黄白色的浅在性无菌性小脓疱（图 57-5），密集分布，可融合形成片状甚至迅速发展至全身，伴有肿胀和疼痛感。常出现寒战、高热等全身症状，多呈弛张热型。病人可有沟状舌，指（趾）甲肥厚混浊。一般 1～2 周后脓疱干燥结痂，病情自然缓解，但可反复周期性发作；也可因继发感染，全身衰竭而死亡。

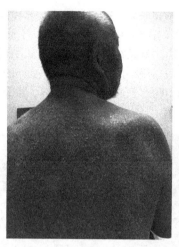
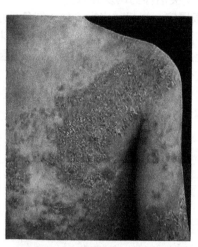

图 57-4　红皮病型银屑病　　　图 57-5　脓疱型银屑病

（2）局限性脓疱型银屑病：掌（跖）脓疱病是局限性脓疱型银屑病的一种，皮损局限于手掌及足跖，呈对称分布，掌部好发于大小鱼际，可扩展到掌心、手背及手指，跖部好发于跖中部及内侧。皮损表现为成批发生在红斑基础上的小脓疱，1～2 周后脓疱破裂、结痂、脱屑，新脓疱又可在鳞屑下出现，时轻时重，经久不愈。甲常受累，出现点状凹陷、横沟、纵嵴、甲混浊、甲剥离及甲下积脓等；连续性肢端皮炎是局限性脓疱型银屑病中的一种罕见类型，临床可见银屑病发生在指端，有时可发生在脚趾。脓疱消退后可见鳞屑和痂，甲板也可有脓疱，而且可能会脱落。

**【处理原则】**

银屑病的治疗不仅局限于皮肤，还应关注已经存在的并发症。治疗中禁用刺激性强的外用药及可导致严重不良反应的药物，以免使病情加重或向其他类型转化。局限性脓疱型银屑病以外用药物治疗为主，重度银屑病病人单一疗法效果不明显时，应给予联合、替换或序贯治疗，处理原则为正规、安全、个体化。

**1. 局部治疗** ①糖皮质激素霜剂或软膏：有明显疗效，主要用于顽固性皮损，要注意局部不良反应，大面积长期应用强效或超强效制剂可引起全身不良反应，停药后可诱发脓疱型银屑病或红皮病型银屑病；②维 A 酸软膏：常用浓度为 0.025%～0.1%，其中他扎罗汀凝胶治疗斑块型银屑病疗效较好；③维生素 $D_3$ 衍生物：卡泊三醇可显著调节角质形成细胞的增殖，对轻、中度银屑病有效，不宜用于面部及皮肤皱褶处。

**2. 全身治疗** ①免疫抑制剂：适用于关节病型、红皮病型、脓疱型银屑病及泛发性寻常型银屑病，如甲氨蝶呤；②维 A 酸类：适用各种类型银屑病，如阿维 A 酯；③糖皮质激素：主要用于红皮病型银屑病、急性关节病型银屑病和泛发性脓疱型银屑病等，与免疫抑制剂、维 A 酸类联用可减少剂量；④抗生素：主要用于感染明显或泛发性脓疱型银屑病，如克林霉素、头孢类抗生素等；⑤靶向免疫调节剂：主要针对 T 细胞和细胞因子两个靶点，包括阿法西普、依那西普等；⑥中药根据中医辨证，给予清热凉血、活血化瘀的中药制剂。

**3. 物理治疗** 光化学疗法（PUVA）、UVB 光疗、308nm 准分子激光可用于银屑病的物理治疗；也可酌情使用水浴、矿泉浴、焦油浴、中药浴等浴疗。

## 【护理】

### （一）护理评估

**1. 健康史** ①一般情况：评估病人年龄、病程长短，起病缓急、程度及持续时间，有无不良生活习惯如吸烟、酗酒，有无感染、精神紧张、外伤、手术、妊娠等应激事件，药物治疗情况及用药后的效果；②家族史：有无遗传因素影响，家族中有无银屑病病人；③既往史：既往有无其他系统疾病及皮肤病史、药物过敏史。

**2. 身体状况** ①主要症状：评估红斑、鳞屑的皮损特点、分布范围及其演变过程；有无皮损瘙痒、发热、关节肿胀、疼痛、淋巴结肿大等伴随症状及饮食睡眠情况；②组织病理：寻常型银屑病表皮明显增厚伴角化不全，角质层内或下见 Munro 微脓肿，脓疱型银屑病会出现 Kogoj 微脓肿；③皮肤专科检查：皮损分布的部位、范围，判断病人有无蜡滴现象、薄膜现象和同形反应等；④辅助检查：实验室检查、超声检查、心电及 CT 的检查结果。

**3. 心理-社会状况** 因银屑病病因不明，而且病程长，一般不能彻底根治，易于复发，给病人的生活、工作、社交等方面造成巨大影响，常出现焦虑、恐惧、悲观、失望、自卑、愤怒等负性情绪，因此要注意病人的情绪变化，注意家庭其他成员对病人生活和情绪的影响；还要关注病人的经济情况，协助医生选择合适的治疗方案。

### （二）常见护理诊断/问题

**1. 皮肤完整性受损** 与搔抓皮损部位导致鳞屑脱落出现皮肤破损有关。

**2. 睡眠型态紊乱** 与银屑病导致局部皮损痛痒影响睡眠有关。

**3. 舒适度改变** 与银屑病导致皮肤出现鳞屑性红斑、痛痒有关。

**4. 有感染的危险** 与皮损部位鳞屑脱落容易感染细菌有关。

**5. 自我形象紊乱** 与皮损在暴露部位影响外观有关。

**6. 焦虑** 与皮损反复发作或治疗效果不佳有关。

**7. 知识缺乏** 缺乏银屑病相关疾病知识。

### （三）护理目标

1. 病人受损皮肤得到保护并及时修复。

2. 病人夜间睡眠时间延长，睡眠质量好，醒后精神好，无疲乏感。

3. 病人主诉痛痒感减轻。

4. 病人皮损部位未发生感染。

5. 病人心态平稳，能正确面对自身形象的改变。

6. 病人情绪稳定，焦虑减轻。

7. 病人能说出本病的基本知识、治疗方法及注意事项，主动配合治疗。

### （四）护理措施

**1. 一般护理** ①保持室内空气新鲜，及时清扫皮屑；②保持床铺清洁平整，穿宽松全棉内衣，增加舒适感，避免机械性摩擦；③剪短指甲，避免搔抓，如瘙痒剧烈，用指腹轻轻按压皮肤，必要时夜间戴手套，避免抓破皮肤引起继发感染；④头部皮损较重者建议病人剃掉头发，以便外用药物的涂抹。

**2. 饮食护理** 忌烟酒、浓茶、咖啡和辛辣刺激性食物，多食蔬菜、水果。

**3. 用药护理** ①急性期不宜使用刺激性药物，如必须使用，用药前经小片皮肤试用，确认无刺激症状后方可使用。寻常型银屑病病人使用外用药前，先用温水洗澡除去皮损处沉积的药膏和鳞屑、软化皮损以利于药物吸收。②注意观察用药后的反应，用糖皮质激素霜剂或软膏治疗时，要注意局部有无不良反应，大面积长期应用强效或超强效制剂可引起全身不良反应。③向病人讲解正确涂药的方法及注意事项，角质促成剂或剥脱剂及维 A 酸类不宜用于面部及皮肤皱褶处，卡泊三醇每次治疗不宜超过体表面积的 40%。④药浴过程中多巡视、观察病人，发现不良反应立即停止治疗，严格消毒浴盆，防止交叉感染。

**3. 生活护理**　关注病人的个人卫生，为病人提供舒适的环境，协助病人翻身及日常生活料理，保持室内清洁，注意空气流通。

**4. 心理护理**　与病人建立友善的关系，鼓励病人充分表达内心感受并提出问题，引导和安慰病人积极治疗；同时规劝家属要理解、同情、关心病人，禁止在病人面前讲刺激性语言；向病人详细讲解银屑病的知识，目前治疗中存在的问题及注意事项等，让病人能正确认识疾病的发生，放弃要求根治、乱求医的错误思想；告知病人和家属该病无传染性，无须与亲人隔离，减轻病人心理压力。

### （五）护理评价

**1.** 病人受损皮肤得到保护。

**2.** 病人睡眠改善。

**3.** 病人瘙痒感减轻。

**4.** 病人能正确面对自身形象的改变。

**5.** 病人皮损未发生感染。

**6.** 病人焦虑减轻或消除。

**7.** 病人能复述本病的基本知识、治疗方法、注意事项等。

【健康教育】

**1.** 溶血性链球菌感染是本病常见的诱发因素，积极治疗体内感染病灶，预防上呼吸道感染、扁桃体发炎等。

**2.** 指导病人规律生活，保持乐观情绪；避免过度紧张、疲劳、熬夜。戒烟酒，合理饮食，给予低脂、高热量、高蛋白质、高维生素饮食，忌食海鲜、辛辣刺激性食物。

**3.** 本病不具有传染性，告知病人及家属不必过度紧张，正确对待疾病，积极治疗。

**4.** 嘱病人切不可盲目追求彻底治疗而采用可导致严重不良反应的药物（如系统使用糖皮质激素、免疫抑制剂等），以免使病情加重或向其他类型转化。

（林　英）

# 第五十八章　大疱性皮肤病病人的护理

【学习目标】

**识记**　①大疱性皮肤病、天疱疮的概念；②天疱疮常见的护理诊断/问题和相应护理措施。

**理解**　天疱疮的临床分型、相应临床表现、处理原则和常用外用药物的使用方法。

**运用**　运用相关知识指导天疱疮病人进行局部护理和用药护理。

大疱性皮肤病（bullous dermatosis）是指一组发生在皮肤黏膜以大疱为基本皮损的皮肤病，如天疱疮、类天疱疮等，均为自身免疫性疾病。

## 第一节　天　疱　疮

**案例 58-1**

患者，女性，48 岁，因口腔糜烂 6 个月，躯干松弛性水疱伴轻度疼痛 1 个月就诊。患者 6 个月前无明显诱因出现口腔糜烂，并逐渐增多、增大，糜烂面难愈合，自觉疼痛。1 个月前在胸、背、颈、腋窝、左上肢等处出现薄壁水疱和大疱，糜烂面不易愈合，伴有轻度疼痛。家族成员无类似病史。

体格检查：T 36.8℃，P 67 次/分，R 18 次/，BP 118/76mmHg。颊黏膜有蚕豆大小的糜烂面，上覆灰白色膜。颈、胸、背、腋窝、左上肢有散在的松弛性水疱、大疱和脓疱，疱壁薄、易破，糜烂面渗液较多，部分上覆黄褐色油腻性结痂，尼氏征阳性。

**问题：**

1. 此患者首先考虑的诊断是什么？其处理原则有哪些？

2. 请为本病例患者制订护理计划。

天疱疮（pemphigus）是一组累及皮肤黏膜，出现疱壁薄、松弛易破的大疱为主要特征的大疱性皮肤病，组织病理为棘层松解所致的表皮内水疱，免疫病理显示角质形成细胞间 IgG、IgA、IgM 或 C3 网状沉积，血清中存在针对桥粒成分的天疱疮抗体。

【病因】

病因未明。天疱疮是表皮细胞间抗体介导的自身免疫性大疱性皮肤病。根据病因和临床特点，天疱疮可分为寻常型、落叶型、增殖型、红斑型和特殊类型。各型天疱疮性病人血液循环中均存在抗角质形成细胞间物质抗体（也称天疱疮抗体），且滴度与病情活动程度平行，其中寻常型天疱疮的抗原主要是桥粒芯糖蛋白Ⅲ，落叶型天疱疮的抗原主要为桥粒芯蛋白Ⅰ。天疱疮抗体与天疱疮抗原结合后，通过细胞信号转导途径激活一系列蛋白水解酶，导致细胞间连接结构水解，从而引起表皮棘层细胞互相分离、棘层松解及表皮内水疱形成。

【病理生理】

天疱疮基本病理变化为棘层松解、表皮内裂隙和水疱，疱腔内有棘层松解细胞，后者较正常棘细胞大，圆形，胞质呈均匀嗜碱性，核大而深染，核周有浅蓝色晕。不同类型天疱疮发生棘层松解的部位不同，寻常型天疱疮的病变位于基底层上方，疱底有一层呈"墓碑"状的基底细胞；增殖型天疱疮病变部位与寻常型相同，但晚期有明显棘层肥厚和乳头瘤样或疣状增生；落叶型和红斑型天疱疮的病变位于棘层上部或颗粒层，颗粒层内可见角化不良细胞；疱疹样天疱疮的病变位于棘层中部，疱内有嗜酸粒细胞或中性粒细胞。

【临床表现】

**1. 寻常型天疱疮**　最常见，多累及中年人，儿童罕见。好发于口腔、胸、背、头颈部，重者泛发全身。约 60% 的病人以口腔黏膜损害为首发表现，表现为颊、腭黏膜边界不清、形状不规则的糜烂面，上覆灰白色膜，愈合缓慢，常伴有疼痛。4～6 个月后出现皮肤损害。典型皮损为外观正常皮肤上发生的水疱或大疱（图 58-1），或在红斑基础上出现浆液性大疱，疱壁薄而松弛，尼氏征阳性，易破溃形成糜烂面，渗液较多，上覆黄褐色油腻性结痂，可不断向周围扩展。常伴有疼痛，瘙痒罕见，继发感染伴有难闻臭味。皮损愈合后遗留色素沉着，一般不形成瘢痕。预后差，死亡原因多为长期、大剂量应用糖皮质激素等免疫抑制剂后引起的感染等并发症及多器官功能衰竭，也可因病情持续发展导致大量体液丢失、低蛋白血症、恶病质而危及生命。

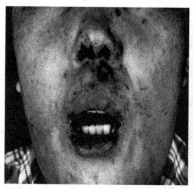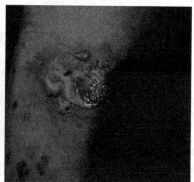

图 58-1　寻常型天疱疮

**2. 增殖型天疱疮**　是寻常型天疱疮的良性型，较少见。多累及免疫力较低的年轻人。好发于腋窝、乳房下、腹股沟、外阴、肛门周围、鼻唇沟及四肢等部位。皮损最初为薄壁水疱，尼氏征阳性，破溃后在糜烂面上逐渐出现乳头状的肉芽增殖（图 58-2），边缘常有新生水疱，使皮损面积逐渐扩大；皱褶部位易继发细菌及念珠菌感染，常有臭味；陈旧的皮损表面略干燥，呈乳头瘤状。病程慢性，预后较好。

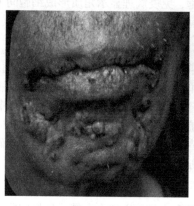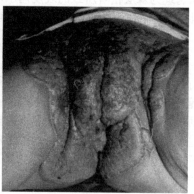

图 58-2　增殖型天疱疮

**3. 落叶型天疱疮**　多累及中老年人。好发于头面及胸背上部，口腔黏膜受累少见。水疱常发生于红斑基础上，尼氏征阳性，疱壁更薄，易破裂，在浅表糜烂面上覆有黄褐色、油腻性、疏松的剥脱表皮、痂和鳞屑，如落叶状（图 58-3），痂下分泌物被细菌分解可产生臭味。

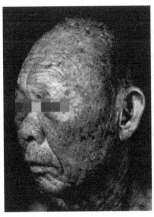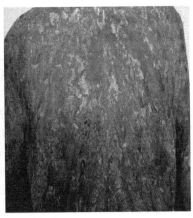

图 58-3　落叶型天疱疮

**4. 红斑型天疱疮**　是落叶型天疱疮的良性型。好发于头面及胸背上部。早期皮损类似红斑狼疮的蝶形红斑，水疱常不明显，后于红斑基础上出现散在、大小不等的浅表性水疱，尼氏征阳性，壁薄易破，形成轻度渗出、鳞屑和结痂（图 58-4）。本型病情发展缓慢，水疱时愈时发，日晒加重，偶可转化为落叶型天疱疮。

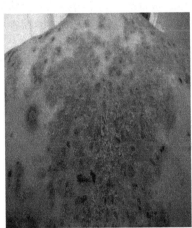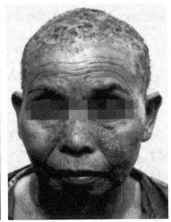

图 58-4　红斑型天疱疮

**5. 特殊类型天疱疮**　药物诱导性天疱疮多在用药数月后发生，易由含有硫氢基团的药物诱发；副肿瘤性天疱疮多来源于淋巴系统的肿瘤，对糖皮质激素反应性较差；IgA 型天疱疮多见于中老年女性，好发于皮肤皱褶部位，皮损为红斑基础上的瘙痒性水疱或脓疱，尼氏征多阴性，棘细胞间沉积的免疫球蛋白和外周血检测到的抗表皮棘细胞间物质抗体类型均为 IgA 型；疱疹样天疱疮好发于中老年人，常于躯干及四肢近端发生环形或多环形红斑，边缘略隆起，表面可出现紧张性水疱或丘疱疹，尼氏征阴性，瘙痒明显。

**【处理原则】**

本病的处理原则为控制新皮损的发生，防止继发病变。治疗关键在于准确应用糖皮质激素、免疫抑制剂等，防止并发症发生。

**1. 局部治疗**　对皮损广泛者给予暴露疗法，用 1∶8000 高锰酸钾溶液或 1∶1000 苯扎溴铵清洗创面。用油纱布遮盖糜烂面或用抗生素软膏涂于消毒纱布遮盖。感染性皮损选用有效的抗生素软膏，疼痛明显的无感染皮损外用糖皮质激素软膏，口腔黏膜皮损用 10%甘草水或朵贝液漱口，外涂 2.5%金霉素甘油或碘甘油。

**2. 全身治疗** ①糖皮质激素：为首选药物，宜及早应用，用药原则是初始足量、逐渐减量、长期维持。常用泼尼松口服或甲基泼尼松龙、地塞米松等静脉滴注，用量与给药方法应根据皮损确定，一般寻常型、增殖型用量较大，而落叶型、红斑型用量较小。②免疫抑制剂：常作为糖皮质激素的联合用药，亦可单独应用于病情较重或激素抵抗病人。酌情选用硫唑嘌呤、环磷酰胺、甲氨蝶呤、环孢素等，也可用雷公藤多苷。③对大剂量激素治疗及与免疫抑制剂联合治疗不能控制病情者，考虑应用大剂量丙种球蛋白或采用血浆置换疗法。④抗感染药物：天疱疮并发细菌、真菌感染相当常见，也是天疱疮病人主要的死亡原因之一，必须密切观察，及时选用足量有效的抗生素和抗真菌药。

**3. 支持疗法** 给予高蛋白质、高维生素饮食，维持水、电解质平衡。全身衰竭者可少量多次应用血清白蛋白、血浆或全血。

## 【护理】

### （一）护理评估

**1. 健康史** 评估疾病相关因素：是否与使用某些药物，如青霉胺、保泰松、利福平等诱发有关。

**2. 身体状况** ①皮肤与黏膜受损情况：评估损害发生部位、特点、面积、程度，有无感染。②评估疼痛程度、特点、时间，是否影响病人睡眠、进食等。③全身症状：评估糜烂面是否有大量渗出，是否出现蛋白质丢失，水、电解质紊乱或继发感染。寻常型天疱疮中损害广泛的严重病例可因上述情况导致病人死亡。

**3. 心理–社会状况** 评估病人是否由于皮肤损害的泛发、疼痛、病情的反复等，出现焦虑、恐惧、抑郁、绝望等不良心理，以及家庭其他成员对病人的支持程度。

### （二）常见护理诊断/问题

**1. 局部黏膜受损** 与疾病导致口腔、眼、外生殖器等黏膜受损害有关。

**2. 急性疼痛** 与大面积糜烂面或继发感染有关。

**3. 有感染的危险** 与皮肤产生大量糜烂面和服用糖皮质激素类药物有关。

**4. 焦虑** 与疾病反复发作、治疗效果欠佳有关。

### （三）护理目标

**1.** 病人皮损逐渐愈合。

**2.** 病人疼痛减轻或消失。

**3.** 病人未合并感染，或感染得到及时发现和处理。

**4.** 病人情绪稳定，能积极配合治疗

### （四）护理措施

**1. 创面护理** ①眼部护理：角膜受损时用眼药水清洁眼部，用眼药膏涂眼睑防粘连，周围有糜烂面的外用 1∶2000 的黄连素液纱布外贴，周围涂抗生素软膏。②口腔黏膜护理：做好口腔护理，根据分泌物培养结果合理选用漱口液。③头部护理：结痂较厚者用液状石蜡或红霉素软膏外涂，痂皮变软后慢慢清除，渗出明显者加强局部清洁换药，避免头部皮损受压。④外阴部护理：大面积皮损有渗出时每日换药，腹股沟处糜烂面换药后暴露在空气中，小面积无渗出者勤清洁外阴分泌物。内裤宜宽松，以减少摩擦。可使用支被架保护创面、减少摩擦。⑤换药时创面纱布需充分浸湿后方可揭下，以减少出血和疼痛。

**2. 预防感染** 病人免疫力低下，皮肤、黏膜破溃，易发生细菌或真菌感染，严格执行消毒隔离制度：①病室定时开窗通风、保证阳光充足、温湿度适宜。②病人所用床单、被服须经高压蒸汽灭菌，保持干燥整洁无皱褶。③保持创面清洁，及时更换被分泌物浸湿的纱布，同时注意无菌操作。

换药后及时更换床单及衣物，用物严格消毒，血压计、听诊器、体温计专人专用并消毒；④严格控制探视人员，避免交叉感染。

**3. 用药护理**　①认真观察并指导病人认识激素的副作用，如出现高血压、糖尿病、电解质紊乱、消化道出血等不良反应，及时对症治疗和护理；②应用环孢素等免疫抑制剂时，注意观察有无高血压、肾功能损伤和高血钾等不良反应的发生。

**4. 疼痛护理**　①天疱疮病人大疱破溃造成浅表溃烂或溃疡易使病人出现疼痛甚至影响夜间睡眠，应按医嘱定时给予止痛药物；②对耐受力差的病人换药前外喷局麻药以减轻换药时的疼痛。

**5. 基础护理**　①重症病人因皮损面积大，换药时间长，注意保暖，保护裸露面。②躯体活动受限者，协助生活所需，加强皮肤护理，保持皮肤清洁，勤翻身，防止压疮发生。

**6. 饮食护理**　①给予高蛋白质、高维生素、低盐饮食，保持水和电解质平衡，记录出入水量。②吞咽困难者，食用易消化流质或半流质，温度适宜，避免过热或过冷以减少对口腔黏膜刺激，无法进食者加用肠外营养，补充能量合剂。

**7. 心理护理**　多与病人及家属交流，讲解有关疾病知识，及时给予安慰鼓励，使他们积极应对，以最佳的心理状态配合治疗和护理工作。

### （五）护理评价

**1.** 病人的黏膜受损是否得到完整性恢复。

**2.** 病人的疼痛有无减轻或消失。

**3.** 病人是否情绪稳定，对治疗充满信心。

**4.** 病人是否出现感染症状体征或感染已得到控制。

### 【健康教育】

**1.** 讲解本病基本知识，增加营养，提高机体抵抗力。对重症不能进食者，补充能量合剂。

**2.** 避免着凉、感冒，远离有呼吸道传染疾病的病人，注意皮肤及用物清洁，穿着宽松棉质内衣裤，避免日晒，外出时用太阳伞、帽子、穿长衣裤等。

**3.** 做好出院指导，按医嘱用药，注意药物副作用，不可擅自减药、停药，以免复发。

**4.** 定期门诊复查。

# 第二节　大疱性类天疱疮

大疱性类天疱疮（bullous pemphigoid，BP）是一种好发于中老年人的自身免疫性表皮下大疱病。主要特征是疱壁厚、紧张不易破的大疱，组织病理为表皮下大疱，免疫病理显示基底膜带 IgG 和（或）C3 沉积，血清中存在针对基底膜带成分的自身抗体。

### 【病因】

病因未明，遗传基因在大疱性类天疱疮发病中起何种作用尚无定论。药物诱发大疱性类天疱疮已有较多证据，最多见的是呋塞米，其次是青霉胺、青霉素及其衍生物等。多数病人血清中存在抗基底膜带成分的自身抗体，免疫电镜显示这种抗体结合在基底膜带的透明层，因此本病可能为一种自身免疫病。

### 【发病机制】

研究发现BP循环抗体的靶抗原是位于半桥粒上的大疱性类天疱疮抗原1（BPAG1，又称BP230）和大疱性类天疱疮抗原 2（BPAG2，又称 BP180），前者为胞质内蛋白，为大疱性类天疱疮常见抗原，80%～90%病人的血清能与其发生反应；后者为跨膜蛋白，将兔特异性抗鼠 BP180 胞外非胶原样特定区域（NC16A）的抗体注射给 BALB/C 小鼠已成功复制出类似于人类 BP 水疱形成的动物模型。本病可能是由于基底膜带透明层部位的抗原抗体反应，在补体的参与下趋化白细胞并释放酶，导致表皮下水疱形成。

【临床表现】

本病多累及 50 岁以上的中老年人。好发于躯干、四肢伸侧、腋窝和腹股沟。10%～35%的病人累及口腔黏膜，出现水疱或糜烂。典型皮损为外观正常皮肤或红斑基础上发生的呈半球状的紧张性水疱或大疱，直径1～2cm，内含浆液，少数可呈血性，尼氏征阴性，疱壁较厚不易破（图 58-5），破溃后糜烂面常覆以痂皮或血痂，可有不同程度瘙痒；少数病人开始表现为非特异性皮损（如风团样、湿疹皮炎样或水肿性红斑）。本病进展缓慢，如不予治疗，数月至数年后可自发性消退或加重，但预后好于天疱疮；死亡原因多为机体消耗性衰竭和长期、大剂量应用糖皮质激素等免疫抑制剂后引起的感染、多器官功能衰竭等并发症。

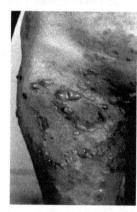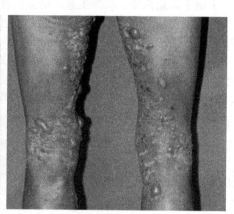

图 58-5　大疱性类天疱疮

【辅助检查】

**1. 免疫荧光**　直接免疫荧光显示基底膜带 IgG 和（或）C3 沉积，偶见 IgM、IgA 沉积。盐裂皮肤间接免疫荧光显示 IgG 型基底膜带自身抗体结合表皮侧。

**2. 免疫电镜**　电镜下可见水疱发生在基底膜带的胞膜层或透明层。

**3. 实验室检查**　通过 ELISA 可检测到病人血清中的特异性 BP180 和 BP230 抗体。

【处理原则】

本病处理原则为控制新皮损的发生和严重瘙痒等症状，防止过大的紧张性水疱和糜烂面造成的继发病变。治疗关键在于糖皮质激素、免疫抑制剂的合理使用。

**1. 一般治疗**　加强支持疗法，应给予高蛋白质、高维生素饮食，必要时少量多次给予全血、血浆或白蛋白，预防和纠正低蛋白血症。

**2. 局部护理**　对大疱可在疱底部用灭菌刀剪将疱划破或用注射器将疱液抽出，保留疱壁，否则张力过大且难以自行吸收。

**3. 药物治疗**

（1）糖皮质激素：一般用中等量的泼尼松 0.5～1.0mg/（kg·d）即可，病情控制后可逐渐减量至维持量（5mg/d），剂量小于 30mg/d 时可予清晨顿服；少数重症病人也可大剂量应用糖皮质激素，方法及用量可参照天疱疮。

（2）免疫抑制剂：单独应用有效，但多与糖皮质激素联用，也可用雷公藤多苷。

（3）其他：氨苯砜（50～300mg/d，口服）单用或与糖皮质激素联用；四环素 1.5～2.0g/d 或米诺环素 0.1g/d 单用或与烟酰胺 150～200mg/d 联用有一定疗效；对伴有感染者应及时选用抗生素。

【常见护理诊断/问题】

**1. 瘙痒**　与大疱性类天疱疮有关。

**2. 焦虑**　与病程迁延、缺乏治疗信心有关。

**3. 有感染的危险**　与水疱破裂或因瘙痒搔抓有关。

【护理措施】

**1. 饮食**　给予高蛋白质、高维生素饮食，忌烟酒，保持大便通畅。

**2. 休息**　皮损广泛者卧床休息，保持环境安静。症状较轻者适当活动，保持充足睡眠。

**3. 皮损护理**　直径>1cm 的大疱，应无菌抽吸，否则张力过大，难以自行吸收；注意创面清洁，用 1∶8000 高锰酸钾溶液清洗，每天一次；外用药物常选用氯强油，每日 3～4 次，每次涂药前注意清除坏死痂皮。

**4. 皮肤护理**　避免摩擦、搔抓、肥皂、热水烫洗。内衣应全棉、宽松、柔软。衣服、被单污染后及时更换，保持皮肤清洁，床铺平整，无渣屑。

**5. 病情观察**　观察药物的疗效和副作用；观察有无新发皮损；观察有无继发感染。

**6. 心理护理**　告诉病人本病与自身免疫功能有关，病程较长，保持心情舒畅，避免焦虑可缩短病程，减少复发。

【健康教育】

按医嘱正确、规律服用糖皮质激素；加强营养，适当锻炼，增强机体免疫力；定期复诊。

（崔秀梅）

# 第五十九章 皮肤附属器疾病病人的护理

【学习目标】

识记 ①痤疮的定义；②痤疮、脂溢性皮炎病人的护理诊断和相应护理措施。

理解 ①痤疮、脂溢性皮炎、斑秃的临床表现及处理原则；②痤疮严重程度的分类。

运用 运用护理程序对皮肤附属器疾病病人实施整体护理。

# 第一节 痤 疮

案例 59-1

患者，男性，26 岁，因面部无诱因出现面部粉刺、丘疹、丘脓疱疹及囊肿 3 个月就诊。

查体：T 36.9℃，P 82 次/分，R 22 次/分，BP 127/80mmHg。面颊部及前额部可见群集的粉刺丘疹，右颊部可见 2 个蚕豆大小的囊肿，有波动感，有触痛。

问题：

1. 此患者首先考虑的诊断是什么？其处理原则有哪些？

2. 如何指导患者进行日常皮肤护理。

痤疮（acne），俗称青春痘，是一种毛囊皮脂腺的慢性炎症性皮肤病，好发于颜面、胸背等皮脂溢出部位，临床表现以粉刺、丘疹、脓疱、结节、囊肿、瘢痕为特征，易反复发作。各年龄段人群均可患病，但以青少年发病率为高，具有一定的毁容性。

【病因】

痤疮发病原因比较复杂，主要与雄激素、皮脂分泌增多、毛囊皮脂腺导管异常角化、痤疮丙酸杆菌感染等因素有关。部分病人的发生还与遗传、免疫、使用化妆品、饮食刺激和内分泌紊乱等因素有关，表现在痤疮的家族性聚集、暴发性痤疮或与月经周期相关的痤疮发作等。

【发病机制】

皮脂腺主要受雄激素调控，青春发育后，人体内雄激素特别是睾酮的水平迅速升高，促进皮脂腺发育并产生大量皮脂。皮脂为毛囊内正常寄生菌如痤疮丙酸杆菌（*Propionibacterium acnes*，PA）、卵圆形马拉色菌、表皮葡萄球菌等的生长提供物质基础。痤疮丙酸杆菌可水解皮脂中三酰甘油产生游离脂肪酸，并可产生一些低分子多肽。游离脂肪酸可刺激毛囊壁引起炎症，同时可刺激毛囊皮脂腺导管上皮增生及角化过度，使皮脂分泌受阻、排泄不畅淤积而产生粉刺。游离脂肪酸和这些低分子多肽可趋化中性粒细胞等炎症细胞，后者产生的水解酶可使毛囊壁损伤甚至破裂，毛囊内容物溢入真皮进一步加重炎症反应，出现从炎性丘疹到囊肿的一系列皮损变化。

【临床表现】

痤疮多发生于 15～30 岁的青年男女。皮损好发于面颊、额部，其次是胸部、背部及肩部，为多型性皮损，初起为毛囊性的圆锥形丘疹，包括皮脂瘀积于皮脂腺开口处形成白头粉刺或黑头粉刺（图 59-1）；可逐渐发展为炎性丘疹，顶端可有小脓疱（图 59-2）；严重时可发展为大小不等的暗红色结节或囊肿（图 59-3），破溃后可形成窦道和瘢痕。对称分布，常伴有皮脂溢出。一般无自觉症状，炎症明显时可有疼痛。病情迁延，易反复发作。多数至青春期后逐渐缓解，少数至中年期方愈，可遗留色素沉着和瘢痕。除寻常性痤疮外，还有一些特殊类型的痤疮，如聚合性痤疮、暴发性痤疮、药物性痤疮、婴儿痤疮、月经前痤疮等。

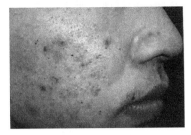
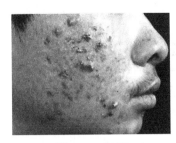
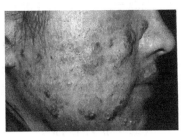

图 59-1　粉刺　　　　　　　　图 59-2　脓疱　　　　　　　　图 59-3　囊肿

临床上根据病情的严重程度，采用 Pillsbury 分类法可以将痤疮分为Ⅰ～Ⅳ度，见表 59-1。

表 59-1　痤疮严重程度的 Pillsbury 分类

| 严重程度 | 临床表现 |
| --- | --- |
| Ⅰ度（轻度） | 散发至多发的黑头或白头粉刺，可伴散在分布的炎性丘疹 |
| Ⅱ度（中度） | Ⅰ度 + 炎症性丘疹数量增加，浅在性脓疱，局限于颜面 |
| Ⅲ度（重度） | Ⅱ度 + 深在性脓疱，分布于颜面、颈和胸背部 |
| Ⅳ度（重度～集簇性） | Ⅲ度 + 结节、囊肿，伴瘢痕形成，发生于上半身 |

**【处理原则】**

抑制皮脂分泌、纠正毛囊口角化异常、杀菌、消炎及调节激素水平为本病的治疗原则。

**1. 局部治疗**　轻者仅以外用药物治疗即可：①维 A 酸类（维 A 酸乳膏、阿达帕林凝胶），从低浓度开始，用药 5～12 日后可出现轻度刺激反应（如局部潮红、脱屑、绷紧或烧灼感），但可逐渐消失。②过氧化苯甲酰，杀灭 PA 及溶解粉刺。5% 过氧化苯甲酰中加入 3% 红霉素制成凝胶可提高疗效。③抗生素类（红霉素、氯霉素等）疗效较好。④其他药物，如硫黄洗剂、硫化硒洗剂等。

**2. 全身治疗**　①抗生素：四环素类（米诺环素、多西环素等）能使皮脂中游离脂肪酸下降，并抑制 PA 和中性粒细胞趋化，也可用大环内酯类（红霉素）等。但应避免选择常用于治疗系统感染的抗生素，如左氧氟沙星等。抗生素治疗疗程通常 6～12 周。②维 A 酸类：该药物可减少皮脂分泌、控制异常角化和粉刺形成。对中重度痤疮，口服异维 A 酸是标准疗法，也是目前治疗痤疮最有效的方法。疗程以达到最小累积剂量 60mg/kg 为目标。③抗雄激素药物：如口服避孕药复方醋酸环丙孕酮片，适用于女性中、重度痤疮病人，伴有雄激素水平过高表现（如多毛、皮脂溢出等）或多囊卵巢综合征。迟发型痤疮及月经期前痤疮显著加重的女性病人也可考虑应用口服避孕药。④糖皮质激素：主要用于暴发性或聚合性痤疮，遵循短期、小剂量、与其他方法联合应用的原则。

**3. 其他治疗**　可用特制粉刺挤压器将开放性粉刺内容物挤出。清洁痤疮皮损后用药物按摩或喷雾，结合石膏和中药倒模，可达到治疗目的。联用蓝光（415nm）-红光（660nm）照射，可通过光动力学抑制痤疮丙酸杆菌及减轻炎症反应，萎缩性瘢痕可行超脉冲二氧化碳激光磨削术。

**【护理】**

**（一）护理评估**

**1. 健康史**　了解病人饮食习惯，是否大量摄入糖类和脂肪，而维生素 A、锌摄入不足；有无接触某些化学物品，如矿物油、碘、氯、溴、锂等；是否使用过某些药物如异烟肼、糖皮质激素等；病人生活习惯、皮脂分泌情况，女性病人痤疮与月经周期的关系。

**2. 身体状况** 评估病人痤疮的分级，有无白头、黑头粉刺及炎症性丘疹、脓疱、结节、瘢痕等。体液免疫中血清 IgG 水平有无增高。组织病理检查有无毛囊、皮脂腺的慢性炎症等。

**3. 心理–社会状况** 评估病人有无紧张、焦虑、烦躁、自卑、抑郁等心理。

## （二）常见护理诊断/问题

**1. 皮肤完整性受损** 与痤疮引起皮损有关。

**2. 焦虑** 与皮肤损害及担忧预后有关。

**3. 知识缺乏** 缺乏痤疮相关知识的认知。

## （三）护理目标

**1.** 病人局部皮损红、肿、热、痛等症状减轻或消失。

**2.** 病人焦虑程度减轻或消失。

**3.** 病人能阐述痤疮防治相关知识。

## （四）护理措施

**1. 一般护理** 养成规律的生活习惯，注意劳逸结合，保持心情愉快及充足睡眠。

**2. 心理护理** 发病人群多为青少年，面部为主要发病部位。向病人讲明痤疮的性质、原因及治疗的长期性，助其正确认识疾病及克服悲观失望的心理和急于求成的急躁情绪，达到最佳的身心状态。

**3. 饮食护理** 多食蔬菜、水果，多饮水。少食高脂肪、糖类和辛辣刺激性食物，忌酒，保持大便通畅。

**4. 皮肤护理** 保持面部清洁，常用温水、含硫黄或其他去脂类香皂、洗面奶洗面，减少油脂附着面部及堵塞毛孔。避免使用含油脂多的化妆品、刺激性强的肥皂；忌用皮质类固醇激素类外用药物及含砷、碘、溴剂药物，防止引起痤疮类药疹。

**5. 皮损护理**

（1）皮损以粉刺、丘疹、脓疱为主，擦 0.5%氯霉素乙醇溶液、维 A 酸软膏，每天 3 次。

（2）结节 He-Ne 激光局部照射，外用氯霉素二甲亚砜，每天 2 次。

（3）囊肿冲洗，取 5ml 注射器抽 2.5%碘伏 0.5ml 加生理盐水至 5ml，用 12～16 号针头从囊肿底部进针反复冲洗后无菌包扎。

（4）面部皮损广泛，非炎症期可采用倒膜、面膜，使理疗、按摩、药物融为一体，达到治疗和美容作用。

**6. 病情观察** 注意皮损的变化；密切观察药物的疗效和副作用，四环素类药物应观察药物反应，一旦发现光敏性皮炎应立即停用；维 A 酸胶囊，口服需 3～4 个月，应定期检查肝功能。本药有致畸作用，育龄期男女服药期间应避孕，停药后半年方可怀孕。

## （五）护理评价

**1.** 病人痤疮症状是否得到控制。

**2.** 病人焦虑程度是否得到减轻或消失。

**3.** 病人是否对痤疮相关知识有一定程度的了解。

## 【健康教育】

讲解本病防治基本知识，保持生活规律，睡眠充足，情绪稳定，避免精神紧张、焦虑；避免不正确的机械性刺激，如用手抠挤；调节胃肠功能，保持大便通畅，饮食有节制，多食蔬菜、水果，限制高糖高脂及辛辣刺激性食物；适当有氧运动，可缓解压力，改善全身血液循环；加强公众宣教，增加病人就诊率，通过正确的治疗及皮肤护理方法，可明显改善病情和减少复发，预防痤疮瘢痕等后遗症的发生。

# 第二节 脂溢性皮炎

脂溢性皮炎（seborrheic dermatitis）又称脂溢性湿疹，系发生于头面及胸背等皮脂溢出较多部位的一种慢性炎症性皮肤病。

## 【病因和发病机制】

尚未清楚。目前研究发现在遗传性皮脂溢出体质基础上继发卵圆形马拉色菌、痤疮棒状杆菌等病原生物的感染可引起皮脂成分改变（主要是游离脂肪酸增多）及感染性变态反应，导致皮肤的炎症反应。精神、饮食、B 族维生素缺乏、嗜酒等因素均可不同程度地影响本病的发生和发展。

## 【临床表现】

好发于皮脂溢出部位，以头、面、胸及背部等处多见。皮损初起为毛囊性丘疹，渐扩大融合成暗红色或黄红色斑，被覆油腻鳞屑或痂皮，可出现渗出、结痂和糜烂并呈湿疹样表现。伴有不同程度的瘙痒。严重者皮损泛发全身，皮肤呈弥漫性潮红和显著脱屑，称为脂溢性红皮病。本病慢性经过，可反复发作。

头皮损害主要有两种类型。①鳞屑型：常呈红斑或红色毛囊丘疹并有小片糠秕状脱屑，头发干燥、细软、稀疏或脱落；②结痂型：多见于肥胖者，头皮厚积片状、黏着油腻性黄色或棕色痂，痂下炎症明显，间有糜烂渗出，可累及多个皮脂溢出区。

颜面受累时常与痤疮伴发；耳部受累者可累及耳后皱襞、耳郭和外耳道，常伴有耳后皱襞处裂隙；躯干部皮损多为淡红色圆形、椭圆形斑片，境界清楚，毗邻者倾向融合形成环形、多环形或地图状等，表面覆有油腻性细碎鳞屑，有时表面可有轻度渗出；累及皱襞部（如乳房下、腋窝、外生殖器、大腿内侧、腹股沟等）者多累及肥胖中年人，皮损类似体癣，易继发念珠菌感染。

## 【处理原则】

**1. 外用药物治疗** 原则为去脂、消炎、杀菌、止痒。常用药物为含糖皮质激素的混合制剂（如复方咪康唑霜、复方益康唑霜），有少量渗出、糜烂部位可用氧化锌油或糊剂，头部皮损可用含酮康唑的香波洗头。

**2. 内用药物治疗** 可口服 B 族维生素和锌制剂；瘙痒剧烈时可用抗组胺药；四环素或红霉素口服对某些病人有效；泛发性皮损伴真菌感染时口服抗真菌药。

## 【常见护理诊断/问题】

**1. 瘙痒** 与疾病本身有关。

**2. 自我形象紊乱** 与皮损在暴露部位有关。

**3. 有感染可能** 与皮肤完整性受损有关。

## 【护理措施】

**1. 饮食** 限制多脂及多糖饮食，忌饮酒和辛辣刺激性食物，多吃水果、蔬菜，保持大便通畅。

**2. 休息** 保持生活规律，睡眠充足，注意劳逸结合，避免精神紧张。

**3. 皮肤护理** 保持皮肤清洁，避免搔抓等不良刺激。洗头勿过勤，勿用碱性强的肥皂，避免阳光暴晒。

**4. 皮损护理** 面部皮损用 3%硼酸溶液冷湿敷，外用维生素 $B_6$ 软膏；头部用 2%采乐洗头，每周 2 次，擦复方硫黄洗剂。

**5. 瘙痒护理** 瘙痒明显者，遵医嘱给抗组胺药物，口服维生素 $B_6$。

# 第三节 斑 秃

斑秃（alopecia areata）为一种突然发生的局限性斑片状脱发，可发生于身体任何部位，头发全部脱落称全秃（alopecia totalis），全身毛发均脱落称普秃（alopecia universalis）。

## 【病因】

病因尚不完全清楚，可能与遗传、情绪、应激、内分泌失调、自身免疫等因素有关。不少病人发病前有精神创伤，如长期焦虑、忧虑、悲伤、精神紧张等现象。病程中这些精神因素可使部分病人病情迅速加重。

## 【临床表现】

本病可发生于任何年龄，但以青壮年多见。皮损为突然发生的圆形或椭圆形、直径 1～10cm、数目不等、境界清楚的脱发区，皮损区皮肤光滑，无炎症、鳞屑和瘢痕（图 59-4）；进展期脱发区边缘头发松动，很容易拔出（轻拉试验阳性）；拔出的头发显微镜下观察可见毛干近端萎缩，呈上粗下细的"惊叹号"样；如皮损继续扩大、数目增多，可互相融合成不规则的斑片。多数病人发病 3～4 个月后进入恢复期，局部有毛发长出，最初为细软色浅的绒毛，逐渐增粗、变黑，最后恢复正常。约 50%病人可复发，多为早年发病、病程长、脱发区域广泛者；头皮边缘部位（特别是枕部）毛发较难再生；少数全秃和普秃病人病程可迁延多年。

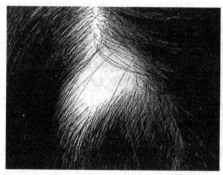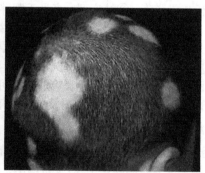

图 59-4 斑秃

## 【处理原则】

**1. 外用药物治疗** 2%～5%米诺地尔酊剂、盐酸氮芥溶液等外用 2 个月可见毛发新生；孤立性、顽固性皮损可用泼尼松龙混悬液与 1%普鲁卡因等量混合后做皮内注射。

**2. 内用药物治疗** 对迅速广泛的进展期脱发可口服中小剂量泼尼松，数周后逐渐减量并维持数月，一般 2 个月内毛发开始生长，但停药后可能复发；胱氨酸、泛酸钙、维生素 $B_6$ 等有助于生发；精神紧张、焦虑、失眠病人可给予溴剂或其他镇静剂。

## 【护理措施】

**1. 心理护理** 保持心情愉快。对秃发范围广病人，建议戴假发，以减轻心理负担。

**2. 休息** 白天适当参加娱乐活动，夜晚保证充足睡眠，不可用脑过度。

**3. 饮食** 给予高蛋白质、高维生素、低脂饮食。忌酒、辣椒、浓茶、咖啡等。多食蔬菜、水果，保持大便通畅。

**4. 皮肤护理** 皮损范围较小者，维生素 $B_{12}$ 局部注射；皮损处擦 2%～5%米诺地尔酊剂；经常用指腹叩击脱发区，以促进局部血液循环。

（吴丽娟）

# 第六十章　性传播疾病病人的护理

**【学习目标】**

**识记**　①梅毒、尖锐湿疣的定义；②潜伏梅毒、吉海反应的定义；③梅毒、尖锐湿疣的临床表现、传播途径；④梅毒病人的护理措施。

**理解**　①常用的驱梅药物使用方法及尖锐湿疣的外用药物治疗原则；②梅毒、非淋菌性尿道炎及淋病的处理原则。

**运用**　运用护理程序对性传播疾病病人实施整体护理。

## 第一节　梅　毒

**案例 60-1**

患者，女性，38 岁。"感冒"后出现全身皮疹 2 周，皮疹无瘙痒。2 个月前在右侧大阴唇处曾出现一硬结，表面有直径 1cm 的溃烂，因无疼痛和触痛故未引起重视和治疗，1 个月后溃烂自行愈合。近日皮疹逐日增多伴肛周瘙痒来院就诊。有不洁性交史，患者对自己的过错感到自卑。

查体：T 37℃，P 76 次／分，R 22 次/分，BP 120/80mmHg。心肺检查正常。躯干两侧、腹部、四肢等部位可见直径 0.5～1cm 的铜红色丘疹，表面光滑，皮疹数目较多，分布对称，肛周有多个直径 1～2cm 大小灰白色肥厚性扁平隆起，周围有铜红色浸润，双侧腹股沟淋巴结肿大，质地如橡皮样，无压痛。梅毒血清学试验阳性。

**问题：**

1. 此患者属于获得性梅毒哪一期？
2. 请为本病例患者制订护理计划。

梅毒（syphilis）是由梅毒螺旋体引起的一种慢性传染性疾病，主要通过性接触和血液传播。本病危害性极大，可侵犯全身各组织器官或通过胎盘传播引起流产、早产、死产或新生儿的垂直感染。

**【病因】**

梅毒螺旋体（treponema pallidum，TP）又称苍白螺旋体，系厌氧微生物，离开人体不易生存，煮沸、干燥、日光、肥皂水和普通消毒剂均可迅速将其杀灭，但其耐寒力强，4℃可存活3天，－78℃保存数年仍具有传染性。TP表面的黏多糖酶可能与其致病性有关。TP对皮肤、胎盘和脐带等富含黏多糖的组织有较高的亲和力，吸附上述组织细胞表面，分解黏多糖造成组织血管塌陷、血供受阻，继而导致管腔闭塞性动脉内膜炎、动脉周围炎，出现坏死、溃疡等病变。

**【病理生理】**

梅毒的病理基本改变为血管内膜炎和血管周围炎，表现为血管内皮细胞肿胀、增生，血管周围大量淋巴细胞、浆细胞浸润；三期梅毒主要为肉芽肿性损害，中央坏死，周围大量浆细胞、淋巴细胞浸润，伴有较多上皮细胞及巨细胞浸润。

**【传播途径】**

梅毒病人是梅毒的唯一传染源，病人的皮损、血液、精液、乳汁和唾液中均有 TP 存在。其常见传播途径有以下几种。

**1. 性接触传染** 95%病人通过性接触由皮肤黏膜微小破损传染。未经治疗的病人在感染后1~2年内具有强传染性，随着病期延长，传染性越来越小，感染4年以上的病人性接触传染性大幅下降。

**2. 垂直传播** 妊娠4个月后TP可通过胎盘及脐静脉由母体传染给胎儿，可引起流产、早产、死产或胎传梅毒，分娩过程中新生儿通过产道时也可于头部、肩部擦伤处发生接触性感染。

**3. 其他途径** 少数病人可经医源性途径、接吻、握手、哺乳或接触污染衣物、用具而感染。

【临床表现】

根据传播途径的不同可分为获得（后天）性梅毒和胎传（先天）性梅毒（图60-1）；根据病程的不同又可分为早期梅毒和晚期梅毒。

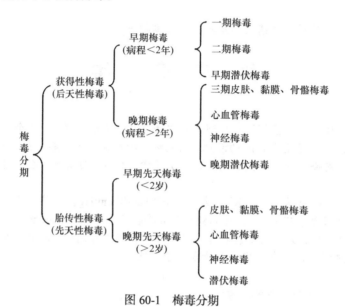

图 60-1　梅毒分期

**1. 获得性梅毒**

（1）一期梅毒：主要表现为硬下疳（chancre）和硬化性淋巴结炎，一般无全身症状。①硬下疳：为TP侵入部位的无痛性炎症反应，90%发生于外生殖器，男性多见于阴茎冠状沟、龟头，女性多见于大小阴唇和会阴部。初起为小片红斑，迅速发展为无痛性炎性丘疹，数天内丘疹扩大形成硬结，表面发生坏死形成单个直径为1~2cm、圆形或椭圆形的无痛性溃疡，境界清楚，周边水肿并隆起，基底呈肉红色，触之具有软骨样硬度，表面有浆液性分泌物（图60-2），内含大量的TP，传染性极强。②硬化性淋巴结炎：发生于硬下疳出现1~2周后。常累及单侧腹股沟或患处附近淋巴结，呈质地较硬的隆起，表面无红肿破溃，一般无疼痛，消退常需要数月。淋巴结穿刺检查可见大量的TP。

（2）二期梅毒：一期梅毒未经治疗或治疗不彻底，TP由淋巴系统进入血液循环形成菌血症播散全身，引起皮肤黏膜及系统性损害，称二期梅毒。常发生于硬下疳消退3~4周后（感染9~12周后），少数可与硬下疳同时出现。80%~95%的病人出现

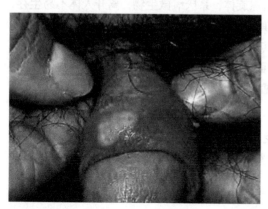

图 60-2　一期梅毒（硬下疳）

皮肤黏膜损害，表现为梅毒疹（图 60-3）、扁平湿疣（图 60-4）、梅毒性秃发和黏膜损害，也可表现为骨关节损害、眼损害、神经损害、多发性硬化性淋巴结炎及内脏梅毒等。

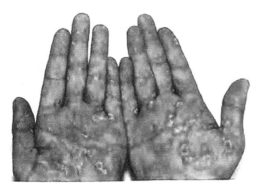

图 60-3　梅毒疹

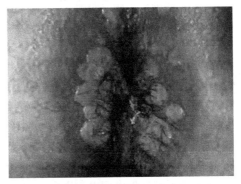

图 60-4　肛周扁平湿疣

（3）三期梅毒：早期梅毒未经治疗或治疗不充分，经过 3~4 年（最早 2 年，最晚 20 年），40%的病人发生三期梅毒。皮肤黏膜损害主要为结节性梅毒疹和梅毒性树胶肿，近关节结节少见，也可以表现为骨梅毒、眼梅毒、心血管梅毒、神经梅毒等。

**2. 先天性梅毒**　分为早期先天梅毒、晚期先天梅毒和先天潜伏梅毒，特点是不发生硬下疳，早期病变较后天性梅毒重，骨骼及感觉器官受累多而心血管受累少。

（1）早期先天梅毒：患儿常早产，发育营养差、消瘦、脱水、皮肤松弛，貌似老人，哭声低弱嘶哑，躁动不安。可见皮肤黏膜损害、梅毒性鼻炎和骨梅毒。常伴有全身淋巴结肿大、肝脾大、肾病综合征、脑膜炎、血液系统损害等表现。

（2）晚期先天梅毒：一般 5~8 岁发病，13~14 岁相继出现多种表现，以角膜炎、骨损害和神经系统损害常见，心血管梅毒罕见。包括皮肤黏膜梅毒、眼梅毒、骨梅毒、神经梅毒等。

**3. 潜伏梅毒**　凡有梅毒感染史，无临床症状或临床症状已消失，除梅毒血清学阳性外无任何阳性体征，并且脑脊液检查正常者称为潜伏梅毒，其发生与机体免疫力较强或治疗暂时抑制 TP有关。

**【辅助检查】**

可分为 TP 直接检查、梅毒血清学试验、脑脊液检查、影像学检查。

**1. TP 直接检查**　通常采用镀银染色、姬姆萨染色或免疫荧光检查等方法，适用于硬下疳或扁平湿疣者。

**2. 梅毒血清学试验**　是主要的检查方法和梅毒确诊的主要依据，分非特异性试验和特异性试验。

**3. 脑脊液检查**　主要用于神经梅毒的诊断，包括白细胞计数、蛋白质定量、性病研究室玻片试验（VDRL）和胶体金试验。由于病情活动时脑脊液白细胞计数常增高，所以脑脊液白细胞计数也可作为判断疗效的敏感指标。

**4. 影像学检查**　X 线摄片、彩超、CT、MRI 检查分别用于骨关节梅毒、心血管梅毒和神经梅毒的辅助诊断。

**【处理原则】**

**1. 常用的驱梅药物**　青霉素类为首选药物，血清浓度达到 0.03U/ml 即有杀灭 TP 的作用，但血清浓度必须稳定维持 10 天以上方可彻底清除体内的 TP。常用苄星青霉素、普鲁卡因、水剂青霉素 G，心血管梅毒不用苄星青霉素 G。近年来证实头孢曲松钠为高效的抗 TP 药物，可作为青霉素过敏者优先选择的替代治疗药物。四环素类和红霉素类疗效较青霉素差，通常作为青霉素过敏者的替代治疗药物。

**2. 治疗方案**

（1）早期梅毒：苄星青霉素 G240 万 U，分两侧臀部肌内注射，1 次/周，连续 2～3 次，青霉素过敏者可选用头孢曲松钠 1.0g/d 静脉滴注，连续 10～14 日；或连续口服四环素类药物（多西环素 200mg/d）15 天。

（2）晚期梅毒：苄星青霉素 G240 万 U，分两侧臀部肌内注射，1 次/周，连续 3～4 次。青霉素过敏者可用四环素类或大环内酯类药物 30 天。此外，心血管梅毒、神经梅毒、妊娠梅毒及先天梅毒依据病情选择相应的治疗方案。

## 【护理】

### （一）护理评估

**1. 健康史**　评估病人有无不洁性接触史；了解病人有无输血史或使用过污染的医疗器械；先天梅毒病人应了解父母患病史、生产方式等。

**2. 身体状况**　观察病情，判断所患梅毒类型、分期，有无并发症；检查皮损处尤其是硬下疳、扁平湿疣和黏膜损害的 TP，选择暗视野检查和免疫荧光染色等。此外，一般一期梅毒后期和二期梅毒时梅毒血清试验呈阳性反应，可选择非梅毒螺旋体抗原血清试验和梅毒螺旋体抗原血清试验。评估 X 线摄片、彩超、CT、MRI 检查结果。

**3. 心理–社会状况**　评估病人能否面对现实，是否有羞耻、恐惧、负罪感等，是否配合治疗，经济情况如何。

### （二）常见护理诊断/问题

**1. 组织完整性受损**　与 TP 引起皮肤黏膜破损及组织器官衰竭有关。

**2. 有感染的危险**　与皮损导致皮肤黏膜损害有关。

**3. 焦虑**　与疾病病程长，担心疾病预后有关。

**4. 知识缺乏**　缺乏梅毒相关知识。

### （三）护理目标

**1.** 病人皮损逐渐愈合。

**2.** 病人皮损处未发生感染。

**3.** 病人能正确认识疾病，心态平稳，焦虑感减轻或消除。

**4.** 病人了解梅毒传播的途径和危害，积极配合正规治疗。

### （四）护理措施

**1. 一般护理**

（1）早期病人传染性强，注意隔离治疗。加强医护人员自我防护，穿隔离衣、戴手套，防止刺破皮肤黏膜而感染。严格遵循无菌技术操作原则，严禁重复使用一次性用品和器械，避免医源性感染。

（2）晚期病人因内脏器官受累出现一系列脏器感染、衰竭症状等导致组织完整性受损，给予保护性隔离治疗。卧床休息并加强肠外营养以增强抵抗力。皮肤黏膜出现深部溃疡时，加强无菌换药。

（3）性伴侣同时接受治疗，治疗期间禁止性生活。污染浴巾、衣物应煮沸消毒，洗浴用具分开。

**2. 用药护理**

（1）治疗原则应早期、足量、正规。长效青霉素应深部肌内注射，注射速度宜快以免阻塞针头。密切观察药物的疗效和副作用。

（2）首次应用青霉素注意吉–海反应（Jarisch-Herxheimer reaction），系梅毒病人接受高效抗 TP 药物治疗后 TP 被迅速杀死并释放出大量异性蛋白，引起机体发生的急性变态反应。多在用药后数小时发生，表现为寒战、发热、头痛、呼吸加快、心动过速、全身不适及原发疾病加重，严重时心血管梅毒病人可发生主动脉破裂。

（3）为预防或减轻吉-海反应，在治疗前服用小量泼尼松，备好抗过敏药物，如发生过敏性休克症状，就地抢救，及时通知医师。

**3. 心理护理**　加强心理沟通，使其了解病情的发展与治疗，减轻焦虑与自卑。

**（五）护理评价**

**1.** 病人皮损逐渐愈合。

**2.** 病人焦虑感减轻或消除，积极配合正规治疗。

**3.** 病人能复述性病传播的途径和危害。

**【健康教育】**

**1.** 指导病人治疗应遵循及早、足量、规则的治疗原则，尽可能避免心血管梅毒、神经梅毒等严重并发症的发生。

**2.** 规律治疗后定期随访，进行体格检查、血清学检查及影像学检查以判断疗效。一般至少坚持3年，第1年内每3个月复查1次，第2年内每半年复查1次，第3年在年末复查1次；神经梅毒同时每6个月进行脑脊液检查；妊娠梅毒经治疗在分娩前应每月复查1次；梅毒孕妇分娩出的婴儿，应在出生后第1、2、3、6和12个月进行随访。

**3.** 病程1年以上的病人、复发病人、血清固定病人及伴有视力、听力异常的病人均应接受脑脊液检查以了解是否存在神经梅毒。

**4. 指导正确怀孕时机**　抗梅毒治疗2年内，梅毒血清学试验由阳性转为阴性，脑脊液检查阴性为血清学治愈。病人可在治愈后3～6个月再考虑怀孕。

**5. 严禁危险性行为**　禁止献血、吸毒，避免婚外不洁性行为。

**6.** 劝说病人性伴侣同时进行检查、诊治，防止再传播与感染。

# 第二节　淋　病

案例 60-2

　　患者，男性，33岁，因尿频、尿急、下腹部坠胀2天就诊。主诉尿道口有黄色脓性液体流出，量多，夜间常有阴茎痛性勃起，影响睡眠，全身不适、食欲缺乏，有不洁性交史。

　　查体：生命体征正常，尿道口有红肿。实验室检查：淋球菌实验室涂片检查为阳性。

**问题：**

　　1. 该患者首先考虑的诊断是什么？

　　2. 为该病例患者制订哪些护理计划？

淋病（gonorrhea）是由淋病奈瑟菌（*Neisseria gonorrhoeae*）感染引起的泌尿生殖系统的化脓性感染，也可包括眼、咽、直肠感染和播散性淋病奈瑟菌感染，前者最常见。淋病主要通过性接触传播，淋病病人是其传染源，潜伏期短，传染性强，可导致多种并发症和后遗症。

**【病因】**

淋病奈瑟菌，又称淋病双球菌，简称淋球菌，呈卵圆形或肾形，革兰氏染色阴性。淋球菌离开人体后不易生长，对理化因子的抵抗力较弱，42℃存活15分钟，52℃存活5分钟，在完全干燥的环境中1～2小时即可死亡。

**【发病机制】**

人是淋球菌唯一的宿主。淋球菌主要通过性生活直接侵犯泌尿生殖系统黏膜，也可通过间接接触或产道感染。淋球菌感染后侵入男性前尿道、女性尿道及宫颈等处，通过其表面菌毛含有的黏附因子黏附到柱状上皮细胞的表面进行繁殖，并沿生殖道上行，经柱状上皮细胞吞噬作用进入细胞内繁殖，导致细胞溶解破裂；淋球菌还可从黏膜细胞间隙进入黏膜下层使之坏死。淋球菌内毒素及外膜脂多糖与补体结合后产生化学毒素，能诱导中性粒细胞聚集和吞噬，引起局部急性炎症，出现充血、水肿、化脓和疼痛等临床症状。

【传播途径】

淋病主要通过性接触传染，淋病病人是其传染源。少数情况下也可因接触含淋球菌的分泌物或被污染的用具（如衣裤、被褥、毛巾、浴盆、坐便器等）而被传染。女性（包括幼女）因其尿道和生殖道短，很易感染；新生儿经过患淋病母亲的产道时，眼部被感染可引起新生儿淋菌性眼炎；妊娠期女性病人感染可累及羊膜腔导致胎儿感染。

【临床表现】

多发于性活跃的中青年。潜伏期 2～10 日，平均 5 日，潜伏期病人同样具有传染性。

**1. 无并发症淋病**

（1）男性急性淋病：早期症状有尿频、尿急、尿痛，随之很快出现尿道口红肿，稀薄黏液流出，24 小时后分泌物变为黄色脓性，量增多（图 60-5）。可有尿道刺激症状，伴发腹股沟淋巴结炎。包皮过长者可引起包皮炎、包皮龟头炎或并发嵌顿性包茎；后尿道受累时可出现终末血尿、血精、会阴部轻度坠胀等，夜间常有阴茎痛性勃起。一般全身症状较轻，少数可有发热、全身不适、食欲不振等。

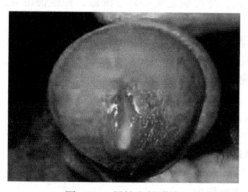

图 60-5　男性急性淋病

（2）女性急性淋病：60%的妇女感染淋球菌后无症状或症状轻微，好发于宫颈、尿道。淋菌性宫颈炎的分泌物初为黏液性，后转为脓性，体检可见宫颈口红肿、触痛、脓性分泌物；淋菌性尿道炎、尿道旁腺炎表现为尿道口红肿，有压痛及脓性分泌物，主要症状有尿频、尿急、尿痛，尿道口潮红，黏膜水肿，尿道口脓性分泌物，挤压尿道旁腺可有脓液渗出；淋菌性前庭大腺炎表现为单侧前庭大腺红肿、疼痛，严重时形成脓肿，可有全身症状和发热等。

（3）淋菌性肛门直肠炎：多见男性同性恋者，女性可由淋菌性宫颈炎的分泌物直接感染肛门直肠所致。轻者仅有肛门瘙痒、烧灼感，排出黏液和脓性分泌物，重者有里急后重，可排出大量脓性和血性分泌物。

（4）淋菌性咽炎：多见于口交者。表现为急性咽炎或急性扁桃体炎，偶伴发热和颈淋巴结肿大，有咽干、咽痛和吞咽痛等表现。

（5）淋菌性结膜炎：成人多因自我接种或接触被分泌物污染的物品所感染，多为单侧；新生儿多为母亲产道传染，多为双侧，表现为眼结膜充血水肿，脓性分泌物较多，体检可见角膜呈云雾状，严重时引起角膜溃疡，甚至穿孔、失明。

**2. 淋病并发症**　男性常见的有淋菌性前列腺炎、淋菌性精囊炎及淋菌性附睾炎；女性常见的有淋菌性盆腔炎（包括急性输卵管炎、子宫内膜炎、继发性输卵管卵巢脓肿、腹膜炎等），延误治疗者易发展为盆腔及附件感染，反复发作可造成输卵管狭窄或闭塞，引起异位妊娠、不孕或慢性下腹痛等。

**3. 播散性淋球菌感染**　少见，占淋病病人的 1%～3%，多见于月经期妇女。临床表现有发热、寒战、全身不适，常在四肢关节附近出现皮损，开始为红斑，以后发展为脓疱、血疱或中心坏死，散在分布，数目常不多；还可发生关节炎、腱鞘炎、心内膜炎、心包炎、胸膜炎、肝周炎及肺炎等。

【处理原则】

早诊断，早治疗，及时、足量、规则用药。无合并症淋病病人使用大剂量、单剂量给药方案，确保有足够的血药浓度以杀死淋病奈瑟菌；有合并症淋病病人连续每日给药，保持有足够的治疗时间；配偶及性伴侣同时检查、治疗。一般首选头孢曲松或大观霉素。

**1. 淋菌性尿道炎、宫颈炎、直肠炎**　头孢曲松 250mg，一次肌内注射或大观霉素 2.0g，一次肌内注射。

**2. 淋菌性咽炎**　头孢曲松 250mg，一次肌内注射或环丙沙星 500 mg 一次口服。

**3. 淋菌性眼炎**　成人用头孢曲松肌内注射，同时用生理盐水冲洗眼部，每小时 1 次，新生儿用头孢曲松或大观霉素肌内注射。

【常见护理诊断/问题】

**1. 排尿障碍**　与淋病奈瑟菌侵犯尿道发生尿道炎有关。

**2. 睡眠型态紊乱**　与淋病奈瑟菌导致尿道炎症状尿频、尿急有关。

**3. 急性疼痛**　与淋病奈瑟菌侵犯泌尿生殖系统出现炎症反应有关。

**4. 焦虑**　与缺乏对本病的了解，担心预后或传染给他人有关。

【护理措施】

**1. 消毒隔离**　接触隔离，病人的分泌物和排泄物或血液、体液污染的物品均应严格消毒。使用一次性检查治疗用品，治疗室定期紫外线消毒。

**2. 清洁卫生**　内衣裤、洗浴用品及床上用品经常换洗、消毒。注意局部卫生，用生理盐水或0.1%苯扎溴铵溶液清洁会阴和尿道口，防止尿道感染。治疗期间禁止性生活。

**3. 避免劳累**　有并发症者卧床休息，播散性淋病者绝对卧床休息。

**4. 心理护理**　告知病人病程及预后消除病人焦虑、内疚或抑郁等负性心理，减轻心理负担，增加治疗信心。

【健康教育】

**1.** 教育病人避免婚外不洁性生活，洁身自爱。

**2.** 加强性病防治知识的宣教工作，治疗期间停止性行为，劝说性伴侣或配偶同时接受检查治疗。

# 第三节　非淋菌性尿道炎

> **案例 60-3**
>
> 　　患者，男性，23 岁，因尿道刺痒、刺痛 3 天就诊。主诉有尿频、尿痛，晨起可发现尿道口有少量分泌物结成的脓膜封住尿道口。
>
> 　　查体：生命体征平稳。可见尿道口轻度红肿，尿道分泌物多呈浆液性，量少。
>
> **问题：**
>
> 　　1. 为明确诊断该患者还应该做哪些辅助检查？
>
> 　　2. 为该病例患者制订哪些护理计划？

非淋菌性尿道炎（non-gonococcal urethritis，NGU）是由淋球菌之外的其他病原体（包括沙眼衣原体、生殖道支原体等）引起的泌尿生殖道急慢性炎症。主要通过性接触传染。

【病因】

沙眼衣原体（chlamydia trachomatis，CT）是非淋菌性尿道炎最常见的病原微生物，其次是生殖支原体和解脲支原体，偶由阴道毛滴虫、单纯疱疹病毒引起。沙眼衣原体 D～K 血清型与非淋菌性尿道炎的发病有关。当进行性接触或间接接触病人分泌物污染的用具、衣物及共用浴池等时，病原体可通过皮肤黏膜侵入健康人体内而感染发病。新生儿经产道分娩也可感染。目前认为解脲支原

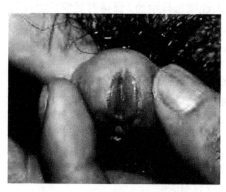

图 60-6 男性非淋菌性尿道炎

体的致病性与其血清型有关，如 4 型的致病性比较明显。

【临床表现】

非淋菌性尿道炎多发生于性活跃人群，主要经性接触感染，新生儿可经产道分娩时感染，潜伏期为 1～3 周。

**1. 男性非淋菌性尿道炎** 常见症状为尿道刺痒、刺痛或烧灼感，少数有尿频、尿痛。体查可见尿道口轻度红肿，尿道分泌物多呈浆液性，量少，晨起可发现尿道口有少量分泌物结成的脓膜封住尿道口或内裤被污染（图 60-6）。部分病人无明显症状，易被忽略或误诊，有 10%～20%的病人同时合并淋病奈瑟菌感染。未经治疗的非淋菌性尿道炎常伴的并发症有附睾炎、前列腺炎、Reiter 综合征（即尿道炎、结膜炎和关节炎三联征）及强直性脊柱炎等。

**2. 女性非淋菌性泌尿生殖道炎** 主要累及宫颈；近 50%病人无症状，有症状者亦缺乏特异性，仅表现为白带增多，体检时可见宫颈水肿、糜烂等。尿道炎可表现为尿道口充血、尿频甚至排尿困难等泌尿系症状。沙眼衣原体可由口-生殖器接触导致咽部感染，还可引起前庭大腺炎、输卵管炎、子宫内膜炎、异位妊娠、不育症甚至肝周围炎。

**3. 新生儿感染** 新生儿经母亲产道分娩时可感染沙眼衣原体或解脲支原体，引起结膜炎或肺炎。

【处理原则】

原则上应早期诊断、早期治疗、规则用药、治疗方案个体化。

**1. 常用治疗方案** 选择喹诺酮类、大环内酯类或四环素类抗生素口服。妊娠期或儿童非淋菌性尿道炎病人采用红霉素或阿奇霉素口服，疗程 7～10 天。

**2. 新生儿衣原体眼结膜炎** 采用红霉素干糖浆粉剂 50mg/（kg·d），分 4 次口服，连服 2 周。新生儿出生后立即用 0.5%红霉素眼膏或 1%四环素眼膏滴入眼中对衣原体感染有一定预防作用。

【常见护理诊断/问题】

**1. 排尿障碍** 与沙眼衣原体和生殖道支原体侵犯尿道有关。

**2. 疼痛** 与沙眼衣原体和生殖道支原体导致尿道炎性改变有关。

【护理措施】

**1.** 严格隔离，停止性行为，污染的衣物及用具要集中煮沸消毒。劝说性同伴同时接受检查和治疗。

**2.** 适当休息，避免刺激性食物，如酒、浓茶、咖啡等，鼓励病人多饮水。

**3.** 了解用药后的症状改善情况，及时通知医生。并做好外阴清洁，用生理盐水清洁会阴和尿道口。

**4.** 新生儿出生后立即用 0.5%红霉素眼膏或 1%四环素眼膏涂眼，预防衣原体感染。

【健康教育】

**1.** 治疗期间要忌酒。

**2.** 当完成一个疗程后应进行随访，根据具体情况进行指导。

**3.** 强调病人按时、按量治疗。因为非淋菌性尿道炎的治疗不同于淋病能做到短期足量治疗，而且服药次数多，持续时间长，病人容易忘记服药，或者 1～2 天后症状基本消失而停服，均会影响疗效或复发。

**4.** 有 40%的非淋菌性尿道炎病人没有任何症状。所以不但病人本身要治疗，其性伴侣也应接受预防性的药物治疗。

# 第四节　尖锐湿疣

**案例 60-4**

　　患者，女性，35 岁。半年前出差期间，曾用住宿处浴盆洗浴，2 个月前在大小阴唇处出现数个大小不等有蒂的菜花状粉红色增生物，表面有少量分泌物，有臭味。

**问题：**

　　1. 该患者还应该做哪些辅助检查？

　　2. 该病例患者首先考虑的诊断是什么？

　　尖锐湿疣（condyloma acuminatum，CA）是由人类乳头瘤病毒（HPV）所致，常发生在肛门及外生殖器等部位，主要通过性行为传染。尖锐湿疣发病率在国外占性病的第二位，且有不断增加的趋势，国内 2002 年报道发病率为 12.94//10 万。

## 【病因】

　　HPV 可分为 100 多种亚型，引起尖锐湿疣的病毒主要是 HPV-6、HPV-11、HPV-16、HPV-18 等型。HPV 主要感染上皮组织，临床研究已证实 HPV 在肛门生殖器癌发生中的致病作用，如 HPV-16、HPV-18、HPV-45、HPV-56 型为最常见的致宫颈癌高危型。人是 HPV 的唯一宿主。

## 【病理生理】

　　典型表现为表皮乳头瘤样增生伴角化不全，颗粒层和棘层上部细胞可有明显空泡形成，胞质着色淡，核浓缩深染，核周围有透亮的晕，为特征性改变；真皮浅层毛细血管扩张，周围常有较多炎性细胞浸润。

## 【临床表现】

　　好发生于性活跃的中青年。潜伏期 1～8 个月，平均为 3 个月。好发于外生殖器及肛门周围的皮肤黏膜湿润区，男性多见于阴茎部、冠状沟、龟头（图 60-7）等处，女性病人多见于大小阴唇、阴道口、阴蒂、阴道及肛周等处。皮损初起为单个或多个散在的淡红色小丘疹，质地柔软，顶端尖锐，逐渐增多增大，依疣体形态可分为无柄型（即丘疹样皮损）和有柄型，后者可呈乳头状、菜花状、鸡冠状及蕈样状；疣体常呈白色、粉红色或污灰色，表面易糜烂、渗液、浸渍及破溃，可合并出血及感染。少数病人疣体过度增生成为巨大型尖锐湿疣，常与 HPV-6 型感染有关，部分可发生恶变。

## 【辅助检查】

　　少数病人表现为潜伏感染或亚临床感染。前者局部皮肤黏膜外观正常且醋酸白试验阴性，但通过分子生物学方法可检测到 HPV，目前认为 HPV 潜伏感染是尖锐湿疣复发的主要原因之一。后者表现为肉眼不能辨认的皮损，醋酸白试验阳性，亚临床感染的存在和再活动也与本病复发有关。

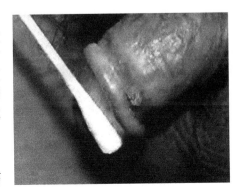

图 60-7　尖锐湿疣

## 【处理原则】

　　处理原则为以局部去除疣体为主，辅助抗病毒和提高免疫功能的药物。

**1. 物理治疗** 选用激光、冷冻、电灼、微波等方法去除疣体，巨大疣体手术切除。

**2. 外用药物** 可选用 5%咪喹莫特软膏、0.5%鬼臼毒素酊、5% 5-氟尿嘧啶乳膏。使用过程中要注意保护正常的皮肤黏膜，观察药物不良反应。

**3. 光动力治疗** 适合于疣体较小的病人，尿道口尖锐湿疣及采用物理治疗或外用药物去除疣体后预防复发治疗。

**4. 抗病毒和提高免疫功能治疗** 可选用干扰素、转移因子或胸腺素等。

【常见护理诊断/问题】

**1. 舒适度改变** 与疣体表面糜烂、破溃有关。

**2. 有感染的危险** 与疣体破溃后局部皮肤破损易合并感染有关。

**3. 焦虑** 与尖锐湿疣有传染性且容易复发有关。

**4. 知识缺乏** 缺乏尖锐湿疣治疗及护理方面的相关知识。

【护理措施】

**1. 局部处理** 外用药物使用过程中要注意局部不良反应，定期检查局部情况，及时通知医生处理。

**2. 消毒隔离** 严格遵守消毒隔离制度，病人用过的敷料等一次性物品予以销毁。病房和治疗室定期紫外线消毒。

**3. 饮食指导** 忌刺激性食物，指导病人加强营养，增强身体的免疫力。

**4. 预防感染** 保持局部清洁，每次大小便后用 1∶10 000 高锰酸钾溶液清洗。注意疣体破溃后局部皮肤的保护与消毒，减少摩擦产生的红肿、破溃，防止出血和感染。手术后创面涂红霉素、百多邦软膏。

**5. 心理护理** 加强与病人的沟通，帮助病人保持乐观的心态，并积极配合医生开展治疗，使治疗效果发挥到最大，从而增加治愈的概率。尊重病人的人格和隐私权，采取适当方式深入交流、劝慰，解除其思想顾虑，积极配合治疗。

【健康教育】

**1.** 控制传染源，加强对性伴侣的检查并督促治疗。

**2.** 治疗期间避免性生活。

**3.** 本病有恶变的可能，女性进行妇科宫颈涂片检查，男性进行尿道口、肛周检查，一经发现及早治疗。

（林 英）

# 参 考 文 献

曹伟新，李乐之. 2010. 外科护理学学习指导及习题集. 北京：人民卫生出版社.

曹伟新，李乐之. 2012. 外科护理学. 北京：人民卫生出版社.

陈克能，许绍发. 2005. 现代胸外科治疗学. 北京：人民卫生出版社.

陈孝平，汪建平. 2013. 外科学. 8版. 北京：人民卫生出版社.

丁淑贞，张素. 2015. ICU护理学. 北京：中国协和医科大学出版社.

冯华，姜春岩. 2010. 实用骨科运动损伤临床. 北京：人民军医出版社.

高国丽，乔玉平. 2011. 外科护理学. 北京：中国协和医科大学出版社.

高虹. 2014. 慢性化脓性骨髓炎围手术期护理. 中国民康医学，26（12）：118-119.

高小雁. 2013. 骨科临床思维与实践. 北京：人民卫生出版社.

高小雁. 2016. 积水潭脊柱外科护理与康复. 北京：人民卫生出版社.

国家药典委员会. 2015. 临床用药须知. 北京. 中国医药科技出版社.

韩新巍. 2013. 介入治疗临床应用与研究进展. 4版. 郑州：郑州大学出版社.

何平先，袁杰，冯晓敏. 2013. 成人健康护理学. 北京：人民卫生出版社.

黄跃生，柴家科，胡大海，等. 2015. 烧伤关键治疗技术及预防急救指南. 北京：人民军医出版社.

吉士俊，潘少川，王继孟. 1998. 小儿骨科学. 济南：山东科学技术出版社.

姜保国. 2008. 外科学. 3版. 北京：北京大学医学出版社.

蒋红，陈海燕. 2011. 新编外科护理学. 上海：复旦大学出版社.

蒋先镇，刘浔阳. 2001. 泌尿外科典型病例分析. 北京：科学技术文献出版社.

蒋协远. 2012. 骨折手册. 4版. 北京：人民军医出版社.

金阳辉，石仕元，赖震. 2016. 骨与关节结核的诊断和研究进展. 浙江中西医结核杂志，26（8）：772-775.

李光辉，高宏鹰. 2015. 髌骨软化症的研究进展. 中国当代医药，22（26）：22-25.

李军改，杨玉南. 2010. 外科护理学（案例版）. 北京：科学出版社.

李乐之，路潜. 2012. 外科护理学. 5版. 北京：人民卫生出版社.

李乐之，路潜. 2017. 外科护理学. 6版. 北京：人民卫生出版社.

李树贞. 2001. 康复护理学. 北京：人民卫生出版社.

李向农，陈明清. 2010. 外科学（案例版）. 北京：科学出版社.

李晓明. 2014. 负压封闭引流术治疗慢性化脓性骨髓炎的临床疗效探究. 大家健康，8（13）：119.

梁桂仙，宫叶琴. 2016. 外科护理学. 北京：中国医药科技出版社.

刘梦清，余尚昆. 2016. 外科护理学. 北京：科学出版社.

陆静波，蔡恩丽. 2016. 外科护理学. 3版. 北京：中国中医药出版社.

陆廷仁. 2007. 骨科康复学. 北京：人民卫生出版社.

罗先武，王冉. 2016. 2017护士执业资格考试轻松过. 北京：人民卫生出版社.

那彦群，叶章群，孙光. 2014. 中国泌尿外科疾病诊断治疗指南. 北京：人民卫生出版社.

那彦群，叶章群，孙颖浩，等. 2004. 中国泌尿外科疾病诊断治疗指南. 北京：人民卫生出版社.

庞冬，朱宁宁. 2015. 外科护理学. 北京：北京大学医学出版社.

彭晓玲. 2016. 外科护理学. 2版. 北京：人民卫生出版社.

宋富云. 2013. 脊柱结核手术123例护理体会. 山西医药杂志，42（8）：955-956.

宋金兰，高小雁. 2008. 实用骨科护理及技术. 北京：科学出版社.

孙田杰，王兴华. 2013. 外科护理学. 2版. 北京：人民卫生出版社.

孙田杰. 2016. 外科护理学. 2版. 上海：上海科学技术出版社.

孙颖浩. 2017. 实用泌尿外科手册. 北京：科学技术出版社.

谭冠先，郭曲练，黄文起. 2011. 椎管内麻醉学. 北京：人民卫生出版社.

田伟，陈安民. 2009. 骨科学. 北京：人民卫生出版社.

王存川. 2012. 普通外科腹腔镜手术图谱. 2版. 北京：科学出版社.

王澍寰，韦加宁，田光磊，等. 2002. 手外科学. 北京：人民卫生出版社.

王澍寰. 2011. 手外科学. 3 版. 北京：人民卫生出版社.

韦军民. 2012. 欧美外科营养指南解读. 中国实用外科杂志, 32（2）：107-108.

魏革, 马育璇. 2011. 手术室护理必备. 北京：北京大学医学出版社.

魏革. 2006. 手术室护理学. 2 版. 北京：人民军医出版社.

魏花萍, 王勇平. 2015. 骨科创伤康复与护理. 兰州：甘肃科学技术出版社.

吴在德. 2013. 外科学. 8 版. 北京：人民卫生出版社.

叶章群, 周利群. 2016. 外科学泌尿外科分册. 北京：人民卫生出版社.

尹崇高, 蔡恩丽. 2017. 外科护理学. 武汉：华中科技大学出版社.

袁凯涛, 石汉平. 2017. 欧洲临床营养和代谢学会指南：外科临床营养解读. 中国实用外科杂志, 37（10）：1132-1134.

张学军, 何春涤, 陆洪光. 2008. 皮肤性病学. 7 版. 北京：人民卫生出版社.

张学军, 陆红光. 2013. 皮肤性病学. 8 版. 北京：人民卫生出版社.

赵爱平. 2012. 手术室护理. 北京：人民卫生出版社.

赵楠, 洪利霞, 陈默, 等. 2014. 现代临床外科护理进展集萃. 石家庄：河北科学技术出版社.

赵淑媛. 2015. 骨结核患者的心理干预对负性心理的影响研究. 临床研究, 13（12）：55-56.

赵修刚. 2012. 最新医院泌尿外科护理新方案与典型案例分析及护士长工作必读实用全书. 北京：人民卫生出版社.

赵玉沛, 陈孝平. 2015. 外科护理学. 北京：人民卫生出版社.

赵玉沛, 陈孝平. 2016. 外科学. 3 版. 北京：人民卫生出版社.

郑吉元, 姜劲挺, 安文博, 等. 2015. 桡骨茎突狭窄性腱鞘炎治疗进展. 中国中医骨伤科杂志, 23（7）：73-76.

周华, 崔慧先. 2016. 人体解剖生理学. 7 版. 北京：人民卫生出版社.

周立, 王蓓, 毛燕君. 2012. 介入治疗护理管理与操作. 北京：人民军医出版社.

周录平, 杨萍. 2006. 长期全肠外营养在超短肠综合征病人中的应用（附1例报告）. 中华现代外科学杂志, 3（15）：1250-1251.

朱丹, 周力. 2008. 手术室护理学. 北京：人民卫生出版社.

朱家恺. 2008. 显微外科学. 北京：人民卫生出版社.

庄一平, 杨玉南. 2012. 外科护理学. 2 版. 北京：科学出版社.